Steinhausen

Psychische Störungen
bei Kindern und Jugendlichen

Hans-Christoph Steinhausen

Psychische Störungen bei Kindern und Jugendlichen

Lehrbuch der Kinder- und Jugendpsychiatrie

1988
Urban & Schwarzenberg
München · Wien · Baltimore

Anschrift des Autors

Prof. Dr. med. Dr. phil. H.-Ch. Steinhausen
Psychiatrische Universitäts-Poliklinik
für Kinder und Jugendliche
Freiestraße 15
CH-8032 Zürich

CIP-Kurztitelaufnahme der Deutschen Bibliothek

Steinhausen, Hans-Christoph:
Psychische Störungen bei Kindern und Jugendlichen: Lehrbuch d. Kinder- u. Jugendpsychiatrie / Hans-Christoph Steinhausen. – München ; Wien ; Baltimore : Urban u. Schwarzenberg, 1988
ISBN 3-541-13211-6

Lektorat: Dipl.-Psych. Dr. med. Wulf Bertram, München
Redaktion: Dr. med. Brigitte Zakaria, München
Herstellung: Jürgen Bischoff, Au/Hallertau

Satz: Typodata, München
Druck und Bindung: Auer, Donauwörth
Printed in Germany

ISBN 3-541-13211-6

Vorwort

Die Kinder- und Jugendpsychiatrie befindet sich in jüngster Zeit in einem Entwicklungsprozeß, der zu einem relativen Bedeutungsrückgang allgemeiner theoretischer Entwürfe und einer zunehmend empirischen Orientierung der Ansätze in Wissenschaft und Praxis geführt hat. Dieser Entwicklung fühlt sich das vorliegende Lehrbuch verpflichtet. Es ist gleichermaßen aus der Lehre wie aus der Weiterbildung entstanden, bei der es darum ging, Studenten verschiedener Fächer, wie Medizin, Sonderpädagogik und Psychologie sowie Assistenten und Praktiker in die Kinder- und Jugendpsychiatrie einzuführen. Um für den klinisch tätigen Kinder- und Jugendpsychiater informativ und handlungsanleitend zu werden, waren Erweiterungen erforderlich, die gleichwohl auf einer bereits vorliegenden Struktur fußten.

So werden die einzelnen Störungen jeweils unter definitorischen, klassifikatorischen und epidemiologischen Aspekten einleitend vorgestellt. Es schließen sich jeweils die Erörterung des klinisch-diagnostischen Bildes und der Ätiologie an. Schließlich endet die jeweilige Darstellung mit einer Erörterung der therapeutischen Möglichkeiten und einer Darstellung der vorliegenden Erkenntnisse zum Verlauf. Bei sämtlichen Abschnitten wurde Wert darauf gelegt, Erkenntnissen der Forschung, die für die Praxis wichtig sind, Rechnung zu tragen. Damit sollte sichergestellt werden, daß in der Diagnostik und Therapie psychischer Störungen bei Kindern und Jugendlichen die faktenorientierte Sicht über die meinungsorientierte dominiert.

Der Darstellung der einzelnen Störungen wurden einleitend einige Kapitel zu den Grundlagen der Kinder- und Jugendpsychiatrie vorangestellt. Angesichts der Fülle des Materials und der Notwendigkeit zur Beschränkung mußten diese Kapitel ebenso wie die abschließenden Kapitel zu den wichtigsten therapeutischen Elementen einen eher einführenden Charakter erhalten. Der Verfasser verbindet mit diesem Buch die Hoffnung, nicht nur eine Strukturierungshilfe für die praktische Arbeit zu geben, sondern auch das noch junge Fach der Kinder- und Jugendpsychiatrie einem breiteren Kreis von Lesern näher zu bringen.

Bei der Abfassung des Manuskriptes, die notwendigerweise Zeit und Person in besonderer Weise forderte, habe ich viel Toleranz und wohlwollende Unterstützung gefunden. Dafür bin ich ebenso dankbar wie für die Übertragung des Textes, die Frau Karin Galler, Frau Renate Ihle und Frau Regine Lassen übernahmen.

Zürich, November 1987

Hans-Christoph Steinhausen

Inhalt

I Grundlagen der Kinder- und Jugendpsychiatrie

II Spezielle Kinder- und Jugendpsychiatrie

III Therapie und Rehabilitation

IV Weiterführende Literatur

V Einrichtungen für Kinder- und Jugendpsychiatrie in der Bundesrepublik Deutschland, in Österreich und in der Schweiz

VI Anhang

VII Sachverzeichnis

I

Grundlagen der Kinder- und Jugendspychiatrie

1 Entwicklungspsychologie

Ohne die Kenntnis normaler Entwicklungsabläufe beim Kind und Jugendlichen ist ein Verständnis psychischer Störungen in diesem Lebensabschnitt nicht möglich. Daher muß ein kurzgefaßter Abriß von Entwicklungsabschnitten und -funktionen am Anfang dieses Buches stehen. Der Schwerpunkt soll dabei auf psychologischen Funktionen liegen, während hinsichtlich der körperlichen Reifungsvorgänge in Kindheit und Jugend auf die einschlägigen Lehrbücher der Kinderheilkunde verwiesen sei. Betont sei allerdings, daß biologische Reifungsprozesse vielfach die Basis für die Entwicklung psychischer Funktionen abgeben.

Dies gilt ganz besonders für das zentrale Nervensystem (ZNS), welches im Normalzustand wie in abweichender Struktur und Funktion den biologischen Hintergrund für eine Vielzahl psychischer Störungen abgibt. Aus der Tatsache, daß 80% der nachgeburtlichen Hirndifferenzierung innerhalb der ersten vier Lebensjahre ablaufen, wird zugleich ein besonderes Risiko für die Entwicklung deutlich, welches als **Vulnerabilität** bezeichnet wird. Beispielsweise sind Infektionen beim Säugling gefährlicher als beim älteren Kind, zumal der Säugling sich in der Phase des schnellsten Wachstums und damit der höchsten Vulnerabilität des Gehirns in den ersten beiden Lebensjahren befindet. Nach entsprechenden Verletzungen kann sich die Hirnfunktion andererseits jedoch wegen der höheren **Adaptationsfähigkeit** und noch nicht erfolgten Spezialisierung einzelner Funktionen auch relativ schneller erholen. Das Kind besitzt offensichtlich eine höhere Kompensationsfähigkeit als der Erwachsene. Gleichwohl können bleibende Beeinträchtigungen resultieren. Ein derartig geschädigtes oder aus anderen Gründen reifungsverzögertes Gehirn bildet die Basis für eine Verzögerung der psychischen Entwicklung, wobei sowohl eine globale als auch eine isolierte Entwicklungsverzögerung in Teilbereichen resultieren kann.

Andererseits ist jedoch festzustellen, daß biologische Reifung und psychologische Entwicklung des Gehirns und seiner Funktionen nicht in einer einseitigen Abhängigkeitsbeziehung zueinander stehen. So richtig es ist, daß höhere kognitive Funktionen wie Sprache und Denken nicht ohne die Ausdifferenzierung entsprechender kortikaler Hirnareale verfügbar sind, so falsch wäre es andererseits, die Auswirkungen psychischer Faktoren auf das morphologische Hirnsubstrat zu übersehen. Sowohl Beobachtungen an Kindern wie vor allem experimentelle neuropathologische Tierstudien im Rahmen von Deprivationsversuchen haben gezeigt, daß die Hirnreifung gehemmt bzw. beschleunigt werden kann. Extreme Deprivationsbedingungen im Tierversuch führen zu einer ungenügenden Differenzierung des Hirngewebes im Sinne geringerer Verdrahtung und eines geringeren Dendritenbesatzes der Neurone. Damit nehmen die Komplexität der Informationsverarbeitungsmöglichkeiten, die Funktionstüchtigkeit und die Anpassungsfähigkeit des ZNS deutlich ab.

Nach dieser Vorbemerkung über die Wertigkeit biologischer Reifungsvorgänge des Gehirns soll im folgenden eine Darstellung einzelner Entwicklungsabschnitte, gegliedert nach Alter und Funktionsbereichen, gegeben werden.

1.1 Das Säuglingsalter

Neugeborene und Säuglinge verfügen bereits über Fertigkeiten mit sozialem Charakter und zeigen aktives Verhalten. Zwischen der primären Bezugsperson (der Mutter) und dem Säugling entwickelt sich eine wechselseitige Kette von Handlungen, die ihren deutlichsten Niederschlag in dem Problem der Trennung von Mutter und Kind in bestimmten sensiblen Phasen dieser Entwicklung findet (vgl. Kap. 19 Deprivation). Zugleich ist der Säugling auch bereits zu visueller und auditorischer Diskrimination fähig. Ebenfalls bestehen beträchtliche individuelle Unterschiede. So unterscheiden sich Säuglinge und Neugeborene hinsichtlich des Ablaufs bestimmter physiologischer Funktionen, ihrer muskulären Aktivität, der Reaktion auf Reize, des Schlaf-Wach-Rhythmus, der Art und Intensität emotionaler Reaktionen, der Wahrnehmungsschwellen u. a. m.

Von psychoanalytischer Seite wird diese Phase als die **orale Phase** bezeichnet. Damit soll betont werden, daß Saugen und Erfahrungen mit dem Mund das zentrale Verhaltensmuster und die Hauptquelle von sinnlicher Befriedigung seien. Dieses Konzept ist dahingehend kritisiert worden, daß der Säugling sehr viel mehr Zeit mit explorierendem Spiel nicht-oraler Art verbringt. Wichtigstes Moment in der emotionalen Entwicklung des ersten Lebensjahres ist die soziale Bindung, welche nicht primär vom Saugen und Füttern abhängt. Daher wird die Bezeichnung „orale Phase" der Komplexität der Entwicklung auf dieser Altersstufe nicht gerecht. Eine bessere Bezeichnung wäre **Phase der Bindung** (Rutter 1975, 1980, Olbrich 1982).

Für diese Bindung sind bestimmte kognitive Fertigkeiten eine Voraussetzung. Der Säugling muß fähig sein, das Gesicht des Erwachsenen aufmerksam beobachten zu können und zwischen Bezugspersonen in der zweiten Hälfte des ersten Lebensjahres differenzieren zu können. Daraus entsteht dann auch die Phase des Fremdelns. Die erste Bindung wird etwa um den siebenten Lebensmonat entwickelt. Dabei sind Fütterung und Versorgung nicht die wesentlichen Faktoren, auch muß die Bindung nicht zu der Person entstehen, die die meiste Zeit anwesend ist. Wahrscheinlich ist vielmehr die Intensität der Interaktion der wichtigste Faktor im Sinne von Spiel, Aufmerksamkeit für das Kind und Anregung. In der Regel ist die Mutter die erste Bindungsperson. Jedoch haben die meisten Kinder multiple Bindungen, die möglicherweise auch nach einer Rangreihe gruppiert sind. Diese frühen Bindungen sind – wie die Erkenntnisse aus Deprivationsstudien ergeben – Vorläufer für die spätere soziale Beziehungsfähigkeit.

Motorische Entwicklung: Im Verlauf des ersten Lebensmonats kann das Kind den Kopf aus der Rückenlage für einen Augenblick anheben und bei Stützung im Sitzen den Kopf einen Moment aufrecht halten. Eine endgültige Kopfkontrolle ist jedoch erst am Ende des vierten Lebensmonats erreicht. Im fünften Monat kann das Kind sich in der Bauchlage auf die Unterarme oder Handflächen aufstützen, ab achtem Monat gelingt dies bereits mit Stützung auf nur eine Hand, wobei die andere zum Greifen frei ist. Zu diesem Zeitpunkt kann das Kind einen Moment frei sitzen, und es versucht, durch Anklammerung am Laufgitter oder an seinem Bett die sitzende Haltung zu bewahren. Mit etwas Unterstützung kann das Kind auch stehen. Wenn man das Kind in stehender Haltung unterstützt, so setzt es einen Fuß vor den anderen, als ob es gehen wollte.

Ab neunten Monat kann das Kind einige Minuten frei sitzen und sich dabei auch nach vorne beugen, ohne das Gleichgewicht zu verlieren. Nun beginnt es, sich am Laufgitter oder an Möbeln hochzuziehen und festzuhalten. Ab zehnten Monat sitzt es recht gut frei und in seinem Kinderstuhl besonders sicher. Im elften Monat kann es stehend einen Fuß anheben, ohne umzufallen, und kriecht nun mit von der Unterlage abgehobenem Bauch. Am Ende des ersten Lebensjahres im zwölften Monat beginnt das Kind zu gehen, wobei es an beiden und später auch nur an einer Hand festgehalten wird oder sich selbst an Möbeln bzw. am Laufgitter festhält.

Sprachentwicklung: Beim Neugeborenen ist das Schreien monoton und am Ende des ersten Monats lassen sich verschiedene Formen des Schreiens mit unterschiedlicher Intensität unterscheiden. Im zweiten Monat können Lautäußerungen, die als Plaudern bezeichnet werden, neben dem Schreien beobachtet werden. Erste Lautverbindungen können herausgehört werden, insbesondere R-Laute in Kettenform (r-r-r-r). Die Vielfalt des Plauderns und der geäußerten Laute nehmen ab dritten Monat weiter zu, es werden Kettenbildungen gleicher Silben (z. B. ga-ga-ga-ga) vorgenommen. Im vierten Monat treten die Vokale u und i als Laute sowie vielfältige Konsonanten auf (g, gl, b, m, n). Das Plaudern wird im fünften Lebensmonat hinsichtlich des Tonfalls melodiöser und differenzierter, wobei die Tonhöhe variiert wird.

Ab sechstem Monat erhalten die Silbenketten einen deutlichen Rhythmus, und es werden auch Lippenverschlußlaute (b, m) deutlicher. Im siebenten Monat nimmt die Vielfalt der Laute weiterhin zu (d, t, n, w) und ab achten Monat beginnt das Kind mit der sogenannten Selbstnachahmung, indem es seine eigenen Lautäußerungen beachtet und wiederholt. Nun verfügt es auch über Ruflaute, mit denen es den Erwachsenen aufmerksam macht und bildet Doppelsilben in der Form von späteren Worten wie Mama, Papa, dada. Diese Verbindungen haben für das Kind aber noch keine bestimmte Bedeutung und werden nicht in Beantwortung des Erwachsenen geäußert. Erst ab zehnten Lebensmonat beginnt das Kind, den Erwachsenen nachzuahmen, was vor allem bei Nachahmung der Plaudersprache durch den Erwachsenen gelingt. Am Ende des ersten Lebensjahres treten die sprachlichen Nachahmungen des Säuglings immer deutlicher hervor, wobei eine charakteristische Echolalie besteht. Seine Lautäußerungen begleitet das Kind mit Gesten und in einzelnen Fällen werden jetzt auch bereits die ersten Worte mit Bedeutungsgehalt erworben.

Wahrmehmungsfunktionen (Sehen und Hören): Das Neugeborene kann hell und dunkel, Umrisse und auch Farbunterschiede unterscheiden. Es beachtet vorwiegend Dinge in einem Entfernungsabstand von etwa 8 bis 30 cm. Anhaltende melodische Geräusche werden ebenfalls beachtet. Ab zweitem Lebensmonat folgt das Kind einem Gegenstand, den man vor seine Augen bringt, eine Strecke weit mit dem Blick. Auf verschiedene Gehörreize antwortet es unterschiedlich. In der zweiten Hälfte des zweiten Lebensmonats kann das Kind mit beiden Augen einen Gegenstand fixieren. Ab drittem Monat kann es einem bewegten Gegenstand mit den Augen von rechts nach links folgen und sucht bei Musik aufmerksam mit den Augen nach der Tonquelle. Ab viertem Lebensmonat wird ein Gegenstand mit den Blicken abgetastet, und das Kind kann nun auch in Bauchlage einen sich bewegenden Gegenstand mit den Augen verfolgen. Im fünften Lebensmonat beginnt das Kind zumindest für kurze Zeit umhergehende Personen mit seinem Blick zu begleiten. Im siebenten Lebensmonat wendet das Kind sehr rasch seinen Kopf auf Geräusche oder auf das Rufen seines Namens und richtet sich auf, um einen Gegenstand zu sehen. Insgesamt vollzieht sich im ersten Lebensjahr ein deutlicher Übergang in der Wahrnehmungsfunktion von den sogenannten proximalen Sinnen (Kontakt mit dem Mund) auf die distalen Sinne (Sehen und Hören).

Die soziale Entwicklung: Im ersten Monat beruhigt sich der Säugling, wenn man ihn auf die Arme nimmt. Gerät das Gesicht des Erwachsenen in das Blickfeld des Säuglings, so bleibt sein Blick kurz daran haften. Spätestens um die Mitte des zweiten Monats tritt das antwortende Lächeln in Reaktion auf das Gesicht der Mutter auf. Im vierten Monat wird das Lächeln des Säuglings noch ausdrucksvoller, und er gerät in freudige Erregung, wenn man sich mit ihm spielend beschäftigt. Ab dem fünften Monat wendet er den Kopf sprechenden oder auch singenden Personen zu und erste Anfänge sozialer Nachahmung z.B. mit Gebrauchsgegenständen (Tasse oder Löffel) können ab siebentem Monat beobachtet werden. Um diese Zeit zeigt das Kind jetzt gegenüber fremden Personen auch eine ausgeprägte Zurückhaltung (Fremdeln). Im neunten Monat können erste Formen der Zusammenarbeit beobachtet werden, wenn das Kind die Tasse hält, aus der es trinkt. Einen Monat später werden die Gebärden des Erwachsenen sinngemäß beantwortet (Winken) und im elften Monat kann das Kind seine Zuwendung beispielsweise durch Umarmen ausdrücken.

Spiel: Im ersten Vierteljahr wendet sich das Kind aktiv der Umwelt zu, indem es zu fixieren beginnt. Vom dritten Monat an beginnt das Kind zu greifen und immer mehr die Oberflächenbeschaffenheit, die Form und die Funktion der Dinge auszuprobieren. Bei seinem spielerischen Umgang mit den Dingen liegt das Schwergewicht auf dem Entdecken von Funktionsweisen. Man spricht vom Funktions- oder Tätigkeitsspiel. Es spielt auch mit den eigenen Händen und später mit den Zehen und mit anderen Körperteilen. Zu beobachten ist ferner ein Spiel mit Lauten, wenn das Kind vor sich hin plappert und auf seine eigenen Laute horcht. Mit dem Kriechen und Gehen lernt das Kind neue Räume und neue Gegenstände kennen und probiert sie aus. Am Ende des ersten Jahres spielt es mit dem Erwachsenen einfache, sich wiederholende Spiele, wie „Kukkuck". Es räumt aus einer Schachtel aus und ein, spielt mit Knöpfen und anderen Teilen an seinen Kleidungsstücken und hat Freude an einfachen rhythmischen Vers- und Finderspielen.

1.2 Das zweite Lebensjahr

Dieser Lebensabschnitt ist durch eine Intensivierung der Bindung gekennzeichnet. Die Nähe der Mutter wird gesucht, weil sie Sicherheit bedeutet. Das Kind wird durch Veränderungen leicht irritiert; die Anwesenheit einer vertrauten Person ist wesentlich. Die in der zweiten Hälfte des ersten Lebensjahres beobachtete Zunahme von Ängsten und Furchtsamkeit baut sich nunmehr ab. Das Kind im zweiten Lebensjahr entwickelt zunehmend ein selbständiges Handeln und dokumentiert ein ausgeprägtes Autonomiebedürfnis, welches mit den Erziehungszielen der Eltern kollidieren kann.

Emotional ist das Kind dieser Entwicklungsstufe durch eine Neigung zu heftigen Affekten der Wut und des Ärgers sowie der Irritabilität gekennzeichnet. Es können sich typische Dominanzkämpfe mit den erwachsenen Bezugspersonen ergeben, die dann als Beginn der Trotzphase interpretiert werden. Die zunehmende Bindung kann sich in erstmalig auftretenden Trennungsängsten manifestieren.

In psychoanalytischer Betrachtungsweise ist dieser Lebensabschnitt als **anale Phase** bezeichnet worden. Der Begriff bezieht sich auf die Annahme, daß die Darmentleerung im Zentrum des sexuellen Erlebens dieses Entwicklungsabschnittes stehe. Zugleich wird auf die nunmehr einsetzende Sauberkeitserziehung Bezug genommen. Kritisch ist hinsichtlich dieser Konzeption angemerkt worden, daß weitgehend unklar bleibt, warum der Anus der Brennpunkt sexueller Gefühle und Interessen sein solle. Auch haben sich die Erziehungsinhalte hinsichtlich der erwarteten Sauberkeit bei Kleinkindern erheblich verändert. Schließlich sind entgegen psychoanalytischer Annahme der Zeitpunkt und die Art des Sauberkeitstrainings für die Entwicklung der Erwachsenenpersönlichkeit vollständig bedeutungslos. Auch wird das Thema der nunmehr im Kinde aufkeimenden Autonomiebedürfnisse nicht nur über die Sauberkeitserziehung ausgehandelt (Rutter 1975, 1980).

Motorische Entwicklung: Zu Beginn des zweiten Lebensjahres steht das Kind ohne Hilfe und geht frei. Eine Treppe kann es nur hinaufkriechen. Zwischen dem 16. und 18. Monat geht es dann die Treppe hinauf und hinunter, wenn es sich am Geländer festhalten kann. Das Kind kann sich jetzt allein hinsetzen, sich bücken und auf einen niedrigen Stuhl klettern. Am Ende dieser Periode kann es auch rückwärts gehen. Die Bewegungen sind allerdings noch steif. Zwischen dem 19. und 21. Lebensmonat werden die Bewegungsleistungen sicherer und präziser ausgeführt. Manche Kinder erreichen sie auch erst in diesem Lebensabschnitt. Im letzten Viertel des zweiten Lebensjahres kann das Kind im Stehen Gegenstände vom Boden aufheben, ohne zu fallen und einen Ball mit dem Fuß stoßen, ohne dabei das Gleichgewicht zu verlieren. Der Gang ist noch nicht ganz gerade: Knie und Ellbogen sind beim Gehen leicht gebeugt, die Schultern eingezogen, die Arme stehen leicht nach hinten gestreckt etwas vom Körper ab.

Sprachliche Entwicklung: Im ersten Vierteljahr des zweiten Lebensjahres hat das Kind seine eigene Babysprache mit mehreren, dem Erwachsenen gut verständlichen Worten. Es antwortet mit Gebärden. Das Kind versteht nunmehr Aufforderungen einfacher Art wie z. B. „komm zu mir !". Oft kann es einen bestimmten Gegenstand benennen und auf einem Bild zeigen, wenn man es dazu auffordert. Ab dem 16. Lebensmonat verfügt das Kind über einen Wortschatz von drei bis höchstens 50 Wörtern. In sprachlichen Äußerungen werden Einwortsätze verwendet, die sprachliche Mitteilungsbereitschaft ist noch begrenzt. Nach dem 19. Lebensmonat kann man erwarten, daß das Kind nun über bestimmte Wörter verfügt, mit denen es zu Essen oder Trinken verlangt. Es verfügt jetzt über eine beschränkte sprachliche Kommunikationsfähigkeit. Gegen Ende des zweiten Lebensjahres kommt es zu einem raschen Fortschreiten der Sprachentwicklung. Das Kind besitzt jetzt einen Wortschatz von mindestens 50 Wörtern und beginnt, Sätze mit zwei Wörtern zu bilden. Neben Hauptwörtern werden Tätigkeitswörter verwendet und später Eigenschafts- und Beziehungswörter. Das Kind beginnt nach dem Namen der Dinge zu fragen (Fragealter).

Soziale Entwicklung: Diese ist deutlich mit der Sprachentwicklung dieses Lebensabschnittes verknüpft. Zu Beginn des zweiten Lebensjahres beginnt das Kind, alltägliche Handlungen nachzuahmen. Um die Mitte dieses Lebensjahres führt es einfache Aufträge aus wie z. B. „Gib den Ball der Mutter!". Das nachahmende Spiel wird weiter ausgebaut. In der Gruppe von Altersgleichen (Kinderkrippe) kann sich das Kind jetzt etwas einfügen. Beim Einschlafen versucht es, die Beziehung zum Erwachsenen aufrechtzuerhalten, nachdem es zu Bett gebracht worden ist. Gegen Ende des zweiten Lebensjahres wendet sich das Kind an Erwachsene bei bestimmten Bedürfnissen (Durst, Essen, Toilette). Bei entsprechnder Aufforderung bringt es bestimmte Dinge herbei. Es kennt sich im Haus und in der nächsten Umgebung aus und lernt sich auch in einer neuen Umgebung zurechtzufinden. Mit anderen Kindern kann es noch nicht teilen.

Sauberkeitsentwicklung: Im ersten Lebensjahr kann man durch regelmäßiges Abhalten die Harnentleerung im Sinne einer Reflexbildung antrainieren, bei der das Kind ohne Willenskontrolle zu einer gewissen Sauberkeit gebracht wird. Von diesem frühen Training wird jedoch abgeraten, weil es später zu hartnäckigen Rückfällen kommt, wenn die Sauberkeitsentwicklung der Willenskontrolle unterstellt wird. Im ersten Viertel des zweiten Lebensjahres gibt das Kind Hinweise darauf, daß es eingenäßt hat, indem es beispielsweise auf die nassen Windeln zeigt. Um die Mitte des zweiten Lebensjahres macht es dann schon einen Erwachsenen aufmerksam, kurz bevor es einnäßt, oder während es bereits einnäßt. Die Möglichkeit, den Urin zurückzuhalten, ist jedoch noch sehr begrenzt. Gleichwohl kann man in dieser Phase mit der Sauberkeitserziehung beginnen.

Um den 19. bis 21. Lebensmonat sind die meisten Kinder stuhlsauber. Will man gegen Ende des zweiten Lebensjahres die Sauberkeitserziehung abschließen, so muß das Kind regelmäßig nach den Mahlzeiten auf die Toilette gesetzt werden. Dabei kann es im Rahmen der Trotzphase zu starken Auseinandersetzungen kommen. Ab dem Alter von zwei Jahren kann das Kind seine Ausscheidungsfunktionen selbst kontrollieren. Im Verlauf dieses dritten Lebensjahres übernimmt es fast die ganze Verantwortung für seine Sauberkeit. Einnässen bis in das Vorschulalter hinein ist jedoch ein häufiges Ereignis, dem jedoch noch nicht unbedingt eine pathologische Wertigkeit zukommen muß.

Die geistige Entwicklung in den ersten beiden Lebensjahren: Zur Beschreibung der intellektuellen und kognitiven Entwicklung im Kindesalter muß kurz auf die Theorie von Piaget (1966) eingegangen werden. Der Zentralbegriff dieser Theorie ist die **Operation**. Darunter wird eine besondere Art der geistigen Routine verstanden. Sie ist hauptsächlich dadurch gekennzeichnet, daß sie reversibel ist. Die Regel, daß $4 \times 4 = 16$ ergibt, ist Teil einer Operation. Es läßt sich auch die umgekehrte Operation vornehmen, indem die Wurzel aus 16 gezogen wird. Auch die Einsicht in den Umstand, daß eine bestimmte Menge Wasser sich nicht ändert, wenn wir sie in einen anders geformten Behälter umfüllen, ist eine Operation. Wir wissen, daß wir durch Zurückgießen in das ursprüngliche Gefäß den Originalzustand wieder herstellen können. Die Operation gestattet dem Kind also, geistig dahin zurückzukehren, wo es begann. Das Erlernen von Operationen ist nach Piaget das zentrale Moment des intellektuellen Wachstums.

Weitere wichtige Begriffe sind **Assimilation** und **Akkommodation**. Unter **Assimilation** wird das Einfügen eines neuen Objektes oder Gedankens in einen bereits vorhandenen Gedanken oder ein **Schema** verstanden. Unter einem **Schema** versteht Piaget die Koordination von Wahrnehmung und Bewegung beim Kind, z. B. beim Suchen eines Gegenstandes oder beim Ziehen an einer Schnur. In jedem Alter verfügt das Kind über eine Reihe von Aktionen oder Operationen. Neue Objekte oder neue Ideen werden älteren assimiliert. Hat das Kleinkind beispielsweise ein Schema für Gegenstände erworben, zu dem das für das Alter typische Beißen und In-den-Mund-nehmen gehört, so reagiert es auch auf alle neuen kleinen Objekte zunächst mit diesem Schema. Unter **Akkommodation** wird die Tendenz verstanden, sich an ein neues Objekt anzupassen. Das Zweijährige wird beispielsweise auf einen kleinen Magneten zunächst im Sinne der **Assimilation** mit dem bereits vorhandenen Schema reagieren und ihn in den Mund nehmen. Sobald es aber die besondere Eigenschaft des Magneten entdeckt hat, wird es diesen Gegenstand an verschiedenen Metallobjekten ausprobieren, um seine Haftwirkung zu testen. **Assimilation** und **Akkommodation** sind also einander ergänzende Prozesse in der Anpassung an die Umwelt. Die anfängliche **Assimilation** wird durch die Akkommodation erweitert und damit die intellektuelle Entwicklung vorangetrieben. Diese fortschreitende Adaptation im Sinne einer Fortentwicklung besser passender Schemata wird von Piaget **Äquilibration** genannt.

Im Rahmen der Piagetschen Theorie werden vier Hauptstufen der geistigen Entwicklung unterschieden: ein **sensomotorisches Stadium** (0 bis 18 Monate), ein **präoperationales Stadium** (18 Monate bis sieben Jahre), ein **Stadium der konkreten Operationen** (sieben bis zwölf Jahre) und ein **Stadium der formalen Operationen** (ab dem zwölften Lebensjahr). Jede Stufe baut auf der früheren auf, so daß eine kontinuierliche Abfolge entsteht. Die für den hier abgehandelten Entwicklungsabschnitt der ersten beiden Lebensjahre charakteristische **sensomotorische Phase** stellt das handlungsgebundene Denken des Kindes heraus. Die geistige Aktivität besteht im wesentlichen in der Koordination einfacher motorischer Handlungen mit entstehenden Wahrnehmungen. So werden beispielsweise Schemata koordiniert, indem das Kind nach gesehenen Gegenständen greift. Diese beiden ursprünglich getrennten Schemata für Ansehen und Greifen werden also integriert.

Diese sensomotorische Phase ist in sechs Entwicklungsstadien für die ersten 18 Lebensmonate gegliedert. Zunächst bestehen im ersten Lebensmonat ausschließlich Reflexe wie Saugbewegungen u. ä. m. Im zweiten Stadium der primären Zirkulärreaktionen werden einfache Akte ausschließlich um ihrer selbst willen wiederholt (z.B. wiederholtes Saugen, wiederholtes Öffnen und Ballen der Fäuste). Im dritten Stadium der sekundären Zirkulärreaktionen werden vom Kind Reaktionen wiederholt, die interessante Resultate erbringen. Beispielsweise wird das Kind wiederholt mit den Beinen strampeln, um ein über dem Bettchen aufgehängtes Spielzeug in schwingende Bewegung zu versetzen. Im vierten Stadium, dem der Koordination der sekundären Verhaltensschemata im Alter von sieben bis zehn Monaten, beginnt das Kind mit der Lösung einfacher Probleme. Es benutzt eine Reaktion, die es bereits beherrscht, um ein bestimmtes Zielobjekt zu erlangen. So wird es z.B. ein Kissen herunterschubsen, um an ein dahinter verstecktes Spielzeug zu kommen. Im vorausgegangenen Stadium der sekundären Zirkulärreaktionen mag das Kind ein Kissen nur deshalb wiederholt herunterstoßen, weil es das Fallen erleben möchte. Im fünften Stadium, dem der tertiären Zirkulärreaktionen, zeigen sich beim Kind die ersten aktiven Versuchs-Irrtums-Experimente. In dieser Periode im Alter von elf bis 18 Monaten variiert das Kind seine Reaktionen auf das gleiche Objekt oder versucht neue Reaktionen zu demselben Zweck. So probiert das Kind neue Problemlösungen aus, indem es nun versucht, ein vorher mit der Faust heruntergeschlagenes Kissen mit dem Fuß oder einem Spielgegenstand herunterzustoßen, um an das Spielzeug zu gelangen. Im sechsten Stadium der sensomotorischen Phase werden schließlich neue Mittel durch geistige Kombinationen erfunden, wobei das Kind bereits eine primitive Vorstellung von Problemlösungen hat. Im Sinne von Versuch und Irrtum wird bei Fehlen gewohnter Mittel nach neuen Lösungen gesucht.

Im Verlauf der sensomotorischen Phase vollzieht sich außerdem die Entwicklung der **Objektpermanenz**. Im ersten Lebensvierteljahr hat das Kind nur eine Reihe flüchtiger Bilder ohne Permanenz. Im Alter von drei bis sechs Monaten greift das Kind unter Koordination von Sehen und Handbewegungen nach Gegenständen seines unmittelbaren Sehfeldes. Gegen Ende des ersten Lebensjahres beginnt das Kind bereits nach Gegenständen zu greifen, die seinen Blicken verborgen sind, wenn es den Gegenstand zuvor beim Verstecken gesehen hat. Im Verlauf der sensomotorischen Phase entwickelt sich die Objektpermanenz dahingehend, daß Gegenstände nunmehr für das Kind nicht mehr zu existieren aufhören, wenn sie aus dem Blickfeld entschwinden.

1.3 Das Kleinkindalter

Dieser Entwicklungsabschnitt von zwei bis fünf Jahren ist die Phase der Sprachentwicklung, des Spieles, der Identifikation mit erwachsenen Bezugspersonen, der Entwicklung von Schuld, Gewissen und Geschlechtsidentität und der Ausformung der gesamten Grobmotorik. Die Feinmotorik bleibt noch begrenzt in ihrer Entwicklung. Zugleich findet eine Differenzierung der Wahrnehmung statt. Eine Betrachtung der einzelnen Funktionen ergibt folgendes Bild.

Motorische Entwicklung: Das Kind im Alter von zwei bis zweieinhalb Jahren läuft herum, hüpft mit beiden Beinen gleichzeitig in die Höhe und kann für einen Moment auf einem Bein stehen. Im Alter von drei Jahren kann es auf den Zehenspitzen gehen und die Treppe abwechslungsweise mit dem rechten und dem linken Fuß hinaufgehen. Es lernt nun, Dreirad zu fahren, seine Körperbewegungen werden flüssiger und ausgewogener. Im Alter von etwa drei bis vier Jahren kann das Kind über ein niedriges gespanntes Seil springen und einen Ball mit den Armen auffangen. Auf einfachen Klettergerüsten kann es nun turnen und ist insgesamt in seinem Bewegungsverhalten äußerst lebhaft und unternehmungslustig. Ab dem Alter von etwa vier bis fünf Jahren kann man eine wesentlich fortgeschrittene Körperbeherrschung beobachten. Das Kind ist nun beim Auffangen eines kleinen Balles geschickt; es verwendet dabei mehr die Hand als die Arme, greift aber noch oft daneben. Mit fünf bis sechs Jahren ist der Körper bei verschiedenen Spielen gut ausbalanciert, und das Kind übt einfache Turnübungen.

Sprache: Hinsichtlich der Entwicklung sprachlicher Funktionen ist dies die stärkste Entwicklungsphase überhaupt. Der Umfang des Vokabulars nimmt beträchtlich zu, es werden grammatikalische Strukturen gelernt. Zugleich verbessert sich die Aussprache deutlich, und das Kind ist in einem intensiven Fragealter. Im einzelnen kann man folgende Sprachentwicklung beobachten: Um die Wende zum dritten Lebensjahr beginnt das Kind von sich als „Ich" zu sprechen. Die Sätze werden grammatikalisch korrekter, wobei neben Hauptsätzen auch Ausrufe- und Fragesätze vorkommen. Die Babysprache ist nun kaum noch zu beobachten. Das Kind bemüht sich jetzt um sprachliche Mitteilung an Erwachsene und ist bei mangelnder Verständlichkeit seiner Sprache enttäuscht. Der Erwachsene, der sich nicht mit Kindern dieser Altersstufe eingehend beschäftigt, versteht das Kind verhältnismäßig schlecht. Die Sprache ist jedoch bereits zu einem Werkzeug geworden, mit dem die Beziehung zum Erwachsenen und zu anderen Kindern aufgenommen wird. Gegen Ende des dritten Lebensjahres kann das Kind durch entsprechendes Satzgefüge einzelne Gedanken über- oder unterordnen. Es benutzt bestimmte Redewendungen, kennt jetzt auch Vorwörter (beispielsweise etwas unter einen Stuhl oder auf einen Stuhl legen). Gegen Ende des dritten Lebensjahres tritt häufig ein leichtes Stottern bzw. Stammeln auf, vor allem am Satzanfang (sog. Initialstottern oder physiologisches Stammeln mit Verwechslung von bestimmten Konsonanten, z. B. Ersatz des K durch T).

Im Alter von drei bis vier Jahren spricht das Kind ständig über alles und mit großer Intensität. Es spielt mit Worten und verwandelt einfache Antworten in lange Erzählungen. In diesem Alter besteht eine große Freude an Kinderreimen, die Aufmerksamkeit liegt besonders bei Klang und Rhythmus der Sprache. Beim Austeilen von Schimpfworten wird die fehlende Kritikfähigkeit gegenüber dem Inhalt solcher Worte deutlich. Erst mit dem Alter von vier bis fünf Jahren lernt das Kind, seine Äußerungen zu kontrollieren und sozialen Normen anzupassen. Es entdeckt nun die Möglichkeit, Geschichten zu erzählen und auch etwas auszuschmücken. Auch hört es gerne und ausdauernd einfache Geschichten. In den eigenen Erzählungen vermischen sich Phantasie und Wirklichkeit. Im Vorschulalter schließlich verbessert sich die Sprache des Kindes deutlich und ebenso die grammatikalische Form.

Soziale Entwicklung: Dieser Entwicklungsabschnitt ist durch die vor dem Schulalter zunehmende Identifikation mit Eltern und Geschwistern gekennzeichnet. Am stärksten identifiziert sich das Kind mit mächtigen, kompetenten und geliebten Personen und dabei besonders stark jeweils mit dem gleichgeschlechtlichen Elternteil, wobei es in seinem Wunsch nach Ähnlichkeit mit diesem Elternteil moralische Normen, Verhaltensweisen und Verbote aufnimmt. Aus dieser Identifikation stammt ein wesentlicher Bestandteil der Gewissensentwicklung. Die bereits im zweiten Lebensjahr begonnene Demonstration des Autonomiebedürfnisses und des eigenen Willens kann sich nun in den typischen Trotzreaktionen fortsetzen, die häufig Anlaß zu Erziehungsproblemen sind. Für die Ausbildung dieser Trotzreaktionen spielt die Art der Umweltreaktionen eine bedeutsame, wenn nicht sogar führende Rolle.

Zugleich können jedoch im Sinne der Identifikation auch deutlich prosoziale Aktivitäten wie Hilfen für den Erwachsenen (z. B. Tischdecken) beobachtet werden. Auch beginnt das Kind nun, mit Gleichaltrigen in Beziehung zu treten, wobei sich diese Beziehung noch vornehmlich auf das gemeinsame Spielzeug oder Spiel richtet. Im Alter von drei Jahren kann sich das Kind nun deutlich in einer Gruppe Gleichaltriger anpassen. Intensive Freundschaftsbeziehungen entwickeln sich im Alter von drei bis vier Jahren, wobei die Gesellschaft anderer Kinder oft dem Erwachsenen vorgezogen wird. In Kindergärten können bereits Gruppen gebildet werden. Regelmäßige Erziehungsanforderungen, wie das Händewaschen vor der Mahlzeit o.ä., werden nun selbständig ausgeführt. Der Aktionsradius des Kindes erweitert sich auf die Nachbarschaft. Die soziale Einordnung dokumentiert sich in der Fähigkeit, Spielregeln zu befolgen und an einfachen Spielen teilzunehmen.

Im Alter von etwa fünf bis sechs Jahren beginnt eine etwas distanzierte Beziehung zu den Eltern und das Interesse für die soziale Umwelt nimmt deutlich zu. In dieser sozialen Entwicklung kann eine wichtige Voraussetzung für die Schulreife gesehen werden.

Spiel: In diesem Entwicklungsabschnitt ist das Spiel durch eine rege Phantasietätigkeit mit vielfältigen imaginären Spielgefährten gekennzeichnet. Im Phantasiespiel erprobt das Kind Gefühle, reduziert Ängste und handelt kompensatorisch im Sinne des Wunschdenkens. Durch die wiederholende Funktion des Spieles entwickelt es zugleich Verständnis für Funktionszusammenhänge. Wie bereits angedeutet, kann das Kind seine Kontaktebene im Spiel deutlich ausweiten, indem es zunehmend mit anderen Kindern spielen kann. Sein Lieblingsspielzeug schleppt das Kind mit sich überall hin. Dieses sogenannte Übergangsobjekt ist ganz sicherlich nicht der Muttersatz im psychoanalytischen Sinne, zumal das Kind dieses Lieblingsspielzeug gleichermaßen auch in ihrer Anwesenheit benutzt. Die Funktion ist noch weitgehend unklar und dürfte im wesentlichen eine symbolische Bedeutung haben.

Insgesamt zeichnet sich das Spiel des Kindes durch zunehmende Neugierde und Exploration aus. Die Untersuchung von Gegenständen weitet zugleich die Lernmöglichkeiten aus. Dabei bestehen ausgeprägte Wiederholungsbedürfnisse und Rituale. Rollenspiele können schon im Alter von zwei bis drei Jahren beobachtet werden, wobei das Kind die Eltern und auch fremde Leute nachahmt. Die Beschäftigung mit Spielsachen ist sehr vielfältig und deckt sowohl feinmotorische wie auch grobmotorische Aktivitäten ab. Gegen Ende des Kleinkindalters und im Übergang zum Vorschulalter werden die Spiele reicher und differenzierter, wobei Gemeinschaftsspiele einen immer größeren Raum einnehmen.

In der klinischen Untersuchung von Kindern dieses Altersabschnittes nimmt das Spiel eine bedeutsame Rolle ein. So wird man die Art und den Umgang mit Spielen zu erfassen versuchen, um die Funktionsgerechtigkeit, explorierendes oder stereotypes bzw. neugieriges Verhalten zu beurteilen. Zugleich können daraus Rückschlüsse auf das Sprachverhalten sowie die Imitationsfähigkeit gezogen werden. Ferner gibt das Spiel Aufschluß über die Gefühle und Erlebniswelt sowie die soziale Beziehungsfähigkeit und das Verhältnis von Phantasie und Realität beim Kind dieses Alters.

Persönlichkeitsentwicklung: Hinsichtlich der **psychosexuellen Entwicklung** sind verschiedene Aspekte zu berücksichtigen. Die **Geschlechtsrolle**, d.h. die Identifikation mit sich selbst als Junge oder Mädchen wird in der Regel im Alter von drei bis vier Jahren etabliert. Eine Differenzierung anderer Personen ist hingegen erst später möglich. Von der **Geschlechtsrolle** ist die **Geschlechtsbevorzugung** abzugrenzen. Jungen entwickeln eine gleichgeschlechtliche Präferenz früher und deutlich einheitlicher als Mädchen. Schließlich entwickelt sich in diesem Altersabschnitt auch das **geschlechtstypische Verhalten**. Im Alter von etwa vier bis sechs Jahren nimmt zugleich das sexuelle Interesse des Kindes deutlich zu. Im psychoanalytischen Sprachgebrauch wird daher auch von der **genitalen Phase** gesprochen. Dabei wird angenommen, daß Kastrationsängste und der Ödipuskonflikt zu durchstehen seien. Die Universalität und Bedeutsamkeit dieser Konflikte muß jedoch aufgrund vielfältiger kulturanthropologischer und psychologischer Befunde als zweifelhaft betrachtet werden (Rutter 1975, 1982).

In emotionaler Hinsicht neigt das Kleinkind zu sehr intensiven und zugleich labilen Gefühlen. Die Stimmung kann schnell wechseln, die Affekte sind ungehemmt, zumal der sozial akzeptierte Ausdruck noch nicht erlernt wurde. Typisch für das Alter sind die heftigen Streitigkeiten und Kämpfe kleiner Kinder, wobei die körperliche Aggressivität der Jungen besonders zum Ausdruck kommt. Charakteristisch ist ferner die ausgeprägte Geschwisterrivalität, die ihr Maximum im Alter von zwei bis vier Jahren hat. Dabei ist jedoch das Verhalten der Eltern eine wichtige Bedingung der Entstehung von Geschwisterrivalitäten. Die mehrfach angesprochene Trotzphase mit negativistischem und oppositionellem Verhalten findet ihren stärksten Ausprägungsgrad im Alter von 18 bis 30 Lebensmonaten. Die Angstinhalte des Kindes zeigen einen deutlichen Wandel, indem zunächst eine Zunahme der Angst vor Tieren und dann im späteren Kleinkindalter eine zunehmende Angst vor imaginären Objekten, wie z.B. Geistern, zu verzeichnen ist. Häufig sind derartige Ängste durch das Verhalten der Eltern oder anderer Bezugspersonen bzw. durch unangenehme Erfahrungen bedingt.

Psychische Auffälligkeiten können in diesem Alter in Wutanfällen, Ungehorsam, Aggressivität sowie Hyperaktivität bestehen. Individuelle Charakteristika des Kindes, elterliches Verhalten und elterliche Erwartungen sowie Entwicklungsverzögerungen sind die häufigsten Ursachen. Weitere Probleme können in ausgeprägten Ängsten und Befürchtungen bestehen, die häufig mit Eß- und Schlafstörungen einhergehen. Schließlich bezieht sich ein dritter Problemkreis auf Entwicklungsverzögerungen, die von Retardierungen einzelner Funktionsbereiche über globale Entwicklungsverzögerungen bis zum Autismus reichen.

Geistige Entwicklung: Das Kleinkindalter überschneidet sich weitgehend mit dem präoperationalen Stadium der Intelligenztheorie von Piaget, die den Zeitraum von eineinhalb bis sieben Jahren umfaßt. In diesem Stadium verfügt das Kind über Sprachfertigkeiten und es kann mit Objekten und Ereignissen manipulieren. Die Verhaltensschemata bekommen jetzt symbolischen Charakter, indem z.B. ein Holzklotz wie ein Auto behandelt wird, wobei das Kind gleichzeitig Motorgeräusche imitiert. Diese Fähigkeit des symbolischen Umgangs mit Objekten ist ein wesentliches Merkmal des präoperationalen Stadiums. Die Bildung von Kategorien oder Klassifikationen gelingt nach Piaget auf dieser Altersstufe noch nicht.

1.4 Die mittlere Kindheit

In diesem Entwicklungsabschnitt vollziehen sich mit Eintritt in das Schulalter bedeutsame Veränderungen, die durch neue Einflüsse aus dem Bereich von Schule, Gleichaltrigen und auch neuen Informationsquellen (die verschiedenen Medien) entstehen. Gleichwohl sind die Eltern weiterhin besonders wichtige Beziehungspersonen. Sie üben den größten Einfluß auf die Persönlichkeitsentwicklung des Kindes aus.

Die Zusammenhänge von elterlichem Verhalten und kindlicher Persönlichkeitsentwicklung sind in einer Vielzahl von Studien der Entwicklungspsychologie und pädagogischen Psychologie erfaßt worden, (vgl. Tausch und Tausch 1971). **Das elterliche Verhalten** läßt sich dabei am besten durch die Dimensionen der „Warmherzigkeit vs. Feindseligkeit“ und „Kontrolle vs. Autonomie“ beschreiben. Es scheint, daß ein Erziehungsstil der Eltern, der durch Warmherzigkeit und Förderung von Autonomie gekennzeichnet ist, zu einer Persönlichkeitsentwicklung des Kindes im Sinne von Aktivität, Selbständigkeit, Freundlichkeit und sozial positiver Einstellung wesentlich beiträgt. Eine adäquate und konsequente Haltung der Eltern bei der Festsetzung von altersgerechten Verhaltensnormen trägt zu Verantwortungsbewußtsein, Selbstvertrauen und zielgerichtetem Verhalten bei. Eine Konstellation von positiver Emotionalität bei den Eltern und Restriktivität scheint hingegen in stärkerem Maße zu abhängigem, weniger kreativen, in stärkerem Sinne anpassungsbereitem und weniger dominanten und wettbewerbsorientiertem Verhalten bei Kindern beizutragen. Feindselige Haltungen der Eltern behindern die Anpassung des Kindes und geben zugleich ein Modell für die Entwicklung von feindseligem Verhalten beim Kind ab. Die Kombination von Restriktivität und feindseligem Verhalten gegenüber dem Kind von seiten der Eltern zeigt Verbindungen zu autoaggressivem Verhalten mit sozialem Rückzug und intrapsychischen Konflikten beim Kind. Permissivität oder Vernachlässigung in Verbindung mit feindseligem Verhalten von seiten der Eltern ist eine vielfach gefundene Konstellation bei dissozialen und delinquenten Kindern.

Diese Dimensionen des Erziehungsverhaltens unterliegen sozioökonomischen und damit auch epochalen Einflüssen. Der früher deutlich zu beobachtende Unterschied hinsichtlich der Erziehungspraktiken von Eltern aus Mittelschicht und Unterschicht mit stärker zuneigungsorientiertem Erziehungsstil der Mittelschichten und stärker strafend orientiertem Erziehungsstil der Unterschicht scheint sich zunehmend zu nivellieren.

Soziale Entwicklung: Die mittlere Kindheit ist die Phase der größten Erweiterung des sozialen Umfeldes. Dabei rückt die **Schule** in den Mittelpunkt des außerfamiliären Lebens, der **Lehrer** wird zur wichtigen Beziehungsperson. Sein Verhalten beeinflußt nicht nur die schulischen Leistungen, sondern auch das Selbstvertrauen und die Selbsteinschätzung des Schülers. Die Leistungsfähigkeit des Kindes hängt jedoch nicht ausschließlich von diesen Bedingungen, sondern auch wesentlich von der Einstellung des Elternhauses zu Schule und Leistung ab. Sozioökonomische Benachteiligungen sind ebenfalls für die Schulentwicklung bedeutsam.

Parallel zu den schulischen Kontakten weitet sich der soziale Austausch mit den **Gleichaltrigen** aus. Dabei werden soziale Fertigkeiten erworben und über die Erfahrung der eigenen Position in der Gruppe Persönlichkeit und Selbsterleben bedeutsam geprägt. Zu Beginn der mittleren Kindheit tritt dabei zugleich eine zunehmende Geschlechtsrollendifferenzierung auf, indem Verhalten, Spiele, Aktivitäten und Freizeitbeschäftigungen deutlich an den jeweiligen soziokulturellen Erwartungshorizonten ausgerichtet werden. Kinder beginnen, sich primär an den gleichgeschlechtlichen Gleichaltrigen zu orientieren und bilden dementsprechend geschlechtstypische Interessen und Aktivitäten aus. Es bilden sich intensive, vielfach aber auch nur kurzfristige Freundschaften aus, die sich auf gemeinsame Interessen und soziale Fertigkeiten gründen. Die Beliebtheit in der Gruppe ist eine Funktion vielfältiger Einflußgrößen, zu denen intellektuelle Fertigkeiten, bei Jungen auch motorische Fertigkeiten (Sport), die körperliche Reife und auch verschiedene Persönlichkeitsmerkmale gehören, die je nach Alter, Geschlecht und Sozialschicht deutlich variieren.

Geistige Entwicklung: Mit dem beginnenden Grundschulalter fällt der Wendepunkt vom präoperationalen Stadium zum **Stadium der konkreten Operationen** nach der Theorie von Piaget zusammen. Im Alter von sieben Jahren vollzieht sich das Lernen nicht mehr nach Versuch und Irrtum oder intuitiv, sondern nach allgemeinen Regeln. Es werden Konzepte und vor allem auch seriale Beziehungen gebildet, die essentiell für das Verständnis der Mathematik sind. Dementsprechend kann das Kind Objekte z. B. nach Gewicht oder Größe in eine Rangreihe bringen. Ferner entwickelt das Kind nunmehr geistige Vorstellungen von Handlungsreihen und kann sich im Sinn eines geistigen Planes z. B. seinen Schulweg als Route und Richtungsveränderung vorstellen. Ein neues Element der kognitiven Entwicklung ist ferner das sogenannte **Invarianz- oder Erhaltungsprinzip**. Das Kind kann nun erstmalig erkennen, daß Länge und Gewicht sowie Anzahl unabhängig von Veränderungen des äußeren Erscheinungsbildes konstant bleiben. Weitere Merkmale dieser Entwicklungsstufe sind in der Fähigkeit zu sehen, relationale Begriffe wie „dunkler, größer u. a. m.“ nunmehr zu verstehen und damit Beziehungen zwischen zwei oder mehreren Objekten herzustellen. Außerdem beginnt das Kind, nunmehr über das Ganze und seine Teile simultan nachzudenken und kann Objekte nach Gewicht oder Größe in eine Rangreihe bringen. Diese Fähigkeit, seriale Beziehungen herzustellen, ist eine wichtige Voraussetzung für das Erlernen mathematischer Zusammenhänge. Sämtliche Fertigkeiten sind jedoch nicht ausschließlich Entwicklungsfunktionen im Sinne eines biologischen Reifungsprozesses, sondern in großem Umfang auch lern- und erfahrungsabhängig.

Persönlichkeitsentwicklung: Die mittlere Kindheit ist hinsichtlich der Persönlichkeitsentwicklung besonders durch die **Ausbildung des Gewissens** gekennzeichnet. In dieser Phase vollzieht sich eine zunehmende Ablösung der externen Verhaltenskontrolle über unmittelbare erzieherische Konsequenzen. In zunehmendem Maße wird eine interne Steuerung des Verhaltens ermöglicht, wobei die jeweilige motivationale Situation des Kindes ebenso wie situationsspezifische Bedingungen bedeutsam sind. Der Ausgangspunkt für die Entwicklung des Gewissens ist die im Vorschulalter bereits vollzogene Identifikation mit den Eltern, wobei deren Konsistenz im Handeln und der Beziehungsqualität zwischen Kind und Eltern besondere Bedeutung zukommt.

Die **psychosexuelle Entwicklung** dieses Altersabschnittes wird in der psychoanalytischen Theorie von Freud mit dem Begriff der Latenzphase bezeichnet. Damit soll verdeutlicht werden, daß in diesem Altersabschnitt angeblich keine psychosexuelle Entwicklung ablaufe. Diese Annahme ist ganz sicherlich falsch, da eine Vielzahl von empirischen Studien und Erkenntnissen darauf verweist, daß die sexuellen Interessen in diesem Altersabschnitt deutlich zunehmen. Diese betreffen das Spiel- und Neugierverhalten gegenüber dem anderen Geschlecht, sexuelle Aktivitäten sowie sexuelle Vorstellungen, Konzepte und die sexuelle Moral (Rutter 1982). Die **emotionale Entwicklung** zeigt einen deutlichen Rückgang der Ängste gegenüber früheren Jahren, wenngleich Ängste damit nicht unbedeutsam werden. Das Kind beginnt nun auch entgegen den stärker unrealistischen und z.T. magischen Vorstellungen eine stärker realistische Vorstellung von der Irreversibilität des Todes zu entwickeln.

Emotionale Probleme und Störungen können sich aus sozialem Rückzug und Isolation, gestörtem Selbstbewußtsein und Schulängsten sowie Schulphobie ergeben. Auch können depressive Reaktionen beobachtet werden, die jedoch im Vergleich zum Kind in Pubertät und Adoleszenz deutlich labiler, kürzer und möglicherweise auch eher durch körperliche Reaktionen maskiert auftreten. Deutlich wird diese Neigung zu psychosomatischen Reaktionen bei Belastungen und Konflikten. Zwangsphänomene und Tic-Erkrankungen können im Gefolge der Angst auftreten. Die meisten Zwangshandlungen sind jedoch vorübergehend und haben vielfach auch eher spielerischen und noch nicht psychopathologischen Wert.

1.5 Das Jugendalter

Dieser mit der Pubertät beginnende Entwicklungsabschnitt ist durch charakteristische **Wachstumsvorgänge** im Sinne eines Wachstumsspurts, die sexuelle Reifung mit der Entwicklung von sekundären Geschlechtsmerkmalen und Veränderungen der Hormonausschüttung gekennzeichnet. Dieser Prozeß beginnt bei Mädchen in der Regel zwei Jahre früher als bei Jungen und dauert etwa drei bis vier Jahre, während er sich bei Jungen über den Zeitraum von vier bis fünf Jahren erstreckt. Für die Beurteilung des biologischen Entwicklungsstandes ist die Ausprägung der sekundären Geschlechtsmerkmale bestimmend. Störungen der biologischen Reifung manifestieren sich als Entwicklungsverzögerungen, unter denen die sogenannte konstitutionelle Entwicklungsverzögerung mit familiärer Häufung und harmonischer Retardierung die häufigste Erscheinungsform ist. Das Gegenteil stellt die abnorm frühe Pubertätsentwicklung dar, welche als „Pubertas praecox" bezeichnet wird. Dabei handelt es sich um krankhafte Prozesse, die durch hormonale Störungen bedingt sein können. Vielfach sind die Ursachen jedoch nicht zu eruieren. Eine verfrühte Pubertätsentwicklung führt zu einem frühzeitigen Schluß der Epiphysenfuge und damit zu einem begrenzten Wachstum. In **psychologischer Hinsicht** ist der Entwicklungsabschnitt der Adoleszenz mit den Fragen der persönlichen Identität und des Idealismus verknüpft. Zu keiner Zeit des Lebens ist der Mensch so stark mit moralischen Werten, Standards und Fragen beschäftigt. Dieser Entwicklungsabschnitt führt vielfach auch zur Verwerfung gesellschaftlicher Normen und Werte.

Soziale Entwicklung: Die Entwicklung dauerhafter und enger Freundschaftsbeziehungen ist für diesen Altersabschnitt besonders charakteristisch. Dabei kommt es auch zur Ausbildung von Gruppen, Cliquen und Banden mit der Gefahr von dissozialen Gruppenaktivitäten. Zu Beginn der Adoleszenz sind derartige Gruppen noch vornehmlich gleichgeschlechtlich strukturiert, um dann später durch gemischte Gruppen abgelöst zu werden. Am Ende der Adoleszenz handelt es sich bei derartigen Gruppierungen meist nur noch um sehr lockere Verbindungen von jeweils heterosexuellen Paaren.

Gemessen an dem intensiven Eltern-Kind-Kontakt nimmt der Austausch zwischen Eltern und Kind im Jugendalter relativ ab. Gleichwohl ist die vielfach zitierte Entfremdung zwischen Eltern und Kind aufgrund der Erkenntnisse von epidemiologischen Studien kein typisches Phänomen des Jugendalters. Ausgeprägte Entfremdungssituationen scheinen eher für psychisch auffällige Jugendliche zu gelten, bei denen in der Regel jedoch diese Entfremdung bereits vorher, d.h. in der Kindheit einsetzte. Ausgeprägte Entfremdungen von Eltern und Kind finden sich außerdem bei Jugendlichen in der späten Adoleszenz, die trotz erreichter biologischer Reife noch in Abhängigkeitspositionen sind, zumal sie weiter ihre schulische Ausbildung absolvieren. Für die Entwicklung der Entfremdung sind weiterhin eine zunehmende Schulunlust in den unteren Sozialschichten mit fortschreitendem Alter und die daraus folgenden intrafamiliären Spannungen und Auseinandersetzungen verantwortlich.

Kognitive Entwicklung: Mit dem Alter von etwa zwölf Lebensjahren beginnt nach der Theorie von Piaget die Periode der formalen Operationen. Kennzeichen dieser Entwicklung ist die Fähigkeit zu abstraktem, logischem und Hypothesen prüfendem Denken. Der Jugendliche kommt in die Lage, mögliche Lösungshypothesen für Probleme aufzustellen und systematisch auf die wahrscheinliche Gültigkeit zu überprüfen. Das formale Denken erschließt die Methode der Deduktion sowie die Möglichkeit, komplexe Operationen höherer Ordnung zu organisieren. Damit werden z.B. verschiedene mathematische Operationen erst ermöglicht. Ähnliches gilt für die Ausbildung der Kombinatorik.

Mit dieser Entwicklung wird es dem Jugendlichen möglich, eine allgemeine Problemlösungsstrategie zu entwickeln. Bei dieser Orientierung lernt er, Problemelemente zu isolieren und verschiedene Lösungshypothesen systematisch zu testen. Damit wird das formale Denken rational und zugleich systematisch. Diese Fähigkeit, über Regeln und eigene ablaufende kognitive Prozesse zu reflektieren, ist daher zugleich eine wichtige Quelle des Selbsterlebens und der Reflexion über die eigene Person.

Persönlichkeitsentwicklung: Im Zentrum des Selbsterlebens des Jugendlichen steht die Wahrnehmung sexueller Bedürfnisse, Interessen und Reifung. Das tatsächliche **sexuelle Verhalten** unterliegt dabei vielfältigen soziokulturellen und familiären Erwartungen sowie Restriktionen. Das sexuelle Verhalten manifestiert sich in diesem Entwicklungsabschnitt auf vielfältige Weise. Autoerotisches Verhalten im Sinne von Masturbation kommt bei Jungen in allen Gesellschaften und allen Sozialschichten vor und ist bei Mädchen lediglich relativ seltener. Beide Geschlechter fühlen sich häufig durch gleichgeschlechtliche Personen angezogen, wenngleich eine offene Homosexualität bei beiden Geschlechtern relativ selten und dann vielfach auch nur vorübergehend ist. Homosexuelles Verhalten bei Jugendlichen stellt mehrheitlich eine Durchgangsphase dar, die wenig Vorhersage über eine fortdauernde Homosexualität im Erwachsenenalter zuläßt. Ob es überhaupt zu homosexuellen Kontakten kommt, hängt sehr wesentlich von den Möglichkeiten zu heterosexuellen Beziehungen ab. Für die Mehrheit der Jugendlichen läßt sich im Verlauf des Jugendalters eine deutliche Zunahme heterosexueller Interessen und Aktivitäten feststellen.

Die emotionale Entwicklung ist in einer traditionellen Betrachtungsweise immer wieder als die Phase des inneren Aufruhrs und ausgeprägter emotionaler Schwierigkeiten bezeichnet worden. Tatsächlich lassen sich auch ausgeprägte Stimmungsveränderungen, häufig Gefühle der Selbstentwertung, diskrete Beziehungsideen sowie depressive Zustände feststellen, die mehrheitlich nicht von den erwachsenen Bezugspersonen erkannt werden. Schwere Depressionen sind sehr selten, gleichwohl jedoch häufiger als im Kindesalter. Entsprechend gibt es in diesem Altersabschnitt auch eine ansteigende Tendenz, an Selbstmord zu denken und auch suizidale Handlungen zu vollziehen. Ferner steigen mit der Adoleszenz die Raten für Schulphobie wieder deutlich an und beinhalten dabei zugleich auch eine schlechtere Prognose als in der mittleren Kindheit. Auch soziale Ängste werden häufiger.

Eine Reihe von psychischen Störungen nehmen ihren Beginn im Jugendalter. Dies gilt vor allem für delinquente Handlungen, die gleichwohl nur für eine kleine Gruppe der Jugendlichen gelten und dabei häufiger von Jungen als von Mädchen vorgenommen werden. Die Manifestation derartiger Auffälligkeiten in der Adoleszenz findet in der Regel ihre Wurzeln in sehr viel früheren Entwicklungsabschnitten der frühen und mittleren Kindheit. Typischer für die Adoleszenz ist die Entwicklung von depressiven Zuständen. Im Vergleich zu depressiven Reaktionen der Kindheit nimmt dabei der Bezug des Symptoms zu familiären Problemen eher ab. Hingegen treten offensichtlich Bedingungen in den Vordergrund, die in den biologischen und psychologischen Veränderungen dieser Entwicklungsphase begründet sind. Schließlich manifestieren sich in der Adoleszenz eher als im Kindesalter psychotische Erkrankungen, wobei sich das Erscheinungsbild deutlich der Symptomatik bei Erwachsenen zu nähern beginnt. Gleichwohl sind derartige Erkrankungen äußerst selten.

Literatur

Herzka, H.S.: Das Kind von der Geburt bis zur Schule. Schwabe, Basel 1978.

Keller, H., H.-J. Meyer: Psychologie der frühesten Kindheit. Kohlhammer, Stuttgart 1982.

Mussen, P. H., I. J. Conger, J. Kagan: Child development and personality. Harper & Row, New York 1974.

Oerter, R., L. Montada: Entwicklungspsychologie. Ein Lehrbuch. Urban & Schwarzenberg, München-Wien-Baltimore 1982.

Olbrich, E.: Die Entwicklung der Persönlichkeit im menschlichen Lebenslauf. In: Oerter, R., L. Montada (Hrsg.): Entwicklungspsychologie. Ein Lehrbuch. Urban & Schwarzenberg, München-Wien-Baltimore 1982.

Piaget, J.: Psychologie der Intelligenz. Rascher, Zürich 1966.

Rutter, M.: Helping troubled children. Penguin Books, Harmondsworth 1975.

Rutter, M.: Psychosexual development. In: Rutter M, (ed.): Scientific foundations of developmental psychiatry. Heinemann, London 1980.

Tausch, R., A. Tausch: Erziehungspsychologie. Hogrefe, Göttingen 1973.

2 Definition, Klassifikation und Epidemiologie psychischer Störungen bei Kindern und Jugendlichen

Es gibt nur wenige psychische Auffälligkeiten, die sich im Sinne einer Krankheit deutlich von der Normalität abheben. Ein Beispiel dafür ist der frühkindliche Autismus. Die meisten Störungen und Auffälligkeiten lassen sich vom Normalzustand lediglich quantitativ hinsichtlich des Schweregrades und der begleitenden Beeinträchtigung abheben. Eine leichtere Ausprägung oder Variation des jeweiligen Phänomens läßt sich auch bei ganz normalen Kindern finden.

Wenn also Auffälligkeit und Normalität so relativ dicht nebeneinander liegen, muß nach den Kriterien psychischer Störungen gefragt werden. Sind diese bekannt, so verlangt jede wissenschaftliche Betrachtung, daß die derart definierten Störungsbilder in ein Ordnungssystem gebracht werden. Es stellt sich also die Frage nach der Klassifikation psychischer Auffälligkeiten. Schließlich lassen sich Aussagen über die Wertigkeit psychischer Störungen und Auffälligkeiten nicht ausschließlich aus der Perspektive der Klinik bzw. Sprechstunde machen. So sind Aussagen und Zahlen aus derartigen Institutionen nicht geeignet, das tatsächliche Ausmaß von psychischen Auffälligkeiten bei Kindern und Jugendlichen in der Bevölkerung zu erfassen. Dementsprechend sind Felduntersuchungen erforderlich, um die Raten an psychisch gestörten Kindern und Jugendlichen zu bestimmen. Mit diesem Gegenstand befaßt sich die kinder- und jugendpsychiatrische Epidemiologie. Auf sämtliche drei Bereiche soll im folgenden kurz eingegangen werden.

2.1 Kriterien psychischer Störungen

Ausschließlich naturwissenschaftlich orientierte medizinische Modelle sind selten geeignet, psychische Auffälligkeiten bei Kindern und Jugendlichen zu erklären bzw. gegenüber dem Normalzustand abzugrenzen. Da die meisten psychischen Auffälligkeiten in diesem Entwicklungsabschnitt des Lebens sehr wesentlich von der Wechselwirkung zwischen Kind und sozialer Umgebung beeinflußt sind und darüber hinaus vielfach stark situationsspezifisch sind (z.B. Bettnässen nie außer Haus oder Aggressivität nur in der Schule) sind für die Diagnostik wie auch die Therapie interaktionelle Modellbetrachtungen erforderlich.

Ob ein Verhalten als abnorm bezeichnet wird oder nicht, hängt daher auch sehr weitgehend von der Berücksichtigung sozialer Komponenten ab. Wenn im folgenden nach Rutter (1975) die Kriterien der Abnormität sowie der Beeinträchtigung sozialer Funktionen als die zentralen Bestimmungsgrößen einer psychischen Störung angesehen werden, so sind damit im wesentlichen soziale Bewertungen impliziert. Dabei unterliegt das Kriterium der Abnormität einer Bewertung gleichermaßen im statistischen wie auch im normativen Sinne.

Kriterien der Abnormität

- **Angemessenheit hinsichtlich Alter und Geschlecht**. Unangemessen sind z.B. Trennungsängste jenseits des Kleinkindalters oder effeminiertes Verhalten bei Jungen.
- **Persistenz**. Ein Durchgangsphänomen der normalen Entwicklung wie z.B. vorübergehende Schulunlust muß gegenüber einer persistierenden Schulverweigerung abgegrenzt werden.
- **Lebensumstände**. Vorübergehende Verhaltensfluktuationen sind häufig, zumal die Entwicklung kein linearer Prozeß ist. Belastungsphasen stellen z.B. im kindlichen Leben die Geburt eines Geschwisters dar, welche mit der Entwicklung regressiver Symptome einhergehen kann. Ebenso stellen Schulbeginn oder Klassenwechsel entsprechende Belastungsfaktoren dar und beinhalten das Risiko einer Zunahme von emotionalen Störungen und Verhaltensstörungen.
- **Soziokulturelle Gegebenheiten**. Dieser Faktor verweist auf die Tatsache, daß die meisten Bewertungsmaßstäbe für normales und abnormes Verhalten vermittelt sind. Verschiedene Kulturen und soziale Schichten bewerten bestimmte Verhaltensmerkmale recht unterschiedlich. Gleichwohl darf darüber nicht vergessen werden, daß die Variation normativer Werte und Setzungen innerhalb bestimmter Kultursysteme begrenzt ist.
- **Ausmaß der Störung**. Isoliert auftretende Symptome bei Kindern und Jugendlichen sind häufig ohne psychiatrische Relevanz. Störungscharak-

ter bekommt mehrheitlich erst die Kombination von Symptomen.
- **Art des Symptoms.** Bestimmte Symptome sind eher mit einer allgemeinen psychologischen Fehlfunktion verbunden. So ist beispielsweise das Nägelbeißen als isoliertes Phänomen relativ unproblematisch, während gestörte Beziehungen zu Gleichaltrigen sehr viel stärker in die Entwicklung und das Leben des Kindes eingreifen.
- **Schweregrad und Häufigkeit der Symptome.** Schwere und häufig auftretende Symptome kommen insgesamt seltener vor. Für die klinische Beurteilung von Symptomen sind die Bestimmung von Schweregrad und Häufigkeit des Auftretens eines oder mehrerer Symptome unabdingbar.
- **Verhaltensänderung.** Ein Verhalten kann erst dann Symptomwert bekommen, wenn es nicht im Einklang mit der Reifung und Entwicklung des Kindes steht.
- **Situationsspezifität.** Ein von situativen Auslösern unabhängiges, überall vorhandenes Problem eines Kindes und Jugendlichen zeigt in der Regel eine stärker ausgeprägte Störung an. Allerdings ist dies das schwächste Kriterium der Abnormität. Die Situationsspezifität kann aber wichtige Aufschlüsse über interaktionelle Bezüge des Kindes und die Symptomentwicklung vermitteln.

Um die Abnormität eines Verhaltens zu beurteilen, reicht in der Regel nicht eines der genannten Kriterien aus. Mehrheitlich ist eine Kombination der genannten Merkmale erforderlich, um sicher zu sein, daß tatsächlich eine psychische Auffälligkeit vorliegt. Als ergänzendes Kriterium muß jedoch das Ausmaß der **Beeinträchtigung** des Kindes durch sein Symptom bzw. sein auffälliges Verhalten bestimmt werden.

Kriterien der Beeinträchtigung

- **Leiden.** Dieses insbesondere in der Psychotherapie schon lange benutzte Kriterium für die Indikation zur Durchführung von Maßnahmen muß auch bei der Beurteilung des Vorliegens einer Störung berücksichtigt werden. Es muß allerdings in Bezug zur Temperamentstruktur und Persönlichkeit des Kindes gesetzt werden, um Fehlurteile zu vermeiden. So muß beispielsweise geklärt werden, ob ein geringer Sozialkontakt Ausdruck von Selbstzufriedenheit oder Ängstlichkeit ist.
- **Soziale Einengung.** Viele Störungen der Befindlichkeit von Kindern und Jugendlichen sind durch einen deutlich verringerten Sozialkontakt gekennzeichnet. Dabei können die Entwicklung wichtiger Aktivitäten und sozialer Funktionen beeinträchtigt werden.
- **Interferenz mit der Entwicklung.** Bei jeder Symptomatik ist zu prüfen, inwiefern sie ablaufende Bindungsprozesse stört, Freundschaftsbeziehungen unmöglich macht, die Ablösung von den Eltern verzögert und ganz allgemein die emotionale, kognitive und sprachliche Entwicklung des Kindes verzögert oder beeinträchtigt. Es ist also zu fragen, inwieweit die normalen, immer progressiven Entwicklungsabläufe durch ein Symptom gestört werden. Beispielsweise ist zu prüfen, inwieweit sozialer Rückzug und Isolation oder ausgeprägte Aggressivität die prosoziale Entwicklung des Kindes oder Jugendlichen gefährden.
- **Auswirkungen auf andere.** Insbesondere bei aggressiven Verhaltensweisen sind andere Personen sehr schnell durch das kindliche Verhalten beeinträchtigt. Für die meisten Störungen bei Kindern und Jugendlichen gilt die Feststellung, daß sie seltener im persönlichen Verhalten des Kindes allein als in fehlangepaßten Interaktionen mit anderen Menschen begründet sind. Entsprechend ist die soziale Umwelt nicht nur Verursacher, sondern zugleich auch Leidtragender der Probleme des Kindes und Jugendlichen.

2.2 Klassifikation

Der Feststellung einer psychiatrischen Störung nach den diskutierten Kriterien folgt die Formulierung einer Diagnose. Die gemeinsame Beziehung für ein Störungsbild im Sinne der Diagnose ermöglicht die Zusammenfassung von abnormen Verhaltensweisen und stellt daher den ersten Schritt jeglicher wissenschaftlichen Klassifikation dar. Zugleich ist eine derartige Etikettierung für die Forschung über Ursachen und Behandlungsmöglichkeiten von großer Bedeutung. Diagnosen haben dabei, wie die klinische Praxis zeigt, eindeutig handlungsstrukturierende Funktionen, zumal die therapeutischen Maßnahmen bei unterschiedlichen Diagnosen auch sehr verschieden gehandhabt werden müssen. Schließlich ermöglicht das Klassifizieren und Diagnostizieren erst weitgehend die Kommunikation über psychische Störungen und Auffälligkeiten. Dabei muß allerdings immer das Spezifische an der Symptomatik des Kindes zum Ausdruck gebracht werden. Entsprechend sollen also durch die diagnostische Formulierung möglichst Annahmen über die psychologisch und biologisch wirksamen Faktoren, die evtuell zugrundeliegenden Ursachen, die vorausgehenden Ereignisse, die symptomunterhaltenden Faktoren und die wahrscheinlich wirksamen Therapiemethoden für das jeweilige Kind zum Ausdruck gebracht werden.

Um entsprechende erhobene Diagnosen zugleich auch in ein Ordnungssystem bringen zu können, müssen nach Rutter (1977) bestimmte Prinzipien der Klassifikation erfüllt sein. Zu diesen Voraussetzungen gehört (1) die Forderung, Klassifikationen nur durch Fakten, und nicht durch ungenügend empirisch ausgewiesene Konzepte ohne operationale Definition zu begründen. Es sollten (2) Störungen, und nicht Kinder als Personen klassifiziert und (3) trotz der Altersabhängigkeit einiger Störungen keine altersabhängigen Klassifikationen vorgenommen werden, weil die Kindheit keine scharf getrennten Entwicklungsendpunkte hat. Das Klassifikationssystem sollte sodann (4) zuverlässig sein, d.h. verschiedene Diagnostiker sollten die Begriffe in gleicher Weise gebrauchen. Ferner sollte (5) die Klassifikation angemessen zwischen Störungen differenzieren, und es sollten (6) keine bedeutsamen Störungen ausgelassen werden. Darüber hinaus sollten (7) die Differenzierungen gültig sein, d.h. nicht nur theoretisch begründet, sondern empirisch hinsichtlich Ätiologie, Symptomatik, Therapieergebnissen etc. differenzierbar sein. Weitere Forderungen richten sich (8) auf die logische Konsistenz und (9) auf die klinische Relevanz sowie schließlich (10) auf die Praktikabilität in der klinischen Praxis.

Wenngleich kein Klassifikationssystem bisher sämtliche dieser Forderungen erfüllt, so läßt sich hinsichtlich der Forderung nach einer gültigen Differenzierung feststellen, daß sich tatsächlich einige Klassen von psychischen Auffälligkeiten bei Kindern und Jugendlichen hinsichtlich bestimmter Merkmale wie Alter bei Beginn der Erkrankung, Geschlechtsverteilung, Interferenz mit schulischer Leistung, Ursache, Behandlungserfolg und Verlauf voneinander unterscheiden. Bestimmte Störungen, wie z.B. der frühkindliche Autismus oder die schizophrene Psychose beginnen zu ganz unterschiedlichen Zeitpunkten; lediglich die emotionalen Störungen und die dissozialen Verhaltensstörungen können jederzeit auftreten. Auch die Geschlechtsverteilung zeigt Charakteristiken in dem Sinne, daß die meisten Störungen deutlich knabenwendig sind. Lediglich emotionale Störungen und Psychosen des schizophrenen Formenkreises kommen gleich verteilt bei beiden Geschlechtern vor. Mit Ausnahme der emotionalen Störungen gehen viele Auffälligkeiten - jedoch mit unterschiedlicher Intensität – mit Störungen der schulischen Leistungsfähigkeit und Ausbildungsfunktionen einher. Sie sind besonders stark ausgeprägt bei hyperkinetischen, autistischen und entwicklungsgestörten Kindern. Grundsätzlich gilt, daß eine Beteiligung hirnorganischer Funktionsstörungen das Risiko für psychiatrische Störungen erhöht. Derartige Auffälligkeiten sind jedoch nur sehr selten bei emotionalen und dissozialen Auffälligkeiten sowie bei der Schizophrenie. Am ausgeprägtesten sind entsprechende Beeinträchtigungen hingegen bei Autisten, hyperkinetischen Kindern sowie entwicklungsverzögerten Kindern. Familiäre Beziehungsstörungen wie anhaltender Partnerstreit, haben die stärkste Verbindung mit dissozialen Verhaltensauffälligkeiten. Für die Entwicklung emotionaler Störungen sind wahrscheinlich elterliche Haltungen der Überprotektion und neurotische Störungen bedeutsam.

Über die bisher genannten ursächlichen Faktoren hinaus ergeben sich zwischen den aufgeführten Kategorien auch hinsichtlich der Behandlungserfolge deutliche Unterschiede. Emotionale Störungen haben mit Abstand die beste Chance – möglicherweise auch ohne ausgedehnte therapeutische Maßnahmen - zu heilen. Auch für eine Reihe von Entwicklungsstörungen gibt es differenzierte Therapieansätze mit zumindest partiellem Erfolg. Die Erfolge bei anderen Störungen wie frühkindlichem Autismus, Schizophrenien, Dissozialität und Hyperaktivität sind vergleichsweise bescheidener. Schließlich geben die Erkenntnisse über den langfristigen Verlauf bis in das Erwachsenenalter hinein weitere Argumente für eine Differenzierung von kinder- und jugendpsychiatrischen Störungen. Bei der relativ kleinen Anzahl von Kindern mit anhaltenden, therapieresistenten emotionalen Störungen sind im Erwachsenenalter neurotische oder depressive Symptome zu erwarten. Dissoziale Verhaltensauffälligkeiten bei Kindern gehen, sofern sie sich nicht zurückbilden, im Erwachsenenalter in delinquente Verhaltensweisen und Persönlichkeitsstörungen über. Ehemals hyperaktive Kinder können Persönlichkeitsstörungen als Erwachsene aufweisen, und autistische Kinder haben in der Regel erhebliche Beeinträchtigungen der sozialen Funktionen und Kompetenz sowie anhaltende Sprachprobleme. Psychosen können nach vorübergehender Heilung in Rezidive oder kontinuierlich in Chronifizierungen übergehen. Schließlich ist für die Kinder mit Entwicklungsstörungen festzuhalten, daß schwere Ausprägungen einer Störung oft zu anhaltenden Problemen z.B. im Umgang mit den Kulturtechniken des Lesens und Schreibens führen.

Diese Darstellung macht deutlich, daß Forschungsergebnisse klar auf die Sinnhaftigkeit und Notwendigkeit einer Klassifikation von kinderpsychiatrischen Störungen verweisen.

Mehrdimensionale Klassifikation. Nach der Darlegung der Notwendigkeit von differenzierenden Diagnosen in der Kinderpsychiatrie und der Darlegung der wissenschaftlichen Voraussetzungen für Klassifikationssysteme können diese nunmehr inhaltlich dargestellt werden. Angesichts der Mehrdimensionalität kinder- und jugendpsychiatrischer Störungen haben entsprechende Klassifikationssysteme eine zunehmende Bedeutung gewonnen. Sowohl das US-amerikanische Diagnostic and Statistical Manual (DSM-III) wie auch das in Europa weit verbreitete multiaxiale Klassifikationsschema (MAS, Rutter u. Mitarb. 1975, deutsche Bearbeitung durch Remschmidt u. Schmidt 1977) bilden die Symptomatik auf mehreren getrennten Achsen ab.

Im multiaxialen Schema werden auf einer ersten Achse das klinisch-psychiatrische Syndrom gemäß Diagnosen der International Classification of Diseases (ICD-9), auf der zweiten Achse umschriebene Entwicklungsrückstände, auf der dritten Achse das Intelligenzniveau, auf der vierten Achse die körperliche Symptomatik und schließlich auf der fünften Achse aktuelle abnorme psychosoziale Umstände abgebildet. Diesen jeweiligen Achsen sind bestimmte Kategorien zugeordnet, die aus den Tabellen 2-1 und 2-2 ersichtlich werden. Den Tabellen können auch die Korrespondenzen bzw. Abweichungen zwischen ICD 9 und DSM-III entnommen werden. Bei teilweiser Entsprechung der

Tabelle 2-1: Die psychiatrischen Syndrome (Achse 1) der beiden international gebräuchlichen multiaxialen Klassifikationssysteme

ICD-9 /MAS		DSM-III	
290	Demenzen bei präsenilen und senilen organischen Psychosen	290	Demenzen in Senium und Präsenium
		Rauschmittelinduzierte Zustände	
291	Alkoholpsychosen	291	Alkohol
292	Psychosen bei Drogenmißbrauch	292	Barbiturate Opiate Tabak Amphetamine Halluzinogene Cannabis Andere
293	Vorübergehende, organisch bedingte psychotische Zustandsbilder (z. B. Delirium)	293-294	Organische Hirnsyndrome (weniger Kategorien als ICD-9)
294	Andere chronische, organisch bedingte psychotische Zustandsbilder (z. B. Anamnestisches Syndrom)		
295	Schizophrene Psychosen	295	Schizophrenie (mehr Kategorien als ICD-9)
296	Affektive Psychosen	296	Affektive Störungen (mehr Kategorien als ICD-9)
297	Paranoide Zustände	297	Paranoide Störungen (weniger Kategorien als ICD-9)
298	Andere nichtorganisch bedingte Psychosen	–	(wenig Entsprechung im DSM-III)

ICD-9 /MAS		DSM-III	
299	Typische Psychosen des Kindesalters	Universelle Entwicklungsstörung	
299.0	Frühkindlicher Autismus	299.0	Frühkindlicher Autismus
299.1	Desintegrative Psychose	–	
299.8	Andere typische Psychosen	299.8	Atypische Psychosen des Kindesalters
299.9	Unspezifische Psychosen des Kindesalters	299.9	Universelle Entwicklungsstörung mit Beginn im Kindesalter
300	Neurotische Störung		
300.0	Angstzustände	300.0	Angststörungen
300.1	Hysterie	300.1	Somatoforme Störungen, dissoziative Störungen
300.2	Phobien	300.2	Phobische Störungen, Angstzustände
300.3	Zwangssyndrome	300.3	Zwangssyndrome
300.4	Neurotische Depression	300.4	Dysthymische Störungen, affektive Störungen
300.5	Neurasthenie	–	
300.6	Depersonalisationssyndrom	300.6	Depersonalisationsstörung
300.7	Hypochondrie	300.7	Hypochondrie
300.8	Andere neurotische Störungen	–	
300.9	Unspezifische neurotische Störungen	300.9	Unspezifische neurotische Störungen
301	Persönlichkeitsstörungen	301	Persönlichkeitsstörungen (werden im DSM-III auf Achse 2 codiert, weniger Kategorien als ICD-9)

Tabelle 2-1: Fortsetzung

ICD-9 /MAS		DSM-III		ICD-9 /MAS		DSM-III	
302	Sexuelle Verhaltensabweichungen und -störungen	302	Psychosexuelle Störungen (z. T. mehr Unterkategorien als ICD-9)	308	Akute Belastungsreaktionen	–	(teilweise unter: Angststörungen)
303	Alkoholabhängigkeit	303-305	Störungen bei Rauschmittelgebrauch (z. T. mehr Unterkategorien als ICD-9, teilweise auch unter Organische Hirnstörungen klassifiziert)	309	Anpassungsreaktion	309	Anpassungsstörungen (z. T. unter: Angststörungen bzw. Störungen, die in der Regel zuerst im Kleinkind-, Kindes- oder Jugendalter auftreten)
304	Drogenabhängigkeit			309.0	Kurze depressive Reaktion		
305	Drogenmißbrauch ohne Abhängigkeit			309.1	Verlängerte depressive Reaktion		
306	Körperliche Fehlfunktionen psychischen Ursprungs	–		309.2	Mit vorherrschender emotionaler Störung		
307	Spezielle, nicht anderweitig klassifizierte Symptome oder Syndrome	307	Störungen, die in der Regel zuerst im Kleinkind-, Kindes- oder Jugendalter auftreten	309.3	Mit vorherrschender Störung des Sozialverhaltens		
307.0	Stammeln und Stottern	307.0	Stottern	309.4	Mit gemischter Störung (Emotionen u. Sozialverhalten)		
		Eßstörungen		309.8	Andere spezifische Anpassungsstörungen		
307.1	Anorexia nervosa	307.1	Anorexia nervosa	309.9	Unspezifische Anpassungsstörungen		
		307.51	Bulimie	310	Spezifische, nicht-psychotische psychische Störungen nach Hirnschäden	–	(nur z. T. unter: Organische Hirnsyndrome)
		307.52	Pica				
		307.53	Rumination				
		307.50	Atypische Eßstörung	311	Anderweitig nicht klassifizierte depressive Störungen	–	
307.2	Tics	307.2	Stereotype Bewegungsstörungen (schließt Tics ein)	312	Anderweitig nicht klassifizierte Störungen des Sozialverhaltens	312	Störungen des Sozialverhaltens
307.3	Stereotype, repetitive Bewegungen						
307.4	Spezifische Schlafstörungen	–	(teilweise unter: Andere Störungen mit körperlichen Symptomen)	312.0	Nicht-sozialisierte Störungen	312.0	„Untersozialisiert", vom aggressiven Typ
307.5	Andere und unspezifische Eßstörungen			312.1	Sozialisierte Störungen	312.1	„Untersozialisiert", vom nicht-aggressiven Typ
		Andere Störungen mit körperlichen Symptomen		312.2	Mit Zwangssymptomatik	312.2	„Sozialisierte" Störung
307.6	Enuresis	307.6	Funktionale Enuresis	312.3	Mit emotionalen Störungen		
307.7	Enkopresis	307.7	Funktionale Enkopresis				
307.8	Psychalgie		(unter: Somatoforme Störungen)				

Tabelle 2-1: Fortsetzung

ICD-9 / MAS		DSM-III	
312.8	Andere Störungen des Sozialverhaltens		
312.9	Nicht näher bezeichnete	312.9	Atypische
313	Spezifische emotionale Störungen des Kindes- und Jugendalters	313	Angststörungen des Kindes- und Jugendalters
313.0	Mit Angst und Furchtsamkeit	313.0	Übermäßige Angst
313.1	Mit Niedergeschlagenheit und Unglücklichsein	–	
313.2	Mit Empfindsamkeit, Scheu und Abkapselung	–	(z.T.: 313.21 Vermeidungsängste, 313.23 Elektiver Mutismus)
313.3	Mit Beziehungsproblemen	–	
313.8	Andere und kombinierte	–	(z.T.: 313.81 Oppositionelles Verhalten, 313.82 Identitätsstörungen)

ICD-9 / MAS		DSM-III	
313.9	Nicht näher bezeichnete		
314	Hyperkinetisches Syndrom des Kindesalters	314	Aufmerksamkeitsdefizitstörung
314.0	Mit Störung von Aktivität und Aufmerksamkeit	314.00	Mit Hyperaktivität
	–	314.01	Ohne Hyperaktivität
314.1	Mit Entwicklungsrückständen	–	
314.2	Mit Störungen des Sozialverhaltens	–	
314.8	Andere	314.80	Residualtyp
314.9	Nicht näher bezeichnete	–	
316	Psychische Störungen in Verbindung mit anderweitig klassifizierten Erkrankungen (sog. Psychosomatische Störungen)	316	Psychologische Faktoren mit Auswirkung auf körperliche Funktionen

Tabelle 2-2: Die Achsen 2 und 3 des multiaxialen Klassifikationssystems (MAS) im Vergleich zum DSM-III

Achse 2

MAS Umschriebene Entwicklungsrückstände		DSM-III Spezifische Störungen der Entwicklung	
1	Umschriebene Lese-Rechtschreibschwäche (ICD 315.0)	315.00	Lese-Rechtschreibschwäche
2	Umschriebene Rechenschwäche (ICD 315.1)	315.10	Rechenschwäche
3	Andere umschriebene Lernschwächen (ICD 315.2)	–	
4	Umschriebener Rückstand in der Sprech- und Sprachentwicklung (ICD 315.3)	315.31	Sprachentwicklungsstörung
		315.39	Artikulationsstörung
5	Umschriebener Rückstand in der motorischen Entwicklung (ICD 315.4)	–	
6	Multiple Entwicklungsrückstände (ICD 315.5)	315.5	Verschiedene Entwicklungsrückstände

Achse 3

MAS Intelligenzniveau		DSM-III keine Entsprechung; Klassifikation auf Achse 1
0	Durchschnittliche Intelligenz	(IQ 86-115)
1	Leichte intellektuelle Behinderung	(IQ 70-51) (ICD=DSM-III: 317)
2	Mittelgradige intellektuelle Behinderung	(IQ 50-36) (ICD=DSM-III: 318.0)
3	Schwere intellektuelle Behinderung	(IQ 35-21) (ICD=DSM-III: 318.1)
4	Schwerste intellektuelle Behinderung	(IQ 20-0) (ICD=DSM-III: 318.2)
5	Nicht näher bezeichnete intellektuelle Behinderung	
6	Niedrige Intelligenz	(IQ 85-71)
7	Hohe Intelligenz	(IQ 130-116)
8	Sehr hohe Intelligenz	(IQ > 130)

Achsen ist im DSM-III keine Erfassung des Intelligenzniveaus, andererseits aber eine Achse zur Erfassung des höchsten Adaptationsniveaus im letzten Jahr enthalten. Bei weitgehender syndromaler Entsprechung wurden einige kinder- und jugendpsychiatrischen Störungen auf den Achsen eins und zwei anders rubriziert.

Im Vergleich ist das DSM-III einen Schritt weiter entwickelt hinsichtlich der Definition psychiatrischer Störungen unter Angabe diagnosebestimmender Kriterien, an denen sich die Forschungsliteratur in zunehmendem Ausmaß orientiert. Auch hinsichtlich der Elimination theoriegebundener und ungenügend empirisch-nosologisch begründeter Diagnosen, wie z.B. des Begriffs der Neurosen,ist das DSM-III vergleichsweise strikter als die ICD-9. Voraussichtlich ab 1988 wird das DSM-III in revidierter Form als DSM-III-R verbindlich werden. Die für die Kinder- und Jugendpsychiatrie bedeutsamen Veränderungen können aus der Tabelle 2-3 entnommen werden.

Tabelle 2-3: Die wichtigsten Veränderungen von DSM-III zu DSM-III-R

DSM-III Störungen, die sich gewöhnlich erstmalig im Säuglings-, Kindes- oder Jugendalter zeigen	DSM-III-R Störungen, die sich gewöhnlich erstmalig im Säuglings- oder Kindesalter zeigen	DSM-III Störungen, die sich gewöhnlich erstmalig im Säuglings-, Kindes- oder Jugendalter zeigen	DSM-III-R Störungen, die sich gewöhnlich erstmalig im Säuglings- oder Kindesalter zeigen
Störungen mit Aufmerksamkeitsdefizit	**Syndrome mit störendem Verhalten**	–	Stereotypie/Gewohnheitsstörung
Aufmerksamkeitsdefizitstörung mit Hyperaktivität	**Aufmerksamkeitsdefizit – Hyperaktivitätsstörung**	elektiver Mutismus Identitätsstörung	elektiver Mutismus –
Aufmerksamkeitsdefizitstörung ohne Hyperaktivität	–	**Eßstörungen**	**Eßstörungen des Jugend- und Erwachsenenalters**
Aufmerksamkeitsdefizitstörung, Residualtyp	Aufmerksamkeitsdefizit – Hyperaktivitätsstörung (Residualzustand)	Anorexia nervosa Bulimie atypische Eßstörung	Anorexia nervosa Bulimia nervosa nicht anderweitig spezifizierte Eßstörung
Störungen des Sozialverhaltens	Störungen des Sozialverhaltens		**Eßstörungen des Säuglingskindesalters**
untersozialisiert, aggressiv	aggressiv		
untersozialisiert, nichtaggressiv		Pica Rumination im Säuglingsalter	Pica Rumination im Säuglingsalter
sozialisiert, aggressiv			
sozialisiert, nichtaggressiv	gruppendelinquent		
atypisch	nicht anderweitig spezifiziert	**Geschlechtsidentifikationsstörungen**	**Geschlechtsidentifikationsstörungen**
oppositionelle Verhaltensstörung	oppositionell-trotzige Verhaltensstörung	Transsexualität –	Transsexualität nicht-transsexuelle Störung der gegengeschlechtlichen Orientierung
Angststörungen des Kindes- oder Jugendalters	**Angststörungen des Kindesalters**		
Trennungsangststörung	Trennungsangststörung	Störung der Geschlechtsidentität des Kindesalters	Störung der Geschlechtsidentität des Kindesalters
Vermeidungsstörung des Kindes- und Jugendalters	–		
Störung mit übermäßiger Angst	Störung mit übermäßiger Angst	atypische Störung der Geschlechtsidentität	nicht anderweitig spezifizierte Störung der Geschlechtsidentität
andere Störungen des Säuglings-, Kindes- oder Jugendalters	**andere Störungen des Säuglings- oder Kindesalters**	**stereotype Bewegungsstörungen**	**Tic-Störungen**
reaktive Bindungsstörungen des Säuglingsalters	reaktive Bindungsstörungen des Säuglings- und frühen Kindesalters	vorübergehende Tic-Störung	vorübergehende Tic-Störung Spezifikation: Einzelepisode – Rezidiv
schizoide Störungen des Kindes- oder Jugendalters	–		

Tabelle 2-3: Fortsetzung

DSM-III Störungen, die sich gewöhnlich erstmalig im Säuglings-, Kindes- oder Jugendalter zeigen	DSM-III-R Störungen, die sich gewöhnlich erstmalig im Säuglings- oder Kindesalter zeigen	DSM-III Störungen, die sich gewöhnlich erstmalig im Säuglings-, Kindes- oder Jugendalter zeigen	DSM-III-R Störungen, die sich gewöhnlich erstmalig im Säuglings- oder Kindesalter zeigen
stereotype Bewegungsstörungen	**Tic-Störungen**	**spezifische Entwicklungsstörungen**	**spezifische Entwicklungsstörungen**
chronische motorische Tic-Störung	chronische motorische oder vokale Tic-Störung		**Sprach- und Sprechstörungen**
Tourette-Syndrom	Tourette-Syndrom		
atypische Tic-Störung	nicht anderweitig spezifizierte Tic-Störung	Artikulationsstörung	Artikulationsstörung
		(s. o.)	Stottern
atypische stereotype Bewegungsstörung	(s.o.)	–	Poltern
			expressive Sprachstörung
		Sprachentwicklungsstörung	rezeptive Sprachstörung
andere Störungen mit körperlichen Manifestationen	**andere Störungen mit körperlichen Manifestationen**		
			Störungen schulischer Fertigkeiten
Stottern	(s. u.)		
		Lesestörung	Lesestörung
	Störungen der Ausscheidung	Rechenstörung	Rechenstörung
		–	expressive Schreibstörung
funktionale Enuresis	funktionale Enuresis		
funktionale Enkopresis	funktionale Enkopresis		
			Störungen motorischer Fertigkeiten
	Schlafstörungen		
Schlafwandeln	Schlafwandeln	–	Koordinationsstörung
Pavor nocturnus	Pavor nocturnus	atypische spezifische Entwicklungsstörungen	nicht anderweitig spezifizierte spezifische Entwicklungsstörungen
	Entwicklungsstörungen (Achse 2)		
geistige Behinderung	**geistige Behinderung**		
umfassende Entwicklungsstörungen	**umfassende Entwicklungsstörungen**		
infantiler Autismus	autistische Störungen		
umfassende Entwicklungsstörung mit Beginn im Kindesalter			
atypische umfassende Entwicklungsstörung	nicht anderweitig spezifizierte umfassende Entwicklungsstörung		

Faktorenanalytische Forschung. Mit multivarianten Techniken der Datenanalyse, insbesondere über die Methode der Faktorenanalyse sind ebenfalls empirische Klassifikationssysteme gewonnen worden. Dabei sind vor allem die bereits in der Darstellung der multiaxialen Klassifikationssysteme besprochenen Hauptkategorien der **emotionalen Störungen** und der **dissozialen Störungen** gefunden worden. Bei den dissozialen Störungen stehen Verhaltensmerkmale wie Aggressivität – sowohl körperlich wie auch verbal – allgemein störendes Verhalten und gestörte soziale Beziehungen mit Erwachsenen und Gleichaltrigen im Vordergrund. Der Faktor der emotionalen Störungen ist auch als Angst- und sozialer Rückzugsfaktor bezeichnet worden. Neben diesen beiden Hauptfaktoren ist mit nicht gleicher Regelmäßigkeit auch ein Faktor der **Unreife** in einigen Studien identifiziert worden. Mangelnde Aufmerksamkeitskontrolle, Tagträume, motorische Ungeschicklichkeit, Initiativlosigkeit, Passivität, Interessenmangel und ähnliche Merkmale charakterisieren diesen Faktor. Er verweist zugleich auf kinderpsychiatrisch sehr verschiedene Diagnosen, die mit einem derartig beschriebenen Verhalten einhergehen können. Entsprechende Verhaltensweisen lassen sich sowohl bei hyperaktiven, wie auch bei entwicklungsverzögerten und bei emotional gestörten Kindern beobachten. Schließlich kommt in faktorenanalytischen Studien eine vierte Dimension der **sozialisierten und aggressiven Störungen** oder auch sozialisierten und dissozialen Störungen zur Darstellung. Unter dieser Bezeichnung werden alle Formen von Gruppendelinquenz bzw. Dissozialität zusammengefaßt, die zwar den allgemeinen Normen, nicht jedoch denen einer delinquenten oder dissozialen Subkultur widersprechen. Dieser vierte Faktor kann auch als eine Untergruppe der dissozialen Störungen betrachtet werden, die im ICD-Schema durch entsprechende Unterkategorien ebenfalls getrennt werden.

Studienergebnisse dieser Art, die zusammengefaßt von Quay (1979) dargestellt worden sind, stellen ein besonders sparsames Klassifikationsschema dar, welches der Vielzahl von diagnostischen Unterscheidungen in der Psychopathologie bei Kindern und Jugendlichen entgegensteht. Dabei ist allerdings anzumerken, daß bestimmte Diagnosen der Kinder- und Jugendpsychiatrie in entsprechenden faktorenanalytischen Untersuchungen nicht erscheinen können, wenn die Ausgangsbasis der Daten keine Patienten mit entsprechenden Diagnosen bzw. Verhaltensweisen enthält. Angesichts der niedrigen Prävalenz von Psychosen im Kindes- und Jugendalter ist es daher nicht erstaunlich, daß nur wenige faktorenanalytische Untersuchungen auch Dimensionen der **Psychose** bzw. des Autismus enthalten. Interessanterweise kommt trotz der großen Forschungsaktivität über hyperaktive Kinder nicht in allen Untersuchungen ein separater Faktor der **Hyperaktivität** vor. Der aus diesen Studien genährte Zweifel, daß Hyperaktivität unabhängig von allgemeinen Verhaltensauffälligkeiten im Sinne des dissozialen Verhaltensmusters auftritt, findet Parallelen in neueren klinischen Studien, welche ebenfalls eine mangelnde Differenzierbarkeit dieser beiden Kategorien aufzeigen (vgl. Kap. 9).

In transkulturellen Untersuchungen sind die beschriebenen ersten beiden Dimensionen der emotionalen und der dissozialen Störungen gesichert worden. Die Allgemeingültigkeit des Faktors der Unreife ist weniger sicher, zumal er sich nicht in allen kulturvergleichenden Studien nachweisen ließ.

2.3 Epidemiologie

Die Epidemiologie setzt sich allgemein zum Ziel, den Gesundheitszustand einer definierten Bevölkerungsgruppe zu untersuchen, die klinische Symptomatik von Krankheiten hinsichtlich des natürlichen Verlaufs, der repräsentativen Zusammensetzung u. a. m. zu vervollständigen, neue Krankheitsbilder und Syndrome aufzudecken und darzustellen, das individuelle Krankheitsrisiko zu berechnen, historische Trends der Morbiditätsentwicklung festzustellen, nach kausal wirksamen Faktoren zu suchen und Gesundheits- und Rehabilitationsdienste zu analysieren. Die kinder- und jugendpsychiatrische Epidemiologie ist eine noch relativ junge Disziplin, die erst durch Studien in den 60er und 70er Jahren zunehmende Bedeutung erlangt hat. Ihre wichtigsten Ergebnisse sollen im folgenden skizzenhaft dargestellt werden.

Hinsichtlich der **Häufigkeit kinderpsychiatrischer Störungen** gibt es eine beträchtliche Schwankung in internationalen Studien, die von den vielfältigen methodischen Problemen epidemiologischer Forschung beeinflußt sind. Zu diesen gehören Probleme der repräsentativen Stichprobengewinnung, der Entwicklung zuverlässiger und gültiger Erhebungsinstrumente, der Definition von psychischer Auffälligkeit u. a. m. (Links, 1983). Eine Zusammenfassung der frühen epidemiologischen Studien aus den 50er Jahren von Davidson (1961) kommt für Studien aus Großbritannien, den skandinavischen Ländern sowie Holland, zu einer Häufigkeit psychischer Störungen zwischen 5,4 und 29%. Studien einer englischen Arbeitsgruppe (Rutter u. Mitarb. 1970) kamen bei den 8-11jährigen auf der Isle of Wight zu einer Prävalenz von 7% psychisch gestörter Kinder. In dieser Zahl sind allerdings sogenannte unkomplizierte geistige Behinderungen, monosymptomatische Störungen und unkomplizierte Lernbehinderungen nicht enthalten. Eine recht ähnliche Quote von ca. 8% wurde bei den Adoleszenten im Alter von 14 bis 15 Jahren bei der gleichen Population erfaßt.

Bei einer Betrachtung der Prävalenzraten der 10jährigen wurde im Vergleich zur ländlich bis kleinstädtisch strukturierten Isle of Wight mit 12% in einem Innenstadtbezirk von London mit 25% eine zweimal höhere Rate für psychiatrische Störungen gefunden. Auf der Suche nach möglichen Bedingungen gelangten die Autoren zu der Feststellung, daß die erhöhte Rate an psychischen Störungen in diesem innerstädtischen Ballungsbezirk wesentlich durch die hohe Rate von benachteiligten Familien und/oder benachteiligten Schulen mitbedingt war (Rutter u. Mitarb. 1975 a, b). Angesichts der referierten unterschiedlichen Prävalenzraten ist eine zusammenfassende Analyse wertvoll. Ein entsprechender Versuch ist von Gould u. Mitarbeitern (1981) vorgenommen worden, die auf der Basis von 25 US-amerikanischen und zehn britischen Studien zu einer durchschnittlichen Prävalenz von 12% klinisch bedeutsamer Störungen kommen, wobei diese Rate hinsichtlich Alter, Sozialschicht, ethnischer Gruppe und geographischer Region variiert.

Die in einer Reihe deutscher Studien mit 16 bis 25% angegebenen Prävalenzraten für psychische Störungen und Verhaltensauffälligkeiten (von Harnack 1958, Thalmann 1971, Steuber 1973, Kohlscheen 1975, Frederking 1975) können angesichts methodischer Defizite nicht als repräsentativ betrachtet werden. Dabei sind sowohl die leichten wie auch die schweren Störungen zusammengefaßt worden, so daß man bei realistischer Betrachtung zu einer niedrigen Rate behandlungsbedürftiger Kinder kommen dürfte.

Verläßlichere Zahlen haben zwei klinisch-kinderpsychiatrisch orientierte Studien erbracht. Untersuchungen an einer Zufallsstichprobe von Kindern zwischen drei und 14 Jahren in einer bayerischen Region ergaben bei 5% psychische Störungen sowie bei 13% spezielle Symptome und Syndrome, die ebenfalls als kinderpsychiatrische Diagnosen zu werten sind, so daß eine Gesamtprävalenz von 18% entsteht (Castell u. Mitarb. 1981). Erhebungen bei einer Repräsentativstichprobe 8jähriger in Mannheim ergaben bei Jungen 14% mäßige und 8% ausgeprägte Störungen, bei Mädchen hingegen nur 10% mäßige und keine ausgeprägten Störungen. Im Alter von 13 Jahren waren die entsprechenden Werte bei Jungen 16% bzw. 6% und bei Mädchen 10% bzw. 3% (Schmidt 1985).

Die epidemiologische Forschung hat über die Häufigkeitsangaben hinaus nach Zusammenhängen mit bedeutsamen **Bedingungsfaktoren** gesucht. In der britischen Studie auf der Isle of Wight zeigte sich z. B., daß bei den 8- bis 11jährigen psychische Störungen mit niedriger Intelligenz, schlechten Leseleistungen sowie einer hohen Anzahl von Familienmitgliedern korrelierte. Noch allgemeinere Bedingungsfaktoren bzw. Korrelate sind Alter, Geschlecht, Geschwisterposition und Sozialschicht.

Hinsichtlich des **Alters** ist zunächst festzustellen, daß die Verteilung psychischer Störungen bei Kindern und Jugendlichen zwei charakteristische Gipfel zeigt. Der erste liegt im Altersbereich von sechs bis neun bzw. zehn Jahren und der zweite in der Pubertät und Adoleszenz, also zwischen dem 13. und 16. Lebensjahr. Diese allgemeinen Verteilungen erfahren auf der Ebene einzelner Symptome natürlich noch gewisse Differenzierungen. Das **Geschlecht** ist insofern bedeutsam, als die meisten psychischen Störungen des Kindesalters ein deutliches Überwiegen von Jungen aufweisen, während sich die Zahlen für das Jugendalter in etwa einander annähern. Neben dieser Häufigkeitsverteilung lassen sich charakteristische Zuordnungen von psychischen Störungen zu den Geschlechtern beobachten. So fanden sich in der Isle-of-Wight-Studie der 8-bis 11jährigen mehr emotionale Störungen bei Mädchen und mehr dissoziale Störungen bei Jungen. Zu ähnlichen Feststellungen kommen auch Studien an anderen Altersgruppen.

Die **Geschwisterposition** ist in ihrer Bedeutung für die Prävalenz psychischer Störungen nur in wenigen Studien erfaßt worden. Diese lassen die Feststellungen zu, daß Einzelkinder im Vergleich zu Geschwisterkindern geringere Auffälligkeitswerte zeigen (Shepherd u. Mitarb. 1973, Lapouse u. Monk 1964). Unter Geschwisterkindern scheinen jeweils die jüngsten Kinder am wenigsten auffällig und die ältesten Kinder am stärksten auffällig zu sein (Shepherd u. Mitarb. 1973). Die Beurteilung der Bedeutung **sozialer Schichtunterschiede** für die Ausbildung psychischer Störungen bei Kindern und Jugendlichen ergibt angesichts der widersprüchlichen Befunde aus Forschungsstudien kein einheitliches Bild. Eine zusammenfassende Analyse von 16 internationalen Studien durch Links (1983) ergab jeweils bei fünf Studien Hinweise für und gegen die Bedeutsamkeit eines Sozialschichtfaktors in Verbindung mit psychischen Störungen bei Kindern und Jugendlichen. Interessant sind in diesem Zusammenhang einerseits die negativen Befunde von Rutter und Mitarbeitern (1970) auf der Isle of Wight. Die später von der gleichen Arbeitsgruppe festgestellten deutlich höheren Raten von psychischen Störungen im Innenstadtbezirk von London, mit einer deutlich erhöhten Rate von sozioökonomisch benachteiligten Familien, verweist jedoch andererseits wiederum auf mögliche Zusammenhänge von Sozialschicht und psychischer Störung.

Auch zum **Verlauf** psychischer Störungen bei Kindern und Jugendlichen haben epidemiologische Studien wertvolle Daten geliefert. Die britische Studie von Shepherd und Mitarbeitern (1973) hat nachgewiesen, daß bei einer Katamnese nach nur zweieinhalb Jahren bereits bei mehr als der Hälfte der untersuchten Jungen und Mädchen eine deutliche Symptomrückbildung zu verzeichnen war, der nur eine sehr geringfügige Zunahme von Symptomen bei einer sehr viel kleineren Gruppe von Kindern gegenüberstand. Diese Remissionstendenz mit zunehmendem Alter wurde bei einer sehr breit gestreuten Gruppe im Altersbereich von fünf bis 15 Jahren festgestellt. Die Nachuntersuchung der 10jährigen auf der Isle of Wight nach vier bis fünf Jahren, also im Alter von 14 bis 15 Jahren, ergab, daß dissoziale Störungen von diesem allgemeinen Rückbildungstrend ausgeschlossen waren (Rutter u. Mitarb. 1970). Hier zeigte sich, daß drei Viertel der dissozialen Störungen persistierten. Dabei waren dissoziale Störungen äußerst selten in emotionale Störungen übergegangen, während ursprünglich emotionale Störungen nie zu dissozialen Verläufen geführt hatten. Diese epidemiologischen Daten bestätigen damit die klinische Erkenntnis, daß emotionale Störungen eine deutlich bessere Prognose haben. Insgesamt erwies sich in diesen Studien, daß kein Merkmal die Prognose einer psychischen Störung besser als die Diagnose zu sichern imstande ist. Weder Intelligenz noch Leseleistung erwiesen sich als relevante Prädiktoren in diesen Untersuchungen. Ferner zeigte sich, daß die Faktoren, die zur Ausbildung einer Störung geführt hatten (z. B. Spannung u. ä. m.), für den weiteren Verlauf unbedeutend waren. In dieser Studie an Adoleszenten wurde ferner gezeigt, daß drei Viertel der Störungen in diesem Alter neu entstanden waren, während lediglich der kleine Rest von 25% aus Störungen bestand, die bereits in der Kindheit vorlagen. Auch bei diesen neu entstandenen

Störungen in der Adoleszenz zeigte sich, daß familiäre Probleme einen geringeren Zusammenhang mit psychischen Störungen dieser Altersgruppe aufwiesen. Auch in den Mannheimer Untersuchungen konnten die unterschiedlichen Remissionswahrscheinlichkeiten für verschiedene kinderpsychiatrische Störungen belegt werden (Schmidt 1985).

Literatur

Castell, R., A. Biener, K. Artner, H. Dilling,: Häufigkeit von psychischen Störungen und Verhaltensauffälligkeiten bei Kindern und ihre psychiatrische Versorgung. Ergebnisse einer repräsentativen Querschnittsuntersuchung 3- bis 14jähriger. Z. Kinder-Jugendpsychiat. 9 (1981) 115-125.

Chazan, M., S. Jackson,: Behaviour problems in the infant school J. Child Psychol. 12 (1971) 191-210.

Davidson, M.: Einige Untersuchungsergebnisse über psychologische Störungen bei Kindern. Prax. Kinderpsychol. Kinderpsychiat. 10 (1961) 273-278.

Koehler, K., H. Saß: Diagnostic and Statistical Manual DSM-III. Dt. Bearb. Beltz, Weinheim – Basel 1984.

Frederking, U: Häufigkeiten, somatische und soziale Bedingungen von Verhaltensstörungen zehnjähriger Schulkinder, Teil I. Prax. Kinderpsychol. Kinderpsychiat. 24 (1975) 204-213.

Gould, M.S., R. Wunsch-Hitzig, B. Dohrenwend: Estimating the prevalence of childhood psychopathology - a critical review. J. Amer. Acad. Child Psychiat., 20 (1981) 462-476.

Harnack, v. G.-A.: Nervöse Verhaltensstörungen beim Schulkind. Thieme Stuttgart 1958.

Kohlscheen, G.: Untersuchungen zur Bedarfsermittlung eines Versorgungssystems für somatisch und psychisch auffällige Kinder und Jugendliche. Anhang zum Bericht über die Lage der Psychiatrie in der Bundesrepublik Deutschland. S. 432-457, Drucksache 7/4201, 1975.

Lapouse, R., M. Monk: Behavior deviations in a representative sample of children-variation by sex, age, race, social class and family size. Amer. J. Orthopsychiat. 34, (1964) 436-446.

Links, P.S.: Community surveys of the prevalence of childhood psychiatric disorders: a review. Child Develop., 54 (1983) 531-548.

Quay, H. C.: Classification. In: Quay, H.C., J.S. Werry (eds.): Psychopathological Disorders of Childhood. 2.ed., Wiley, New York 1979.

Remschmidt, H., M. Schmidt, C. Klicpera: Multiaxiales Klassifikationsschema für psychiatrische Erkrankungen im Kindes- und Jugendalter nach Rutter, Shaffer und Sturge. Huber, Bern-Stuttgart-Wien 1977.

Rutter, M.: Helping troubled chidren. Penguin Bokks, Harmondworth 1975.

Rutter, M.: Classification. In: Rutter, M., L. Hersov (eds.): Child Psychiatry – Modern Approaches. Blackwell, Oxford 1977.

Rutter, M., A. Cox, C. Tupling, M. Berger, W. Yule,: Attainment and adjustment in two geographical areas. I. The prevalence of psychiatric disorder. Brit. J. Psychiat. 126 (1975a) 433-509.

Rutter, M., B. Yule, D.Quinton, O. Rowlands, W. Yule, M. Berger: Attainment and adjustment in two geographical areas. III, Some factors accounting for area-differences. Brit. J. Psychiat. 126 (1975b) 520-533.

Rutter, M., J. Tizard, K. Whitmore: Education, Health and Behaviour. Longman, London 1970.

Schmidt, M.H.,: Sind epidemiologische Längsschnittstudien notwendig? In: Steinhausen, H.-C. (Hrsg.): Ergebnisse der Kinder- und Jugendpsychiatrie. Abteilung für Psychiatrie und Neurologie des Kindes- und Jugendalters der FU Berlin, Berlin 1985.

Shepherd, M., B. Oppenheim, S. Mitchell: Auffälliges Verhalten bei Kindern. Vandenhoeck & Ruprecht, Göttingen 1973.

Steuber, H.: Zur Häufigkeit von Verhaltensstörungen im Grundschulalter. Prax. Kinderpsychol. Kinderpsychiat. 22 (1977) 246-250.

Thalmann, H.C.: Verhaltensstörungen bei Kindern im Grundschulalter. Klett, Stuttgart 1971.

3 Ätiologie psychischer Störungen bei Kindern und Jugendlichen

Für die Entwicklung von Verhaltensauffälligkeiten und psychischen Störungen im Kindes- und Jugendalter kommen eine Vielzahl von möglichen Einflußgrößen in Frage. Die im folgenden abgehandelte Darstellung einzelner Faktoren stellt eine theoretische Vereinfachung dar, zumal die Entwicklung von Auffälligkeiten mehrheitlich durch **Wechselwirkungen mehrerer Faktoren** bedingt ist. Die Erkenntnisse über die Wirksamkeit einzelner Ursachenfaktoren sind noch relativ bescheiden und gestatten keineswegs für sämtliche Störungen eine befriedigende Aufklärung. Noch dazu birgt jeder individuelle Fall einer psychischen Störung das Problem, Ausmaß und Wechselwirkung der einzeln wirksamen Faktoren nicht immer befriedigend aufklären zu können. Wie aus Abbildung 3.1 entnommen werden kann, sind bei der Klärung der Ursachen psychischer Störungen bei Kindern und Jugendlichen vier zentrale Faktoren zu diskutieren:

- biologische,
- psychosoziale,
- soziokuturelle Faktoren,
- aktuelle Lebensumstände und situative Faktoren.

Die folgende Darstellung dieser Faktoren erfolgt teilweise in Anlehnung an Rutter (1975).

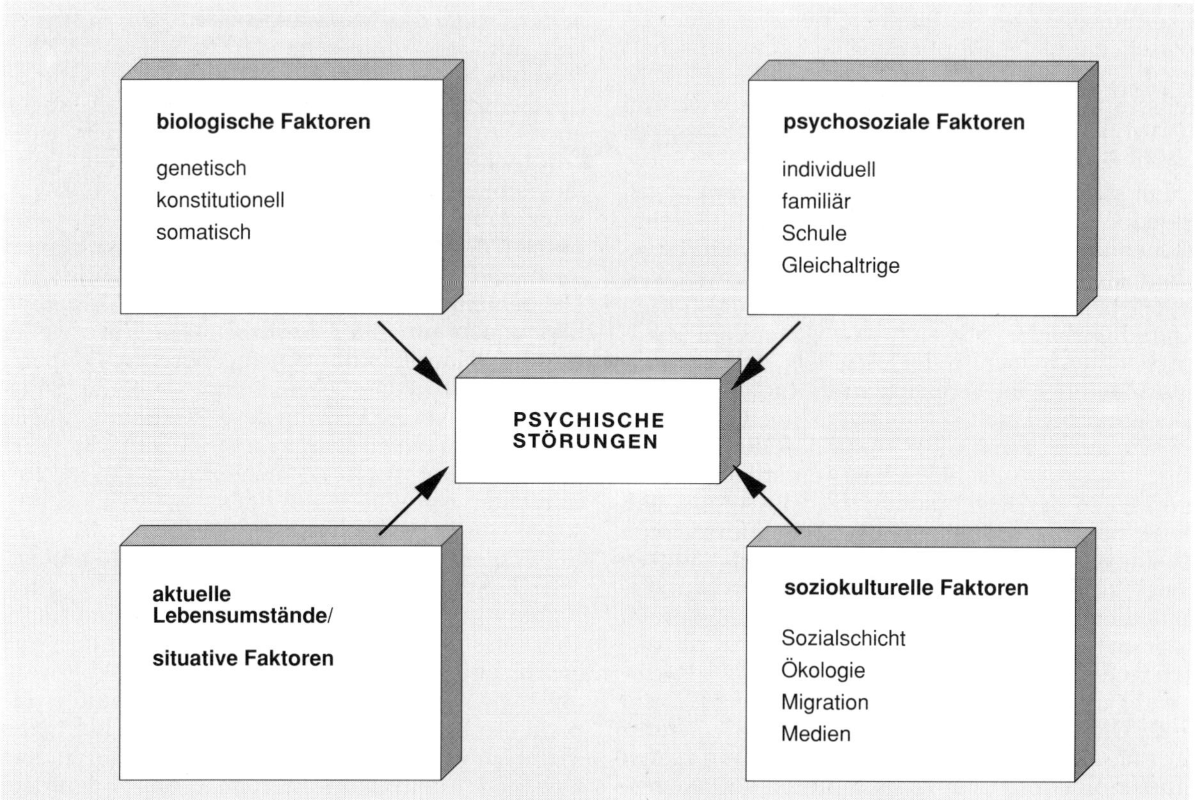

Abb. 3-1: Ätiologie psychischer Störungen.

3.1 Biologische Faktoren

Genetische Bedingung: Es gibt nur relativ wenige Krankheiten mit charakteristischen psychopathologischen Kennzeichen, die ausschließlich genetisch verursacht sind. Zu ihnen gehören beispielsweise das Down-Syndrom, die Phenylkenoturie, bestimmte degenerative Erkrankungen des ZNS (z.B. Tay-Sachs-Syndrom, Spielmeyer-Voigt-Syndrom) und bestimmte Formen der Epilepsien. Bei dieser Zusammenstellung von Beispielen wird bereits deutlich, daß derartige genetisch verursachte Erkrankungen zu deutlichen Beeinträchtigungen zentralnervöser Funktionen führen.

Für eine Reihe von psychischen Störungen kann angenommen werden, daß zumindest genetische Anteile wirksam sind. Dies gilt für die Schizophrenie und die manisch-depressive Erkrankung. Die Häufung von gleichartigen Symptomen bzw. die Kombination mit Alkoholismus in der Vätergeneration hat Anlaß zu der Annahme gegeben, daß zumindest ein Teil der Population hyperkinetischer Kinder diese Störung aufgrund einer erblichen Übertragung haben. Die ausgeprägte homologe Belastung eines Teiles der Familien mit Kindern, die an Enuresis, Lese-Rechtschreib-Schwäche und Stottern leiden, lassen ebenfalls die Annahme zu, daß genetische Komponenten bei der Verursachung dieser Störungen beteiligt sind. Schließlich haben die ausgedehnten Studien vornehmlich in Skandinavien über die familiäre Belastung der biologischen und der adoptierten Nachkommenschaft bei Erwachsenen mit Alkoholismus, Persönlichkeitsstörungen und Kriminalität der Diskussion um die Erblichkeitsanteile auch bei diesen Störungen erneut zum Aufschwung verholfen.

Für sämtliche dieser diskutierten Erkrankungen ist jedoch weitgehend unklar, über welche Mechanismen und in welchem Ausmaß die jeweilig angenommenen genetischen Vererbungsmerkmale weitergegeben werden. Jenseits der aufgeführten Krankheitsbilder läßt sich in sogenannten Zwillingsstudien immer wieder feststellen, daß monozygote Zwillinge im Vergleich zu dizygoten Zwillingen höhere Übereinstimmungen hinsichtlich der Entwicklung psychischer Auffälligkeiten zeigen. Eine nähere Aufschlüsselung derartiger Daten erbringt in der Regel jedoch die Erkenntnis, daß diese hohen Zusammenhänge bei monozygoten Zwillingen wesentlich auf die bereits aufgeführten Defektzustände und organischen Diagnosen einschließlich der Epilepsien zurückgeführt werden können (vgl. Shields 1977). Insgesamt kann natürlich nicht übersehen werden, daß genetische Faktoren für die Entwicklung keineswegs unbedeutend sind. Dies wird aus der umfangreichen Literatur über die Entwicklung der Intelligenz bis hin zu den Studien über die Bedingungsfaktoren von Neurosen deutlich.

Konstitutionelle Elemente: Unter diesem Gesichtspunkt muß im wesentlichen auf die Bedingungen des **Geschlechts** sowie des **Temperaments** eingegangen werden. Geschlechtsunterschiede manifestieren sich nicht nur in der äußeren Erscheinungsform sondern auch darin, daß die körperliche Entwicklung bei Mädchen von der Geburt an schneller abläuft als bei Jungen. Dies wird ganz besonders durch den früheren Pubertätsbeginn bei Mädchen dokumentiert. Auch psychologische Merkmale zeigen eine deutliche Geschlechtsbindung. So sind Jungen z.B. deutlich aggressiver und weisen im Bereich der kognitiven Funktionen deutlich bessere Leistungen hinsichtlich des räumlichen Vorstellungsvermögens auf, während Mädchen eine ebenso deutliche Überlegenheit hinsichtlich der verbalen Funktionen zeigen. Andererseits sind Jungen insofern das biologisch schwache Geschlecht, als sie trotz ihrer größeren Körperlänge und Muskelkraft für eine Vielzahl von körperlichen Erkrankungen empfänglicher sind. Dies beginnt bei der erhöhten Rate von perinatalen Komplikationen, setzt sich über eine höhere Mortalitätsrate für Infektionen in der Kindheit fort und mündet in die insgesamt geringere Lebenserwartung für das männliche Geschlecht. Dabei scheint diese Benachteiligung wesentlich auf biologische Faktoren und geringer auf höhere kulturelle Belastungen für Männer zurückzugehen.

Analog sind auch die Raten für psychiatrische Störungen bei Jungen deutlich höher. Wie in dem Abschnitt über Epidemiologie gezeigt wurde, nähern sich die Morbiditätsziffern für Mädchen erst mit der Adoleszenz der Rate des anderen Geschlechts an. Rutter (1975) führt zwei Gründe für die erhöhte psychische Morbidität bei Jungen an. Dazu zählt er einerseits die Annahme einer erhöhten Vulnerabilität analog zur erhöhten Empfänglichkeit für körperliche Krankheiten und verweist dabei auf die stärkere Beeinträchtigung von Jungen durch Trennungserfahrungen, die analog auch in Tierexperimenten festgestellt worden sei. Dabei bleibe allerdings unklar, ob diese Vulnerabilität angeboren oder erworben sei. Ein zweiter Erklärungsansatz könne in angeborenen Temperamentunterschieden liegen, zumal weibliche Säuglinge sensitiver für verschiedene Reize sind, Jungen im Alter von einem Jahr mehr Unabhängigkeit und mehr grobmotorische Aktivität zeigen und im Vorschulalter aggressiver und rauher in ihren spielerischen Umgangsformen sind.

Für diese Geschlechtsunterschiede sind biologische Faktoren nicht unbedeutend, wie aus einer Reihe von Hinweisen geschlossen werden kann. Diese bestehen einerseits aus der Erkenntnis, daß geschlechtsspezifische Verhaltensweisen kulturunabhängig vorgefunden werden. Ferner kommen sie nicht nur beim Menschen, sondern auch bei vielen Tierarten vor. Ein weiteres Argument kann in dem Umstand gefunden werden, daß derartige geschlechtsspezifische Verhaltensweisen schon von frühen Lebensphasen an beobachtet werden. Schließlich gibt es Befunde aus der Psychoendokrinologie, welche die Bedeutung der Geschlechtshormone für die Ausbildung von Verhaltensmerkmalen aufgezeigt haben. So konnte in Studien über die Auswirkung pränatal zugeführter Androgene (Money u. Erhardt 1975) gezeigt werden, daß diese Mädchen einen insgesamt jungenhaften Verhaltensstil zeigten. Andererseits kommen eine Vielzahl von Merkmalen – wie z. B. stärker abhängiges, konservatives, empfindsames, emotionales und ängstliches Verhalten bei Mädchen erst in der späteren Kindheit zur Ausbildung und werden ganz wesentlich durch soziokulturelle Faktoren bedingt.

In diesen Kontext müssen auch die sozialen Rollenzuschreibungen, elterlichen Erwartungen, Vorurteile und Stereotype eingeordnet werden. Auch die Zunahme der psychiatrischen Morbidität des weiblichen Geschlechts ab der Adoleszenz kann nach Rutter (1975) mit der zunehmenden sozialen Diskriminierung des weiblichen Geschlechts in Verbindung gebracht werden. Andererseits können aber auch biologische Faktoren hinsichtlich der psychischen Auffälligkeiten bei Frauen nicht ganz bedeutungslos sein, zumal derartige Störungen gehäuft prämenstruell auftreten. Ein weiterer Beleg sind die postpartal auftretenden Depressionen oder psychotischen Episoden.

Mit dem Begriff des **Temperaments** wird der Verhaltensstil eines Menschen klassifiziert, d. h. weniger der Inhalt als die Form des Verhaltens. Insbesondere aus Studien von Thomas und Chess (1980) in New York ist ersichtlich geworden, daß bei Kindern schon von Geburt an deutliche Verhaltensunterschiede bestehen. In der New Yorker Longitudinalstudie dieser Autoren wurden unter dem Begriff des Temperaments neun konsistente Verhaltensstile benannt, die relativ zeitstabil, zugleich jedoch nicht fixiert sind. Zu ihnen gehören das Aktivitätsniveau, die Stimmungslage, die Annäherung bzw. der Rückzug bei neuen Situationen und Menschen, die Rhythmizität bzw. Regelmäßigkeit biologischer Zyklen (Schlafen, Wachen, Hungern, Sattheit, Ausscheidung), die Anpassungsfähigkeit, die Schwelle für Reaktionen sowie die Reaktionsintensität, die Ablenkbarkeit und die Aufmerksamkeitsspanne.

In dieser ausgedehnten Langzeitstudie konnte gezeigt werden, daß Kinder schon im Alter von zwei Jahren hinsichtlich der genannten Merkmalsbereiche differenziert werden können. Die kinderpsychiatrisch bedeutsame Erkenntnis dieser Studien liegt jedoch in dem Umstand, daß Kinder mit irregulären Funktionsmustern im Sinne z. B. eines unregelmäßigen Aufwachens und Einschlafens, langsamer Anpassung an neue Situationen und gewöhnlich hochgradigen und intensiven emotionalen Reaktionen später am ehesten Verhaltensauffälligkeiten entwickelten. Diese sogenannten schwierigen Kinder hatten zu 70% eine entsprechende Konstellation von trauriger Stimmungslage, unregelmäßigen biologischen Funktionen, Rückzugsverhalten bei neuen Situationen sowie langsamer Anpassung an neue Situationen und intensiven emotionalen Reaktionen (Thomas u. Mitarb. 1968). Hingegen entwickelten die sogenannten einfachen Kinder mit hoher Anpassungsfähigkeit, regulären biologischen Funktionen und positiver Stimmungslage in sehr viel geringerem Umfang Verhaltensprobleme.

Die Frage nach den Ursprüngen derartiger Verhaltensunterschiede im Sinne des Temperaments läßt sich noch nicht genügend befriedigend beantworten. Die Annahme genetischer Faktoren kann sich auf die bereits zitierte Feststellung stützen, daß monozygote, zusammen aufgewachsene Zwillinge eine deutlich höhere Verhaltensähnlichkeit zeigen als dizygote, gemeinsam aufgewachsene Zwillinge. Zugleich muß jedoch erneut auf die wahrscheinliche Interaktion von mehreren Einflußgrößen verwiesen werden. Neben den genetischen Faktoren können andere biologische Kräfte wie die im folgenden Abschnitt zu diskutierenden hirnorganischen Faktoren eine Rolle spielen. Besonders bedeutsam sind aber ganz sicher die vielfältigen Faktoren aus der sozialen Umwelt. Die Möglichkeit der Interaktion zwischen diesen verschiedenen Einflußfaktoren macht die jeweilige Schätzung des isolierten Ursachenfaktors weitgehend unmöglich, zumal auch der Anteil an genetischer Verursachung durch die jeweiligen Umweltbedingungen modifiziert wird. Die biologische Ausstattung kann auch in diesem Bereich lediglich die Grenzen abstecken, innerhalb derer vielfältige psychosoziale Faktoren wirksam werden.

Somatische Faktoren: Ein weiterer Ursachenfaktor für die Entwicklung psychischer Störungen ist in körperlich bedingten Veränderungen und Beeinträchtigungen zu suchen. Für die Klassifikation dieser verschiedenen Einflußfaktoren sind, sofern das ZNS betroffen ist, vor allem die Art und der Zeitpunkt der Schädigung bedeutsam, zumal sie in besonderer Weise das Ausmaß der Schädigung einschließlich des psychopathologischen Bildes prägen. Hinsichtlich der Art wirksamer schädigender Einflüsse können beispielsweise Entzündungen, Traumata, Neoplasien, Hypoxämien und Mißbildungen unterschieden werden. Kinderpsychiatrisch relevant ist auch in besonderem Ausmaß der Zeitpunkt des Eintretens dieser Noxen. Insbesondere prä- und perinatale Risiko-Ereignisse haben eine nachgewiesene ätiopathogenetische Relevanz für Entwicklungsbeeinträchtigungen und hirnorganische Funktionsstörungen. Analog kommt auch bestimmten postnatalen Faktoren eine Bedeutung für die Entwicklung derartiger Zustandsbilder zu.

Die Gültigkeit dieser Annahme, daß somatische Substratschädigungen für die Entwicklung psychischer Störungen besonders bedeutsam sind, kann sich wesentlich auf die Psychopathologie hirnorganischer Schäden und Funktionsstörungen stützen. Kinder mit derartigen Störungen haben eine deutlich erhöhte psychiatrische Morbidität, die von keiner anderen diagnostischen Gruppe erreicht wird. Dabei können verschiedene Mechanismen wirksam sein (Rutter 1975). So kann der Hirnschaden zu ganz spezifischen oder auch allgemein kognitiven Defiziten im Bereich von Sprache, Wahrnehmung oder Koordination führen. Die daraus folgende intellektuelle Beeinträchtigung mag sich beispielsweise nur diskret in Leseschwierigkeiten äußern, die wiederum zu Schulversagen mit der Folge emotionaler Störungen führen. Ein weiterer Mechanismus besteht in möglichen Verknüpfungen mit dem bereits diskutierten Temperament. Kinder mit Hirnschäden haben möglicherweise häufiger ungünstige Verhaltensstile im Sinne irregulärer physiologischer Funktionen und geringerer Anpassungsfähigkeit sowie Impulsivität und Konzentrationsstörungen. Damit werden die Erfahrungsmöglichkeiten sowie die Beziehung zu anderen und die Anpassungsfähigkeit an neue Situationen deutlich beeinträchtigt, so daß emotionale Störungen und Verhaltensstörungen entstehen können. Weitere Quellen der erhöhten psychiatrischen Morbidität bei hirngeschädigten Kindern liegen in der vorurteilsbehafteten sozialen Reaktion auf Behinderung, der Beeinträchtigung des Selbstwertgefühls des behinderten bzw. geschädigten Kindes sowie zu einem geringeren Teil auch in den Nebenwirkungen von therapeutischen Maßnahmen.

Über die Beeinträchtigung hirnorganischer Funktionen hinaus sind aber auch andere körperliche Erkrankungen in der Lage, das Risiko für psychische Auffälligkeiten zu erhöhen. Ausgedehnte epidemiologische sowie klinische Studien haben ergeben, daß auch für diese Kinder ein erhöhtes Risiko für die Entwicklung psychischer Auffälligkeiten besteht. Die erforderlichen Adaptationsleistungen sind im Rahmen verschiedener körperlicher Krankheiten zum Teil so schwierig zu erbringen, daß Fehlverhalten und psychische Störung resultieren können.

3.2 Psychosoziale Faktoren

Unter diesem Sammelbegriff sollen sowohl die individuell wirksamen Elemente, wie vor allem die vielfältigen Faktoren der direkten sozialen Umwelt in ihrer Beziehung zur Genese psychischer Störungen diskutiert werden.

Individuelle Faktoren: In diesen Bereich fließen ganz sicherlich viele der bereits aufgeführten biologischen Faktoren ein. Ein Begriff wie der von der individuellen Vulnerabilität kann kaum abgehoben von beispielsweise konstitutionellen Elementen diskutiert und verstanden werden. Er wird aber darüber hinaus durch die Tatsache bestimmt, daß das Kind ganz allgemein sich noch in einer Phase der unabgeschlossenen Entwicklung befindet. Darüber hinaus erwachsen für das Kind spezifische Vulnerabilitäten aus bereits diskutierten Faktoren wie Behinderung, Krankheit und Mißbildung. Mit diesen Bedingungen sind nicht nur biologische Phänomene sondern zugleich auch soziale Einstellungsprozesse sowohl auf der Seite der Umwelt wie auch der des Kindes verknüpft. Das Kind entwickelt in der Auseinandersetzung mit diesen Bedingungen ein Selbstkonzept sowie Wahrnehmungsprozesse, Erleben und Einstellungsfaktoren gegenüber der sozialen Umwelt, die wiederum eine Funktionsgröße in der Entwicklung psychischer Störungen bilden. Ein weiterer individueller Faktor kann in den abgelaufenen Erfahrungen gesehen werden, wobei insbesondere negative Erfahrungen bis hin zur Traumatisierung Spuren hinterlassen haben können, welche die Struktur von Persönlichkeit und Verhalten des Kindes nachhaltig prägen. Zu diesen abgelaufenen Erfahrungen gehören auch frühere und zum Teil weiterhin anhaltende Konflikte, welche das Kind internalisiert hat. Zusammenfassend lassen sich also individuelle Faktoren in der Ätiologie psychischer Störungen als die Resultate abgelaufener negativer Erfahrungen charakterisieren, welche den Erwartungs- und Verhaltensbereich des Kindes einengend strukturieren.

Familiäre Faktoren: Störungen in der Funktion der Elternschaft auf den Ebenen von Bindung und Beziehung, Modellfunktion, Anregung und Förderung, Erziehung und Kommunikation gehören zu den wichtigsten Faktoren in der Verursachung kinderpsychiatrischer Störungen. Diese Feststellung soll im folgenden anhand einiger familiärer Funktionsstörungen verdeutlicht werden.

Aus der Art von **Kindererziehung und Disziplingestaltung** können erste Bedingungsgrößen für die Entwicklung psychischer Auffälligkeiten abgeleitet werden. Hier ist innerhalb recht breiter Grenzen die Form der eingesetzten Disziplin oder der Bestrafung viel weniger bedeutend als gemeinhin angenommen wird. Bedeutsamer ist eher die Häufigkeit der Bestrafung, zumal häufig geschlagene Jungen Aggressivität und antisoziales Verhalten entwickeln. Für die Entwicklung von Verhaltensauffälligkeiten ist jedoch die gestörte Beziehung zwischen Eltern und Kind zentral und weniger die Art der Diziplinierung. Ferner ist inkonsistentes Handeln entweder zwischen den Eltern oder im Verhaltensrepertoire ein und desselben Elternteiles besonders problematisch. Extrem nachlässige Mütter und starre Väter können in der Entwicklung von Delinquenz bei Jugendlichen gehäuft festgestellt werden. Ferner ist der Zeitpunkt und die Art elterlicher Reaktionen bedeutsam. Eltern von Problemkindern wissen weniger, wann und wie sie intervenieren sollen, geben weniger positive Verstärkung, reagieren zufällig und inkonsistent auf unangemessenes Verhalten und wenden noch dazu viel positive und negative Aufmerksamkeit dafür auf. Die Effektivität von Disziplin scheint wesentlich vom richtigen Zeitpunkt, der Konsistenz, der Qualität der Eltern-Kind-Beziehung und dem Ausgleich von Lob und Strafe abzuhängen.

Elterliche Einmischung und Überprotektivität sind eine vielfach zu beobachtende Quelle emotionaler Störungen bei Kindern. Derartige Kinder neigen zu Trennungsängsten, begrenzter Anpassungsfähigkeit und Schulängsten. Für die Entwicklung der Überprotektivität lassen sich eine Reihe von Bedingungen angeben: Sie können in kindlichen Faktoren wie z.B. einer bedrohten Schwangerschaft oder chronischen und bedrohlichen Erkrankungen bestehen, ferner in eigenen Kindheitserfahrungen der Mutter im Sinne mangelnd erlebter Wärme, in Partnerbeziehungsstörungen, weiter in Reaktionen auf Gefühle der Ablehnung und schließlich in psychischen Störungen der Eltern.

Hinsichtlich der Wertigkeit der Partnerbeziehung der Eltern untereinander ist festzustellen, daß die Dominanz wahrscheinlich für die Verursachung von kinderpsychiatrischen Störungen relativ unbedeutend ist. Bedeutsam kann allenfalls die Unzufriedenheit eines Partners mit der Dominanzverteilung werden, zumal sie zu Spannungen führt und damit Kommunikationsprobleme schafft. Aus der relativ jungen Entwicklung der Familientherapie stammt die Erkenntnis, daß der Mangel an kommunikativer Effizienz, insbesondere der Fähigkeit zur Problemlösung für die Entwicklung von Störungen bei Kindern und Jugendlichen besonders bedeutsam ist.

Bahnend für die Entwicklung psychischer Störungen bei Kindern und Jugendlichen sind ferner **Trennungs- und Verlusterfahrungen**. Zu den akuten Belastungsreaktionen bei Trennung haben die klassischen Untersuchungen von Bowlby (1951) mit den charakteristischen Verhaltenssequenzen von Protest in der Anfangsphase, depressivem Rückzug in der Übergangsphase und Auflösung der Bindung in der Endphase wichtige Erkenntnisse erbracht. Allerdings nehmen nicht alle Reaktionen stereotyp diesen Verlauf und reagieren auch nicht alle Kinder auf diese Weise. Bedingungselemente sind im Kind insofern zu suchen, als das Risiko für derartige Entwicklungen im Alter von sieben Monaten bis vier Jahren, bei wenig außerhäuslicher Erfahrung des Kindes, bei vorausgegangenen traumatischen Erfahrungen, bei Kontaktproblemen, bei schlechter emotionaler Anpassung und beim männlichen Geschlecht besonders hoch ist. Natürlich tragen problematische häusliche Verhältnisse genauso bedeutsam zur Entwicklung derartiger Risiken bei. Sie können im Krankenhaus durch die Anwesenheit vertrauter Personen, durch ein stark auf die Bedürfnisse des Kindes eingehendes Personal, durch genügend Spielmöglichkeiten, durch angemessene Vorbereitung, eigenes Lieblingsspielzeug und andere Bedingungen reduziert werden. Dazu gehört auch die Forsetzung häuslicher Rituale und Routinemaßnahmen sowie die Reduktion unangenehmer Krankenhausmaßnahmen. Die Belastungsreaktionen sind natürlich schon deswegen nicht vollständig zu vermeiden, weil das Kind Krankheit und Behandlungsmaßnahmen leicht als Bestrafung für Fehlverhalten erleben kann. Eine weitere Bedingunsgröße des Risikos stellen die jeweiligen Aufnahmegründe im Krankenhaus dar. Verbrennungen, Operationen und Narkose haben insgesamt ein höheres psychiatrisches Risiko, weil sie Angst und elterliche Sorge aktivieren.

Die Trennung stellt ganz sicher eine wesentliche Belastung für das Kind dar, üblicherweise ist sie jedoch nicht der Hauptfaktor. Relevant ist die Trennung von Bindungspersonen, zu denen nicht nur die Mutter, sondern die ganze Familie gehören. Ebenso bedeutsam ist das Verhalten der Eltern nach der Rückkehr des Kindes, zumal es das weitere Bestehen der Belastungsreaktionen unterhalten, steigern bzw. mindern kann. Langfristige Störungen sind nach Trennungserfahrungen bei einmaliger Hospitalisation relativ gering. Bei wiederholter Krankenhausaufnahme steigt das Risiko jedoch deutlich an. Dabei scheinen aber auch wieder nicht die Trennung als solche, sondern eher die unangenehmen Begleitumstände relevant zu sein. Zum Beispiel stammen Kinder mit häufigem Pflegestellenwechsel oft aus gestörten Familien, in die sie wieder zurückkehren. Die Familienstörung ist also der relevante Faktor.

Andere akute Belastungen können aus der **Geburt eines Geschwisters** entstehen. Verhaltensauffälligkeiten entwickeln sich besonders bei Kleinkindern unter drei Jahren, die erheblich mit dem Geschwisterkind rivalisieren. Beispielsweise wird die bereits erworbene Sauberkeit nach der Geburt eines Geschwisters wieder instabil, zumal das kleine Geschwister gewindelt wird.

Verlust der Eltern durch Tod und Trauerreaktionen führen ebenfalls zu einer erhöhten psychiatrischen Morbidität, wenngleich **Scheidung oder Trennungserfahrungen** noch ungünstigere Folgen haben. Jüngere Kinder sind noch weniger zu Trauerreaktionen in der Lage, wie sie bei Erwachsenen bekannt sind. Mögliche auftretende psychische Störungen sind jedoch weniger durch die Trauer, sondern durch die Auswirkung der vorausgegangenen elterlichen Krankheit, die Trauerreaktionen des überlebenden Elternteiles, die familiären Veränderungen nach dem Tod und die Probleme im Zusammenhang mit erneuter Heirat bedingt. Beim älteren Kind können Trauerreaktionen wie beim Erwachsenen länger anhalten.

Entgegen weit verbreiteter Ansicht entwickeln sich Kinder mit **berufstätigen Müttern** nicht auffälliger als andere Kinder. Bisweilen haben diese Kinder sogar eine günstigere Bedingung des Aufwachsens, zumal die Mutter eventuell mehr Interessen hat und zufriedener ist. Auch aus mehreren Mutterbezugspersonen entstehen keine negativen Folgen, wie dies bisweilen dargestellt wird. Solange die Beziehung zur leiblichen Mutter stabil ist, besteht kein Anlaß zu derartigen Annahmen.

Mit dem Begriff des „**broken home**" ist eine Bezeichnung für ausgeprägte familiäre Störungen insbesondere auf der Partnerebene der Eltern gemeint, die sich in der psychologischen und pädagogischen Fachsprache eingebürgert hat. Derartige Bedingungen chronischer Beziehungsstörungen mit ausgeprägten Streitigkeiten stellen ein erhöhtes Risiko für die Entwicklung dissozialer Verhaltensweisen und Störungen dar. Analoge Beziehungen scheinen nicht für emotionale Störungen und Neurosen zumindest bei älteren Kindern vorzuliegen. Ein entsprechendes Risiko ist bei Trennungserfahrung und elterlicher Scheidung, nicht jedoch so ausgeprägt beim Tod eines Elternteiles vorhanden. Demzufolge scheinen die anhaltende familiäre Disharmonie und nicht das Zerbrechen der Familie als solche zu antisozialem Verhalten zu führen. Die Form familiärer Disharmonie ist dabei durch Ablehnung des Kindes, Sündenbockfunktion und körperliche Vernachlässigung oder Brutalität, schwere Beziehungsstörungen unter den Partnern oder eine Kombination dieser Bedingungen gekennzeichnet. Eine Partnerbeziehungsstörung der Eltern ist besonders gefährlich. Wird das Kind in diese Auseinandersetzung hineingezogen, so steigt das Risiko für die Entwicklung von Auffälligkeiten. Ebenso ist die Dauer der Beziehungsstörung ein wichtiger Faktor. Dabei sind die Auswirkungen nicht notwendigerweise irreversibel. Eine weitere Steigerung des Risikos ergibt sich, wenn einer der Eltern eine Persönlichkeitsstörung hat. Besteht zu einem Elternteil eine gute Beziehung, so hat diese einen schützenden Charakter. Die Mechanismen zwischen familiärer Störung und kindlicher Störung sind noch ungenügend bekannt. Wahrscheinlich handelt es sich im wesentlichen um drei Faktoren, nämlich eine Störung der emotionalen Bindung mit ungünstigen Auswirkungen auf die kindliche Entwicklung, die Modellfunktion des ständigen Elternstreites und die Orientierungsunsicherheit des Kindes angesichts der Inkonsistenz der Erziehung.

Kinder alleinstehender Eltern haben ein etwa zweimal höheres Risiko, Verhaltensauffälligkeiten zu entwickeln. Dabei ist aber weniger sicher, wie weit dies auf den Mangel einer Elternfigur oder auf die vielfältigen ungünstigen Begleitfaktoren zurückgeht. Diese betreffen die vorausgegangenen Umstände, die zum Alleinstehen geführt haben, und die daraus folgenden Umstände. Die Hauptgründe sind nämlich Scheidung oder Trennung und Tod der Eltern. Bei Scheidung oder Trennung sind die vorausgegangenen Spannungen die Hauptbelastung. Unter den Folgen sind das niedrige Einkommen, die schlechte Ausbildung, die Tendenzen zu mangelndem Wohnraum mit mangelnder Wohnungsausstattung bedeutsam, d.h. insgesamt also Merkmale der sozialen Benachteiligung. Spezifisch sind ferner der Mangel an emotionaler, sozialer und materieller Unterstützung des verbleibenden Partners, der soziale Druck auf unverheiratete Mütter bzw. getrennte Eltern, die soziale Diskriminierung des Kindes, die mangelnde Erfahrung einer modellhaft harmonischen Partnerbeziehung und bei Fehlen des gleichgeschlechtlichen Elternteiles das Fehlen eines Modells des geschlechtsspezifischen Verhaltens sowie der Geschlechtsrollenidentifikation. Allerdings sind Eltern nicht die einzige Quelle der Geschlechtsrollenidentifikation. Die Auswirkungen all dieser genannten Faktoren sind aber weniger uniform und schwer, als oft angenommen wird.

In **Bindungsmängeln** muß ein weiterer Risikofaktor gesehen werden. Eine wenig anregende Umgebung, geringe Interaktionskontakte, Routinemaßnahmen statt individueller Versorgung, mehrfache Versorgungspersonen über längere Zeit ohne regelmäßige Interaktion begünstigen die Entwicklung von Bindungsmängeln. Derartige Prozesse waren in der traditionellen Heimpflege oder bei multiplen Trennungen und Ersatzpersonen ohne Kontinuität häufig zu beobachten. In der Folge konnte man bei den Kindern ein ungehemmtes und distanzloses Verhalten sowie später Mangel an Schuldgefühl, Bindungsschwäche und Regelverstöße beobachten. Es ist daher ganz wichtig zu betonen, daß Bindungen bis zum Alter von drei Jahren geschaffen sein müssen, zumal sie sich später nur sehr schwer entwickeln. Die Reversibilität derartiger ungünstiger Entwicklungen wird mit dem Schulbeginn sehr schwierig. Sie hängt sehr wesentlich von dem Ausmaß der frühen Schädigung und der Qualität der späteren Umgebung ab. Die Plastizität der kindlichen Entwicklung relativiert jedoch viele derartige Prozesse.

Ein weiterer sehr wesentlicher familiärer Faktor für die Entwicklung von psychischen Störungen beim Kind oder Jugendlichen sind **psychische bzw. soziale Auffälligkeiten der Eltern**. Neurotische und persönlichkeitsgestörte Eltern haben eher auch gestörte Kinder, wobei in der Regel neurotische Eltern emotional gestörte Kinder und Eltern mit einer Persönlichkeitsstörung Kinder mit Verhaltensauffälligkeiten haben. Die Mechanismen lassen sich über vier Zusammenhänge erklären. Einerseits sind möglicherweise genetische Faktoren wirksam. Beide Störungen haben im Erwachsenenalter hereditäre Elemente. Es ist jedoch nicht sicher, wie weit kindliche emotionale Störungen und neurotische Störungen bei Erwachsenen genetisch ähnlich sind. Außerdem gehen die wenigsten emotionalen Störungen des Kindesalters in Erwachsenenneurosen über. Bedeutsamer ist daher wahrscheinlich die direkte Auswirkung der elterlichen Störung auf das Familienleben im Sinne einer Restriktion kindlicher Aktivitäten und einer Einbeziehung in die Krankheit z.B. bei Zwängen und Psychosen. Drittens dürfte das Modell-Lernen ein ganz wichtiger Faktor sein und schließlich ist bereits dargelegt worden, daß Partnerbeziehungsstörungen gehäuft mit der Entwicklung von Verhaltensauffälligkeiten beim Kind einhergehen. So weisen Eltern mit delinquentem Verhalten ein hohes Ausmaß an familiärer Disharmonie als Quelle für die Entwicklung kindlicher Störungen auf.

Insbesondere für die frühe Kindheit ist der **Mangel an Anregung** eine bedeutsame Quelle für Verzögerung der gesamten Entwicklung oder einzelner

Funktionsbereiche. Intelligenz und Sprache sind sehr wesentlich von der Stimulation durch Spiele, Spielzeug und verbale Ansprache abhängig. Wenn Eltern diese Prozesse nicht gelingen, kann dies gleichermaßen an mangelndem Wissen wie auch an mangelnder Fähigkeit liegen. Abweichende Wert- und Normsysteme stellen ebenso wie psychische und körperliche Krankheit eine weitere Bedingung dar.

Schließlich ist die **Familienzusammensetzung** nicht bedeutungslos für die Entwicklung von Verhaltensauffälligkeiten und psychischen Störungen. Hinsichtlich des Geburtsranges ist bekannt, daß Erstgeborene eine höhere psychische Morbidität haben, zumal die Eltern noch unsicher im Umgang mit diesem Kind sind, und dieses selbst sich an weitere Geschwister notwendigerweise anpassen muß. Andererseits haben die Erstgeborenen aber deutliche Leistungsvorteile. Weiter ist auch die Familiengröße nicht bedeutungslos. Statistisch nimmt ab dem vierten bis fünften Kind die Wahrscheinlichkeit für niedrige verbale Intelligenz, schlechtere Leseleistung, und eine erhöhte Rate an Delinquenz und Verhaltensstörungen zu. Diese Beziehungen sind unabhängig von der Sozialschicht. Die niedrige verbale Intelligenz und Leseleistung dürfte durch die veränderte Kommunikation und verbale Stimulation in großen Familien bedingt sein. Das Durcheinanderreden kann beispielsweise Schwierigkeiten in der Bedeutungszuordnung für Kleinkinder schaffen. Außerdem haben die Eltern weniger Zeit für jedes einzelne Kind. Die Delinquenz könnte zum Teil aus dem Leseversagen rühren, da Kinder mit Leseschwächen eher Verhaltensstörungen entwickeln. Andererseits können die in großen Familien auftretenden Disziplinprobleme und die häufigere Disharmonie bedeutsam sein.

Schließlich ist der **Generationskreislauf** bedeutsam. Eine schlechte eigene Kindheit der Eltern bedeutet Erfahrungsmängel eines normalen Familienlebens. Derartige Beziehungsprobleme der eigenen Eltern können sich auf die Kinder auswirken. Dafür sprechen Forschungsergebnisse über Eltern, die aus geschiedenen Ehen hervorgegangen sind und selbst voreheliche Kinder zeugten bzw. selbst sehr instabile Ehen eingingen. Ferner ist das Phänomen der in Generationen auftretenden Kindesmißhandlung ein weiterer Beleg für diesen Generationenkreislauf. All dies dürfte zum geringsten Teil auf angeborene Persönlichkeitsdefekte zurückzuführen sein.

Schulische Faktoren: Bereits aus den Abschnitten über Entwicklungspsychologie ist deutlich geworden, daß der Schule eine wichtige Rolle in der Entwicklung des Kindes und damit auch der Bedingung von Entwicklungsstörungen sowie psychischen Auffälligkeiten zukommt. Untersuchungen in England (Rutter u. Mitarb. 1980) haben gezeigt, daß Leistung und Schülerverhalten wesentlich mit sieben Faktoren zusammenhängen: Dem Ausmaß an Lob und Verstärkung durch den Lehrer, der Gestaltung der unmittelbaren Schulumgebung, der Übertragung von Verantwortlichkeit auf den Schüler, der Betonung von Leistung, dem Modellverhalten des Lehrers, dem gruppenbezogenen Verhalten des Lehrers im Gegensatz zum einzelbezogenen Unterricht sowie der Übereinstimmung hinsichtlich der pädagogischen Prinzipien innerhalb der Lehrerschaft. Hingegen stellte sich in diesen Untersuchungen keine konsistente Beziehung des Lernerfolges und Verhaltens mit der Anzahl der Schüler im Sinne hoher Klassenfrequenzen dar. Natürlich mag es pädagogische Vorteile haben, in kleinen Klassen zu unterrichten. Dieses Prinzip sollte möglicherweise jedoch eher auf Kinder mit Lernstörungen angewandt werden. Auch die Ausstattung mit Lernmaterialien etc. hat sich jenseits einer kritischen Schwelle als unbedeutend erwiesen. Analog zeigte die Organisationsstruktur im Sinne einer Gruppierung der Schüler in verschiedene Leistungsgruppen keine Beziehung zum Lernerfolg und Schülerverhalten. Auch das Ausmaß der Bestrafung und Disziplin war unbedeutend. Lediglich bestimmte Faktoren wie häufige Disziplinierungen zeigten klare Beziehungen zu unangemessenem Schülerverhalten. Gleiches galt für häufige körperliche Züchtigungen durch den Lehrer, der damit ein ungünstiges Modellverhalten bot.

Eine der wichtigen Feststellungen aus diesen Studien war die Tatsache, daß sowohl hinsichtlich Leistung wie aber auch hinsichtlich Verhalten zwischen verschiedenen Schulen eine erhebliche Variation besteht. Berücksichtigt man auch die jeweilige soziale Umgebung, so bleibt dennoch der Umstand, daß einige Schulen stärker zur Entwicklung von Verhaltensauffälligkeiten prädestinieren als andere. Sie können beispielsweise sehr unterschiedliche Raten für Delinquenz, Drogenmißbrauch u. ä. aufweisen. In den Untersuchungen konnten Verhaltensauffälligkeiten und schlechte Leistungen häufiger in Schulen mit hohem Lehrer- und Schülerwechsel, mit vielen Kindern aus armen Bevölkerungsschichten sowie mit hoher Rate an Ausländer- bzw. Einwandererkindern festgestellt werden. Die Relation von Lehrer zu Schüler war hingegen unbedeutend. Demnach mußten also die wesentlichen Faktoren in den Schulen selbst bzw. der Schülerzusammensetzung liegen. Wie jedoch die Schule Verhalten und Leistung im einzelnen beeinflußt, hat bisher keine Studie genau zeigen können.

Die Gleichaltrigengruppe: Kinder werden vielfach in dem Sinne psychisch auffällig, daß sie in ihrer sozialen Beziehungsfähigkeit gestört sind. Dies gilt, wie oben ausgeführt wurde, geradezu als ein Kriterium psychischer Störung. In dieser Beziehung zu Gleichaltrigen sind vielfältige Einflüsse vermittelt. Sowohl das direkte Verhalten wie auch die Einstellungen des Kindes und Jugendlichen werden wesentlich durch die Gleichaltrigen mitbestimmt. Seine soziale Akzeptanz durch die Gruppe ist durch persönliche Merkmale wie z.B. Intelligenz, äußere Erscheinung, emotionalen Ausdruck und Leistung in der jeweiligen Gruppe bestimmt. Fertigkeiten in diesem Bereich sind für den Status innerhalb dieser Gruppe wesentlich. Zu den spezifischen sozialen Fertigkeiten gehört ferner die Fähigkeit, anderen das Gefühl der Akzeptanz zu vermitteln, Bedürfnisse und Gefühle anderer zu erkennen und für positive Interaktion in der Gruppe zu sorgen. Gefordert ist also die persönliche und interpersonale Kompetenz. Sie fehlt vor allem bei emotional gestörten Kindern und Jugendlichen, wobei die Entwicklung von sozialer Isolation und psychiatrischer Störung häufig einen wechselseitigen Prozeß darstellt. An der anderen Seite des Spektrums ist die Gruppendelinquenz zu lokalisieren, bei der nach den Wertsystemen innerhalb der Gruppe gehandelt wird, die sich deutlich von den Normen der Allgemeinheit abheben. Wie weit allerdings abweichendes Verhalten erst in der Gruppe herbeigeführt wird, ist noch unklar.

3.3 Soziokulturelle Faktoren

Jenseits der in den vorausgegangenen Abschnitten diskutierten psychosozialen Faktoren als Merkmal der direkten sozialen Lebensumwelt des Kindes und Jugendlichen sind im Rahmen ätiologischer Bedingungsfaktoren auch Merkmale der erweiterten sozialen Umwelt zu erörtern. Zu ihnen zählen vornehmlich drei Elemente, deren Wirksamkeit für die Entstehung psychischer Störungen und Auffälligkeiten bisher nur ungenügend aufgeklärt worden ist. Im folgenden sollen die Merkmale der Sozialschicht, der Ökologie im Sinne von städtischer und ländlicher Umgebung sowie der Migration kurz erörtert werden.

Sozialschicht: Auf die epidemiologischen Beziehungen von Sozialschicht und Verhaltensauffälligkeiten ist bereits eingegangen worden. Dabei zeigte sich, daß die Forschungsliteratur sehr unterschiedliche Daten geliefert hat, die jeweils für und gegen derartige Zusammenhänge sprechen. Zumindest für den Bereich der dissozialen Störungen und Delinquenz ist allerdings übereinstimmend gesichert, daß derartige Störungen in der Unterschicht tendenziell häufiger sind. Dabei könnten zugleich aber auch Beziehungen zu erniedrigter Intelligenz und schlechterer Schulbildung in der Unterschicht bestehen. Beide Faktoren sind direkt mit einem erhöhten psychiatrischen Risiko verbunden. Weitere Ursachen könnten in dem generell schlechteren Gesundheitszustand von Unterschichtangehörigen liegen. Insbesondere die erhöhte Rate von Schwangerschaftskomplikationen bei geringer Inanspruchnahme von Vorsorgeuntersuchungen mit der Folge einer Überrepräsentation von Hirnfunktionsstörungen und Intelligenzbeeinträchtigungen müssen für das erhöhte psychiatrische Risiko berücksichtigt werden.

Ganz wesentlich sind ferner die ungenügenden psychiatrischen und pädagogischen Beratungsangebote für diese Sozialschichten. Vielfach sind Kinder aus den untersten Sozialschichten in beratenden und therapierenden Institutionen deutlich unterrepräsentiert. Dabei scheint nicht nur die Abneigung gegenüber derartigen Hilfsmaßnahmen, sondern auch die ungenügende Information und zu einem nicht unbeträchtlichen Teil auch der Status des Beraters bedeutsam zu sein. Amerikanische Untersuchungen (Harrison u. Mitarb. 1965, 1970, McDermott u. Mitarb. 1970) haben gezeigt, daß Kinder aus der unteren Sozialschicht ein hinsichtlich Dauer und Erfolg der Psychotherapie schlechteres Ergebnis haben, wobei die ungünstigere Einstellung des Therapeuten nicht unwesentlich ist.

Schließlich sind die mehrfach diskutierten Probleme der familiären Disharmonie, der Elterntrennung in der frühen Kindheit, der erhöhten Rate an Heimaufenthalten, des Kinderreichtums besonders in den sozialen Unterschichten überrepräsentiert. Hinzu kommen die deutlich ungünstigeren ökonomischen Verhältnisse mit beengtem Wohnraum und niedrigerer Lebensqualität sowie die eher eingeschränkten pädagogischen Fertigkeiten von Eltern dieser Sozialschichten.

Ökologie: Zur Bedeutung der städtischen und ländlichen Umgebung für die Entwicklung von Verhaltensauffälligkeiten und psychischen Störungen hat ebenfalls die Epidemiologie in den letzten zehn Jahren wertvolle Beiträge geleistet. Studien in England (Rutter u. Mitarb. 1975 a, b) sowie in Dänemark (Kastrup 1977) haben ergeben, daß die Rate an Verhaltensauffälligkeiten in großen Städten deutlich höher als auf dem Land ist. Insbesondere gibt es ungewöhnlich hohe Delinquenzraten in den Städten. Aus den englischen Studien ist hervorgegangen, daß diese erhöhte Prävalenz in den Städten im wesentlichen auf familiäre Disharmoniefaktoren, elterliche psychische Störungen und Kriminalität sowie soziale Benachteiligung und schlechte Lebensbedingungen und schließlich unterschiedliche Schulmerkmale zurückzuführen sind. Sämtliche Merkmale sind im einzelnen bereits diskutiert worden.

Warum derartige Phänomene in den großen Städten häufiger zu beobachten sind, kann bisher nur hypothetisch beantwortet werden. Wahrscheinlich sind die Eltern in einem derartigen sozialen Umfeld eher belastet und beeinträchtigen aufgrund dieser Bedingung auch die Kinder, welche auf engem Raum mit ihnen leben müssen. Das Lernen für die Schule wird zu Hause deutlich erschwert, daher suchen die Kinder vielfach ihre Aktivitäten außer Haus. Bei einem begrenzten Freizeitangebot in der Umgebung können sich Banden bilden, in denen dissoziales und delinquentes Verhalten entwickelt wird.

Vielfach potenzieren die jeweils vorhandenen sozialen Lebensbedingungen die einmal dort entstandenen psychischen Auffälligkeiten. Nach der Drifting-Hypothese kommt es zu einer Zusammenballung im Sinne eines sozialen Abstiegs von Familien mit sozialen und psychischen Auffälligkeiten, die wiederum durch eine Übernahme von Verhaltensrollen und Erwartungen der sozialen Umgebung eher zu Verstärkung als zum Abbau der Auffälligkeiten führen. Dabei ist die soziale Stigmatisierung derartiger Familien durch die übrige Umwelt ein weiterer erschwerender Faktor.

Migration: Mit dem Einströmen großer mediterraner Bevölkerungsgruppen als sogenannter Gastarbeiter haben die nordeuropäischen Länder seit nahezu 20 Jahren das Phänomen und die Problematik der Migration kennengelernt. Für die Einwanderer ergeben sich einschneidende Veränderungen ihrer sozialen Strukturen und Bindungen, welche erhebliche Belastungen und Probleme schaffen. Auch die aufnehmende Umgebungsbevölkerung sieht sich mit fremden Wertsystemen und Verhaltensweisen konfrontiert, die nicht unproblematisch aufgenommen und selten konfliktfrei integriert werden können.

Risikofaktoren der psychosozialen Adaptation für die Familien ergeben sich aus Kulturkonflikten, Kommunikationsproblemen, Gettobildung, ungünstigen Wohnverhältnissen, einer belastenden Arbeitssituation der Eltern sowie einer belastenden Schulsituation für die Kinder. Die Probleme werden bei Arbeitsmigranten durch ungewisse Aufenthaltsdauer im Gastland und eventuelle Trennung von Familienmitgliedern zusätzlich verschärft. Insbesondere familiäre Funktionen als eine vielfältige Determinante des Befindens und der Entwicklung von Kindern erfahren Erschütterungen hinsichtlich kulturell vermittelter Rollendifferenzierungen der Geschlechter, unterschiedlicher Wertvorstellungen über die Erziehung und hinsichtlich der Beziehung von Eltern und Kindern. In diesem Spannungsfeld liegt die Möglichkeit einer psychosozialen Fehladaptation mit dem Risiko der Entwicklung psychischer Störungen bei Kindern und Jugendlichen begründet.

Tatsächlich zeigen sowohl internationale wie auch deutsche Studien, daß in bestimmten Migrantenpopulationen kinder- und jugendpsychiatrische Störungen gehäuft auftreten. Dabei muß jedoch zwischen verschiedenen ethnischen Gruppen differenziert werden und einiges spricht für die Annahme, daß mit zunehmendem Ausmaß an kultureller Distanz und fehlender Integration das Risiko von Fehlentwicklungen zunimmt. Das Vermittlungsglied zur individuellen Störung des Kindes ist dabei – wie bereits bei der Darstellung ätiologischer Faktoren abgehandelt wurde - die Störung familiärer Funktionen, die bei ausgeprägten Kulturkonflikten ansteigt (vgl. Steinhausen 1984).

3.4 Aktuelle Lebensumstände und situative Faktoren

Neben den bisher erörterten Faktoren der Ätiologie sind in vielen Fällen kinder- und jugendpsychiatrischer Störungen zusätzlich Momente wirksam, die sich entweder relativ plötzlich oder aus dem unmittelbaren Kontext der jeweiligen lebensgeschichtlichen Situation des Kindes ergeben. So kann der Verlust der wichtigsten Bezugsperson oder auch der Tod eines geliebten Haustieres, das Scheitern in der Schule, die Beendigung einer Freundschaft u.a.m. relativ akut psychische Störungen auslösen, die sich unter dem Einfluß weiterer Belastungsfaktoren und dem Fehlen protektiver Faktoren verfestigen können. Derartige Phänomene sind in der Forschung über kritische Lebensereignisse in ihrer Wertigkeit für die Entwicklung psychischer und körperlicher Störungen untersucht worden. Darüber hinaus lebt das Konzept der reaktiven Störungen sehr wesentlich von der Wertigkeit derartiger aktueller belastender Lebensumstände, wenn beispielsweise die Suizidhandlungen eines Jugendlichen aus aktuellen Krisenelementen und Beziehungsstörungen abgeleitet werden. Derartige Belastungsfaktoren können bilanzierend protektiven Faktoren gegenübergestellt werden, die sich z.B. aus einem positiven Selbstwertgefühl angesichts von Erfolgen in Schule, Sport und Freizeitaktivitäten oder einer positiven emotionalen Beziehung zu den Eltern ergeben können.

Schließlich sind psychische Störungen in ihrer Entwicklung auch nicht von situativen begünstigenden Faktoren trennbar. Die Verfügbarkeit von Drogen und Alkohol einschließlich der Werbung für derartige Substanzen tragen nicht unwesentlich zur Entwicklung von Drogenmißbrauch und Abhängigkeit bei. Ebenso kann die Entwicklung von Bandendelinquenz nicht unabhängig von der ökologischen und ökonomischen Deprivation von Wohnvierteln bzw. Stadtteilen gesehen werden. Schließlich ist eine suizidale Handlung bei Kindern und Jugendlichen nicht selten aufgrund der Verfügbarkeit von Medikamenten im Haushalt realisiert worden.

Zum Abschluß dieser Abhandlung ätiologisch relevanter Faktoren sei noch einmal auf die eingangs getroffene Feststellung verwiesen, daß psychiatrische Störungen im Kindes- und Jugendalter in der Regel mehrdimensional bedingt sind und aus der Wechselwirkung der hier einzeln diskutierten Faktoren entstehen.

Literatur

v. Aster, S., H.-C. Steinhausen: Kinder aus unvollständigen Familien. In: Steinhausen, H,-C. (Hrsg.): Risikokinder. Kohlhammer, Stuttgart 1984.

Bowlby, J.: Maternal Care and Mental Health. WHO, Genf 1951.

Harrison, S.I., J.F. McDermott, J. Schrager, E.R. Showerman: Social status and child psychiatric practice: The influence of the clinician's socioeconomic origin. Amer. J. Psychiat. 127 (1970) 652-658.

Harrison, S.I., J.F. McDermott, P.T. Wilson, J. Schrager, A. Arbor: Social Class and mental illness in children: Choice of treatment. Arch. gen. Psychiat. 13 (1965) 411-417.

Kastrup, M.: Urban-rural differences in 6 year olds. In: Graham, P.J. (ed.): Epidemiological Approaches in Child Psychiatry. Academic Press, London 1977.

McDermott, J.F., S.I. Harrison, J. Schrager, P. Wilson: Social class and mental illness in children: Observations of Blue-Collar Families. Amer. J. Orthopsychiat. 35 (1965) 500-508.

Money, J., A.A. Ehrhardt: Männlich-Weiblich. Rowohlt, Hamburg 1975.

Rutter, M., B. Maughan, B. Mortimer, J. Guston: Fünfzehntausend Stunden. Beltz, Weinheim – Basel 1980.

Rutter, M.: Helping troubled children. Penguin Books, Harmondsworth 1975.

Rutter, M., A. Cox, C. Tupling, M. Berger, W. Yule: Attainment and adjustment in two geographical areas I. The prevalence of psychiatric disorder. Brit. J. Psychiat 126 (1975a) 433-509.

Rutter, M., B. Yule, D. Quinton, O. Rowlands, W. Yule, M. Berger: Attainment and adjustment in two geographical areas III. Some factors accounting for area-differences. Brit. J. Psychiat. 126 (1975b) 520-533.

Shields, J.: Polygenic influences. In: Rutter, M., L. Hersov (eds.): Child Psychiatry – Modern Approaches. Blackwell, Oxford 1977.

Steinhausen, H.-C.: Migrantenkinder. In: Steinhausen H.-C. (Hrsg.): Risikokinder. Kohlhammer, Stuttgart 1984.

Thomas, A., S. Chess: Temperament und Entwicklung. Enke, Stuttgart 1980.

Thomas, A., S. Chess, H.G. Birch: Temperament and Behavior Disorders in Children. New York University Press, New York 1968.

4 Diagnostik kinder- und jugendpsychiatrischer Störungen

Jede kinder- und jugendpsychiatrische Untersuchung hat das **Ziel** einer Bestandsaufnahme von Problemen im Verhalten von Symptomen und erlebten Störungen der Befindlichkeit bei Kindern und Jugendlichen in einem jeweils zu spezifizierenden sozialen Kontext sowie vor dem Hintergrund einer jeweiligen Lebens- und Entwicklungsgeschichte. Diese Bestandsaufnahme soll in eine wissenschaftlich begründete Diagnose mit dem Ziel einer Angabe von Maßnahmen münden, die geeignet sind, das jeweilige Problem auf therapeutischem Wege positiv zu beeinflussen. Um dieses Ziel zu erreichen, sind eine Reihe von Informationen unerläßlich, die der kinder- und jugendpsychiatrisch tätige Arzt sich über das Gespräch und die Untersuchung unter Einbeziehung einer Reihe von Zusatzmaßnahmen erarbeiten muß.

Informanten sind in diesem Prozeß die Eltern und das Kind selbst - mit zunehmendem Alter das Kind möglicherweise mehr als die Eltern - sowie Repräsentanten der für das Kind bedeutsamen sozialen Umwelt, also Lehrer, Erzieher, Geschwister, Freunde, möglicherweise auch Ärzte, Sozialarbeiter oder andere Vertreter sozialer Instanzen bzw. Einrichtungen. Typischerweise zentriert sich das diagnostische Gespräch zunächst auf die Eltern und das Kind mit jeweils unterschiedlichen Schwerpunkten.

4.1 Inhalte und Struktur der Untersuchung

Der in Tabelle 4-1 dargestellte kinder- und jugendpsychiatrische Untersuchungsgang legt die Schwerpunkte der Anamneseerhebung bei den Eltern und aller weiteren Befunderhebungen beim Kind. Im Rahmen der **Anamnese** (Tabelle 4-2) interessiert zunächst, warum und von wem das jeweilige Kind zur Untersuchung gebracht wird. Sind die Eltern beunruhigt oder belastet durch ein Problem, klagt die Schule über auffälliges Verhalten, fühlt sich das Kind beeinträchtigt? Diese und ähnliche Fragen zum Vorstellungsanlaß müssen zuallererst abgeklärt werden. Sie sind in der Regel mit einer **Symptomatik** verknüpft, die im weiteren Gespräch auf ihre jeweilige Charakteristik analysiert werden muß: Wo und wann, wie häufig und wie stark manifestiert sich das geklagte Problemverhalten, gibt es vorausgehende Ereignisse oder situative Auslöser, wie reagieren die Bezugspersonen, wie lange dauert die Symptomatik bereits an, und hat sie sich über die Zeit in ihrem Erscheinungsbild verändert? Dies sind weitere Fragen, die sich der Untersucher stellen muß.

Tabelle 4-1: Die kinder- und jugendpsychiatrische Untersuchung

Anamnese
– Vorstellungsanlaß/Aufnahmemodus
– Familienanamnese
– Eigenanamnese
psychopathologischer Befund
körperliche Untersuchung
– intern-pädiatrischer Befund
– entwicklungsneurologischer Befund
psychologische Diagnostik
Labordiagnostik

Tabelle 4-2: Die Anamnese

Vorstellungsanlaß
Wer veranlaßt warum die Vorstellung? Analyse der Symptomatik: Ort, Zeitpunkt, Intensität und Häufigkeit, vorausgehende Ereignisse, situative Auslöser, Reaktion der Bezugspersonen, Dauer und Verlauf
Familienanamnese
psychiatrische, neurologische u. a. Krankheiten, Entwicklung der Eltern, einschließlich aktueller Lebenssituationen, Eindruck von den Eltern
Eigenanamnese
prä-, peri- und neonatale Risikofaktoren, Säuglings- und Kleinkindalter: Entwicklung, Funktionserwerb, Belastungen, Krankheiten Kindergarten- und Vorschulalter: Verhaltensauffälligkeiten Einschulung und Schulverlauf Sozialkontakte Interessen und Hobbies Primärpersönlichkeit familiäre Situation

Im Rahmen der **Familienanamnese**, die nicht notwendigerweise der Erörterung des Vorstellungsanlasses folgen muß, sondern auch am Ende des Anamnesengesprächs stehen kann, sind psychiatrische und neurologische Erkrankungen einschließlich Behinderungen, aber auch alle anderen nicht nur genetisch, sondern die jeweilige Lebensrealität von Familien beeinträchtigenden und prägenden Faktoren von Interesse. Hierzu zählt auch die individuelle Entwicklungsgeschichte der Eltern mitsamt ihren bedeutsamen Ereignissen einschließlich deren Verarbeitung durch die Eltern. Das Ziel dieses Untersuchungsabschnitts ist die Gewinnung eines Eindrucks von den Eltern, ihrer Persönlichkeit, ihrer Einstellungen, ihres Verhaltens und ihrer Fähigkeit in der Ausführung elterlicher Funktionen. In der **Eigenanamnese** wird die Entwicklung des Kindes von der Schwangerschaft bis zum aktuellen Zeitpunkt der Untersuchung exploriert und hinsichtlich einer Vielzahl von Risiko- und Belastungsmomenten bewertet. In einem chronologisch geordneten Untersuchungsgang müssen zunächst alle **prä-, peri- und neonatalen Risikofaktoren** erfaßt werden, zumal sie zur Aufklärung über die Bedingungen von Entwicklungsverzögerungen, Behinderungen, organischen Syndromen und Leistungsdefiziten beitragen können. Die Exploration kann sich hier an Listen empirischer Risikofaktoren orientieren, wie sie z. B. den Arbeiten von Michaelis und Mitarbeitern (1979) entnommen werden können. Die am Optimalitätsprinzip von Prechtl orientierten Untersuchungen dieser Arbeitsgruppe haben die in Tabelle 4-3 dargestellten Bedingungen ergeben, aus denen durch Umkehrung relevante Risikofaktoren abgeleitet werden können.

Die weitere **Entwicklung** des Kindes vom **Säuglings- bis in das Vorschulalter** muß sodann hinsichtlich des Erwerbs von Funktionen (Motorik, Sprache, Sauberkeit, soziale Fertigkeiten), einschneidender Belastungen inner- und außerhalb der Familie, schwerer und bedrohlicher Krankheiten einschließlich der Verarbeitung durch das Kind

Tabelle 4-3: Liste der optimalen obstetrischen und postnatalen Bedingungen (Michaelis u. Mitarb. 1979)

Mütterliche Anamnese

1. 1–4 Schwangerschaften. 2. Keine volle oder teilweise Berufstätigkeit. 3. Gute bis ausreichende soziale Stellung und soziale Bedingungen. 4. Verheiratet oder stabile Partnerbindung. 5. Mütterliches Alter bei Erstpara 18–30 Jahre, bei Multipara zwischen 20 und 30 Jahren. 6. Keine Früh-, Tot-, Fehlgeburten in der Anamnese. 7. Komplikationslose frühere Schwangerschaften und Geburten. 8. Normale Beckenmaße. 9. Bei Kinderwunsch Konzeption innerhalb von 2 Jahren. 10. Nicht mehr als 5 Jahre seit der letzten Schwangerschaft. 11. Keine schweren chronischen Erkrankungen (Diabetes, endokrinologische Erkrankungen, Herzfehler, chronische Polyarthritis u. ä.)

Schwangerschaftsanamnese

12. Drei und mehr ärztliche Kontrollen. 13. Blutdruck im Normbereich (bis 140/90 mm Hg), keine Ruheödeme, fehlendes Eiweiß im Urin (mehr als Spur); auch keine monosymptomatische Gestose. 14. Hb über 8 g%. 15. Keine Blutungen. 16. Keine drohende Frühgeburt (keine Bettruhe, keine Tokolyse, kein Shirodkar). 17. Keine schweren Infektionen. 18. Keine schweren Erkrankungen (Unfall, Operation, Narkose, stationär zu behandelnde Hyperemesis). 19. Keine Röntgenuntersuchung im 1. Trimenon. 20. Keine Medikamente im 1. Trimenon, kein Medikamentenmißbrauch, kein Mißbrauch von Alkohol, Nikotin, Drogen. 21. Keine schwere, über Wochen anhaltende psychische Streßsituation. 22. Keine Anhaltspunkte für intrauterine Streßsituation (Östriol, HPL, Ultraschall, CTG)

Geburtsanamnese

23. Einzelkind. 24. Normale Wehentätigkeit. 25. Blasensprung innerhalb 12 Stunden vor Geburt. 26. Kein Hydramnion. 27. Eröffnungsperiode 6–12 Std. 28. Austreibungsperiode 10 min bis 1 Std. 29. Spontangeburt. 30. Unauffälliges Fruchtwasser. 31. Geburt ohne Medikamente. 32. Keine Anhaltspunkte für eine fetale Gefährdung unter der Geburt (CTG, Amnioskopie, fetales pH, Alteration Herztöne)

Kindliche Anamnese

33. Gestationsalter zwischen 38. und 41. Woche.
34. Geburtsgewicht zwischen 10. und 90. Perzentile.
35. Hinterhauptslage. 36. Normaler Sitz und normale Lösung der Plazenta. 37. Normale Beschaffenheit der Plazenta (Größe, Gewicht, Aussehen). 38. Keine Nabelschnuranomalien (Umschlingung, Verfärbung, Knoten). 39. Apgar in der 1. min über 6, nach 5 min über 7. 40. Keine künstliche Beatmung oder Intubation sofort nach der Geburt. 41. Keine medikamentöse Behandlung einer Azidose sofort nach Geburt.
42. Körpertemperatur nach Geburt (Transport, Asphyxiebehandlung) $\geqq 36°C$

Postnatale Anamnese

43. Kein Herz- und/oder Atemstillstand, keine schwere Hypoxie, Azidose oder Atemnotsyndrom, die eine medikamentöse oder maschinelle Behandlung notwendig machten. 44. Unauffälliges Verhalten (z. B. kein Coma, keine anhaltende Bewegungsunruhe, keine Apathie). 45. Keine Apnoen und/oder Bradykardien. 46. Keine Krampfanfälle. 47. Keine geburtstraumatische Schädigung (Frakturen). 48. Hämatokrit $\leqq$ 70%. 49. Unauffällige Nahrungsaufnahme, gute Gewichtszunahme. 50. Gesamtbilirubin nicht über der Beobachtungszone. 51. Unauffälliger blutchemischer Status (z. B. Blutzucker $\leqq$ 20 mg/100 ml). 52. Keine lebensbedrohenden Erkrankungen in der Postnatalzeit (z. B. Sepsis, Operation)

und Erstmanifestationen von Verhaltensauffälligkeiten erfaßt werden.

Es schließt sich eine Exploration des **Schulverlaufs** unter Berücksichtigung von Einschulungstermin, Schultyp und Klassenstand, Leistungsvermögen und -ausfällen, Beziehungen zu Lehrern und Mitschülern sowie der gesamten Einstellung zu Schule und Lernen an. Damit ist oft die Erörterung von **Sozialkontakten** im Freundeskreis oder anderen sozialen Gruppierungen sowie die Frage nach **Interessen und Hobbies** inhaltlich eng verknüpft. Aus dieser Erörterung schält sich meistens eine deutliche Kontur der **Primärpersönlichkeit** des Kindes heraus, die durch zusätzliche Fragen an die Eltern weitere Prägnanz erhalten kann.

Schließlich sollte die Eigenanamnese mit einer Exploration der **familiären Situation** enden, wobei sowohl die äußere Situation, d.h. zum Beispiel die Zusammensetzung der Familie, die sozioökonomische Situation, die Wohnverhältnisse, die Berufstätigkeit der Eltern etc., wie auch vor allem das emotionale Klima, die Qualität der Beziehungen der Eltern untereinander, die Beziehungen von Eltern und Kindern einschließlich der darin implizierten Möglichkeiten von Belastung und Störung Gegenstand der Untersuchung sein müssen.

Kernstück der kinder- und jugendpsychiatrischen Untersuchung ist die **psychopathologische Befunderhebung**. Sie stellt das Endprodukt von direkten Verhaltensbeobachtungen, Fragen an das Kind selbst sowie Ergebnissen der Exploration der Eltern oder anderer bedeutsamer Bezugspersonen dar. Die Exploration des Kindes selbst hat dabei einen besonderen Stellenwert, weil eventuell nur auf diesem Weg bedeutsame Informationen gewonnen werden können. Das Kind ist möglicherweise die einzige Informationsquelle über interne psychologische Phänomene wie Phantasien, Stimmung, Zwangsinhalte, Ängste, psychotische Symptome, aber auch dissoziale Handlungen und sexuelle Aktivitäten. Die Beurteilung derartiger Phänomene fällt Eltern nicht nur oft schwer, vielmehr entgeht ihnen manches auch aufgrund der Situationsspezifität kindlichen Verhaltens, wenn ein problematisches Verhalten etwa nur im Kontext der Schule beobachtet werden kann. Eltern übersehen möglicherweise auch das Ausmaß an subjektivem Leiden, über das Schulkinder bereits in einer Vertrauensbeziehung zu einem Untersucher befragt werden können. Schließlich ist in jeder Form von Therapie – sei es Psychotherapie, Verhaltenstherapie oder Pharmakotherapie - die Kenntnis der subjektiven Verfassung des Kindes Voraussetzung für jede effiziente Planung und Überwachung von Maßnahmen.

Für die Erhebung des psychopathologischen Befundes ist eine klare Vorstellung der Inhalte der Exploration erforderlich. In Tabelle 4-4 ist ein Schema wiedergegeben, das trotz der Notwendigkeit einer Berücksichtigung des jeweiligen Entwicklungskontextes und der altersabhängigen Manifestation bestimmter kinder- und jugendpsychiatrischer Störungen eine relative Allgemeingültigkeit und dies besonders für das Schulalter hat. Ohne auf sämtliche in dem Schema aufgeführten Details der psychopathologischen Befunderhebung eingehen zu wollen, sei zusammenfassend festgestellt, daß dieser Teil der Untersuchung der Bewertung des Entwicklungsstandes, der Funktionstüchtigkeit in mehrdimensionaler Beziehung (kognitiv, sprachlich, motorisch, sozial) sowie des Vorliegens diagnostisch relevanter Symptome dient. Nicht unerwähnt bleiben darf in diesem Zusammenhang die Notwendigkeit, die Exploration des Kindes in einer gleichermaßen vertrauensvollen wie störungs- und ablenkungsfreien Atmosphäre durchzuführen und die Beobachtungen und Äußerungen des Kindes angemessen zu dokumentieren.

Probleme der psychopathologischen Befunderhebung ergeben sich trotz der Tatsache, daß Schul-

Tabelle 4-4: Psychopathologische Befunderhebung bei Kindern und Jugendlichen

Äußerliches Erscheinungsbild

Attraktivität, Größe, Gewicht, Reife, Mißbildungen, Minor-Anomalien, erworbene körperliche Entstellungen, Kleidung, Sauberkeit

Kontakt- und Beziehungsfähigkeit

Abhängigkeit von der Begleitperson, Beziehungsaufnahme zum Untersucher, Rapport, Selbstsicherheit, Kooperation

Emotionen

Stimmung, Affekte, Angst, psychomotorischer Ausdruck

Denkinhalte

Ängste, Befürchtungen, Phantasien, Träume, Denkstörungen, Selbst-Konzept, Identität

Kognitive Funktionen

Aufmerksamkeitssteuerung, Orientierung, Auffassung, Wahrnehmung, Gedächtnis und Merkfähigkeit, allgemeine Intelligenz

Sprache

Umfang, Intonation, Artikulation, Vokabular, Komplexität, Sprachverständnis, Gesten

Motorik

Antrieb und Aktivität, qualitative Auffälligkeiten: z. B. Tics, Stereotypien, Automutilation, Jaktationen

Soziale Interaktion

Position/Beziehungen innerhalb von Familie/Schulklasse/Gleichaltrigengruppe/Freundeskreis

kinder mit zunehmendem Alter besser über internale Prozesse und Befindlichkeiten Auskunft geben können, vor allem bei der Bewertung des emotionalen Status. Bei der Beurteilung von Stimmungen und insbesondere depressiven Verstimmungen muß sich der Untersucher der Differenzierung von beobachtbarem Phänomen und Interpretationen bewußt sein. Auch die Beurteilung von Ängsten und Befürchtungen kann angesichts der mangelnden Übereinstimmung von Ausdruck und Verhalten, physiologischen Reaktionen sowie subjektivem Bericht schwierig sein.

In der Regel ist eine kinder- und jugendpsychiatrische Untersuchung ohne eine Erhebung des körperlichen Befundes unvollständig. Dies wird nicht nur durch die enge Verknüpfung von biologischer Reifung und psychologischer Entwicklung im Kindes- und Jugendalter, sondern vor allem durch die Wertigkeit biologischer Faktoren in der Verursachung einiger Störungsbilder nahegelegt. Entwicklungsverzögerungen, Behinderungen und organische Psychosyndrome machen eine sorgfältige körperliche Untersuchung unter besonderer Betonung einer entwicklungsneurologischen Befunderhebung unabdingbar. Von Hill (1985) stammt der in Tabelle 4-5 wiedergegebene Vorschlag einer orientierenden körperlichen Untersuchung, der nicht mehr als die Notwendigkeit voraussetzt, Schuhe und Strümpfe auszuziehen und somit gerade bei untersuchungsängstlichen Kindern gut eingesetzt werden kann. Darüber hinaus läßt sich diese Vorgehensweise spielerisch umsetzen. Selbstverständlich muß ihr bei auffälligen Teilbefunden eine detaillierte Untersuchung folgen. Für die Durchführung der entwicklungsneurologischen Untersuchung empfiehlt sich die hochstrukturierte Durchführung und Bewertung nach Touwen (1982), die allerdings auch recht zeitaufwendig ist.

Tabelle 4-5: Die orientierende körperliche Untersuchung (Hill 1985)

- Inspektion von Händen, Füßen, dysmorphen Zeichen
- Koordination bei Finger-Daumen- und Finger-Nase-Versuch bilateral, Prüfung auf assoziierte Mitbewegungen, Dysdiadochokinese
- choreo-athetoide Bewegungen bei ausgestreckten Händen
- muskuläre Kraft von Händen, Armen, Beinen, Gesicht; Beobachtung von Zungenbewegungen
- Inspektion der Augen einschließlich Augenbewegungen, Gesichtsfeld und Sehschärfe
- Messung des Kopfumfanges
- orientierende Hörprüfung mittels Flüstersprache
- Inspektion des Gangbildes, Zehenspitzenganges, Balancierens, Hüpfens auf einem Bein, Ballkickens (N. B. ungleich abgelaufene Schuhsohlen)
- Prüfung der Sehnen- und Plantarreflexe (bei ausgezogenen Schuhen und Socken)
- Messung von Größe und Gewicht, Einschätzung der Pubertätsentwicklung ohne weitere Entkleidung
- Beobachtung des Wiederanziehens von Socken und Schuhen

Die **psychologische Diagnostik** nimmt im Rahmen der kinder- und jugendpsychiatrischen Untersuchung des Schulkindes einen bedeutsamen Platz ein. Dies erklärt sich aus der Tatsache, daß einerseits nicht wenige Kinder wegen Leistungsdefiziten vorgestellt werden, und andererseits die Beurteilung internal ablaufender Prozesse sowie der Persönlichkeit des Kindes wesentlich über Verfahren der psychologischen Diagnostik ermöglicht bzw. erweitert wird. Dementsprechend läßt sich die klinische Psychodiagnostik des Kindes- und Jugendalters schwerpunktmäßig in die Bereiche Leistungstests sowie Persönlichkeitstests einteilen. Eine Übersicht der gebräuchlichsten Verfahren ist in den Tabellen 4-6 und 4-7 vorgenommen. Bei den **Leistungstests** dominiert im klinischen Einsatz die **Intelligenzdiagnostik**, wenngleich immer mehr die **neuropsychologische Funktionsdiagnostik** hinzutritt. Beide Testverfahren sind für die differenzierte Erfassung schulischer Leistungsdefizite, klinisch relevanter spezifischer Entwicklungsrückstände sowie spezifischer Teilleistungsstörungen bzw. ihrer Voraussetzungen – z. B. im Sinne gestörter Komponenten wie Aufmerksamkeit, Wahrnehmung, visomotorische Koordination etc. – erforderlich. In der **Persönlichkeitsdiagnostik** können sorgfältig konstruierte und normierte Fragebogenverfahren ein differenziertes Bild von Selbsterleben, Identität, Einstellungen, sozialer Orientierung, Befindlichkeit und klinisch relevanten Symptomen von Kindern und Jugendlichen im Schulalter vermitteln.

Die Wertigkeit sogenannter **projektiver Tests** wird entgegen ihres großen Stellenwertes in der Vergangenheit heute in der klinischen Psychodiagnostik eher eingegrenzt gesehen. Der Annahme, daß ein Proband seine Gefühle, Stimmungen, Konflikte etc. ungefiltert in das Material des jeweiligen Tests projiziert, steht die Erkenntnis gegenüber, daß hier eher Verbal- als Realverhalten erfaßt wird, welches vom Verbalisationsvermögen abhängig ist, und daß derartige Tests durchschaubar und situationsabhängig sowie wenig zuverlässig und gültig sind. Gleichwohl können sie wie die Vielzahl der verwandten informellen Tests, wie z. B. die Satzergänzungstests, die zeichnerische Darstellung der Familie in Tieren, die Drei-Wünsche-Probe etc., Hypothesen über internale im Kind ablaufende Phänomene abgeben, zu denen ohne derartige Techniken schwer Zugang zu finden ist. Darüber hinaus ergeben sich Anknüpfungspunkte für die gezielte Exploration und im Fall des Einsatzes gestalterischer Medien (Zeichnen, Malen etc.) Aufschluß über Fertigkeiten und das Entwicklungsniveau des Kindes.

Schließlich stammen aus dem Bereich der psychologischen Forschung eine Reihe von **Fragebö-**

Tabelle 4-6: Psychologische Leistungsdiagnostik

Verfahren		Altersbereich (Jahre)	Autoren	Ort und Jahr des Erscheinens, Verlag	Anmerkungen Funktionsbereich
			Tests zur Erfassung der allgemeinen Intelligenz		
Hannover-Wechsler-Intelligenztest für das Vorschulalter	(HAWIVA)	4–6	Schuck, K. D., Eggert, D.	Bern 1975, Huber	
Hamburg-Wechsler-Intelligenztest für Kinder-Revision	(HAWIK-R)	6–15	Tewes, U.	Bern 1983, Huber	
Grundintelligenztest, Skala 1	(CFT 1)	5–9	Weiss, R. H., Osterland, J.	Braunschweig 1977, Westermann	
Grundintelligenztest, Skala 3	(CFT 3)	≥ 14	Weiss, R. H.	Braunschweig 1971, Westermann	
Grundintelligenztest, Skala 20	(CFT 20)	8,5–18	Weiss, R. H.	Braunschweig 1978, Westermann	
Raven-Matrizen-Test	(CPM)	4,9–11	Schmidtke, A., Schalter, S., Becker, P.	Weinheim 1978, Beltz	
Standard Progressive Matrices	(SPM)	≥ 5	Kratzmeier, H., Horn, R.	Weinheim 1979, Beltz	
Advanced Progressive Matrices	(APM)	15–25	Kratzmeier, H., Horn, R.	Weinheim 1980, Beltz	
			Differentielle Intelligenztests		
Prüfsystem für Schul- und Berufsberatung	(PSB)	≥ 9,6	Horn, W.	Göttingen 1969, Hogrefe	10 Untertests, 7 Primärfaktoren
Intelligenz-Struktur-Test 70	(IST 70)	12–60	Amthauer, R.	Göttingen 1973, Hogrefe	9 Untertests
			Tests für Behinderte		
Testbatterie für geistig behinderte Kinder	(TGBG)	7–12	Bondy, L., u. Mitarb.	Weinheim 1975, Beltz	geistige Behinderung
Columbia Mental Maturity Scale	(CMM 1–3)	6–9	Schuck, K. D., Eggert, D.	Weinheim 1974, Beltz	geistige Behinderung
Columbia Mental Maturity Scale	(CMM-LB)	9–14	Eggert, D., Schuck, K. D.	Weinheim 1971, Beltz	Lernbehinderung
Bildertest 1–2	(BT 1–2)	6,1–8,9	Horn, H., u. a.	Weinheim 1967, Beltz	Lernbehinderung
Bildertest 2–3	(BT 2–3)	6,9–9,2	Ingenkamp, K.	Weinheim 1976, Beltz	Lernbehinderung
Testbatterie für entwicklungsrückständige Schulanfänger	(TES)	6–7	Kornmann, R.	Weinheim 1977, Beltz	Lernbehinderung
Snijders-Oomen Nichtverbale Intelligenztestreihe	(S.O.N.)	≥ 4	Snijders, I. T., Snijders-Oomen, N.	Groningen 1970, Wolters-Noordhoff	geistige Behinderung

Tabelle 4-6: Fortsetzung

Verfahren		Altersbereich (Jahre)	Autoren	Ort und Jahr des Erscheinens, Verlag	Anmerkungen Funktionsbereich
			Entwicklungstests		
Griffiths Entwicklungsskalen	(GES)	0–2,0	Brand, I.	Weinheim 1983, Beltz	
Münchner funktionelle Entwicklungsdiagnostik		0–2,0	Hellbrügge, T., u.a.	München 1978, Urban & Schwarzenberg	
			Neuropsychologische Funktionstests		
Diagnostischer Lesetest zur Frühförderung	(DLF 1–2)	1.–2. Klassen	Müller, R.	Weinheim 1984, Beltz	Lesen
Zürcher Lesetest		2.–3. Klassen	Linder, M., Grissemann, H.	Bern 1984, Huber	Lesen
Rechtschreibtest	(RST 1)	1. Klassen	Rathenow, P., Raatz, U.	Weinheim 1973, Beltz	Rechtschreibung
Deutscher Rechtschreibtest	(DRT 2)	2. Klassen	Ingenkamp, K. (Hrsg.)	Weinheim 1983, Beltz	Rechtschreibung
Deutscher Rechtschreibtest	(DRT 3)	3. Klassen	Ingenkamp, K. (Hrsg.)	Weinheim 1983, Beltz	Rechtschreibung
Deutscher Rechtschreibtest	(DRT 4–5)	4.–5. Klassen	Ingenkamp, K. (Hrsg.)	Weinheim 1970, Beltz	Rechtschreibung
Rechtschreibtest	(RST 8 +)	8. u. höh. Kl.	Damm, H., u. Mitarb.	Weinheim 1965, Beltz	Rechtschreibung
Körperkoordinationstest für Kinder	(KTK)	5–14	Schilling, F.	Weinheim 1974, Beltz	Motorik
Lincoln-Oseretzky-Skala	(LOS KF 18)	5–13,11	Eggert, D.	Weinheim 1971, Beltz	Motorik
Göttinger Formreproduktionstest	(GFT)	6–15,11	Schlange, H., Stein, B., u. Mitarb.	Göttingen 1972, Verlag für Psychologie	Visuomotorik
Frostig-Test der visuellen Wahrnehmung	(FEW)	4–7,11	Lockowandt, O.	Weinheim 1974, Beltz	Visuelle Wahrnehmung
Diagnostikum für zerebrale Störungen	(DCS)	5–20,11	Weidlich, S., Lamberti, G.	Bern 1980, Huber	Visuelle Wahrnehmung
Psycholinguistischer Entwicklungstest	(PET)	3–10	Angermaier, M.	Weinheim 1977, Beltz	Sprache
Heidelberger Sprachentwicklungstest	(HSET)	4–9,11	Grimm, H., Schöler, H.	Braunschweig 1978, Westermann	Sprache
Handdominanztest	(HDT)	6–10,6	Steingrüber, H.-J., Lienert, G. A.	Göttingen 1971, Verlag für Psychologie	Handdominanz

Tabelle 4-7: Psychologische Persönlichkeitdiagnostik

Verfahren		Altersbereich (Jahre)	Autoren	Ort und Jahr des Erscheinens, Verlag	Anmerkungen Funktionsbereich
			Persönlichkeitsfragebögen		
Hamburger Neurotizismus-Extraversions-Skala	(HANES)	8–16	Buggle, F., Baumgärtel, F.	Göttingen 1972, Verlag für Psychologie	Extraversion, Neurotizismus
Angstfragebogen für Schüler	(AFS)	9–17	Wieczerkowski, W.	Braunschweig 1974, Westermann	Prüfungsangst, Manifeste Angst, Schulunlust
Persönlichkeitsfragebogen	(PFK 9–14)	9–14	Seitz, W., Rausche, A.	Braunschweig 1976, Westermann	4 Verhaltensstile, 6 Motive, 5 Selbstbild-Aspekte
High-School-Personality Questionnaire	(HSPQ)	12–18	Schumacher, G., Cattell, R. B.	Bern 1977, Huber	14 Primärfaktoren, 4 Sekundärfaktoren
Hamburger Persönlichkeitsfragebogen für Kinder	(HAPEF-K)	9–13	Wagner, H., Baumgärtel, F.	Göttingen 1978, Verlag für Psychologie	6 Faktoren
Offer-Selbstbildfragebogen für Jugendliche	(OSBF)	13–19	Steinhausen, H.-C.	Berlin 1984, Freie Universität	11 Selbstbildaspekte (Persönlichkeit, Sozialbeziehungen, Sexualität, Familie, Außenwelt)
Freiburger Persönlichkeits-Inventar	(FPI)	ab 15	Fahrenberg, J., u. a.	Göttingen 1970, Verlag für Psychologie	9 Primärfaktoren, 9 Sekundärfaktoren
			Projektive Verfahren		
Rorschach-Test			Rorschach, H.	Bern 1948, Huber	
Sceno-Test			von Staabs, G.	Bern 1964, Huber	
Rosenzweig Picture Frustration Test	(RPFT, Ki.)	6–14	Duhm, E., Hansen, J.	Göttingen 1957, Verlag für Psychologie	
Children's Apperception Test	(CAT)	3–10	Bellak, L. u. S. S., Deutsch: Moog, W.	Göttingen 1949, Verlag für Psychologie	
Thematischer Apperzeptionstest	(TAT)		Revers, W. J.	Bern 1973, Huber	
Familienbeziehungstest	(FBT)		Howells, J. G., Lickorish, J. R.	München/Basel 1972, Reinhardt	

gen und Beurteilungsskalen für kindliche Verhaltensauffälligkeiten. Diese entweder mehrdimensional oder für die Erfassung bestimmter Symptome angelegten Fragebögen haben sich praktisch als Ergänzung der Elternexploration, bei der Diagnostik bestimmter Syndrome sowie in der Bewertung therapeutischer Maßnahmen bewährt. Tabelle 4-8 führt einige der bekannteren Verfahren auf, die allerdings alle keiner deutschen Standardisierung unterzogen worden sind. Im Anhang dieses Kapitels sind einige Beispiele in Bearbeitungen bzw. Übersetzungen durch den Verfasser abgedruckt. (Anhang 4.1 und 4.2).

Derartige Beurteilungsskalen stellen geschlossene Merkmalsysteme und damit eine Klasse von **Verhaltensbeobachtungen** dar. Sie können sich auf eine breite Skala von unterschiedlichsten Verhaltensweisen oder auf ganz spezifische Syndrome wie z. B. das Hyperkinetische Syndrom oder die Anorexia nervosa (vgl. Kap.10 u. 15.3) beziehen. Im Rahmen der Verhaltenstherapie bzw. systematischer Verhaltensbeobachtungen werden diese Merkmalsysteme noch stärker auf kleinste Verhalteinheiten anhand spezifischer Kategoriensysteme reduziert, wobei Interpretationen und Rückgriffe auf implizite Theorien weitgehend angeschlossen werden sollen. So kann z. B. das Ziel einer systematischen Verhaltensbeobachtung das

Tabelle 4-8: Skalen zur Verhaltensbeurteilung

Merkmals-bereich	Bezeichnung	Autor/Quelle
mehrdimensional	Eltern-Fragebogen/Child Scale A	Rutter u. Mitarb. 1970 (s. Anhang 4.1)
mehrdimensional	Lehrer-Fragebogen/Child Scale B	Rutter u. Mitarb. 1970 (s. Anhang 4.2)
mehrdimensional	Eltern-Fragebogen/Child Behavior Checklist	Achenbach 1978, Achenbach und Edelbrock 1979
mehrdimensional	Lehrer-Fragebogen/Child Behavior Checklist	Edelbrock und Achenbach 1984
mehrdimensional	Eltern-Fragebogen/Parent Questionnaire	Conners 1973
mehrdimensional	Lehrer-Fragebogen/Teacher Questionnaire	Conners 1973 (s. Anhang 10.4)
Hyperaktivität	Eltern-Lehrer-Fragebogen (Kurzform)	Conners 1973 (s. Anhang 10.3)

Auftreten automutilativer Handlungen, die Einnäßhäufigkeit, die Häufigkeit von Blickzuwendungen etc. sein. Jedes dieser Ereignisse könnte – auch im Rahmen eines mehrdimensionalen Kategoriensystems – zeitlich im jeweiligen Verhaltensstrom aufgezeichnet und analysiert werden. Derartige hochstrukturierte Methoden der Verhaltensbeobachtung sind in der klinischen Praxis in der Regel eher bei spezifischen verhaltenstherapeutischen Ansätzen angezeigt. Andererseits kann keine Behandlung auf eine Zielorientierung verzichten. Entsprechend spielt auch die freie Verhaltensbeobachtung eine wichtige Rolle in der kinder- und jugendpsychiatrischen Behandlung. Entsprechend fließen Beobachtungen des untersuchenden Arztes oder Psychologen ebenso wie anderer Mitarbeiter des kinder- und jugendpsychiatrischen Teams in den Behandlungsplan eines jeden Kindes oder Jugendlichen ein.

4.2 Methodische Aspekte

Das Gespräch mit Eltern und Kind ist das wichtigste Handwerkszeug des Kinder- und Jugendpsychiaters. Es muß daher hinsichtlich der Art der Durchführung erlernt und erworben werden, wobei für die praktische Anwendung Erkenntnisse der Forschung über Interview- und Gesprächsführung außerordentlich wertvoll und hilfreich sind. Hierzu gehört beispielsweise das Wissen aus der nondirektiven Gesprächsführung, daß ein Gesprächspartner sich leichter äußert, wenn auf der Seite des Interviewers oder Therapeuten die Merkmale **Empathie, Wärme, Echtheit und Konkretheit** realisiert werden (Tausch 1973). Ein derartiger Interviewstil, der durch Sensitivität für die Gefühle des Gegenüber, Anpassung an die Reaktionen des Interviewpartners über Stimmklang, Nicken, Lächeln, Blickkontakt und Körpernähe sowie aufmerksames Zuhören und Einsatz offener Fragen gekennzeichnet ist, führt in der Tat auch im kinderpsychiatrischen Gespräch zu mehr Ausdruck von Emotionen, wie systematische Interviewstudien durch die Arbeitsgruppe von Rutter ergeben haben .

Aber auch hier sollte beachtet werden, daß es eine interindividuell schwankende Reaktionsbreite gibt. Noch dazu läßt sich ein psychiatrisches Gespräch nicht ausschließlich non-direktiv führen, zumal viele faktenorientierte Fragen gestellt werden müssen. Entsprechend sind kombinierte Vorgehensweisen sinnvoll, bei denen offene Fragen mit wenig Zwischenfragen am Anfang des Gesprächs stehen sollten. Damit läßt sich zunächst ein Einblick in die Problematik aus der Sicht der Eltern oder des Kindes ebenso wie in den Stil der Darstellung, die Interaktion und den sprachlichen Ausdruck gewinnen. Dieser offene Stil am Anfang muß dann durch mehr **Aktivität** auf der Seite des Interviewers im Sinne einer systematischen und detaillierten Befragung ergänzt werden, wobei eine klare Vorstellung über Ziele und Wertigkeit der Fragen vorliegen muß. Spezifische Details machen geschlossene Fragen erforderlich. Bei vagen Angaben oder erörterte Problem bzw. Verhalten weiter. So kann die Güte der Partnerbeziehung der Eltern, die für die Entwicklung kinderpsychiatrischer Störungen von großer Bedeutung ist, besser über Fragen nach Ausmaß von Streit, offener Spannung, Trennung, Zuwendung, gemeinsamen Aktivitäten u.ä.m. als durch die direkte Befragung erfaßt werden.

Da die kinderpsychiatrische Diagnostik sich sehr wesentlich auf inner- und außerfamiliäre Beziehungen einerseits sowie Gefühle und Stimmungen andererseits erstreckt, sei noch einmal betont, daß ohne ein überlegtes, verständnisvolles, ermutigendes und einfühlend warmherziges Interviewverhalten wichtige Ziele der Exploration nicht erreicht werden können. Zugleich ist aber auch ein mittleres Ausmaß an Aktivität und Direktheit erforderlich, das weder vom passiven noch vom ständig redenden Interviewer richtig getroffen wird.

Während diese allgemeinen Grundsätze sowohl für das Gespräch mit den Eltern oder erwachsenen Bezugspersonen, wie auch für das Kind im Schulalter gelten, kommen bei Kindern noch einige **spezifische Techniken** zur Anwendung. Hierzu zählt in besonderer Weise der Einsatz von Spieltechniken, der in Abhängigkeit vom Entwicklungs- und Funktionsniveau des jeweiligen Kindes gewählt werden muß. Hier werden Beziehungsprobleme und emotionale Zustände des Kindes möglicherweise eher deutlich als in der Exploration. Hilfsmittel sind dabei z.B. die bereits erwähnten projektiven Techniken in Form der Menschzeichnung, der Zeichnung der Familie in Tieren, der Drei-Wünsche-Probe u.ä.m. Auf diesem Wege werden Hypothesen über die Phantasiewelt des Kindes und Ansätze für das Gespräch mit dem Kind entwickelt. Die dabei mögliche direkte Verhaltensbeobachtung kann durch Beobachtungen in anderen Kontexten ergänzt werden. Hierzu zählen z.B. auch Berichte aus der Schule oder dem Hort. Bei spezifischen Problemen – wie z.B. aggressivem Verhalten in der Klassengemeinschaft – kann die gezielte Verhaltensbeobachtung in dem jeweiligen Setting, also der Schule, wichtig und notwendig sein. Insgesamt stellt die kinder- und jugendpsychiatrische Diagnostik des Kindes hohe Anforderungen an das Engagement und den zeitlichen Aufwand, den der Untersucher einzugehen hat.

Besondere Probleme der Diagnostik können darüber hinaus bei Kindern entstehen, die aus den verschiedensten Gründen schlecht kommunizieren. Hierzu zählen nicht nur Kinder mit sensorischen Behinderungen wie z. B. Hörstörungen oder Stummheit oder mit geistiger Behinderung und Autismus, sondern auch die extrem zurückgezogenen und ängstlich gehemmten sowie depressiven Kinder. Dabei kann die Hemmung auch durch überwältigende Ereignisse und Traumen, wie z.B. Mißhandlungen und sexuellen Mißbrauch, bedingt sein. Für derartige Situationen gilt, daß eine vertrauensvolle Beziehung zwischen Kind und Untersucher hergestellt werden muß, daß Hilfsmittel wie Zeichenmaterialien oder Puppen bereitliegen sollten, und der Untersucher fähig sein muß, sehr flexibel mit seinem diagnostischen Werkzeug umgehen zu können.

Schließlich stellt sich seit dem Aufkommen familientherapeutischer Ansätze, bei denen simultan mit der gesamten Familie therapeutisch gearbeitet wird, die Frage, ob das gemeinsame Familieninterview das herkömmliche Interview mit Eltern bzw. Kind in zunehmendem Ausmaß verdrängen könnte. Ganz zweifelsfrei kann das Familieninterview wertvolle Beiträge zur kinderpsychiatrischen Untersuchung leisten, indem es über die unmittelbare Beobachtung z.B. die Beurteilung von Familienkonzepten und -einstellungen gegenüber dem jeweiligen Problem, die Klarheit der Kommunikation, die Qualität der emotionalen Bindungen und Beziehungen, das Familienklima, den Umgang mit der Außenwelt, die Machtstrukturen innerhalb der Familie und die Problemlösungsfertigkeiten ermöglicht. Es gestattet jedoch nicht die Erhebung der Anamnese, vielmehr spart es diese ebenso wie den individuellen psychopathologischen Befund aus. Trotz anderslautender Konzepte der Familientherapie sind dies jedoch selten verzichtbare Bestandteile einer sorgfältigen Untersuchung psychischer Störungen im Kindes- und Jugendalter, die angesichts der noch mangelnd klar umrissenen Indikation für familientherapeutische Ansätze weiterhin die Säulen der Diagnostik in der Kinder- und Jugendpsychiatrie bleiben. Auch die hier dargelegte psychiatrisch-psychologische Untersuchung ist in sich nicht Selbstzweck, sondern wesentlich auf ein wissenschaftlich geleitetes Verstehen der jeweiligen Problematik und ihre Veränderung durch therapeutische Maßnahmen orientiert.

4.3 Ergänzende Labordiagnostik

Die Labordiagnostik spielt – insgesamt genommen – in der kinder- und jugendpsychiatrischen Untersuchung eine untergeordnete Rolle. Gleichwohl gibt es Indikationen für spezifische diagnostische Maßnahmen, die unverzichtbar sind. Mehrheitlich handelt es sich dabei um die diagnostische Abklärung neurologischer Symptome bzw. Ursachen im Rahmen hirnorganischer Syndrome, die häufig eher in neuropädiatrischen als in kinderpsychiatrischen Abteilungen vorgenommen wird. Eine Zusammenstellung der wichtigsten Verfahren gibt Tabelle 4-9. An dieser Stelle sollen nur einige kommentierende Anmerkungen – ohne detaillierte

Tabelle 4-9: Labordiagnostik

Elektroenzephalographie (EEG)
Echoenzephalographie
bildgebende Verfahren
– Röntgen-Nativaufnahmen (Schädel, Handskelett)
– Röntgen-Kontrastmittelverfahren (Gefäßdarstellung, Myelographie)
– Computertomographie (CT)
– Kernspintomographie (NMR)
– Positronenemissionstomographie (PET)
– Hirnszintigraphie
Liquoruntersuchung
Elektromyographie (EMG)
Nervenleitgeschwindigkeit (NLG)
Muskel- und Nervenbiopsie
Chromosomenanalyse
Stoffwechseluntersuchungen (z. B. Aminosäuren-Screening)
Audiometrie

Abhandlung der jeweiligen Technik – zu den einzelnen Verfahren gemacht werden.

Das **Elektroenzephalogramm** (EEG) zur Erfassung der hirnelektrischen Aktivität hat den Schwerpunkt der Indikation in der Diagnostik und Therapiekontrolle der Epilepsien. Darüber hinaus leistet das EEG wichtige Beiträge zur Reifungsdiagnostik des Gehirns bei spezifischen Entwicklungsverzögerungen und Teilleistungsstörungen. Schließlich spielt das EEG im Verbund mit anderen Verfahren eine Rolle in der Diagnostik von organischen Psychosyndromen, die durch entzündliche Prozesse, Tumoren, Gefäßanomalien, Stoffwechselstörungen, Traumen oder degenerative Prozesse des Gehirns bedingt sind. Die **Echoenzephalographie**, die auf der unterschiedlichen Reflektion einer Ultraschallwelle durch verschiedene Gewebe wie Knochen, Gehirn und Liquor beruht, eignet sich zur Untersuchung raumfordernder Prozesse (z. B. Tumoren, Zysten, Hämatome) und der Ventrikel des Gehirns. Die Methode ist trotz ihrer Vorteile – keine subjektive Beeinträchtigung des Patienten, geringe Kosten – in ihrer Indikationsbreite eingeschränkt und durch das aussagekräftigere Computertomogramm weitgehend zurückgedrängt.

Röntgenübersichtsaufnahmen des Schädels gestatten die Beurteilung von Form und Größe, Knochennähten, Kalkgehalt und Struktur der Schädelkalotte, intrakranielle Verkalkungen, Fehlbildungen, Knochendestruktionen und Verletzungsfolgen sowie Asymmetrien. Ihr Indikationsspektrum kann entsprechend weit gestellt werden, wobei Zielaufnahmen spezifische Abklärungen wie die Darstellung der Schädelbasis (z. B. bei Verdacht auf Fraktur oder basisnahe Tumoren), der Sella oder anderer Regionen leisten können. In der Röntgenuntersuchung des Schädels oder des Handskeletts (zur Erfassung des Knochenalters) jedoch eine unverzichtbare Routinemaßnahme der Kinder- und Jugendpsychiatrie zu sehen, würde eine Überschätzung des organischen Faktors einerseits und ein Abweichen von dem Grundsatz einer indikationsbezogenen Diagnostik in der Kinder- und Jugendpsychiatrie andererseits bedeuten.

Entsprechend kommen **Röntgen-Kontrastmittelverfahren** wie die Angiographie zur Darstellung von Hirngefäßen bei Verdacht auf Gefäßmißbildungen bzw. Tumoren oder andere raumfordernde Prozesse oder die Myelographie zur Darstellung von Veränderungen des Spinalkanals des Rückenmarks durch Tumoren nur bei den entsprechenden, im Kindes- und Jugendalter eher selteneren Indikationen zur Anwendung. Die für die Patienten subjektiv unangenehme Luftenzephalographie ist heute weitgehend verzichtbar, zumal weniger belastende und risikoträchtige diagnostische Verfahren zur Verfügung stehen.

Diese bestehen in erster Linie in der Technik der **Computertomographie**, bei der Röntgenstrahlenbündel in verschiedenen Schichten durch den Körper geschickt, elektronisch verstärkt und mittels Computertechnik gespeichert werden. Diese Technik vermittelt bei minimaler Strahlenbelastung und geringem Zeitaufwand äußerst informationsreiche Bilder. In Form der kranialen, d. h. auf den Kopf bezogenen Computertomographie können z. B. Tumoren und andere raumfordernde Prozesse oder Atrophien dargestellt werden. Eine Weiterentwicklung dieser Technik stellt die **Kernspintomographie** (oder Magnetresonanztomographie) mit ähnlichem Indikationsspektrum dar. Die jüngste Stufe der Entwicklung, die **Positronenemissionstomographie** gestattet sowohl eine strukturelle wie auch eine funktionelle Hirndiagnostik über die Erfassung der Verteilung radioaktiv markierter Substanzen im Hirnstoffwechsel. Diese Methode steht klinisch angesichts des enormen Kostenaufwandes nur vereinzelt zur Verfügung. Inwieweit sie auch bei Fragen der kinder- und jugendpsychiatrischen Diagnostik grundsätzlich neue Aufschlüsse erbringen wird, muß sich erst noch erweisen. Schließlich werden auch bei der in der Klinik schon seit geraumer Zeit eingeführten Methode der **Hirnszintigraphie** radioaktiv markierte Substanzen mit geringer Strahlenbelastung injiziert. Die Indikation kann ebenfalls bei Verdacht auf raumfordernde Prozesse oder Gefäßmißbildungen gegeben sein, wenngleich die methodischen Grenzen den Stellenwert dieses Verfahrens ebenfalls zugunsten der Computertomographie eingeschränkt haben.

Die Analyse des **Liquors** hinsichtlich Farbe, Zellzahl, Eiweiß- und Glukosegehalt, Viren- bzw. Erregernachweis ist wesentlich für die Diagnostik von Entzündungen, aber auch von Blutungen, Tumoren und anderen selteneren Erkrankungen des ZNS. Einige neuromuskuläre Erkrankungen bedürfen einer Abklärung durch **Elektromyographie**, d. h. der Aufzeichnung elektrischer Muskelpotentiale, bzw. der **Muskel- und Nervenbiopsie**, einer chirurgischen Entnahme eines kleinen Stückes der Muskulatur bzw. von einem Hautnerv mit anschließender histologischer Analyse der Zellstruktur.

Schließlich sind **Chromosomenanalysen** und die **Analyse von Stoffwechselstörungen** besonders bei der ätiologischen Abklärung von Oligophrenien und unspezifischen Entwicklungsverzögerungen indiziert. Hier wie auch bei isolierten Sprachentwicklungsverzögerungen ist darüber hinaus die **Audiometrie** häufig angezeigt.

Literatur

Achenbach, T.: The Child Behavior Profile: I. Boys Aged 6-11. J. Cons. and clin. Psychol. 46 (1978) 478.

Achenbach, T.: The Child Behavior Profile: II. Boys Aged 12-16. J. Cons. and clin. Psychol. 47 (1979) 223-233.

Conners, C. K.: Rating Scales for Use in Drug Studies with Children. Psychopharmacology Bulletin – Special Issue, National Institute of Mental Health, Washington 1973.

Cox, A., K. Hopkinson, M. Rutter,: Psychiatric interviewing techniques. II. Naturalistic study: Eliciting factual information. Brit. J. Psychiat. 138 (1981a) 283-291.

Cox, A., M. Rutter, D. Holbrook: Psychiatric interviewing techniques. V. Experimental study: Eliciting factual information. Brit. J. Psychiat. 139 (1981 b) 29-37.

Cox, A., D. Holbrook, M. Rutter: Psychiatric interviewing rechniques. VI. Experimental study: Eliciting feelings. Brit. J. Psychiat. 139 (1981 c) 144-152.

Edelbrock, C., T. Achenbach: The teacher version of the child behavior profile: I. boys aged 6-11. J. Cons. Clin. Psychol. 52 (1984) 207-217.

Hill, P.: The diagnostic interview with the individual child. In: Rutter, M., L. Hersov (eds.): Child psychiatry, modern approaches. 2nd. ed., Blackwell, Oxford, 1985.

Hopkinson, K., A. Cox, M. Rutter,: Psychiatric interviewing techniques. III. Naturalistic study: Eliciting feelings. Brit. J. Psychiat. 138 (1981) 406-415.

Michaelis, R., R. Dopfer, W. Gerbig, P. Dopfer-Feller, M. Rohr: I. Die Erfassung obstetrischer und postnataler Risikofaktoren durch eine Liste optimaler Bedingungen. Mschr. Kinderheilk. 127 (1979) 149-155.

Rutter, M., A. Cox: Psychiatric interviewing techniques. I. Methods and measures. Brit. J. Psychiat. 138 (1981) 273-282.

Rutter, M., A. Cox, S. Egert, D. Holbrook, B. Everitt: Psychiatric interviewing techniques. IV. Experimental study: Four contrasting styles. Brit. J. Psychiat. 138 (1981) 456-465.

Rutter, M., J. Tizard, K. Whitemore: Education, health and behaviour. Longman, London 1970.

Steinhausen, H.-C.: Handbuch für den Offer-Selbstbild-Fragebogen für Jugendliche von D. Offer, E. Ostrov und K.I. Howard. Abteilung für Psychiatrie und Neurologie des Kindes- und Jugendalters, Freie Universität Berlin, Berlin 1985.

Tausch, R.: Gesprächspsychotherapie. Hogrefe, Göttingen 1973.

Touwen, B.C.L.: Die Untersuchung von Kindern mit geringen neurologischen Funktionsstörungen. Thieme, Stuttgart 1982.

II

Spezielle Kinder- und Jugendpsychiatrie

5 Geistige Behinderung

Die geistige Behinderung ist die häufigste psychische Störung bei Kindern und Jugendlichen. Synonyme sind Oligophrenie und Geistesschwäche. Der in der älteren deutschsprachigen Literatur vorherrschende Begriff des Schwachsinns sollte wegen seiner negativen Bedeutung in der Umgangssprache zunehmend aus der psychiatrischen Terminologie getilgt werden. Die englischsprachigen Bezeichnungen sind „mental retardation“ bzw. „mental deficiency“. Der Begriff der „mental retardation“ ist eine beispielhaft positive Formulierung, zumal er die realen relativen Entwicklungsveränderungen bei einem Teil der geistig Behinderten mit einbezieht.

Definition

Gemäß gleichlautenden Definitionen der Weltgesundheitsorganisation und der American Association of Mental Deficiency bezieht sich der Begriff der geistigen Behinderung auf eine unterdurchschnittliche allgemeine Intelligenz, die während der Entwicklungsperiode entsteht und mit einer Beeinträchtigung des adaptiven Verhaltens verbunden ist. Diese Definition enthält drei wesentliche Bestandteile, nämlich die Begriffe der Intelligenz, der Entwicklungsperiode und des adaptiven Verhaltens. Mit dem Bezug auf den Begriff der Intelligenz soll festgestellt werden, daß bei der geistigen Behinderung eine Beeinträchtigung von Problemlösefertigkeiten vorliegt. Der Hinweis auf den Zeitpunkt der Entstehung der geistigen Behinderung betont die besondere Wertigkeit des lebensgeschichtlichen Zeitraums von Kindheit und Jugend für die Entstehung der geistigen Behinderung. Schließlich wird mit dem Begriff des adaptiven Verhaltens die über die Beeinträchtigung der Intelligenz hinausgehende Begrenzung von Lebensbewältigungstechniken und sozialen Fertigkeiten angesprochen.

Die Oligophrenien stellen damit eine Sammelbezeichnung für eine Vielzahl ätiologisch sehr unterschiedlicher Minderungen der Intelligenz dar. Der geistig Behinderte erfährt Beeinträchtigungen hinsichtlich der Entwicklung eines eigenen Bildes von der Umwelt, des Vorstellungsschatzes und des logischen Denkvermögens. Er hat sogleich einen Mangel an sozialer Anpassung. Aus seiner fehlenden eigenständigen und altersgemäßen Lebensbewältigung wird die juristische Position der Unmündigkeit und das Fürsorgebedürfnis abgeleitet. Ähnlich führt die Feststellung einer Beeinträchtigung des Lernens zur Ableitung des pädagogischen Standpunktes von der Sonderschulbedürftigkeit.

Die Oligophrenien müssen in erster Linie von den Demenzen abgegrenzt werden, die einen umschriebenen Abbauprozeß bereits ausgebildeter und entwickelter Intelligenzfunktionen bezeichnen. Diese treten beispielsweise in Kontext organischer Psychosyndrome oder auch bei neurodegenerativen und genetisch-metabolischen Störungen auf. Im Rahmen organischer Psychosyndrome kann es auch zu vorübergehenden Intelligenzminderungen kommen, die ebenfalls von den Oligophrenien unterschieden werden müssen. Schließlich sind die Oligophrenien von den Teilleistungsschwächen zu differenzieren, bei denen es zu isolierten Ausfällen einzelner Funktionsbereiche bzw. spezifischen Entwicklungsverzögerungen bei normaler allgemeiner Intelligenz kommt.

Klassifikation

Für die Klassifikation der Oligophrenien sind eine Vielzahl von Systemen und Kriterien, z.B. nach klinischen oder ätiologischen Gesichtspunkten, nach dem Zeitpunkt der Schädigung u.ä.m., vorgeschlagen worden. Praktisch am weitesten verbreitet ist die von der Weltgesundheitsorganisation und der American Association of Mental Deficiency gleichsinnig vorgenommene Einteilung nach dem Grad der Intelligenzminderung (Tab. 5-1).

Diesen vier Schweregradstufen der geistigen Behinderung entsprechen auch unterschiedliche Anpassungsmöglichkeiten. Während für die zahlenmäßig sehr viel größere Gruppe der Lernbehinderten (IQ = 70-85) gilt, daß sie bei angemessener Ausbildung einer normalen Berufstätigkeit in mehrheitlich einfachen Tätigkeitsfeldern nachgehen und mehrheitlich auch Ehen eingehen und Familien gründen können, erfahren die geistig

Tabelle 5-1: Klassifikation der geistigen Behinderung nach dem Kriterium der Intelligenz (IQ)

geistige Behinderung	mental retardation	IQ
leichte	mild	50–70
mittelgradige	moderate	35–49
schwere	severe	20–34
schwerste	profound	0–19

Behinderten hinsichtlich dieser Bereiche des adaptiven Verhaltens Einschränkungen. Für die leicht geistig Behinderten (IQ = 70-50) gilt, daß sie bei entsprechender Überwachung ihrer sozialen und materiellen Belange durch Dritte eine Berufsfähigkeit im Sinne sehr einfacher Tätigkeiten erwerben können. Vielfach ist schon bei dieser Gruppe von Behinderten die längerfristige Betreuung in einer beschützenden Werkstatt bzw. einer besonderen Einrichtung erforderlich. Die mittelgradig geistig Behinderten (IQ = 49-35) sind immer von familiärer und institutioneller Fürsorge abhängig und können einfache Tätigkeiten nur in beschützenden Werkstätten realisieren. In der Regel haben sie sehr wenige soziale Kontakte. Sie verfügen über Fertigkeiten der Selbsthilfe und Selbstversorgung unter entsprechender Anleitung bzw. Rehabilitation. Patienten mit einer schweren geistigen Behinderung (IQ = 34-20) sind mehrheitlich institutionalisiert, zumal sie eine konstante Überwachung benötigen. Sie zeigen wenig eigenständiges Verhalten und ausgeprägte Kommunikationsmängel. Schließlich sind die schwerstgeistig Behinderten (IQ = 19-0) überwiegend Pflegefälle mit nur sehr begrenzter statomotorischer Entwicklung. In einer sehr groben Entwicklungsabschätzung kann man den leicht geistig Behinderten ein erreichbares Entwicklungsalter von 15 Jahren, den mittelgradig und schweren geistigen Behinderungen ein erreichbares Entwicklungsalter von sechs Jahren und den schwersten Formen ein erreichbares Entwicklungsalter von ca. 18 Monaten zuordnen.

Die Klassifikation der geistigen Behinderung nach dem Kriterium der Intelligenzminderung ist jedoch auch nicht frei von Problemen. Kritisch angemerkt werden muß, daß Intelligenztests immer nur eine begrenzte Stichprobe von Aufgaben aus dem Bereich des Problemlösungsverhaltens erfassen. Als Konsequenz sind daher für die Bestimmung der geistigen Behinderung mehrere Kriterien zu fordern. Ferner ist festzustellen, daß die tatsächliche soziale Einordnung und Entwicklung nicht immer dem Intelligenzniveau entspricht. Die Grenzwerte der Intelligenzminderung sind willkürlich gesetzt, wobei die gegenwärtige Übereinkunft, einen IQ = 70 als Grenzwert zu betrachten, auf der Überlegung beruht, Extremwerte als Abweichungen von mindestens zwei Standardabweichungen vom Mittelwert zu betrachten. Diese auch bei anderen biologischen Verteilungen getroffene Vereinbarung berücksichtigt im Fall der geistigen Behinderung einen Mittelwert von IQ = 100 mit einer Standardabweichung von IQ = 15 bei den gebräuchlichen Intelligenztests. Weiter ist festzustellen, daß die Einteilung der Grade der geistigen Behinderung auf den sogenannten Staffeltests beruhen. Mit diesen Tests zur Erfassung des Entwicklungsalters sind erhebliche Probleme der Metrik verknüpft. Die ungleichen Streuungen auf verschiedenen Altersstufen - die mit dem Alter wachsen – führen dazu, daß zwei gleichlautende Intelligenzquotienten nicht vergleichbar sind, zumal sie aus verschiedenen Verteilungen stammen. Wenngleich diese Problematik durch die Entwicklung des sogenannten Abweichungs-IQ, bei dem auf jeder Altersstufe jeweils eine gleiche Standardabweichung von IQ = 15 vorliegt, weitgehend gelöst worden ist, müssen auch diese neueren Testverfahren (z.B. die verschiedenen Formen des Hamburg-Wechsler-Intelligenztests) einer Kritik unterzogen werden. Sie liefern in der Regel relativ wenig Information, zumal sie nur einen Faktor der allgemeinen Intelligenz erfassen und damit ein überholtes Intelligenzkonzept repräsentieren, das differentielle Intelligenzfaktoren unberücksichtigt läßt. Diese Verfahren gestatten darüber hinaus, keine genügende Differenzierung der Intelligenzminderung und führen damit zu großen Meß- und Schätzfehlern.

Diese kritischen Überlegungen haben zur Entwicklung differentieller Tastbatterien für die Population geistig Behinderter geführt. Das bekannteste Beispiel ist die Testbatterie für geistig behinderte Kinder (TBGB, Bondy u. Mitarb. 1969), die in zwei Untertests jeweils die Intelligenz sowie in weiteren Untertests den passiven Wortschatz, die Merkfähigkeit sowie die Fein- und Grobmotorik erfaßt. Diese Form der Diagnostik relativiert zwar die Wertigkeit der oben geschilderten Klassifikationsgesichtspunkte, nimmt andererseits jedoch ansatzweise auf den Aspekt der förderungsbezogenen individuellen Diagnostik besser Bezug.

Hinsichtlich des bereits in der Definition der geistigen Behinderung herausgestellten adaptativen Verhaltens sei auf die von Sloan und Birch (1955) vorgenommene Klassifikation verwiesen, die in Tabelle 5-2 dargestellt ist. Auch hier werden vier unterschiedliche Schweregrade der Beeinträchtigung des relativen Verhaltens klassifiziert, wobei auf Fertigkeiten wie Sensomotorik, Kommunikation, Selbsthilfe, Sozialverständnis u.ä.m. Bezug genommen wird.

Häufigkeit

Angaben über die Häufigkeit der geistigen Behinderung in internationalen Statistiken schwanken. Der Anteil der geistig Behinderten an der Gesamtbevölkerung beträgt sicher weniger als 1% (Thimm 1988). Die Schwankungen in den Statistiken können mit den Problemen der mangelnden statistischen Erfassung jeweils in Familien, Heimen oder Anstalten, der Problematik von Mehrfachbehinderungen sowie den unterschiedlichen Klassifikationssystemen begründet werden, bei denen teilweise Lernbehinderte eingeschlossen wurden.

Echte Häufigkeitsunterschiede bestehen hinsichtlich der Dominanz von Land- gegenüber Stadtgebieten, Unterschicht gegenüber Mittelschichtpopulationen, Jungen gegenüber Mädchen sowie einer Häufung im Altersbereich der 10- bis

Tabelle 5-2: Klassifikation der geistigen Behinderung nach dem adaptiven Verhalten (Spreen 1978)

Stufe	Vorschulalter (0–5 Jahre) Reifung und Entwicklung	Schulalter (6–21 Jahre) Erziehung und Bildung	Erwachsenenalter (über 21 Jahre) Soziale und berufliche Zulänglichkeit
1	grober Entwicklungsrückstand; minimale Fähigkeit zu Leistungen im sensorisch-motorischen Bereich; benötigt Krankenhausfürsorge	einige motorische Entwicklung vorhanden; Selbsthilfetraining ohne Erfolg; braucht vollständige Fürsorge	einige motorische und sprachliche Entwicklung; völlig unfähig zur Selbsterhaltung; braucht komplette Pflege und Aufsicht
2	schlechte motorische Entwicklung; Sprache minimal; im allgemeinen unfähig, Selbsthilfe zu erlernen; geringe oder fehlende Kommunikationsfähigkeit	kann sprechen oder Kommunikationsfertigkeiten erlernen; kann in einfachen Gesundheitsgewohnheiten angelernt werden; kann keine funktionellen schulischen Fertigkeiten erwerben; lernt mit Hilfe von systematischer Verhaltensmodifikation („trainierbar")	kann teilweise zum Selbstunterhalt beitragen unter ständiger Aufsicht; kann bis zu minimal nützlichem Grade Selbstverteidigungsfähigkeiten in kontrollierter Umgebung erwerben
3	kann sprechen und Kommunikationsfähigkeiten erlernen; schlechtes Sozialverständnis; ausreichende motorische Entwicklung; kann Selbsthilfe erlernen; kann unter mäßiger Aufsicht fertig werden	kann funktionelle schulische Fähigkeiten etwa bis zum Niveau des 4. Schuljahrs im späten Reifealter erwerben, wenn er Zugang zur Sonderschule hat („erziehbar")	fähig zum Selbstunterhalt in ungelernten oder angelernten Berufen; braucht Aufsicht und Hilfe, wenn er unter leichtem sozialen oder ökonomischen Streß steht
4	kann soziale und Kommunikationsfähigkeiten erwerben; minimaler Rückstand im sensorisch-motorischen Bereich; von normalen Kindern erst im späteren Alter unterscheidbar	kann schulische Fähigkeiten bis etwa zum 6. Schuljahr im späteren Reifealter erwerben. Fähigkeiten zur Oberstufe fehlen. Braucht Schulhilfe, besonders im späteren Schulalter („erziehbar")	mit ausreichender Bildung und Lehre fähig zu sozial und beruflich adäquater Leistung; braucht häufig Aufsicht und Hilfe bei schwerem sozialen oder ökonomischen Streß

14jährigen. Hinsichtlich der sozioökonomischen Häufigkeitsunterschiede ist unklar, inwieweit Belastungen, die aus der sozialen Umwelt stammen oder aber der soziale Abstieg als Folge der Intelligenzbelastung für die Konzentration von Behinderten in den unteren sozialen Schichten verantwortlich sind. Die Betonung des männlichen Geschlechts dürfte wahrscheinlich mit der höheren biologischen Vulnerabilität von Jungen zusammenhängen. Der Prävalenzgipfel im Jugendalter kann sowohl auf diagnostische Probleme der Früherkennung im Kleinkindalter wie auch auf die relativ bessere soziale Anpassung im Erwachsenenalter oder verminderte Lebenserwartung bei einigen Syndromen zurückgeführt werden.

Hinsichtlich des Schweregrades und der Häufigkeit der verschiedenen Formen der geistigen Behinderung besteht eine umgekehrte Proportionalität: Von einer schweren Oligophrenie werden geringere Anteile der Bevölkerung als von einer mittelgradigen bzw. leichten Oligophrenie betroffen.

Ätiologie

Eine an den Ursachen orientierte Einteilung der Oligophrenien stellt die für den Kliniker befriedigendste Klassifikation dar. Eine Einteilung kann nach dem Gesichtspunkt bekannter und unbekannter Ätiologien vorgenommen werden. Eine entsprechende Klassifizierung ist in Tabelle 5-3 vorgenommen.

Tabelle 5-3: Einteilung der Oligophrenien nach der Ätiologie

Oligophrenien mit bekannter Ätiologie
- exogene Verursachung durch prä-, peri- oder postnatale Hirnschädigung
- Chromosomenaberrationen
  - Störung der Autosomen
  - Störung der Gonosomen
- metabolisch bedingte Oligophrenien
- erblich syndromatische Formen

Ätiologisch unklare Oligophrenien

Statt einer vollständigen Abhandlung sämtlicher bekannter **Ätiologien** und **Syndrome** (vgl. Anhang 5.1) sollen an dieser Stelle einige generelle Anmerkungen zu den verschiedenen ätiologischen Gruppen gemacht werden. Hinsichtlich der **exogenen Verursachung** ist festzustellen, daß pränatale Schädigungen durch virale oder infektiöse Noxen (z. B. Röteln, Toxoplasmose, Lues, Listeriose, Zytomegalie), Intoxikationen (Alkohol, Medikamente, Drogen), Hypoxie, Strahlenschäden etc. nicht regelmäßig zu Oligophrenien führen. Hier ist vielmehr der Zeitpunkt der Schädigung und eine eventuelle Disposition bedeutsam. Typische perinatale Schädigungsmöglichkeiten sind Frühgeburt, niedriges Geburtsgewicht, Blutungen, Asphyxie oder Geburtstraumen. Bedeutsame postnatale Risikofaktoren stellen die Neugeborenenerythroblastose, chronische schwere Ernährungsstörung, Enzephalitiden und Meningitiden sowie Hirntraumen dar.

Hinsichtlich der **chromosomalen Störungen** ist festzustellen, daß nur ein kleiner Anteil der tatsächlich in der Frühschwangerschaft angelegten chromosomalen Störungen mit Lebensfähigkeit einhergehen. Sofern es zum Austragen der Schwangerschaft und zur Geburt kommt, ist das betroffene Kind fast immer intelligenzgemindert. Klassifikatorisch kann zwischen Störungen der Autosomen und Störungen der Gonosomen unterschieden werden. Ein typischer Repräsentant einer Störung der Autosomen ist das Down-Syndrom. Hier ist es aufgrund der Tatsache, daß bei einer Reifeteilung die beiden Chromosomen Nr. 21 nicht ordnungsgemäß auseinandergerückt, sondern in einer Eizelle verblieben sind, zur sogenannten Trisomie 21 gekommen. Für die Manifestation dieser Störung ist das Alter der Mutter bei Geburt nicht bedeutungslos, zumal mit dem Alter von 35 bis 40 Jahren der Risikofaktor um das 10- bis 20fache ansteigt. Bei den verschiedenen Störungsmanifestationen der Gonosomen – wie z. B. dem Turner-Syndrom (X 0-Konstellation der Geschlechtschromosomen) oder dem Klinefelter-Syndrom (XXY) ist die geistige Behinderung zwar nicht obligat, jedoch gehäuft zu beobachten.

Das Prinzip der **metabolisch bedingten Oligophrenien** besteht immer darin, daß es durch einen genetisch bedingten Enzymdefekt zu einer Ansammlung von pathogenen Stoffwechselprodukten kommt. Meist ist der Erbgang autosomal-rezessiv. Ein klassisches Beispiel für diese Störung ist die Phenylketonurie, eine Störung im Aminosäurestoffwechsel. Träger eines mutierten Gens auf einem Autosom, die sogenannten Heterozygoten, sind klinisch gesund. Aus der Verbindung von zwei heterozygoten Eltern können mit einer Wahrscheinlichkeit von 25% Kinder erkranken. Im Fall der Phenylketonurie handelt es sich um einen Defekt des Enzyms Phenylalaninhydroxilase.

Bei den erblichen und syndromatischen Formen tritt die Oligophrenie in Kombination mit funktionellen Störungen motorischer Art, anatomischen Fehlbildungen des Gehirns, verschiedenen Hautaffektionen oder Augenleiden auf. Viele dieser Syndrome sind familiär gehäuft und nehmen einen progredienten Verlauf. Hinsichtlich der zweiten Großgruppe der ätiologisch unklaren Oligophrenien ist festzustellen, daß sie etwa 75 bis 80% aller geistigen Behinderungen ausmachen. Dabei ist fraglich, ob soziokulturelle Faktoren für diese Gruppe der unklaren Ursachen verantwortlich gemacht werden können. Eine familiäre Häufung und Belastung ist bei leichten geistigen Behinderungen häufiger als bei schweren Formen anzutreffen, bei denen organische Faktoren in der Pathogenese dominieren. Erbgenetische Faktoren können insofern nicht unbedeutend sein, als die Konkordanz der Intelligenz für eineiige Zwillinge fast 100% und für zweieiige Zwillinge nur 30 bis 50% beträgt. Im vermehrten Vorkommen einer geistigen Behinderung bei Zwillingen ganz allgemein und der hohen Konkordanzrate bei zweieiigen Zwillingen liegen Hinweise auf wirksame Umweltfaktoren im Sinne von Risikofaktoren aufgrund der Zwillingsschwangerschaft vor. Die höhere Konkordanzrate für eineiige Zwillinge spricht hingegen für wirksame Anlagefaktoren. Denkbar ist schließlich auch ein Prozeß der Wechselwirkung zwischen Umweltfaktoren und der Reifung des zentralen Nervensystems. Befunde der psychosozialen Deprivation bei Kindern wie auch vor allem experimentelle Untersuchungen an Tieren zeigen, daß mangelnde Anregung in der frühen Kindheit zu einer mangelnden Differenzierung und Substratschädigung des Hirns führen. Gleichwohl muß jede Theorie einer soziokulturellen Pathogenese sich mit dem kritischen Argument auseinandersetzen, daß bei relativ gleichen äußeren Lebensverhältnissen innerhalb sozioökonomisch deprivierter Familien nicht alle Kinder gleichmäßig beeinträchtigt werden.

Psychopathologie

Trotz beträchtlicher Variationen der Schätzwerte für psychiatrische Störungen bei geistig Behinderten in der internationalen Literatur kann festgestellt werden, daß die Rate psychiatrischer Störungen bei dieser Klientel deutlich höher als bei normal Intelligenten ist. Geistig Behinderte haben ein um 3- bis 4mal höheres Risiko für eine psychiatrische Störung (vgl. Steinhausen 1988). Bei den leichten Formen der geistigen Behinderung ist das Spektrum psychiatrischer Störungen dem bei Normalintelligenz relativ ähnlich. Es dominieren emotionale und dissoziale Störungen. Ferner werden Persönlichkeitsabweichungen und Entwicklungsstörungen diagnostiziert. Bei den schweren Formen der geistigen Behinderung sind organische Psychosyndrome, Hyperkinetische Syndrome, Psychosen, Stereotypien und autistische Syndrome vorherrschend und typisch. Hier ist der organische Hirnschaden die Ursache für die psychiatrische Störung, wie beispielsweise aus der Verhaltensbesserung nach Hemisphärektomie bei infantiler Hemiplegie bzw. Epilepsie geschlossen werden kann. Gleichwohl sind aber auch weitere Faktoren wirksam, die in der sozialen Ablehnung, intrafamiliären Störungen bzw. Störungen der sozialen Beziehung, niedrigem Sozialstatus, institutioneller Deprivation und Kommunikationsstörungen begründet sind. Diese Faktoren scheinen jedoch nur additiv zu wirken, zumal ein organischer Substratschaden auch bei der Form einer leichten geistigen Behinderung weiterhin erschwerend wirksam wird.

Vor der Annahme einer spezifischen Beziehung zwischen bestimmten Formen einer geistigen Behinderung und einer besonderen Verhaltens- und Persönlichkeitscharakteristik muß gewarnt werden. Eine Stereotypisierung der Psychopathologie – etwa im Sinne der Feststellung, daß alle Kinder mit Down-Syndrom liebenswert und freundlich seien – wird weder den Spezifika der Diagnostik noch der therapeutischen Maßnahmen gerecht. Besondere Probleme bestehen hinsichtlich einer Reihe von speziellen psychopathologischen Phänomenen bei geistiger Behinderung (vgl. Steinhausen 1988). Hierzu zählen der häufig koexistente Autismus, die desintegrativen und schizophrenen Psychosen, die affektiven Psychosen, Hyperaktivität und Aufmerksamkeitsstörung, Stereotypien und Automutilationen, Enuresis und Enkopresis, Eßstörungen sowie Auffälligkeiten im Bereich der Psychomotorik, Stimmungen, Affekte und Triebfunktionen.

Diagnostik

Eine vollständige Untersuchung eines geistig behinderten Kindes oder Jugendlichen umfaßt eine sorgfältige Anamnesenerhebung sowie Untersuchungen auf mehreren Ebenen. Hierzu gehören der intern-neurologische Status, der psychopathologische Status (vgl. Steinhausen 1988), die neuropsychologische Testdiagnostik sowie eine Reihe von apparativen und laborgestützten Untersuchungen. Bei entsprechender Indikation kann auch eine körperliche Untersuchung von Eltern und Geschwistern, z.B. zur Identifizierung von Heterozygoten oder anderen Krankheitsträgern, erwogen werden. Ein Schema des Untersuchungsganges ist in Tabelle 5-4 dargestellt. Eine ausführliche Abhandlung der klinischen Diagnostik und Früherkennung geben Neuhäuser und Steinhausen (1988). Schwerpunkte für einige klinische Störungsbilder ergeben sich je nach dem Grad der Komplexität. Mehrfachbehinderungen unter Einschluß einer geistigen Behinderung bedürfen besonders einer mehrdimensionalen diagnostischen Abklärung.

Die neuropsychologische Testdiagnostik sollte weniger normorientierte Anwendungsverfahren als niveauspezifische Testinstrumente berücksichtigen, um vor allen Dingen förderungsrelevante Befunde zu ermitteln (vgl. Bremer-Hübler u. Eggert, 1988).

Tabelle 5-4: Übersicht der klinischen Diagnostik bei geistiger Behinderung

Anamnese

Familienanamnese (Eltern, Geschwister, Großeltern)
spontane Aborte, Gestationsalter, Totgeburten, Tod im frühen Erwachsenenalter, Inzest-Verhältnisse, Vorkommen geistiger Behinderung, Mißbildungen, neurologische Krankheiten

Schwangerschaft, Geburt und Neonatalperiode
mütterliche Risikofaktoren, Unfälle, Narkose, Krankheiten, EPH-Gestose, Pharmaka, Alkohol, Nikotin, Röntgenstrahlen, Gewichtszuwachs in der Schwangerschaft, fetale Bewegungen, Blutungen, Geburtsverlauf und -gewicht

Entwicklung (Geschwistervergleich)
progressiver Abbau, Entwicklungsstillstand, Teilbereiche vs. Gesamtentwicklung

Krankheitsanamnese
Traumen, Konvulsionen, Infektionen des ZNS

Untersuchungen

Intern-neurologischer Status
einschließlich: Größe, Gewicht, Kopfumfang und Kopfform, Minor-Anomalien und Dysmorphien, Pigmentierungen, Hautveränderungen, Dermatoglyphen

Neuropsychologischer Status

Psychopathologischer Status

Körperliche Untersuchung von Eltern und Geschwistern
bei entsprechender Indikation

Zusatzuntersuchungen

Sprach- und Hörprüfungen, EEG, Tomographie, biochemische Untersuchungen, insbesondere Aminosäuren u.a. Stoffwechsel-Parameter; serologisch-immunologische Untersuchungen, Hormonanalysen, Liquoruntersuchung, Chromosomenanalysen, Biopsien

Prävention und Behandlung

Grundsätzlich gilt auch bei der geistigen Behinderung die Feststellung, daß eine Prävention besser als jegliche Therapie ist. Präventionsmöglichkeiten bestehen in der frühen Erfassung, klinischen Diagnostik und Therapieeinleitung (vgl. die ausführliche Darstellung bei Warnke 1988). Prävention kann sich somit in der frühen Entwicklungsphase nur auf die Erkennung bzw. Vermeidung aller prä-, peri- und postnatalen Schäden aus der Umwelt beziehen. Das Ziel ist also beispielsweise die Verhinderung von Hypoxie, Infektionen oder Traumen. Spezifische präventive Maßnahmen stellen das Aminosäuren-Screening bei Neugeborenen auf Stoffwechselstörungen wie die Phenylketonurie, die Fruchtwasseranalyse durch Amniozentese während der Schwangerschaft und auch die genetische Beratung zur Schwangerschaftsverhütung – beispielsweise über die Identifizierung von Heterozygoten – dar. Auch die prophylaktische Immunisierung von jugendlichen Mädchen gegen Röteln zur Verhinderung der Rötelnembryopathie, der Blutaustausch bei der Neugeborenenerythroblastose zur Prophylaxe eines Kernikterus und schließlich sogar die phenylalaninfreie Nahrung bei der Phenylketonurie zur Verhinderung von Schädigungen am zentralen Nervensystem stellen präventive Maßnahmen dar.

Eine Prävention psychiatrischer Störungen kann sich nur auf nicht-organische Einflußgrößen beziehen. So könnte durch die Verhinderung sozialer Absonderung von geistig Behinderten, durch die Vermeidung mangelnder sensorischer Anregung, durch kontinuierliche Beratung und Betreuung von Eltern zur Verhinderung intrafamiliärer Störungen – z.B. durch Informationen, Hilfestellungen, soziale Integrationsmaßnahmen, Erziehungsberatung einschließlich Elterngruppen – der Entwicklung psychiatrischer Störungen bei geistig Behinderten begegnet werden. Die Prävention psychiatrischer Störungen setzt also die Ausschöpfung aller ärztlichen, psychologischen, pädagogischen und administrativen Behandlungs- und Hilfsangebote voraus.

Die **Behandlung** des geistig behinderten Kindes und Jugendlichen läßt sich in der Formulierung allgemeiner Grundsätze zusammenfassen. Im frühen Kindesalter sollte immer die familiäre Versorgung unter Beratung und Hilfe zur Aktivierung der Fertigkeiten und Fähigkeiten wahrgenommen werden. Spätestens ab dem vierten Lebensjahr sollten entwicklungsverzögerte und geistig behinderte Kinder einer sonderpädagogischen Förderung in Tageseinrichtungen einschließlich der Förderung ihrer Gruppenfähigkeit zugeführt werden. Derartige Einrichtungen sind beispielsweise die Zentren für pädagogische Frühförderung, die Sonderkindergärten und später dann die Sonderschulen für geistig Behinderte sowie die Werkstätten und Wohnheime für geistig Behinderte. Nur bei ungünstigen familiären Verhältnissen bzw. bei medizinischen Erfordernissen oder einer besonders schweren Behinderung sollte die Unterbringung in stationären Einrichtungen, d.h. möglichst in Heimen mit kleinen Gruppen vorgenommen werden. Ein weiterer Grundsatz, der sich aus der Frühdiagnostik ergibt, besteht im Prinzip der Frühbehandlung. Hier sollten beispielsweise neurophysiologische Therapieformen bei motorischen Entwicklungsrückständen bereits im Säuglings- und Kleinkindalter eingesetzt werden. Schließlich besteht die Notwendigkeit zur interdisziplinären Zusammenarbeit verschiedener Berufsgruppen.

Hier sind die ärztlichen Aufgaben meist auf die Ursachenklärung und Diagnostik, die Aufklärung und Beratung der Eltern, die Sicherung von Eingliederungshilfen und Therapiemaßnahmen sowie die medikamentöse Therapie bezogen. Die Psychopharmakotherapie ist dabei an dem jeweiligen psychiatrischen Störungsbild orientiert. Insofern kommen Neuroleptika, Antikonvulsiva und seltener Sedativa zur Anwendung. Es sollte dabei nicht vergessen werden, daß bei leichten Formen der geistigen Behinderung auch Formen der Psychotherapie einsetzbar sind. Die Aufgaben des Psychologen bestehen neben der Diagnostik im Vorfeld der Therapieplanung in Beratungshilfen für Eltern und andere in die Versorgung von geistig Behinderten eingeschlossene Berufsgruppen sowie verschiedenen Formen der Psychotherapie bzw. Verhaltenstherapie. Gerade die Entwicklung der Verhaltenstherapie hat in den vergangenen Jahrzehnten sehr segensreich zur Rehabilitation geistig Behinderter beigetragen (vgl. Kane u. Kane 1988).

Ferner ist die soziale Eingliederung des geistig Behinderten nicht ohne die Mithilfe von Sonderpädagogen durchführbar. Das Ziel besteht hier neben der Vermittlung von Kulturtechniken (z.B. Lesen und Schreiben bei leichten Formen der geistigen Behinderung) vor allem in der Vermittlung lebenspraktischer Fertigkeiten. In diesem Aufgabenbereich sind gleichermaßen Sonderpädagogen wie Heilpädagogen und Erzieher tätig. Weitere ergänzende Versorgungs- und Therapieangebote stammen von spezialisierten Therapeutengruppen wie Krankengymnasten, Logopäden, Beschäftigungstherapeuten und Musiktherapeuten.

Schließlich müssen vielfältige administrative Aufgaben durch Sozialarbeiter und andere Verwaltungsangestellte wahrgenommen werden, um Fragen des Rechtsschutzes (z.B. hinsichtlich Vormundschaft und Pflegschaft) sowie der Gewährung von finanziellen Unterstützungen einschließlich Steuererleichterung für die Eltern und Förderungsmaßnahmen realisieren zu können. Hierzu zählen auch berufsbildende Maßnahmen unter Einschluß von Berufsvorbereitung in der Schule sowie Findung von Arbeitsplätzen im Anschluß an die Schule.

Zusammengefaßt ist also für die Versorgung geistig Behinderter ein hochdifferenziertes System von Dienstleistungen und Einrichtungen erforderlich, um dieser größten Gruppe psychisch beeinträchtigter Menschen bei ihrer Lebensbewältigung zu helfen.

Literatur

Bach, H.: Familien mit geistig behinderten Kindern. Untersuchungen zur psychischen, sozialen und ökonomischen Lage. Marhold, Berlin 1979.

Baumhauer, J.: Verhaltenstherapie bei geistig behinderten Kindern. In: Handbuch der Psychologie in 12 Bän-

den, 8. Band. Klinische Psychologie, 2. Halbband, Hogrefe, Göttingen 1978.
Bremer-Hübler, U., D. Eggert: Psychodiagnostik. In: Neuhäuser, G., H.-C. Steinhausen (Hrsg.): Geistige Behinderung. Kohlhammer, Stuttgart 1988.
Eggers, Ch., H. Bickel: Prä-, peri- und postnatal bedingte Schwachsinnsformen. Ergeb. Innere Med. u. Kinderheilk. 34 (1974) 155-205.
Harbauer, H.: Störungen der Intelligenz In: Harbauer, H., R. Lempp, G. Nissen, P. Strunk (Hrsg.): Lehrbuch der speziellen Kinder- und Jugendpsychiatrie. Springer, Berlin-Heidelberg-New York 1980.
Harbauer, H.: Geistig Behinderte. Ein Ratgeber für Eltern, Erzieher und Ärzte. Thieme, Stuttgart 1976.
Kane, J. F., G. Kane: Geistig schwer Behinderte lernen lebenspraktische Fertigkeiten. Huber, Berlin-Stuttgart-Wien 1976.
Kane, J. F., G. Kane: Psychologische Maßnahmen In: Neuhäuser, G., H.-C. Steinhausen (Hrsg.): Geistige Behinderung. Kohlhammer, Stuttgart 1988.
Liepmann, M. C.: Geistig behinderte Kinder und Jugendliche. Huber, Bern-Stuttgart-Wien 1979.
Matson, J. L., J.A. Mulick (eds.): Handbook of mental retardation. Pergamon Press,New York 1983.
Neuhäuser, G.: Klinische Syndrome. In: Neuhäuser, G., H.-C. Steinhausen (Hrsg.): Geistige Behinderung. Kohlhammer, Stuttgart 1988.
Neuhäuser, G., H.-C. Steinhausen: Klinische Diagnostik und Früherkennung. In: Neuhäuser, G., H.-C. Steinhausen (Hrsg.): Geistige Behinderung. Kohlhammer, Stuttgart 1988.
Neuhäuser, G., H.-C. Steinhausen, (Hrsg.): Geistige Behinderung. Kohlhammer, Stuttgart 1988.
Spreen, O.: Geistige Behinderung. Springer, Berlin-Heidelberg-New York 1978.
Steinhausen, H.-C.: Allgemeine und spezielle Psychopathologie. In: Neuhäuser, G., H.-C. Steinhausen (Hrsg.): Geistige Behinderung. Kohlhammer, Stuttgart 1988.
Thimm, W.: Epidemiologie und soziokulturelle Faktoren. In: Neuhäuser, G., H.-C. Steinhausen (Hrsg.). Geistige Behinderung. Kohlhammer, Stuttgart 1988.
Warnke, A.: Frühförderung und Zusammenarbeit mit der Familie. In: Neuhäuser, G., H.-C. Steinhausen (Hrsg.): Geistige Behinderung. Kohlhammer, Stuttgart 1988.
Zerbin-Rüdin, E.: Neuere Trends und Ergebnisse der Oligophrenieforschung mit besonderer Berücksichtigung genetischer Aspekte. Z. Kinder-Jugendpsychiat. 1 (1973) 171-194, 270-295.

6 Autismus

Unabhängig voneinander und nahezu gleichzeitig haben der aus Österreich stammende amerikanische Kinderpsychiater Leo Kanner 1943 mit dem **frühkindlichen Autismus** und der österreichische Kinderarzt und -psychiater Hans Asperger 1944 mit der **autistischen Psychopathie** zwei Störungsbilder beschrieben, bei deren Bezeichnung sie sich auf den von Eugen Bleuler eingeführten Begriff des Autismus bezogen. Bleuler hatte mit Autismus ursprünglich ein Merkmal der Schizophrenie zur Kennzeichnung des Rückzugs von der Welt der Realität in eine Binnenwelt benannt; in der Folge geriet der Begriff des Autismus zu einer Bezeichnung für sehr unterschiedliche Formen der Kontaktstörung. Sowohl Kanner als auch Asperger nahmen bei der Erstbeschreibung des frühkindlichen Autismus bzw. der autistischen Psychopathie diesen begrifflichen Bedeutungsrahmen auf, um eine von Geburt an bestehende extreme Isolierung und Beziehungsstörung bzw. die Einengung der Person auf sich selbst zu charakterisieren. Beide diagnostischen Bezeichnungen sind insofern nicht ganz unproblematisch, als es sich in beiden Fällen nicht um einen Rückzug von der Außen- in die Innenwelt, sondern um eine Beeinträchtigung bzw. ein Defizit der sozialen Kontaktfähigkeit handelt. Gleichwohl haben sich beide Begriffe fest etabliert, wobei der frühkindliche Autismus weitaus mehr Beachtung gefunden hat, wie sich an einer immensen Forschungsliteratur ablesen läßt.

6.1 Frühkindlicher Autismus

Definition, Häufigkeit und Klassifikation

Nach der international am meisten akzeptierten Definition von Rutter (1978) finden sich bei allen oder nahezu allen frühkindlichen Autisten drei große Symptomgruppen, die zugleich sehr viel seltener bei anderen psychiatrischen Störungen vorkommen und somit sowohl eine universale wie auch eine spezifische Gültigkeit für den frühkindlichen Autismus haben:

- Eine spezifische, schwere und allgemeine Störung, soziale Beziehungen einzugehen;
- eine Sprachretardierung mit gestörtem Sprachverständnis, Echolalie und Pronominalumkehr;
- verschiedene ritualistische und zwanghafte Phänomene, die begrifflich auch mit der Bezeichnung eines zwanghaften Bedürfnisses nach Gleicherhaltung der dinglichen Umwelt belegt werden.

Zusätzlich wird als weiteres definierendes Kriterium

- der Beginn der Symptomatik vor 30 Lebensmonaten gefordert.

In der von Ritvo und Freeman (1978) für die USA vorgelegten Arbeitsdefinition werden folgende Kriterien herausgestellt:

- Entwicklungsstörungen
- Störungen der Reaktionen auf sensorische Reize;
- Störungen des Sprechens, der Sprache und der nicht-verbalen Kommunikation;
- Störungen in der Aufnahme von Beziehungen zu Personen, Ereignissen und Dingen;
- Krankheitsbeginn vor 30 Lebensmonaten.

In dieser Arbeitsdefinition liegt der abgrenzende Akzent gegenüber der zuvor genannten in den sensorischen Störungen, die von Rutter nicht als allgemein gültig für den frühkindlichen Autismus angesehen werden.

Die **Häufigkeit** des frühkindlichen Autismus kann aufgrund verschiedener epidemiologischer Studien in England, Schweden und West-Berlin übereinstimmend mit 0,2 Promille angegeben werden, d.h. zwei unter zehntausend Kindern sind frühkindliche Autisten. Bei einer weniger strikten Definition steigt die Prävalenz auf 0,4 Promille. Das Geschlechterverhältnis weist in einem Verhältnis von 3 : 1 eine deutliche Knabenwendigkeit auf.

Die früher angenommene ausschließliche Bindung des frühkindlichen Autismus an die sozialen Mittel- und Oberschichten kann nicht weiter aufrechterhalten werden. Große US-amerikanische Behandlungsprogramme in einzelnen Bundesstaaten weisen in der Zwischenzeit sogar bereits eine Dominanz von Unterschichtfamilien auf. Auf jeden Fall kann die Erkrankung in allen sozialen Schichten festgestellt werden.

Hinsichtlich der **Klassifikation** wurde und wird der frühkindliche Autismus von vielen Autoren als früheste Manifestation einer Psychose des Kindesalters betrachtet. Entsprechend sind Synonyme wie „early onset psychosis“ oder „childhood schizophrenia“ im Gebrauch gewesen. Nachdem in der Zwischenzeit jedoch eine Vielzahl empirischer Belege gesammelt wurden, welche die Notwendigkeit einer nosologischen Differenzierung von frühkindlichem Autismus und Schizophrenie zweifelsfrei belegen, erscheint auch die begriffliche Subsummierung des frühkindlichen Autismus unter dem Oberbegriff der Psychosen fragwürdig. Entsprechend wird im DSM III der frühkindliche Autismus als eine bzw. die zentrale Manifestation einer „pervasive developmental disorder (PDD)“ betrachtet.

Klinisches Bild

Gemäß der Definition des frühkindlichen Autismus sind es vor allem drei Merkmalsbereiche, die das klinische Bild bestimmen: **Beeinträchtigte Sozialbeziehungen**, **Sprachauffälligkeiten** und **ritualistische Phänomene**. Ferner zeigen frühkindliche Autisten eine Reihe **kognitiver Störungen**, die gegenwärtig als basale Störungen betrachtet werden.

Hinsichtlich der **beeinträchtigten Sozialbeziehung** fällt vor allem in den ersten fünf Jahren auf, daß frühkindliche Autisten von sich aus kein Kontakt- und Bindungsverhalten zeigen. Sie wirken emotional nicht erreichbar, reagieren nicht oder kaum auf zärtliche Zuwendung, suchen wenig den Kontakt zu den primären Bezugspersonen und zeigen wenig bzw. fehleingesetzten Blickkontakt, indem damit nicht wie üblicherweise eine Aufmerksamkeitssuche verbunden ist. Der Blickkontakt wirkt vielmehr starr und durch Menschen hindurchsehend. Mit beginnendem Schulalter bilden sich diese schweren Kontakt- und Beziehungsauffälligkeiten teilweise zurück, wenngleich Mängel an kooperativem Verhalten und sozialer Bezogenheit in der Gruppe, Probleme in der Entwicklung persönlicher Freundschaften und eine Störung des Einfühlungsvermögens länger anhalten und bis in das Erwachsenenalter persistierten können. Dementsprechend selten ergeben sich Partnerschaften, zumal die erforderlichen sozialen Fertigkeiten nicht zur Entwicklung kommen.

Die Störung der **Sprache und vorsprachlichen Fertigkeiten** ist sowohl durch eine Verzögerung der Sprachentwicklung als auch durch eine Störung des Sprachgebrauchs gekennzeichnet. Schon im Bereich vorsprachlicher, basaler Fertigkeiten der Sprache fällt auf, daß frühkindliche Autisten im Gegensatz zu dem typischen Kleinkinderverhalten weniger soziale Imitation zeigen, Gegenstände erst verzögert sinnvoll und funktional gebrauchen, eher stereotyp und repetitiv statt phantasievoll spielen und in der Säuglingsphase häufig auch weniger plappern als normale Kinder. Sie weisen fast immer Sprachverständnisstörungen auf, befolgen entsprechend nicht die Anweisungen von Bezugspersonen und zeigen einen Mangel hinsichtlich des Einsatzes von Mimik und Gestik. Bei etwa der Hälfte der frühkindlichen Autisten, insbesondere bei gleichzeitiger geistiger Behinderung, entwickelt sich keine sinnvolle Sprache. Das Sprechverhalten derjenigen, die Sprache entwickeln, ist durch eine Reihe von Eigentümlichkeiten gekennzeichnet. Hierzu zählen Echolalie und die verzögerte Wiederholung stereotyper Phrasen, die Pronominalumkehr (frühkindliche Autisten sprechen von sich als „Du“ statt „Ich“) und ein idiosynkratischer Wortgebrauch, der durch Wortneuschöpfungen (Neologismen) und hochspezifische Bedeutungszuordnungen gekennzeichnet ist.

Das Charakteristikum der Sprache der frühkindlichen Autisten ist also das Versagen, Sprache als soziales Kommunikationsmittel reziprok einzusetzen. Spontansprache und Wechselrede sind reduziert, das Gegenüber ist nicht Partner in einer synchronisierten Interaktion, vielmehr redet der frühkindliche Autist auf sein Gegenüber ein. Mit erweiterter sprachlicher Kompetenz in der späten Kindheit und Jugend bei normal intelligenten Autisten bleiben immer noch sprachliche Auffälligkeiten, wie z.B. ein Mangel an Modulation, so daß die Sprache monoton wirkt, ein häufig anhaltender zwanghafter Fragestil, eine Stereotypisierung der Sprache sowie Schwierigkeiten mit abstrakten Konzepten, Phantasien und Vorstellungsvermögen.

Die **ritualistischen und zwanghaften Phänomene**, welche im Deutschen früher sehr unglücklich mit dem Begriff der sogenannten Veränderungsangst in Verbindung gebracht wurden, tatsächlich aber treffender als ein zwanghaftes Bestehen auf Gleicherhaltung von Umwelt und Abläufen zu kennzeichnen ist, machen sich in der frühen Kindheit vor allem in einer **Störung des Spielverhaltens** deutlich. Die Kinder spielen ohne Variation, Phantasie und Imagination in rigider, stereotyper und eingeschränkter Weise, wobei sie z.B. gerne Objekte in Drehbewegungen versetzen. Sie entwickeln zu einigen Objekten eine ungewöhnliche Bindung und reagieren mit heftigen Affektdurchbrüchen und Protest auf deren Entfernung. In der mittleren Kindheit und später bildet sich oft eine ungewöhnliche und ausschließliche Beschäftigung mit Fahrplänen, Busrouten, Farben, Zahlen und Mustern aus. Hinzu treten Rituale und Zwangshandlungen, die im Jugendalter in ausgeprägte Zwangssyndrome übergehen können. Häufig besteht ein starker Widerstand gegen Veränderungen der unmittelbaren Lebensumwelt, so daß es schon beim Umstellen von Möbeln zu heftigen Affektstürmen kommen kann. Spielobjekte sind häufig hinsichtlich ihrer Oberflächenbeschaffenheit oder des Geruchs für das autistische Kind interessanter als hinsichtlich ihrer Funktion. Ähnlich häufig wie bei geistig Behinderten kommt es zur Ausbildung von motorischen Stereotypien wie Händewedeln und Drehbewegungen des Körpers und auch zu Automutilationen.

Die schweren Sprachauffälligkeiten von frühkindlichen Autisten, die weniger als eine Störung des Syntax und vielmehr als eine des Konzeptes und des Kontextes von Sprache und somit weniger als Verzögerung, sondern als Abweichung betrachtet werden müssen, verweisen neben der sozialen Kommunikationsstörung auch auf eine Störung des Einsatzes von Sprache im Denken. Tatsächlich haben sich einige **kognitive Störungen** bei frühkindlichen Autisten nachweisen lassen, die gegenwärtig als charakteristische Basisstörungen betrachtet werden. Dabei handelt es sich um Störungen der Sequenzbildung, der Abstraktion und der Kodierung. Die Variation der Intelligenz ist beträchtlich; sie liegt allerdings bei drei Viertel der frühkindlichen Autisten im Bereich der geistigen Behinderung und kann ab der mittleren Kindheit als relativ stabil betrachtet werden.

Die von einigen Autoren als charakteristisch bezeichneten **sensorischen Störungen** können gemäß der betroffenen Modalität als visuelle, auditive, olfaktorische, gustatorische, taktile und propriozeptive Symptome klassifiziert werden. Hinweise auf entsprechende Störungen können z. B. Augenbohren, fehlende Reaktion auf Geräusche, Ablehnung von Berührung, Betasten und Beriechen von Oberflächenstrukturen, Bevorzugung bzw. Ablehnung bestimmter Speisen, verminderte Schmerz- und Kälteempfindlichkeit, motorische Stereotypien und Autostimulation sowie allgemeine Hypo- bzw. Hypersensibilität einzelner Sinnessysteme sein.

Im klinischen Verlauf des frühkindlichen Autismus kann es vornehmlich im Jugendalter zu einer Manifestation einer **Epilepsie** kommen. Häufig, aber nicht regelhaft finden sich neurologische Befunde, die mit der Annahme einer hirnorganischen Schädigung vereinbar sind.

Diagnose und Differentialdiagnose

Für den Prozeß der Diagnosensicherung und Abgrenzung der differentialdiagnostischen Möglichkeiten hat Rutter (1985) auf die Notwendigkeit hingewiesen, in einem mehrstufigen Prozeß zunächst das Intelligenzniveau, dann die Sprachentwicklung und schließlich das Verhalten des Kindes mit der Verdachtsdiagnose eines frühkindlichen Autismus zu bestimmen. Angesichts des auch bei geistig Behinderten zu beobachtenden Rückstandes der Sprachentwicklung muß diese mindestens um ein oder mehrere Jahre unter dem Niveau des geistigen Entwicklungsalters liegen. Schließlich darf das Verhalten des Kindes nicht im Einklang mit seiner übrigen Entwicklung stehen; vielmehr liegt das Charakteristikum des Verhaltens beim frühkindlichen Autismus gerade in der Abweichung der übrigen Entwicklung.

Für die Beurteilung des Verhaltens von frühkindlichen Autisten sind im amerikanischen Sprachraum eine Reihe von Instrumenten entwickelt worden, die zusammengefaßt in Tabelle 6-1 aufgeführt sind. Dabei handelt es sich um Fragebögen, Kategoriensysteme für die kontinuierliche Verhaltensbeobachtung und komplexe Beurteilungsskalen, die jeweils einen nicht unerheblichen Zeitaufwand mit sich bringen. Ein besonders differenziertes diagnostisches Instrument ist die Autismus-Beurteilungs- Skala (CARS) von Schopler und Mitarbeiter (1980), die im Anhang wiedergegeben ist (Anhang 6.1).

Tabelle 6-1: Beurteilungsskalen für den frühkindlichen Autismus

- diagnostische Beurteilungsliste für verhaltensgestörte Kinder (Form E 2) (Rimland 1971)
- Verhaltensbeurteilungsinstrument für autistische und atypische Kinder (BRIAAC) (Ruttenberg u. Mitarb. 1966)
- Verhaltensbeobachtungsskala für Autismus (BOS) (Freeman u. Mitarb. 1984)
- Autismus-Beurteilungsskala (CARS) (Schopler u. Mitarb. 1980)
- Autismus-Verhaltensliste (Krug u. Mitarb. 1980)
- Ritvo-Freeman Reale Lebens-Beurteilungsskala (RLRS) (Freeman u. Mitarb. 1986)

Im Prozeß der Differentialdiagnose ist eine Abgrenzung gegenüber anderen Störungen der sozialen Interaktion, der Sprache, des Spiels und anderer Verhaltensweisen erforderlich. Dabei ist zunächst bedeutsam, ob das autistische Syndrom sich bereits von Anfang an in recht charakteristischer Weise entwickelt hat oder zuvor eine Phase normaler Entwicklung abgelaufen ist. Während in ca. 80% der Fälle sich die Symptome bereits sehr früh manifestiert haben, verläuft die Entwicklung bei ca. 20% bis zum Alter von zwei bis zweieinhalb Jahren zunächst normal. Derartige relativ späte Manifestationen müssen gegenüber dem **elektiven Mutismus**, den seltenen **Aphasien**, den **desintegrativen Psychosen** (z. B. Dementia infantilis Heller) und den sogenannten **frühkindlichen Schizophrenien** abgegrenzt werden.

Die Differentialdiagnose für den **elektiven Mutismus** (vgl. Kap. 12) läßt sich über die Feststellung des normalen Sprechens in vertrauter Umgebung, fehlende Sprachauffälligkeiten (es sei denn, Merkmale einer leichten Sprachentwicklungsverzögerung), normale Beziehungsfähigkeit zu mindestens einigen Personen und das Fehlen von ritualisiertem und zwanghaftem Spielverhalten vornehmen. **Aphasien** als in der frühen Kindheit sehr seltene erworbene Sprachabbaustörungen (vgl. Kap. 12) sind zunächst durch eine normale Entwicklung der rezeptiven und expressiven Sprachanteile gekennzeichnet. Gegenüber dem frühkindlichen Autismus tritt bei den Aphasien nicht die massive soziale Beziehungsstörung auf, wenngleich der möglicherweise reaktiv auf den Sprachverlust einsetzende soziale Rückzug die Differentialdiagnose gegenüber dem frühkindlichen Autismus wie auch gegenüber den **desintegrativen Psychosen** erschweren kann. Bei der zuletzt genannten Störung kommt es ebenfalls nach einer Phase einer zunächst normalen Entwicklung im Alter von drei bis vier Jahren zu einem Abbau und Zerfall mehrerer, über die Sprache hinausreichender kongnitiver Funktionen einschließlich weiterer Entwicklungsparameter, so daß diese selten erforderliche Differentialdiagnose ebenfalls eine klare Trennung vom frühkindlichen Autismus gestattet. Schließlich ist die Frage einer Abgrenzung gegenüber den sogenannten **frühkindlichen Schizophrenien** eher ein Gegenstand kontroverser Diskussion, zumal die Gültigkeit dieses Konzeptes (z. B. die sogenannte symbiotische Psychose nach Mahler) äußerst umstritten ist. Hingegen besteht aufgrund empirischer Untersuchungen Übereinstimmung dahingehend, daß der frühkindliche Autismus nicht mehr als die früheste Manifestation einer Schizophrenie zu betrachten ist. Die beiden Störungen unterscheiden sich zu deutlich hinsichtlich Alter bei Manifestation und Symptomatik, als daß eine derartige Klassifikation angemessen wäre.

Für die überwiegende Mehrheit der frühkindlichen Autisten, bei denen die Entwicklung von vornherein abnorm verlaufen ist, sind die bisher erörterten Differentialdiagnosen bedeutungslos. In diesen Fällen sind vielmehr die **Oligophrenien**, schwere **Sprachentwicklungsverzögerungen**, **Sinnesdefekte**, **Deprivationsschäden** sowie die **autistische Psychopathie** auszuschließen.

Die Abgrenzung gegenüber mittelgradigen und schweren Oligophrenien (vgl. Kap. 5) kann Probleme schaffen, zumal bei geistig Behinderten auch autistische Züge beobachtet werden können und die Mehrheit der frühkindlichen Autisten zugleich geistig behindert ist. Die Differentialdiagnose läßt sich dahingehend vornehmen, daß geistig Behinderte nicht das Vollbild des frühkindlichen Autismus und vor allem nicht die Qualität der spezifischen und tiefgreifenden sozialen Beziehungsstörungen wie bei frühkindlichen Autisten aufweisen, unterschiedliche Intelligenzprofile zeigen und in ihren möglicherweise vorhandenen autistischen Sprachauffälligkeiten (Echolalie, Pronominalumkehr etc.) nicht so ausgeprägt und an die Phase des Spracherwerbs gebunden erscheinen. Die Klassifikation der autistischen Züge bei geistiger Behinderung sollte daher als „atypischer Autismus“ erfolgen. Die **Hörstummheit** als eine schwere Sprachentwicklungsbehinderung läßt sich ebenso wie andere Formen der **Sprachentwicklungsverzögerungen** (vgl. Kap. 12) vor allem über das Fehlen, bzw. das sehr viel seltenere und dann geminderte Auftreten der sozialen Beziehungsstörung, über andere Intelligenzprofile sowie über das Spielverhalten vom frühkindlichen Autismus differenzieren. Auch bei **Sinnesdefekten** in Form von Seh- und Hörstörungen (Taubheit) können autistische Symptome beobachtet werden, wobei als Folge einer Rötelnembryopathie auch das Vollbild eines frühkindlichen Autismus beobachtet werden kann. Sofern es sich nicht um dieses Vollbild und damit bei der Rötelnembryopathie nicht um eine differentialdiagnostische, sondern um eine ätiologische Zuordnung des frühkindlichen Autismus handelt, kann die Differenzierung wieder an den zentralen definierenden Merkmalen erfolgen, die bei Sinnesdefekten in der Regel nicht erfüllt sind.

Die in der Folge von innerfamiliären oder institutionellen **Deprivationsschäden** zu beobachtenden Entwicklungsdefizite und Verhaltensauffälligkeiten lassen sich trotz Sprachentwicklungsverzögerung und gestörtem Sozialverhalten gegenüber dem frühkindlichen Autismus dahingehend abgrenzen, daß sie durch eine im Kern normale Reziprozität sozialer Beziehungen und Interaktionen, die Suche nach einer Bindung, den Einsatz der Sprache als Kommunikationsmittel und das Fehlen der charakteristischen Eigentümlichkeiten des Sprachgebrauchs gekennzeichnet sind. Schließlich ist die Differenzierung des frühkindlichen Autismus gegenüber der **autistischen Psychopathie** aufgrund einer Reihe von Merkmalen möglich, die in dem entsprechenden Abschnitt über dieses Störungsbild in diesem Kapitel dargelegt werden.

Ätiologie

Die Ursachen des frühkindlichen Autismus sind noch ungenügend aufgeklärt. Gleichwohl zeichnet sich aus einer Fülle von Befunden die **biologische Basis** der Störung ab. Ältere Annahmen, welche in gestörten Familienfunktionen mit emotional kühlen und zwanghaften sowie intellektualisierenden Eltern die Ursachen der Bindungsstörung sahen, haben sich ebensowenig wie die verschiedenen Varianten einer psychodynamischen Interpretation bestätigen lassen. Analog konnten ältere Feststellungen über eine Bindung des frühkindlichen Autismus an die sozialen Mittel- und Oberschichten in kontrollierten epidemiologischen Studien nicht nachgewiesen werden.

Eine Reihe von Befunden verweisen auf die Wirksamkeit **genetischer Faktoren** zumindest bei einem Teil der Population. Hierzu zählen die häufig positive Familienanamnese für Sprachentwicklungsstörungen, die überzufällige Häufung von Autismus sowie Sprachstörungen, Lernstörungen und geistiger Behinderung unter den Geschwistern, die gegenüber der Normalbevölkerung niedrigere Intelligenz (insbesondere im Verbalbereich) bei Geschwistern von Autisten, die höhere Konkordanz für Autismus und kognitive Auffälligkeiten bei monozygoten gegenüber dizygoten Zwillingen, die Verknüpfung mit dem sogenannten fragilen-X-Syndrom (einer Geschlechtschromosomenstörung) in einigen Fällen und der Nachweis einer autosomalrezessiven Vererbung auf der Basis der Analyse von Stammbäumen in Familien, wo zwei Geschwister einen frühkindlichen Autismus zeigten.

Die widersprüchlichen Feststellungen **elektrophysiologischer Studien** unter Einsatz bzw. Erfassung von EEG, evozierten Potentialen, Vestibularreaktionen und Hemisphärendominanz lassen zumindest nicht ausschließen, daß entsprechende Funktionsstörungen für einige Kinder mit der Spektrumsdiagnose des frühkindlichen Autismus bedeutsam sind. Hingegen ist die Spezifität von Befunden bildgebender Verfahren (z.B. des Computertomogramms) oder von Hirnautopsien als Hinweis auf **morphologisch-neuroanatomische Abweichungen** beim gegenwärtigen Stand des Wissens als gering einzuschätzen. Ebenso legen die widersprüchlichen Befunde über die Rate an **perinatalen Risikofaktoren** nahe, in derartig unspezifischen Belastungsfaktoren nur ein Teilelement im Rahmen mehrfaktorieller Verursachungen bei einem Teil der betroffenen Kinder zu sehen. Infektionen mit Rötelnviren während der Schwangerschaft führen allerdings überzufällig häufig zur Manifestation eines frühkindlichen Autismus.

Auch unter den vielfältigen **biochemischen Hypothesen** hat sich bisher keine dieser Annahmen widerspruchsfrei bestätigen lassen. So ist z.B. die Annahme einer Störung des Serotonin-Stoffwechsels sowohl durch die mangelnde Spezifität für den frühkindlichen Autismus wie auch durch die Tatsache begrenzt, daß der in jüngster Zeit mit einigen Erfolgen zur Verhaltensstabilisierung bei frühkindlichen Autisten eingesetzte Serotonin-Antagonist Fenfluramin unabhängig vom erhöhten bzw. normalen Serotonin-Spiegel wirksam ist.

Zusammengefaßt lassen die gegenwärtigen Erkenntnisse zu den möglichen Ursachen des frühkindlichen Autismus erkennen, daß eine wahrscheinlich genetisch vermittelte organische Störung bedeutsam ist, wobei die Ursachenmechanismen im Detail noch unklar sind. Möglicherweise verbergen sich hinter einer gemeinsamen biologischen Basis verschiedene Formen, die gegenwärtig noch unter einer Spektrumsdiagnose zusammengefaßt werden.

Therapie

Zunehmende klinische Erfahrung und durch wissenschaftliche Forschung gelenkte Einsichten haben zu Veränderungen der Behandlungskonzepte für den frühkindlichen Autismus geführt. Entsprechend liegen die Schwerpunkte der Therapie des frühkindlichen Autismus gegenwärtig bei verhaltenstherapeutischen und strukturiert-heilpädagogischen Ansätzen, während sich die psychodynamisch orientierte Psychotherapie als ineffektiv erwiesen hat. Aber auch hier gilt der Grundsatz, daß eine nur am Kind orientierte Behandlungsform den klinischen Notwendigkeiten nicht genügend Rechnung trägt und eine kontinuierliche Arbeit mit den Eltern erforderlich ist. Weitere Elemente der Behandlung können in individuell unterschiedlicher Weise in Pharmakotherapie, sensomotorischen Übungsbehandlungen und Musiktherapie bestehen.

Die **Ziele** der Behandlung müssen – in Orientierung an Rutter (1985) - darin bestehen,

- die normale Entwicklung zu unterstützen,
- die allgemeine Lernfähigkeit des autistischen Kindes zu fördern,
- Rigidität und Stereotypie zu reduzieren,
- spezifisch fehlangepaßtes Verhalten zu eliminieren und
- Familienbelastungen abzubauen.

Schwerpunkte in der therapeutischen Arbeit mit dem autistischen Kind liegen in dem Aufbau sozialer und sprachlicher Fertigkeiten. Eltern müssen detailliert in Form geplanter und strukturierter sozialer Interaktionen unterwiesen werden und diese regelmäßig (d.h. täglich) in einer sehr viel direktiverer Form als bei normal entwickelten Kindern praktizieren. Über Verstärkungsprogramme läßt sich der Einsatz von Sprache durch das autistische Kind entwickeln und erweitern, wobei die Möglichkeiten interindividuell variieren. Läßt sich ein aktives Sprechen nicht entwickeln, so kann die Unterrichtung in Zeichensprache erwogen werden.

Analog zur Sprachanbahnung müssen Eltern und Therapeuten auch bei der Entwicklung sozialer Fertigkeiten eine sehr aktive Rolle übernehmen, um das Kind in einer für es selbst möglichst angenehmen Form in Interaktionen einzubeziehen. Inwieweit hier die sogenannte Festhaltetherapie mit der aufgezwungenen sozialen Interaktion therapeutisch legitimierbar ist, kann sicher kontrovers beurteilt werden. Ganz sicher ist aber, daß der empirische Nachweis spezifischer therapeutischer Effekte dieses Verfahrens bisher noch aussteht.

Die allgemeine Lernfähigkeit des autistischen Kindes läßt sich nur unter Berücksichtigung allgemein gültiger Lerngesetze erweitern. Entsprechend sind die Zerlegung von Lernzielen in kleinste Lernschritte, Verhaltensverkettung, Hilfestellungen einschließlich Ausblenden dieser Unterstützung, Verstärkung und Maßnahmen zur Generalisierung von Lerneffekten erforderlich. Auch die Reduktion der charakteristischen Merkmale von Rigidität und Stereotypien läßt sich nur über kleinste Schritte und über ein reichhaltiges Angebot an Spiel, Aktivitäten und sozialen Interaktionen und die Vermeidung von deprivierenden Bedingungen erreichen. Für den Abbau dysfunktionaler Verhaltensweisen wie z.B. heftige Wutdurchbrüche und Aggressivität, Autostimulation oder auch die Enuresis haben sich ebenfalls verhaltenstherapeutische Techniken bewährt.

Im Rahmen dieser Zielsetzung kann auch der Einsatz von **Psychopharmaka** erwogen werden. So lassen sich durch Neuroleptika die motorische Unruhe, Affektdurchbrüche und Erregung des autistischen Kindes oft günstig beeinflussen, während Stimulantien diese Zielsymptome bei autistischen Kindern eher verschlechtern. Unter den Neuroleptika sind Butyrophenone zwar nachgewiesenermaßen effektiv, andererseits jedoch wegen der dystonen Nebenwirkungen hinsichtlich eines breiten und vor allem langfristigen Einsatzes eingeschränkt, während die niederpotenten Phenothiazine durch ihre Sedierung Lernen und Entwicklung beeinträchtigen können. In jüngster Zeit wurden beeindruckende Verhaltensverbesserungen unter Fenfluramin beobachtet, die gegenwärtig in kontrollierten multizentrischen Studien auf ihre Generalisierbarkeit überprüft werden. Im Grundsatz hat die Pharmakotherapie gegenwärtig immer noch den Charakter einer zeitlich befristeten Krisenintervention zur Entlastung. Sie ist weder kurativ, noch hat sie die Funktion einer Basistherapie. Entsprechend zurückhaltend müssen auch die Effekte einer Mega-Vitamin-Therapie eingeschätzt werden.

Inwieweit über sensomotorische Übungsbehandlungen die sensorischen Störungen beim frühkindlichen Autismus therapeutisch erfolgreich beeinflußt werden können, läßt sich aufgrund des Fehlens systematisch gewonnener Erkenntnisse vorerst nicht beurteilen. Ähnliches gilt für die Bewertung des Einsatzes der Musiktherapie. Gleichwohl kann festgestellt werden, daß entsprechende Therapieformen in Ergänzung zu anderen therapeutischen und pädagogischen Ansätzen auf der Basis einer eher individuellen Indikation eingesetzt werden können.

Die kontinuierliche **Eltern- und Familienarbeit** ist schließlich ein unverzichtbarer Schwerpunkt der Therapie beim frühkindlichen Autismus. Dabei geht es nicht nur um die wiederholt betonte Notwendigkeit der Entwicklungsförderung und Generalisierung von Therapieschritten in die Lebensumwelt des autistischen Kindes, sondern auch ganz wesentlich um die psychologische Betreuung von Eltern und Familien mit einem autistischen Kind. Hier bestehen die Ziele in einer Vermittlung von Verständnis für das abnorme Verhalten des Kindes, in Entlastung von Schuldgefühlen, in Hilfen für den alltäglichen Umgang mit dem Kind und schließlich in konkreten Anleitungen für die Entwicklungsförderung und Verhaltensstabilisierung. Die Auseinandersetzung und Adaptation der Familie mit einem autistischen Kind hat viele Gemeinsamkeiten mit der Situation von Familien mit entwicklungsverzögerten, behinderten und chronisch kranken bzw. beeinträchtigten Kindern und Jugendlichen (vgl. Kap. 16). Dabei besteht neben der Erkenntnis einer Reihe von Gemeinsamkeiten dieses Prozesses der Auseinandersetzung und Adaptation die Notwendigkeit, die jeweils individuell wirksam werdenden Belastungen, Verarbeitungen, Stützen und Kräfte innerhalb der Familie zu analysieren, um beratend und therapeutisch wirken zu können.

Verlauf

Aus den Beobachtungen der Entwicklung des frühkindlichen Autismus bis in das Erwachsenenalter hinein stammt die Erkenntnis, daß etwa zwei Drittel der Patienten stark behindert und unfähig zur selbständigen Lebensführung bleiben, während nur etwa jeder sechste Patient eine Entwicklung mit Berufstätigkeit und sozialer Integration nimmt. Aber auch in diesen Fällen können häufig weiterhin anhaltende Beziehungsschwierigkeiten und ungewöhnliche Verhaltensstile beobachtet werden. Bis zu einem Viertel der Patienten nehmen einen Verlauf, der zwischen den beiden dargelegten Varianten eines ungünstigen bzw. günstigen Verlaufs liegt: Sie entwickeln eine relative Selbständigkeit und Abnahme ihrer Verhaltensauffälligkeiten, brauchen jedoch in vielfältiger Hinsicht weiterhin Fürsorge und Betreuung. Ein nicht unbeträchtlicher Teil von Patienten entwickelt in der Adoleszenz eine Epilepsie. Beobachtete Häufigkeiten reichen bis zu 28%, wobei vornehmlich die geistig behinderten Patienten betroffen sind.

Der Intelligenzquotient hat sich als das wichtigste Vorhersagemerkmal des Verlaufs beim frühkindlichen Autismus erwiesen. Ein nicht-sprachlicher IQ im Bereich von 50-60 und niedriger bedeutet beim autistischen Kind eine lebenslange Behinderung. Sofern bei höherer Intelligenz die Beeinträchtigung der Sprache nach dem Alter von fünf Jahren weiterhin stark ausgeprägt ist, muß ebenfalls mit einem ungünstigen Verlauf gerechnet werden. In der Regel entwickelt etwa die Hälfte der autistischen Kinder meist um das Alter von fünf Jahren herum ein ausreichendes sprachliches Repertoire mit verbessertem Sprachverständnis, gleichwohl aber anhaltenden Auffälligkeiten des Sprachgebrauchs, die oben bereits beschrieben wurden.

6.2 Autistische Psychopathie

Definition und Häufigkeit

Auch die von Asperger zuerst beschriebene autistische Psychopathie ist durch eine Störung der Beziehungsfähigkeit gekennzeichnet. Unter den charakteristischen Merkmalen hat Asperger Auffälligkeiten des Blickkontaktes, Mangel an Expressivität, fehlendes Einfühlungsvermögen, isolierten Rückzug, ausgeprägten Egozentrismus, ungewöhnlich und eingeschränkte intellektuelle Interessen sowie Bindungen an Objekte aufgeführt. Er sah in dieser Konstellation eine vererbte Persönlichkeitsvariante und nahm eine entsprechende diagnostische Bezeichnung vor. In der englischsprachigen Literatur findet der Begriff der „schizoiden Persönlichkeit“ Anwendung, der sich in diesem Kontext nicht mit der entsprechenden Verwendung in der deutschsprachigen Psychiatrie deckt.

Während keine genauen epidemiologischen Angaben zur Häufigkeit dieses insgesamt seltenen klinischen Bildes vorliegen, fällt eine extreme Knabenwendigkeit von etwa 9:1 auf.

Klinisches Bild und Differentialdiagnose

Die auch für die autistische Psychiatrie charakteristische Beziehungsstörung nimmt in der Regel nicht so früh (vor 36 Monaten) wie beim frühkindlichen Autismus ihren Ausgang. Sie erreicht darüber hinaus nicht die Tiefe bzw. den Schweregrad wie beim frühkindlichen Autismus. Der Blickkontakt des Kindes mit autistischer Psychopathie ist weniger intensiv und am Gegenüber interessiert und der Kontakt zur unmittelbaren und erweiterten Umwelt deutlich eingeschränkt. Ihre sozialen Defizite äußern sich auch in Humorlosigkeit, Mangel an Einfühlungsvermögen und Distanzlosigkeit. Mehrheitlich werden die Sozialentwicklungen der Kinder mit autistischer Psychopathie erst im Schulalter problematisch.

Die Sprachentwicklung setzt bei diesen Kindern oft früh, seltener verzögert und dann eher auf einem hohen Kompetenzniveau ein, läßt aber Mängel der kommunikativen Abstimmung auf den Gesprächspartner erkennen. Die Intelligenz reicht von durchschnittlich bis überdurchschnittlich und das Denken ist durch Abstraktionsfähigkeit und Originalität gekennzeichnet. Patienten mit einer autistischen Psychopathie sind häufig von ausgefallenen Sonderinteressen übermäßig absorbiert und wehren sich mit heftigen Affektdurchbrüchen gegen Einschränkungen. Hinsichtlich der Motorik fallen Ungeschicklichkeit und seltener auch Stereotypien auf. Zwanghaft-pedantische Züge vervollständigen das klinische Bild.

Die differentialdiagnostische Abgrenzung der beiden Autismussyndrome läßt sich am sichersten über die unterschiedliche Sprachentwicklung, aber auch über den Grad der sozialen Beziehungsstörung sowie die verschiedene Intelligenzverteilung vornehmen. Das Bild des frühkindlichen Autismus zeigt gegenüber der Statik der autistischen Psychopathie vergleichsweise mehr Entwicklungsdynamik.

Ätiologie

Die autistische Psychopathie ist wahrscheinlich eine vererbte bzw. konstitutionelle Störung. Diese Annahme wird durch die homologe familienanamnestische Belastung in der männlichen Linie sowie die ausgeprägte Knabenwendigkeit nahegelegt. Dabei ist offen, inwieweit lediglich eine Disposition vererbt wird, die weiterer Faktoren zur Manifestation bedarf.

Therapie und Verlauf

Die Defizite der Sozialentwicklung können das Kind mit einer autistischen Psychopathie in Probleme und Konflikte mit seiner Umwelt führen, so daß stützende Psychotherapie und Beratung des Kindes und seiner Eltern erforderlich werden können. Die Einbeziehung der erweiterten Lebensumwelt – insbesondere der Schule – und die funktionelle Behandlung von neuromotorischen Funktionsschwächen stellen weitere Ziele einer Behandlung dar. Die wenigen vorliegenden Verlaufsbeobachtungen zeigen, daß Patienten mit einer autistischen Psychopathie später weniger Partnerbeziehungen eingehen, Probleme mit der Empathie haben, emotional weniger bindungsfähig sind und oft an sonderlingshaft wirkenden Interessen und Aktivitäten festhalten. Ferner wurden gehäuft Suizidgedanken und -handlungen sowie Übergänge in schizophrene Psychosen beobachtet. Gleichwohl läßt sich die autistische Psychopathie nicht als eine präpsychotische Vorform der Schizophrenie betrachten.

Literatur

Campbell, M.: Pharmakotherapy. In Rutter, M., E. Schopler (eds.): Autism. A Reappraisal of Concepts and Treatment. Plenum Press, New York 1978.

DeMyer, M. K.: Parents and children in autism. Winston, Washington 1979.

DeMeyer, M.K., J. N. Hington, R.K. Jackson: Infantile autism reviewed: A decade of research. Schizophrenia Bulletin 7 (1981) 388-451.

Freeman, B.J., E.R. Ritvo, P.C. Schroth: Behavior assessment of the syndrome of autism - behavior observation system. J. Amer. Acad. Child Psychiat. 23 (1984) 588-594.

Freeman, B. J., E.R. Ritvo, A. Yokota, A. Ritvo: A scale for rating symptoms of patients with the syndrome of autism in real life settings. J. Amer. Acad. Child Psychiat. 25 (1986) 130-136.

Hemsley, R., P. Howlin, M. Berger, L. Hersov, D. Holbrook, M. Rutter, W. Yule: Treating autistic children in a family context. In: Rutter, M., E. Schopler (eds.): Autism. A Reappraisal of Concepts and Treatment. Plenum Press, New York 1978.

Kehrer, H. E.: Kindlicher Autismus. Karger, Basel 1978.

Kehrer, H. E.: Bibliographie über den kindlichen Autismus von 1934-1981, Bücher, Monographien, Artikel u. a. Publikationen mit Sachregister. Beltz Forschungsberichte, Weinheim-Basel 1982.

Koegel, R. L., A. Rincover, A. L. Egel: Educating and understanding autistic children. College-Hill, San Diego 1982.

Krug, D. A., J. Arick, P. Almond: Behavior checklist for identifying severely handicapped individuals with high levels of autistic behavior. J. Child Psychol. 21 (1980) 221-229.

Lovaas, O. I.: Parents as therapists. In: Rutter, M., E. Schopler (eds.): Autism. A Reappraisal of Concepts and Treatment. Plenum Press, New York 1978.

Rimland, B.: The differentiation of childhood psychoses: An analysis of checklists for 2.218 psychotic children. J. Autism Childhood Schizophrenia 1 (1971) 161-174.

Ritvo, E., B. J. Freeman: National society for autistic children. Definition of the syndrome of autism. J. Autism Childhood Schizophrenia 8 (1978) 162-169.

Ruttenberg, B. A., B. Kalish, C. Wenar, C., E. G. Wolf: An instrument for evaluating autistic children. J. Amer. Acad. Child Psychiat. 5 (1966) 453-478.

Rutter, M: Diagnosis and definition of childhood autism. J. Autism Childhood Schizophrenia 8 (1978) 139-161.
Rutter, M.: Infantile Autism and other pervasive developmental disorders. In: Rutter, M., L. Hersov (eds.): Child and Adolescent Psychiatry Modern Approaches. 2. ed. Blackwell Scientific Publications, Oxford 1985.
Rutter, M., E. Schopler: Autism. A reappraisal of concepts and treatment. Plenum Press, New York-London 1978.
Schopler, E., G. B. Mesibov: Autism in adolescents and adults. Plenum Press, New York-London 1983.
Schopler, E., R. J. Reichler: Individualized assessment and treatment for autistic and developmentally disabled children. University Park Press, Baltimore 1979.
Schopler, E., R. J. Reichler: Entwicklungs- und Verhaltensprofil. P. E. P., Band 1. Förderung autistischer und entwicklungsbehinderter Kinder. Deutsche Bearbeitung: Alfred Horn. Modernes Lernen, Dortmund 1981.
Schopler, E., R. J. Reichler, R. F. DeVellis, K. Daly: Toward objective classification of childhood autism: Childhood autism rating scale (Cars). J. Autism Develop Dis. 10 (1980) 91-103.
Steinhausen, H.-C., D. Göbel, M. Breinlinger, B. Wohlleben: A community survey of infantile autism. J. Amer. Acad. Child Psychiat. 25 (1986) 186-189.
Steinhausen, H.-C., D. Göbel, M. Breinlinger, B. Wohlleben: Maternal age and autistic children. J. Developmental and Behavioral Pediatrics 5 (1984) 343-345.

7 Psychosen

Die Psychosen des Kindes- und Jugendalters sind schwere und glücklicherweise relativ seltene Ereignisse mit in der Regel schlechterer Prognose als viele andere Störungen in diesem Entwicklungsabschnitt des Lebens. Klassifikatorisch wird von einigen Autoren schon der frühkindliche Autismus als eine erste Variante den kindlichen Psychosen zugerechnet. Nachdem nun aber zweifelsfrei ist, daß frühkindlicher Autismus und Schizophrenie zwei unterschiedliche, distinkte Krankheitsbilder sind, erscheint die hier vorgenommene Trennung und gesonderte Abhandlung des frühkindlichen Autismus (vgl. Kap. 6) geboten. Somit verbleiben als die Hauptgruppen von Psychosen im Kindes- und Jugendalter die **schizophrenen**, die **affektiven** und die **organischen Psychosen**. Schizophrenie und affektive Psychosen werden auch als endogene Psychosen und organische Psychosen als exogene Psychosen bezeichnet. Dabei steht der Begriff „exogen" für körperlich begründet, während mit „endogen" nach heutigen Verständnis nicht nur „nicht-somatisch begründbar", sondern „hereditär" gemeint ist.

7.1 Schizophrene Psychosen

Definition und Häufigkeit

Seit Eugen Bleuler wird unter dem Begriff der Schizophrenie im Sinne der sogenannten **Grundsymptome** eine Störung des Denkens, der Affektivität und des Antriebs verstanden. Diesen sich in Zerfahrenheit, Ambivalenz und Autismus äußernden Grundsymptomen hat Bleuler als akzessorische, nicht obligate Symptome Wahn, Halluzinationen und katatone Störungen nachgeordnet. Er hat somit einige der bedeutsamen klinischen Zeichen der Schizophrenie als sekundär eingestuft, zumal sie nicht bei allen betroffenen Patienten und in einigen Fällen auch nur vorübergehend auftreten.

Die Schizophrenie ist eine schwere Störung des Realitätsbezuges mit verschiedenen klinischen Manifestationsformen, die im Kindesalter eine Reihe entwicklungsbedingter Charakteristika aufweisen. Nach dem Alter der Manifestation lassen sich die Schizophrenien in kindliche (bis zum zehnten Lebensjahr), präadoleszente (zehn bis vierzehn Jahre) und adoleszente sowie schließlich erwachsene Formen einteilen.

Während die Erkrankungswahrscheinlichkeit für die Gesamtbevölkerung bezogen auf die gesamte Lebenszeit bei 1% liegt, beträgt die tatsächliche Prävalenz 0,4%. Schizophrene Erkrankungen sind vor der Pubertät und Adoleszenz äußerst selten. Nur 4% der Gesamterkrankungen an Schizophrenie beginnen vor dem 14. Lebensjahr und 0,1% bis 1% vor dem zehnten Lebensjahr. Unter den neu aufgenommenen Patienten in kinder- und jugendpsychiatrischen Serien machen Patienten mit einer Schizophrenie etwa 1 bis 5% der Gesamtklientel aus.

Klinisches Bild

Schizophrenien im Kindes- und Jugendalter weisen eine Reihe entwicklungsabhängiger Besonderheiten in der Symptomatik auf, die sie von dem Bild der Schizophrenien im Erwachsenenalter abgrenzen. Die folgende Darstellung des klinischen Bildes trägt diesen spezifischen Aspekten Rechnung.

Bei etwa der Hälfte der schizophrenen erkrankten **Kinder** können im Vorfeld der Erkrankung **Prodromalerscheinungen** beobachtet werden. Dabei handelt es sich um flüchtige, kurzdauernde präpsychotische Reaktionen. Hierzu zählen eine Reihe von Veränderungen im Verhalten, die mit dem Wesen und der bisherigen Entwicklung des Kindes unvereinbar erscheinen, wie z.B. regressives Verhalten, Verstimmungszustände, plötzliche und unmotivierte dissoziale Handlungen und Aggressionsdurchbrüche, Angst, mutistische Reaktionen, Konzentrationsstörungen, motorische Unruhe u.a.m. Wenngleich diese Phänomene wenig spezifisch und damit kaum diagnosebestimmend sind, so heben sie sich dennoch eindrücklich von der bisherigen Persönlichkeitsentwicklung des Kindes ab. Bei Erkrankungen im **Jugendalter** können im Vorfeld einer Schizophrenie Leistungseinbrüche in Schule und Lehre, Konzentrationsstörungen, Antriebsminderungen mit Interessenverlust und phasenhaft ablaufende depressive Verstimmungen beobachtet werden. Die diagnostische Würdigung dieser Phänomene ist schwierig, zumal vieles vor dem Hintergrund der alterstypischen Entwicklung passageren Charakter haben kann.

Die **klinische Symptomatik** ist bei den **kindlichen Schizophrenien** weniger bzw. kaum von den produktiven Symptomen des späteren Jugend- und

Erwachsenenalters gekennzeichnet. Wahn und Halluzinationen sind vor dem Alter von zehn Jahren kaum zu beobachten. Im Vordergrund der Symptomatik stehen vielmehr Störungen des Antriebs, der Emotionalität, der Motorik und der Sprache. Mit dem Verlust des Interesses an Spiel und Aktivitäten verbindet sich eine Abkehrung von der Beziehungsumwelt mit autistischen Zügen. Zugleich kann eine emotionale Verflachung mit Akzentuierung amorpher Ängste beobachtet werden, die sich selten zu einem Wahn verdichten. Vor dem Alter von zehn Jahren nimmt diese diffuse Angst den Stellenwert der erst später sich entwickelnden Wahnsymptome ein. Die Stimmung des schizophrenen Kindes wirkt labil, die Affekte sind inadäquat und reichen bisweilen bis zur Gefühlsarmut und -kälte – ganz im Widerspruch zur bisherigen Entwicklung des Kindes. Die Motorik ist von Stereotypien, Grimmassieren sowie bizarren und automatenhaft wirkenden Körperbewegungen geprägt. In der Sprache fallen Logorrhö, idiosynkratische Wortneuschöpfungen oder mutistische Reaktionen auf. Daneben können **Zwangshandlungen und -gedanken** bestehen, die mit der Psychose koexistieren, oder diese auch bei Remission überdauern können.

In der **Präadoleszenz** kommt es dann zur Ausbildung von Wahnsymptomen, wobei zunächst zönästhetische Symptome, d.h. wahnhaft-halluzinatorische Leibempfindungen und später paranoide Symptome in Form von Beziehungs- und Beeinflussungsideen sowie Verfolgungsideen im Vordergrund stehen. Später in der **Adoleszenz** folgen Größenwahn, religiöse Wahnideen, depressive Wahnideen, Selbstbeschuldigungswahn und Liebeswahn. Analog sind Halluzinationen vor dem zehnten Lebensjahr äußerst selten und äußern sich dann zunächst als zönästhetische Halluzinationen. Typischerweise kommt es erst in der Adoleszenz zur Ausbildung von akustischen, optischen, olfaktorischen oder haptischen Halluzinationen, wie sie von erwachsenen Schizophrenen bekannt sind.

Ab der Adoleszenz können auch die aus der Psychopathologie der Schizophrenie bei Erwachsenen bekannten **Untergruppen** beobachtet werden. Während bei der **paranoid-halluzinatorischen Form** der Häufigkeitsgipfel eher im vierten Lebensjahrzehnt liegt, beginnt die durch läppische Stimmung, affektive Verflachung und Enthemmung, soziale Distanzlosigkeit, Manirismen und Antriebsarmut gekennzeichnete **Hebephrenie** typischerweise im Jugendalter. Entgegen älterer Lehrmeinung geht die Hebephrenie nicht immer in einen Defekt über. Bei der **Katatonie** dominieren Störungen der Motorik und des Antriebs, wobei Stupor und Mutismus bei klarem Bewußtsein im Vordergrund stehen, wenngleich es auch zu psychomotorischer Unruhe und Erregung kommen kann. Äußerst selten ist im Jugendalter die **Schizophrenia simplex** zu beobachten. Hierbei handelt es sich um einen schleichenden Beginn und Verlauf, bei dem autistischer Rückzug und Kontaktverlust sowie Antriebsarmut das Bild bestimmen, aus dem in der Regel ein chronischer Defektzustand hervorgeht.

Diagnose und Differentialdiagnose

Die äußerst seltenen Schizophrenien des Kindesalters können – wie dargelegt - weniger aufgrund der Produktivsymptomatik diagnostiziert werden. Liegt eine entsprechende Symptomatik vor, so ist in diesem Entwicklungsabschnitt eher an eine exogene Genese zu denken, wobei ursächlich in erster Linie Entzündungen, Intoxikationen, Kontusionen, Tumoren, Stoffwechselstörungen und Epilepsien in Frage kommen. Da das aus der Erwachsenenpsychopathologie stammende Leitsymptom der Bewußtseinsstörung bei den exogenen Psychosyndromen des Kindesalters häufig fehlt, ist für die Differentialdiagnose eine sorgfältige Diagnostik unter Berücksichtigung von Computertomogramm, EEG, Liquoranalyse, neurologischem Befund und weiterer bedeutsamer Laborparameter erforderlich. Andere Differentialdiagnosen müssen sich auf neurodegenerative Erkrankungen mit der Ausbildung von desintegrativen Psychosen, auf den frühkindlichen Autismus, auf die Oligophrenien sowie auf Zwangssyndrome erstrecken.

In der **Pubertät und Adoleszenz** müssen schizophrene Erkrankungen von Reifungskrisen, den seltenen reaktiven Psychosen im Sinne schizophrener Episoden, abnormen Persönlichkeitsentwicklungen, induzierten Störungen des Realitätsbezuges bei schizophrenen Eltern, affektiven Psychosen sowie gegenüber exogen verursachten Psychosen abgegrenzt werden. Die Differentialdiagnostik gestaltet sich daher oft schwierig und wird nicht selten erst durch den Verlauf möglich. Harte klinische Kriterien für die Diagnose einer Schizophrenie im Jugendlichenalter sind Denkstörungen, Katatonie, affektive Veränderungen und die sogenannten Symptome ersten Ranges im Sinne von Schneider. Hierbei handelt es sich um Gedankenlautwerden, Hören von Stimmen in Form von Rede und Gegenrede, kommentierende Stimmen, leibliche Beeinflussungserlebnisse, Gedankenentzug und andere Gedankenbeeinflussung, Gedankenausbreitung, Wahnwahrnehmungen sowie Beeinflussung des Fühlens, Strebens und Willens durch andere. Sofern diese Symptome vorliegen und andererseits Bewußtseinsstörungen und amnestische Symptome fehlen, ist die Diagnose der Schizophrenie mit beträchtlicher Sicherheit zu stellen.

Ätiologie

Auch für die Verursachung der Schizophrenie gilt angesichts einer noch nicht erfolgten allgemeingültigen und vollständigen Aufklärung die Annahme einer mehrfaktoriellen Genese, wobei allerdings

biologische Faktoren im Vordergrund stehen. Angesichts der familiären homologen Belastung in 50% der Fälle sowie der Erkenntnisse aus Adoptionsstudien, besteht kein Zweifel an einer **genetischen Disposition**, wenngleich der Übertragungsmodus unaufgeklärt ist. Möglicherweise sind direkt mit der genetischen Disposition **biochemische Faktoren** verknüpft, welche sich als Neurotransmitterstörung manifestieren. So könnten – wie beim Modell anderer Stoffwechselstörungen - enzymatische Defekte zu Dysfunktionen des Hirnstoffwechsels führen, die sich bei der Schizophrenie hypothetisch als Überempfindlichkeit dopaminerger Rezeptoren vor allem im Bereich des lymbischen Systems niederschlagen. Diese durch experimentelle Befunde gestützte Hypothese ließe sich sowohl mit der Bedeutung des limbischen Systems für die Emotionalität als auch durch die Wirksamkeit bestimmter Psychopharmaka stützen.

Zu diesen somatisch-biologischen Elementen kommen **psychosoziale Faktoren** im Vorfeld als Auslöser bzw. bei Rückfällen hinzu, wobei es sich z. B. um bedeutsame Veränderungen in der Umwelt handeln kann. Unklar ist hingegen der Beitrag aus der familiären Interaktion. Hier ist empirisch ungenügend abgesichert, inwiefern Kommunikationsstörungen in Form von „double-bind", „Familienmythen" oder „Pseudogemeinschaft" tatsächlich die Genese der Schizophrenie bedingen, wie dies von einigen Autoren behauptet wird.

Therapie

In Analogie zur mehrfaktoriellen Genese und angesichts des Spektrumscharakters der Schizophrenien ist auch die Therapie von einer mehrdimensionalen Konzeption bestimmt, wobei neben pharmakotherapeutischen Maßnahmen die Heilpädagogik, die stützende Psychotherapie, die Musiktherapie und die Beschäftigungs- und Ergotherapie einen besonderen Stellenwert haben. Die Behandlung muß im Kindes- und Jugendalter in der Regel stationär erfolgen.

Basis einer jeden Behandlung von Schizophrenien ist die **Psychopharmakabehandlung**. Die Therapie mit Neuroleptika – und hier besonders mit den Buthyrophenonen und den Phenothiazinen – ist unverzichtbar. Diese Substanzen wirken nicht nur generell antipsychotisch auf die Produktivsymptomatik ein, sondern beeinflussen auch Unruhe, Impulsivität, Aggressivität und Angst im Bild der schizophrenen Psychosen. Sie beeinflussen den Hirnstoffwechsel der Neurotransmitter und hier wahrscheinlich als Hauptangriffspunkt bei der Schizophrenie das limbische System sowie thalamische und hypothalamische Strukturen, indem sie hypothetisch das Gleichgewicht sensorischer und motorischer Funktionen sowie der Emotionalität wieder herstellen. Die einzelnen Substanzen einschließlich Dosierungsvorschläge sind in Tabelle 7-1 aufgeführt.

In der **Heilpädagogik** und **stützenden Psychotherapie** geht es um eine Korrektur der Störungen des Realitätsbezuges und um Abbau von Angst, sozialer Isolation und Defiziten der Verhaltenssteuerung. Das Medium der Therapie sind das Spiel, gestalterische Tätigkeiten (z.B. Malen und Basteln) und Gruppenaktivitäten. Sie kann durch Ansätze der **Musiktherapie** verstärkt werden, die bisweilen eher als verbale Therapieverfahren einen Weg zur Erlebniswelt des psychotischen Kindes und Jugendlichen bahnt. **Beschäftigungs- und Ergotherapie** sind auf jeder Stufe des Krankheitsprozesses wichtige Bausteine des Therapieplanes und sollen vor allem bei chronifizierten Störungen einer Antriebsverarmung entgegenwirken.

Tabelle 7-1: Neuroleptika für die Behandlung der schizophrenen Psychosen

Substanz	Handelsname®	Erhaltungsdosis	Indikation
Haloperidol	Haldol	2–12 mg/d	akute Symptomatik
Benperidol	Glianimon	1,5–6 mg/d	akute Symptomatik
Perazin	Taxilan	75–600 mg/d	akute Symptomatik
Fluphenazin	Dapotum, Lyogen	3–12 mg/d	akute Symptomatik
Periciazin	Aolept	bis 100 mg/d	protrahierter Verlauf
Chlorprothixen	Taractan, Truxal	100–400 mg/d	protrahierter Verlauf
Sulpirid	Dogmatil	300–600 mg/d	Negativsymptomatik
Haloperidol-Decanoat	Haldol	1 ml i.m./Monat	chronisch rezidivierender Verlauf
Fluspirilene	Imap	0,5–4 mg i.m./Woche	chronisch rezidivierender Verlauf
Pimozid	Orap	2–6 mg/d	chronisch rezidivierender Verlauf
Penfluridol	Semap	20–60 mg/Woche	chronisch rezidivierender Verlauf
Fluphenazin-Decanoat	Dapotum, Lyogen	25 mg i.m./2–3 Wochen	chronisch rezidivierender Verlauf

Verlauf

Der Verlauf der Schizophrenien ist außerordentlich vielfältig. Bei den kindlichen Schizophrenien mit Beginn vor dem zehnten Lebensjahr ist die Prognose angesichts überwiegend schleichender Verläufe ungünstig. In der Präadoleszenz können neben monatelang andauernden Krankheitsphasen auch sehr flüchtige, nur über wenige Tage sich erstreckende paranoid-halluzinatorische Episoden auftreten. Insgesamt liegt die Besserungsrate für die Schizophrenien vor der Adoleszenz bei etwa 50% und die Quote der Totalremissionen bei 20%. Diese Zahlen entsprechen denen hinsichtlich des Verlaufs der Schizophrenie im Erwachsenenalter. Andererseits ist die Prognose vor dem zehnten Lebensjahr sehr viel ungünstiger.

Damit ist das Lebensalter bei Erkrankung einer der wichtigsten **prognostischen Faktoren**. Bei den kindlichen Schizophrenien hat die familiäre Belastung mit neuropsychiatrischen Störungen und die familiäre Atmosphäre keinen Einfluß auf den Verlauf. Prämorbide Persönlichkeitsmerkmale wie überdurchschnittliche Intelligenz, Kontaktfähigkeit und freundliche Zugewandtheit gehen hingegen mit einer günstigeren Verlaufscharakteristik bei Kindern einher. Zwangssymptome finden sich häufiger bei günstigen Verläufen und wirken hier möglicherweise als Abwehr und Schutz gegenüber einem psychotischen Persönlichkeitszerfall. Bei Jugendlichen gelten hohe Intelligenz, normaler EEG-Befund, akuter Beginn, ausgeprägte affektive Symptome und klar identifizierbare auslösende Faktoren als günstige Prognosemerkmale. Hier ist eine homologe Belastung in der Familie als prognostisch ungünstig einzuschätzen. Unter den verschiedenen Untergruppen haben die Hebephrenie und die Schizophrenia simplex eine schlechtere Verlaufsprognose.

7.2 Affektive Psychosen

Definition, Klassifikation und Häufigkeit

Gemäß Definition nach der ICD-9 handelt es sich bei den affektiven Psychosen um häufig sich wiederholende Psychosen, bei denen eine schwere Affektstörung, meistens in Form von Depression und Angst, aber auch in Form von gehobener Stimmung und Erregung vorliegt. Zusätzlich können Wahnideen, Ratlosigkeit, gestörte Selbsteinschätzung sowie Wahrnehmungs- und Verhaltensstörungen bestehen, die sämtlich im Zusammenhang mit der vorherrschenden Stimmung stehen. Nach Bleuler zählen zu den Grundsymptomen

- die heitere oder depressive Verstimmung,
- die Ideenflucht oder Hemmung des Gedankenganges und
- die abnorme Erleichterung oder Hemmung des Entschließens, Handelns und der Motilität.

Als akzessorische Symptome gelten Wahnideen und Halluzinationen.

Kennzeichnend für das Krankheitsbild der affektiven Psychosen sind ihr periodischer Verlauf mit **Phasen** der Krankheit und **freien Intervallen**. Bei den Phasen kann es sich jeweils um **depressive** oder **manische** Zustände handeln. Bei **monopolaren** affektiven Psychosen kommt es immer zu gleichsinnigen Verstimmungen, also depressiven oder manischen Zuständen, während bei den bipolaren Psychosen sowohl depressive als auch manische Phasen vorliegen. Synonyme für den Begriff der affektiven Psychosen sind **manisch-depressive Erkrankung** oder **Zyklothymie**. Krankheitsphasen treten meist ohne erkennbaren Anlaß auf und werden von den betroffenen Patienten im nachhinein als persönlichkeitsfremd erlebt.

Die Häufigkeit der affektiven Psychosen beträgt in der Allgemeinbevölkerung ca. 0,5 bis 3%. Mehrheitlich liegt das Erkrankungsalter zwischen 20 und 50 Jahren; nur ca. 15 bis 20% der Patienten erkranken vor dem 20. Lebensjahr. Depressive Phasen treten häufiger auf als manische Phasen. Frauen sind etwa doppelt so häufig betroffen wie Männer. Eine Erstmanifestation vor dem Alter von zehn Jahren ist extrem unwahrscheinlich. Möglicherweise treten im Vorfeld phasische Verläufe im Sinne von Verstimmbarkeit, Verhaltensauffälligkeiten und Erziehungsproblemen auf. Das typische klinische Bild ist vor der Adoleszenz nur äußerst selten zu beobachten.

Klinisches Bild

Kinder und Jugendliche mit einer affektiven Psychose werden von ihrer Umwelt zu Beginn der Erkrankung meistens verkannt, zumal sich die ersten Krankheitszeichen eher in unspezifischen Beziehungsstörungen oder Verhaltensauffälligkeiten und Leistungsabfall in Familie und Schule äußern und die Patienten selbst ihre Affektveränderung ungenügend erkennen oder vermitteln können. Entsprechend falsch negative Zuschreibungen sind in der Phase der Erstmanifestationen häufig, sofern nicht ein sehr typisches und prägnantes klinisches Bild vorliegt. Andererseits muß auch vor der falsch positiven Zuschreibung gewarnt werden, die in der Periodizität von unspezifischen Verhaltensauffälligkeiten genügend Anlaß sieht, die Diagnose einer affektiven Psychose zu stellen.

Das klinische Bild der affektiven Psychosen ist im Gegensatz zum Erwachsenenalter bei Kindern und Jugendlichen durch relativ kürzere Phasen der Verstimmungen und einen rascheren Phasenwechsel gekennzeichnet. In der **depressiven Phase** sind die Kinder und Jugendlichen herabgestimmt, freudlos, antriebsschwach und gehemmt. Sie weinen leicht und ohne Anlaß, wirken schwunglos und ohne Interessen sowie apathisch und ohne Willen. Es kommt zu vielfältigen Angstsymptomen, die Gedanken kreisen um immer wieder dieselben Themen und bisweilen verdichten sich Schuld- und Versündigungsideen in wahnhafter Weise. Neben hypochondrischen Ängsten kommt es zu Störungen der Vitalsphäre mit Schlafstörungen, Appetitstörungen, Obstipationen sowie anderen vegetativen Symptomen. Denken und Psychomotorik sind verlangsamt, neben Entschlußlosigkeit und Ratlosigkeit können auch Zeichen ängstlicher Agitation beobachtet werden. Es besteht ein erhöhtes Suizidrisiko.

Die sowohl bei monopolaren wie bei bipolaren affektiven Psychosen seltener vorkommenden **manischen Phasen** sind durch Euphorie, Kritiklosigkeit, Leichtsinn, Antriebssteigerung, Impulsivität und Ideenflucht gekennzeichnet. Die Jugendlichen fühlen sich heiter und in ihrem Selbstwertgefühl gesteigert, zeigen einen ausgeprägten Rededrang, sind in ihren Wort- und Gedankenassoziationen aufgelockert, im Verhalten sprunghaft und weisen bei vermindertem Schlafbedürfnis eine erhöhte Betriebsamkeit und Hyperaktivität auf, die sich oft in Planungen und Vielfalt der Ansätze verzettelt. Tabuschranken einschließlich sexueller Verhaltensnormen verlieren ihren Stellenwert. Seltener sind gereizt und hochgradig gespannt-aggressive Symptome im Bild der Manien bei Kindern und Jugendlichen zu finden.

Diagnose und Differentialdiagnose

Die Diagnose einer affektiven Psychose läßt sich in der Regel erst im Verlauf, d. h. durch die Periodizität in der Symptomatik sichern, wobei eine homologe familiäre Belastung ein weiteres gewichtiges stützendes Kriterium darstellt. Erleichtert wird die Diagnose, sofern Phasen und freie Intervalle sicher abgegrenzt werden können. Sie erhält Bestätigungen durch Beobachtungen von typischen Tagesschwankungen der Stimmung mit Morgentief und Abendhoch sowie hypomanischer und manischer Nachschwankungen im Verlauf depressiver Phasen und analog subdepressiver und depressiver Nachschwankungen am Ende einer manischen Phase.

Affektive Psychosen müssen erstens von organischen Psychosen und zweitens von Schizophrenien abgegrenzt werden, wobei letzteres nicht immer sicher möglich ist. Entsprechend existiert die Diagnose einer schizo-affektiven Mischpsychose. Ferner sind andere, nicht-psychotische Depressionen auszuschließen, zu denen reaktive Depressionen, die emotionalen Störungen mit depressiver Verstimmung (sog. „neurotische Depressionen") im Kindes- und Jugendalter, Depressionen im Rahmen von Deprivationssyndromen sowie im Kontext von organischen Psychosyndromen und bei Epilepsie zählen. Depressive Syndrome können auch bei depressiv erkrankten Eltern induziert werden und sind schließlich im Bild der Anorexia nervosa häufig zu beobachten.

Ätiologie

Die Ursachen der affektiven Psychosen sind vornehmlich in biologischen Faktoren zu suchen. Dabei sind **genetische Faktoren** von besonderer Bedeutung. Dies wird durch die familiäre Häufung der affektiven Psychosen, die höhere Konkordanz von eineiigen Zwillingen (70%) gegenüber zweieiigen Zwillingen (20%) und Ergebnisse der Adoptionsforschung belegt, indem sich nachweisen ließ, daß früh adoptierte Kinder von biologischen Eltern mit affektiven Psychosen und mit Aufwachsen bei Adoptiveltern gehäuft an affektiven Psychosen erkrankten. Während das durchschnittliche Erkrankungsrisiko bei 0,5 bis 3% liegt, beträgt es für Eltern, Geschwister und Kinder in Familien mit einer affektiven Psychose 10 bis 15%. Vererbt wird allerdings nicht die Eigenschaft, sondern die Anlage, die durch das Einwirken unspezifischer Umweltfaktoren zur Krankheitsmanifestation führt. Die Penetranz ist bei den bipolaren Formen höher als bei den monopolar-depressiven Formen. Ein spezifischer Erbgang ist nicht bekannt.

Neben den genetischen Faktoren oder mit ihnen verknüpft sind wahrscheinlich auch **biochemische Faktoren** im Stoffwechsel der biogenen Amine für die Verursachung der affektiven Psychosen bedeutsam. Dabei konzentriert sich die Ursachenforschung auf den Stoffwechsel von Noradrenalin und Serotonin, wobei sowohl Ungleichgewichte der beiden Substanzen wie auch Rezeptorstörungen diskutiert werden. Die Annahme einer ursächlichen Bedeutung der biogenen Amine kann sich auf die Wirksamkeit einiger psychopharmakologischer Substanzen stützen.

Therapie

Im Zentrum der nach Möglichkeit stationär durchzuführenden Therapie der affektiven Psychosen steht die Behandlung mit Psychopharmaka. Ergänzende Maßnahmen bestehen aus stützender Psychotherapie, Elternberatung, familienbezogener Therapie und Heilpädagogik. Insbesondere die zahlenmäßig im Vordergrund stehenden Zustände depressiver Verstimmung bedürfen umfangreicher begleitender Therapieansätze zur Stützung, Ermutigung und Verhinderung suizidaler Handlungen. Bei den Eltern und der jeweils bedeutsamen Beziehungsumwelt muß auf Verständnis, Toleranz und Akzeptanz des depressiv verstimmten Kindes und Jugendlichen hingewirkt werden. Immer ist Aufklärung und Information über das Krankheitsbild, seine Charakteristika und die Therapiemaßnahmen erforderlich. Die begleitenden therapeutischen Maßnahmen in Form von Physiotherapie, Beschäftigungstherapie und Musiktherapie müssen sich ebenso wie die stützende Psychotherapie an dem individuellen psychopathologischen Bild orientieren und sich vor unrealistischen Überforderungen und Verkennungen des psychotischen Charakters der Verstimmung hüten.

Für die **Pharmakotherapie** der affektiven Psychosen gilt zunächst ganz allgemein, daß die Behandlung mit niedrigen Dosen begonnen wird und durch eine schrittweise Steigerung der Dosis gekennzeichnet ist. Nach Abklingen der Phase wird die Dosis reduziert und das Medikament zunächst noch weiter gegeben. Unter den **Antidepressiva** werden Substanzen vom **Amitryptilin-Typ** mit depressionslösender, stimmungsaufhellender, sedierender und anxiolytischer Wirkung vom **Imipramin-Typ** mit depressionslösender, stimmungsaufhellender und leichter psychomotorisch aktivierender Wirkung sowie vom **Desimipramin-Typ** mit psychomotorisch stark aktivierender Wirkung neben Stimmungsaufhellung und Depressionslösung unterschieden. Die volle Wirksamkeit der Antidepressiva wird in der Regel erst zwei bis drei Wochen nach Therapiebeginn erreicht und kann daher nicht vorher sicher beurteilt werden. Bei ängstlich-depressiven, agitierten und suizidalen Patienten sind aktivierende Antidepressiva kontraindiziert. Eine Übersicht und Klassifizierung der Antidepressiva gibt Tabelle 7-2.

Tabelle 7-2: Antidepressiva für die Behandlung affektiver Psychosen

Substanz	Handelsname®	Erhaltungsdosis
Amitriptylin	Laroxyl, Saroten, Tryptizol	50–100 (150) mg/d
Clomipramin	Anafranil	50–100 mg/d
Imipramin	Tofranil	50–100 (150) mg/d
Marprotilin	Ludiomil	50–100 (150) mg/d

Manische Phasen werden mit **Neuroleptika** sowie **Lithiumsalzen** behandelt. Letztere haben ihren Haupteinsatz in der Prophylaxe der erneuten Manifestation depressiver und manischer Phasen. Sie reduzieren nachgewiesenermaßen die Anzahl weiterer Phasen und vergrößern die Zeitdauer der freien Intervalle. Die Steuerung der Medikation erfolgt über den Serumspiegel. Eine sorgfältige Kontrolle von Nebenwirkungen ist erforderlich.

Verlauf

Hinsichtlich des Verlaufs der affektiven Psychosen ist zunächst festzuhalten, daß nur 15% der betroffenen Patienten mehr als fünf Phasen in ihrem Leben durchlaufen. Die Dauer der Phasen und freien Intervalle variiert interindividuell beträchtlich. Im jugendlichen Alter sind die Phasen eher kürzer als bei Erwachsenen. Die höchste Phasenfrequenz weisen Mischpsychosen mit manisch-depressiven und schizophrenen Symptomen auf. Die Dauer der Phasen nimmt mit zunehmender Anzahl nicht zu und die Remission nach einer Phase ist in der Regel vollständig. Übergänge in eine schizophrene Phychose sind beobachtet worden. Die größte Gefahr droht dem Patienten durch das erhöhte Suizidrisiko. Während in der Allgemeinbevölkerung etwa 1% der Menschen durch Suizid sterben, beträgt die Quote bei affektiven Psychosen das 10-bis 15fache.

7.3 Organische Psychosen

Definition

Unter den organischen Psychosen werden durch körperliche Krankheiten bzw. durch äußerliche Schäden hervorgerufene Psychosen verstanden. Synonyme sind „Exogene Psychosen", „Symptomatische" oder „körperlich begründete Psychosen". Für alle Begriffe gilt die Feststellung, daß im Gegensatz zu den endogenen (schizophrenen und affektiven) Psychosen den organischen Psychosen eine direkte oder indirekte Erkrankung des Gehirns zugrundeliegt. Analog zu den Manifestationen im Erwachsenenalter lassen sich die organischen Psychosen auch im Kindes- und Jugendalter in akute und chronische Formen einteilen. Hingegen zeigt das klinische Bild bei Kindern und Jugendlichen einige spezifische Kennzeichen.

Klinisches Bild und Differentialdiagnose

Die organischen Psychosen teilen mit den endogenen Psychosen einige zentrale Merkmale, nämlich die Störung der Wahrnehmung (Halluzinationen), des Denkablaufs (Inkohärenz, Zerfahrenheit), des Antriebs (Reduktion bzw. Steigerung) und der Stimmung (euphorisch-maniform vs. ängstlich-depressiv). Das in der Psychopathologie des akuten exogenen Reaktionstypus bei Erwachsenen im Vordergrund stehende Leitsymptom der Bewußtseinseinschränkung fehlt bei Kindern recht häufig. Auch muß bei chronischen organischesn Psychosen bei Kindern im Gegensatz zu Erwachsenen nicht regelhaft mit einer Demenz bzw. Wesensveränderung gerechnet werden. Hinweiszeichen auf eine organische Psychose sind ferner Orientierungsstörungen sowie Störungen der Merkfähigkeit, wenngleich diese auch – seltener – bei endogenen Psychosen gefunden werden können. Delirante Symptome und Verwirrtheitszustände können vorkommen.

Eine Sonderform der organischen Psychosen im

Kindesalter wird im angloamerikanischen Sprachraum als desintegrative Psychose bezeichnet, deren Prototyp die **Dementia infantilis (Heller)** ist. Bei diesem Krankheitsbild kommt es nach einer zunächst normalen Entwicklung im Alter von drei bis vier Jahren zu einer allgemeinen Regression und Desintegration des Verhaltens. Unter den Zeichen von hochgradiger Irritabilität, Ängstlichkeit und motorischer Unruhe kommt es innerhalb von Monaten zu einer allgemeinen Verschlechterung mit Sprech- und Sprachverlust. Die Kinder wirken autistisch zurückgezogen, schwer emotional gestört und vermitteln den Eindruck, als halluzinierten sie. Trotz eines intelligent wirkenden Aussehens (sog. Prinzengesicht), kommt es zu einem dementiellen Abbau und Verlust sozialer Fertigkeiten, Interessenverlust sowie Entwicklung von Stereotypien und Manirismen. Die Störung entwickelt sich bisweilen nach einer Masern-Enzephalitis, häufiger läßt sich jedoch keine klare Ursache nachweisen. Die Prognose ist sehr ungünstig; neben Plateauentwicklungen gibt es progrediente Verläufe.

Differentialdiagnose

Die wichtigste Differentialdiagnose der organischen Psychose stellt die Abgrenzung gegenüber **schizophrenen Psychosen** dar, was wegen der Ähnlichkeit der Symptomatik bei Kindern und Jugendlichen allein auf der Basis der Psychopathologie nicht immer einfach ist. Organische Psychosen sind in den Wahrnehmungsstörungen in der Regel durch farbigere, näher an der Realität stehende und weniger bizarre, befremdliche Halluzinationen sowie durch eher konkrete und banale Wahnsymptome gekennzeichnet. Ohnehin muß die Abgrenzung gegenüber einer schizophrenen Psychose vornehmlich gegenüber der paranoid-halluzinatorischen Form erfolgen, zumal Symptome der anderen Unterformen, d.h. der Hebephrenie, der Schizophrenia simplex und der Katatonie praktisch nicht im Bild der organischen Psychosen aufscheinen. Allgemein gilt, daß eine floride Akutsymptomatik vom Bild der paranoid-halluzinatorischen Psychose des Erwachsenenalters im frühen Kindesalter am ehesten auf eine exogene Genese hinweist, wobei Bewußtseinseinschränkungen und Deliranz fehlen können. Diese Nähe zur schizophreniformen Symptomatik erleichtert die differentialdiagnostische Abgrenzung gegenüber den **affektiven Psychosen**, wenngleich depressive Verstimmungen und vereinzelt auch maniforme Zustände im Bild chronischer organischer Psychosyndrome vorliegen können.

Die Diagnose muß sich gerade angesichts der differentialdiagnostischen Schwierigkeiten sehr wesentlich an der Grundkrankheit mit den jeweiligen Symptomen orientieren. Entsprechende Hinweise enthält Kapitel 9.

Ätiologie

Entsprechend der Definition werden organische Psychosen durch Erkrankungen des ZNS bzw. interne Krankheiten bedingt. Eine nach diesen beiden Hauptgruppen aufgegliederte Liste möglicher Ursachen ist in Tabelle 7-3 wiedergegeben. Weitere Erörterungen zur Ätiologie der organischen Psychosen sind in Kapitel 9 vorgenommen. Die Bezüge von Epilepsie und Psychose sind in Kapitel 8 angeschnitten.

Trotz der führenden Rolle organischer Faktoren in der Genese der organischen Psychosen sind offensichtlich weitere Faktoren für die Krankheitsmanifestation bedeutsam. Hierzu zählen noxenspezifische Merkmale wie der Schweregrad, ferner das Lebensalter und damit der Reifegrad des Gehirns,

Tabelle 7-3: Ursachen organischer Psychosen im Kindes- und Jugendalter

Erkrankungen des ZNS

Entzündungen
- Enzephalomeningitiden
- Slow-Virus-Infektionen
- tuberkulöse Meningitis
- akutes rheumatisches Fieber

Traumen
- Schädel-Hirn-Trauma

Gefäßerkrankungen
- Subarachnoidalblutungen

Tumoren

Epilepsien

heredodegenerative Erkrankungen
- Chorea Huntington
- juvenile neuronale Zeroidlipofuszinose

Interne Erkrankungen

Allgemeininfektionen
- Masern
- Mumps
- Typhus

Stoffwechselstörungen, Intoxikationen

Endokrinopathien

kardiovaskuläre Krankheiten
- postoperative Krisen
- Blutungen
- Schockzustände

Hepatopathien
- Hepatitis
- Atrophie
- Zirrhose

Nephropathien
- terminale Niereninsuffizienz
- Urämie

Blutkrankheiten
- Anämien

maligne Krankheiten
- neoplastische und leukämische Terminalzustände

das damit eng verknüpfte Entwicklungsniveau sowie organismische Bedingungen wie die Stoffwechsellage und die Funktion innerer Organe. So haben schwere Noxen eine höhere schädigende Potenz, kann das noch unausgereifte oder vorgeschädigte Gehirn bestimmte Noxen, wie z.B. Entzündungen, weniger gut eingrenzen und ist die Funktionstüchtigkeit von Leber und Niere für die Auswirkungen von Intoxikationen bedeutsam. Schließlich sind Faktoren der familiären Umwelt wirksam, zumal sie die Exposition gegenüber schädigenden Noxen begünstigen bzw. mindern können.

Therapie

Die Therapie organischer Psychosen erfolgt sowohl **kausal** wie auch **symptomatisch**. Sie richtet sich zunächst auf die Grundkrankheit und ist somit vornehmlich intern-pädiatrisch und gegebenenfalls auch neurochirurgisch orientiert. Diese Feststellung läßt sich unschwer aus den verschiedenen in Tabelle 7-4 aufgelisteten Ursachen und Noxen ableiten. Darüber hinaus ist jedoch vielfach eine symptomatische Therapie im Sinne des Einsatzes von **Psychopharmaka** indiziert, die sich an den entsprechenden bereits dargelegten Grundsätzen der Psychosenbehandlung orientieren muß. Entsprechend kommen bei akuten psychotischen Zuständen vornehmlich Neuroleptika, vereinzelt auch Antidepressiva zum Einsatz. Weitere Grundsätze der Behandlung sind in Kapitel 9 dargelegt.

Verlauf

Auch der Verlauf der organischen Psychosen wird wesentlich von der Grundkrankheit bestimmt. Sofern diese ausheilt, bildet sich in der Regel auch die Psychose im Sinne einer reversiblen Funktionspsychose, wie z.B. bei den Endokrinopathien (vgl. Kap. 9.) zurück. Hinterläßt die jeweilige Noxe jedoch eine strukturelle Hirnschädigung, so mündet die organische Psychose in ein chronisches hirnorganisches Psychosyndrom ein. Auch hier sind die Verläufe noch variabel, wenngleich mit zunehmender Dauer Residualsymptome verbleiben. Die Prognose ist bei desintegrativen Psychosen und heredodegenerativen Erkrankungen besonders ungünstig.

Literatur

Bosch, G.: Psychosen im Kindesalter. In: Kisker, K.-P. et al. (Hrsg.): Psychiatrie der Gegenwart, Band II/Teil 1. Springer, Berlin-Heidelberg-New York 1972.

Eggers, C.: Verlaufsweisen kindlicher und präpuberaler Schizophrenien. Springer, Berlin-Heidelberg-New York 1973.

Eggers, C.: Schizophrene Psychosen. In: Remschmidt, H., M. H. Schmidt (Hrsg.): Kinder- und Jugendpsychiatrie in Klinik und Praxis, Band II. Thieme, Stuttgart 1985.

Lempp, R.: Psychosen im Kindes- und Jugendalter – eine Realitätsbezugsstörung. Eine Theorie der Schizophrenie. Huber, Bern-Stuttgart-Wien 1973.

Müller-Küppers, M.: Die kindliche Schizophrenie. Mschr. Kinderheilk. 127 (1979) 68-74.

Nissen, G.: Affektive Psychosen. In: Remschmidt, H., M. H. Schmidt (Hrsg.): Kinder- und Jugendpsychiatrie in Klinik und Praxis, Band II. Thieme, Stuttgart 1985.

Steinberg, D.: Psychiatric and other severe disorders in adolescence. In: Rutter, M., L. Hersov (eds.): Child and Adolescent Psychiatry – Modern Approaches. Blackwell Scientific Publications, Oxford 1985.

Werry, J. S.: The childhood psychoses. In: Quay, H., J. S. Werry (eds.): Psychopathological Disorders of Childhood. Wiley, New York 1979.

8 Epilepsien

Definition und Häufigkeit

Die Epilepsien sind Krankheiten des zentralen Nervensystems, die durch chronisch-rezidivierende cerebrale Anfälle gekennzeichnet sind. Der zerebrale Anfall ist eine von vielen pathologischen Reaktionsformen des menschlichen Gehirns, die durch eine Vielzahl primärer oder sekundärer zerebraler Affektionen in Gang gesetzt werden kann. Der zerebrale Anfall ist ein unspezifisches Symptom. Jeder Mensch hat eine epileptische Anfallsfähigkeit und kann unter entsprechenden Bedingungen einen Anfall erleiden (Matthes 1977).

In pathophysiologischer Hinsicht ist der epileptische Anfall der Ausdruck abnormer exzessiver elektrischer Entladungen größerer Neuronenverbände. Die epileptische Entladungsserie basiert auf biochemischen Vorgängen, die zu Störungen der Elektrolytverteilungen mit Depolarisation des Membranpotentials führen. Direkt auf das Gehirn einwirkende Noxen führen zu primären zerebralen Anfällen, während z. B. allgemeine Infektionen bei Fieber sekundäre zerebrale Anfälle auslösen können. Im Gegensatz zu den an die akute Krankheitsphase gebundenen Gelegenheitsanfällen wird von einer Epilepsie erst gesprochen, wenn die beschriebenen Funktionsstörungen chronifizieren.

Die Epilepsie ist eine der häufigsten chronischen Krankheiten, von der etwa 0,5 bis 1% aller Menschen betroffen sind. In der Bundesrepublik leben demnach etwa 300 000 bis 600 000 Kranke, von denen die Hälfte Kinder unter 16 Jahren sind. Darüber hinaus haben etwa sechs Millionen Menschen in der BRD epilepsiespezifische Potentiale und damit die Disposition für eine epileptische Reaktion. Diese Menschen sind besonders gefährdet z. B. im Rahmen eines Schädel-Hirn-Traumas nach einem Unfall, eine Epilepsie zu entwickeln. Jährlich dürften etwa 1,4 Promille der Kinder unter 16 Jahren neu an epileptischen Anfällen erkranken, von denen etwa 0,8 Promille eine dauerhafte Epilepsie entwickeln (Blom u. Mitarb. 1978).

Klassifikation und klinisches Bild

Für die Klassifikation der Epilepsie sind eine Vielzahl von Vorschlägen gemacht worden. Die folgende Darstellung folgt Abhandlungen von Doose (1976), Doose und Mitarbeitern (1979) sowie Scheffner (1985). Eine Übersicht der Klassifikation der Epilepsien gibt Tabelle 8-1.

Primär generalisierte Anfälle setzen unvermittelt und abrupt ein. Im Gegensatz zu Anfällen fokaler Genese fehlt eine Aura. Die charakteristischen EEG-Merkmale sind hypersynchrone Potentiale (spikes and waves) über allen Hirnregionen gleichzeitig und bilateral synchron. Es wird angenommen, daß die ursächliche Störung im vorderen Hirnstamm liegt. Entsprechend wird auch von „zentrenzephalen Anfällen“ gesprochen.

Die Symptomatik des **Grand mal** ist durch einen blitzartigen Beginn mit Bewußtlosigkeit, Sturz und generalisierten tonischen sowie klonischen Krampf gekennzeichnet. Dabei treten im Anfall Tachykardie, Mydriasis, Schweißausbruch, Atemdepression und Zyanose, Hypersalivation mit Schaumpilz vor dem Mund, gelegentlich Zungenbiß sowie Stuhl- und Urinentleerung auf. Dem Anfall schließt sich der Terminalschlaf an. Diese charakteristische Gliederung ist bei jungen Kindern weniger deutlich. Hier können die tonischen und klonischen Anteile irregulär wechseln und die Krämpfe eine wechselnde Seitenbetonung aufweisen.

Zu den verschiedenen Manifestationsformen des **Petit mal** zählen die myoklonisch-astatischen Anfälle, die Absencen sowie das myoklonische Petit mal. **Myoklonisch-astatische Anfälle** sind eine seltene Erkrankung des Kleinkindalters, wobei vor-

Tabelle 8-1: Klassifikation der Epilepsien

I Primär generalisierte Anfälle (generalisierte Anfälle ohne fokale Symptomatik)

1. Grand mal (großer Anfall)
2. Petit mal (kleiner Anfall)
   a) myoklonisch-astatische Anfälle
   b) Absencen
   c) myoklonisches Petit mal (Impulsiv-Petit-mal)

II Anfälle fokaler Genese (partielle Anfälle mit fokaler Symptomatik)

1. Herdanfälle
   a) motorische Herdanfälle (Jackson-Anfall)
   b) sensible Herdanfälle
   c) sensorische Herdanfälle
   d) (Ad)versivkrämpfe
   e) psychomotorische Anfälle (fokale Anfälle mit komplexer Symptomatik)
2. Generalisierte Anfälle fokaler Genese
   a) Grand mal fokaler Genese
   b) generalisierte kleine Anfälle fokaler Genese
      – BNS-Krämpfe (Propulsiv-Petit-mal, West-Syndrom)
      – myoklonisch-astatische Anfälle fokaler Genese (Lennox-Gastaut-Syndrom)

nehmlich Jungen betroffen sind. Kennzeichnend für den myoklonischen Anteil sind blitzartige symmetrische Jaktationen im Bereich des Schultergürtels und der oberen Extremitäten bei gleichzeitiger Nickbewegung des Kopfes. Myoklonien dieser Art können sowohl mit heftigen Schleuderbewegungen der Arme wie auch sehr diskret im Bereich des Mundes und der Augen (Blinzeln) auftreten. Für den astatischen Anteil ist der plötzliche Tonusverlust kennzeichnend. Die betroffenen Kinder stürzen blitzartig zu Boden und können sich dabei ernsthaft verletzen. Nach dem nur wenige Sekunden andauernden Anfall erhebt sich das Kind sofort, eine Bewußtseinspause tritt in der Regel nicht auf. Astatische Anfälle können sich auch nur als kleine Nickbewegung des Kopfes oder leichte Kniebeugen manifestieren. In der Regel tauchen diese beiden Anfallskomponenten häufiger in Kombination auf: die betroffenen Kinder stürzen nach einem kurzen Rucken der Arme, nach einem Juchzer und nach Myoklonien der Gesichtsmuskulatur zu Boden und erheben sich dann sofort wieder. Diese Anfallsform kann sich zu einem Status verdichten.

Von **Absencen** sind vornehmlich Schulkinder betroffen. Diese Symptomatik ist durch eine plötzlich einsetzende und endende Bewußtseinspause von ca. fünf bis 20 Sekunden gekennzeichnet. Dabei wird der Blick starr und die Augen sind meistens nach oben gewendet und halb geöffnet. Häufig beugen die Kinder während des Anfalls den Kopf und den Rumpf nach hinten. Ferner können rhythmische Zuckungen der Arme und des Schultergürtels sowie der Augenlider und Automatismen (Schlucken, Lecken, Kauen, Schmecken, Zupfen und Nesteln mit den Händen) auftreten. Eine während oder vor dem Anfall begonnene automatische Tätigkeit wird bisweilen fortgesetzt. Auch vegetative Symptome und gelegentliches Einnässen werden beobachtet. Sofern derartige motorische und vegetative Phänomene sowie Automatismen zusätzlich zur Bewußtseinsstörung beobachtet werden, wird auch von einer komplexen Absence im Gegensatz zur **einfachen Absence** gesprochen.

Das **myoklonische Petit mal (Impulsiv Petit mal)** ist eine durch symmetrische Myoklonien im Bereich von Schultergürtel und Arme gekennzeichnete seltene Epilepsieform. Bei heftigen Myoklonien werden die Arme ruckartig nach oben oder zur Seite geworfen; generalisierte Zuckungen können zu Stürzen führen.

Die durch eine Funktionsstörung in einem umschriebenen Hirnbezirk verursachten **Anfälle fokaler Genese** lassen sich in die beiden Großgruppen der **Herdanfälle** und der **generalisierten Anfälle fokaler Genese** einteilen. **Motorische, sensible und sensorische Herdanfälle** sind im Kindesalter relativ selten. **Beim motorischen Herdanfall** beginnt der Krampf zunächst in einem eng begrenzten Bezirk (z.B. in einem Daumen oder einer Gesichtshälfte) und breitet sich dann bei erhaltenem Bewußtsein auf andere Partien der gleichen Körperhälfte aus. Er kann dabei auch in einen generalisierten Anfall mit Bewußtlosigkeit einmünden. Die seltener betroffenen Kinder weisen oft bereits im Beginn eine Beteiligung ausgedehnterer Regionen oder einer ganzen Körperhälfte sowie eine Bewußtseinstrübung auf. In der Folge können Lähmungen der befallenen Extremität oder Körperhälfte auftreten, die sich in der Regel zurückbilden. Gelegentlich können jedoch auch längere Zeit persistierende oder irreversible Lähmungen beobachtet werden. Motorische Halbseitenanfälle tendieren zu langer Dauer.

Bei den **sensiblen Herdanfällen** treten z.B. im Bereich einer Extremität mit langsamer Ausbreitung plötzlich Symptome wie Brennen, Taubheitsgefühl und Schmerzen auf. Sensible Herdanfälle treten häufiger in Kombination mit motorischen Anfallsphänomenen als isoliert auf.

Bei den **sensorischen Herdanfällen** treten plötzlich abnorme Sinnesempfindungen auf. Die Patienten sehen ihre Umwelt plötzlich abnorm verzerrt und groß (Makropsie), abnorm klein (Mikropsie), nehmen farbige Flecken und Kreise wahr, klagen über abnorme Geschmacks- bzw. Geruchsempfindungen oder über eine Hyperakusis. Diese sensorischen Anfallsphänomene werden bei Kindern in dieser isolierten Form selten, hingegen häufiger als Begleitsymptome bei psychomotorischen Anfällen beobachtet.

Bei **Adversivkrämpfen** (auch als **Versivkrämpfe** bezeichnet) treten plötzlich tonische Blick- und Kopfwendungen (begleitet von einer Rumpfdrehung zur herdabgewandten Seite auf. Bei dieser relativ häufigen Anfallsform des Kindesalters treten meistens gleichzeitig tonische und später klonische Krämpfe in der herdabgewandten oberen Extremität auf. Es scheint, als ob der Patient seinen krampfenden Arm anschaue. Adversivkrämpfe können in generalisierte Anfälle mit Bewußtlosigkeit übergehen.

Psychomotorische Anfälle manifestieren sich während des gesamten Kindesalters häufig. Sie beruhen auf einer Funktionsstörung im Bereich des Temporallappens und der benachbarten Hirnregionen. Das Leitsymptom der psychomotorischen Anfälle ist die Bewußtseinstrübung, die im Gegensatz zu den Absencen nicht abrupt beginnt und endet. Der Bewußtseinstrübung geht meistens eine Aura voraus, die von Kindern häufig nur als Engigkeitsgefühl, Schwindel, Angst, Kopf- und Leibschmerzen beschrieben wird. Mit zunehmendem Alter wird dann auch über optische, akustische, olfaktorische, gustatorische und psychische Phänomene berichtet. Neben diese fokalen epileptischen Anfälle mit ausschließlicher Bewußtseinsstörung kann eine komplexe Symptomatik treten. Hierzu zählen kognitive Symptome, affektive Symptome, sensorische Phänomene und psychomotorische Phänomene. Dabei handelt es sich um **orale Automatismen** (z.B. Lecken, Schmecken, Schmatzen, Kauen, Schlucken, Schnüffeln), **phonetische**

Automatismen (Räuspern, Schnaufen, Grunzen, Stöhnen, Meckern, Wimmern, Lachen), **Automatismen der oberen Extremität** (Zupfen, Streicheln, Nesteln, Drehen, Kratzen, Wringen, Gestikulieren) und **Automatismen der unteren Extremität** (Scharren, Trampeln, Trippeln, Tänzeln, auf der Stelle treten). Typisch sind außerdem **vegetative Phänomene** wie Erröten und Erblassen, Schweißausbruch, Speichelfluß, Würgen, Erbrechen, Einnässen, Einkoten u.a.m. Häufig werden auch unartikulierte Laute ausgestoßen, seltener sind ungeordnetes Sprechen sowie ausgestaltete szenische Handlungsabläufe.

Wegen der mangelnden Fähigkeit der örtlichen Begrenzung einer fokalen Funktionsstörung des Gehirns im frühen Kindesalter breiten sich Erregungen schnell aus, und es entsteht das Bild der **generalisierten Anfälle fokaler Genese**. Phänomenologisch gleichen sie von der Symptomatik den primär generalisierten Anfällen, wenngleich differentialdiagnostisch bedeutsam ist, daß sekundär generalisierte Anfälle durch eine Aura und andere Herdsymptome sowie fokale Begleitsymptome eingeleitet werden. Außerdem kann sich der große Anfall auch aus einem fokalmotorischen Anfall, einem Adversivkrampf oder einem psychomotorischen Anfall entwickeln.

Zu den generalisierten kleinen Anfällen fokaler Genese zählen die Blitz-Nick-Salaam-Krämpfe sowie die myoklonisch-astatischen Anfälle fokaler Genese. Blitz-Krämpfe sind durch heftige Jaktationen der Extremitäten und Beugung von Kopf und Rumpf gekennzeichnet. Bei den Nick-Krämpfen tritt lediglich eine Beugebewegung des Kopfes und bei den Salaam-Krämpfen eine tonische Beugung von Rumpf und Extremität mit Zusammenführung der Hände vor der Brust auf. Typischerweise treten die Anfälle in Serien auf, wobei alle drei Anfallsformen nebeneinander vorkommen können.

Das Bild der **myoklonisch-astatischen Anfälle fokaler Genese** ist durch den blitzartigen Sturz mit der Gefahr von Verletzungen, eine kurze Bewußtseinspause und nicht selten durch fokale Gleitsymptome wie Kopfwendung, seitenbetonter Sturz und initiale Streckung eines Armes gekennzeichnet. Myoklonien treten häufig hinzu.

Psychopathologie

Kinder und Jugendliche mit Epilepsie sind in besonderer Weise gefährdet, auch psychische Störungen zu entwickeln. Epidemiologische Studien haben ergeben, daß Kinder mit einer unkomplizierten Epilepsie im Vergleich zu Kindern ohne körperliche Krankheit ein 3- bis 4fach höheres Risiko für eine psychiatrische Störung haben (Rutter, Graham u. Yule 1970). Die psychopathologischen Störungen lassen sich gemäß Tabelle 8-2 in Leistungs- und Funktionsstörungen, Psychosyndrome sowie psychosoziale Probleme einteilen.

Tabelle 8-2: Psychopathologische Störungen bei der Epilepsie

Leistungs- und Funktionsstörungen

- Intelligenzminderung
- Teilleistungsstörungen/Lernstörungen

Psychosyndrome

- hirnorganisches Psychosyndrom
- epileptische Wesensänderung
- reaktive Psychosyndrome
- Psychosen
- episodische psychische Störungen

Psychosoziale Probleme

- familiäre Adaptation
- soziale Integration
- Berufungsplanung und Rehabilitation
- institutionelle Versorgung

Zu den **Leistungs- und Funktionsstörungen** gehört zunächst die Intelligenzminderung. Sie tritt bei der symptomatischen, d.h. durch eine Schädigung des ZNS bedingten Epilepsie häufiger als bei den sogenannten genuinen Formen auf (50 vs. 20%). Je früher die Hirnschädigung einsetzt, desto größer ist das Ausmaß der Beeinträchtigung. Dies wird deutlich, wenn man die Blitz-Nick-Salaam-Krämpfe, die in 90% mit einer Demenzentwicklung einhergehen, den Absencen gegenüberstellt, bei denen die Intelligenzbeeinträchtigung am niedrigsten ist.

Im Rahmen von **Teilleistungsstörungen bzw. Lernstörungen** sind häufig die Leistungsvoraussetzungen im Sinne gestörter Aufmerksamkeit und vermehrter Ablenkbarkeit betroffen. Einschränkungen in diesem Bereich sind stärker bei Jungen und am deutlichsten bei linkstemporalem Entladungsherd beobachtet worden (Stores 1978). Störungen der Gestalterfassung und Visuomotorik können bei rund der Hälfte der normal intelligenten Kinder mit Epilepsie und am häufigsten bei den symptomatisch bedingten Formen beobachtet werden (Freudenberg 1968). Schlechtere Leseleistungen sind bei Jungen mit linkstemporalem Entladungsherd im EEG und/oder mehr als zweijähriger Behandlung mit Phenytoin festgestellt worden (Stores 1978). Sowohl aus derartigen Teilleistungsstörungen wie auch aus der globalen Intelligenzminderung resultieren häufig Lernstörungen sowie Beeinträchtigungen der schulischen Entwicklung. Nach amerikanischen Beobachtungen sind bis zu 70% der Kinder mit Epilepsie von Lernstörungen betroffen (Whitehouse 1975).

Bei etwa 25% der Kinder mit Epilepsie liegt ein klinisch-psychiatrisches Syndrom vor. Jungen sind insgesamt häufiger betroffen, wobei keine Beziehung zur Anfallsfrequenz und Medikation besteht.

Die Vielzahl der Phänomene läßt sich in einer Reihe spezieller Psychosyndrome einteilen. Das **hirnorganische Psychosyndrom** wird neben den bereits geschilderten Lern- und Leistungsstörungen vor allem durch Affektlabilität, Aggressivität und Ängstlichkeit gekennzeichnet. Bei Kindern mit BNS-Krämpfen kommt es zu einer dementiellen Entwicklung. Hinsichtlich der sogenannten **epileptischen Wesensänderung** ist zunächst anzumerken, daß hier vor der Bildung psychopathologischer Stereotypie gewarnt werden muß. Eine epileptische Wesensänderung tritt bei ewa 50% der Patienten auf. Im Kleinkind- und Vorschulalter tritt in erster Linie ein **erethisch-hyperkinetisches Syndrom** mit Antriebssteigerung, Konzentrationsstörungen, Hypermotorik und Impulsivität sowie Stimmungslabilität auf. Das sogenannte **enechetische Syndrom** manifestiert sich vornehmlich während der Pubertät und Adoleszenz, wobei die führenden Symptome Antriebsmangel, Verlangsamung der psychischen Funktionen und der Motorik, langsames Denken, Umstellungserschwernis, Leistungsdefizite und Kontaktstörungen sind.

Darüber hinaus entwickeln Kinder und Jugendliche mit Epilepsie **reaktive Verhaltensauffälligkeiten**. Hierzu gehören krankheitsbedingt Ängste und Vermeidungsverhalten aus Todesfurcht sowie Zwänge. Eine sogenannte sekundäre Neurotisierung kann sich in psychosomatischen Beschwerden wie Kopfschmerzen und Bauchschmerzen und zusätzlichen Zeichen eines Konversionssyndroms sowie Zwängen manifestieren. Hysterische Anfälle können beispielsweise die Funktion bekommen, den Verlust an Zuwendung bei erfolgreicher antiepileptischer Therapie zu kompensieren. Ferner können die Vorurteile der Umwelt, die soziale Isolation und auch die aggressive Aussonderung des epilepsiekranken Kindes ebenso wie das überprotektive Verhalten und die Befürchtungen der Eltern bis hin zur Vernachlässigung zur Entwicklung von reaktiven Psychosyndromen beitragen. Schließlich sind Medikamentenwirkungen zu berücksichtigen, zumal neben neurologischen Nebenwirkungen wie Nystagmus, Ataxie und Somnolenz auch Nebenwirkungen auf psychische Funktionen im Sinne von Störung der Aufmerksamkeit und des Lernens sowie Reizbarkeit auftreten können.

Nur 1% aller Epileptiker – und dabei Kinder und Jugendliche seltener als Erwachsene – entwickeln eine **Psychose**, die phänomenologisch das Bild einer paranoid-halluzinatorischen Psychose hat. Psychosen treten bevorzugt bei Absencen und psychomotorischen Anfällen auf und manifestieren sich, wenn die Anfallsfrequenz zurückgeht. Die dabei festzustellende Normalisierung des EEG-Befundes wird als forcierte Normalisierung bezeichnet. Therapeutisch muß die antiepileptische Medikation meist deutlich reduziert werden, wobei ein Wiederanstieg der Anfälle in Kauf genommen werden muß. Dabei kommt es in der Regel zu einem Rückgang der psychotischen Symptomatik, die durch ausschließliche Behandlung mit Neuroleptika nicht beeinflußt werden kann.

Schließlich können bei etwa 5% aller Patienten und dabei relativ selten **episodische psychische Störungen** beobachtet werden. Hierzu zählen der Dämmerzustand als Ausdruck eines Petit-mal-Status, der durch Bewußtseinseinschränkung, Antriebsverlust, Kontaktstörung und Stupor gekennzeichnet ist. Ursächlich sind eine dichte Häufung von Absencen oder myoklonisch-astatischen Anfällen. Ferner können insbesondere bei schwerer Epilepsie episodische Verstimmungszustände mit dysporirsch- depressiven, selten hingegen aggressiven Verstimmungen beobachtet werden. Häufig treten derartige episodische Verstimmungszustände als Vorboten von Anfallsserien auf. Schließlich sei noch der postparoxysmale Dämmerzustand nach Grand mal als episodische psychische Störung vermerkt.

Zu den **psychosozialen Problemen** gehören zunächst Störungen der familiären Adaptation. Analog wie bei vielen anderen chronischen Krankheiten gehen Eltern durch eine Initialphase des krisenhaften Erlebens mit Aktivierung von Angst und Schuldgefühlen und andere Abwehrmechanismen. Aus diesen Haltungen können Überprotektivität oder Vernachlässigung mit ungünstigen Folgen für die psychosoziale Adaptation des Kindes resultieren. In der Folge können im ungünstigen Fall chronifizierte Krisen, familiäre Disharmonie sowie psychische Störungen beim kranken Kind beobachtet werden (vgl. Kap. 16).

Zusätzlich zu diesen intrafamiliär begründeten Risikofaktoren für die Entwicklung psychischer Störungen bei Epilepsie ergeben sich Probleme aus der Behinderung der sozialen Integration durch die Umwelt. Kinder mit Epilepsie werden in Kindergarten und Schule sowie in der Berufsanbahnung vielfach übermäßig stigmatisiert und eingeengt. Oft wird unter Laien das Ausmaß erforderlicher Sofortmaßnahmen bei einem Anfall überschätzt. Auch ist die Besorgnis, daß gesunde Kinder durch die Beobachtung epileptischer Geschehen nachhaltig geschädigt werden könnten, eine stetige Quelle für die Weitergabe uralter, seit Generationen bestehender Vorurteile.

Hingegen sollte für die Integration des epilepsiekranken Kindes gelten, daß in der Schule sowohl eine Unter- wie auch eine Überforderung vermieden werden sollte. Dabei darf allerdings nicht übersehen werden, daß angesichts der geschilderten Lern- und Leistungsstörungen die Schulprognose bei einigen Epilepsieformen wie bei den Absencen und beim Grand mal insgesamt ungünstiger ist. Gleichwohl bestehen hier beträchtliche interindividuelle Unterschiede. Hinsichtlich der Teilnahme am Schulsport ist eine kompetente Beratung zur Vermeidung von Risiken einerseits und zur Förderung sportlicher Aktivitäten und Integration des Kindes in die Klassengemeinschaft andererseits notwendig.

Die Berufsplanung und Rehabilitation sollte in Kooperation mit Fachkräften wie z. B. den Rehabilitationsberatern bei den Arbeitsämtern erfolgen. Psychisch nicht oder nur gering veränderte Patienten haben ein breites Spektrum von Berufsmöglichkeiten. Ungeeignet sind lediglich Berufe mit erforderlicher Schwindelfreiheit, wie z. B. Dachdecker, Gerüstarbeiter und Maurer. Die Unfallgefährdung wird häufig überschätzt zumal die Wahl des Arbeitsplatzes auch von der Art der Anfälle abhängt. Die vorhandenen Rehabilitationsmöglichkeiten sollten so weit wie möglich ausgeschöpft werden.

Die Indikation für eine dauerhafte Institutionalisierung sollte auf die schweren, nicht behandelbaren Anfallskranken, auf Pflegebedürftigkeit, auf schwere psychiatrische Auffälligkeiten und auf die Notwendigkeit einer erforderlichen Stabilisierung der Familie, welche Schwerkranke nicht mehr versorgen kann, beschränkt bleiben.

Diagnose und Differentialdiagnose

Hinsichtlich der Diagnosenstellung bei der Epilepsie ist zunächst zu fragen, ob phänomenologisch tatsächlich ein zerebraler Anfall vorliegt. Sodann sind sekundäre cerebrale Anfälle (z. B. bei Elektrolytstörungen, Hypoglykämie, Kreislaufregulationsstörungen, fieberhaften Erkrankungen) auszuschließen. Schließlich muß der epileptische Anfall klassifiziert werden, um spezifische therapeutische Maßnahmen einleiten zu können.

Die **klinische Untersuchung** des Kindes erstreckt sich zunächst auf die Anamnese mit Erhebung der Familienanamnese unter Einschluß möglicher homologer Belastungen, der Erfassung von Risikofaktoren im Verlauf von Schwangerschaft und Geburt sowie die Beurteilung der frühkindlichen Entwicklung. Sodann ist eine sorgfältige Anfallsanamnese zu erheben, die sich an dem von Matthes (1977) entwickelten Schema orientieren kann, das in modifizierter Form in Tabelle 8-3 wiedergegeben ist.

Die klinische Untersuchung umfaßt eine ausführliche interne und neurologische Untersuchung, EEG-Untersuchungen in Ruhe mit Hyperventilation, Fotostimulation und gegebenenfalls Schlafentzugs-EEG, Röntgenaufnahmen des Schädels und gegebenenfalls auch des Handskeletts, Liquoruntersuchung, serologische Untersuchungen auf Infektionen, Erfassung von Stoffwechselstörungen (z. B. Phenylketonurie, Hypoglykämie, Hypokalzämie u.a.m.), Computertomographie, Blutanalysen (Elektrolyte, Blutzucker, Antikörper-Titer, Nieren- und Leberfunktionsprüfungen vor Therapieeinleitung) und Urinstatus. Seltene neurometabolische und neurodegenerative Erkrankungen können spezifische Untersuchungen erforderlich machen.

Differentialdiagnostisch müssen respiratorische Affektkrämpfe bei Kleinkindern, Synkopen, die Hyperventilationstetanie sowie psychogene Anfälle ausgeschlossen werden. Neben der detaillierten Anfallsbeobachtung kann die wiederholte EEG-Ableitung die Diagnose klären helfen. Eine Gegenüberstellung der Differentialdiagnosen einschließlich der differenzierenden Merkmale ist in Tabelle 8-4 vorgenommen.

Tabelle 8-3: Anfallsbeobachtung (Matthes 1977)

Dauer des Anfalls

Situation, in der der Anfall auftrat

- aus dem Schlaf
- vor, nach dem Erwachen
- vor, nach dem Einschlafen
- im Gehen, Stehen, Sitzen, Liegen
- beim Füttern, Baden
- im Spiel
- bei Erregung

Verhalten im Anfall

- Hinsetzen, Aufsitzen, Festhalten, Umsinken, Stürzen, Tätigkeit wird automatisch fortgesetzt, Innehalten
- Gesichtsausdruck/-farbe
- Kopfwendung nach rechts oder links
- Blickwendung, Augenstellung
- Verziehen des Mundes
- Speichelfluß, Schaum vor dem Mund, Zungenbiß

Zuckungen (Myoklonien)

- im Kopfbereich (Augenlider, Mund)
- im Bereich der oberen und unteren Extremitäten (einseitig, doppelseitig, seitenbetont, regelmäßig, unregelmäßig)

Automatismen

- Schmatzen, Lecken, Kauen, Nesteln, Zupfen

Reaktionen

- auf Anruf, Schmerzreize
  Pupillenreaktion

Tonus der Arme, der Beine

- Lähmungen

Stuhl-/Urinabgabe

Körpertemperatur

Verhalten nach dem Anfall

- Müdigkeit/Schlaf/Umdämmerung
- Erregung
- Erbrechen, Kopfschmerzen, Lähmungen
- Stimmung

Erinnerung an den Anfall

- Ja/Nein

Tabelle 8-4: Differentialdiagnose verschiedener Anfallsformen (Steffens 1978)

Merkmale	Affektkrampf	Synkope	Hyperventilationstetanie	hysterischer Anfall	Grand mal	psychomotorischer Anfall
Alter	Kleinkinder	– ab Schulalter, bevorzugt in der Pubertät –			keine Altersbindung	ab Kleinkindalter, Gipfel zwischen 10. und 20. Lebensjahr
Initialsymptome	Schreiweinen	Übelkeit, Ohrgeräusche	Parästhesien an den Akren und perioral	uncharakteristisch	Aura fakultativ	Aura, dreamy state
Motorische Phänomene	Opisthotonus; extrem selten Toni/Kloni	Tonus schlaff, selten terminale Kloni	schmerzhafte tonische Muskelkontraktionen (Karpopedalspasmen)	wild, dramatisches Gebaren	zuerst Toni, dann Kloni	Adversivbewegungen; oral-sensorische oder sprachliche Automatismen
Sturz	uncharakteristisch	In-sich-Zusammensacken	uncharakteristisch	theatralisch, variationsreich	jäh, wie ein gefällter Baum	möglich, aber selten
Zungenbiß	fehlt	fehlt	fehlt	nur selten, Zungenspitze	seitlich, kann fehlen	fehlt
Einnässen	fehlt	in der Regel nicht	fehlt	fehlt	häufig, kann fehlen	möglich, aber sehr selten
Bewußtsein	kurzfristige Bewußtseinstrübung	kurzfristiger Bewußtseinsverlust	meist nur Bewußtseinstrübung	psychogener Stupor täuscht Bewußtseinsverlust vor	Bewußtseinsverlust während des gesamten Anfalls	in der Regel nur Bewußtseinstrübung
Dauer	etwa 1 Minute	wenige Minuten	unterschiedlich	unterschiedlich, u. U. wieder aufflackernd	Sekunden bis mehrere Minuten; Übergehen in Anfallshäufung oder Status möglich	Kern des Anfalls dauert ½ bis 2 Minuten
Postparoxysmale Phase	schläfrig, weinerlich	u. U. Erbrechen (selten)	uncharakteristisch, Übergang in hysterischen Anfall möglich	u. U. den Anfall überdauernder psychogener Stupor	Erbrechen; Nachschlaf	reorientierend oder szenisch ablaufender Dämmerzustand

Die als sekundäre zerebrale Anfälle zu charakterisierenden Fieberkrämpfe manifestieren sich mit generalisiert-tonisch-chronischem Charakter bei kleinen Kindern. Sie dauern meist länger als afebrile Anfälle und halten dabei nicht selten bis zu 30 bis 60 Minuten an. Im Rahmen von Fieber können sie auch wiederholt als Status auftreten. Ihr Verlauf ist in der Regel günstig; in 10 bis 15% der Fälle kann aus einem Fieberkrampf eine Epilepsie resultieren.

Ätiologie

Die eingangs definierte Funktionsstörung der Epilepsien auf pathophysiologischer Grundlage ist der gemeinsame Pfad verschiedener wirksamer Faktoren. Ätiologisch bedeutsam sind einerseits eine genetische Disposition mit familiärer Epilepsiebelastung und andererseits eine exogene Schädigung durch Traumen oder Ereignisse, die das Gehirn treffen. Hierbei handelt es sich um notwendige Faktoren zur Erklärung des Krankheitsgeschehens. Ergänzend können Auslöser sowie eine Altersdisposition bedeutsam sein. Unter **genetischen Faktoren** sind neben der familiären Disposition für bestimmte Anfallsformen im Sinne einer homologen Belastung bei Geschwistern und in der Aszendenz vor allem Stoffwechselerkrankungen, neurokutane und neurodegenerative Krankheitsbilder bedeutsam, die mit Epilepsie einhergehen können. **Pränatale Risikofaktoren** sind Feto- und Embryopathien, während zu den **perinatalen Risikofaktoren** z.B. Sauerstoffmangel, Azidose, Hirnblutung und Elektrolytstörungen gehören. Schließlich können Infektionen, Traumen, Tumoren und Gefäßmißbildungen zu den **postnatalen Risikofaktoren** für die Entwicklung einer Epilepsie gerechnet werden.

Eine differentielle Betrachtung der Ätiologie für die einzelnen Formen der Epilepsie ergibt, daß den primär generalisierten Epilepsien eine genetische Funktionsanomalie zugrundeliegt und organische Schäden nur die Bedeutung von Auslösungsfaktoren haben. Bei den Anfällen fokaler Genese spielen hirnorganische Schäden oder Erkrankungen eine dominierende Rolle. Eine genetische Disposition zu zerebralen Anfällen ist oft von zusätzlicher Bedeutung, die nur an bestimmten EEG-Veränderungen beim Kind selbst oder seinen gesunden Verwandten erkannt werden kann.

Therapie

Angesichts der zunehmenden Spezialisierung und der Notwendigkeit einer breiten klinischen Erfahrung ist die Behandlung des epilepsiekranken Kindes zunehmend eine Domäne der Neuropädiatrie geworden. Der Kinder- und Jugendpsychiater hingegen ist eher aufgefordert, sich mit den psychopathologischen Phänomene sowie den erforderlichen psychosozialen Hilfen bei epilepsiekranken Kindern zu befassen. Angesichts dieser zunehmenden Verlagerung der Schwerpunkte der Epilepsie-Therapie in den Bereich der Neuropädiatrie soll im folgenden die Therapie der Epilepsien nur skizzenhaft dargestellt werden.

Hinsichtlich der **Akutbehandlung von Anfallsserien, Status epilepticus und verlängertem Einzelanfall** ist zunächst festzustellen, daß derartige Ereignisse als klinischer Notfall mit unabdingbarer Behandlungsnotwendigkeit anzusehen sind. Intravenöse Gabe von Diazepam bzw. Clonazepam stellen die erste Maßnahme dar. Die klinische Behandlung umschließt Dauertropfinfusionen, Kombination mit Phenytoin und gegebenenfalls Phenobarbital sowie eine zusätzliche Hirnödemprophylaxe. Eine detaillierte Beschreibung des Vorgehens findet sich bei Scheffner (1985).

Für die Langzeittherapie der Epilepsie können nach Doose (1980) folgende Leitsätze formuliert werden. Eine antikonvulsive Langzeittherapie ist nicht bei unkomplizierten Fieberkrämpfen, bei seltenen Anfällen (sogenannte Oligo-Epilepsien) und bei pathologisch eindeutigen EEG-Veränderungen ohne klinische Symptomatik (sogenannte latente Epilepsie) indiziert. Mit der medikamentösen Therapie verbindet sich das Ziel der Anfallsfreiheit. Sowohl die Einleitung wie auch Veränderungen des Behandlungsprogrammes erfolgen stets durch allmähliche stufenförmige Änderung der Medikation, wobei Steigerungen oder Veränderungen der Medikamente in zwei- bis fünftägigen Abständen um jeweils 1/4 bis 1/2 Tablette erfolgen. Die Therapieeinstellung und -Überwachung orientiert sich an der Bestimmung der Serumkonzentration für die einzelnen antikonvulsiven Substanzen. Durch Variation und Wechsel von Medikamenten soll unter Ausschöpfung aller Möglichkeiten Anfallsfreiheit erzielt werden, wobei Nebenwirkungen und Begleiteffekte weitestgehend vermieden werden sollen. Treten derartige Begleiteffekte auf, so müssen sie in einem vernünftigen Verhältnis zum Effekt der Behandlung stehen. Die für die einzelnen Anfallsformen geeigneten Substanzen, die klinisch-

Tabelle 8-5: Spezielle Indikationen einzelner Antiepileptika (Schmidt 1984)

Art der Anfälle	Antiepileptikum 1. Wahl	Antiepileptikum 2. Wahl
generalisierte große Anfälle (Grand mal) fokale (sekundär generalisierte) Grand mal einfach-fokale Anfälle (z.B. Jackson-Anfälle) komplex-fokale Anfälle (psychomotorische Anfälle)	Carbamazepin Phenytoin Primidon Phenobarbital	Mephenytoin Valproinsäure Clonazepam Methsuximid
Propulsiv-Petit-mal (BNS-Krämpfe)	ACTH Kortikoide Nitrazepam	Valproinsäure Clonazepam
myoklonisch-astatische Petit mal (Lennox-Syndrom) pyknoepileptische Petit mal (Absencen) Impulsiv-Petit-mal	Valproinsäure Ethosuximid	Methsuximid Clonazepam

Tabelle 8-6: Klinisch-pharmakologische Daten für Antiepileptika (Doose 1980)

Wirkstoff	Handelspräparate®	Halbwertszeit in Stunden	Gleichgewicht (steady state) nach Tagen	Optimaler Wirkspiegel (μg/ml)	Mögliche Interaktionen
Phenobarbital	Luminal Phenaemal	50–120	14–21	10–40	Primidon ↓ Carbamazepin ↓ Valproinat ↓
Primidon	Liskantin Mylepsinum u.a.	Primidon 10–12 Phenobarb. 50–120	2–4 14–21	5–12 10–40	Phenytoin ↓ Carbamazepin ↓
Phenytoin	Phenhydan Zentropil u.a.	10–40	5–14	5–20	Phenobarbital ↑ Carbamazepin ↓
Carbamazepin	Tegretal Timonil	20–40	4–6	3–10	Phenytoin ↓ Phenobarbital ↑ Valproinat ↑
Valproinat	Ergenyl Orfiril Convulex	12–16	3–4	> 50	Phenobarbital ↑ Carbamazepin ↑
Ethosuximid	Petnidan Pyknolepsinum Suxinutin	30–40	4–8	40–100	Phenytoin ↑ Valproinat ↑

pharmakologischen Daten sowie die empfohlene therapeutische Dosis können den Tabellen 8-5 und 8-6 entnommen werden.

Neben der Medikation sind eine Reihe weiterer Gesichtspunkte für die Langzeittherapie der Epilepsien bedeutsam. Hierzu zählen die Regelung der Lebensführung im Sinne einer Vermeidung von Schlafentzug, der bei primär generalisierten Epilepsien anfallsprovozierend ist, einer Beschränkung des Fernsehens bei fotogenen Epilepsien sowie einer Vermeidung von gewohnheitsmäßigem Alkoholgenuß. Angesichts der Tatsache, daß die Epilepsie eine Langzeittherapie erforderlich macht, müssen sämtliche Maßnahmen sehr konsequent und regelmäßig überwacht werden. Dabei sind regelmäßige Laboruntersuchungen unter Beachtung möglicher Nebenwirkungen der Medikamente sowie EEG-Kontrollen unerläßliche Bestandteile der ärztlichen Versorgung. Angesichts des aufgeführten Risikos für psychische Fehlentwicklungen ist darüber hinaus eine qualifizierte psychische und soziale Betreuung erforderlich, welche die Integration von Kinder- und Jugendpsychiatern, Psychologen, Sozialarbeitern und Pädagogen erforderlich macht.

Die Beendigung der Therapie kann in der Regel zwei bis drei Jahre nach dem letzten Anfall begonnen werden. Dabei wird die Medikation allmählich und stufenförmig reduziert, indem in drei- bis sechs- tägigen Abständen jeweils 1/2 Tablette abgebaut wird. Nach jeder Reduktion ist eine EEG-Kontrolle erforderlich, die auch nach Beendigung der medikamentösen Therapie in einigen Abständen weiterhin über drei bis fünf Jahre vorgenommen werden sollte.

Verlauf und Prognose

Die verschiedenen Anfallsformen haben recht unterschiedliche Verlaufscharakteristiken und Prognosen. Epilepsien mit generalisiertem Grand mal manifestieren sich sowohl im Kleinkindalter und dann vorwiegend bei Jungen wie auch später in der Präpubertät und Pubertät. Sofern kleine Anfälle und fokale Zeichen hinzutreten, wird die Prognose ungünstig. Die myoklonisch-astatische Epilepsie des Kleinkindalters nimmt überwiegend einen ungünstigen Verlauf. Häufig kombiniert sich das Leiden mit großen Anfällen und in der Mehrzahl der Fälle entwickelt sich rasch eine schwere Demenz. Während die kleinen Anfälle im Schulalter oft zurücktreten, bleiben weiter generalisierte Anfälle meist tonischen Charakters bestehen.

Die **Absencen** kommen bei Epilepsien verschiedenen Verlaufstyps vor. Bei der **Pyknolepsie** werden täglich bis zu 100 und mehr Anfälle beobachtet. Die überwiegend betroffenen Mädchen im Schulalter sind meistens normal intelligent. In etwa einem Drittel der Fälle sistieren die Absencen spontan, bei einem Drittel halten sie bis in das Erwachsenenalter

Tabelle 8-7: Dosierung und Nebenwirkungen der Antiepileptika (Doose 1980)

Medikament	Form	Tagesdosis Säugling	Tagesdosis Kleinkind	Tagesdosis Schulkind	Nebenwirkungen
Phenobarbital					
Luminal® Phenaemal® u.a.	Tabl. 0,1 Tabl. 0,015	0,045–0,10	0,05–0,15	0,1–0,3	Schläfrigkeit, Nystagmus, Ataxie, Beeinträchtigung der geist. Leistungsfähigkeit u. Motorik. Exanthem, selten bullöse Dermatitis
Barbexaclonum					
Maliasin®	Drag. 0,1 Drag. 0,025	0,025–0,05	0,05–0,1	0,05–0,3	Inappetenz, Hyperirritabilität, sonst wie Phenobarbital
Primidon					
Liskantin® Mylepsinum® u.a.	Tabl. 0,25 Liskantin® Saft	0,125–0,25	0,25–0,5	0,25–1,0	Schläfrigkeit, Nausea, Auffassungs- u. Denkerschwerung, andererseits Irritabilität, bei Kleinkindern Zunahme einer Erethie. Selten Exantheme. – Langsames Einschleichen!
Phenytoin					
Phenhydan® Zentropil® u.a.	Tabl. 0,1	–	0,05–0,2	0,1–0,4	Ataxie (cave Kleinhirndauerschäden!), Tremor, Nystagmus, Diplopie, Schläfrigkeit, andererseits vermehrte Erregbarkeit, Polyneuropathie, Zahnfleischhyperplasie, Hypertrichose. Knochenmarkschäden, megaloblastäre Anämie. Extrapyramidale Hyperkinesen, Osteopathien, Leberschäden. Selten allergische Exantheme
Ethosuximid					
Petnidan® Pyknolepsinum® Suxinutin®	Kaps. 0,25 Saft	–	0,5–1,0	0,5–2,0	Nausea, Erbrechen, Appetitlosigkeit, sehr selten Knochenmarkschäden (?). Grand-mal-Provokation möglich, selten psychotische Episoden
Methsuximid					
Petinutin®	Kaps. 0,3	–	0,3–0,6	0,3–0,9	Wesentlich toxischer als Ethosuximid: Schwindelgefühl, Übelkeit, Erbrechen, Schläfrigkeit, Adynamie, Beeinträchtigung d. geist. Leistungsfähigkeit, Gewichtsverlust, selten Knochenmark-, Leber-, Nierenschäden, psychotische Episoden
Trimethadion					
Tridione®	Kaps. 0,3	–	0,6–1,2	0,9–1,5	Schwindelgefühl, Schläfrigkeit, Diplopie, Magenbeschwerden, Singultus, Photophobie. Leber-, Nieren-, Knochenmarkschäden

Tabelle 8-7: Fortsetzung

Medikament	Form	Tagesdosis Säugling	Tagesdosis Kleinkind	Tagesdosis Schulkind	Nebenwirkungen
Ethadion					
Petidiol®	Drag. 0,25	–	0,5–1,0	0,75–1,5	Wie Trimethadion, weniger ausgeprägt
Sultiam					
Ospolot®	Tabl. 0,2 Tabl. 0,05	–	0,1–0,2	0,2–0,6	Parästhesien, zentral ausgelöste Hyperpnoe, gastrische Beschwerden, Gewichtsabnahme, Schwindelgefühl
Carbamazepin					
Tegretal® Timonil®	Tabl. 0,2 Sirup Tabl. 0,2 mite Tabl. 0,1 Saft 0,1/5 ml	–	0,2–0,6	0,4–1,4	Allergien, Aktivierung vorbestehender Ekzeme. Müdigkeit, Benommenheit, Diplopie, Gleichgewichtsstörungen, Darmträgheit, manchmal positiv-psychotroper Effekt. Verteilung der Gesamtdosis auf 3 Einzeldosen notwendig
Clonazepam					
Rivotril®	Tabl. 0,002 Tabl. 0,0005	0,001–0,003	0,002–0,006	0,002–0,008	Hypersekretion der Speichel- und Bronchialdrüsen, Müdigkeit, Muskelhypotonie. Seltener vermehrte Irritabilität. Minderung der geistigen Leistungsfähigkeit. Verteilung auf mindestens 3 Einzeldosen! Bei Absetzen Entzugseffekte mit Anfallshäufung möglich!
Valproinat					
Ergenyl® Orfiril® u. a.	Drag. 0,3 Tabl. 0,15 u. 0,3 Retard Tabl. 0,3 Tropfen Drag. 0,3 mite Drag. 0,15 Retard-Drag. 0,3 Saft 0,3/5 ml	–	0,3–0,9	0,6–1,8	Gastrische Beschwerden (langsame Steigerung!), Gewichtsabnahme, gelegentlich auch Appetitsteigerung und Gewichtszunahme. Vorübergehender Haarausfall, Blutgerinnungsstörungen, toxische Hepatopathien. Kontrollen von Thrombozyten, Leberenzymen, Thrombinzeit, PTT, Quick notwendig!

an, und bei einem weiteren Drittel kommen große Anfälle hinzu. Die Prognose der Absence-Epilepsien des Kleinkindalters, von der vornehmlich Jungen betroffen sind, ist meistens ungünstiger als bei der Pyknolepsie. Kombinationen mit großen Anfällen bzw. myoklonischen und astatischen Anfällen sind häufig, und eine Demenzentwicklung ist möglich. Von der Absence-Grand-mal-Epilepsie der Präpubertät und Pubertät sind Mädchen und Jungen gleich häufig betroffen. Diese Absencen treten vereinzelt und überwiegend kurz auf. Sie manifestieren sich oft zusammen mit großen Anfällen oder werden von diesen nach kurzer Krankheitsdauer gefolgt.

Anfälle fokaler Genese können sowohl nach kurzer Zeit unter Therapie sistieren wie aber auch sehr therapieresistent sein. Sofern neben einer fokalen Anfallsbereitschaft im EEG auch Zeichen einer konstitutionellen Disposition erkennbar sind, ist die Prognose in der Regel weniger günstig. Auch die Prognose der psychomotorischen Epilepsie ist häufig ungünstig. Dies ergibt sich nicht nur aus Therapieresistenz, sondern auch aus den beschriebenen psychopathologischen Störungen der Intelligenzminderung, Wesensänderung und Verhaltensauffälligkeiten. Hinsichtlich der Prognose von Epilepsien mit Grand mal fokaler Genese ist festzustellen, daß diese meistens ungünstiger als die der primär generalisierten Grand-mal-Epilepsie ist. Hier treten neben den großen Anfällen häufig auch Herdanfälle unterschiedlichen Typs, besonders psychomotorische Anfälle auf.

Bei den Blitz-Nick-Salaam-Krämpfen muß in der Regel eine dementielle Entwicklung befürchtet werden. Nur etwa 10% der betroffenen Kinder nehmen eine normale Entwicklung. Angesichts der rasch fortschreitenden Entwicklungshemmung können auch nach spontanem Sistieren der Anfälle im Kleinkindalter erhebliche Defekte zurückbleiben. Andererseits können BNS-Krämpfe auch durch fokale Anfälle verschiedenen Typs abgelöst werden. Auch die myoklonisch-astatischen Anfälle fokaler Genese haben eine ungünstige Prognose, zumal sie vorwiegend bei Kindern mit schweren organischen Hirnschäden auftreten. Zusätzlich können fokale Anfälle anderen Typs auftreten.

Literatur

Blom, S. J., J. Heijbel, P. G. Bergfors: Incidence of epilepsy in children: A follow-up study three years after the first seizure Epilepsia 19 (1978) 343-352.

Doose, H., Zerebrale Anfälle im Kindesalter. Desitin-Werke, Hamburg 1980.

Doose, H., R. Kruse, C. Lipinski, D. Scheffner, H.-M. Weinmann: Beiträge zur Klassifikation und medikamentösen Therapie epileptischer Anfälle. Desitin-Werke, Hamburg 1979.

Freudenberg, O.: Leistungs- und Verhaltensstörungen bei kindlichen Epilepsien. Karger, Basel 1969.

Hoare, P.: The development of psychiatric disorder among schoolchildren with epilepsy. Develop. Med. Child Neurol. 26 (1984) 3-12.

Matthes, A.: Epilepsie. Thieme, Stuttgart 1977 (3).

Rutter, M., P. Graham, W. Yule: A neuropsychiatric study in childhood. Spartics International Medical Publications, London – Philadelphia 1970.

Scheffner, D.: Epilepsien. In: Remschmidt, H., M.H.Schmidt (Hrsg.): Kinder- und Jugendpsychiatrie in Klinik und Praxis. Thieme, Stuttgart 1985.

Schmidt, D.: Behandlung der Epilepsien. Thieme, Stuttgart 1981.

Steffens, W.: Psychogene Anfälle bei Kindern und Jugendlichen und ihre Differentialdiagnose. Deutsches Ärzteblatt, 75 (1978) 953-956.

Stores, G.: Schoolchildren with epilepsy at risk for learning and behaviour problems. Develop. Med. Child Neurol. 20 (1978) 502-608.

Whitehouse, D., Behaviour and learning problems in epileptic children. Behav. Neuropsychiat. 7 (1975) 23-34.

Wolf, P.: Einführung in die Praktische Epileptologie. Beltz, Weinheim – Basel 1984.

9 Hirnorganische Psychosyndrome

Unter dem Begriff der hirnorganischen Psychosyndrome werden verschiedene psychopathologische Symptomkonstellationen zusammengefaßt, die als Folgezustände von Noxen betrachtet werden können, welche das Gehirn getroffen haben. Mit dem Zusatz der Exogenität im Begriff der **exogenen organischen Psychosyndrome** wird zusätzlich zum Ausdruck gebracht, daß diese Schädigungen von außen auf das Gehirn eingewirkt haben. Die adjektivische Bezeichnung „hirnorganisch" impliziert ferner, daß die jeweils zu beobachtende psychopathologische Symptomatik eine spezifische Reaktionsform des betroffenen Gehirns darstellt bzw. an Funktionen des Gehirns gebunden ist.

Nach der zeitlichen Manifestation lassen sich die **akuten hirnorganischen Psychosyndrome** von den **chronischen Formen** unterscheiden, die als Folgezustände von Schädigungen oder als Begleitsymptome chronischer organismischer Störungen auftreten. Die wichtigsten Noxen sind - in etwa nach der Häufigkeit geordnet – entzündliche Erkrankungen, Schädel-Hirn-Traumen, Intoxikationen und Stoffwechselstörungen, Tumoren und schließlich Endokrinopathien. Im Vordergrund der Ätiopathogenese stehen diese jeweiligen Noxen, wenngleich das zugehörige psychopathologische Bild von weiteren Faktoren, wie z.B. dem Alter und damit dem Reifezustand des Gehirns, Persönlichkeitsmerkmalen und Lebensumständen mitgeprägt wird. Wegen der Vorrangigkeit der erwähnten Noxen für die Ätiologie und der entsprechend ätiologisch orientierten Klassifikation der Psychopathologie unter dem Begriff der hirnorganischen Psychosyndrome kann in diesem Kapitel eine spezifische Erörterung der Ätiologie entfallen.

Klassifikatorisch lassen sich auch die leichten frühkindlich erworbenen Hirnfunktionsstörungen den hirnorganischen Psychosyndromen zuordnen. Auch hier wird angenommen, daß die jeweiligen Reaktionsformen und Auffälligkeiten des Verhaltens an Funktionen des Gehirns gebunden sind. Allerdings sind in neuerer Zeit jedoch auch Zweifel hinsichtlich der Annahme angemeldet worden, daß es sich bei den Zustandsbildern der leichten frühkindlich erworbenen Hirnfunktionsstörungen lediglich um schwächer ausgebildete hirnorganische Psychosyndrome handele, die mit diesen auf einem Kontinuum liegen. Darüber hinaus ist ebenfalls bezweifelt worden, daß die Psychopathologie der leichten frühkindlich erworbenen Hirnfunktionsstörungen spezifisch sei und damit ein distinktes Psychosyndrom darstelle.

9.1 Entzündliche Erkrankungen des Zentralen Nervensystems

Definition und Häufigkeit

Zu den entzündlichen Erkrankungen des ZNS zählen die durch Bakterien, Viren, Protozoen und Pilze bzw. in der Folge von Allgemeinerkrankungen oder Impfungen bedingten Krankheitsbilder Enzephalitis und Meningitis. Die Häufigkeit derartiger entzündlicher Hirnerkrankungen variiert je nach Erreger. Das psychopathologische Bild zeigt im akuten Stadium andere Kennzeichen als im weiteren Verlauf, der durch die Ausbildung verschiedener Folge- und Defektzustände gekennzeichnet sein kann.

Repräsentative Zahlen für die Häufigkeit akuter und chronischer organischer Psychosyndrome bei entzündlichen Erkrankungen des ZNS im Kindesalter liegen nicht vor. Die Vulnerabilität des kindlichen Gehirns läßt vor allem sehr junge Kinder besonders gefährdet für die Ausbildung von Defektsyndromen erscheinen. Generell sind Jungen häufiger als Mädchen sowohl von entzündlichen Erkrankungen des ZNS überhaupt als auch von deren Folgezuständen betroffen. Nicht selten trifft die Entzündung ein vorgeschädigtes, d. h. genetisch oder perinatal belastetes Gehirn.

Klinisches Bild

Ein organisches Psychosyndrom bei entzündlichen Erkrankungen des ZNS ist häufig, jedoch nicht obligat. Im raschen Fieberanstieg können sich neben meningitischen Zeichen, Kopfschmerzen, Übelkeit und Erbrechen, eine Bewußtseinsstörung unterschiedlicher Tiefe, delirante Symptome im Sinne von Desorientierung, illusionärer Verkennung und motorischer Unruhe sowie neurologische Symptome (z.B. zerebrale Krampf-Anfälle, Hirnnervenlähmung, sensorische Ausfälle, Paresen,

Ataxien) einschließlich EEG-Veränderungen (Verlangsamung der Grundaktivität, Allgemeinstörung) und Störungen des Schlaf-Wach-Rhythmus ausbilden. Während flüchtige, sich rasch zurückbildende Bewußtseinseinschränkungen und delirante Symptome auch als Zeichen einer zerebralen Mitreaktion bei fieberhaften Erkrankungen beobachtet werden können, haben anhaltende und schwere psychopathologische und neurologische Symptome hinweisenden Charakter auf eine primäre Enzephalitis bzw. Meningitis, die häufig – jedoch nicht immer - durch den pathologischen Liquorbefund diagnostisch gesichert wird. Da psychotische Symptome mit Agitation, affektiven Störungen und Halluzinationen möglich sind, ist die labordiagnostische Abklärung zum Nachweis des exogenen Charakters der psychischen Symptomatik wichtig. Neben der Liquoranalyse sind EEG- und Computertomographie-Untersuchungen wertvoll.

Therapie und Verlauf

Im Rahmen der ursächlich bzw. symptomatisch orientierten Behandlung der entzündlichen Erkrankungen des ZNS (z.B. Gabe von Antibiotika und Cortison) wird das akute exogene Psychosyndrom gegebenenfalls neuroleptisch oder auch mit Tranquilizern behandelt. Insofern ist eine psychopharmakologische Behandlung als Ergänzung der primär neuropädiatrisch orientierten Behandlung zu betrachten.

Der Verlauf der entzündlichen Erkrankungen des ZNS ist je nach Art der Erkrankung bzw. des Erregers recht unterschiedlich. Eine hohe Letalitäts- und Defektrate haben Pneumokokken- und tuberkulöse Meningitiden. Ähnliches gilt für Enzephalitiden, die durch Coxsackie-Viren oder Herpes-Viren bedingt sind. Zu den möglichen chronischen Folgezuständen zählen neurologische Defektsyndrome, zerebrale Krampfanfälle, andere somatische Störungen sowie schließlich psychopathologische Auffälligkeiten ebenfalls im Sinne eines Defektsyndroms. Im Rahmen **neurologischer Defektsyndrome** können Hirnnerven-Störungen, Beeinträchtigungen der Sinnesorgane (Taubheit, Blindheit), Sprach- und Sprechstörungen, zerebrale Bewegungsstörungen, Paresen sowie eine Muskelhypotonie resultieren. Weitere somatische Folgen können in vegetativen und endokrinen Störungen aufgrund einer Schädigung hypothalamischer Funktionen sowie einer Störung des Schlaf-Wach-Rhythmus bestehen.

Zu den möglichen **psychopathologischen Folgezuständen** zählen Intelligenzminderungen verschiedenen Ausmaßes, Teilleistungsstörungen und eine breite Skala von Verhaltensauffälligkeiten. Im Rahmen der Diagnostik von Teilleistungsstörungen nach einer entzündlichen Erkrankung des ZNS können umschriebene Hirnfunktionsstörungen, Perzeptionsstörungen sowie Störungen der Psychomotorik beobachtet werden, welche der Symptomatik der leichten frühkindlich erworbenen Hirnfunktionsstörungen weitgehend entsprechen. Das Verhalten von Kindern nach einer Enzephalitis oder Meningitis ist vielfach durch Beeinträchtigung von Aufmerksamkeit und Konzentration, motorischer Unruhe und Hyperaktivität, Impulsivität sowie schwankender Leistungsfähigkeit bei rascher Ablenkbarkeit und schneller Ermüdbarkeit gekennzeichnet. Antriebsstörungen können auch als weitgehende Antriebsverarmung auffallen. Daneben können sich eine ausgeprägte Stimmungslabilität mit raptusartigen Affektdurchbrüchen, aggressive Handlungen sowie verstärkte Triebhaftigkeit ebenso wie motorische Stereotypien entwickeln. Die gestörte Kontaktfähigkeit sowie die Beeinträchtigung der sozialen Empathie können erhebliche Probleme für die Umwelt schaffen.

Inwieweit sich diese breite Skala von Verhaltensauffälligkeiten als eine **postenzephalitische Wesensänderung** mit mimischer Bewegungsarmut im Mittelgesicht (sogenannter enzephalitischer Blick), psychischer Starre, wenig beeinflußbarer Stimmungslage und weiteren Zeichen einer Persönlichkeitsdesintegration als ein typisches psychopathologisches Syndrom zusammenfassen lassen, ist umstritten, zumal entsprechende Beobachtungen nicht selektionsfrei entstanden sind. In der Regel liegt ein sehr vielfältiges, individuell hinsichtlich der Symptomatik variierendes Bild vor. Dabei muß zugleich bedacht werden, daß die beobachtbaren psychopathologischen Phänomene auch reaktiv durch die Verarbeitung seitens des Kindes und seiner Eltern überformt sein können.

Die **Therapie der chronischen Folgezustände** wird sich an den Symptomen orientieren und im Sinne einer multimodalen Behandlungsform Indikationen verschiedener Art berücksichtigen. So müssen z.B. zerebrale Krampfanfälle antikonvulsiv und zerebrale Bewegungsstörungen krankengymnastisch behandelt werden. Störungen der Psychomotorik können auch durch psychomotorische Übungsbehandlungen angegangen werden. Unter den psychopathologischen Symptomen lassen sich einige Symptome wie z.B. Antriebssteigerung und motorische Unruhe günstig durch Psychopharmaka - in diesem Fall durch Stimulanzien – beeinflussen, während andere, wie z.B. Aggressivität, durch Behandlung mit Neuroleptika oft nur unter dem Preis von Nebenwirkungen verändert werden können. So kann die Sedierung durch niederpotente Neuroleptika Grenzen für die Behandelbarkeit mit anderen Methoden setzen. Hingegen können Mittel wie potente Neuroleptika (z.B. Dipiperon®) mit weniger kurzfristigen Nebenwirkungen häufig erfolgreich im Sinne einer Krisenbewältigung eingesetzt werden. Problematisch hingegen ist ihre Langzeitanwendung wegen der dann zu befürchtenden Spätdyskinesien.

Insgesamt hat die Psychopharmakabehandlung

oft nur die Funktion, die schwerpunktmäßig einzusetzenden heilpädagogischen und verhaltenstherapeutischen Maßnahmen zu stützen bzw. in einigen Fällen auch erst zu ermöglichen. Bei Teilleistungsstörungen sind gegebenenfalls die jeweils verfügbaren Behandlungsprogramme einzusetzen.

Angesichts der Variabilität der Symptomatik und der Plastizität des kindlichen Gehirns sind Aussagen zur **Prognose** sehr schwer zu stellen. Allgemein verschlechtert sich die Prognose, sofern die akute Symptomatik durch eine langanhaltende Bewußtlosigkeit und/oder wiederholte zerebrale Krampfanfalle gekennzeichnet ist.

9.2 Schädel-Hirn-Traumen

Definition und Häufigkeit

Die meisten Schädel-Hirn-Traumen resultieren aus Verkehrsunfällen, welche die häufigste Todesursache im Kindesalter darstellen. Aber auch der Sturz des Säuglings vom Wickeltisch, der Unfall auf dem Schulhof oder auf der Eisbahn könnnen als Beispiele für die breite Variation von Traumen angesehen werden, welche zu akuten oder persistierenden Folgen für das kindliche Gehirn führen. Aus dem Trauma resultieren ein Hirnödem und weitere Stoffwechselstörungen meist lokalisierter Hirnregionen, wobei die Möglichkeit der Generalisierung besteht. Psychopathologisch können akute und chronische organische Psychosyndrome beobachtet werden. Über Inzidenzangaben einzelner Behandlungszentren hinaus gibt es keine repräsentativen Zahlen über die Häufigkeit von Schädel-Hirn-Traumen im Kindes- und Jugendalter.

Klinisches Bild

Zu den **akuten organischen Psychosyndromen** bei Schädel-Hirn-Trauma sind Bewußtseinsstörungen, Durchgangssyndrome, Kontusionspsychosen und auch das apallische Syndrom zu rechnen. Das Leitsymptom der **Bewußtlosigkeit** variiert in Abhängigkeit vom Schweregrad des Traumas und kann bei Kindern nach Schädel-Hirn-Trauma auch gänzlich fehlen. Eine nur über Sekunden andauernde Bewußtlosigkeit im Sinne einer **Commotio cerebri** ist bei Wiedererlangen des Bewußtseins durch eine kurze Phase der Desorientierung, Verwirrtheit, motorische Unruhe und eine retrograde Amnesie, d.h. eine Erinnerungslücke für die unmittelbar dem Unfall vorausgegangenen Ereignisse gekennzeichnet. Die Commotio cerebri heilt nach eventuellen passageren Schwindelgefühlen, Brechreiz und Kreislauflabilität folgenlos aus. Hingegen ist bei einer länger, über Stunden anhaltenden Bewußtlosigkeit eine **Contusio cerebri** anzunehmen, die sich in weiteren Symptomen wie neurologischen Herdzeichen, Lähmungen, EEG-Herden und psychotischen Zuständen äußern mag. Da dem Geschehen eine morphologische Substratschädigung zugrunde liegt, kommt es zur Narbenbildung mit der Möglichkeit von Spätfolgen, wie z.B. einer Epilepsie. Späte Bewußtseinsstörungen legen den Verdacht auf ein subdorales Hämatom und Liquorzirkulationsstörungen mit Hirndrucksteigerung nahe. Als **pseudocoma vigile** oder Dornröschenschlaf-Syndrom sind postreaktive Schockzustände bezeichnet worden, bei denen angenommen wird, daß angesichts überforderter Adaptations- und Verarbeitungsmöglichkeiten durch ein überwältigendes Trauma beim Kind eine zumindest partielle psychogene Determination der Bewußtlosigkeit erfolgt.

Mit dem Begriff der **Durchgangssyndrome** werden posttraumatische Minderungen psychischer Funktionen bezeichnet, welche z.B. das Denken, den Antrieb oder das Gedächtnis betreffen. Hingegen wird das Leitsymptom der Bewußtseinsstörungen nicht zu den Durchgangssyndromen gerechnet, die unterschiedliche Schweregrade aufweisen können. Bei leichten Durchgangssyndromen können Verlangsamung, Initiativeverlust und Vergeßlichkeit neben Stimmungslabilität und Reizbarkeiten sowie vegetativen Störungen beobachtet werden, während bei den schweren bzw. mittelschweren Durchgangssyndromen ausgeprägte formale Denkstörungen, Amnesien und produktive Symptome (Wahn und Halluzinationen) vorliegen.

Das Bild der **Kontusionspsychose** wird von deliranten Symptomen im Sinne von motorischer Unruhe, Desorientierung, ängstlich-agitierter Stimmungslage, fluktuierender Bewußtseinslage und bei älteren Kindern auch von produktiven Symptomen gekennzeichnet, wobei die Symptomatik über Tage und Wochen anhalten kann. Beim **apallischen Syndrom** liegt eine funktionelle Trennung der Hirnrinde vom Hirnstamm vor. Im Vordergrund der klinischen Symptomatik steht das Coma vigile, bei dem die Patienten mit geöffneten Augen im Bett liegen und ihr Blick ins Leere geht, d.h. das Bewußtsein bei gleichzeitigem Wachsein eingeschränkt ist und weder Tätigkeiten noch Inhalte zeigt. Die Patienten reagieren nicht auf Außenreize bzw. allenfalls mit ungerichteten Abwehrbewegungen bei starken taktilen Reizen. Bei fehlender Möglichkeit der Kontaktaufnahme zur Umwelt sind einige basale Vegetativfunktionen wie Schlucken, Verdauen und Schlaf vorhanden. Dabei kann allerdings der Schlaf-Wach-Rhythmus gestört sein. Weitere neurologische Zeichen wie reflektorische Primitivmotorik, Haltungsanomalien, Haltungs- und Stellreflexe, motorische Primitivschablonen u.a.m. vervollständigen das klinische Bild.

Im Rahmen der akuten Symptomatik bei Schädel-Hirn-Traumen können über die bereits beschriebenen Syndrome hinaus vielfältige **neurologische Folgen** beobachtet werden. Hierzu gehören Hirnnervenlähmungen, Störungen der Motorik

(Paresen), hirnlokale Ausfälle (Aphasien, Agnosien, Apraxien), epileptische Anfälle sowie Stamm- und Mittelhirnschädigungen mit tiefer Bewußtlosigkeit, hochgradiger Tonussteigerung der Streckmuskulatur und Streckkrämpfen, zentralen vegetativen Regulationsstörungen sowie Ausfall der optomotorischen und pupillomotorischen Regulationssysteme.

Aus der beschriebenen Akutsymptomatik können sich charakteristische Folgezustände im Sinne **chronischer organischer Psychosyndrome** ergeben, die im Abschnitt über den Verlauf beschrieben werden.

Therapie und Verlauf

Die Therapie der Akutsymptomatik zielt neben den indizierten neurochirurgischen Maßnahmen auf eine Bekämpfung des Hirnödems zur Reduktion von Spätfolgen sowie weitere medikamentöse Hilfen zur Förderung der Hirndurchblutung und eine Intensivierung des Hirnstoffwechsels. Bei einer durch die Plastizität des kindlichen Gehirns gewährleisteten hohen Restitutionsfähigkeit kann die Rückbildung der Akutsymptomatik Monate dauern, wobei der Patient nicht nur einzelne Funktionen, wie z.B. Sprache, Lesen, Schreiben oder auch Statomotorik und Sauberkeit wieder erwerben muß, sondern auf seine Behinderung und Hilflosigkeit erfährt und es daher zu einer beträchtlichen psychoreaktiven Überlagerung der psychopathologischen Auffälligkeiten kommen kann.

Die Rückbildung der akuten Symptomatik läßt sich am besten aus der Dauer der posttraumatischen Bewußtlosigkeit bzw. Amnesie als Indikator des Schweregrades des Traumas vorhersagen. Nach verschiedenen Untersuchungen ist eine posttraumatische Amnesie bis zu zwei Tagen folgenlos, bis zu sieben Tagen meist folgenlos und bei darüber hinausreichendem Andauern immer folgenreich. Schwere Traumen mit anhaltenden neurologischen Auffälligkeiten haben die höchste Rate an psychiatrischen Störungen. Anhaltende kognitive Folgen können darüber hinaus am ehesten noch durch das Alter zum Zeitpunkt des Traumas vorhergesagt werden, wobei mit dem Säuglingsalter im Vergleich zur restlichen Kindheit eine eher ungünstige **Prognose** verbunden ist. Psychiatrische Folgen im Sinne von Verhaltensauffälligkeiten sind im Vergleich zu den kognitiven Folgen weniger direkt auf die Hirnschädigung bezogen, zumal neben dem spezifischen Einfluß durch das Trauma prämorbide Verhaltensauffälligkeiten, psychosoziale Belastungsfaktoren im familiären Umfeld und die Verarbeitung des Traumas durch die Eltern in der Form des erzieherischen Umgangs mit dem Kind im Rahmen einer mehrdimensionalen Ätiologie bedeutsam sind und die Relation von Schweregrad des Traumas und psychiatrischen Auffälligkeiten weniger stark ist.

Als Residualzustände können im **Verlauf** verschiedene **chronische Psychosyndrome** resultieren. Mit dem Begriff der **posttraumatischen Wesensänderung** wird ein bleibendes Defektsyndrom bezeichnet, das sich nach eineinhalb bis zwei Jahren nach dem Trauma ausbildet und entweder durch Antriebsminderung, Merkfähigkeitsstörungen, Affektlabilität, eine bei Kindern eher euphorische und bei Jugendlichen eher gereizt-gespannte Stimmungslage, Stereotypisierung des Verhaltens und Entmodulierung sowie Verlangsamung der Sprache oder durch ein hypermotorisches Syndrom gekennzeichnet ist und bedeutsam psychoreaktiv überformt sein kann. Inwieweit es sich hierbei um ein spezifisches, psychopathognomonisches Muster psychiatrischer Auffälligkeiten handelt, die selektionsfrei beobachtet werden können, muß offenbleiben, zumal einige kontrollierte Studien eine derartige Annahme nicht stützen. Als spezifisch für die Psychopathologie von Kindern nach Schädel-Hirn-Trauma mit einer posttraumatischen Amnesie von mindestens sieben Tagen hat sich in Studien von Rutter und Mitarbeitern (1983) lediglich ein ausgeprägt sozial enthemmtes Verhalten im Sinne von Distanzlosigkeit erwiesen.

Auch hinsichtlich der Möglichkeit der Entwicklung eines posttraumatischen **chronischen hirnlokalen Psychosyndroms** bei Kindern über die bereits erwähnten neuropsychologischen Funktionsstörungen Aphasie, Agnosie und Apraxie hinaus gehen die Meinungen auseinander. Gleichwohl gibt es Hinweise darauf, daß es auch bei Kindern vereinzelt, wenngleich sehr viel seltener als bei Erwachsenen z.B. zur Ausbildung eines **Frontalhirnsyndroms** mit Antriebsminderung, Denkverlangsamung, Aufmerksamkeitsstörung, Steuerungsdefiziten, Stimmungsveränderungen und weiteren Symptomen kommen kann. Gesichert ist ferner der Zusammenhang von Trauma und **Demenz**, wobei die Dauer der posttraumatischen Bewußtlosigkeit bzw. Amnesie ein gesicherter Prädiktor für die posttraumatische Intelligenz- und Leistungsminderung ist. Das Ausmaß der Intelligenzminderung wird lediglich – wie bereits dargestellt – zusätzlich noch vom Alter des Kindes mitbestimmt.

In Ergänzung zur Ausbildung chronischer organischer Psychosyndrome besteht bei Kindern mit einem Schädel-Hirn-Trauma ein hohes Risiko für die Entwicklung psychoreaktiver Störungen. Sowohl epidemiologische Untersuchungen (vgl. Kap. 2) wie auch klinische Studien haben belegt, daß die Rate an psychoreaktiven Störungen bei diesen Kindern um ein Mehrfaches erhöht ist. Trotz der Tatsache, daß der Schweregrad des Traumas mit der Rate an psychiatrischen Störungen positiv korreliert, sei noch einmal daran erinnert, daß die Genese gerade psychoreaktiver Überformungen in der Regel multikausal ist. Vom Erscheinungsbild her kann es zu vielfältigen emotionalen, und psychisch überlagerten körperlichen Störungen sowie Leistungsstörungen kommen. Schließlich ist im

Rahmen des Verlaufs zu berücksichtigen, daß Kinder nach einem Schädel-Hirn-Trauma einer Reihe von psychosozialen Folgen ausgesetzt sind, zu denen Beeinträchtigungen der Entwicklung einschließlich Schule und Berufsanbahnung und familiäre Funktionen gehören.

Angesichts dieser Risikobelastung bedarf das Kind nach einem Schädel-Hirn-Trauma vielfältiger rehabilitativer Hilfen, zu denen im besonderen Maße heilpädagogische, aber auch lerntheoretisch begründete Konzepte der Verhaltenstherapie gehören. So kann beispielsweise ein individualisiert an den Schwierigkeiten des jeweiligen Patienten angepaßtes Behandlungsprogramm mit gestuftem Vorgehen und kontinuierlicher Verstärkung versuchen, Leistungsminderungen abzubauen und zugleich den drohenden Versagensängsten entgegenzuwirken. Andere Elemente der Therapie sind Förderungs- und Übungsbehandlungen (z. B. Logopädie, Krankengymnastik, psychomotorische Therapie), Pharmakotherapie (z. B. Stimulanzien zur Beeinflussung von Antriebsdefiziten oder Antikonvulsiva bei Epilepsien) sowie Elternberatung und unterstützende Therapie.

9.3 Vergiftungen und Stoffwechselstörungen

Definition und Häufigkeit

Eine Vielzahl von Substanzen können zu Beeinträchtigungen von Funktionen des ZNS und dabei sowohl zu akuten wie auch zu chronischen organischen Psychosyndromen führen. Die in diesem Zusammenhang wichtigsten Substanzgruppen sind Pharmaka, Drogen und Chemikalien. Bei Kindern kommt es mehrheitlich im Rahmen von Unfällen im Haushalt (z. B. durch ungenügende Verwahrung von Substanzen) zu Vergiftungen, bei Jugendlichen können Suizidabsichten oder Drogenmißbrauch als Auslöser von Vergiftungen beobachtet werden. Jährlich werden in der Bundesrepublik Deutschland etwa 20000 bis 30000 Vergiftungen bei Kindern beobachtet. Die Symptomatik ist vielfach uncharakteristisch und von vegetativen Symptomen wie Erbrechen und Durchfall beherrscht. Jedoch können auch Zeichen eines akuten exogenen Psychosyndroms mit Störungen des Bewußtseins, der Orientierung, der Wahrnehmung, des Denkens, des Gedächtnisses und der Emotionen beobachtet werden. Chronische organische Psychosyndrome können bei anhaltender Exposition gegenüber den genannten Substanzgruppen und darüber hinaus auch bei einigen Störungen im Bereich des Kohlenhydrat-, Eiweiß-, Fett- und Mineralstoffwechsels auftreten.

Klinisches Bild

Das klinische Bild bei Intoxikationen ist vielfältig, wobei Faktoren wie spezifische Auswirkungen einzelner Substanzen auf bestimmte Hirnfunktionen, das Lebensalter und der Reifegrad des kindlichen Gehirns, Stoffwechselmerkmale des Organismus sowie Kennzeichen der psychosozialen Umwelt und Lebenssituation bedeutsam sind. Einige Substanzen haben deutlich psychotrope Wirkungen, die das psychopathologische Bild bestimmen. Das Leitsymptom der Bewußtseinsstörung kann ebenso wie die Deliranz im Gegensatz zum Erwachsenenalter bei Kindern häufiger fehlen. Unter den halluzinatorischen Erlebnissen dominieren bei Kindern die visuellen gegenüber akustischen, haptischen oder olfaktorischen Sinnestäuschungen.

Unter den **Pharmaka** können Vergiftungen mit Atropin, Antihistaminika, Biperiden (Akineton®), Spasmotytika und Anti-Parkinson-Mitteln zu akuten exogenen Psychosen mit Halluzinationen, Agitiertheit und deliranten Symptomen führen. Hier spielen nicht nur Unfälle, sondern ebenso wie bei der Intoxikation mit Kortikosteroiden bisweilen iatrogene Faktoren eine auslösende Rolle, wobei ebenfalls psychotische Episoden neben Hyperaktivität, Erregbarkeit und Euphorisierung beobachtet werden können. Die Bewußtseinsstörung steht bei den Intoxikationen mit Barbituraten und Narkotika im Vordergrund, wobei komatöse Zustände resultieren können.

Vergiftungen mit **Drogen** treten in der Regel selten vor dem Jugendalter auf, wenngleich einige Substanzen entweder im Rahmen eines Unfalls oder auch schon im Sinne der Sucht von Kindern eingenommen werden. Eine führende Rolle spielen die **Psychotomimetika** (LSD, Haschisch, Meskalin, Amphetamine). Intoxikationen manifestieren sich in Form exogener Psychosen mit Störungen der Wahrnehmung, des Denkens, des Antriebs, der Stimmung sowie der Affekte. Bewußtseinsstörungen unterschiedlichen Grades sind häufig. Gleichzeitig sind ausgeprägte vegetative Symptome wie Tachykardie, Übelkeit, Schwitzen, Hyperventilation, Mydriasis und Hautrötung zu beobachten. Ausgeprägte optische Halluzinationen mit meist hoher Farbintensität sind charakteristisch für LSD-Intoxikationen, wobei Nachhallpsychosen (sogenannte Flash-back) ohne erneute Drogenexposition auftreten können. Die Stimmung kann von euphorisch bis ängstlich-agitiert variieren. Intoxikationen mit Amphetaminen werden wegen ihres von Schizophrenien kaum zu unterscheidenden psychopathologischen Bildes auch als Modellpsychosen bezeichnet.

Jede Form von chronischem Drogenabusus bei Jugendlichen beinhaltet die Gefahr der Entwicklung einer chronischen Psychose mit Wahnbildung, vielfältigen halluzinatorischen Erlebnissen, Entwicklung überwertiger Ideen, Entfremdungserlebnissen, Störungen der Ich-Identität, Derealisations-

und Depersonalisationserlebnissen und ängstlich-phobischen sowie zwanghaften Symptomen. Angesichts der weitreichenden phänomenologischen Übereinstimmung mit schizophrenen Psychosen ist im Einzelfall auch zu berücksichtigen, daß die Zuwendung zu Drogen bereits im Kontext einer sich anbahnenden endogenen Psychose stehen kann.

Auch bei Kindern können Intoxikationen schon im Rahmen von Drogenmißbrauch beobachtet werden. So führen die im Rahmen der **Schnüffelsucht** eingenommenen organischen Lösungsmittel zu lebhaften visuellen Halluzinationen mit großer Farbintensität und kurzfristigen Euphorisierungen. Bedrohlich ist hier die schwere toxische, zum Teil irreversible Polyneuropathie. Ähnliche psychopathologische Phänomene stellen sich auch beim Einatmen von **Benzindämpfen** ein. **Alkoholintoxikationen** rufen bei Kindern nur kurze Euphorisierungen hervor. Sie können in schweren Fällen z. B. im Rahmen eines Unfalls zu zerebralen Anfällen und Hirnblutungen mit Todesfolge führen.

Schließlich rufen auch **Chemikalien** wie die Schwermetalle Blei, Tallium und Quecksilber charakteristische exogene organische Psychosyndrome mit Bewußtseinsstörungen, Reizbarkeit, motorischer Unruhe und deliranten Zeichen hervor, die von jeweils noxenspezifischen neurologischen Symptomen (z. B. Polyneuritis und extrapyramidal-motorische Symptome bei Tallium-Vergiftung) begleitet werden. Einige Substanzen sind auch für chronische organische Psychosyndrome anzuschuldigen. So führt z. B. Blei bei Spiegeln über 40 mg/100 ml zu leichten kognitiven Beeinträchtigungen und erhöht das Risiko für Verhaltensauffälligkeiten, wobei Hyperaktivität und Aufmerksamkeitsstörungen im Vordergrund stehen. Die Annahme, daß künstliche Nahrungsmittelzusätze wie Salizylate und Farbstoffe ein Hyperkinetisches Syndrom verursachen, wird trotz kontroverser Diskussion durch wenig empirische Evidenz gestützt.

Über die bisher diskutierten, nahezu ausschließlich exogenen zugeführten Substanzen hinaus kann es im Rahmen von meist genetisch bedingten **Stoffwechselstörungen** zu chronischen Intoxikationen des ZNS mit der Ausbildung von organischen Psychosyndromen kommen. Viele dieser Syndrome gehen mit einer Oligophrenie bzw. Demenz einher und sind entsprechend in Kapitel 5 erwähnt worden. Darüber hinaus sind jedoch noch weitere psychopathologische Symptome zu beobachten, die einer Erörterung dieser Syndrome im Rahmen der organischen Psychosyndrome erforderlich machen. So können beispielsweise bei der **Galaktosämie**, einer Kohlenhydratstoffwechselstörung, neben der Intelligenzminderung motorische Unruhe und Aufmerksamkeitsdefizite sowie emotionale und dissoziale Verhaltensauffälligkeiten sowie bei bestimmten Störungen des Aminosäurenstoffwechsels wie der **Phenylketonurie** oder der **Histidinämie** vereinzelt auch psychotische Episoden beobachtet werden. Gleiches gilt für die Lipidstoffwechselstörungen, wo z. B. bei der **neuronalen Zeroidlipofuszinose** Störungen in den Bereichen von Denken, Konzentrationen, Motorik, Antrieb, Affekten und Sozialverhalten neben der Demenz auftreten. Entsprechende Feststellungen gelten für viele neurodegenerative Erkrankungen (z. B. metachromatische Leukodystrophie, diffuse Hirnsklerose, Morbus Wilson), wo neben der Demenz weitere Zeichen eines organischen Psychosyndroms vorliegen.

Erwähnt sei in diesem Zusammenhang abschließend auch das **Lech- Nyhan-Syndrom**, eine Störung im Purinstoffwechsel, wo es neben einer exzessiven Erhöhung der Harnsäure in Blut und Urin zu Demenz, infantiler Zerebralparese und choreoathetotischen Symptomen kommt. Die betroffenen Kinder zeigen im Verhalten eine für das Syndrom charakteristische Automutilation extremen Ausmaßes, die zu erheblicher Gefährdung führt und massive Interventionen im Sinne von Bandagierung, Sedierung und restriktiven Techniken der Verhaltenstherapie erforderlich macht.

Therapie und Verlauf

Die Behandlung der akuten Intoxikationen ist vielfach symptomatisch, zumal das jeweilige Gift nicht immer identifiziert werden kann. in jedem Fall wird primär die Intoxikation und nicht das organische Psychosyndrom behandelt. Die Behandlungsmaßnahmen sind auf Anti-Schocktherapie, Infusionsbehandlung eines drohenden Hirnödems und Entgiftung angelegt. Bei Entgiftungen im Rahmen von Drogenmißbrauch gelten spezifische Leitlinien, die in Kapitel 18) beschrieben sind. Hier ist die Entgiftungstherapie lediglich der erste Schritt, um eine umfassendere psychosoziale Rehabilitation zu ermöglichen. Gleiches gilt auch für die Intoxikationen aus suizidaler Absicht, wo nach der Entgiftung psychotherapeutische Maßnahmen eingeleitet werden müssen (vgl. Kap. 20). Schließlich ist auch bei den unfallbedingten Intoxikationen von Kindern im Haushalt zu fragen, inwieweit kinder- und jugendpsychiatrische Maßnahmen, die auf die Familie gerichtet sind, eingeleitet werden müssen.

Einige der chronischen Intoxikationen, seien sie exogener oder genetisch-metabolischer Natur, lassen sich durch **präventive Maßnahmen** vermeiden. So kann z. B. die Ausbildung einer Blei-Intoxikation durch Verhinderung entsprechender Expositionen und die Entwicklung eines psychoorganischen Syndroms bei der Phenylketonurie durch die phenylalaninfreie Diät verhindert werden. Andererseits ist für viele neurodegenerative Erkrankungen die Ätiopathogenese nur so bruchstückhaft aufgeklärt, daß der Entwicklung schwerster hirnorganischer Bilder unter Einschluß neurologischer Defektsyndrome und einer meist begrenzten Lebenserwartung keine wirksam therapeutischen

Maßnahmen entgegengestellt werden können. Gleichwohl sind auch hier vielfältige symptomatische Maßnahmen von der Pharmakotherapie (z. B. zur Beeinflussung erethischer, psychotischer, aggressiver und antriebsgeminderter Zustände) bis zu physio- und beschäftigungstherapeutischen sowie heilpädagogischen und verhaltenstherapeutischen Maßnahmen indiziert.

Der **Verlauf** von akuten organischen Psychosyndromen nach Intoxikationen bemißt sich vielfach an dem Erfolg der eingeleiteten psychosozialen Maßnahmen. Dabei sind Merkmale der prämorbiden Entwicklung, der Familienstruktur und der Persönlichkeit des Patienten weitere bedeutsame Faktoren. So könnten der psychosozialen Rehabilitation Grenzen durch eine beginnende Persönlichkeitsdepravation gesetzt sein, während andererseits die erfolgreiche Aufarbeitung einer intrafamiliären Beziehungskrise einer erneuten Suicidgefährdung oder einer Vernachlässigung mit der möglichen Folge einer Intoxikation entgegenwirkt.

9.4 Hirntumoren

Definition

Zu den Hirntumoren rechnen gemäß einer an der Histologie orientierten Einteilung neuroepitheliale (z. B. Astrozytome, Medulloblastome, Spongioblastome), mesodermale (z. B. Meningiome, Sarkome) sowie Hypophysen- und Epiphysen-Tumoren. Im Vergleich zum Erwachsenenalter zeigen Tumoren im Kindesalter ein rasches Wachstum, sind häufiger in der hinteren Schädelgrube lokalisiert und manifestieren sich auch häufiger als Großhirntumoren. Repräsentative Daten zur Prävalenz liegen nicht vor. Angesichts von jährlich 600 neuen Fällen in den USA kann für die Bundesrepublik Deutschland eine jährliche Neuerkrankungsrate von ca. 150 Fällen erwartet werden. Am relativ häufigsten treten Medulloblastome oder Kleinhirn-Astrozytome auf. Im Gegensatz zu Erwachsenen entwickeln nur 3% der Hirntumoren bei Kindern Metastasen.

Klinisches Bild

Psychische Symptome sind bei Hirntumoren häufig. Das jeweilige Bild wird von der Lokalisation und der Größe sowie der Wachstumsgeschwindigkeit des Tumors bestimmt. Bei Kindern kommt es seltener zur Ausbildung einer Symptomatik des akuten exogenen Reaktionstyps. Hingegen können unspezifische Symptome wie Überempfindlichkeit, affektive Labilität und verminderte Leistungsfähigkeit bisweilen Erstsymptome noch vor neurologischen oder ophthalmologischen Zeichen sein. Die Bewußtseinsstörung tritt meist erst später auf. Eine im Rahmen des Tumors sich möglicherweise entwickelnde Liquorabflußstörung wird sich als Hirndrucksteigerung mit Kopfschmerzen, Erbrechen und Stauungspapille bemerkbar machen.

Bei einigen Tumoren können in Abhängigkeit von der Lokalisation relativ spezifische Befunde erhoben werden. So kann bei **Kleinhirntumoren** neben der Bewußtseinstrübung ein von Apathie oder Reizbarkeit, regressivem Verhalten, anhaltender Verstimmung und psychoreaktiven Verhaltensweisen überformtes Bild gesehen werden. Sofern **hypothalamische Funktionen** beeinträchtigt werden, erweitert sich die klinische Symptomatik um Wachstumsstörungen, Regulationsstörungen im Bereich von Nahrungsaufnahme und Appetit, Labilisierung der Affekte, Beeinträchtigung des Schlaf-Wach-Rhythmus sowie Triebstörungen. Auch Kinder mit **Hypophysen-Tumoren** (z. B. Kraniopharyngeome) werden wegen der resultierenden endokrinen Funktionsstörungen durch Anorexie und Wachstumsstörung sowie darüber hinaus durch Triebstörungen auffällig. Tumoren der **Großhirnhemisphäre** gehen wegen des erhöhten intrakraniellen Drucks häufig mit Bewußtseinsstörungen einher. Nicht selten nehmen fokale Epilepsien hier ihren Ausgang. Lokalisatorische Bedeutung haben ferner Oxipitallappentumoren mit der Entwicklung von optischen Halluzinationen, Parietal- und Temporallappentumoren mit der Ausbildung von Werkzeugstörungen wie Agnosien und Aphasien sowie eine persistierende Euphorisierung bei Frontallappentumoren.

Die oft sehr unspezifische Frühsymptomatik der Hirntumoren beinhaltet die Gefahr, die jeweiligen Zeichen als psychogen oder psychoreaktiv zu verkennen. Zusätzlich besteht die Möglichkeit, daß Zeichen eines organischen Psychosyndroms psychoreaktiv überlagert werden, zumal viele Kinder ihre Beeinträchtigungen und Leistungseinbußen als belastend erleben und diese von der Umwelt vielfach verkannt werden. Schließlich können auch nach Therapie Residualsymptome verbleiben.

Therapie und Verlauf

Hirntumoren bedürfen einer kompetenten neurochirurgischen, radiologischen und neuropädiatrisch-onkologischen Therapie. Die Behandlung sollte sich jedoch nicht auf Maßnahmen wie Operation, Bestrahlung, Liquor-Drainage oder zytostatische Therapie beschränken. Vielmehr bedarf das Kind neben diesen Maßnahmen einer differenzierten psychosozialen Rehabilitation. Heilpädagogische Maßnahmen, Psycho- und Verhaltenstherapie, Elternberatung zur Bearbeitung der elterlichen Ängste und Hilfestellungen für eine angemessene Erziehung des Kindes, Übungsbehandlungen zum Abbau eingetretener Funktions- und Werkzeugstörungen sowie psychopharmakologische Maßnahmen müssen jeweils sehr individualisiert und in einem mehrdimensionalen Behandlungsplan zusammengestellt werden.

Der **Verlauf** ist zunächst von der Art des Tumors abhängig. Langsam wachsende, scharf umrissene Tumoren (z.B. Astrozytome) haben eine deutlich bessere Prognose als rasch und infiltrierend wachsende sowie metastasierende Tumoren wie das Medulloblastom. Für die zuletzt genannte Tumorart konnte eine Überlebensrate von 40 bis 75% nach fünf Jahren und 30 bis 50% nach zehn Jahren festgestellt werden. Sorgfältige psychopathologische Verlaufsstudien fehlen.

Auch eine erfolgreiche Totalentfernung eines Tumors muß nicht bedeuten, daß keinerlei psychopathologische Residualsymptome verbleiben, zumal ein länger anhaltender Hirndruck, wie aus der Beobachtung von Kindern mit Hydrozephalus bekannt ist, persistierende Funktionseinbußen zur Folge hat. Andererseits ermöglicht die Plastizität des kindlichen Gehirns angesichts der bis in das Jugendalter noch offenen Entwicklungsdynamik Kompensationsprozesse, so daß eine prognostische Beurteilung einzelner Verläufe vor diesem Lebensabschnitt nicht immer abschließend möglich ist.

9.5 Endokrinopathien

Definition

Unter den Endokrinopathien sind Störungen der Regelkreise von Hypothalamus und Hypophysenvorderlappen einerseits sowie Hypophysenvorderlappen und den peripheren Organen mit Hormonsezernierung, also Schilddrüse, Nebennieren sowie weiblichen und männlichen Keimdrüsen andererseits zu verstehen. Die jeweils entstehenden Hormonstörungen lassen Rückschlüsse auf die Funktion der Hormone für Funktionen des ZNS und das Verhalten zu, die angesichts der nicht realisierbaren Humanversuche auf andere Weise nicht zu ermitteln wären. Endokrinopathien bei Kindern sind dabei von besonderem Interesse, weil sie die Rolle der Hormone in der Phase der rapiden Gehirndifferenzierung und Entwicklung beleuchten. Da einige Störungen bereits konnatal vorhanden bzw. pränatal entstanden sind, schafft die Natur mit entsprechenden Störungen einzigartige Modelle.

Klinisches Bild

Die Symptomatik variiert für die einzelnen endokrinen Funktionsstörungen. Ein klassisches endokrines Psychosyndrom im Sinne von Bleuler mit Veränderungen einzelner Triebe, der Stimmung und des Antriebs findet sich bei Kindern eher selten und dann auch eher in verdünnter Form.

Für den **hypophysären Minderwuchs** als Manifestation einer Hypophysen-Funktionsstörung haben eigene Untersuchungen diskrete Hinweise auf ein endokrines Psychosyndrom mit reduziertem Appetit, Auffälligkeiten im Durstempfinden, Antriebsminderungen und Überempfindlichkeit ergeben. Zugleich besteht aber eine beträchtliche reaktive Überformung bei den vielfach gehemmten, psychosexuell entwicklungsverzögerten Kindern, die unter dem Stigma des Minderwuchses und der inadäquaten, oft infantilisierenden Behandlung durch die Umwelt leiden und emotionale Störungen entwickeln können.

Schilddrüsenfunktionsstörungen können sich im Kindesalter sowohl als Unter- wie auch seltener als Überfunktion manifestieren. Bei der unbehandelten angeborenen **Hypothyreose** kommt es zur Hirnreifungsstörung und Intelligenzminderung, Antriebsverarmung, Sprachstörungen und Verlangsamung psychischer Abläufe. Eigene Untersuchungen haben gezeigt, daß auch das motorische Leistungsniveau sowie die Sozialreife beeinträchtigt sind. Ferner ergab sich, daß Funktionseinbußen bei Symptombeginn innerhalb des ersten Lebensjahres deutlicher ausgeprägt sind als nach diesem Zeitraum. Psychopathologische Symptome treten bei Jungen häufiger als bei Mädchen auf und sind bei subnormaler Intelligenz durch Störungen des Sozialverhaltens und Sprachstörungen gekennzeichnet. Bei der **Hyperthyreose** stehen Zeichen der motorischen Unruhe und Konzentrationsschwäche sowie Übernervosität, Fahrigkeit und Antriebssteigerung im Vordergrund. Zusätzliche körperliche Symptome sind Glanzaugen und Protrusio bulbi. Die insgesamt seltene Erkrankung betrifft am ehesten Mädchen in der Pubertät.

Unter den **Nebennierenfunktionsstörungen** ist das **adrenogenitale Syndrom** (AGS) aufgrund eines Enzymdefektes durch eine Synthesestörung des Kortisons gekennzeichnet. Dabei kommt es zu einem Überschuß männlicher Sexualhormone. Diese Androgene werden bereits intrauterin vermehrt sezerniert und führen neben Auswirkungen auf die Hirndifferenzierung zu einer Virilisierung des Erscheinungsbildes bei Mädchen und einer Pseudopubertas praecox bei Jungen. Außerdem resultiert eine Beschleunigung des Wachstums, so daß die Kinder zunächst größer als die Gleichaltrigen sind. Aufgrund des frühzeitigen, durch die Androgene bedingten Epiphysenschlusses kommt es zu einem zeitigen Wachstumsstop, so daß die unbehandelten Patienten schließlich minderwüchsig bleiben. Die Auswirkungen eines fötalen Androgenüberschusses wurden zunächst in einer positiven Stimulation der Intelligenz gesehen; diese Feststellung konnte aber in späteren – auch eigenen – Replikationsstudien nicht bestätigt werden. Andererseits ist wiederholt festgestellt worden, daß Mädchen mit einem AGS deutlich jungenhafter in ihrem Spielverhalten und in der Geschlechtsrollenidentifikation sind. Hier liegen also Belege für eine verhaltensprägende Funktion der Androgene vor. Zugleich bestehen häufig psychoreaktive Symptome, die auf die Pseudopubertas praecox, die Wachstumsdynamik einschließlich des resultierenden Minderwuchses sowie die Stigmatisierung aufgrund der Virilisierung bei Mädchen zurückgehen. – Bei dem im Kindesalter seltenen, eher iatrogen bedingten **Cushing-Syndrom** ist die Psychopathologie unspezifisch und wahrscheinlich eher sekundärer Genese aufgrund des Symptoms der Adipositas. Hinweise auf ein diskretes endokrines Psychosyndrom im Sinne von Antriebsminderung und verminderter Triebhaftigkeit können vorliegen.

Schließlich gilt für die **Intersexe**, d.h. Syndrome wie testikuläre Feminisierung, Hermaphroditismus und Hypogenitalismus, daß die Psychopathologie wesentlich mehr aus den Rollen- und Erziehungsunsicherheiten für die betroffenen Patienten als aus einem theoretisch denkbaren endokrinen Psychosyndrom resultieren.

Therapie und Verlauf

Ebenso wie die Diagnostik ist die Behandlung der Endokrinopathien eine primär intern-pädiatrische Aufgabe für den endokrinologisch ausgebildeten Spezialisten. Das Ziel der Behandlung von hormonalen Unterfunktionen besteht in der Substitution, z.B. des Wachstums- oder Schilddrüsenhormons. Die Synthesestörung des Kortisols beim AGS kann hormonal durch Hydrokortison effektiv über eine Hemmung der Androgenproduktion beeinflußt und die Überfunktion der Schilddrüse kann ebenfalls medikamentös korrigiert werden.

Neben diesen somatischen Maßnahmen sind vor allem wegen der psychoreaktiven Überlagerungen bei vielen Patienten mit Endokrinopathien psychotherapeutische Maßnahmen einschließlich Elternberatung erforderlich, um eine angemessene Persönlichkeitsreifung und psychosoziale Entwicklung des Kindes zu fördern. Von kompetenten somatischen wie psychosozialen Interventionen ist der Verlauf wesentlich bestimmt. Frühdiagnostik und Frühtherapie im Sinne von Prävention lassen sich als Forderung gleichermaßen auf die endokrine wie auf die psychosoziale Ebene beziehen.

9.6 Frühkindlich entstandene Hirnfunktionsstörungen

Definition und Häufigkeit

Unter dem Begriff der frühkindlich entstandenen Hirnfunktionsstörungen wird eine Gruppe heterogener Syndrome mit Störungen der Entwicklung, des Lernens und spezifischer Leistungen zusammengefaßt, die mit Funktionsabweichungen des ZNS einhergehen oder auf diese zurückgeführt werden, wobei die Intelligenz als allgemeiner Leistungsindikator in der Regel im Durchschnittsbereich liegen sollte. Das Konzept dieser Störungen hat sich historisch aus theoretischen Annahmen über die psychopathologischen Auswirkungen von Hirnschäden bei Kindern entwickelt. Es lebte in der Gleichsetzung von Begriffen wie „leichter frühkindlicher Hirnschaden", „frühkindliches exogenes Psychosyndrom", „psychoorganisches Syndrom", „Minimal Brain Damage" oder später „Minimal Brain Dysfunction" von der Annahme, daß frühkindlich entstandene Hirnfunktionsstörungen lediglich eine geringgradig ausgeprägte Variante des schweren, z.B. durch Traumen oder Infektionen des ZNS bedingten Hirnschadens darstellen. Diese Annahme kann heute aufgrund gewachsener Erkenntnisse in modifizierter Form aufrechterhalten werden: In der Tat haben gewissermaßen subklinische Schädigungen des Hirns Folgen im Bereich von kognitiven Funktionen und Verhalten. Für diese Folgen sind aber eher relativ schwere Noxen notwendig, so daß Zusätze wie „leicht" und „minimal" in entsprechenden diagnostischen Bezeichnungen ebensowenig wie eine häufige Zuschreibung der Diagnose gerechtfertigt sind. Als Folge resultiert kein homogenes oder spezifisches psychopathologisches Syndrom, das sich etwa auch eindimensional in einer Faktorenanalyse darstellt.

Angesichts der durch empirische Forschung abgesicherten Kritik zeichnet sich für die Nosologie der frühkindlich entstandenen Hirnfunktionsstörungen eine Entwicklung ab, über die Suche nach empirisch begründeten Subgruppen verschiedene Typen von Funktionsstörungen als eigenständige Einheiten zu begründen. Derartige Vorgehensweisen könnten sich in Erweiterung bereits vorliegender Studien der Faktoren- oder Clusteranalyse bedienen. Klassifikationen könnten aber auch theoretisch im Sinne einer Lokalisationstypologie (z.B. Dyspraxie, Dyslalie, Dysphasie, Dyslexie) begründet werden. Ebenso könnten empirische Untersuchungen durch die Identifizierung von Reaktionstypen auf bestimmte Medikamente, von psychophysiologischen Reaktionsmustern, von biochemischen Parametern etc. neue Typologien begründen. Damit würde sich das Konzept der frühkindlich entstandenen Hirnfunktionsstörungen dem der spezifischen Entwicklungsrückstände im Sinne der Achse 2 des multiaxialen Schemas (vgl. Kap. 2) und dem der spezifischen Lernstörung bzw. Teilleistungsstörungen (vgl. Kap. 13) annähern, welche allerdings keinen spezifisch ätiopathogenetischen Bezug implizieren.

Hingegen würde der Begriff der frühkindlich entstandenen Hirnfunktionsstörungen weiterhin von der theoretisch begründeten Annahme ausgehen, daß die jeweiligen Funktionsstörungen primär zerebral bedingt sind. Diese Annahme ist vor allem von anglo-amerikanischen Kritikern des Konzeptes als naiv bezeichnet worden, weil klare Verbindungen zwischen bestimmten motorischen, sensorischen und kognitiven Defiziten und Dysfunktionen des Hirns ungenügend nachgewiesen sind. Hier haben z.B. das EEG oder neurologische Befunde in ihrer Reifungs- und Entwicklungsabhängigkeit keine entsprechende Spezifität von Verbindungen aufdecken können.

In der Tat ist einiges an der im deutschen Sprachraum lange favorisierten allgemeinen Annahme hypothetisch, daß frühkindlich entstandene Hirnfunktionsstörungen ihre Ursachen in diffusen (gegenüber lokalisierten) Störungen der prä-, peri- und postnatalen Gehirndifferenzierung in der dafür besonders sensiblen Periode vom sechsten Schwangerschaftsmonat bis etwa zur Mitte des zweiten Lebensjahres haben. Hier wird es vielmehr die Aufgabe zukünftiger Forschung sein müssen, herauszufinden, welche – auch kumulativen – Risikofaktoren tatsächlich zu jeweils spezifischen Funktionsstörungen führen, zumal die typischerweise erhobenen Risikofaktoren auch bei Kindern ohne Hirnfunktionsstörungen vorkommen. Über die erforderlichen Ableitungen der Störungen aus zerebralen Funktionen hinaus ist ferner aber auch bei der Theorienbildung zu berücksichtigen, daß sich die Verursachung der frühkindlich erworbenen Hirnfunktionsstörungen nicht monokausal konzipieren läßt. Als Arbeitsmodell muß angenommen werden, daß es sich um eine Interaktion von Auswirkungen bestimmter prä- und perinataler Risikofaktoren, potentieller genetischer Faktoren und Umweltbedingungen auf Entwicklungsfunktionen handelt, welche vom Hirn vermittelt werden. Die Notwendigkeit, ein derartiges Modell interaktiv konzipieren zu müssen, wird u.a. durch die Ergebnisse der Rostocker Längsschnittstudie (Göllnitz u. Mitarb. gestützt, in der gezeigt wurde, daß Kinder mit frühkindlich entstandenen Hirnfunktionsstörungen in verschiedenen sozialen Umfeldern unterschiedliche Entwicklungsverläufe nehmen, wobei günstige Sozialverhältnisse biologische Funktionsdefizite kompensieren können.

Die aufgezeigten Probleme der nosologischen Konzepte der frühkindlich entstandenen Hirnfunktionsstörungen machen es verständlich, daß Angaben zur Häufigkeit beträchtlich schwanken. Prävalenzangaben, die auf klinischen Inanspruchnahmepopulationen im deutschen Sprachraum beruhen, variieren zwischen 1,9 und 17,9%. Neuere epidemiologische Studien an unausgewählten Populationen haben in Mannheim eine Prävalenzrate von 12,6% bei 8jährigen Kindern (Schmidt u. Mitarb.) und in Göteborg eine entsprechende Quote von 7,1% bei 6jährigen (Gillberg u. Mitarb.) ergeben. Trotz der altersbedingten und regionalen Unterschiede könnten die beiden unterschiedlichen Prävalenzraten auch auf verschiedene Falldefinitionen zurückgeführt werden, was schon angesichts fehlender allgemeingültiger und verbindlicher Diagnosekriterien wahrscheinlich ist.

Klinisches Bild und Diagnostik

Der Syndromcharakter und die Heterogenität der Symptome lassen die frühkindlich entstandenen Hirnfunktionsstörungen als eine mehrdimensionale Summationsdiagnose erscheinen. In der **Anamnese** sollten zunächst prä-, peri- und neonatale **Risikofaktoren** identifiziert werden, wobei nach dem in Kapitel 4 vorgelegten Schema von Michaelis und Mitarbeitern vorgegangen werden kann. Dabei ist allerdings zu berücksichtigen, daß die Wertigkeit einzelner Risikoereignisse für die Diagnose einer frühkindlich entstandenen Hirnfunktionsstörung noch nicht befriedigend gesichert ist. Eigene klinische Untersuchungen haben ergeben, daß – in einer Rangreihe nach Häufigkeit geordnet – Frühgeburtlichkeit, Geburtsgewicht unter 2500 Gramm, Sectio, Trinkschwierigkeiten, Blutungen in der Schwangerschaft, Zangenentbindung oder Vakuumextraktion, Übertragung und Asphyxie häufige Risikoereignisse sind, die zugleich relativ häufiger als bei anderen klinischen Diagnosen vorkommen. Entsprechend sind auch die Parameter der frühkindlichen Entwicklung, d.h. Motorik, Sprache und Sauberkeit, gehäuft auffällig.

Die klinischen Befunde sind nach verschiedenen **Symptom- und Funktionsebenen** geordnet in Tabelle 9-1 dargestellt. Diese Zusammenstellung beinhaltet auch den Vorschlag einer hierarchischen Wertigkeit der aufgeführten Ebenen für die Diagnose. Sie stellt die stärker organisch fundierten Funktionsebenen an den Anfang und emotionale sowie soziale Verhaltensdimensionen an das Ende, zumal Ihnen keine spezifische, pathognomonische Bedeutung zukommt. Aber auch für die organischen Funktionsebenen ist festzustellen, daß keines der aufgeführten Symptome zugleich hochgradig spezifisch und universal bei frühkindlich entstandenen Hirnfunktionsstörungen vorkommt. Dies gilt am allerwenigsten für die reaktiven Störungen, welche sich auf das gesamte Spektrum emotionaler, dissozialer und psychosomatischer Symptome erstrecken können.

Die mehrdimensional anzulegende **Diagnostik** sollte die Auffälligkeit des klinischen Erscheinungsbildes auf neurologisch-motorischer, neuropsychologischer, neurophysiologischer, internpädiatrischer und psychopathologischer Ebene erfassen. Bei der **entwicklungs- neurologischen Untersuchung** (vgl. Kap. 4) sind das sensomotorische System, die Körperhaltung, Gleichgewichtsreaktionen, Koordination, Fein- und Grobmotorik, Bewegungsqualität und Dyskinesien sowie das visuelle System auf Abweichungen zu überprüfen. Zu erwarten sind eher reifungsabhängige Symptome im Sinne von sogenannten „soft signs“ (z.B. Koordinationsdefizite, assoziierte Bewegungen, Tonus- und Haltungsschwäche) anstelle von ausgeprägt pathologischen Befunden wie z.B. Halbseiten- oder Hirnnervensymptomen. Aber auch hier

Tabelle 9-1: Klinisches Bild der frühkindlich entstandenen Hirnfunktionsstörungen

Störungen neurologischer Funktionen
motorisches Reifungsdefizit, Koordinationsschwäche, Haltungs- und Tonusschwäche, Dyskinesien
Störungen von Leistungsfunktionen und ihren Voraussetzungen
Aufmerksamkeitsdefizit und vermindertes Konzentrationsvermögen, Merkfähigkeitsschwäche Störungen der Wahrnehmung und zentralen Verarbeitung: visuelle Gestalterfassung und Figur-Hintergrund-Differenzierung, auditive Erfassung und Differenzierung, taktil-kinästhetische und propriozeptive Wahrnehmung, intermodale und intermodal-sequentielle Verknüpfungen Teilleistungsschwächen, z. B. Dyslexie, Dyskalkulie impulsiver kognitiver Stil Sprachentwicklungsverzögerung
Störungen von Antriebsfunktionen
motorische Unruhe, Hyperaktivität, Antriebsminderung, erschwerte Umstellungsfähigkeit
Störungen sozialer Funktionen bzw. ihrer Voraussetzungen
Distanzstörung bzw. -unsicherheit, Empathiestörung
Störungen von emotional-affektiven Reaktionen und Verhalten
Reizbarkeit, Stimmungslabilität, Affektinkontinenz, Aggressivität, verminderte Angstbildung, impulsives Handeln, Steuerungsschwäche des Verhaltens
Reaktive Störungen
Angst, Entmutigung, depressive Reaktionen, Beziehungsstörungen dissoziale Störungen und körperliche Symptome psychischen Ursprungs

muß berücksichtigt werden, daß die sogenannten „soft signs" auch bei Kindern ohne Hinweise auf Hirnfunktionsstörungen vorkommen.

Die **neuropsychologische Untersuchung** sollte der Identifizierung von Teilleistungsstörungen dienen, Perzeptionsstörungen im akustischen, optischen und haptisch-kinästhetischen Bereich, der intermodalen und serialen Integration aufdecken und in Ergänzung zur **phoniatrisch-pädaudiologischen Untersuchung** Beiträge zur Erfassung von Sprach- und Hörstörungen leisten. Bei der Testdiagnostik ist allerdings immer noch Skepsis hinsichtlich der Validität einiger sogenannter Hirnschaden-Tests (z.B. Benton-Test, Göttinger-Form- Reproduktionstest, einzelne Hawik-Untertests) angezeigt.

Aussagen der **neurophysiologischen Diagnostik** sind ebenfalls kritisch zu werten. Im EEG kommt am häufigsten eine Allgemeinveränderung als Zeichen eines Reifungsdefizits zum Ausdruck. Angesichts der großen Variabilität des kindlichen EEG's, das neben genetischen Einflüssen auch von Umwelt- und Verhaltenseinflüssen mitbestimmt wird, kann auch ein Reifungsdefizit eine konstitutionelle Komponente ohne pathologische Bedeutung für eine frühkindlich erworbene Hirnfunktionsstörung sein. Auch die neueren bildgebenden Verfahren der Radiologie wie z. B. das Computertomogramm haben keine klaren Beziehungen von eventuellen Strukturdefiziten und Hirnfunktionsstörungen ergeben. Ähnlich unklar ist die Wertigkeit der intern-pädiatrischen Untersuchung, die über die Feststellung von Minor-Anomalien oder andere konstitutionelle Auffälligkeiten wie z.B. Gesichtsasymmetrie abweichende Befunde ermitteln kann. Bei entsprechenden Befunden bleibt offen, inwieweit es sich um genetisch oder intrauterin erworbene Belastungen handelt. Schließlich sei noch einmal wiederholt, daß der **psychopathologische Befund** trotz der Vielfalt auffälliger Symptome nicht diagnosebestimmend ist. In der Summation können Störungen der Antriebsfunktion und Distanzlosigkeit am ehesten zur Diagnose beitragen, während die reaktive Überformung die Zuordnung eher erschweren kann. Unstrittig ist, daß das Risiko für zusätzliche psychiatrische Störungen bei Kindern mit frühkindlich entstandenen Hirnfunktionsstörungen deutlich erhöht ist.

Bei der Integration der mehrdimensional erhobenen Befunde besteht also im klinischen Einzelfall immer wieder das Problem der Wertung und Gewichtung der einzelnen Befunde. Auch die **Differentialdiagnose** gegenüber den sehr viel selteneren, beginnenden organischen Psychosyndromen bei degenerativen Prozessen oder Tumoren ist nicht immer leicht. Bedacht werden sollte schließlich, daß gerade bei den frühkindlich entstandenen Hirnfunktionsstörungen die Diagnose gleichermaßen eine Bestandsaufnahme wie auch eine Analyse von Förderungs- und Rehabilitationsmöglichkeiten darstellen sollte.

Therapie und Verlauf

Vor jeder Therapie sollte möglichst die Frühdiagnose bei Kindern mit frühkindlich entstandenen Hirnfunktionsstörungen stehen, die durch motorische Defizite, Leistungsprobleme oder Probleme der Verhaltenssteuerung und sozialen Integration im Kindergarten oder in der Vorschule auffällig werden können. Entsprechend der Mehrdimensionalität der Diagnose muß auch die Therapie auf mehreren Ebenen angelegt sein, wobei funktionelle Übungsbehandlungen, Psychotherapien, Elternberatung, medikamentöse Behandlungsformen und Heilpädagogik indiziert sein können.

Im Rahmen von **funktionellen Übungsbehand-**

lungen sollten primär auf die psychomotorischen und neuropsychologischen Defizite zentrierte Behandlungsformen eingesetzt werden. Entsprechend können Programme einer psychomotorischen Übungsbehandlung bzw. der Mototherapie zur Anwendung kommen, wie sie beispielsweise von Kiphart oder Eggert entwickelt worden sind. Therapiekonzepte zur Behandlung sensorisch-integrativer Störungen stammen von z.B. Ayres und mit dem Namen von Frostig verbindet sich ein Wahrnehmungstraining im Bereich visueller Perzeptionsstörungen. Ferner sind in diesem Kontext auch die logopädische Therapie bei Sprachentwicklungsstörungen sowie Übungsprogramme für Teilleistungsstörungen wie z.B. die Lese-Rechtschreib-Störung zu nennen, sofern diese Störungen jeweils im Kontext einer frühkindlich entstandenen Hirnfunktionsstörung auftreten. Entsprechende funktionelle Übungsbehandlungen nehmen einen breiten Raum in der Therapiepraxis von Kindern mit frühkindlich entstandenen Hirnfunktionsstörungen ein. Gleichwohl darf nicht unerwähnt bleiben, daß über ihre Effektivität relativ wenig aufgrund empirischer Studien bekannt ist und es andererseits kritische Stimmen gibt, welche jegliche, über die Nachreifung hinausgehenden therapeutischen Effekte von Übungsbehandlungen in Zweifel ziehen.

Der Einsatz **psychotherapeutischer Behandlungsformen** sollte sich auf die begleitenden bzw. sekundären Symptome im Bereich von Erleben und Verhalten des Kindes erstrecken. Häufig ist ein primär psychotherapeutischer Zugang ohne begleitende Maßnahmen sehr schwierig, weil die betroffenen Kinder aufgrund ihrer Aufmerksamkeitsstörungen schwer zu fixieren und wenig in der Lage sind, die therapeutische Arbeitsbeziehung einzugehen. Entsprechend groß ist in der Praxis auch die Abstinenz der psychoanalytisch oder klientzentriert orientierten Psychotherapie, mit derartigen Kindern zu arbeiten. Verhaltenstherapeutische Techniken können als operante Methoden z.B. im Klassenraum zur Erzielung von Verhaltenskontrolle und Aufmerksamkeit oder als kognitiv orientierte Selbstkontrollstrategien eingesetzt werden, sofern Probleme der Aufmerksamkeit und Hyperaktivität therapeutisch beeinflußt werden sollen. Auch hier gilt, daß keine Therapieform ohne Elternberatung auskommt, welche die Therapie des Kindes begleiten und vermitteln sowie auf außertherapeutische Settings übertragen soll. Darüber hinaus bedürfen die Eltern konkreter Beratung und Hilfestellung für den Umgang mit einem in vielen Funktionsbereichen versagenden und daher in seinem Verhalten schwierigen Kind.

Die **medikamentöse Therapie** mit Psychopharmaka kann sich jeweils nur auf einzelne Zielsymptome orientieren und damit weitere Behandlungsmaßnahmen nur flankieren. Andererseits kann sie aber auch die Basis für diese Maßnahmen abgeben, die ohne medikamentöse Begleittherapie möglicherweise nicht realisiert werden können. So ist eine Behandlung mit Stimulanzien bei einem Hyperkinetischen Syndrom im Kontext einer frühkindlich entstandenen Hirnfunktionsstörung nahezu immer indiziert und symptomatisch meist erfolgreich. Einzelheiten werden in Kapitel 10 im Rahmen der Erörterung der Therapie des Hyperkinetischen Syndroms dargestellt. Sehr viel problematischer stellt sich die Indikation für Neuroleptika dar, die vereinzelt für Störungen des Sozialverhaltens bei den frühkindlich entstandenen Hirnfunktionsstörungen empfohlen worden sind. Hier und ganz besonders bei der noch fraglicheren Indikation von Nootropika zur Beeinflussung von Leistungsdefiziten über eine angenommene Verbesserung des Hirnstoffwechsels fehlt es an überzeugenden wissenschaftlichen Belegen für Indikation und Wirksamkeit entsprechender medikamentöser Behandlungen.

Schließlich sind Vorgehensweisen der Heil- und Sonderpädagogik bei aller Notwendigkeit und Berechtigung mehrheitlich eher Programm als praktische Realität. Die Forderung etwa nach deutlich verringerter Klassenfrequenz, gegebenenfalls sogar Sonderklassen, nach kombiniert pädagogischer und therapeutischer Betreuung unter Berücksichtigung von psychomotorischer Therapie und Logopädie, und veränderter Klassenraumstruktur, spezifischen Lernmaterialien und Unterrichtsmethoden läßt sich nur ungenügend mit der pädagogischen Alltagsrealität und der bürokratischen Erstarrung des Systems Schule an vielen Orten in Einklang bringen. Darüber hinaus sind die praktisch pädagogischen Konzepte nicht selten von theoretischen Vereinfachungen oder Mißverständnissen gekennzeichnet, wenn z.B. der Aufmerksamkeitsschwäche etwa generell mit Reizreduktionen begegnet werden soll. Nicht wenige Kinder mit frühkindlich entstandenen Hirnfunktionsstörungen sind im Sinne der zentralen Aktivierung eher ungenügend gereizt und ihre Aufmerksamkeitsdefizite und Unruhe sind als ein Zeichen mangelnder Stimulation zu betrachten. Gerade dieses Beispiel macht die nicht unbeträchtlichen Probleme deutlich, vor denen praktisch-therapeutische Ansätze stehen, solange die theoretischen Zusammenhänge noch ungenügend geklärt sind. Um so nötiger sind sorgfältig geplante und gleichzeitig evaluierte Behandlungsansätze – auch im Rahmen der Heil- und Sonderpädagogik.

Der **Verlauf** von frühkindlich entstandenen Hirnfunktionsstörungen ist nicht regelhaft durch Nachreifung, Kompensation und Therapieeffizienz gekennzeichnet. Gegen die Annahme einer regelhaften Rückbildung sprechen nicht nur die klinisch bekannten Risiken der Ausbildung sekundärer psychiatrischer Störungen, sondern erste vorläufig noch fragmentarische Erkenntnisse kontrollierter Verlaufsstudien. Diesen kann entnommen werden, daß im jungen Erwachsenenalter Probleme der Merkfähigkeit, des Gedächtnisses, der Konzentration und der Gestalterfassung persistieren können. Im Einklang mit diesen Feststellungen stehen die erst in der jüngsten Vergangenheit angestellten Beobachtungen, daß Hirnfunktionsstörungen auch noch im Erwachsenenalter vorkommen. Gegenwärtig muß die Frage noch offenbleiben, welche frühkindlich entstandenen Hirnfunktionsstörungen sich bis zu welchem Umfang zurückbilden und welche prognostischen Kriterien für diesen Prozeß verantwortlich gemacht werden können. Lediglich für das Hyperkinetische Syndrom, das mit frühkindlich entstandenen Hirnfunktionsstörungen häufig koexistiert, liegen eine Vielzahl von Verlaufsstudien vor, über die in Kapitel 10 zusammenfassend berichtet wird.

Literatur

Ayres, A. J.: Lernstörungen – sensorisch – integrative Dysfunktionen. Springer, Berlin-Heidelberg-New York 1979.

Dalle Ore, G.,F. Gerstenbrand, C.H. Lüching, G. Peters, U.H. Peters (eds.): The apallic syndrome. Springer, Berlin-Heidelberg-New York 1977.

Eggers, C.: Nichtdelirante Intoxikationspsychosen im Kindesalter. Fortschr. Neurol. Psychiat. 43 (1975) 441.

Eggert, D. (Hrsg.): Psychomotorisches Training. Beltz, Weinheim 1975.

Esser, G., M. H. Schmidt, W. H. Allehof, B. Geisel: Cerebrale Funktionsstörung bei Achtjährigen: Mehrebenenfalldefinition in einer epidemiologischen Untersuchung. Z. Kinder-Jugendpsychiat. 9 (1981) 399-411.

Frostig, M.: Bewegungserziehung, Reinhardt, München 1975.

Gillberg, C., P. Rasmussen, G. Carlström, B. Svenson, E. Waldenström: Perceptual, motor and attentional defecits in six-year-old children. Epidemiological aspects. J. Child Psychol. 23 (1982) 131-144.

Gluck, M., H.-C. Steinhausen, J. Wiebel: Die psychische Entwicklung von Kindern mit Hypothyreose II. Motorik und psychopathologische Symptome. Mschr. Kinderheilk. 126 (1978) 96-99.

Göllnitz, G., H. Teichmann, B. Meyer-Probst: The interaction between biological and psychosocial risk factors in the epidemiology of brain function disturbances and the genesis of child-psychiatric disorders. In: Schmidt, M. H., H. Remschmidt: Epidemiological Approaches in Child Psychiatry II. Thieme, Stuttgart 1983.

Graham, P. J.: Poisoning in Childhood. In: Rutter, M. (ed.): Developmental Neuropsychiatry. Guilford Press, New York 1983.

Graham, P. J.: Specific Medical Syndromes. In: Rutter, M. (ed.): Developmental Neuropsychiatry. Guilford Press, New York 1983.

Kiphard, E. J.: Psychomotorische Entwicklungsförderung, Bd. 1. Motopädagogik. Modernes Lernen, Dortmund 1979.

Michaelis, R., R. Dopfer, W. Gerbig, P. Dopfer-Feller, M. Rohr: I. Die Erfassung obstetrischer und postnataler Risikofaktoren durch eine Liste optimaler Bedingungen. Mschr. Kinderheilk. 127 (1979) 149-155.

Neuhäuser, G.: Folgen enzephalitischer Erkrankungen bei Kindern. Enke, Stuttgart 1972.

Remschmidt, H., H.Stutte: Neuropsychiatrische Folgen nach Schädel-Hirn-Traumen bei Kindern und Jugendlichen. Huber, Bern 1980.

Rie, H. E.: Definitional Problems. In: . Rie, E., E. D. Rie (eds.): Handbook of Minimal Brain Dysfunction. Wiley, New York 1980.

Rutter, M.: Syndromes attributed to „minimal brain dysfunction“ in childhood. Amer. J. Psychiat. 139, (1982)

Rutter, M., O. Chadwick, D. Shaffer: Head injury. In: Rutter, M. (ed.): Developmental Neuropsychiatry. Guilford Press, New York 1983.

Sieber, M: Das leicht hirngeschädigte Kind und das psychoreaktiv gestörte Kind. Huber, Bern 1978.

Schmidt, M. H., G. Esser, W. H. Allehof, M. Laucht, R. Voll: Bedeutung zerebraler Dysfunktion bei Achtjährigen. Z. Kinder-Jugendpsychiat. 10 (1982) 365-377.

Steinhausen, H.-C.: Psychoendokrinologie des Mindeswuchs im Kindes- und Jugendalter. Z. Kinder-Jugendpsychiat. 5 (1977) 346-359.

Steinhausen, H.-C.: Psychopathologie der juvenilen neuronalen Ceroidlipofuszinose (Batten-Spielmeyer-Vogt-Syndrom). Z. Kinder-Jugendpsychiat. 6 (1978) 255-265.

Steinhausen, H.-C.: Das konzentrationsgestörte und hyperaktive Kind. Kohlhammer, Stuttgart 1982.

Steinhausen, H.-C., A. A. Ehrhardt, G. Grisanti: Die Beziehung von fötalen Geschlechtshormonen und kognitiver Entwicklung. Med. Psychol. 4 (1978) 153-163.

Steinhausen, H.-C., M. Gluck, J. Wiebel: Die psychische Entwicklung von Kindern mit Hypothyreose, I. Psychomatische Ergebnisse in ihrer Beziehung zu klinischen Faktoren. Mschr. Kinderheilk. 126 (1978) 90-95.

Steinhausen, H.-C., D. Göbel: Die Symptomatik in einer kinder- und jugendpsychiatrischen Population. Prax. Kinderpsychol. Kinderpsychiat. 30 231-236 u. 31 (1982) 3-9.

Todorow, S.: Hirntrauma und Erlebnis. Huber, Bern 1977.

10 Das Hyperkinetische Syndrom

Definition und Häufigkeit

Gemäß ICD-9 werden unter dem Begriff des Hyperkinetischen Syndroms (HKS) Störungen verstanden, „deren wesentliche Merkmale kurze Aufmerksamkeitsspanne und erhöhte Ablenkbarkeit sind. In der frühen Kindkeit ist das auffallendste Symptom eine ungehemmte, wenig organisierte und schlecht gesteuerte, extreme Überaktivität, an deren Stelle aber in der Adoleszenz Hypoaktivität treten kann. Impulsivität, ausgeprägte Stimmungsschwankungen und Aggressivität sind ebenfalls häufige Symptome. Oft bestehen Verzögerungen in der Entwicklung bestimmter Fähigkeiten sowie gestörte und eingeschränkte zwischenmenschliche Beziehungen."

Im DSM-III wird das Syndrom als Aufmerksamkeitsdefizitstörung mit Hyperaktivität bezeichnet und folgendermaßen charakterisiert: „Das Kind zeigt in Anbetracht seines geistigen und chronologischen Alters Zeichen einer entwicklungsunangemessenen **Aufmerksamkeitsstörung**, **Impulsivität** und **Hyperaktivität"**. Dieser definierenden Trias von Symptomen wird vielfach das Merkmal der **Erregbarkeit** als ein weiteres, viertes Kardinalsymptom hinzugerechnet.

Häufig assoziierte, jedoch nicht definierende Merkmale sind die sekundären Symptome emotionaler und vor allem dissozialer Störungen sowie Lern- und Leistungsstörungen. Sofern gleichzeitig neuropsychologische Funktionsstörungen als Basis der Lern- und Leistungsstörungen vorliegen, ist an die Koexistenz eines HKS mit einer frühkindlich entstandenen Hirnfunktionsstörung bzw. an ein HKS mit Entwicklungsrückständen zu denken. Neben der zuletzt genannten Möglichkeit berücksichtigt die ICD-9 noch ein HKS mit Störungen des Sozialverhaltens. Die häufig in der Literatur vorgenommene Gleichsetzung von Hyperkinetischem Syndrom, frühkindlich entstandenen Hirnfunktionsstörungen und spezifischen Lernstörungen ist unangemessen und irreführend. Wie Abbildung 10-1 schematisch verdeutlicht, können die drei Syndrome einerseits koexistieren, andererseits jedoch auch unabhängig voneinander auftreten.

Die Diagnose hat Spektrumscharakter; dementsprechend ist die Population heterogen. Erst in jüngster Zeit sind Überlegungen angestellt worden, durch die Berücksichtigung zusätzlicher diagnostischer Kriterien der Überinklusivität des Syndroms bzw. der unter dieser Diagnose zusammengefaßten Patienten zu begegnen. Diese Kriterien werden im Abschnitt über Diagnose und Differentialdiagnose vorgestellt.

Die Gültigkeit des Syndroms ist vor allem hinsichtlich seiner Abgrenzbarkeit gegenüber Störungen des Sozialverhaltens kritisch hinterfragt worden. Diesen Überlegungen, die nur sogenannte pervasive, d.h. situationsunabhängige Hyperkinetische Syndrome als gültig anerkennen, stehen z.B. faktorenanalytische Befunde entgegen, die eine klare Trennung der Dimensionen Hyperaktivität und Aggressivität erbracht haben. Eigene Validitätsstudien unter Einschluß von emotionalen, dissozialen und gemischt emotional-dissozialen Störungen haben die Gültigkeit des HKS als einer eigenständigen diagnostischen Einheit unterstrichen, wobei sich die extreme Asymmetrie der Geschlechtsverteilung zugunsten der Jungen, Anzeichen für Entwicklungsverzögerungen, der frühe Beginn der Symptomatik und eine hohe Rate an Koordinationsdefiziten in der neurologischen Untersuchung als Charakteristika des HKS erwiesen.

Gleichwohl ist das theoretische Konzept des HKS ein Gegenstand anhaltender Diskussion und Forschung. So ist es auch zu verstehen, daß mangelnde Operationalisierung der definierenden Kriterien, die unterschiedlichen Falldefinitionen, die ungenügende Standardisierung von Meßmethoden und die verschiedenen Klassifikationssysteme zu beträchtlichen Schwankungen von Häufigkeitsangaben beigetragen haben. In den USA wurden Prävalenzraten von 3 bis 15% in verschiedenen Regio-

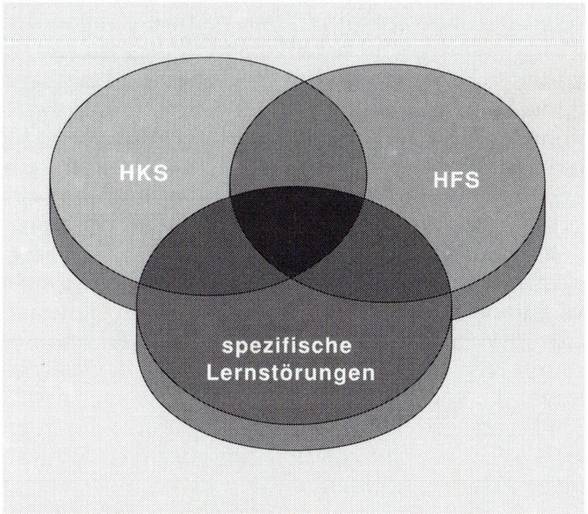

Abb. 10-1: Schematische Darstellung der Beziehungen von Hyperkinetischem Syndrom (HKS), frühkindlich entstandenen Hirnfunktionsstörungen (HFS) und spezifischen Lernstörungen.

nen und bei verschiedenen Altersgruppen festgestellt, während sie in der Isle of Wight-Studie nur ca. 0,1% betrugen. Schätzungen für München beliefen sich auf 9%, erscheinen jedoch aufgrund der eingesetzten Methode und Falldefinition als überhöht. Trotz dieser Unterschiede hinsichtlich der Prävalenzraten in verschiedenen geographischen Regionen ist festzustellen, daß das HKS ein kulturunabhängiges Phänomen darstellt, von dem Jungen 3- bis 9mal häufiger betroffen sind.

Klinisches Bild

Das typische Bild der Entwicklung eines HKS weist die charakteristischen Symptome bereits in der frühen Kindheit auf. Das Kind fällt nicht selten bereits als leicht irretierbarer und erregbarer Säugling auf, nimmt in der Regel eine frühe motorische Entwicklung, während Sauberkeits- und Sprachentwicklung eher verzögert sein können, und wird dann im Kindergarten durch seine Umtriebigkeit, seine mangelnde Verhaltenssteuerung und Impulskontrolle sowie Regelverletzungen und Störverhalten auffällig. Die Aktivität wird von Eltern und Betreuern als ziellos und dranghaft erlebt, und das Verhalten nicht selten als gefährlich und eventuell zu Unfällen oder Vergiftungen führend beschrieben. Begleitend werden heftige Wutanfälle, Empathiemängel und in der Folge soziale Ausgliederungen und Isolation beobachtet.

Im Grundschulalter hat die Symptomatik meist schon mehrjährig bestanden. Nun kommt es zu erheblichen Adaptationsproblemen, weil die Kernsymptome des fehlenden Konzentrationsvermögens mit Ablenkbarkeit, Zappeligkeit und motorischer Unruhe sowie der fehlenden Arbeitshaltung aufgrund von zusätzlicher kognitiver Strukturierungsunfähigkeit, mangelhafter Verhaltenssteuerung und Impulsivität mit den Anforderungen des Schulalltages nicht vereinbar sind. In der Regel kommt es in diesem Entwicklungsabschnitt zur klinischen Vorstellung, wobei sich die Kernsymptomatik meist mit einer sekundären Überformung darstellt. Das hyperaktive Kind mag durch sein dissoziales Verhalten, aggressive Durchbrüche bei geringfügigen Anlässen, Reizbarkeit, Disziplinprobleme oder durch Zeichen einer emotionalen Stigmatisierung mit depressiver Verstimmung und Affektlabilität zusätzlich auffällig sein. Begleitende neuropsychologische Funktionsstörungen manifestieren sich als Schulleistungsstörungen, die wiederum die soziale Isolation in der Klassengemeinschaft verstärken und den Ausgangspunkt für antisoziale Entwicklungen bis hin zur Bandendeliquenz abgeben können.

Im Jugendalter kann nur bei einem Teil der Betroffenen, nicht jedoch der Gesamtheit angenommen werden, daß sich die Hyperaktivität zurückbildet. Aufmerksamkeitsdefizite und Impulsivität sind sogar noch resistenter, während begleitende dissoziale Entwicklungen und Schulleistungsstörungen sowie Merkmale der fehlenden sozialen Akzeptanz in der Gleichaltrigen-Gruppe ebenfalls häufig persistieren. Weitere Angaben werden in dem Abschnitt für den Verlauf vorgenommen.

Diagnose und Differentialdiagnose

Die aufgezeigten Probleme einer gültigen Diagnose, die zugleich nicht überinklusiv ist, machen die Festlegung von **diagnostischen Kriterien** erforderlich. Auf dem Stand des gegenwärtigen Wissens lassen sich diese folgendermaßen formulieren:

- Eltern und Lehrer klagen über mangelnde Aufmerksamkeit, motorische Unruhe, Impulsivität und fehlende Verhaltenssteuerung gemäß Anforderungen der Situation oder der Erwachsenen.
- In standardisierten Skalen zur Verhaltensbeurteilung weicht das Kind bedeutsam von altersgleichen Kindern ab. Angesichts fehlender Übertragbarkeit amerikanischer Normen kann ein Punktwert von mindestens 15 in der Kurzform des Eltern-Lehrer-Fragebogens von Conners (siehe Anhang) als transkulturell abgesicherter Trennwert betrachtet werden.
- Die Symptome sind situationsunabhängig, also pervasiv. In Fragebögen zu häuslichen bzw. schulischen Situationen (siehe Anhang 10.1 und 10.2) wird das Kind in mindestens 50% der aufgeführten Situationen als problematisch beschrieben.
- Das syndromspezifische Verhalten liegt gemäß Elternbericht bereits seit dem Alter von mindestens fünf Jahren vor.
- Die Dauer der Symptomatik beträgt mindestens ein Jahr.
- Die Intelligenz beträgt IQ 70.
- Differentialdiagnostische Alternativen zur Erklärung der Symptomatik sind ausgeschlossen.

Die **klinische Untersuchung** macht einen mehrdimensionalen Untersuchungsgang erforderlich, der in Tabelle 10-1 zusammengefaßt ist. Dabei sind möglichst unabhängige Urteile von Eltern und Lehrern über spezifische Fragebögen einzuholen, die im Anhang abgedruckt sind (Anhang 10.3 und 10.4). Fragebögen zur häuslichen bzw. schulischen Situation dienen der Absicherung des Ausmaßes der Situationsunabhängigkeit des syndromspezifischen Verhaltens.

In der **Anamnese** muß die Entwicklung der Symptomatik, die möglicherweise schon im Säuglingsalter einsetzt, spezifisch exploriert werden. Eine sorgfältige Familienanamnese unter besonderer Berücksichtigung einer homologen Belastung mit einem HKS sowie einer heterologen Belastung mit Alkoholismus ist unverzichtbar.

Die auf das HKS gerichtete **Exploration** sollte möglichst unabhängig von der Kenntnis der Eltern-

Tabelle 10-1: Untersuchungsablauf beim Hyperkinetischen Syndrom (HKS)

Fragebögen für Eltern

- Fragebogen zur häuslichen Situation (Barkley 1982)*
- Eltern-Fragebogen (Kurzform) (Conners 1970)*

Fragebögen für Lehrer

- Fragebogen zur schulischen Situation (Barkley 1982)*
- Fragebogen für Lehrer (Conners 1978)*

Klinische Untersuchung

- Anamnese
- Exploration zur Symptomatik mit Beurteilungsskala (Steinhausen 1977)*
- Verhaltensbeobachtung
- entwicklungsneurologische Untersuchung
- neuropsychologische Untersuchung

* die Skalen sind im Anhang wiedergegeben

fragebögen erfolgen. Sie kann sich an dem im Anhang wiedergegebenen Leitfaden für ein Interview mit Beurteilungsskala orientieren (Anhang 10.5). Die **Verhaltensbeobachtung** in der Untersuchungs- und Spielsituation kann oft zu Fehleinschätzungen verleiten, weil die Zuwendung durch eine Einzelperson häufig verhaltensregulierende Funktion bekommt. Beobachtungen im realen Umfeld des Alltages (Schule, Elternhaus) sind diagnostisch aussagekräftiger.

Wegen der nicht seltenen Koexistenz eines HKS mit spezifischen Entwicklungsrückständen bzw. frühkindlich entstandenen Hirnfunktionsstörungen oder spezifischen Lernstörungen sind eine sorgfältige **entwicklungsneurologische Untersuchung** sowie **neuropsychologische Testuntersuchungen** häufig indiziert (vgl. Kap. 4 und 7). Ebenso muß der Diagnostik begleitender emotionaler und dissozialer Störungen besondere Aufmerksamkeit gewidmet werden.

Tabelle 10-2: Differentialdiagnosen des Hyperkinetischen Syndroms (HKS)

Entwicklungsbedingte Hyperaktivität als normale Reifungsvariante, insbesondere im Kleinkind- und Vorschulalter
hirnorganische Psychosyndrome (ausschließlich frühkindlich entstandene Hirnfunktionsstörungen)
Oligophrenien
psychogene Hyperaktivität
- situative Hyperaktivität bei emotionaler Spannung
- situative Hyperaktivität bei chronischen Konflikten und Spannungszuständen, Angst und Depression
- bei Deprivationssyndromen

Psychosen
- frühkindlicher Autismus
- desintegrative exogene Psychosen
- Schizophrenie
- Manie

akute und chronische Intoxikationen
Hyperaktivität als Folge eines Sozialisationsdefizits

Eine Übersicht der **Differentialdiagnosen** ist in Tabelle 10-2 wiedergegeben. Hier stellt zunächst die **entwicklungsbedingte Hyperaktivität** als normale Reifungsvariante vornehmlich im Kleinkind- und Vorschulalter ein besonderes Problem dar. In diesem Entwicklungsabschnitt, der normalerweise mit einem beträchtlichen Zuwachs an motorischer Aktivität und Expansivität einhergeht, ist die Abgrenzung einer pathologischen Antriebsüberschüssigkeit von einem lebhaften Aktivitätsniveau nicht immer leicht und oft erst über den weiteren Verlauf zu entscheiden. Im Bild der **hirnorganischen Psychosyndrome** sind Symptome des HKS häufig. Dabei ist sowohl an die akuten exogenen organischen Psychosyndrome – z.B. bei Entzündungen, Schädel-Hirn-Traumen und Intoxikationen – wie auch an die chronischen Residualzustände zu denken (vgl. Kap. 7). Delirante Bilder bei Entzündungen des ZNS, aber auch pharmakogene Intoxikationen laufen ebenso wie Kontusionspsychosen nicht ohne ausgeprägte motorische Unruhe ab, wie andererseits auch chronische Intoxikationen, z.B. mit Blei, Hyperaktivität und Konzentrationsstörung als Leitsymptome implizieren. Ebenso können **Oligophrenien** mit schweren Zuständen motorischer Unruhe (sogenannte Erethie) einhergehen.

Eine **psychogene Hyperaktivität** kann sich als Folge verschiedener Bedingungen entwickeln. Situative Unruhezustände als Ausdruck emotionaler Spannung sind häufig und sogleich in der Regel passagerer Natur. Hingegen können sich chronische Konflikt- und Spannungszustände sowie Angst und Depression in phänotypischer Hinsicht dem HKS in sehr ähnlicher Weise manifestieren, wenngleich sie sich eher lebensgeschichtlich später entwickeln und spezifische ätiopathogenetische Elemente in der bedeutsamen Beziehungsumwelt des Kindes haben. Auch im Bild schwerer Deprivationssyndrome können Symptome von motorischer Unruhe, Konzentrationsstörung und fehlender Verhaltenssteuerung im Vordergrund stehen, wobei die differentialdiagnostische Abgrenzung über die Genese gelingt.

Ebenso können im Rahmen von **Psychosen** des Kindes- und Jugendalters - dem frühkindlichen Autismus, desintegrativen Psychosen bei heredodegenerativen Erkrankungen sowie exogenen und endogenen Psychosen - häufig Hyperaktivität und Konzentrationsstörung beobachtet werden, wenngleich andere Symptome jeweils diagnosebestimmend sind. Schließlich kann auch angenommen werden, daß chronisch desorganisierte Familien und belastende Lebensumwelten bei einigen Kindern **Sozialisationsdefizite** hinterlassen, zu denen im Verhalten auch eine mangelnde Verhaltenssteuerung im Sinne eines HKS gehören kann.

Ätiologie

Angesichts des Syndrom- und Spektrumcharakters der Diagnose kann eine spezifische und allgemeingültige Ätiopathogenese des HKS nicht angenommen werden. Die Koexistenz eines HKS mit Zeichen einer frühkindlich entstandenen Hirnfunktionsstörung und das Auftreten von Hyperaktivität mit Konzentrationsstörungen bei hirnorganischen Psychosyndromen hat schon seit geraumer Zeit die Annahme einer **hirnorganischen Genese** nahegelegt. Hier muß allerdings kritisch festgestellt werden, daß z.B. Risikofaktoren der prä-, peri- und postnatalen Entwicklung ebenso wie Zeichen einer neurologischen oder elektrophysiologischen Reifungsverzögerung bei einer Vielzahl hyperaktiver Kinder fehlen. Auch spezifischere Annahmen wie die einer dienzephalen Dysfunktion oder zentraler Aktivations- und Hemmungsstörungen bleiben hypothetischer Natur. Ähnlich sind auch **neurochemische Hypothesen** zu bewerten, welche Störungen in der Metabolisierung der Neurotransmitter Adrenalin, Serotonin und Dopamin postulieren.

Für die Annahme **genetischer** Faktoren lassen sich einige empirische Tatsachen anführen. So haben Familienstudien ergeben, daß Eltern und Verwandte zweiten Grades von hyperaktiven Kindern häufiger und Halbgeschwister seltener als Vollgeschwister hyperaktiv sind, und eineiige Zwillinge stärker in ihrem Aktivitätsniveau übereinstimmen als zweieiige Zwillinge. Die Verknüpfung von Alkoholismus, aber auch von dissozialen Störungen in der Aszendenz mit einem HKS und die erneute Entwicklung von Alkoholismus im Verlauf des HKS haben Annahmen eines polygenen Erbganges hervorgebracht. Diese Beziehung zum Alkoholismus ist aber offensichtlich unspezifisch, zumal der Alkoholismus ebenso potentiell genetische Bezüge zu dissozialen Störungen aufweist. Die Schwäche der genetischen Hypothese liegt in der Tatsache, daß ein spezifischer Erbgang nicht bekannt und ihre Gültigkeit bestenfalls auf eine in ihren Merkmalen noch ungenügend bekannte Untergruppe des HKS beschränkt ist.

Schließlich ist in der jüngsten Vergangenheit eine **allergologische** Hypothese postuliert worden. Hier wird angenommen, daß Nahrungsmittelzusätze wie Salizylate, Phosphate, künstliche Farbstoffe oder auch bestimmte Zucker für das HKS ätiopathogenetisch bedeutsam sind. Trotz der Popularität dieser Annahme, vor allem unter Laien, haben eine Vielzahl sehr aufwendiger und gut kontrollierter wissenschaftlicher Untersuchungen keine überzeugenden Belege für die Gültigkeit dieser Annahme erbracht. Vor entsprechend begründeten Therapieansätzen mit sogenannten Eliminationsdiäten muß nicht nur aufgrund möglicher Ineffektivität, sondern auch aus ernährungsphysiologischer Sicht wegen einer möglicherweise resultierenden Mangelernährung und aus psychohygienischen Gründen gewarnt werden, zumal entsprechende Diäten Folgen für das Erleben und die psychische Verarbeitung haben.

Tabelle 10-3: Mehrdimensionale Therapie beim Hyperkinetischen Syndrom (HKS)

Pharmakotherapie mit Stimulanzien
Verhaltenstherapeutische Methoden – Kontingenzprogramme – Selbstinstruktionsprogramme
funktionelle Therapien – sensorisch-integrative oder psychomotorische Übungsbehandlung
Elternberatung
Sonderpädagogische Maßnahmen

Therapie

Wie bei den meisten psychischen Störungen von Kindern und Jugendlichen ist die Behandlung des HKS mehrdimensional anzulegen, wie aus Tabelle 10-3 hervorgeht. Dabei spielt die **pharmakotherapeutische Behandlung** allerdings eine herausragende Rolle, so daß eine ausführlichere Darstellung erforderlich ist. Angesichts einer über mehrere Jahrzehnte reichenden klinischen Erfahrung wie auch einer kaum überschaubaren Vielzahl wissenschaftlicher Untersuchungen ist festzustellen, daß die Behandlung mit **Stimulanzien** als Maßnahme der ersten Wahl gelten muß. Ein entsprechendes Vorgehen ermöglicht in der Praxis vielfach erst den Einsatz weiterer therapeutischer Modalitäten, weil ohne sie ein tragfähiges Arbeitsbündnis, Ausdauer, Fixierbarkeit und Kooperation kaum oder sehr viel weniger aufgebaut werden können. Symptomatische positive Auswirkungen der Stimulanzien können aufgrund der Literatur bei 60 bis 90% der Kinder mit einem HKS erwartet werden.

Die **Wirkungen** der Stimulanzien bestehen **kurzfristig** in einer Besserung der Aufmerksamkeitsleistungen und einer Abnahme von Hyperaktivität und störendem Verhalten gemäß Eltern- und Lehrerurteil. Dabei wird weniger die Gesamtaktivität und Expansivität als die ziellose Aktivität, Unruhe und Zappeligkeit beeinflußt. Ebenso kann sich der kognitive Stil der Impulsivität bessern, wenngleich keine direkten Einflüsse auf die Schulleistungen erwartet werden können. Die Heterogenität der Klientel hat es bisher verhindert, daß sich eindeutige Zusammenhänge von Stimulanzien und zentralem Aktivierungsniveau bzw. Veränderungen der zentralen Reizverarbeitung nachweisen ließen.

Tabelle 10-4: Stimulanzientherapie beim Hyperkinetischen Syndrom (HKS)

Generic	Handelsname®	Tagesdosis (mg)	mg/kg Körpergewicht
Methylphenidat	Ritalin	15– 60	0,30–1,0
Dextroamphetamin	(Benzedrine)	10– 40	0,15–0,50
Pemolin	Tradon	25–125	2,25–2,7

Die **Dosis** und verfügbaren **Präparate** können Tabelle 10-4 entnommen werden. Dabei sind die optimalen Bereiche der Dosis angegeben. Für **Methylphenidat** gilt, daß ältere Kinder eher geringere Dosen brauchen. Möglicherweise reagieren die sekundär betroffenen Funktionen unterschiedlich auf verschiedene Dosisbereiche. So liegen die optimalen Dosen für kognitive Leistungen eher niedriger, während Verhaltenssteuerung und Sozialverhalten eher von höheren Dosen profitieren. Der Spiegel der höchsten Serumkonzentration wird bei Methylphenidat nach ein bis zwei Stunden erreicht, die Wirkungsdauer ist auf etwa vier Stunden begrenzt, und die Halbwertzeit beträgt sieben Stunden. **Dextroamphetamin** ist als Markenpräparat in der Bundesrepublik Deutschland nicht auf dem Markt, wenngleich eine Zubereitung durch Apotheken möglich ist. **Pemolin** kann im Gegensatz zu den zuvor genannten Substanzen, welche dem Betäubungsmittelgesetz unterliegen, frei rezeptiert werden. Der Wirkungseintritt dieser Substanz ist langsamer, ein endgültig beurteilbarer Effekt stellt sich erst nach drei bis vier Wochen ein. Vorteilhaft ist angesichts der längeren Halbwertzeit die einmalige Tagesgabe morgens. Andererseits gestattet die rasche Metabolisierung von Methylphenidat und Dextroamphetamin kurzfristige Änderungen der Dosis und auch ein Aussetzen der Medikation z. B. an Wochenenden oder in den Ferien. Andere Stimulanzien sind entweder weniger gut wissenschaftlich bewertet, wie z. B. Fenetyllin (Captagon®) oder weniger effizient, wie z. B. Coffein.

Zu den im allgemeinen leichten **Nebenwirkungen** der Stimulanzien zählen die initiale Appetit- und Schlafstörung, die auf Dosisreduktion reagiert und der durch gleichzeitige Gabe mit den Mahlzeiten bzw. die Vermeidung einer abendlichen Dosis begegnet werden kann. Eine eher bei Dextroamphetamin als bei Methylphenidat vereinzelt beobachtete Wachstumsbeeinträchtigung wird durch einen Rebound-Effekt mit kompensatorischem Wachstum bei Medikationspause ausgeglichen. Langfristige Auswirkungen sind nicht zu erwarten, zumal dieser Effekt eine mehr als dreijährige Behandlung nicht überdauert. Kardiovaskuläre Symptome im Sinne von gesteuerter Herzfrequenz und Blutdruckerhöhung sind nur sehr vereinzelt in inkonsistenter Form beobachtet worden, wobei unklar ist, wie lange diese Effekte anhalten. Die Wahrscheinlichkeit einer Anfallsprovokation ist äußerst gering.

Klinisch können Stimulanzien mit genügender Sicherheit ab dem Schulalter eingesetzt werden, während die Effekte im Vorschulalter – eventuell angesichts der problematischeren Abgrenzung gegenüber Reifungsvarianten – weniger sicher beurteilt werden können. **Langfristig** sind Stimulanzien beim HKS ohne Gewöhnung und Abhängigkeit weiterhin wirksam. Die Wirkung bleibt allerdings rein symptomatisch, so daß eine anhaltende Besserung nach Absetzen der Medikation auf Nachreifungsprozesse zurückgeführt werden muß. Stimulanzien sind anderen Substanzen, wie den Neuroleptika (z. B. Haldol oder Phenothiazine) und den trizyklischen Antidepressiva (z. B. Imipramin) beim HKS überlegen, wenngleich diese Pharmaka in Einzelfällen bei Ineffektivität der Stimulanzien eingesetzt werden können. Barbiturate verschlechtern die Symptomatik und sind daher kontraindiziert.

Trotz der vielfältigen und weitreichenden Attributionseffekte der Pharmakotherapie, welche z. B. kausale Zuschreibungen begünstigen und andere Therapiebemühungen in der subjektiven Wahrnehmung entwerten können, spricht neben der symptomatischen Wirksamkeit der Stimulanzien auch die Tatsache für ihren Einsatz, daß sich langfristig behandelte Kinder im Jugendalter als weniger sozial ausgegrenzt und geächtet erleben und die Stimulanzien somit im Sinne einer Basistherapie die Adaptation unspezifisch fördern.

Ein weiterer wichtiger Baustein im Rahmen der Behandlung des HKS sind Ansätze der **Verhaltenstherapie**. Während sich die klassische Psychotherapie bei diesen Kindern als ineffizient oder als nicht durchführbar erwiesen hat, konnten sowohl mit **Kontingenz** - wie auch mit **Selbstkontrollprogrammen** Erfolge nachgewiesen werden. Die auf dem Modell der operanten Konditionierung basierenden Kontingenzprogramme setzen Verstärkung als Mittel zur Entwicklung von Verhaltenssteuerung, Konzentration und ruhigem, zielbezogenem Arbeiten ein. Sie werden daher typischerweise im Klassenraum realisiert. Die Erfahrung wie auch kontrollierte Studien haben gezeigt, daß derartige Vorgehensweisen bei hyperaktiven Kindern eine kontinuierliche Verstärkung und damit einen hohen personellen und zeitlichen Aufwand erforderlich machen und zudem durch ungenügende Generalisierung auf andere Kontexte und Situationen gekennzeichnet sind. Die Effekte sind unter einer begleitenden Stimulanzientherapie eventuell günstiger, sicher jedoch im Vergleich eines eindimensionalen Vorgehens denen der Stimulanzienbehandlung nicht überlegen.

Die kognitiv orientierten **Selbstkontrollprogramme** basieren auf Selbstinstruktionen, bei denen das Kind Impulskontrolle erlernen soll. Unter Anleitung eines Trainers, Pädagogen oder Therapeuten lernt das Kind zunächst am Modell Handlungsanleitungen bei Problemlösungen. Diese werden in einem ersten Schritt vom Modell im Sinne von Problemdefinition, Entwicklung von Lösungsschritten, Umgang mit Fehlern und Selbstverstärkung verbalisiert. Das Kind lernt über die Beobachtung am Modell einen zunächst laut verbalisierten Prozeß der Problemlösung, der dann in Flüstern und schließlich in ein inneres Sprechen ohne Lippenbewegungen, den inneren Monolog übergeht. Diese noch relativ neue Therapiestrategie kann als eine wichtige Ergänzung der Stimulanzienbehandlung betrachtet werden, wenngleich die Bewertung additiver oder potenzierender Auswirkungen noch aussteht. Auch diese Behandlungsform muß sich als ein Teilelement im Rahmen einer meist mehrjährigen Behandlung verstehen.

Der Stellenwert **funktioneller Therapien** ergibt sich aus dem Umstand, daß ein HKS häufig im Kontext frühkindlich entstandener Hirnfunktionsstörungen bzw. spezifischer Entwicklungsrückstände steht. Entsprechend ergibt sich eine Indikation für psychomotorische Übungsbehandlungen oder sensorisch-integrative Therapiestrategien (vgl. Kap. 7). Der Grundsatz, daß keine Therapie bei Kindern ohne eine begleitende **Elternberatung** durchgeführt werden kann, hat auch beim HKS seine Gültigkeit. Die Eltern werden durch die Symptomatik ihres Kindes immer wieder an die Grenzen der Belastbarkeit geführt und neigen daher in besonderer Weise zur Dekompensation ihrer erzieherischen Fertigkeiten. Die von dem Kind ausgehende Unruhe erzeugt Irritation, Verärgerung, aggressive Reaktionen und auch emotionale Abwehr, so daß eine gleichermaßen von Verständnis getragene wie konkrete Hilfestellungen vermittelnde Beratungshaltung gegenüber den Eltern erforderlich ist. Dabei können Komponenten der Verhaltenstherapie (z.B. Verstärkungsprogramme, Anleitung zum konzentrierten Arbeiten) und strukturierte, lerntheoretisch begründete Elterntrainings hilfreich sein. In gleicher Weise speist sich die **Sonderpädagogik** in nicht unbeträchtlichem Ausmaß aus den Erkenntnissen von Lerntheorie und Verhaltenstherapie.

Verlauf

Die Annahme einer spontanen Remission des HKS mit zunehmendem Alter läßt sich nicht aufrechterhalten. Sowohl retrospektive wie auch prospektive Verlaufsstudien belegen die Möglichkeit einer Persistenz des HKS über die Adoleszenz hinaus wie auch mögliche Übergänge in andere psychiatrische Störungen. Wie bereits im Abschnitt über die Ätiologie dargelegt wurde, sind Verknüpfungen eines HKS im Kindesalter mit **Alkoholismus** und **dissozialen Störungen** im Erwachsenenalter möglich, wobei diese wahrscheinlich eher auf begleitende dissoziale Störungen im Kontext eines HKS als auf dieses direkt zurückgeführt werden müssen. Dabei muß es sich nicht notwendigerweise um genetische Zusammenhänge handeln; vielmehr kann das dissoziale Bild eine Folge fehlender elterlicher Kontrolle und gestörter intrafamiliärer Beziehungen sein. Darüber hinaus läßt sich bisher nicht klar definieren, wie häufig ein HKS des Kindesalters in Alkoholismus oder in eine andere Sucht im Erwachsenenalter übergeht. Retrospektiv aufgedeckte Zusammenhänge von Opiatmißbrauch und HKS haben ebenfalls als mögliche Verbindung eine Entwicklung zur Dissozialität aufgedeckt und in dieser Symptomatik den ätiopathogenetisch bedeutsamen Zusammenhang herausgestellt.

Verschiedene Beobachtungen konvergieren in der Feststellung, daß unter den Kernsymptomen des HKS die motorische Unruhe am ehesten eine Besserungstendenz zeigt, bzw. eine weniger störende Form annimmt, während das Aufmerksamkeitsdefizit und die Impulsivität eher persistieren. Entsprechend leiden die Schulleistungen und -verläufe ebenso wie die Möglichkeiten einer störungsfreien sozialen Integration und psychosozialen Adaptation in Schule und Beruf. Darüber hinaus kommt es bei den Adoleszenten mit einem HKS der Kindheit häufig zu intensiven Selbstwertkrisen und geminderter sozialer Kompetenz. Hingegen tritt eine Entwicklung von Drogenmißbrauch und -abhängigkeit in der Adoleszenz nicht gehäuft auf. Der längerfristige Einsatz von Stimulanzien kann zwar ebenfalls nicht Probleme der Entwicklung in Schule und Alltag eliminieren, scheint aber andererseits zu einer Reduktion der sozialen Ausgrenzung mit einer Stärkung des Selbstwertgefühls beizutragen, zumal die pharmakabehandelten Patienten eine offensichtlich weniger krisen- und konfliktreiche Auseinandersetzung mit der Umwelt nehmen.

Die individuelle Prognose eines HKS ist nicht zuletzt aufgrund des Spektrumcharakters der Diagnose schwer bzw. kaum beurteilbar, sofern nicht eine massive dissoziale Symptomatik im Kontext schon früh eine ungünstige Verlaufsform erwarten läßt. Persönlichkeitsmerkmale, soziale und familiäre Merkmale treten offensichtlich in eine komplexe Wechselwirkung ein. Immerhin lassen sich drei Typen von Verläufen ausmachen. In etwa der Hälfte der Fälle ergibt sich ein völlig normaler Verlauf. Der kleinste, prozentual nicht exakt angebbare Teil von Patienten entwickelt ausgeprägte, psychiatrische, meist dissoziale Störungen, die Behandlungsbedürftigkeit ebenso wie Haftstrafen implizieren. Die restliche, zweitgrößte Gruppe läßt sich als Erwachsene charakterisieren, die deutlich mehr soziale und emotionale Probleme als Kontrollprobanden haben, zugleich aber keine ausgeprägt psychiatrische bzw. dissoziale Pathologie entwickeln. Von der Verlaufsdynamik her sind die Probleme in der Adoleszenz stärker als im jungen Erwachsenenalter ausgeprägt. Die Wertigkeit einzelner Therapiefaktoren neben der Stimulanzientherapie für den Verlauf kann noch nicht abgeschätzt werden. Eine weitere Untergliederung des HKS in relevante Typen könnte eventuell Erkenntnisse über differenzielle Verläufe erbringen.

Literatur

Barkley, R. A.: Hyperactive children: A handbook for diagnosis and treatment. Guilford Press, New York 1981.

Eisert, H.-G., M. Eisert: Verhaltenstherapeutische und pädagogische Ansätze beim Hyperkinetischen Syndrom. In: Steinhausen, H.-C. (Hrsg.): Das konzentrationsgestörte und hyperaktive Kind. Kohlhammer, Stuttgart 1982.

Klicpera, C.: Die medikamentöse Behandlung von Hyperaktivität, Aufmerksamkeits- und Lernstörungen bei Kindern. In: Steinhausen, H.-C. (Hrsg.): Das konzentrationsgestörte und hyperaktive Kind. Kohlhammer, Stuttgart 1982.

Steinhausen, H.-C.: Das konzentrationsgestörte und hyperaktive Kind - eine klinische Einführung. In: Steinhausen, H.-C. (Hrsg.): Das konzentrationsgestörte und hyperaktive Kind. Kohlhammer, Stuttgart 1982.

Steinhausen, H.-C.: Das Hyperkinetische Syndrom: Klinische Befunde und Validität der Diagnose. In: Steinhausen, H.-C. (Hrsg.): Das konzentrationsgestörte und hyperaktive Kind. Kohlhammer, Stuttgart 1982.

Steinhausen, H.-C.: Diätetische Behandlungsansätze beim Hyperkinetischen Syndrom, In: Steinhausen, H.-C. (Hrsg.): Das konzentrationsgestörte und hyperaktive Kind. Kohlhammer, Stuttgart 1982.

Steinhausen, H.-C.: Der langfristige Verlauf vom Hyperkinetischen Syndrom und Teilleistungsstörungen. In: Schmidt, M. H.,S. Drömann (Hrsg.): Langzeitverlauf kinder- und jugendpsychiatrischer Erkrankungen. Enke, Stuttgart 1986.

Wagner, I.: Konzentrationstraining bei impulsiven und bei „trödelnden" Kindern. In: Steinhausen, H.-C. (Hrsg.): Das konzentrationsgestörte und hyperaktive Kind. Kohlhammer,Stuttgart 1982.

Walther, B.: Nahrungsphosphat und Verhaltensstörung im Kindesalter – Ergebnisse einer kontrollierten Diätstudie. In: Steinhausen, H.-C. (Hrsg.): Der konzentrationsgestörte und hyperaktive Kind. Kohlhammer, Stuttgart 1982.

Whalen, C. K., B. Henker: Hyperactive children. The social ecology of identification and treatment. Academic Press, New York 1980.

11 Bewegungsstörungen

Unter den vielfältigen Störungen der Psycho- und Neuromotorik stellen drei Symptome – Tics, Stereotypien und Automutilationen – eigenständige psychiatrische Störungsbilder dar, die sich vor allem im Kindesalter erstmalig manifestieren, aber auch bis in das Erwachsenenalter persistieren können. Tics und Stereotypien werden neuerdings (z.B. im amerikanischen DSM-III) unter dem Begriff der Bewegungsstörungen zusammengefaßt. Sie lassen sich klar von neurologischen Störungen der Motorik, wie z.B. pyramidalen oder extrapyramidalen Störungen abgrenzen. Die Automutilation hat enge Bezüge zu Stereotypien und wird daher mit ihr gemeinsam abgehandelt.

11.1 Tics

Definition, Klassifikation und Häufigkeit

Unter Tics werden Bewegungen verstanden, die plötzlich einschießen, repetitiv sind, nicht vom Willen gesteuert sind, offensichtlich zwecklos sind und auf einige umschriebene Muskelgruppen beschränkt sind. Tics werden durch Spannung verstärkt und manifestieren sich nicht im Schlaf. Sie können sich als isolierte bzw. einfache oder als multiple, komplexe bzw. generalisierte Tics mit Befall mehrerer Körperregionen und wechselnder Lokalisation manifestieren. Ferner können akute von chronisch persistierenden Formen abgegrenzt werden. Eine Sonderform stellt das Gilles de la Tourette-Syndrom dar (verkürzt zunehmend nur noch als Tourette-Syndrom bezeichnet), bei dem es als einer progressiven Verlaufsform neben den motorischen Tics zur Manifestation von Vokalisationen mit häufig obszönem Inhalt (sogenannte Koprolalie) kommt. Eine zusammenfassende Einteilung ist in Tabelle 11-1 gegeben, wobei Beginn und Verlaufscharakteristik in die Darstellung aufgenommen sind.

Häufigkeitsangaben für die Gesamtheit aller Tic-Manifestationen im Kindesalter schwanken zwischen fünf und 24%. Jungen sind etwa 3mal häufiger als Mädchen betroffen. Nach US-amerikanischen Schätzungen kann mit drei bis fünf Erkrankungen an einem Tourette-Syndrom pro 10 000 Einwohnern gerechnet werden. Die Übertragung US-amerikanischer Neuerkrankungsraten aus der jüngsten Vergangenheit würde bei 4,6 Erkrankungen pro eine Million Einwohner für die Bundesrepublik Deutschland eine jährliche Rate von 300 Erkrankungen an einem Tourette-Syndrom bedeuten. Die Erkrankung ist in der Vergangenheit offensichtlich zu selten angemessen diagnostiziert worden.

Klinik und Diagnose

Motorische Tics manifestieren sich an allen Körperteilen, insbesondere an jenen, die normalerweise mit sinnvollen Handlungen verknüpft sind. Symptome können dementsprechend Blinzeln, Schnüffeln, Räuspern, Kopfschütteln, Schulterzie-

Tabelle 11-1: Einteilung der Tics

	Art der Tics	Beginn	Dauer	Verlauf
isolierte (einfache) remittierende Tics	muskulär	Grundschulalter	≤ 1 Jahr	fluktuierend, remittierend
multiple (komplexe) Tics	muskulär	gesamtes Kindesalter	mehrere Jahre	fluktuierend, ab Adoleszenz rückläufig
chronisch persistierende motorische Tics	muskulär	Kindesalter, ab 5. Lebensjahrzehnt	meist lebenslang	chronisch persistierend
Tourette-Syndrom	muskulär und vokal	gesamtes Kindesalter	meist lebenslang, > 1 Jahr	chronisch rezidivierend

hen, Beugen von Arm und Bein u.ä.m. sein. Mit absteigender Position am Körper nimmt die Häufigkeit ab. Lokalisationswechsel sind möglich. Selten lassen sich spezifische emotionale Belastungen als vorausgehende Ereignisse identifizieren. Die Entwicklung eines Tics aus primär sinnvollen Reaktionen, wie z.B. bei einem sich aus einer Konjunktivitis entwickelnden reflektorischen Tic ist möglich. Alle Tics können durch bewußte Kontrolle kurzfristig unterdrückt bzw. reduziert werden.

Tics treten häufig in Kombination mit anderen psychischen Symptomen auf. Hierzu zählen emotionale Störungen wie Angst, depressive Verstimmung, hypochondrische und zwanghafte Symptome wie auch aggressiv-dissoziale Störungen mit Wutdurchbrüchen und Ungehorsam, wenngleich emotionale Störungen häufiger sind. Patienten mit Tics sind dahingehend charakterisiert worden, daß sie ihre Affekte weniger offen zeigen. Verknüpfungen mit der Symptomatik frühkindlich erworbener Hirnfunktionsstörungen, Hyperkinetischer Syndrome sowie Entwicklungsverzögerungen wie Sprechstörungen und Enkopresis können ebenfalls beobachtet werden.

Eine homologe familienanamnestische Belastung mit Tics ist nicht selten – bei Eltern bis zu 20%, bei Geschwistern bis zu 5% - und andere psychiatrische Auffälligkeiten, insbesondere affektive Störungen, aber auch intrafamiliäre Beziehungsstörungen sind sogar noch häufiger. Inwieweit derartige Störungen über eine Angstverstärkung die Symptomatik beim Kind beeinflussen oder sich erst im Verlauf der Erkrankung des Kindes entwickeln, muß vielfach offen bleiben.

Die **Diagnosenstellung** bei einfachen oder komplexen motorischen Tics verlangt außer einer Kenntnis der charakteristischen Bewegungsabläufe keine besonderen diagnostischen Kriterien. Für die Diagnose des Tourette Syndrom sind neben den motorischen Tics Vokalisationen zu fordern, die nicht notwendigerweise Worte sondern auch nur Laute beinhalten können. Entsprechend ist auch das Merkmal der Koprolalie nicht als obligates diagnostisches Kriterium zu betrachten. Frühmanifestation im Kindesalter, schwankende Intensität über Wochen und Monate sowie eine meist mehrjährige bis lebenslange Verlaufscharakteristik mit rezidivierender, zum Teil auch neuer Symptomatik sind weitere essentielle diagnostische Kriterien des Tourette Syndrom. Häufige begleitende Symptome dieser Erkrankung sind Echokinese bzw. Echopraxie (Imitation der Bewegungen anderer) Palilalie (Wiederholung der eigenen verbalen Äußerungen) und Zwangsgedanken sowie Zwangshandlungen. Eine für die systematische Erfassung des Tourette-Syndroms geeignete Symptomliste ist im Anhang 11.1 wiedergegeben.

Differentialdiagnostisch müssen Tics gegenüber choreiformen Bewegungsstörungen, Hyperkinesen, Myoklonien, Tremor, Stereotypien und Zwangsphänomenen abgegrenzt werden. Im Gegensatz zu choreiformen Bewegungsstörungen und Hyperkinesen sind Tics mehrheitlich auf eine kleine Gruppe von Muskeln begrenzt. Stereotypien haben nicht den anfallsartigen Charakter wie Tics und stellen häufig komplexere und variablere Bewegungsabläufe dar, in die eventuell Objekte einbezogen werden. Die schwierige Differentialdiagnose gegenüber Myoklonien kann apparativ durch das EEG bzw. EMG untermauert werden. Eine Abgrenzung gegenüber Zwangsphänomenen kann schwierig sein, zumal Tics und Zwänge auch assoziiert auftreten können. Schließlich können sich Tics auch im Kontext anderer psychiatrischer Krankheiten (z.B. bei den Psychosen) manifestieren.

Ätiologie

Zur Erklärung der Ursachen von Tics sind verschiedene konkurrierende Theorien vorgelegt worden. Zum Beleg für eine **hirnorganische Genese** werden gehäufte Auffälligkeiten der Perinatalanamnese, des EEG und der neurologischen Untersuchung (im Sinne von Reifungsverzögerungen) einer Häufung von Hyperkinetischen Syndromen und Anzeichen für Hirnfunktionsstörungen in neuropsychologischen Tests aufgeführt. Sämtliche Symptome sind zwar häufiger als in der Normalpopulation, weisen jedoch in Quantität wie Qualität nicht über die weichen Hinweiszeichen hinaus, wie sie auch bei den frühkindlich erworbenen Hirnfunktionsstörungen vorliegen. Die Symptome sind also nicht pathognomonisch. Die etwas spezifischere Hypothese einer dopaminergen Überfunktion der kortikostriatären und nigrostriatären Bahnen des Gehirns stützt sich auf die Wirksamkeit von Neuroleptika. Diese Hypothese wird ganz besonders für das Tourette Syndrom diskutiert. Offensichtlich haben Haloperidol, Pimozide und Tiapridex stark blockierende Wirkungen auf die Dopamin-Rezeptoren. Auch die Tatsache, daß die dopaminfreisetzenden Stimulanzien eine – wahrscheinlich genetisch vermittelte – Tic-Erkrankung zur Auslösung bringen können, stützt diese Hypothese. Andererseits haben sich nicht durchgängig erhöhte Spiegel von Metaboliten des Dopamin im Liquor von Tourette-Syndrom-Patienten nachweisen lassen und läßt die Wirksamkeit biochemisch ganz anders wirkender Substanzen wie Clonidin auf eine ätiologische Heterogenität der Klientel schließen.

Eine **erbgenetische Verursachung**, die möglicherweise für bestimmte Unterformen der Tics mit Auswirkungen auf den Hirnstoffwechsel gilt, kann zumindest für das Tourette Syndrom nicht ausgeschlossen werden. Hier haben Familien- und Zwillingsstudien entsprechende Belege erbracht. So ist z.B. die Konkordanzrate für ein Tourette- Syndrom bei monozygoten, erbgleichen Zwillingen, beträchtlich höher als bei dizygoten, erbungleichen Zwillingen.

Unter den **psychologischen Theorien** hat historisch zunächst eine psychoanalytische Betrachtungsweise dominiert. Hier wird der Tic als symbolischer Ausdruck von Konflikten verstanden, wobei die Verdrängung aggressiver und sexueller Impulse eine Regression auf die analsadistische Stufe beinhaltet. Tics könnten in Ähnlichkeit zu Konversionssymptomen oder Zwangssyndromen als eine Organneurose des neuromuskulären Systems aggressiven und sexuellen Impulsen zur Abfuhr verhelfen. Diese theoretische Betrachtung steht – soweit sie empirisch überhaupt prüfbar ist – zumindest mit Erkenntnissen im Widerspruch, daß Tic-Patienten weder einheitliche Persönlichkeitsmerkmale noch uniforme Konfliktmuster zeigen und psychoneurotische Mechanismen bei Kindern mit Tics sehr selten sind.

In **lerntheoretischen Modellen** werden Tics unter anderem als Reaktionen betrachtet, die in einer Spannungssituation zufällig eine Angstreduktion bewirkt haben und somit als triebreduzierende Vermeidungsreaktionen fungieren. Die auf dieser Theoriebasis denkbare Überprüfbarkeit in Therapieexperimenten steht - möglicherweise aufgrund ethischer Gesichtspunkte – vorläufig noch aus. Andere lerntheoretische Überlegungen stellen ein fehlgelerntes Verhaltensmuster, die Imitation anderer Kinder, die Konsolidierung physiologischer Reaktionen (wie z.B. den Blinzelreflex) oder die überlernten Reaktionen der für Kinder typisch repetitiven und rhythmischen Bewegungsabläufe in den Vordergrund und sind damit sehr viel unspezifischer.

Auch **psychomotorische Theorien**, welche das motorische Defizit oder die motorische Einengung von Kindern mit Tics betonen, lassen sich nur teilweise empirisch stützen. Wenngleich Zeichen von Hirnfunktionsstörungen häufiger mit Tics assoziiert sind, kann andererseits hinsichtlich des Erziehungsstils der Eltern und der Familiendynamik nicht von einer überzufälligen Häufung restriktiver und motorisch-einengender elterlicher Verhaltensweisen mit der Folge einer Aggressionshemmung beim Kind ausgegangen werden.

Die Ätiologie der Tics ist somit in vieler Hinsicht noch unaufgeklärt. Die relativ unspezifische Annahme einer Beziehung von Angst- (oder auch nur Erregungs-) Niveau und Tics ist sowohl klinisch wie theoretisch relativ gut gestützt. Wahrscheinlich wirken bei einer ätiologisch heterogen zusammengesetzten Klientel genetische und hirnorganische Vulnerabilitäten sowie psychosoziale Stressoren zusammen, so daß die Symptomatik aus einer Entwicklungsvulnerabilität, situativen Belastungsfaktoren und einem ängstlichen Rückzug entsteht. Für die Annahme, daß partielle Reifungsverzögerungen zumindest bei dem größten Teil, nämlich den transienten Tics bedeutsam sind, sprechen eine Reihe von Belegen, nämlich die phänomenologische Ähnlichkeit von Tics mit den motorischen Abläufen bei Schreckreaktionen von Säuglingen, die Entwicklung von Tics in der Kindheit, ihr meist vorübergehender Charakter sowie die Verknüpfung mit anderen Entwicklungsverzögerungen wie Sprachstörungen und Enkopresis. Insofern kann eine biologische Unreife die Basis für Tics abgeben, die bei hoher Penetranz nur geringfügige Stressoren zur Symptommanifestation braucht, während andererseits eine geringfügige biologische Prädisposition die Wirksamkeit psychosozialer und intrafamiliärer Belastungsfaktoren nicht ausschließen muß.

Therapie und Verlauf

Da es sich in der überwiegenden Mehrzahl von Tic-Erkrankungen um isolierte, gut remittierende Tics handelt, reichen meist Aufklärung und **Beratung** der Bezugspersonen aus. Ziel dieser Maßnahme ist die Identifizierung möglicher Spannungen und die Vermittlung von Verständnis für die Symptomatik als einen Ausdruck erhöhter Angstspannung. Wichtig ist in jedem Fall der Hinweis, die Symptomatik nicht zu beachten, zumal die Umwelt mehrheitlich mit Kritik und Zurechtweisungen reagiert.

Psychotherapie ist zur Behandlung begleitender emotionaler Störungen bei Tics impliziert. Ihre Effektivität ist wissenschaftlich ungenügend dokumentiert, und beim Tourette-Syndrom sehr wahrscheinlich wenig effizient bzw. angesichts der fluktuierenden Verlaufscharakteristik nicht sicher von Remissionseffekten abgrenzbar. Die symptomorientierte **Verhaltenstherapie** hat verschiedene Behandlungsmodelle entwickelt. Die Vorgehensweise nach dem Modell der negativen Übung, beim dem der Patient zur exzessiven Produktion der Symptome über längere Zeiträume (d.h. ganze Therapieeinheiten) aufgefordert wird, geht von der Annahme einer konditionierten Hemmung im Sinne einer Erschöpfung aus. Die Resultate entsprechender Therapie-Experimente sind nicht einheitlich erfolgreich und hinsichtlich einer differentiellen Indikation ungenügend erforscht. Andere lerntheoretisch begründete Verfahren arbeiten über Aufmerksamkeitsentzug nach dem Modell der operanten Konditionierung bzw. mit Selbstkontrolltechniken. Ein breiter klinischer Einsatz ist diesen Verfahren bisher nicht beschieden gewesen.

Für die **Pharmakotherapie** gibt es einige absolute Indikationen. Hierzu zählen das Tourette-Syndrom, Tics nach Gabe von Stimulanzien ohne Remission nach Absetzen der Medikation, vokale Tics, länger als ein Jahr persistierende motorische Tics sowie Tics in Kombination mit Zwangssymptomen bzw. autodestruktivem Verhalten. Als relative Indikationen können einfache, länger als ein Jahr persistierende Tics und negative Therapieergebnisse gelten. Mittel der Wahl sind hochpotente, die Dopamin-Rezeptoren blockierende Neuroleptika. Als klinisch bewährt können Pimozide (Orap®) in einer Dosierung von 1 bis 12 mg/d und Haloperidol (Haldol®) mit einer Erhaltungsdosis zwischen 2 und 10 mg/d betrachtet werden. Neuerdings wird Tiaprid (Tiapridex®) in einer Dosierung von 5 bis 6 mg/kg Körpergewicht wegen des weitgehenden Fehlens von Nebenwirkungen empfohlen. In den USA ist Clonidin in einer Vielzahl kontrollierter Studien eingesetzt worden. Bisher zeichnet sich eine geringere Wirksamkeit als für Haldol ab. Allerdings sprechen die geringeren Nebenwirkungen eher für Clonidin, zumal wegen der gefürchteten Spätdyskinesien bei Haldol-Dauermedikation durchaus ein klinischer Bedarf an medikamentösen Alternativen besteht.

Grundsätzlich gilt, daß bei einem Einsatz von Psychopharmaka bei Tic-Erkrankungen – wie auch bei anderen Störungen – eine sorgfältige ärztliche Überwachung erforderlich ist. Ebenso ist der allgemeine Grundsatz zu berücksichtigen, daß in vielen Fällen klinisch eine Kombination von Maßnahmen sinnvoll ist.

Der **Verlauf** der Tics ist aus der Darstellung der Klinik bereits deutlich geworden. Die meisten Tics sind vorübergehender Natur und dauern in der Regel lediglich Tage bzw. Wochen. Auch multiple Tics werden häufig noch im Alter von zwölf bis 13 Jahren aufgegeben. Persistierende Tics finden sich häufiger bei retardierten Kindern und bei einer zusätzlichen Epilepsie, bei schweren familiären Problemen und bei Eltern mit ebenfalls persistierenden Tics. Begeitende emotionale Störungen halten eher länger als die Tics selbst an. Der Anteil persistierender motorischer Tics beträgt ca. 6% der Betroffenen. Trotz der insgesamt ungünstigeren Prognose des Tourette- Syndroms kommt es in Einzelfällen zu Remissionen wie aber auch zu Exazerbationen und phasischen Verläufen.

11.2 Stereotypien und Automutilation

Definition, klinisches Bild und Häufigkeit

Wegen ihrer häufigen Überlappung werden Stereotypien und Automutilationen (Selbstverletzung) hier gemeinsam abgehandelt, zumal viele Automutilationen aus Stereotypien resultieren. Beispielsweise kann sich ein Kopfschlagen aus einer rhythmischen Schaukelbewegung des Kopfes entwikkeln.

Stereotypien sind repetitive, relativ gleichförmige Bewegungen des Kopfes, Körpers und/oder der Hände, die im Unterschied zu den Tics zumindest eine gesamte Körperregion im Sinne einer integrierten, zweckvollen und offensichtlich willensgesteuerten Bewegung betreffen. Sie haben einen hohen Grad an Autonomie und manifestieren sich z. B. als rhythmische Bewegungen von Kopf und Körper (Jactatio), Automanipulation, Händewedeln, Augenbohren, Ziehen, Kratzen, Beißen und Schlagen am eigenen Körper. Bei schweren Automutilationen können sich die Patienten erhebliche Verletzungen (z. B. Schädelfrakturen) bzw. Wunden zufügen.

Stereotypien in Form von Jactationen sind bei normalen Säuglingen keineswegs atypisch. Sie kommen in diesem Lebensalter bei 15 bis 20% der Säuglinge vor. Sie sind dann in der Regel kurzlebig und manifestieren sich selten jenseits eines Alters von zwei bis drei Jahren. Später werden sie durch irreguläre Manipulationen am Körper, der Kleidung und der Umgebung ersetzt. Häufiger als bei normalen Säuglingen und Kleinkindern und länger anhaltend, treten Stereotypien bei bestimmten auffälligen Gruppen auf: bei geistig behinderten, blinden, psychotischen und deprivierten Kindern. Im Unterschied zu den normalen Kindern, wo sie in hochspezifischen Situationen wie z. B. bei sozialer Isolation, in der Krippe, bei Müdigkeit oder Inaktivität vorkommen, sind Stereotypien bei diesen Gruppen von Patienten anhaltend, relativ unabhängig von der Umgebung und nehmen intensive und zum Teil bizarre Formen an. So können Drehbewegungen, zum Teil unter Einschluß kleiner Objekte, Händewedeln, Augenbohren und die verschiedensten Formen autoerotischer und automutilativer Handlungen beobachtet werden. Als allgemeine Regel gilt, daß Stereotypien desto ausgeprägter, resistenter und bizarrer sind, je weniger Stimulation ein Kind erhält.

Ätiologie

Für die Erklärung von Stereotypien und Automutilationen sind verschiedene Theorien vorgelegt worden. In der hirnorganischen Hypothese wird angenommen, daß gestörte physiologische Prozesse vorliegen. Hinweise für diese Annahme ergeben sich aus der geminderten Schmerzempfindlichkeit bei einigen Formen der geistigen Behinderung. Dies gilt vor allem für das Lesch-Nyhan-Syndrom, eine Störung im Purinstoffwechsel mit Zerebralparese, geistiger Behinderung und einer obligaten Automutilation. Eine Automutilation mit verminderter Schmerzempfindlichkeit kann aber auch aus einer chronisch unerkannten Mittelohrentzündung bei geistiger Behinderung resultieren.

Lerntheoretische Hypothesen gehen von der Annahme einer entweder positiven oder negativen Verstärkung aus. Die These, daß eine positive soziale Verstärkung das stereotype und automutilative Verhalten aufrechterhalte, lebt relativ stark von dem experimentellen Nachweis, daß sogenannte Time-out-Prozeduren, bei denen die Symptomatik durch Verbringen des Kindes in einen isolierten reizarmen Raum unterbrochen wird, wirksam sind. Weniger gut nachgewiesen ist die tatsächlich wirksame positive soziale Kontingenz. Ferner ist auch eine positive Verstärkung durch interne propriozeptive Reize denkbar. Eine negative Verstärkung könnte dahingehend vorliegen, daß die Beendigung eines adversiven Reizes wirksam wird, wenn damit z. B. Anforderungen aus der sozialen Umwelt entgangen werden kann.

Die **Autostimulationshypothese** nimmt an, daß Stereotypien und Automutilation eine Methode der sensorischen Stimulation des Organismus darstellen, um eine angemessene Aktivation herzustellen. Der Mangel kann durch Versagen der Umgebung in einer Institution oder durch sensorische, kognitive oder persönlichkeitsabhängige Verarbeitungsdefizite für Reize bedingt sein. Schließlich nimmt eine **psychodynamische Theorie** an, daß vor allem Stereotypien einen Versuch der Errichtung von „Ich-Grenzen" und „Körperrealität" darstellen würde. Diese Annahme entzieht sich am stärksten von allen Konzepten einer empirischen Überprüfbarkeit. Festzustellen ist ferner, daß die verschiedenen Theorien einander nicht ausschließen müssen und eine multiple Determination wahrscheinlich ist.

Therapie und Verlauf

Eine unspezifische Anreicherung der Umgebung bei deprivierten und institutionell untergebrachten geistig behinderten Kindern und Jugendlichen kann effektiv sein. Dabei müssen allerdings geeignete Verstärker identifiziert werden, die mit den selbst generierten Verstärkern der Patienten konkurrieren können. Stereotypien und Automutilationen sind bei schwer emotional, körperlich oder intellektuell behinderten Kindern allerdings schwer beeinflußbar.

Bei der Automutilation sind aversive Methoden der **Verhaltenstherapie** als eine Methode der Abwendung schwerer Selbstverletzungen und Verstümmelungen gerechtfertigt, zumal sie weniger eingreifend als Fixierungen und hochgradige Sedierungen sind, die keinen Raum für die Entwicklung angemessener Verhaltensweisen lassen. Adversive Methoden der Verhaltenstherapie sind in einer Vielzahl von Studien eingesetzt worden, wo kontingent milde Elektroreizungen der Fingerbeere bzw. vereinzelt auch Ammoniak-Inhalationen eingesetzt worden sind. Eine positive Verstärkung oder eine differentielle Verstärkung alternativen Verhaltens ist in Therapiestudien kaum seltener eingesetzt worden. Die berichteten Erfolgsraten sind hoch, wenngleich dabei aber auch konfundierte Effekte vorliegen können, zumal keine Berichte über Versager vorgelegt worden sind.

In prognostischer Hinsicht ist festzustellen, daß Stereotypien und Automutilationen angesichts ihres Auftretens bei meist schwergeschädigten Kindern zur Persistenz neigen. Inwieweit die Prognose durch Therapie bzw. Nachreifung gebessert wird, läßt sich beim gegenwärtigen Wissensstand noch nicht abschließend beurteilen.

Literatur

Baker, E. L., J. A. Platt, H. J. Fine: Tic de gilles de la tourette: Survey of the literature, case study, and reinterpretation. Clin. Psychol. Rev. 3 (1983) 157-178.

Bruun, R. D.: An Overview of clinical Experience. J. Amer. Acad. Child Psychiat. 23 (1984) 126-133.

Carr, E. G.: The motivation of self-injurious behavior: A review of some hypotheses. Psychol. Bull. 84 (1977) 800-816.

Corbett, J., G. Turpin: Tics and tourette's syndrome. In: Rutter, M., L. Hersov (eds.): Child Psychiatry – Modern Approaches. Blackwell, Oxford 1985.

Johnson, W. L., A. A. Baumeister: Self-injurious behavior: a review and analysis of methodological details of published studies. Behav. Modif. 21 (1978) 465-489.

Rothenberger, A.: Die Behandlung von Tic-Störungen. Z. Kinder-Jugendpsychiat. 12 (1984) 284-301.

Schroeder, S. R., J. A. Mulick, J. Rojahn: The definition, taxonomy, epidemiology, and ecology of self-injurious behavior. J. Autism Develop. Dis. 10 (1980) 417-432.

Werry, J. S., J. Carielle, J. Fitzpatrick: Rhythmic motor activities (stereotypies) in children under five: etiology and prevalence. J. Amer. Acad. Child Psychiat. 22 (1983) 329-336.

12 Störungen der Sprache und des Sprechens

Eine Abhandlung der Störungen der sprachlichen Kommunikation stößt auf erhebliche Klassifikationsprobleme, zumal die Heterogenität der Ursachen eine Systematik erschwert. Die Einteilung in Sprach- und Sprechstörungen ist relativ unproblematisch, wenn man unter Sprache die symbolische Kodierung von Informationen versteht und dabei verschiedene Modalitäten wie gesprochene Sprache, Schriftsprache, Zeichen und Gesten versteht, während der Begriff des Sprechens sich auf die gesprochene Sprache mit Wort-Klangproduktion und Artikulationsfertigkeiten erstreckt.

In diesem Sinne sind gemäß der in Tabelle 12-1 vorgenommenen Einteilung die **Sprachentwicklungsstörungen**, die **Sprachabbau- und Verlustsyndrome** sowie die **Störungen der Schriftsprache** den **Sprachstörungen** zuzurechnen. Gleichwohl soll diese Systematik schon an dieser Stelle relativiert werden, indem die Störungen der Schriftsprache im Kapitel über spezifische Leistungsstörungen abgehandelt werden. Unproblematisch ist wiederum die Klassifikation der **Sprechstörungen** mit der Berücksichtigung von **Stottern** und **Poltern**. Schließlich ist die Zuordnung des **Mutismus** als einer **Sprechverweigerung** eine Verlegenheitslösung, zumal sie mit gleicher Berechtigung und ähnlicher Zuordnungsproblematik auch den emotionalen Störungen zugerechnet werden kann. Wegen des gemeinsamen begrifflichen Nenners und der differentialdiagnostischen Bezüge soll sie jedoch hier abgehandelt werden.

Tabelle 12-1: Einteilung der Störungen der Sprache und des Sprechens

Sprachstörungen

Sprachentwicklungsstörungen

- Sprachentwicklungsverzögerung
- Sprachentwicklungsbehinderung
  - Hörstummheit (kongenitale Aphasie)

Sprachabbau und -verlustsyndrome

- Aphasie
- Sprachabbau bei Demenz
- Sprachabbau bei Schizophrenien

Störungen der Schriftsprache

- Dyslexie/Alexie
- Dysgraphie/Agraphie

Sprechstörungen

- Stottern (Balbuties/Dysphemie)
- Poltern (Tachyphemie)

Sprechverweigerung

- Mutismus (elektiv/total)

Mit dem Oberbegriff der **Sprachentwicklungsstörung** sollen sowohl die häufigeren **Sprachentwicklungsverzögerungen** wie auch die selteneren **Sprachentwicklungsbehinderungen** zusammengefaßt werden, bei denen die Sprachentwicklung durch eine kongenitale Störung oder schwere organische Schädigungen vor bzw. im Verlauf der Sprachentwicklung beeinträchtigt wird. Die Symptome der **Dyslalie** und des **Dysgrammatismus** sind am häufigsten im Bild der Sprachentwicklungsverzögerung zu beobachten, wenngleich sie nosologisch durchaus als eigenständige klinische Bilder mit Bezügen auch zu anderen Ätiologien betrachtet werden können.

Die folgende Schwerpunktsetzung der Abhandlung klinischer Störungen der Sprache und des Sprechens orientiert sich wesentlich an ihrer Relevanz für die kinder- und jugendpsychiatrische Praxis.

12.1 Sprachentwicklungsverzögerungen

Definition, Häufigkeit und klinisches Bild

Die Diagnose einer Sprachentwicklungsverzögerung ist berechtigt, sofern ein Kind mit zwei bis zweieinhalb Jahren nur drei bis vier Wörter beherrscht bzw. wenn bis Ende des dritten Lebensjahres keine Sprachentwicklung eingesetzt hat. Häufigkeitsangaben variieren wegen der definitorischen Unschärfe beträchtlich. Schwere Sprachentwicklungsstörungen kommen in einer Relation von 1 : 1.000 Kindern vor. In kinder- und jugendpsychiatrischen Kliniken ist die Rate beträchtlich höher. Jungen sind 2- bis 3mal häufiger betroffen als Mädchen. Die charakteristischen klinischen Symptome sind eine verzögerte Sprachanbahnung im Sinne einer Verzögerung der Expressivsprache und des Sprachverständnisses, Wortfindungsstörungen, Stammeln, Dyslalie und Dysgrammatismus bzw. Agrammatismus.

Mit **Stammeln** wird eine Artikulationsstörung bezeichnet, bei der einzelne Laute oder Lautverbindungen fehlgebildet, ersetzt oder ausgelassen werden. Das Ausmaß der Störung wird durch die Bezeichnungen **partielle Dyslalie** mit geringfügigen Ausfällen, **multiple Dyslalie** sowie **universelle Dyslalie** mit Betroffenheit des gesamten Lautbestandes und zusätzlicher Komplikation durch einen Dysgrammatismus angezeigt. Symptome einer Dyslalie sind z.B. Sigmatismus (Lispeln), Rhotazismus (R-Laut-Störung), Zischlautstörungen oder auch Silben- und Wortstammeln. Typisch für das physiologische, d.h. nicht pathologische Stammeln im Alter von zwei bis vier Jahren ist die Paralalie, bei der ein Konsonant durch einen anderen ersetzt wird (beispielsweise G durch D oder K durch T).

Unter **Dysgrammatismus** ist eine syntaktische Störung der Wort- und Satzbildung zu verstehen. Bei einer leichten Form fallen lediglich Fehler der Deklination und Konjugation auf. Eine mittelschwere Form ist durch infinitivische Rede und verbindungslose Wortreihen gekennzeichnet. Bei der schwersten Form, dem **Agrammatismus** redet der Patient in Einwortsätzen und Telegrammstil sowie begleitenden Gebärden.

An dieser Stelle sei angemerkt, daß **Dyslalie** und **Dysgrammatismus** als Symptome am häufigsten bei der einfachen Sprachentwicklungsverzögerung zu beobachten sind. Sie können aber auch bei anderen Erkrankungen - z.B. bei Erkrankungen der peripheren Sprechwerkzeuge, Hörstörungen, sensorischen und zerebralen Störungen als Ursache einer Dyslalie oder bei Aphasien und anderen hirnorganischen Schädigungen als Grunderkrankung bei einem Dysgrammatismus – vorkommen und sind sowohl genetischen Bedingungen wie auch Milieueinflüssen unterworfen. Insofern stellen Dyslalie und Dysgrammatismus Symptome mit Bezügen zu verschiedenen Störungsbildern dar. Sprachentwicklungsstörungen treten häufig in Kombination mit **multiplen Entwicklungsrückständen** auf. Entsprechend können auch die **Leseleistungen** verzögert sein. Wegen fehlender Sozialfertigkeiten - zumal die Sprache das wichtigste Kommunikationsmittel ist – besteht die Gefahr der Entwicklung von sozialer Isolation und **psychischen Störungen**. Tatsächlich ist das Risiko für die Entwicklung weiterer psychiatrischer Störungen nachgewiesenermaßen erhöht. **Hyperkinetische Syndrome**, **Störungen des Sozialverhaltens** und **emotionale Störungen** stehen im Vordergrund.

Diagnose

Die einfache Sprachentwicklungsverzögerung wird über die Erfassung der Spontansprache und die Vorgabe von Prüfwörtern hinsichtlich des Lautbestandes erfaßt. Diese diagnostische Untersuchung erfolgt in der Regel durch den Phoniater bzw. durch den Logopäden oder Sprachheilpädagogen. Eine audiometrische Prüfung der Hörfähigkeit ist häufig indiziert.

Ergänzende Untersuchungen im Rahmen einer kinderpsychiatrischen bzw. psychologischen Untersuchung können in der entwicklungsneurologischen Untersuchung und dem EEG zur Erfassung des biologischen Reifungsstandes und in neuropsychologischen Tests bestehen. Ein hierfür geeigneter Test ist der psycholinguistische Entwicklungstest (PET, Angermeier 1974). Ferner ist ein kompletter entwicklungspsychologischer Befund erforderlich. Die psychiatrische Diagnostik muß sich darüber hinaus auf andere begleitende klinische Syndrome erstrecken.

Ätiologie

Die häufigste Ursache einer Sprachentwicklungsverzögerung ist eine **geistige Behinderung**, d.h. die Sprachentwicklungsverzögerung ist eingebettet in eine allgemeine Minderung von Entwicklungsfunktionen. Andererseits kann es sich bei dieser Ableitung aber auch häufig um eine Fehldiagnose handeln, weil viele Intelligenztests einen hohen Anteil von Verballeistungen erfassen und somit eine Minderung der sprachlichen Leistungsfähigkeit das Gesamtergebnis im Sinne eines Testartefaktes reduziert. In der Regel ist die Korrelation von geistiger Behinderung und Sprachentwicklungsverzögerung hoch, wenngleich eine individuelle Variation besteht und somit auch in dieser Gruppe ergänzende Faktoren der Ableitung notwendig sind.

Auch im Syndrom des **frühkindlichen Autismus** findet sich eine ausgeprägte Sprachentwicklungsverzögerung (vgl. Kap. 6). Hier bildet die Sprachentwicklungsverzögerung eines der definierenden Kriterien. Als ein weiterer Faktor können **Hörschäden** (z.B. im Hochfrequenzbereich oder Taubheit) in einzelnen Fällen bedeutsam sein. Die einfache Sprachentwicklungsverzögerung bei normaler Intelligenz kann als ein **spezifischer Entwicklungsrückstand** bzw. eine Teilleistungsschwäche betrachtet werden, wobei hypothetisch neurobiologische Reifungsdefizite (z.B. im Sinne einer Hirnfunktionsstörung) angenommen werden können. Eine entsprechende Betrachtungsweise läßt sich durch weitere assoziierte Leistungsschwächen wie z.B. einen neuromotorischen Entwicklungsrückstand bei gleichzeitig normaler Intelligenz stützen.

Ferner muß in **psychosozialer Benachteiligung** ein ätiopathogenetisch bedeutsamer Faktor gesehen werden. Die präverbale Vokalisation und die Sprachanbahnung, weniger hingegen das Sprachverständnis, sind von äußerer Anregung abhängig. Intrafamiliäre und institutionelle Deprivationsbedingungen können sich daher nachteilig auf die Sprachentwicklung auswirken. Ein familiärer Sprachschwächefaktor kann schließlich neben der Modellfunktion auch die Annahme eines **genetischen Teilfaktors** in der insgesamt wahrscheinlich mehrdimensionalen Pathogenese der Sprachentwicklungsverzögerung nahelegen.

Therapie und Verlauf

In der **Therapie** der Sprachentwicklungsverzögerung geht es schwerpunktmäßig um die Vermittlung von Sprachfertigkeiten im Sinne von Sprachverständnis, Spontansprache und Anwendung der Sprache im sozialen Kontext. Die Förderung macht sich Imitation und Spiel als wichtige Bestandteile der Sprachentwicklung zunutze und bezieht die Eltern in die Behandlung ein, wobei Methoden der Verhaltenstherapie (z. B. nach dem Modell der operanten Verstärkung) Anwendung finden. **Logopädie** und **Sprachheilpädagogik** müssen insofern eher einen Weg der individuellen Förderung beschreiten, als Sprache weniger durch Üben und Leistung als durch lustvolles Erleben bestimmt werden soll. Die Behandlung soll durch eine gemeinsame Förderung von Sprache mit Gefühlserfahrung, Sinneswahrnehmung, Nachahmung und Gedächtnis sowie sprachmotivierenden Situationen gekennzeichnet sein.

Dieser sogenannte individuelle Förderungsweg vermeidet negative Signale und Bemerkungen, indem er Teilkonzepte der klientzentrierten Spieltherapie - z. B. Empathie – einsetzt, und fördert Aufmerksamkeit und Imitationsbereitschaft durch Spiele mit Frontalcharakter bei Kindern mit Artikulationsstörungen. Er entwickelt die auditive Aufmerksamkeit durch Bewußtmachen sprachlicher Äußerungen und Töne des Alltags, schafft über Lieder, Gedichte, Theater- und Hörspiele Situationen, die auf emotionaler Basis Spracherwerb, Gedächtnis, Ausdruck und Verständigung erfordern, und verstärkt Zwischenschritte und Erfolge. Schließlich werden Artikulationsübungen im Spiel eingesetzt und das Sprachrepertoire im Rollenspiel und der Einsatz von didaktischen und logopädischen Bildmaterialien erweitert.

Der **Verlauf** der Sprachentwicklungsverzögerung ist von der Grundstörung abhängig. Dementsprechend ist die Prognose bei geistiger Behinderung, frühkindlichem Autismus und schwerer Hörschädigung eher ungünstig. Über den Verlauf der einfachen Sprachentwicklungsverzögerungen liegen wenig systematische Kenntnisse vor. Vielfach entsteht der Eindruck, daß sich die Sprache entwikkelt, während begleitende Lernstörungen (z. B. eine Leseschwäche) eher noch länger anhalten, so daß schlechtere Schulabschlüsse und in einzelnen Fällen auch eine Häufung von dissozialen Entwicklungen resultieren können. Die Prognose ist bei Kindern mit Intelligenzminderung, Störungen der auditiven Diskriminationsfähigkeit und Sprachverständnisstörungen ungünstiger.

12.2 Hörstummheit

Definition und Häufigkeit

Die auch als **kongenitale Aphasie**, **Entwicklungsaphasie** oder **Audimutitas** bezeichnete **Hörstummheit** stellt die Extremvariante einer verzögerten Sprachentwicklung dar. Das Ausmaß der Störung läßt die Klassifikation als Sprachentwicklungsbehinderung angemessen erscheinen, wobei in Analogie zu anderen Behinderungsformen (Lernbehinderung, Körperbehinderung, geistige Behinderung, Sinnesbehinderung) nicht nur das Kriterium bestimmend sein kann, daß die Behinderung durch eine ätiologisch nachweisbare Ursache erworben sein muß. Bestimmend für die hier vorgenommene Zuordnung ist also in erster Linie der Schweregrad.

Die Hörstummheit ist dadurch definiert, daß bei einem normalen Hörvermögen und weitgehend altersentsprechender übriger Entwicklung (Intelligenz) nach dem 3. bis 4. Lebensjahr keine oder eine nur sehr begrenzte sprachliche Entwicklung vorliegt. Neben der Störung der Fähigkeit des Sprechens liegt meist auch eine Sprachverständnisstörung vor. Die in Analogie zu den Aphasien vorgenommene begriffliche Differenzierung in motorische Hörstummheit mit erhaltendem Sprachverständnis und sensorische Hörstummheit mit Ausfall des Sprachverständnisses (auditive Agnosie, Wort- oder Seelentaubheit) ist praktisch nicht immer realisierbar. Dyspraktische Störungen, schwere auditive Wahrnehmungs- und Differenzierungsstörungen sowie Störungen der sequentiellen Ordnung der Sprachstruktur sind als weitere differenzierende Phänomene bei der Hörstummheit genannt worden. Sie ist insgesamt gesehen ein sehr seltenes klinisches Phänomen.

Diagnose und Differentialdiagnose

Für die Diagnose ist der Nachweis der erhaltenen Hörfähigkeit über Anamnese, Audiometrie und EEG-Audiometrie bestimmend. Es müssen Aufmerksamkeitsstörungen ausgeschlossen und das Sprachverständnis über Aufforderungen und Anweisungen geprüft werden. Weitere neuropsychologische Funktionen wie Wahrnehmung, Gedächtnis und Merkfähigkeit sowie Intelligenz sollten überprüft werden. Entsprechend sollte eine Diagnostik wie bei hirnorganischen Störungen durchgeführt werden. Differentialdiagnostisch ist die Hörstummheit von den durch hirnorganische Schäden hervorgerufenen Aphasien abzugrenzen.

Ätiologie

Die Ursachen der Hörstummheit sind letztlich unklar. Insofern stellt der Begriff nur eine syndromale Beschreibung einer Funktionsstörung dar, wobei die Annahme einer **Hirnfunktionsstörung** naheliegt. Dieses Konzept wird – mit der gleichen Gültigkeit wie allgemein bei Hirnfunktionsstörungen im Kindesalter – durch Knabenwendigkeit sowie erhöhte Schwangerschafts- und Geburtskomplikationen bei Kindern mit Hörstummheit gestützt.

Therapie und Verlauf

Das Behandlungskonzept besteht in einer durch Rhythmus-, Summ- und Singübungen gekennzeichneten Förderung der Sprachentwicklung. Bei begleitenden auditiven Wahrnehmungs- und Differenzierungsstörungen sind entsprechende Wahrnehmungstrainings bzw. sensorisch-integrative Programme angezeigt.

Im Verlauf der Rehabilitation der Kinder mit Hörstummheit wird eine differentialdiagnostisch abzuklärende Hörstörung häufig später doch noch entdeckt. Auch mit dieser Beobachtung läßt sich die Forderung nach Sprachheilförderung statt Gehörlosenpädagogik untermauern, wobei nicht unerwähnt bleiben darf, daß die Sprachheilbehandlung bei der Hörstummheit ein sehr mühevolles Unternehmen ist und die Prognose eher ungünstig erscheint.

12.3 Aphasien

Definition und klinisches Bild

Unter den Aphasien werden Sprachstörungen verstanden, die nach der Entwicklung des normalen Sprachvermögens entstehen und durch einen umschriebenen Krankheitsherd in der dominanten Großhirnhemisphäre (links beim Rechtshänder) bedingt sind. Es handelt sich also um einen Sprachabbau bzw. -verlust. Gemäß klassischer Einteilung wird zwischen einer **motorischen Aphasie** bei Schädigung des Broca-Zentrums im Bereich des unteren Abschnitts der dritten Stirnwindung und einer **sensorischen Aphasie** bei Schädigung im Wernicke-Zentrum im rückwärtigen Abschnitt der ersten Schläfenwindung unterschieden.

Bei der **motorischen Aphasie** besteht eine Störung der Expressivsprache, während das Wortverständnis erhalten ist. Die Spontansprache fehlt oder wirkt telegrammstilartig, Wörter werden entstellt (sogenannte Paraphasien), eine spontane Schriftsprache ist nicht möglich, während Abschreiben gelingt, und Artikulationsstörungen vorliegen. Die **sensorische Aphasie** ist eine Störung der rezeptiven Sprache und damit indirekt auch eine Störung der Sprechfähigkeit, so daß es ebenfalls zu Paraphasien, Beeinträchtigung des Nachsprechens, Lesens und der Spontansprache kommt. Diese Reinform der motorischen oder sensorischen Aphasien sind im Kindes- und Jugendalter eher die Ausnahme, während die totalen Aphasien eher die Regel sind.

Diagnose und Differentialdiagnose

Bei der klinischen Untersuchung von Patienten mit Aphasien müssen Sprachverständnis und Sprachfunktionen geprüft werden. Hierzu dienen die Beobachtung der Spontansprache und des Sprechverständnisses, das Aufsagen von automatisierten Reihen (Zahlen, Wochentage und Monatsnamen), das Nachsprechen von sinnvollen Worten mit zunehmender Silbenzahl, das Benennen von dargebotenen Objekten, das Vollenden angefangener Tests, die Bildung von Ober- und Unterbegriffen, das Verständnis von Bedeutungen durch Zeigen von Gegenständen und Befolgung von Anweisungen, die Wiedergabe einer kurzen vorgelesenen Geschichte sowie das laute Lesen und die Wiedergabe des Inhalts.

Die neuropsychologische Diagnostik kann sich auf Tests zur Erfassung von Intelligenz und Sprachfertigkeiten (z. B. Psycholinguistischer Entwicklungstest [PET], Token-Test) stützen. Differentialdiagnostisch sind Sprachentwicklungsstörungen, ein frühkindlicher Autismus und ein Mutismus auszuschließen, was aufgrund der spezifischen Genese und der charakteristischen Symptomatik der Störungen in der Regel unproblematisch sein dürfte.

Ätiologie

Häufigste Ursachen für Aphasien im Kindes- und Jugendalter sind Schädel-Hirn-Traumen, vor allem durch Verkehrsunfälle (vgl. Kap. 9-2). Seltener sind andere Noxen wie Tumoren oder Gefäßverschlüsse. Die im späteren Kindesalter auch bisweilen ätiopathogenetisch bedeutsamen Enzephalitiden führen meist zu einer ausgedehnteren Symptomatik unter eventuellem Einschluß einer Aphasie.

Therapie und Verlauf

Bei Aphasien ist eine intensive logopädische Übungsbehandlung von Phonemen, Buchstaben, Silben, Wörtern und syntaktischen Regeln erforderlich. Nonverbale Anteile, die Motivierung unter Verwendung psychotherapeutischer Elemente wie z. B. Rollenspiel oder Gruppentherapie sowie Bemühungen um eine umfassende psychosoziale Integration in Familie und Schule sind weitere Schwerpunkte der Rehabilitation.

Der **Verlauf** wird von der Ursache der Aphasie und dem Schweregrad, vom Lebensalter bei Schädigung, von Komplikationen und von der initialen Rückbildungsgeschwindigkeit nach der Schädigung bestimmt. Bei Kindern können je nach Alter verschieden schnelle Kompensationen erfolgen, weil entwicklungsbedingt noch keine vollständige Fixierung der Sprachfunktionen an die dominante Hirnhälfte eingetreten ist. Sie können bei Kleinkindern in Tagen bis Wochen und bei jungen Grundschulkindern in Monaten und eventuell nicht mehr vollständig erfolgen. Bei etwa acht Jahren liegt die Grenze, wo die nicht dominante Hemisphäre kompensatorisch noch aktiv werden kann. Diese Kompensationsfähigkeit ist bei diffusen Hirnschädigungen durch Traumen oder Entzündungen schon früher nicht mehr möglich.

12.4 Andere Sprachabbausyndrome

Sowohl bei **Demenzprozessen** als Folge heredodegenerativer Krankheiten oder Stoffwechselstörungen als auch bei **kindlichen Schizophrenien** können neben dem Verfall geistiger Funktionen Zeichen eines Sprachabbaus beobachtet werden. Bei dementiellen Prozessen kommt es neben gesteigertem Rededrang (Logorrhö) zu Dyslalie, Dys- und Agrammatismus, fortschreitender Verkürzung und schließlich Verfall der Spontansprache mit Zunahme von Perseverationen und Echolalie. Dieser Sprachverfall kann – wie die meisten Grundkrankheiten der Demenzen des Kindesalters – therapeutisch nicht aufgehalten werden.

Bei den insgesamt seltenen kindlichen Schizophrenien kann der Sprachabbau durch autistische Sprachbenutzung mit wenig Spontansprache und Selbstgesprächen, durch Dysgrammatismus und Dyslalie und durch eine symbolträchtige, hoch idiosynkratische Privatsprache mit eigener Semantik und Syntax gekennzeichnet sein. Die Therapie zielt wesentlich auf die Grunderkrankung.

12.5 Stottern

Definition, klinisches Bild und Häufigkeit

Das Stottern (Balbuties, Tachyphemie) stellt eine Störung des Redeflusses mit tonischen, klonischen und kombiniert tonisch-klonischen Grundformen dar. Diese Anteile lassen sich als eine tonische Pressung von Atmung, Stimme und Artikulation sowie eine klonische Unterbrechung mit Wiederholung von Einzellauten besonders am Wortanfang kennzeichnen. Zu diesen Primärsymptomen gesellen sich als Sekundärsymptome Atemverschieben (langes Ausatmen vor dem Sprechen), Schmatz- und Schluckgeräusche, Flickworte, Mitbewegungen von Gewicht und Extremitäten sowie vegetative Symptome. Monotonie der Sprachmelodie und Sprechscheu können ebenfalls den Sekundärsymptomen zugerechnet werden. Die Symptomatik weist eine situative Variabilität auf.

Etwa 1% der Bevölkerung sind Stotternde, wobei die Symptome in vier von fünf Fällen spontan heilen. Die Entwicklung des Stotterns beginnt meist im Vorschulalter; Jungen sind 2- bis 10mal häufiger betroffen. Das sogenannte Entwicklungsstottern ist wie das physiologische Stammeln im Vorschulalter per se nicht pathologisch.

Diagnose- und Differentialdiagnose

Die Diagnose stützt sich auf die Beobachtung der Spontansprache bzw. Nachsprechen, Lesen und Beschreibungen nach entsprechender Aufforderung. Zusätzliche diagnostische Maßnahmen ergeben sich aus der mehrdimensionalen Ätiologie bzw. der Heterogenität ätiologisch bedeutsamer Faktoren. Hierzu gehören die entwicklungsneurologische und -physiologische Diagnostik (EEG) und die Motometrie. Die Exploration sollte einen Sprachschwächefaktor in der Familie, situativ wirksame Elemente, einschließlich der Umweltreaktion auf das Stottern in Familie, Schule und anderen bedeutsamen Kontexten und intrapsychisch relevante Bedingungen erfassen.

Differentialdiagnostisch ist das **Poltern** auszuschließen, bei dem es zu Silben- oder Wortwiederholungen ohne spastisches Verhalten im Sinne von Perseverationen kommt. Während beim Polterer die Aufforderung, ruhig zu sprechen, zu einer Besserung führt, resultiert beim Stotternden eine Verschlechterung. Weitere differenzierende Merkmale sind das vorhandene Bewußtsein der Störung beim Stotternden gegenüber dem fehlenden Bewußtsein beim Polterer sowie schlechtere gegenüber besseren Sprechleistungen vor Fremden beim Stotterer im Vergleich zum Polterer.

Ätiologie

Zur Erklärung des Stotterns sind eine Vielzahl von Theorien vorgelegt worden, die zum Teil die Basis für eine ebenso reiche Vielfalt an Behandlungsansätzen abgeben. Zunächst laufen eine Reihe von Annahmen auf **hirnorganische Funktionsstörungen** hinaus. Entsprechende Bezüge zu abnormen EEG-Befunden, entwicklungsneurologischen Defiziten und Perzeptionsstörungen treten zwar gehäuft auf, sind jedoch nicht pathognomonisch. Möglicherweise stellen hirnorganische Funktionsstörungen ebenso wie **genetische Faktoren** jedoch nur eine Prädisposition dar. Letztere stützen sich auf die Beobachtung einer familiären Häufung des Stotterns.

Unter den **psychologischen Theorien** wird in psychodynamischer Betrachtungsweise das Symptom des Stotterns als Ausdruck eines frühkindlichen Konfliktes bzw. konflikthaft erlebter zwischenmenschlicher Beziehungen gedeutet. Tatsächlich hat sich Stottern jedoch nur in wenigen Fällen als eine konflikthafte Fehlverarbeitung nachweisen lassen. Stottern ist demgemäß nicht als „Neurose" zu betrachten, wenngleich aus der belastenden Symptomatik emotionale Störungen erwachsen können. In lerntheoretischer Konzeption wird Stottern als gelernte Gewohnheit oder als operantes bzw. respondentes Verhalten erklärt.

Sämtliche Theorien bzw. Hypothesen haben für die Praxis relativ wenig Bedeutung, während eine in Tabelle 12-2 wiedergegebene Orientierung an den Ausgangsbedingungen, der Anfangssymptomatik und der Entwicklung des Stotterns wesentlich hilfreicher ist. Diese Typologie berücksichtigt sowohl pathogenetische wie auch symptomatische Differenzierungen und ermöglicht zugleich auch eine differentielle Therapieindikation, wie zu zeigen sein wird.

Therapie und Verlauf

Für den Stotterer sind eine Vielzahl von Behandlungsansätzen entdeckt worden. Sie reichen von suggestiven Verfahren (z.B. Hypnose) über Entspannungstechniken (Schlaftherapie, autogenes Training, systematische Desensibilisierung), logopädische Verfahren (rhythmische Übungen, Einsatz von Singen als Übergang zum Sprechen, Atemübungen), Konditionierungsverfahren (operante Verstärkung flüssigen Sprechens, Biofeedback), und die Behandlung mit technischen Hilfsmitteln bis hin zu Psychotherapie und Medikation mit z.B. Diazepam. Insgesamt ist die Wirksamkeit der meisten Behandlungsmethoden wenig systematisch untersucht.

Das Vorgehen bei Kindern sollte sich zunächst einmal am **Therapieziel** orientieren, das wiederum vom Alter, von der Dauer der Symptomatik und der subjektiven Problematik des Stotterns für das Kind abhängig ist. Dabei ist zwischen beginnendem und chronischem Stottern zu differenzieren. Die Therapie muß sich entsprechend an einer mehrdimensionalen Analyse hinsichtlich der Ausprägung von Stotter-Symptomatik, Sprechangst, situativer Abhängigkeit des Stotterns und psychischen Symptomen orientieren.

Tabelle 12-2: Gruppeneinteilung des Stotterns (modifiziert nach van Riper 1971)

	Gruppe 1	Gruppe 2	Gruppe 3	Gruppe 4
Symptomentwicklung	aus normaler Sprachentwicklung gradueller Beginn zwischen 2,5 und 4 Jahren	aus Sprachentwicklungsverzögerung gradueller Beginn	aus besonders flüssigem Sprachgebrauch plötzlicher Beginn nach traumatischem Erlebnis	aus besonders flüssigem Sprachgebrauch plötzlicher Beginn, meistens nach dem 4. Lebensjahr
Sprachsymptomatik	variables Stottermuster, Silbenwiederholung, normale Sprache gut integriert	Artikulationsmängel, Silben- und Wortwiederholungen, unauffällige Sprache	festes Stottermuster, stimmlose Verlängerungen, laryngeale Blockierungen, normale Sprache sehr flüssig	konsistentes Stottermuster, normale Sprache sehr flüssig
Begleitsymptome	keine Spannung, kein Störungsbewußtsein, keine Frustration	keine Spannung, kein Störungsbewußtsein, keine Frustration	viel Spannung, starkes Störungsbewußtsein, Frustration, Sprechangst	Spannung, starkes Störungsbewußtsein, keine Frustration, keine Sprechangst
Häufigkeit	50%	~ 20%	~ 10%	~10 %
Ursachen	Entwicklung aus der physiologischen Sprechunflüssigkeit	Entwicklung aus einer Sprachentwicklungsverzögerung	abnorme Erlebnisverarbeitung	neurotische Persönlichkeitsentwicklung mit Versuch, die Aufmerksamkeit der Umgebung zu erringen
Verlauf	langsame Remissionen, Entwicklung eines tonisch-klonischen Stotterns mit starkem Störungsbewußtsein und Vermeidungsverhalten ist möglich	keine Remissionen, hohe Frequenz von vorwiegend klonischen Symptomen und Sprachgeschwindigkeit, kein Vermeidungsverhalten	wenige kürzere Remissionen; wechselhafter Verlauf; Zunahme an tonischem Stottern, Sprechangst und Vermeidungsverhalten	keine Remissionen, wenig Sprechangst und Vermeidungsverhalten

Gemäß der in Tabelle 12-2 vorgenommenen Gruppeneinteilung lassen sich bezogen auf den Einsatz therapeutischer Maßnahmen folgende Indikationen ableiten: bei Gruppe 1 reicht die Elternberatung aus, bei Gruppe 2 sind Elternberatung und Sprachtherapie und bei den Gruppen 3 und 4 Elternberatung und Psychotherapie für das Kind erforderlich.

Die **Elternberatung** zielt auf einen Abbau der symptomverstärkenden Reaktionen der Umgebung, indem das Kind weniger kritisch und fordernd hinsichtlich seines Sprechverhaltens behandelt wird. Die **logopädischen und sprachheilpädagogischen Behandlunganсätze** sind auch im Kindes- und Jugendalter im wesentlichen übende Verfahren mit und ohne apparative Hilfen (z. B. metrische Sprechübungen, Atem- und Entspannungsübungen etc.). In der **Psychotherapie** können je nach Indikation bzw. Verfügbarkeit spieltherapeutische Verfahren, Gesprächs- und Verhaltenstherapie, Gruppentherapie sowie Rollenspiel und ähnliche Methoden eingesetzt werden.

Während mit diesen Verfahren beim beginnenden Stottern das Ziel des flüssigen Sprechens verfolgt wird, sind mit dem **chronischen Stottern** mit Symptomfixierung andere **Therapieziele** verknüpft. Hier nehmen im Verlauf Sekundärsymptome und Vermeidungshaltungen zu. Auch hier muß zunächst nach analoger Analyse wie beim beginnenden Stottern die Indikation für die zentralen Therapiemodalitäten gestellt werden, wobei die **Elternberatung** immer unverzichtbar ist. Die Ziele verändern sich jedoch dahingehend, daß es nun darum geht, die Rolle des Stotternden anzunehmen, gegenüber unangenehmen Situationen zu desensibilisieren, die Form des Stotterns zu modifizieren und die Umgebung auf die Störung einzustellen.

Das zentrale Therapieziel besteht nun darin, über definierte Lernziele der Symptom- und Selbstwahrnehmung sowie Symptommodifizierung nicht ein flüssiges Sprechen, sondern eine Reduktion der Sprechangst und ein sogenanntes flüssiges Stottern zu erreichen. In diesem Behandlungskonzept können **Medikamente** lediglich vorübergehend zur Entlastung von emotionalen Symptomen und zur Vorbereitung auf andere therapeutische Maßnahmen eingesetzt werden. Eine Zuweisung zur **Sonderschule** sollte erst erfolgen, wenn die Normalschule eine Überforderung darstellt.

Der **Verlauf** des Stotterns ist durch eine Neigung zur Persistenz gekennzeichnet. Minimalschätzungen hinsichtlich einer Heilung liegen bei weniger als einem Drittel der Stotternden, Maximalschätzungen bei 70%. Sorgfältige prognostische Analysen fehlen.

12.6 Poltern

Definition und klinisches Bild

Unter Poltern wird ein überstürzter, den gesamten Sprechvorgang bestimmender Redefluß mit bisweilen verwaschener Artikulation, Verschlucken und Verstümmeln von Lauten, Wortenden und ganzer Satzteile, monotoner Sprachmelodie, Stolpern im Redefluß und gelegentlichen zusätzlichen Störungen der Wortfindung verstanden. Poltern ist oft Ausdruck einer impulsiven und motorisch ungeschickten Persönlichkeit und kann als eine Störung der dem Sprechen über- und vorgeordneten Denkprozesse betrachtet werden. Poltern ist bei Jungen häufiger als bei Mädchen und kann auch in Mischform zusammen mit Stottern auftreten.

Diagnose und Differentialdiagnose

Neben der Beobachtung der Spontansprache spielt bei der Untersuchung des Polterers die organneurologische und die persönlichkeitspsychologische Untersuchung eine besondere Rolle. Wegen der Koexistenz des Polterns mit anderen Zeichen einer Hirnfunktionsstörung im Sinne einer Reifungsverzögerung sind ein entwicklungsneurologischer Status und ein EEG indiziert. Die Persönlichkeitsdiagnostik deckt das impulsive, extravertierte Profil mit – im Gegensatz zum Stotterer – fehlendem Leidensdruck und Störungsbewußtsein auf, bei dem sich eine vermehrte Aufmerksamkeitszuwendung verbessernd auf die Symptomatik auswirkt.

Ätiologie

Neben **genetischen Einflüssen** im Sinne einer familiären Sprachschwäche sind **hirnorganische** (auditive Diskriminationsschwäche) und **konstitutionelle Faktoren** (Knabenwendigkeit) bedeutsam.

Therapie und Verlauf

Ziel der Behandlung ist bei vorhandener Motivation und direkter Arbeit am Symptom eine Verlangsamung des Redeflusses, eine Erhöhung der Konzentration und eine Verbesserung der Artikulation. Eine motorische Übungsbehandlung kann ergänzend sinnvoll sein. Bei entsprechender Motivation läßt sich die Symptomatik günstig beeinflussen, wenngleich schweres Poltern unbeeinflußbar sein kann. Differenzierte Therapie- und Verlaufsstudien liegen allerdings nicht vor.

12.7 Mutismus

Definition und Häufigkeit

Unter Mutismus wird das Verstummen nach

Abschluß der Sprachentwicklung bei erhaltenem Sprechvermögen verstanden. Wenngleich der Mutismus symptomatisch auch im Rahmen hirnorganischer Störungen des Sprechantriebes und bei Psychosen auftreten kann, handelt es sich im überwiegenden Teil der Fälle von Mutismus im Kindes- und Jugendalter um eine psychogene Störung im Sinne einer ätiologisch mehrfach determinierten Sprechverweigerung. Wie einleitend bereits bemerkt wurde, ist eine nosologische Zuordnung problematisch. Symptomatik, differentialdiagnostische Bezüge und auch ätiologische Anteile von Sprachentwicklungsverzögerungen in vielen Fällen rechtfertigen die Berücksichtigung des Mutismus in diesem Zusammenhang der Störungen der Sprache und des Sprechens.

Klinisch wird zwischen einem **elektiven**, nur auf bestimmte Menschen bezogenen und einem **totalen Mutismus** differenziert. Verläßliche epidemiologische Zahlen zur Häufigkeit des Mutismus liegen nicht vor. Er ist auch in klinischen Klientelen eine seltene Symptomatik, wobei entgegen der meist knabenwendigen Verteilung von psychischen Störungen vor der Adoleszenz die Geschlechterrate eher ausgeglichen ist bzw. vereinzelt sogar eine Dominanz von Mädchen beobachtet worden ist.

Klinisches Bild

Die Symptomatik manifestiert sich meist früh im Vorschul- oder Einschulalter und beginnt selten nach einem Alter von neun Jahren. Auf den Untersucher wirken die mutistischen Kinder mit gesenktem Kopf, halb geöffneten Augen mit verstohlener, abwartender und abtastender Musterung wie ein Gemisch von passivem Trotz und ängstlicher Abwehr. Psychopathologisch bietet sich ein vielfältiges Bild, dominiert von Angst, Furchtsamkeit, Scheu, Sensibilität und Depressivität, aber auch von Sthenizität und Affektkontrolle. In der Regel ist eine nonverbale Verständigung möglich. Kinder mit einem elektiven Mutismus, der häufigeren Form, erhalten die sprachliche Verständigung mit wichtigen Bezugspersonen (z. B. in der Familie) auf, schweigen aber in anderen Kontexten, wie z. B. in der Schule oder in der Öffentlichkeit.

Die **Anamnese** ergibt häufig Hinweise auf Sprachentwicklungsverzögerungen oder auf Hirnfunktionsstörungen sowie eine bereits prämorbid bestehende Scheu und Gehemmtheit. Eine begleitende Enuresis oder Enkopresis kommt häufiger vor. Die familiären Verhältnisse sind öfter durch überprotektive, eng bindende Mütter sowie kommunikationsarme Väter, psychiatrische Störungen und Sprachauffälligkeiten bei einem Elternteil, Partnerbeziehungsstörungen sowie auch durch körperliche Züchtigung und Mißhandlung des Kindes auffällig.

Diagnose und Differentialdiagnose

Die Diagnose stützt sich auf die charakteristische Symptomentwicklung sowie den typischen Befund. Differentialdiagnostisch müssen **Aphasien** durch das Vorliegen einer hirnorganischen Schädigung, einer **Hörstummheit**, bei der im Gegensatz zum Mutismus zuvor keine Sprachfähigkeit vorgelegen hat, ein **symptomatischer Mutismus** bei Psychosen und ein **frühkindlicher Autismus** durch den Nachweis der jeweiligen diagnosebestimmenden Merkmale dieser Störungen sowie **Hörstörungen** ausgeschlossen werden.

Ätiologie

Der Mutismus muß aus einem mehrdimensionalen Bedingungsgefüge mit unterschiedlicher Akzentuierung bei einzelnen betroffenen Kindern abgeleitet werden. **Entwicklungsverzögerungen** im Sinne von Sprachentwicklungsverzögerung, Enuresis und Enkopresis sind häufig und stellen offensichtlich bei einigen Kindern eine bahnende Funktion dar. Ein weiterer bedeutsamer Faktor ist die **Primärpersönlichkeit**, zumal viele mutistische Kinder schon vor der Symptommanifestation ängstlich, sensibel, scheu und zurückgezogen sind.

Die **Familienpathologie** kann in vielfältiger Weise wirksam werden. Hierzu zählen die Modellfunktion bei Sprachauffälligkeiten, die pathologische Bindung, die Sündenbockfunktion des Kindes bei Partnerbeziehungsstörungen sowie die körperliche Mißhandlung des Kindes. Insofern kann der Mutismus in einer symbiotischen Bindung als ein negativistisches, kontrollierendes Verhalten der Umwelt, als latent-aggressive Waffe bei einer Sündenbockrolle oder auch reaktiv als Folge auf ein Trauma oder eine Serie von Traumen bei Schlägen und Verletzungen oder ähnlichen Erlebnissen verstanden werden. Am seltensten handelt es sich um eine Sprechphobie, wo das Kind Angst vor dem Hören der eigenen Sprache hat und zusätzlich zum Mutismus ritualistische Verhaltensweisen und Zwänge zeigt.

Therapie und Verlauf

Die Erkenntnisse zur Ätiopathogenese, die wahrscheinliche Heterogenität der Klientel und das Fehlen sorgfältig durchgeführter Therapiebewertungen nötigen eine gewisse Zurückhaltung hinsichtlich der Entscheidung auf, welche Therapiemethode beim Mutismus die Methode der Wahl darstellt. In der Praxis sind tatsächlich sehr verschiedene, jeweils verfügbare Methoden der Psychotherapie wie Hypnose, Psychoanalyse, Verhaltenstherapie und Familientherapie eingesetzt worden. Ungeklärt sind aber nicht nur die differentielle Indikation dieser Verfahren, sondern auch die Frage, ob diese Kinder ambulant oder stationär behandelt werden sollten. Dabei spricht einiges für die

Annahme, daß die stationäre Aufnahme durch die Herausnahme aus der vertrauten, bzw. pathologisch in die Symptomatik verwobenen Umgebung oft erst die Basis für bestimmte, stärker am Kind orientierte Therapiemethoden abgibt. Auch hier gilt natürlich der allgemeine Grundsatz der Notwendigkeit, die Eltern in die Therapie mit einzubeziehen.

In der **psychoanalytischen Therapie** orientiert sich der Arbeitsansatz an der Annahme einer sprachlichen und sozialen Regression auf die orale Stufe. Ziel der Behandlung ist über den Aufbau einer Vertrauensbeziehung die Bearbeitung von Bezugsstörungen und depressiver Grundhaltung, die gemäß der Theorie frühkindlich determiniert sind. Die ebenfalls meist kasuistisch dokumentierten Ansätze der **Verhaltenstherapie** sind mehrheitlich an dem Modell der operanten Konditionierung orientiert. Hier wird über Verstärkung, Rollenspiel, Verhaltensverkettung, therapeutische Hilfestellungen und Verhaltensformung die Sprache allmählich wieder entwickelt. Seltener sind die Technik der systematischen Desensibilisierung und der Einsatz von Gegenkonditionierung eingesetzt worden. Eine derartige Strategie geht von der Interpretation des Mutismus als einer Sprechphobie aus. Eine Kombination mit anderen Therapieelementen wird praktiziert, indem z.B. auf die Bedeutung einer klientzentrierten Grundhaltung verwiesen wird. Sowohl im Kontext der Verhaltenstherapie wie auch unabhängig von ihr sind sehr vereinzelt auch **familientherapeutische Vorgehensweisen** gewählt worden. Dabei ist für die Praxis jedoch sorgfältig abzuwägen, inwieweit familientherapeutische Sitzungen mit dem mutistischen Kind auch tatsächlich abgehalten werden können. Eine Ergänzung der Einzeltherapie um familientherapeutische Elemente kann im Einzelfall recht unterschiedlich gehandhabt werden, wenngleich der familienorientierte Bezug der gesamten Therapie angesichts der geschilderten Ätiologie in jedem Fall hergestellt werden muß.

Über den **Verlauf** des kindlichen Mutismus liegen angesichts der relativ niedrigen Häufigkeit wenige, in ihren Ergebnissen zum Teil widersprüchliche Erkenntnisse vor. Hierzu tragen mangelnde definitorische und nosologische Differenzierungen sowie unterschiedliche Verlaufszeiträume bei, so daß entsprechend breite Schwankungen von knapp 50% bis etwa 80% Heilungen bzw. deutliche Besserungen resultieren. Das Symptom des Mutismus neigt in einigen Fällen zu hartnäckigem Persistieren und ist nach langem Verlauf auch therapeutisch nur außerordentlich schwer zu beeinflussen. Andererseits erfolgen Revisionen auch unabhängig von der Therapie, wobei ein Umgebungsfeld bedeutsam sein kann.

Literatur

Baker, L., D. P. Cantwell, R. E. Mattison: Behavior problems in children with pure speech disorders and in children with combined speech and language disorders. J. Abnorm. Child Psychol., 8 (1980) 245-256.

Cantwell, D. P., L. Baker, R. E. Mattison: The prevalence of psychiatric disorder in children with speech and language disorder. J. Amer. Acad. Child Psychiat., 18 (1979) 450-461.

Castell, R., A. Biener, K. Artner, C. Beck: Artikulation und Sprachleistung bei drei- bis siebenjährigen Kindern Ergebnisse der Untersuchung einer Zufallsstichprobe aus der Bevölkerung. Prax. Kinderpsychol. Kinderpsychiat. 6 (1980) 203-213.

Castell, R., F. Roder, K. Artner: Untersuchung zur Prognostik des Stammelns bei Vorschulkindern. Prax. Kinderpsychol. Kinderpsychiat. 6 (1977) 226-234.

Haenel, T., H. Werder: Zur Problematik des psychogenen Mutismus im Kindes- und Jugendalter. Schweiz. Arch. Neurol. Neurochir. Psychiat. 121 (2) (1977) 261-76.

Hayden, T. L.: Classification of elective mutism. J. Amer. Acad. Child Psychiat., 19 (1980) 118-133.

Heidemann, B., T. Schönfelder: Stottern bei Kindern und Jugendlichen. Nervenarzt 47 (1976) 287-294.

Kolvin, I., T. Fundudis: Elective mute children – psychological development and background factors. J. Child Psychol. 22 (1981) 219-232.

Labbe, E. A., D. A. Williamson: Behavioral treatment of elective mutism: A review of the literatur. Clin. Psychol. Rev. 4 (1984) 273-292.

Remschmidt, H., G. Niebergall: Störungen des Sprechens und der Sprache. In: Remschmidt, H., M. Schmidt (Hrsg.): Neuropsychologie des Kindesalters Enke, Stuttgart 1981.

Van Riper, C.: The nature of stuttering. New York-Englewood Cliffs, Prentice Hall 1971.

Rösler, M.: Befunde beim neurotischen Mutismus der Kinder. Eine Untersuchung an 32 mutistischen Kindern. Prax. Kinderpsychol. Kinderpsychiat. 30 (1981) 187-194.

Rutter, M.: Speech delay, 688. In: Rutter, M., L. Hersov (eds): Child Psychiatry – Modern Approaches. Blackwell, Oxford 1985.

Wendlandt, W.: Verhaltenstherapie des Stotterns. Beltz, Weinheim 1981.

Wergeland, H.: Elective mutism. Acta psychiat. scand. 59 (1979) 218-228.

13 Lern- und Leistungsstörungen

Schulversagen als Folge von Lern- und Leistunsstörungen ist ein häufiger Grund für die Vorstellung von Kindern in der kinder- und jugendpsychiatrischen Sprechstunde. Hinter diesem Phänomen verbirgt sich eine Vielzahl von Ursachen, Defiziten und Störungen, die gegenwärtig noch nicht in ein wissenschaftlich befriedigendes Ordnungssystem gebracht sind. Nicht nur theoretisch, sondern vor allem für die Praxis im Rahmen von Diagnostik und Rehabilitation bedeutsam ist eine Abgrenzung der **Lern- und Leistungsstörungen** von der **Lernbehinderung**. Letztere läßt sich als ein in Beziehung zum Altersdurchschnitt allgemein erniedrigtes Leistungsvermögen im Sinne eines Kapazitätsdefizites kennzeichnen, wobei der normative Bezug in der Definition zum Ausdruck kommt, daß die Lernbehinderung durch eine erniedrigte Intelligenz im Bereich IQ = 70-85 definiert wird. Die Lernbehinderung ist das Ergebnis vor allem psychosozialer, aber auch genetischer und in geringem Maße auch neuropsychologischer Belastungsfaktoren. Theoretisch wie praktisch ist sie Gegenstand vor allem der Psychologie und Pädagogik, weniger hingegen der Kinder- und Jugendpsychiatrie.

Im Zentrum des wissenschaftlichen Interesses bei der Erforschung von Gründen und Formen des Schulversagens stehen seit geraumer Zeit die **spezifischen Lernstörungen**, die vornehmlich als neuropsychologische Funktionsstörungen konzeptualisiert werden. Sie bilden daher auch den Schwerpunkt der Darstellung dieses Kapitels. Von großer praktischer Bedeutung sind aber auch die **psychogenen (psychosozial bedingten) Lern-und Leistungsstörungen**, die man auch als **Lern- und Leistungshemmungen** bezeichnen könnte. Sie werden daher in einem weiteren Abschnitt abgehandelt. Schließlich sei darauf hingewiesen, daß Kinder und Jugendliche auch als Folge von chronischen hirnorganischen Psychosyndromen bzw. Psychosen unter **Leistungsverlusten** leiden, die in den entsprechenden Kapiteln erörtert wurden, so daß eine Darstellung in diesen Kapiteln nicht erforderlich ist.

13.1 Spezifische Lernstörungen

Definition, Klassifikation und Häufigkeit

Trotz des Fehlens einer einheitlichen und verbindlichen Definition lassen sich spezifische Lernstörungen dahingehend charakterisieren, daß die betroffenen Kinder bei normaler Intelligenz und fehlender Sinnesbehinderung im Bezug zur Altersnorm in den Bereichen von Lesen, Schreiben und Rechnen versagen, bzw. extrem niedrige Leistungen aufweisen. Die Qualifizierung dieses Versagens kann durch den Lehrer (z. B. in Form der Notengebung) oder – soweit vorhanden – aufgrund standardisierter und normierter Leistungstests erfolgen. Zugleich wird für spezifische Lernstörungen angenommen, daß neuropsychologische Funktionsstörungen im Entwicklungsprozeß und nicht etwa psychische Störungen wie emotionale Störungen oder Psychosen als primäre Ursachen bedeutsam sind, wenngleich gerade emotionale Störungen koexistieren oder sich als Folge entwickeln können.

Der Begriff der spezifischen Lernstörungen hat Bezüge zu einer Reihe ähnlicher Konstrukte und diagnostischer Kategorien und bedarf gerade deswegen einer Abgrenzung und Differenzierung. Die synonyme Verwendung mit Bezeichnungen wie **„minimale zerebrale Dysfunktion (MCD)“** oder **„Hyperkinetisches Syndrom (HKS)“** erscheint unangemessen, zumal die Phänomene koexistieren können, sich jedoch nicht total überlappen (vgl. Abb. 10-1). Noch dazu impliziert der Begriff der „MCD“ eine nicht unproblematische, vermeintlich theoretisch sicher begründete Ableitung gestörter Leistungsfunktionen aus zerebralen Prozessen. Dies wird bei dem deskriptiv-phänomenologischen Begriff der spezifischen Lernstörungen vermieden. Der im deutschsprachigen Bereich der Kinder- und Jugendpsychiatrie favorisierte Begriff der **Teilleistungsstörungen** hebt zwar ebenso auf spezifische und isolierte Leistungsschwächen ab, die primär mit der Entwicklung verbunden sind, findet aber in keinem internationalen Klassifikationssystem Verwendung. Sowohl das multiaxiale Klassifikationsschema (MAS) wie auch DSM III betonen jeweils den Aspekt der **Entwicklungsstörungen** wie aus Tabelle 13-1 hervorgeht. Hier ist fraglos der Begriff der Entwicklung die Klammer, während andererseits die Kategorien heterogen und zum Teil – als Folge des begrenzten Erkenntnisstandes – ungenügend definiert sind.

Spezifische Lernstörungen stellen also keine einheitliche diagnostische Kategorie dar und auch innerhalb der einzelnen Subkategorien besteht eine

Tabelle 13-1: Klassifikation von spezifischen Entwicklungsstörungen in MAS (Achse 2) und DSM-III-R

MAS (multiaxialer Schlüssel)		DSM-III-R	
Umschriebene Lese-Rechtschreibschwäche	(1)	Lesestörung expressive Schreibstörung	(315.00) (315.80)
Umschriebene Rechenschwäche	(2)	Rechenstörung	(315.10)
Andere umschriebene Lernschwächen	(3)		
Umschriebener Rückstand in der Sprech- und Sprachentwicklung	(4)	Sprachentwicklungsstörung – expressiv – rezeptiv	 (315.31) (315.31)
		Artikulationsstörung	(315.39)
Umschriebener Rückstand in der motorischen Entwicklung	(5)	Koordinationsstörung	(315.40)
Multiple Entwicklungsrückstände	(6)	Nicht anderweitig klassifizierte Entwicklungsstörung	(315.90)

beträchtliche Heterogenität von Manifestationen bzw. Komponenten des jeweiligen Störungsbildes, wie bei der Erörterung der Lese-Rechtschreibschwäche deutlich werden wird. Für die Forschung ist damit die Notwendigkeit gegeben, Subtypen einzelner für den schulischen und alltäglichen Bereich relevanter Lern- und Leistungsstörungen zu identifizieren, zumal sich damit auch die Erwartung verknüpfen könnte, differentielle Behandlungsstrategien zu entwickeln.

Entsprechende Forschungsansätze bewegen sich jedoch in einem äußerst schwierigen theoretischen Feld, sofern sie nicht nur methodenabhängige Resultate erbringen wollen. Die Problematik der Forschung kann hier nur angedeutet werden. Beispielsweise müssen ihre Konzepte zwangsläufig divergent sein, sofern man etwa ein Prozeßmodell der Informationsverarbeitung mit Störungen der Orientierung, Aufnahme, Speicherung, Integration und Expression oder z. B. ein Entwicklungsmodell mit Störungen kognitiver Fertigkeiten als die notwendigen Voraussetzungen für Lernen unter Berücksichtigung von

- linguistisch-konzeptualisierenden Fertigkeiten,
- visuospatial konstruktiven Fertigkeiten,
- sequentiell-analytischen Fertigkeiten und
- motorisch planenden, ausführenden und regulierenden Fertigkeiten

oder schließlich ein Modell der Störungen sensorischer Modalitäten (z.B. akustisch, visuell, taktil, kinästhetisch) und ihrer intermodalen Verknüpfung (z.B. visuo-motorisch) als theoretischen Bezugsrahmen wählt. Die Integration derartig unterschiedlicher Modelle ist theoretisch bisher ungenügend geleistet.

Probleme der Definition und Klassifikation erklären die Tatsache, daß es keine verläßlichen Zahlen zur **Häufigkeit** spezifischer Lernstörungen gibt. Die Schätzungen bewegen sich zwischen 3 und 7% der Schulkinder, wobei Ergebnisse der kinder- und jugendpsychiatrischen Epidemiologie nahelegen, daß derartige Störungen keine spezifische Sozialschichtbindung zeigen und eher in Familien mit homologer Belastung vorkommen. Die Entwicklungsabhängigkeit impliziert darüber hinaus eine Variation der Häufigkeit mit dem Alter. Jungen sind 4- bis 10mal häufiger betroffen als Mädchen.

Klinik und Diagnostik

Bei Kindern mit spezifischen Lernstörungen werden häufiger als bei Kindern ohne derartige Störungen psychische Auffälligkeiten beobachtet. Dabei handelt es sich in erster Linie um Störungen des Sozialverhaltens, aber es kommt auch gehäuft zu Manifestationen von Hyperaktivität sowie Angst, sozialem Rückzug, Schulverweigerung, Depression und beeinträchtigtem Selbstwertgefühl. Neben der Möglichkeit einer simultanen Entwicklung handelt es sich vor allem um Reaktionsbildungen auf das schulische Leistungsversagen. Typischerweise entwickeln sie sich mit einer Verzögerung nach wenigen Jahren Schulverlauf und haben ihren Höhepunkt gegen Ende der Grundschulzeit. Häufig werden die psychischen Probleme als Ursachen des Schulversagens verkannt. Hingegen können die als spezifischen Lernstörungen resultierenden psychischen Störungen wiederum das Schulversagen verstärken, wobei die Reaktion der Umwelt (Eltern, Geschwister, Lehrer, Mitschüler) ebenfalls bedeutsame Vermittlungsglieder darstellen können. Negative Reaktionen durch fehlende Unterstützung und Entmutigung beeinflussen Verhalten und Lernen des Kindes ungünstig und verstärken die Problematik.

Therapeutische Maßnahmen setzen eine sorgfältige mehrdimensionale **Diagnostik** voraus. Diese besteht immer aus

- Interviews mit Eltern, Lehrern und Kind und
- neuropsychologischer Testdiagnostik sowie – wenn möglich –
- direkter Verhaltensbeobachtung in der (schulischen) Leistungssituation und
- direkter Erfassung der sozialen Interaktion des Kindes mit Eltern und/oder Lehrern.

Das Elterninterview zentriert sich neben der Erfassung der typischen Details von Anamnese und Befund auf den bisherigen Verlauf der Störung, den Umgang der Eltern mit der Lernstörung des Kindes (z. B. in der Hausaufgabensituation), die Bewertung des Problems durch die Eltern, das Lernverhalten von Geschwistern und die eigene Schul- und Bildungsentwicklung der Eltern. Im Lehrerinterview werden die Eindrücke, Beurteilungen und Vorgehensweisen erfaßt, die mit den jeweiligen Lernstörungen des Kindes verknüpft sind. Dabei muß auch die Reaktion der Klassenkameraden und die Stellung des Kindes in der Klassengemeinschaft erfaßt werden. Schließlich muß die Einstellung des Kindes zu seinen Problemen, seiner Verarbeitung und die Beziehung zu Eltern, Lehrern, Geschwistern und Klassenkameraden vom Kind direkt in Erfahrung gebracht werden.

Das Ziel der **neuropsychologischen Funktionsdiagnostik** besteht in einer Profilanalyse relativer Defizite des Kindes hinsichtlich Intelligenz sowie kognitiver und schulischer Leistungsfunktionen. Neben der Erfassung der Arbeits- und Lösungsstrategien interessieren nicht allein die normenbezogenen Resultate eines Tests, sondern vor allem die relative Diskrepanz verschiedener Leistungs- und Funktionsbereiche, zumal sich nicht allein aus dem Defizit, sondern vor allem aus dem gestörten Gleichgewicht beteiligter Funktionen das Entstehen spezifischer Lern- und Leistungsstörungen erklärt. Insofern können auch beim intellektuell hoch begabten Kind isolierte „relative Leistungsdefizite" Anlaß für Probleme geben, wenn diese „nur" im Altersdurchschnitt liegen.

Die psychologische Testdiagnostik muß neben einem – möglichst für Profilanalysen geeigneten – Intelligenztest jeweils für die individuelle Störung geeignete Testverfahren einsetzen. Eine Darstellung verfügbarer deutschsprachiger Tests ist in Tabelle 4-6 im Kapitel über Diagnostik gegeben, so daß an dieser Stelle eine entsprechend Abhandlung verzichtbar ist. Ergänzt sei lediglich, daß neben normorientierter Testdiagnostik auch ein kriteriumsorientiertes Vorgehen sinnvoll ist, bei dem es z. B. zur Erfassung von Rechenfertigkeiten nicht um den Vergleich zum Altersniveau, sondern um das absolute Leistungsniveau des Kindes geht. Diese dem pädagogischen Vorgehen vergleichbare Erfassung kann eventuell zugleich Ansätze einer pädagogisch-therapeutischen Intervention eröffnen.

Sofern möglich und durchführbar, verschafft die direkte Verhaltensbeobachtung Einblick in das Leistungsverhalten des Kindes und Interaktionen mit Lehrern und Klassenkameraden in der Schule sowie mit den Eltern in der Hausaufgabensituation. Bei der Beobachtung des Verhaltens im Klassenraum interessieren neben der Erfassung von Aufmerksamkeits- bzw. Störverhalten vor allem der Umfang und das Niveau der Leistungen des Kindes. Darüber hinaus kann der Untersucher Einblick in frühere Arbeitsergebnisse des Kindes nehmen und sich Aufschlüsse über die Position des Kindes in der Klassengemeinschaft und das Verhalten sowie die Einstellung der Lehrer gegenüber dem Kind verschaffen.

Schließlich ermöglicht die Beobachtung einer Hausaufgabensituation die Beurteilung des Umgangs der Eltern mit dem Kind, wobei Hausbesuche eventuell einen direkteren Zugang zur Problematik ermöglichen als die Beobachtungen in der Klinik. Dabei kann die Videoaufzeichnung und gemeinsame Analyse des Elternverhaltens erste Ansätze zu einer pädagogisch-therapeutischen Intervention abgeben.

Ätiologie

Angesichts der Heterogenität von spezifischen Lernstörungen kann kein einheitliches Ursachenmodell erwartet werden. Darüber hinaus können zum gegenwärtigen Zeitpunkt angesichts des begrenzten Erkenntnisstandes nur einige Elemente eines wahrscheinlich auch für die spezifischen Lernstörungen gültigen **polyätiologischen Modells** benannt werden. So haben sich etwa ältere eindimensionale Ableitungen der Leseschwäche aus einer Störung der visuellen Wahrnehmung in Richtung auf die Betonung linguistischer Defizite (die zum Teil noch ungenügend spezifiziert sind) sowie visuospatialer und sequentiell-analytischer Defizite mit unterschiedlicher Gewichtung bei verschiedenen Kindern verschoben.

Grundsätzlich ist auch von der Möglichkeit auszugehen, daß **familiär-genetische Faktoren** im Sinne einer Prädisposition mit Modulation durch Umweltbedingungen bedeutsam sind. Auch diese Annahme ist wiederum aus der Forschung zur Lese-Rechtschreibschwäche abzuleiten. Darüber hinaus sind offensichtlich Entwicklungsverzögerungen höherer kortikaler Funktionen bedeutsam, während die Forschung gegenwärtig **Umwelt- und Sozialfaktoren** wenig ursächliche Bedeutung zuschreibt. Entsprechende Theorien müßten erklären, warum hochgradig spezifische Defizite in isolierten Bereichen und nicht etwa die klinisch geläufigen allgemeinen Entwicklungsverzögerungen resultieren. Umwelt- und Sozialfaktoren können demgemäß allenfalls sekundär und additiv – z.B. bei der Ausbildung psychischer Symptome – bedeutsam sein.

Auch die Annahme, daß den meisten spezifischen Lernstörungen eine **Aufmerksamkeitsstörung** zugrundeliege, hat sich nicht aufrechterhalten lassen – wenngleich Aufmerksamkeitsdefizitstörungen (bzw. das Hyperkinetische Syndrom) und spezifische Lernstörungen koexistieren können.

Therapie und Verlauf

Die Behandlung spezifischer Lernstörungen variiert natürlich mit der jeweiligen individuellen Symptomatik. An dieser Stelle können daher nur einige allgemeine Überlegungen angestellt werden.

Zunächst besteht ein erster Schritt der Behandlung in der ausführlichen Information der Eltern und Lehrer über Wesen und mögliche Ursachen der jeweiligen Lernstörung. Hier müssen oft Fehldeutungen korrigiert, Verständnis vermittelt und damit zugleich Einstellungsänderungen gebahnt werden, um einen neuen Ansatz im wechselseitigen Umgang zu ermöglichen. Dabei darf allerdings eine realitätsgerechte Aufklärung über die häufig längerfristig persistierenden Lernbeeinträchtigungen nicht fehlen.

Im pädagogisch-therapeutischen Umgang mit dem Kind gilt es, an den Leistungsstärken des Kindes anzuknüpfen, indem z.B. zunächst das visuelle Gedächtnis beim Kind mit auditiver Diskriminationsschwäche als Basis einer Lese-Rechtschreibschwäche trainiert und nach Erfolgserlebnissen später die phonetische Analyse angegangen wird. Zugleich müssen die Erfolgsmaßstäbe von der Altersnorm herabgesetzt und dem jeweiligen Kind individuell angepaßt werden. Entsprechend muß die Motivation durch häufigere positive Verstärkung und Rückmeldung heraufgesetzt werden. Ferner sollen die Spannungen in der Beziehung von Erwachsenen (d.h. Lehrer und Eltern) und lerngestörtem Kind reduziert werden. Um die Effekte der durchgeführten Maßnahmen zu erfassen, ist eine regelmäßige Erfolgskontrolle der Behandlung ebenso wie eine erneute Untersuchung und Bewertung von Lernen und Leistung erforderlich.

Behandlungspläne bei spezifischen Lernstörungen müssen demgemäß in der Regel mehrdimensional sein. Einen Schwerpunkt bilden dabei pädagogisch-trainierende Verfahren. Vielfach werden neuropsychologisch orientierte Trainingsprogramme (z.B. nach Johnson und Myklebust 1976; Kephart 1977; Kirk & Kirk 1976; Frostig 1973 und Ayres 1979) eingesetzt, deren spezifische Effektivität allerdings wenig untersucht bzw. wiederholt auch bezweifelt worden ist. Die Beratung der Eltern ist in jedem Falle unverzichtbar. Wünschenswert und in vielen Fällen notwendig ist die direkte Verhaltensmodifikation, die sich auf das Kind sowie die Eltern erstrecken kann. Dabei kann ein wichtiges ergänzendes Ziel im Abbau bzw. der Prävention sekundärer psychischer Störungen bestehen.

Der bei den verschiedenen spezifischen Lernstörungen variierende **Verlauf** ist bisher relativ wenig untersucht worden. Die meisten Erkenntnisse stammen aus der Beobachtung des Verlaufs der Lese-Rechtschreibschwäche und werden in diesem Zusammenhang dargestellt. Allgemein sind hohe Intelligenz und zunehmendes Alter - als Ausdruck einer entwicklungsabhängigen Nachreifung und Kompensation – sowie non-verbale Lernstörungen ebenso wie eine mit der Sozialschicht ansteigende Behandlungsmotivation günstige prognostische Faktoren.

13.1.1 Spezifische Lese-Rechtschreibschwäche

Definition, Klassifikation und Häufigkeit

Die spezifische Lese-Rechtschreibschwäche (LRS) ist die am besten untersuchte und häufigste Lernstörung. Sie ist durch ein erschwertes Erlernen des Lesens und ungewöhnlich viele Rechtschreibfehler bei ansonsten befriedigenden schulischen Leistungen und normaler bzw. überdurchschnittlicher Intelligenz gekennzeichnet. Bedeutsam an dieser Feststellung ist die Diskrepanz zwischen Lese-Rechtschreibleistungen und dem übrigen Leistungsniveau im Sinne einer Teilleistungsschwäche. Dieser isolierte Funktionsausfall im sprachlichen Bereich macht eine Abgrenzung gegenüber einer Verzögerung in der Aneignung der Kulturtechniken Lesen und Schreiben im Sinne nicht altersgemäßer Leistungen ohne neuropsychologische Funktionsstörungen – häufig vor dem Hintergrund sozioökonomischer Benachteiligungen bzw. Belastungen - erforderlich. Für dieses Störungsbild ist in der anglo-amerikanischen Literatur der Begriff des Rückstands von Lese- und Rechtschreibfertigkeiten (reading backwardness) eingeführt worden. Der Begriff der Legasthenie sollte als Synonym für die spezifische LRS als einer entwicklungsabhängigen Teilleistungsstörung bei normaler Intelligenz reserviert bleiben.

Im Sinne der Diskrepanzdefinition muß im Rahmen einer operationalisierten Definition der spezifischen LRS im Einzelfall die signifikante Differenz von Lese- und Rechtschreibfertigkeiten einerseits und Intelligenz andererseits nachgewiesen sein. Dies kann über die pädagogische Feststellung erfolgen, daß bei normaler Begabung die Lese- und Rechtschreibleistungen einen Rückstand von mindestens zwei Jahren aufweisen. In der klinischen Untersuchung wird der Bezug über die Durchführung standardisierter Tests vorgenommen, wobei sich die Lese- und Rechtschreibleistungen signifikant von den Intelligenzleistungen unterscheiden müssen bzw. mindestens eine Standardabweichung

(PR 16) unter dem Mittelwert der Eichstichprobe liegen müssen. Im Sinne der Definition der spezifischen LRS als einer isolierten Teilleistungsstörung auf der Basis gestörter neuropsychologischer Funktionen ist zugleich aber auch der positive Nachweis einer Störung in diesem Bereich zu fordern.

Spezifische Lese-Rechtschreibstörungen stellen angesichts der Beteiligung einer Vielzahl ätiologisch bedeutsamer Funktionen kein einheitliches Störungsbild dar. Es können mindestens drei **Untertypen** differenziert werden. Bei der größten Gruppe von etwa 60% der Fälle liegen Störungen im Bereich sprachlich-linguistischer Fertigkeiten vor. Von einigen Autoren wird dieser Untertyp auch als dysphonematische Störung bezeichnet. Hier bestehen Probleme der korrekten Zuordnung von Phonemen und Graphemen, der auditiven Diskriminierung und andererer Sprachfunktionen, die teilweise testpsychologisch erfaßt werden können. Eine Diskrepanz zwischen Verbal- und Handlungstest im Intelligenztest ist typisch. Bei dem zweithäufigsten Untertyp, der für etwa 10 bis 20% der Fälle gilt, liegen Störungen der Sequenzbildung und des verbalen Ausdrucks vor. Diese Kinder zeigen eine schlechte Artikulation und ein gestörtes Schriftbild. Die Störung der Sequenzbildung verbaler Informationen geht wahrscheinlich auf Speicherstörungen des Gedächtnisses zurück. Schließlich ist der dritte Untertyp mit Störungen visuell-räumlicher Fertigkeiten mit etwa 5 bis 10% der Fälle der seltenste. In der Fachliteratur findet sich auch die Bezeichung dyseidetische Störung. Typischerweise sind die Leistungen im Handlungsteil des Intelligenztests niedriger als die des Verbaltests. Bei guten phonetisch-analytischen Fertigkeiten ist der visuelle Leseprozeß beeinträchtigt.

Angesichts divergierender Definitionen schwanken Angaben zur **Häufigkeit.** In der epidemiologischen Studie auf der Isle of Wight (vgl. Kap. 2) wurden bei 3,7% der 9- bis 11jährigen und bei 4,8% der 14- bis 15jährigen spezifische Lese-Rechtschreibstörungen festgestellt und in der Londoner Innenstadt betrug die Quote 6%. Erwartungswerte dürften bis zu 7% betroffener Kinder reichen, wobei Jungen 3- bis 4mal häufiger Symptomträger als Mädchen sind.

Klinik und Diagnostik

Die Befunde bei Legasthenikern sind angesichts der Heterogenität des Störungsbildes vielfältig. Die Annahme eines spezifischen Fehlerprofils, daß die Legasthenie von einer Verzögerung in der Aneignung von Lese-Rechtschreib-Fertigkeiten differenziert, ist weitgehend verlassen worden. Dementsprechend sind Buchstabenverwechslungen und -inversionen, Regelfehler, Wahrnehmungsfehler etc. nicht legastheniespezifisch, sondern können z.B. auch bei nicht-legasthenischen Kindern im Prozeß der Aneignung von Lesen und Schreiben beobachtet werden, während sie bei Legasthenikern persistieren. Auffällig sind vornehmlich neuropsychologisch-kognitive Defekte sowohl sprachlich-linguistischer Funktionen, wie auch des Gedächtnisses und visuell-räumlicher Fertigkeiten. Zu nennen sind Probleme der akustischen Diskrimination und Identifikation von Phonemen, der Lautverbindung, des Wortschatzes sowie der grammatikalisch-syntaktischen Struktur der Sprache. Ferner zeigt der Legastheniker schlechte Gedächtnisleistungen, wobei sowohl Probleme der Kodierung des Gedächtnismaterials wie auch Defekte im raschen Abrufen von Gedächtnisinformationen und in der Anwendung von Gedächtnisstrategien vorliegen. Schließlich können neben Störungen des visuell-räumlichen Orientierungsvermögens auch Beeinträchtigungen motorischer Funktionen, vor allem in der Sprechmotorik bzw. Artikulation beobachtet werden.

Im allgemeinen ergibt die klinische Untersuchung keine charakteristischen neurologischen Auffälligkeiten; auch der EEG-Befund ist in der Regel normal. Abweichende Befunde in diesen beiden Bereichen können eher Hinweis auf das Koexistieren leichter frühkindlicher Hirnfunktionsstörungen sein (vgl. Kap. 9), wobei eine entsprechende Verdachtsdiagnose nach Möglichkeit auch anamnestisch gestellt werden sollte. Im Rahmen der Anamnese läßt sich bei der LRS häufig eine Sprachentwicklungsverzögerung feststellen. Besonders charakteristisch ist die sekundäre Überformung des primären Störungsbildes durch Zeichen emotionaler Störungen und Labilität mit Ängstlichkeit und Depressivität, Auffälligkeiten im Sozialverhalten mit sowohl regressiv-isolierenden wie auch aggressiv-expansiven Formen sowie psychomotorischer Unruhe und Konzentrationsstörungen.

Aus der Interaktion von Primärstörung, Schulversagen und sekundärer Überformung entwickelt sich häufig ein sehr komplexes Störungsbild, das eine kompetente mehrdimensionale **Diagnostik** erforderlich macht. Diese muß sich auf die psychologische Testdiagnostik gleichermaßen wie auf eine umfassende psychopathologische Befunderfassung erstrecken. Neben standardisierten Lese- und Rechtschreibtests kommen neuropsychologische Tests zur Erfassung sprachlicher Funktionen, visuell-perzeptorischer Leistungen, sensorisch-integrativer Funktionen und zur Messung der Intelligenz zum Einsatz. Beispiele für geeignete Tests sind in Kapitel 4 dargestellt worden. Die psychiatrische Untersuchung geht neben der Erfassung der Entwicklung des Kindes und seiner Symptomatik vor allem der Bedeutung weiterer reaktiv entstandenen Symptome und damit der Frage nach, inwieweit Schulunlust und fehlendes Selbstvertrauen auf den gesamten Leistungsbereich generalisiert sind und das Verhalten des Kindes mit einer LRS prägen.

Ätiologie

Auch für die spezifische LRS muß modellhaft eine mehrdimensionale Ätiologie angenommen werden. Dabei spielen in der Konzeption der LRS als einer spezifischen Teilleistungsstörung bzw. Lernstörung naturgemäß **neuropsychologische Funktionsstörungen** eine besondere Rolle. Auf die Wertigkeit entsprechender Teilfaktoren wie phonematischer Störungen, Speicherschwäche, visuospaziale Störungen etc. ist in den Abschnitten über Klassifikation und Klinik bereits hingewiesen worden. Allerdings ist die empirische Untermauerung der ätiologischen Bedeutsamkeit dieser Faktoren angesichts einer Vielzahl – zum Teil divergierender empirischer Befunde nicht leicht. Nur wenige Kinder mit LRS haben einen neurologisch bedeutsamen Hirnschaden; eine Ableitung der LRS aus dem Konzept der sogenannten MCD (leichten frühkindlichen Hirnfunktionsstörung) ist nicht angemessen. Insofern ist die ätiologische Verknüpfung von spezifischer LRS und Hirnschadenkonzepten nicht sehr stark, zumal auch viele neurologisch auffällige Kinder keine LRS aufweisen.

Auch die Annahme einer atypischen oder defizienten Hemisphärendominanz des Gehirns läßt sich aufgrund kontroverser Forschungsbefunde in ihrer ätiologischen Wertigkeit für die LRS gegenwärtig nicht abschätzen. Die Annahme von **Entwicklungs- und Reifungsverzögerungen** kognitiver Funktionen als weiteren ätiologisch bedeutsamen Faktor hat eine lange Geschichte in der Legasthenieforschung. Die Schwäche ihres Erklärungswertes liegt in dem Umstand, daß diese Annahme möglicherweise einerseits nur symptomatisch für eine allgemeinere neurologische Funktionsstörung sein könnte und andererseits in Konkurrenz zur Annahme von Defizittheorien steht, welche auf die Irreversibilität einiger Symptom-Verläufe bei der spezifischen LRS verweisen können.

Ebenfalls seit geraumer Zeit in Diskussion ist die Hypothese der **Erblichkeit.** Wenngleich diese Möglichkeit angesichts der familiären Häufung der LRS nicht unberücksichtigt bleiben darf, muß andererseits festgestellt werden, daß methodische Schwächen der entsprechenden Forschungsliteratur eine Einschätzung erschweren, inwieweit genetische Faktoren den Leseprozeß beeinträchtigen und ob sie das Lesen selbst unabhängig von der Intelligenz oder vielmehr eine weiterreichende Störung beeinträchtigen, die partiell von einer erniedrigten Intelligenz beeinflußt wird.

Für die Frage, inwieweit periphere **Störungen des Sehapparates** z.B. in Form von Augendominanz oder abnormen Augenbewegungen ätiologisch bei der spezifischen LRS bedeutsam, sind, haben sich keine überzeugenden Beweise ergeben.

Hinsichtlich der Wertigkeit **psychosozialer Faktoren** folgt aus der häufigen Koexistenz von spezifischer LRS und psychiatrischen Störungen sowie anderen unspezifischen Merkmalen wie mangelnder Anregung, schulorganisatorischen und didaktischen Defiziten, häuslicher Lernumwelt etc. nicht notwendigerweise eine ätiologische Bedeutsamkeit. Während psychiatrische Störungen und Motivationsdefizite, sofern sie einmal existent sind, für die Unterhaltung einer spezifischen LRS bedeutsam sind und beide Störungen die Belastung des Kindes additiv und zugleich sogar interaktiv formen, so muß doch andererseits angesichts wenig überzeugender Forschungsergebnisse eine primärätiologische Bedeutung psychosozialer Faktoren bezweifelt werden.

Therapie und Verlauf

Angesichts der Tatsache, daß Kinder mit einer spezifischen LRS neben dieser Funktionsstörung häufig aufgrund eines mehrjährigen frustranten Schulverlaufs leistungsdemotiviert sind und mit hoher Wahrscheinlichkeit Sekundärstörungen entwickelt haben, sind integrative Therapiekonzepte erforderlich; zumal die wünschenswerte Frühdiagnose und Primärprevention in der Regel nicht realisiert werden konnte. Zu mehrdimensionalen Therapieplänen für Kinder mit spezifischer LRS gehören daher **pädagogische** und **klinisch-therapeutische Maßnahmen.**

Den **schulischen Fördermaßnahmen** mit gezieltem pädagogischen Vorgehen, Lesetraining und Lernprogrammen zum Abbau von Lese- und Rechtschreibdefiziten sollten flankierend die Notenbefreiung für Lesen und Rechtschreibung, die Diktatbefreiung und spezielle Versetzungsvorschriften zur Seite stehen, um der Entwicklung und Verfestigung einer Schulunlust als Sekundärstörung zu begegnen.

Im Rahmen **klinisch-therapeutischer Maßnahmen** bilden Lernprogramme und Trainingsmaßnahmen zur Entwicklung von Sprachwahrnehmung und -verständnis, Sprechmotorik, Gedächtnisleistungen sowie weiterer kognitiver Faktoren eine unverzichtbare Säule der Behandlung. Neben diesem funktionellen Ansatz sind gegebenenfalls Aufmerksamkeitstrainings sowie psychotherapeutische Elemente zur Verbesserung der Leistungsmotivation und zum Abbau emotionaler Störungen indiziert. Entsprechend haben auch verhaltenstherapeutische Elemente zum Aufbau von Lernprozessen und zum Abbau von unangemessenem Verhalten Einzug in die Behandlung gefunden. Wie immer müssen derartige Behandlungsmaßnahmen durch regelmäßige Elternberatungen begleitet werden. Der Einsatz von Psychopharmaka hat eher eine randständige Bedeutung, zumal es keine Substanz gibt, welche die spezifische LRS bzw. die neuropsychologischen Defizite beeinflussen kann. Hingegen kann sich die Frage stellen, inwieweit begleitende Aufmerksamkeitsstörungen medikamentös positiv beeinflußt werden könnnen und auf diesem Wege das Kind von anderen Behandlungsmaßnahmen eher profitieren kann.

Neuere Erkenntnisse über den **Verlauf** der spezifischen LRS besagen, daß nur etwa ein Viertel der betroffenen Kinder am Ende der Grundschulzeit altersgemäße Leistungen zeigen. Nur 4% der schweren Lese-Rechtschreibstörungen normalisieren sich jenseits der Grundschulzeit bis zum Ende der Schulzeit. Der Wert therapeutischer Bemühungen für den Verlauf läßt sich aktuell nicht beurteilen. Trotz dieser schlechten Prognose für die gestörte Funktion liegt der Schulabschluß der betroffenen Kinder in der Regel im Durchschnittsbereich. Hinsichtlich der Entwicklung sekundärer psychischer Störungen sind auch Jugendliche noch Risikofälle. Ungünstig wirken sich ferner ein niedriger Sozialstatus und ein gleichzeitig vorliegendes Hyperkinetisches Syndrom aus. Auch bei Erwachsenen lassen sich noch sprachliche Funktionsdefizite finden, wie sie von der kindlichen LRS bekannt sind. Ebenso gibt es unter Erwachsenen Manifestationsformen eines Analphabetismus, der seine Wurzeln in einer spezifischen LRS des Kindesalters hat.

13.1.2 Spezifische Rechenstörungen

Definition, Klassifikation und Häufigkeit

Verglichen mit der LRS haben Rechenstörungen (Dyskalkulien)sehr viel weniger wissenschaftliches und pädagogisch-praktisches Interesse gefunden. Auch für die spezifische Rechenstörung bietet sich – in Entsprechung zur spezifischen LRS – eine operationalisierte Definition an. Demnach liegt eine spezielle Rechenstörung vor, sofern bei normaler Intelligenz und im übrigen normale altersgemäße Leistungen die Rechenfertigkeiten in standardisierten Tests unter dem Niveau von Prozentrang 16 (d.h. eine Standardabweichung unter dem Mittelwert) liegen.

Eine so als Teilleistungsstörung verstandene spezifische Rechenstörung läßt sich aber auch auf allen Intelligenzniveaus definieren, sofern eine bedeutsame (d.h. statistisch gesicherte) Diskrepanz zum Intelligenzniveau vorliegt. Diese Erweiterung der Definition berücksichtigt z.B. die Möglichkeit, daß intellektuell Hochbegabte bei „nur" durchschnittlichen Rechenfertigkeiten eine relative Teilleistungsstörung haben. Schließlich können Rechenstörungen natürlich auch im Rahmen einer allgemeinen Schulleistungsschwäche und damit nicht mehr im Kontext spezifischer Lernstörungen bzw. Teilleistungsstörungen auftreten. Seltener sind Akalkulien als Folge von Hirnschädigungen (z.B. nach Schädel-Hirn-Traumen).

Zur **Häufigkeit** spezifischer Rechenstörungen liegen keine verläßlichen Zahlen vor. Insgesamt sind spezifische Rechenstörungen offensichtlich sehr viel seltener als die spezifischen Lese-Rechtschreibstörungen.

Klinik und Diagnostik

Über die Verknüpfung von Rechenstörungen mit anderen psychiatrischen Störungen ist so gut wie kaum etwas bekannt. Wie bei allen Lern- und Leistungsstörungen muß jedoch mit einer erhöhten Wahrscheinlichkeit für die Entwicklung emotionaler und dissozialer Störungen als Folgen des schulischen Leistungsversagens, der erlebten Erschütterung des Selbstwertgefühls und der Interaktionsstörungen mit Eltern, Lehrern und Klassenkameraden gerechnet werden. Denkbar ist auch, daß die spezifische Rechenstörung mit einer leichten frühkindlich erworbenen Hirnfunktionsstörung einhergeht. Entsprechend muß in typischer Weise eine mehrdimensionale Diagnostik realisiert werden. Sie umfaßt eine detaillierte Anamnese, Interviews mit Eltern, Lehrern und Kind zur Erfassung der Auswirkungen der Rechenstörung auf die gesamte Adaptation und das Verhalten des Kindes, die neuropsychologische Funktionsdiagnostik unter Einschluß von Intelligenz- und standardisierten Rechentests (sowie gegebenenfalls auch Tests zur Erfassung einer LRS), eine entwicklungsneurologische Überprüfung hinsichtlich Zeichen einer eventuell vorhandenen neuromotorischen Reifungsverzögerung sowie die direkte Verhaltensbeobachtung des Kindes in der Leistungssituation.

Differentialdiagnostisch müssen allgemeine Leistungs-(Intelligenz-)minderungen ausgeschlossen und spezifische Rechenstörungen als entwicklungsabhängige Teilleistungsstörungen von hirntraumatisch erworbenen Akalkulien und Dyskalkulien differenziert werden.

Ätiologie

Die bisher nur sehr begrenzten Erkenntnisse zur Verursachung der Rechenstörung gestatten vorerst nur den Entwurf theoretischer Modelle mit vorerst begrenzter empirischer Stützung. Von Grissemann (1982) stammt der in Abbildung 13-1 wiedergegebene Entwurf einer **individuumszentrierten, sekundär-ätiologischen Betrachtungsweise.** Hier stehen im Zentrum Schwächen im zentralen Intelligenzbereich bei Aufbau, Verinnerlichung und Anwendung mathematischer Operationen. Zu den Schwächen der zentralen Operationen rechnet Grissemann Zahlenbegriffsschwäche und mangelnde Einsicht in das dekodierte Positionssystem, mangelndes Verstehen bildlich dargestellter Operationen, mangelnde ziffernmäßige Darstellung der Operationen unter allmählichem Verzicht auf konkrete Operationen und ungenügende Automatisierung im Ziffernbereich. Im nächsten Umfeld des Modells werden Schwächen kognitiver Stützfunktionen und schließlich im weiteren Kontext verschiedene spezielle Beeinträchtigungen der Reaktionsbasis des Rechnens im Sinne von Mängeln des rechnerischen Repertoires sowie emotionaler und kulturtechnischer Störungen berücksichtigt.

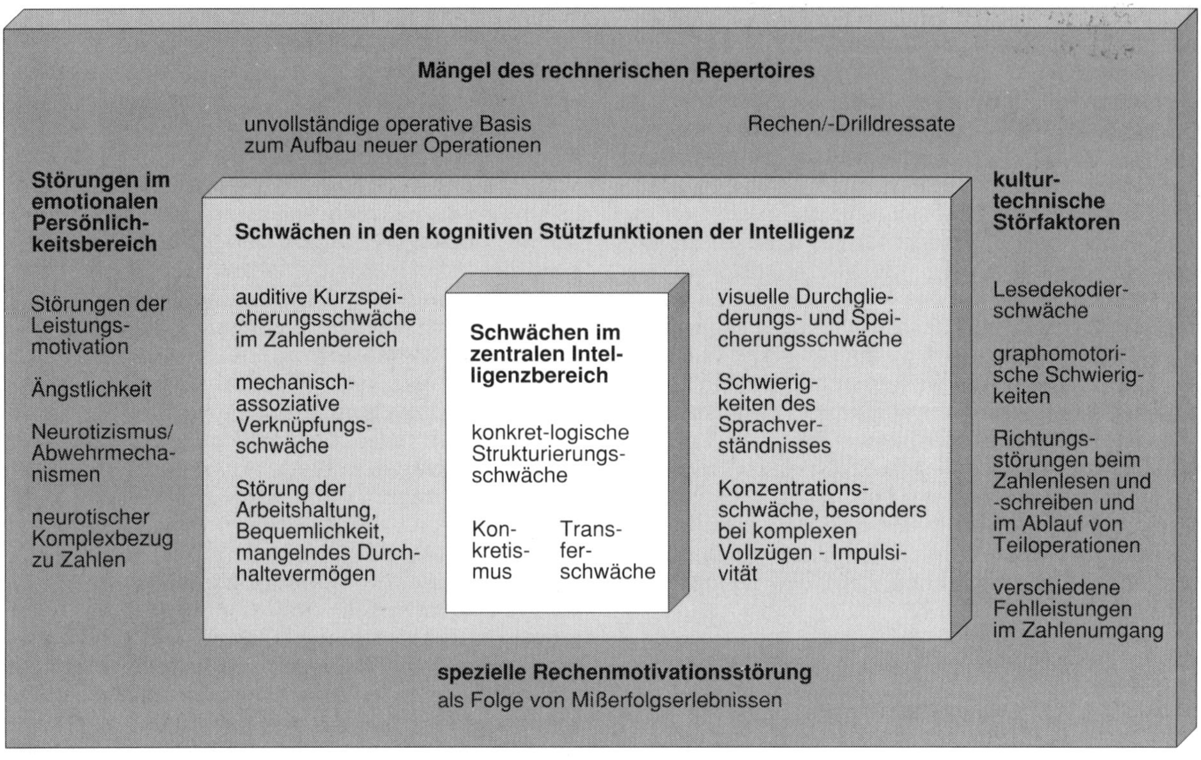
Mängel des rechnerischen Repertoires
unvollständige operative Basis zum Aufbau neuer Operationen
Rechen/-Drilldressate
Störungen im emotionalen Persönlichkeitsbereich
Störungen der Leistungsmotivation
Ängstlichkeit
Neurotizismus/ Abwehrmechanismen
neurotischer Komplexbezug zu Zahlen
Schwächen in den kognitiven Stützfunktionen der Intelligenz
auditive Kurzspeicherungsschwäche im Zahlenbereich
mechanisch-assoziative Verknüpfungsschwäche
Störung der Arbeitshaltung, Bequemlichkeit, mangelndes Durchhaltevermögen
Schwächen im zentralen Intelligenzbereich
konkret-logische Strukturierungsschwäche
Konkretismus
Transferschwäche
visuelle Durchgliederungs- und Speicherungsschwäche
Schwierigkeiten des Sprachverständnisses
Konzentrationsschwäche, besonders bei komplexen Vollzügen - Impulsivität
kulturtechnische Störfaktoren
Lesedekodierschwäche
graphomotorische Schwierigkeiten
Richtungsstörungen beim Zahlenlesen und -schreiben und im Ablauf von Teiloperationen
verschiedene Fehlleistungen im Zahlenumgang
spezielle Rechenmotivationsstörung
als Folge von Mißerfolgserlebnissen

Abb. 13-1: Bedingungen von Rechenstörungen (nach Grissemann und Weber 1982).

Bei einer **primär-ätiologischen Betrachtungsweise** läßt Grissemann **kognitive Ursachen** lediglich im Bereich der Intelligenz bzw. ihrer Struktur gelten. **Neuropsychologische Ursachen** wie visuelle Wahrnehmungsstörungen, Speicherdefizite, Automatisierungsprobleme, impulsiver kognitiver Stil etc. werden für möglich gehalten. Sie sind für das Konzept einer spezifischen Lernstörung unverzichtbar und auch im Kern des Modells von Grissemann explizit enthalten. Hinsichtlich **soziokultureller und familiärer Faktoren** wie Mängel an Leistungsmotivation, Arbeitshaltung und Ausdauer wird von Grissemann zu Recht die fehlende ätiologische Eindeutigkeit bemängelt. **Schulische Ursachen** - die für die Rechenschwäche und nicht das Konzept der spezifischen Rechenstörung als einer neuropsychologischen Teilleistungsschwäche Gültigkeit beanspruchen sollten – können in didaktisch-pädagogischen Mängeln begründet sein. Schließlich kann die Rechenschwäche als Zeichen einer allgemeinen Leistungsschwäche natürlich auch durch **emotionale Störungen** wie Ängstlichkeit und Depressivität bedingt sein, während für das Konzept einer spezifischen Rechenstörung eher eine simultane oder reaktive Entwicklung emotionaler Störungen als Folgen des Leistungsversagens anzunehmen ist.

Therapie und Verlauf

Die Behandlung der Rechenstörung ist Aufgabe sonderpädagogischer Trainingsprogramme. Nach Vorschlägen von Grissemann (1982) sind sie auf bestimmmte Stufen des Aufbaus und der Verinnerlichung mathematischer Operationen ausgerichtet. Sie umschließen eine Förderung der anschaulich-praktischen Intelligenzleistungen, visuelles Wahrnehmungstraining, Sicherung des Zahlbegriffs, Training des anschaulichen Gedächtnisses mit anschließender systematischer Ausblendung von Anschauung und Vorstellung und Trainings zur Automatisierung der arithmetischen Grundbeziehungen. Schließlich sollten auf einer Anwendungsstufe über verschiedene Maßnahmen die flexible Verwendung mathematischer Operationen in Problemsituationen ermöglicht werden. Aufbauend auf differenzierten förderdiagnostischen Abklärungen werden die Trainings individuell den jeweiligen Defiziten des Kindes mit einer Rechenstörung angepaßt. Die Monographie von Grissemann und Weber (1982) enthält eine umfangreiche Materialsammlung für entsprechende sonderpädagogische Trainingsmaßnahmen.

Flankierende Maßnahmen können aufgrund entsprechender Befunde der Diagnostik in Elternberatung und psychotherapeutischen Maßnahmen für das Kind bestehen. Angesichts der relativen Seltenheit der Rechenstörung bzw. der geringen Repräsentanz in klinischen Inanspruchnahmepopulationen ist der Verlauf der Rechenstörung unerforscht.

13.2 Psychogene Lern- und Leistungsstörungen

Definition, Klassifikation und Häufigkeit

Verglichen mit dem großen Forschungsinteresse, das den spezifischen Lernstörungen entgegengebracht wird, können die psychogenen Lern- und Leistungsstörungen als ein Stiefkind wissenschaftlicher Bemühungen betrachtet werden. Sie lassen sich als Hemmungen der Lern- und Leistungsfähigkeit aufgrund von intrapsychiatrischen Konflikten und Spannungen im Kind sowie als Ergebnis von Beziehungsstörungen zwischen Kind und Familie bzw. bedeutsamen Beziehungspersonen kennzeichnen. Betroffen ist vor allem die Lern- und Leistungsmotivation als eine der zentralen Voraussetzungen schulischer und alltagsbezogener Lernprozesse.

Psychogene Leistungsstörungen werden gegenwärtig in keinem der beiden international weit verbreiteten Klassifikationssysteme, der ICD-9 und dem DSM-III, berücksichtigt, wenngleich sie in der klinischen Praxis nicht selten festgestellt werden. Angesichts enger inhaltlicher Beziehungen zu Phänomenen wie Anpassungsstörungen, Schulangst, Schulphobie, Identitätskrisen in der Adoleszenz und damit ganz allgemein zu emotionalen Störungen kann natürlich kritisch eingewandt werden, daß psychogene Lern- und Leistungsstörungen keine eigenständige diagnostische bzw. neurologische Kategorie darstellten. Gleichwohl gehen die psychogenen Lern- und Leistungsstörungen nicht in emotionalen Störungen auf, sondern koexistieren mit diesen wie auch mit anderen psychiatrischen Störungen, die auf ähnliche Weise eine Resultante gestörter (intrafamiliärer) Beziehungsstrukturen sind.

Angesichts der ungenügenden Berücksichtigung psychogener Lern- und Leistungsstörungen in internationalen Diagnosesystemen und epidemiologischen Studien liegen keine Zahlen zur **Häufigkeit** dieser klinischen Bilder vor. Im folgenden soll wegen der engen Verschränkung klinischer Bilder und Bedeutungsfaktoren eine integrierte Abhandlung klinisch-diagnostischer und ätiologischer Faktoren vorgenommmen werden.

Klinik und Ätiologie

Hemmung und Versagen im Bereich von Lernen und Leistung kann in einer abstrahierenden Darstellung als das Ergebnis von Bedingungsfaktoren im Kind bzw. Jugendlichen einerseits und bei Eltern und Familie andererseits angesehen werden. Bei einer stärker den Akzent auf das Kind bzw. Jugendlichen setzenden Betrachtungsweise ergeben sich Bezüge von psychogenen Lernstörungen mit

- Anpassungsstörungen,
- Schulangst,
- Schulphobie,
- Entwicklungskrisen der Adoleszenz und
- emotionalen bzw. gemischt emotional-dissozialen Störungen.

Im folgenden sollen hierzu einige Anmerkungen vorgenommen werden.

Im Kontext von passageren emotionalen Störungen als Folgen psychosozialaer Belastungen wie Krankheit, Verlust eines Elternteils durch Trennung oder Tod, krisenhafter sozialer Entwicklungen etc. können bei Kindern vorübergehende emotionale, bisweilen auch mit dissozialen Anteilen vermischte Störungen betrachtet werden, die im Kern meist aus ängstlich-depressiven Symptomen bestehen. Diese als **Anpassungsstörungen** klassifizierten psychopathologischen Bilder gehen meistens simultan mit erheblichen Einbrüchen im Bereich der Leistungsfähigkeit einher, die sich parallel zur Rückbildung der Symptome oder mit einer gewissen Verzögerung ebenfalls bessert.

Die beiden psychiatrischen Kategorien der **Schulangst** und **Schulphobie** sind ganz wesentlich durch eine Beeinträchtigung der Leistungsfähigkeit gekennzeichnet, wobei dies für die Schulangst als einer auf die Schule, d.h. Lehrer oder Schüler oder den Unterrricht bzw. die Lerninhalte gerichteter Angst in besonderem Maße gilt. So können Ängste vor einem bestimmten Unterrichtsfach auch durch eine emotionale Blockade gegenüber dem Lerngegenstand bedingt sein, wenn z.B. eine lust- und sexualitätsfeindliche Erziehung im Elternhaus das Lernen im Biologieunterricht hemmt. Wenngleich die Schulphobie in ihrem Kern eine Trennungsangst und nicht eine auf die Schule gerichtete Angst ist, hat sie doch ähnliche Auswirkungen, indem die auf die Bezugsperson bzw. die Trennung gerichteten Ängste negativ mit der Lern- und Leistungsfähigkeit interferieren.

Die **Adoleszenz** ist, wie im Kapitel 1 dargestellt wurde, eine Übergangsphase der Entwicklung mit sehr charakteristischen Akzenten, Aufgaben und psychologischen Zentralthemen. Eine Reihe von Jugendlichen reagieren auf die neuen Anforderungen dieses Entwicklungsabschnittes **krisenhaft**, wobei das Spektrum sehr weit von emotionalen Störungen über Dissozialität mit oder ohne Drogenmißbrauch bis zu Psychosen reichen kann. Diese Entwicklungskrisen, die mehrheitlich nur passager sind, finden häufig ihren Ausdruck in tiefgreifenden Lern- und Leistungsstörungen. Die Adoleszenz ist gewissermaßen die Blütezeit schulischer Leistungskrisen und Lernstörungen und es kommt entsprechend häufig zu Klassenwiederholungen oder Schulwechsel.

Schließlich sind psychogen bedingte Lernstörungen im Bild langfristig bestehender **emotionaler** bzw. **gemischt emotional-dissozialer Störungen** des Kindes- und Jugendalters häufig. Ängstlichkeit und Depressivität sind einer positiven Leistungsmotivation nicht zuträglich. So wie sich in der Familie

Entbehrungen, Vernachlässigung und Feindseligkeit in der intrapsychiatrischen Symptomatik niederschlagen, so lassen sie sich auch in der Lern- und Leistungsfähigkeit in der Schule wiederfinden. Die geringe emotionale Belastbarkeit des ängstlich-gehemmten Kindes interferiert ebenso wie die intrafamiliär erlebte, auf die Schule übertragene Aggressivität mit den Zielen und Notwendigkeiten des Lern- und Erziehungsprozesses. Verzögerungen der emotionalen Persönlichkeitsentwicklung befördern Ängste vor der Eigenständigkeit und führen zur Anpassung an genormtes Verhalten und Leistungserwartungen, die von der Gruppe der Gleichaltrigen auch in leistungshemmender Weise gesetzt werden können. Ebenso können in perfektionistischen Zügen Reaktionsbildungen auf Ängste identifiziert werden, wenn Kinder bzw. Jugendliche die Auseinandersetzung mit den eigenen Unzulänglichkeiten vermeiden und entweder immer die Besten sein müssen oder sich überhaupt nicht beteiligen.

Bei einer eher interaktiven, die individuumszentrierte Konzeption notwendigerweise ergänzenden Betrachtungsweise stellen sich eine Reihe von Bedingungsfaktoren dar, die mit Eltern und Familie verbunden sind. Dabei handelt es sich in erster Linie um drei Störungsbereiche, nämlich Störungen des elterlichen Verhaltens gegenüber dem Kind, Störungen der intrafamiliären Kommunikation und Identifikation und Störungen der Einstellung gegenüber Erziehung und Schule.

Störungen des elterlichen Verhaltens gegenüber dem Kind können vielfältige Formen annehmen. Bedeutsam sind die Extreme der Zuwendung, nämlich Deprivation und übermäßige Einmischung, sowie das aus unterschiedlichen (ambivalenten) Anteilen zusammengesetzte überbehütende Verhalten. Die Deprivation von elterlicher Zuwendung und Ablehnung des Kindes ist eine der Hauptquellen von emotionalen, aber auch dissozialen Störungen im Kindes- und Jugendalter, die sich im weiteren auf das Leistungsverhalten auswirken. Dabei muß nicht immer nur an exzessive Deprivationsbedingungen (etwa vor dem Hintergrund sozioökonomischer Belastungen) gedacht werden. Kinder in Geschäftshaushalten mit zwei in dem Betrieb arbeitenden Eltern oder auch Kinder reicher Eltern erfahren nicht selten beträchtliche emotionale Deprivationen und ungenügende Leistungsmotivierung. Aber auch die übermäßige Betonung der schulischen Leistungen können z. B. auf der Basis ungenügend kontrollierter kompensatorischer Erfolgsbedürfnisse von Eltern zu einer Überforderung des Kindes mit der Folge einer emotionalen Blockade der Leistungsfähigkeit führen. Schließlich ist das überbehütende Verhalten durch die Diskrepanz zwischen Verhalten und latenten (unbewußten) Wünschen gekennzeichnet: während einerseits Leistung betont wird, führen die unbewußten Wünsche, das Kind klein und abhängig zu halten dazu, daß durch übermäßige Hilfen und Kontrollen bei den Hausaufgaben die Freude an eigener Leistung und selbstverantwortetem Erfolg beim Kind erschwert bzw. verhindert wird. Damit kann die übermäßige Besorgnis um die Gesundheit und in der Folge beim Kind eine zunehmende Somatisierung sowie schließlich eine Trennungsangst im Bild der Schulphobie verknüpft sein. Das elterliche Verhalten der Überprotektion verhindert somit die Erfahrung von Versagen und Fehlern, von Kritik und Realitätsorientierung und stört damit Lern- und Entwicklungsprozesse einschließlich der Ausbildung eines realistischen Selbstwertgefühls und Selbstkonzeptes. Zugleich entstehen Diskrepanzen zu der ganz andersartig organisierten schulischen Lernumwelt, so daß sich das Lernen beim Kind nur konflikthaft vollziehen kann. In ähnlicher Weise wirken sich **Störungen der intrafamiliären Kommunikation und Identifikation** ungünstig auf die Leistungsmotivation von Kindern aus. Beispielsweise beeintächtigen Gefühlsarmut, mangelnde Spontaneität und Verdrängung des affektiven Ausdrucks die emotionale Entwicklung und das Selbstwertgefühl des Kindes als Voraussetzung für Lernprozesse und bringen darüber hinaus das „brave" Kind in Konflikte mit dem so anders gearteten Verhalten der Klassenkameraden. Oder die Lernmotivation wird durch die elterliche Unehrlichkeit und Familienmythen über die eigene Schulzeit und Lernkarriere geschädigt, wenn diese Mythen zerbrechen und damit das Vertrauen des Kindes in die Eltern erschüttert wird. Schließlich kann die Identifikation mit den Eltern und damit ein weiterer Lernanreiz tiefgreifend gestört sein, wenn die Eltern Leistungsversager oder unerreichbare Vorbilder aufgrund extremer Tüchtigkeit sind.

Unter den letzten Bedingungsfaktoren, den **Störungen der Einstellung gegenüber Erziehung und Schule** ist zunächst das fehlende oder ambivalente Interesse an dem aktiven Gestalten des Erziehungsprozesses zu nennen. Diese Bedingung geht verständlicherweise häufig mit Deprivationsbedingungen unterschiedlichen Ausmaßes einher. Gleichwohl bedarf es nicht erst extremer Ausprägungen, schon die Absorption der Eltern durch Beruf, Karriere, Aufgabenfelder, persönliche Ziele und die zunehmende Außenleitung und Vorgabe von Lebensinhalten durch Medien und Freizeitindustrie können zu einer Entwertung bzw. Ignorierung des elterlichen Erziehungsauftrages führen. Die mangelnde Übernahme der Elternrolle auf der Einstellungsebene prägt zugleich das pädagogische Realverhalten und damit Lern- und Leistungsprozesse beim Kind; Defizite auf der einen – bedingenden – Seite müssen zwangsläufig Defizite auf der anderen Seite – nämlich beim Kind – nach sich ziehen.

Ähnlich ungünstig wirken sich auch Distanz und Widerstand der Eltern gegenüber Lehrern und Schule aus. Kritik und Verächtlichmachung der Lehrer, bisweilen auf der Basis von sozialem Neid und Unterlegenheitsgefühlen der Eltern oder aber auch aus unbewußten Ängsten vor der intellektuellen Überlegenheit und dem möglichen sozialen Aufstieg des Kindes unterhöhlen die Leistungsbereitschaft des Kindes durch Entmutigung und schaffen Ängste vor dem Verlust familiärer und sozialer Solidarität. Andererseits kann die totale Schuldzuweisung des kindlichen Leistungsversagens auf schulische Bedingungen eine Hemmung der Lern- und Leistungsbereitschaft darstellen, weil sie Selbstkritik, Fehleranalyse und Realitätsorientierung behindern.

Therapie

Die Analyse psychogener Lernstörungen als Ergebnis intrapsychischer und interaktiver Bedingungsfaktoren – wie sie im vorausgegangenen Abschnitt vorgenommen wurde – bedeutet in der Konsequenz eine therapeutische Problembearbeitung mit den klassischen Mitteln der Elternarbeit und den verschiedenen Ansätzen kindzentrierter Therapien. Die Ziele bestehen darin, das im individuellen Fall bedeutsame Bedingungsgefüge zu verändern, um Leistungsmotivation und Lernerfolge beim Kind wieder möglich zu machen.

Während die Eltern bzw. Bezugspersonen ihren Anteil an den Bedingungen der Lernstörung des Kindes nicht nur erkennen sondern unter beratender Hilfestellung auch umstrukturieren und darüber hinaus den therapeutischen Prozeß des Kindes verstehen und fördern lernen sollten, braucht das Kind je nach Dauer und Umfang der Lernstörung und darüber hinaus in Abhängigkeit von den koexistierenden psychischen Störungen Hilfen für den Aufbau eines angemessenen Selbstkonzeptes und einer realitätsgerechten Lernmotivation sowie für den Abbau lernhemmender psychischer Symptome. Häufig ist also eine frequente kindzentrierte Psychotherapie erforderlich, wobei lernmotivierende Strategien der Verhaltenstherapie integriert werden können. Sofern diese auf den Kern der psychischen Bedingung gerichteten Maßnahmen der Elternarbeit und Kindertherapie sichergestellt sind, sollte dem Kind die Ausschöpfung seiner Entwicklungs- und Lernmöglichkeiten verfügbar werden.

Literatur

Angermeier, M.: Legasthenie. Fischer, Frankfurt 1976.

Aman, M.G., N. N. Single: Specific reading disorders: concepe of etiology reconsidered. In: Gadow, K. D., I. Bialer (eds.): Advances in Learning and Behavioral Disabilities. JAI Press, New York 1983.

Ayres, J.: Lernstörungen und sensorisch-integrative Dysfunktionen. Springer, Berlin-Heidelberg-New York 1979.

Barkley, R. A.: Learning disabilities. In: Mash, E. J., L.G. Terdal (eds.). Behavioral Assessment of Childhood Disorders. Wiley, New York 1981.

Frostig, M.: Bewegungserziehung. Reinhardt, München 1973.

Gardner, R.A.: Psychogenic learning disabilities. Acta Paedopsychiatrica 42 (1977) 188-209.

Grissemann, H., A. Weber: Spezielle Rechenstörungen, Ursachen und Therapie. Huber, Bern 1982.

Johnson, P.J., H. R. Myklebust: Lernschwächen. 2. Aufl. Hippokrates, Stuttgart 1976

Kephart, L.C.: Das lernbehinderte Kind im Unterricht. Reinhardt, München-Basel 1977.

Kirk, S.A., W. D. Kirtle: Psycholinguistische Lernstörungen, Diagnose und Behandlung. Beltz, Weinheim 1976.

Steinhausen, H.-C.: Der langfristige Verlauf von Hyperkinetischen Syndromen und Teilleistungsstörungen. In: Schmidt, M. H., S. Dromann (Hrsg.): Langzeitverlauf kinder- und jugendspychiatrischer Erkrankungen. Enke, Stuttgart 1986.

14 Emotionale Störungen

Phänomene wie Trennungsängstlichkeit bei Kleinkindern, Dunkelangst im Vorschul- und frühen Grundschulalter, Verstimmungen bei Kindern aller Altersgruppen oder Ritualisierungen von Handlungsabläufen mit zwanghaft anmutender Struktur bei jüngeren Kindern sind häufige Phänomene im Verlauf der Entwicklung. Diese meist leichten und vorübergehenden emotionalen Störungen sind nur selten Anlaß für die Vorstellung zur Kinder- und jugendpsychiatrischen Diagnostik und Therapie und können dann in der Regel durch Beratung in kurzer Zeit erfolgreich angegangen werden.

Von diesen leichten und passageren Störungen unterscheiden sich die psychiatrisch bedeutsamen emotionalen Störungen durch die in Kapitel 2 dargelegten Kriterien der unter Berücksichtigung des soziokulturellen Kontextes definierten Abnormität und der Beeinträchtigung der persönlichen und sozialen Entwicklung des Kindes. Ferner gründet sich die Diagnose nicht auf isolierte Symptome (wie z.B. Daumenlutschen oder Nägelbeißen) sondern auf ein Symptommuster. Typische Merkmale emotionaler Störungen sind demgemäß Kostellationen von Ängstlichkeit und Verstimmtheit, Scheu, sozialer Isolation, Empfindsamkeit und Beziehungsproblemen.

Wenngleich die für das Kindes- und Jugendalter spezifischen emotionalen Störungen (so die Formulierung der ICD 9, vgl. Kap. 2) häufig relativ undifferenziert sind und damit besondere Klassifikationsprobleme schaffen, so gibt es doch in einigen Fällen – und dies im Jugendalter relativ häufiger als im Kindesalter – symptomatische Übereinstimmungen mit den Neurosen des Erwachsenenalters, d.h. Angstneurosen, Hysterien, Phobien, Depressionen, Zwangsstörungen und Hypochondrien.

Die Einführung des Begriffs der emotionalen Störungen des Kindes- und Jugendalters gründet sich jedoch nicht allein auf die klassifikatorischen Probleme der Einordnung kindlicher Symptomkonstellationen in das Konzept der Neurosen des Erwachsenenalters. Hierzu zählt vielmehr ferner der empirisch gesicherte Tatbestand, daß emotionale Störungen des Kindesalters selten in Neurosen des Erwachsenenalters übergehen. Gewichtiger scheint schließlich die Kritik am Neurosenbegriff und Neurosenmodell, das als ein empirisch nicht überprüftes theoretisches Konstrukt der Psychoanalyse ungenügend operational definiert ist, um Klassifikation, Diagnostik und differentielle Therapie und damit klinisch-praktisches Handeln eindeutig zu strukturieren. Bezeichnend in diesem Zusammenhang ist die Tatsache, daß der Begriff der Neurose im amerikanischen DSM-III aufgegeben worden ist und nach vorläufigen Entwürfen für die ICD-10 auch in diesem revidierten internationalen Klassifikationssystem nicht mehr enthalten sein wird.

Emotionale Störungen sind der häufigste Anlaß für die Vorstellung von Kindern und Jugendlichen zur kinder- und jugendpsychiatrischen Beurteilung und Behandlung. Sie nehmen in entsprechenden Inanspruchnahmepopulationen von größeren Kliniken in der Regel etwa ein Drittel der Gesamtklientel ein. In unausgewiesenen Stichproben, d.h. epidemiologischen Studien, liegen die Raten sehr viel niedriger. Auf der ländlich-kleinstädtischen Isle of Wight fanden sich emotionale Störungen bei 2,5% der Kinder vor der Adoleszenz. Im Jugendalter stiegen die Raten auf 4 bis 5% an, wobei die im Kindesalter typische Gleichverteilung der Geschlechter einer Dominanz des weiblichen Geschlechts – analog zum Erwachsenenalter – wich. In städtischen Ballungsgebieten sind die Raten bedeutsam höher; sie betrugen in der Innenstadt von London 5%.

Die meisten emotionalen Störungen des Kindes- und Jugendalters sind altersspezifische Manifestationen. So beginnen z.B Tierphobien meist in der frühen Kindheit, während eine soziale Phobie oder eine Agoraphobie selten vor dem Jugendalter, in der Regel sogar erst im Erwachsenenalter, auftritt. Entsprechend sind Suizidhandlungen vor der Adoleszenz selten und werden depressive Syndrome ebenfalls im Kindesalter seltener diagnostiziert. Auch Zwangssyndrome und Konversionssyndrome treten typischerweise erst in der Adoleszenz auf.

Ursächlich spielen genetische Faktoren wahrscheinlich nur bei den schwersten und persistierenden Formen emotionaler Störungen im Sinne eines Vulnerabilitätsfaktors eine Rolle. Im Gegensatz zu der zweithäufigsten Kategorie der Kinder- und Jugendpsychiatrie, den Störungen des Sozialverhaltens, gibt es keine pathognomonischen familiären Konstellationen oder Muster der Eltern-Kind-Interaktion bei emotionalen Störungen. Nur in einigen Fällen sind Einengung und Überprotektion pathogenetisch bedeutsam. Die Prognose ist insgesamt relativ günstig, zumal viele emotionale Störungen des Kindes- und Jugendalters auch spontan remittieren. Davon sind allerdings einige Phobien des Jugendalters sowie spät manifeste Zwangssyndrome ausgenommen, zumal hier der Verlauf in einigen Fällen auch ungünstig ist.

Die folgende Darstellung der wichtigsten emotionalen Störungen des Kindes- und Jugendalters gliedert sich in (1) Angstsyndrome, (2) Phobien, (3) Depressionen und (4) Zwangssyndrome. Die häufig im Kontext der Neurosen dargestellten Konversionssyndrome werden in Kapitel 15 unter psychischen Störungen mit körperlicher Symptomatik abgehandelt.

14.1 Angstsyndrome

Definition, Klassifikation und Häufigkeit

Kaum ein Konzept der Psychopathologie kommt ohne die Berücksichtigung der Angst als einer zentralen Kategorie aus. Neben der charakteristischen Emotion äußert sich Angst körperlich in motorischer Verspannung und vegetativ-autonomen Reaktionen wie beschleunigter Herzfrequenz, Schwitzen, Erröten oder Erblassen, Kälte- oder Hitzewallungen, trockenem Mund etc. Das Verhalten wird durch gesteigerte Aufmerksamkeit (Vigilanz) und besorgte Antizipation zur Vermeidung angstprovozierender Situationen strukturiert. Derartige Situationen können bei Kindern (und auch Erwachsenen) aus Konfrontation mit Tieren, Trennung von Bezugspersonen, sozialen Zusammenkünften oder Prüfungen bzw. Notenbewertungen (z.B. in der Schule) bestehen.

Klinisch bedeutsame Angstsyndrome sind entweder durch ein abnormes Ausmaß diffuser, frei flottierender Angst gekennzeichnet oder situations- und objektbezogen. Letztere werden als Phobien bezeichnet. Angstsyndrome werden häufig von zwanghaften und phobischen Symptomen oder seltener auch von Konversionssymptomen begleitet. Die differentialdiagnostische Unterscheidung erfolgt aufgrund des jeweiligen Symptom-Musters.

Gegenwärtig gibt es kein allgemeingültiges **Klassifikationssystem** für Angstsyndrome im Kindesalter, In der ICD-9 werden, wie bereits dargestellt, sowohl spezifische emotionale Störungen des Kindes- und Jugendalters mit Angst und Furchtsamkeit wie auch Neurosen mit vorhergehender Angstsymptomatik berücksichtigt. Das DSM-III enthält

- Störungen mit Trennungsängsten (hierzu zählt vor allem die Schulphobie),
- Störungen mit Vermeidungsverhalten – im Sinne des extrem gehemmten Kindes – (diese Kategorie wird im DSM-III-R allerdings wegen ihrer fehlenden Unabhängigkeit von anderen Störungen nicht mehr enthalten sein) und
- Störungen mit übermäßiger Angst (gekennzeichnet durch soziale Ängste vor Sprechen in der Öffentlichkeit, Leistungsängsten etc.).

Hinsichtlich der **Häufigkeit** muß zwischen dem Vorkommen von Furcht und Ängsten sowie klinisch bedeutsamen Störungen mit Angst unterschieden werden. Angst und Furcht sind ein ubiquitäres Phänomen und treten gemäß Angaben internationaler epidemiologischer Studien bei etwa 10% aller Kinder auf. Zur Häufigkeit klinisch bedeutsamer Angstsyndrome gibt es keine repräsentativen Zahlen; sie dürften eher niedriger als 10% liegen. Beziehungen zum Sozialverhalten und zum Geschlecht haben sich nicht einheitlich nachweisen lassen.

Klinik und Diagnostik

Angstsyndrome haben, wie Tabelle 14-1 verdeutlicht, eine typische Altersbedingung hinsichtlich des Zeitpunktes von Entstehung und Manifestation. Gleichwohl haben einige Störungen mehrere Manifestationsgipfel. So können sich Trennungsängste im Kindergartenalter, im Einschulungsalter sowie in der Frühadoleszenz manifestieren und dabei das charakteristische Bild der Schulphobie prägen.

Tabelle 14-1: Alterbindung der Angst-Syndrome

Säuglings- und Kleinkindalter	Trennungsangst
Vorschultalter	Pavor nocturnus
Vorschulalter, mittlere Kindheit	Tierphobie, Dunkelangst
mittlere Kindheit, frühe Adoleszenz	Schulphobie und Schulangst
Adoleszenz	„Angstneurose"

Trennungsängste sind zunächst durch die bisweilen panikartig wirkenden Symptome in Reaktion auf die Trennung gekennzeichnet. Hinzu kommen extrem Befürchtungen über potentielle, die Familie bedrohende Gefahren beim älteren Kind und nach erfolgter Trennung depressive Gefühle des Verlustes und der Sehnsucht nach Wiedervereinigung mit der Familie bzw. den Bezugspersonen. Extreme Trennungsängste entwickeln sich häufig abrupt und unerwartet bei Kindern mit unauffälligem Verhalten oder aber auch auf dem Boden von Erfahrungen chronischer Trennungsängste mit oft nur subklinischer Intensität. Eine Spontanremission mit vollständiger Normalisierung ist möglich.

Der im Vorschulalter und seltener nur noch im frühen Grundschulalter sich manifestierende **Pavor nocturnus** ist durch eine nächtliche Schlafunterbrechung mit gellendem Schreien aus dem Schlaf heraus, ängstlich wirkendem Ausdruck, Desorientierung, fehlender Ansprechbarkeit und fehlender Erinnerungskontinuität am nächsten Morgen gekennzeichnet. Es wird heute zunehmend angezweifelt, daß es sich tatsächlich um ein Angstsyn-

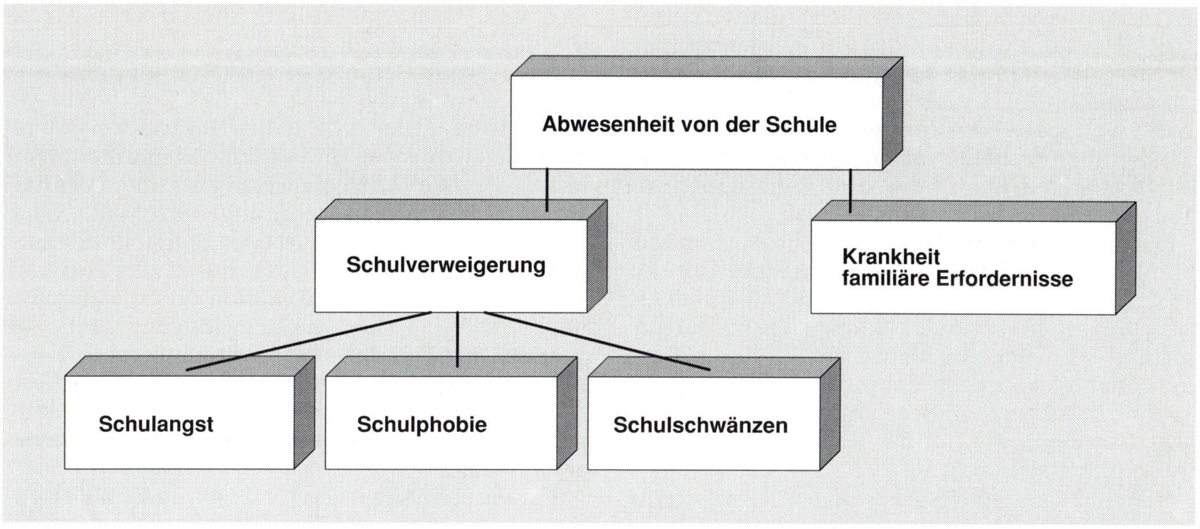

Abb. 14-1: Differentialdiagnose der Schulabwesenheit.

drom handeln muß. Altersbindung und elektrophysiologische Kennzeichen lassen alternativ auch an der Klassifikation einer entwicklungsabhängigen Schlafstörung vor dem Hintergrund temporärer neurophysiologischer Reifungsstörungen denken (vgl. Kap. 15.6).

Auch die **Schulphobie** ist – entgegen der eigentlichen Bedeutung des Begriffs der Phobie – keine auf die Schule gerichtete Angst, sondern im Kern eine Trennungsangst. Das Kind weigert sich (meist längerfristig und nicht nur vorübergehend) in einer übermäßig engen Bindung an eine primäre Beziehungsperson – meist die Mutter – die Schule aufzusuchen und reagiert schon morgens vor der Schule mit Befürchtungen, was der Mutter oder ihm während der Abwesenheit zustoßen könnte. Charakteristischerweise treten neben extremer Ängstlichkeit und depressiven Verstimmungen körperliche Symptome wie Übelkeit, Bauch- und Kopfschmerzen im Sinne einer Somatisierung – d.h. psychischen und nicht organischen Ursprungs – hinzu. Zu den häufig beschriebenen Persönlichkeitsmerkmalen dieser Kinder zählen emotionale Retardierung, Passivität, Gehemmtheit und Abhängigkeit. Differentialdiagnostisch ist die Schulphobie im Rahmen der verschiedenen in Abbildung 14-1 dargestellten Ursachen für Schulabwesenheit von der Schulangst und dem im Kontext dissozialer Störungen stehenden Schulschwänzen abzugrenzen. Die einzelnen differenzierenden Merkmale enthält Tabelle 14-2.

Die **Schulangst** ist hingegen eine auf die Schule gerichtete Angst. (Im Sinne dieser Objektbezogen-

Tabelle 14-2: Differentialdiagnose der Schulverweigerung

	Schulphobie	Schulangst	Schulschwänzen
Angst in der Schulsituation	stark ausgeprägt	vorhanden, wechselnde Intensität	fehlt
Somatisierung	stark	wechselnd	fehlt
Persönlichkeit	ängstlich, sensitiv	ängstlich, sensitiv	aggressiv, dissozial
Intelligenz	durchschnittlich bis hoch	durchschnittlich heterogenes Profil	durchschnittlich bis erniedrigt
Lernstörungen	fehlen	häufig vorhanden	fehlen
Lernmotivation	hoch	gestört	niedrig
Elternverhalten	überprotektiv, bindend	unspezifisch	vernachlässigend
Schulbesuch	mit Wissen der Eltern chronisch unterbrochen	mit Wissen der Eltern sporadisch unterbrochen	ohne Wissen der Eltern sporadisch/chronisch unterbrochen

heit erfüllt die Schulangst damit eigentlich das zentrale Definitionskriterium der Phobie) Dabei können das Verhalten von Lehrern wie von Schülern angstauslösend sein. Leistungsängste und teilweise auch psychogene Lernstörungen (vgl. Kap. 13) lassen sich hier ebenfalls subsummieren. Eine Überschneidung von Schulangst und Schulphobie im klinischen Einzelfall ist möglich.

Die in der Adoleszenz auftretenden Angstzustände mit diffuser innerer Spannung und Unruhe, die sich bisweilen zu Angstparoxysmen verdichten, von phobischen Akzenten, Somatisierungsneigungen und sexuellen Ängsten begleitet sind, lassen sich zum gegenwärtigen Zeitpunkt am ehesten mit der (unbefriedigenden) Bezeichnung der **Angstneurose** umreißen, wie sie als Phänomen auch im Erwachsenenalter auftritt.

Neben diversen altersgebundenen Manifestationen ist die Klinik der Angstsyndrome durch eine Vielzahl **anderer Bilder** gekennzeichnet. So sind das extrem ruhige und zurückgezogene Kind, das keine altersgemäßen Sozialkontakte entwickeln kann oder das Kind mit Ängsten, sich im Unterricht zu melden bzw. vor der Klasse zu sprechen oder zum Arzt zu gehen, ebenso wie das sprechscheue, im Extremfall **mutistische Kind** Beispiele für die Manifestation von Angst mit behindernden Auswirkungen auf die psychosoziale Entwicklung. Wie in Kapitel 12 dargelegt, läßt sich der **Mutismus** nicht nur als eine Sprachstörung im Sinne der Sprechverweigerung, sondern ebenfalls als emotionale Störung klassifizieren.

Die **Diagnostik** der Angstsyndrome im Kindesalter stützt sich wesentlich auf die Exploration und Verhaltensbeobachtung. Fragebögen zur Diagnostik der Angst wie z.B. der Angstfragebögen für Schüler (AFS) oder Persönlichkeitsfragebögen (vgl. Kap. 4) können ergänzend eingesetzt werden, vermögen aber nicht die Exploration bzw. Beobachtung zu ersetzen. Die Grenze der Wertigkeit von Fragebögen ergibt sich aus der Tatsache, daß sie an Konzepten der Persönlichkeitspsychologie zur dimensionalen Beschreibung von Eigenschaften und Zuständen orientiert und nicht für die Identifizierung klinisch bedeutsamer Angstsyndrome bei Kindern und Jugendlichen entwickelt worden sind.

Ätiologie

Angstsyndrome können sich aus vollständiger emotionaler Stabilität heraus entwickeln. Häufig handelt es sich jedoch um sensible, auf neue Situationen irritiert reagierende Kinder, so daß ein Ursachenfaktor im **Temperament** des Kindes begründet sein kann. Entsprechend weist die Anamnese im Vorfeld bereits prämorbide Anzeichen von Ängstlichkeit auf. Bedeutsam sind ferner belastende **Umweltveränderungen** wie Trennungserfahrungen, [illegible] oder Verlust von Bezugspersonen [illegible]eprobleme oder Krankenhausauf[illegible] Kindes mit medizinischen Maßnahmen bzw. Operationen oder soziale Veränderungen mit Verfolgung oder Not.

Viele dieser Bedingugnen wirken im Sinne von Realängsten auf das Kind ein, das Verarbeitungen nur in Abhängigkeit von seinem **Entwicklungsstand** vornehmen und erst mit zunehmendem Alter phantasierte Ängste von Realängsten zu trennen vermag. Die Verarbeitung von Belastungen wird schließlich nicht nur durch die Qualität der **Familienbeziehungen** bestimmt, sondern auch durch das Ausmaß, inwieweit Eltern **Modellfunktion** für eine adaptive oder pathologische Angstbewältigung sind. Im Rahmen der Schulphobie spielt häufig eine ängstlich-depressive und überprotektiv-bindende Mutter bei einem gleichzeitig eher passiven Vater in einer nach außenhin isolierten Familie eine pathogene Rolle.

Für einige Angstsyndrome wie z.B die Trennungsangst kann angesichts des aktuellen Wissensstandes nicht ausgeschlossen werden, daß **genetische Anteile** ätiologisch bedeutsam sein können.

Therapie und Verlauf

In der klinischen Praxis werden eine Vielzahl unterschiedlicher Behandlungsverfahren wie **Psychotherapie, Verhaltenstherapie und Pharmakotherapie** sowohl im ambulanten als auch im stationären Kontext eingesetzt. Die Frage nach der Indikation und differentiellen Wertigkeit der einzelnen Maßnahmen ist dabei noch weitgehend offen.

Die langfristige Psychotherapie ist in ihren Effekten nicht systematisch überprüft worden. Zwischen den Effekten kurzfristiger, analytisch orientierter Therapie und der systematischen Desensibilisierung als einer verhaltenstherapeutischen Technik fanden sich in einer kontrollierten Therapiestudie bei vornehmlich schulphobischen Kindern keine Unterschiede; hier wurden auch gegenüber einer nichtbehandelten Wartegruppe vom Fachpersonal keine Therapieeffekte festgestellt, während die Eltern möglicherweise im Sinne einer Erwartungshaltung positive Effekte angaben (Miller u. Mitarb. 1972).

Die meisten verhaltenstherapeutischen Berichte beruhen entweder auf Einzelfällen oder aber nicht auf klinischen Fällen mit komplexen Angstsyndromen sondern mit monosymptomatischen Phobien. Die positiven Ergebnisse der Pharmakotherapie einer einzigen kontrollierten Studie mit hochdosierten Gaben von 160 mg Imipramin (Gittelman-Klein und Klein 1977) bei der Schulphobie sind bisher nicht repliziert worden. Hinsichtlich der in der Praxis häufig unkritisch vorgenommenen Behandlung mit Tranquilizern ist Zurückhaltung geboten. Substanzen wie die Benzodiazepine sollten allenfalls nur zur kurzfristigen Entlastung in Krisensituationen Anwendung finden.

Grundsätzlich hat sich bei allen Angstsyndromen mit bedeutsamen pathogenen Einflüssen aus der Familie – wie z.B. bei der Schulphobie – die stationäre Aufnahme des Kindes bzw. Jugendlichen bewährt. Auf diesem Wege lassen sich am ehesten die notwendige Verselbständigung des Kindes, die Restrukturierung von Beziehungen, die Erweiterung der sozialen Kompetenz und der stufenweise Aufbau des erneuten Schulbesuchs entwickeln. Meist ist eine ambulante Nachsorge zur Stabilisierung der Behandlungseffekte und zur Prävention von Rückfällen erforderlich.

Der **Verlauf** der meisten Ängste des Kindesalters ist eher günstig. Diese Feststellung läßt sich schon aus der Altersabhängigkeit ableiten. Von diesem allgemeinen Trend ist jedoch die Schulphobie ausgenommen. Verschiedene Verlaufsuntersuchungen zu dieser Störung zeigen, daß die betroffenen Kinder bei Nachuntersuchungen häufig psychologisch auffällig bleiben, wobei Probleme des Schulbesuchs und andere emotionale Störungen sowie Phobien beobachtet wurden. Inwieweit davon auch die berufliche und soziale Entwicklung gefährdet wird, ist gegenwärtig nicht bekannt. Ebenso ist offen, welche Faktoren prognostisch günstig wirken. So haben Verlaufsberichte über die Schulphobie nicht einheitlich festgestellt, daß nur die Spätmanifestationen in der Frühadoleszenz eine ungünstige Prognose haben, zumal einige Frühmanifestationen im Vorschul- und frühen Grundschulalter in der Adoleszenz rezidivieren und therapeutisch dann oft schwer beeinflußbar sind. Generell verschlechtert sich die Prognose mit zunehmender Chronifizierung, so daß eine frühe therapeutische Intervention notwendig ist.

14.2 Phobien

Definition, Klassifikation und Häufigkeit

Phobien sind abnorm intensive, auf bestimmte Objekte oder Situationen bezogene Ängste, die nicht situationsangemessen sind, von dem betroffenen Patienten nicht erklärt oder rationalisiert werden können, nicht unter willentlicher Kontrolle stehen, zu einer Vermeidung des gefürchteten Objekts bzw. der gefürchteten Situation führen, sich über eine ausgedehnte Zeitperiode erstrecken und nicht adaptiv sind. Angesichts des ähnlichen phänomenologischen Ausdrucks über Gefühle und begleitende physiologische Reaktionen muß die Phobie von der Furcht im Rahmen normaler Entwicklungsprozesse differenziert werden. Furcht ist in der Regel eine situationsangemessene Reaktion auf Bedrohung, sie läßt sich erklären und kann unter Kontrolle gebracht werden, sie muß nicht zu Vermeidungshaltungen führen, sie ist kurzlebig und schließlich als ein Warnsignal zur Mobilisierung von Abwehr- und Bewältigungsstrategien adaptiv.

Gegenwärtig gibt es noch keine allgemein akzeptierte und überzeugende Klassifikation der Phobien des Kindes- und Jugendalters. In Anlehnung an Miller und Mitarbeiter (1974) lassen sich die Objekte und Situationen, welche die vielfältigen Manifestationsformen der Phobien definieren, in

- Angst vor körperlicher Verletzung (z.B. durch bestimmte Nahrung, Bakterien, Operationen etc.),
- Angst vor natürlichen Ereignissen bzw. Objekten (z.B. Sturm, Dunkelheit, Tiere) und
- soziale Ängste (z.B. Schulleistungsangst, Angst vor Menschenansammlungen etc.) gruppieren.

Eine Abgrenzung gegen diffuse und komplexe Angstzustände ist nicht immer möglich, zumal diese von Phobien durchsetzt sein können.

Die unzulängliche definitorische Abgrenzung von Furcht und Phobie in vielen epidemiologischen Studien erschwert die Beurteilung der **Häufigkeit** von Phobien im Kindes- und Jugendalter. In der Isle-of-Wight-Studie von Rutter und Mitarbeitern (1970) fanden sich unter 2200 10- und 11jährigen insgesamt 16 Fälle mit klinisch bedeutsamen Phobien, was einer Prävalenz von 0,7% entspricht. Spezifisch situative Phobien (bezogen auf Schule, Dunkelheit, Höhen, Gewitter) waren doppelt so häufig wie Tierphobien. Letztere fanden sich nur bei Mädchen, erstere waren bei beiden Geschlechtern gleich verteilt. Betrachtet man das gesamte Kindes- und Jugendalter, so sind Mädchen insgesamt eher häufiger von Phobien betroffen.

Klinik und Diagnostik

Typische Manifestationsformen von Phobien im Kindes- und Jugendalter sind bereits angeklungen. Charakteristisch ist ferner die Altersbindung der Symptomatik. Tierphobien nehmen in der Regel ihren Ausgang im Vorschulalter, fast nie hingegen nach der Adoleszenz. Soziale Phobien beginnen meist in der Frühadoleszenz, während die Agoraphobie typischerweise nicht vor der späten Adoleszenz einsetzt. Dementsprechend sind die häufigsten Phobien des Kindesalters die Angst vor Tieren, vor Dunkelheit und vor Verletzung und Tod.

Die klinische **Diagnostik** muß bei der Bewertung der Störung das Objekt der Angst, das Alter und den Entwicklungsstand des Kindes bzw. Jugendlichen, die Chronizität und den Schweregrad und als deren Folge die Beeinträchtigung berücksichtigen. So können Ängste vor geschlossenen Räumen wie z.B. vor Badezimmern oder Fahrstühlen je nach der jeweiligen Lebensumwelt eine andere Wertigkeit haben und müssen bestimmte Tierphobien wie Angst vor Spinnen oder Fröschen angesichts der relativ seltenen Reiz-Exposition nicht notwendigerweise mit einer bedeutsamen Fehladaptation des Verhaltens einhergehen. Andererseits sind alle durch soziale Ängste gekennzeichneten Phobien in der Regel durch einen höheren Grad der Einengung und Behinderung normaler Lebensvorgänge gekennzeichnet.

Schließlich ist angesichts der Tatsache, daß Angst den Kern vielfältiger psychischer Störungen bildet, zu bedenken, daß Phobien auch im Kontext oder im Dienste anderer Störungen stehen können. Eine entsprechende Beziehung besteht beispielsweise zwischen Phobie und Zwangssyndrom, wenn etwa Ängste vor bakterieller Infektion zum Waschzwang oder irrationale Befürchtungen zu ritualisierten Handlungen führen.

Phobien lassen sich, sofern die betroffenen Kinder und Jugendlichen bereit sind, über ihre Ängste zu sprechen, im Rahmen der üblichen klinischen Exploration diagnostizieren. Häufig verschweigen die Patienten ihre Not jedoch aus Scham, so daß Phobien oft auch den nächsten Bezugspersonen nicht notwendigerweise auffallen. Je nach Lage der individuellen Problematik kann sich diagnostisch auch ein Situationstest anbieten, bei dem der Patient dem jeweilig gefürchteten Reiz exponiert wird. Diese Vorgehensweise kann vor allem im Rahmen einer Verhaltensanalyse mit geplanter Verhaltenstherapie erwogen werden. Dabei kann es notwendig werden, das therapeutische „setting" den jeweiligen in-vivo Bedingungen anpassen zu müssen. Entsprechend muß das Therapiezimmer verlassen und eine Realsituation aufgesucht werden.

Ätiologie

Phobien sind das Ergebnis mehrerer auf die Entwicklung und psychische Strukturen einwirkender Faktoren. **Traumatische Erlebnisse** stellen sicherlich einen Teilfaktor, allerdings nicht bei allen Kindern dar. Offensichtlich müssen individuelle Unterschiede der Aktivation und Habituation im Sinne von **Temperamentsunterschieden** ebenfalls wirksam sein, zumal Kinder unterschiedlich auf äußere Reize mit Angst oder Gleichgültigkeit reagieren. Wahrscheinlich hat die Art und Beschaffenheit der **Reize**, welche Phobien auslösen, ebenfalls eine Bedeutung. Damit könnte eventuell auch die Tatsache erklärt werden, daß bestimmte Phobien eine Altersbindung hinsichtlich Manifestation und Verlauf zeigen. Unter den Umweltfaktoren sind ferner **ängstliche Modelle** bedeutsam, zumal phobische Kinder ungewöhnlich häufig ängstliche Mütter (und seltener ängstliche Väter) haben. Schließlich sind die **Reaktionen der Bezugspersonen** für die Aufrechterhaltung der phobischen Symptome bedeutsam, zumal ein permissives, helfendes oder konfrontatives Verhalten in sehr unterschiedlicher Weise den Verlauf beeinflussen kann.

Theoretische Erklärungsansätze reichen von der **sozialen Lerntheorie,** in der Phobien als gelernte Reaktionen verstanden werden, über **psychoanalytische Annahmen** einer Externalisierung und Verschiebung von Angst aufgrund unbewußter, triebbestimmter Konflikte bis zu **entwicklungspsychologischen Theorien**, in denen Phobien zu einem bestimmten Zeitpunkt der Entwicklung als sinnvolle, später jedoch als sinnlose, nicht mehr adaptive Reaktionen verstanden werden. Das sparsamste und zugleich praktisch bedeutsame Modell ist gegenwärtig die Annahme, daß Phobien gelernte Reaktionen sind.

Therapie und Verlauf

Trotz einer Vielzahl eingesetzter therapeutischer Verfahren läßt sich zweifelsfrei feststellen, daß die Methode der Wahl bei den monosymptomatischen Phobien des Kindesalters die systematische Desensibilisierung, d.h. eine verhaltenstherapeutische Methode ist. Das Prinzip besteht in einer allmählichen Annäherung an das angstbesetzte Objekt bzw. die gefürchtete Situation bei gleichzeitiger Gegenkonditionierung durch eine mit Angst inkompatible Reaktion, die körperliche Entspannung. Die graduelle Konfrontation mit dem Angstreiz ist dabei die wahrscheinlich wichtigste Komponente, zumal die Methode der systematischen Entspannung bei der **in-vivo-Exposition** von Angstreizen in der Realität nicht immer nach den Regeln des Laborexperiments durchgeführt werden kann.

Bedeutsam ist bei der in-vivo-Desensibilisierung ferner das angstfreie Verhalten des Therapeuten im Sinne von Modelllernen. Insofern ist die Beziehungsstruktur von Therapeut und Patient im Sinne von Empathie, Verständnis und hilfreicher Beziehung auch bei dieser klassischen Behandlungsmethode der Verhaltenstherapie unabdingbar.

Schließlich dürfte die Tatsache, daß monosymptomatische Phobien erfolgreich mit systematischer Desensibilisierung behandelt werden können, auch mit kognitiven Restrukturisierungsprozessen zusammenhängen, in denen der Patient spontan oder auch therapeutisch angeleitet die phobischen Objekte und Inhalte neu zu definieren lernt.

Je komplexer die Phobie ist, desto mehr bietet sich eine Methodenkombination an. Neben der kindbezogenen Verhaltenstherapie ist die Integration der Eltern und Geschwister im Rahmen von Beratungsmaßnahmen meist unverzichtbar. Hier lassen sich auch Verstärkerprogramme für den Aufbau von angstinkompatiblem Verhalten beim Kind entwickeln und umsetzen. Darüber hinaus können sich angstfrei verhaltende Eltern und Geschwister oder auch andere bedeutsame Bezugspersonen wie z.B. Freunde des Kindes als außerordentlich wirksame Modelle in die Therapie eingeführt werden. Die Wirksamkeit dieses Prinzips erklärt auch teilweise, warum viele Phobien des Kindesalters ohne therapeutische Maßnahmen remittieren. Psychotherapie ist sicherlich nur bei komplexen Phobien bzw. der Verknüpfung einer Phobie mit anderen psychiatrischen Störungen sowie negativen Auswirkungen auf die Gesamtpersönlichkeit mit erheblicher sozialer Behinderung indiziert. Eine Indikation für eine eindimensionale Pharmakotherapie – z.B mit anxiolytischen Substanzen – gibt es bei Phobien des Kindes- und Jugendalters nicht.

Der **Verlauf** der monosymptomatischen Phobien des Kindesalters ist in der Regel günstig. Die geschilderten Therapieansätze verhelfen darüber hinaus zu stabilen Resultaten. In der Prognose weniger günstig sind komplexe und spätmanifeste Phobien wie z.B die sich erst in der Adoleszenz entwickelnde Agoraphobie. Genauere Angaben über Ergebnisse von Verlaufsstudien sind derzeit nicht möglich. Angesicht der Tatsache, daß der Verlauf vieler Störungen mit Beginn in der Adoleszenz dem bei Erwachsenen ähnelt, muß die Feststellung, daß nur etwa 30% der Phobien im Erwachsenenalter ausheilen, auch für Jugendliche eine weniger günstige Prognose erwarten lassen.

14.3 Depression

Definition, Klassifikation und Häufigkeit

Der Begriff der Depression findet sowohl in der Alltagssprache als auch in der Terminologie der Psychiatrie Verwendung. Ähnlich wie Angst ist Depression ein allgemeiner Bestandteil der menschlichen Erfahrung und Existenz. Als **Symptom** kann Depression infolge von Enttäuschungen oder Verlusten oder aber auch ohne spezifischen Anlaß auftreten. Wenn die der Depression eigentümliche traurige Verstimmung bei psychiatrischen Patienten auftritt, so kann sie Teil eines depressiven Syndroms oder einer Störung bzw. Krankheit sein. Mit der Bezeichnung **Syndrom** verbindet sich die Feststellung, daß ein Symptom (in diesem Falle die Depression) in Verbindung mit anderen Symptomen auftritt und diese Konstellation charakteristisch ist. Schließlich impliziert der Begriff der **Störung** oder **Krankheit**, daß ein charakteristisches klinisches Bild mit typischem Verlauf, spezifischer Behandlung und eventuell weiteren spezifischen Merkmalen vorliegt.

Die Konzeption einer depressiven Störung oder Krankheit im Kindes- und Jugendalter war – im Gegensatz zum Erwachsenenalter – lange Gegenstand von Kontroversen. Die Annahme, daß es in der Kindheit kein dem Erwachsenenalter analoges Syndrom der Depression gibt, ist aber in der Zwischenzeit klar widerlegt. Dabei wurde auch die über lange Zeit sehr weit verbreitete Annahme kritisiert, daß sich depressive Symptome bei Kindern nicht overt sondern maskiert durch Störungen des Sozialverhaltens, Hyperaktivität, Enuresis, Lernstörungen, somatische Symptome u.a.m. manifestieren. Die Schwäche dieses Konzeptes besteht darin, daß es nicht erklären kann, wie eine zugrundeliegende Depression mit einer Vielzahl von Diagnosen verknüpft sein kann und wie derartige Störungen jeweils mit und ohne Depression differenziert werden können. Das Konzept bedarf einer weiteren begrifflichen Präzisierung und systematischen Erfassung bei Kindern auf verschiedenen Entwicklungsstufen. Klinisch wäre in jedem Fall zu prüfen, ob nicht eine sorgfältige Untersuchung bei einer anderen psychiatrischen Störung eine sogenannte sekundäre Depression statt einer markierten oder lavierten Depression aufdecken kann.

Aktuelle Systeme zur **Klassifikation** der Depression sind außerordentlich heterogen. Dies wird schon bei der Gegenüberstellung von ICD-9 und DSM-III deutlich (Tab. 14-3). Das aus 17 verschiedenen Untertypen affektiver Störungen bestehende Schema der ICD-9 ist nicht nur sehr breit, sondern auch verschiedenen theoretischen Orientierungen verpflichtet. Fehlende Operationalisierung der definitorischen Kriterien und Vermischung von ätiologischen und phänomenologischen Aspekten machen eine Revision erforderlich, welche den Forschungserkenntnissen der letzten Jahre Rechnung trägt.

Diese Konsequenz ist beim DSM-III in einem gewissen Umfang bereits gezogen worden. Hier werden nur noch drei große Kategorien, nämlich „affektive Störungen", „nicht anderweitig klassifizierte psychotische Störungen" und „Anpassungsstörungen" klassifiziert, wobei die zuletzt aufgeführten beiden Kategorien nur eine einzige Untergruppe enthalten. Entsprechend werden die meisten affektiven Störungen nur unter einer einzigen breiten Kategorie erfaßt. Diese enthält zwei Unterteilungen, die „major affective disorders" und „andere spezifische affektive Störungen". Die „major affective disorders" enthalten zwei Untergruppen, nämlich bipolare Störungen und „major depression". Dieser zuletzt genannte Begriff ist zum klassifikatorischen Ausgangspunkt der amerikanischen Depressionsforschung – auch im Kindes- und Jugendalter - geworden.

Er ist ausschließlich phänomenologisch konzipiert; dies wird z. B. an der Vermeidung des Begriffs der „Endogenität" für schwere Formen der Depression und stattdessen der Berücksichtigung des Begriffs der Melancholie deutlich. Für affektive Syndrome, die nicht das Vollbild einer manisch-depressiven Erkrankung (MDE) oder Depression darstellen, ist schließlich die zyklothyme bzw. die dysthyme Störung unter „anderen spezifischen affektiven Störungen" in das Klassifikationsschema aufgenommen. Dysthyme Störungen und Anpassungsstörungen mit depressiven Störungen werden auch als „minor depression" zusammengefaßt.

Trotz der Entwicklung von DSM-III sind andere „inoffizielle" Klassifikationen wie die Unterteilung in endogen-psychotisch versus reaktiv-neurotisch nicht überflüssig geworden, zumal ihre Gültigkeit durchaus durch empirische Forschungsergebnisse zum Verlauf, zu Therapieansätzen und zu spezifi-

Tabelle 14-3: Klassifikation der affektiven Störungen

ICD-9

295	Schizophrenie Schizoaffektiver Typ	298.0	Depressive Form
		298.1	Erregungszustand
296	Affektive Psychosen	300	Neurotische Störungen
296.0	Manie im Rahmen einer manisch-depressiven Psychose	300.4	Neurotische Depression
296.1	Depression im Rahmen einer manisch-depressiven Psychose	301	Persönlichkeitsstörungen
		301.1	Zyklothyme Persönlichkeitsstörung
296.2	Zirkuläre Verlaufsform manisch-depressiver Psychosen, mit gegenwärtig manischer Phase	308	Akute Belastungsreaktionen
296.3	Zirkuläre Verlaufsform manisch-depressiver Psychosen, mit gegenwärtig depressiver Phase	308.0	Akute Belastungsreaktionen mit vorherseheneder emotionaler Störung
296.4	Zirkuläre Verlaufsform manisch-depressiver Psychosen, mit gemischter Symptomatik	309	Anpassungsreaktionen
		309.0	Kurze depressive Reaktionen
		309.1	Verlängerte depressive Reaktionen
296.5	Zirkuläre Verlaufsform manisch-depressiver Psychosen, deren gegenwärtige Form nicht näher bezeichnet ist	311	Nicht anderweitig klassifizierte depressive Zustandsbilder
296.6	Andere und nicht näher bezeichnete manisch-depressive Psychosen	313	Spezifische emotionale Störungen des Kindes- und Jugendalters
298	Andere nicht-organische Psychosen	313.1	mit Niedergeschlagenheit und Unglücklichsein

DSM-III

Affektive Störungen (affective disorders)

- „Major affective disorders"
  Bipolare Störungen
  Manisch
  Depressiv
  Gemischt
- „Major depression"
  Einzelepisoden oder Wiederholung
  Mit oder ohne Melancholie
  Mit oder ohne Psychotische Symptome
- Andere spezifische affektive Störungen
  Zyklothyme Störung
  Dysthyme Störung

Nicht anderweitig klassifizierte psychotische Störungen

- Schizoaffektive Störung

Anpassungsstörungen

- Mit depressiver Stimmung

schen biologischen Merkmalen gestützt wird. So haben beispielsweise endogene Depressionen eine bessere Verlaufsprognose und sprechen besser auf Antidepressiva an als neurotisch-reaktive Depressionen.

Klinik und Diagnostik

Neben der Feststellung, daß die Depression im Kindesalter ebenso existiert wie bei Erwachsenen und viele diagnostische Kennzeichen altersunabhängig sind, hat der entwicklungsgeschichtliche Kontext der Depression bei Kindern eine besondere Bedeutung.

Beim Säugling rufen länger anhaltende mangelnde Zuwendung und psychosoziale Deprivation nach einer Phase von Weinen und protestierendem Schreien schließlich Rückzug und Apathie hervor. Dieses als anaklitische Depression bezeichnete Bild kann durch Schlafstörungen und Jaktationen ergänzt werden; inwiefern es sich dabei tatsächlich um psychosomatische Symptome im Sinne depressiver Äquivalente handelt, ist jedoch weitgehend unklar bzw. empirisch kaum zu klären. Im Kleinkindalter können Gehemmtheit und Trennungsängstlichkeit sowie Antriebsminderung die Frage nach dem Vorliegen depressiver Symptome oder Reaktionen aufwerfen, insbesondere wenn sie auf die Zurückweisung der Eltern folgen.

In der mittleren Kindheit folgen Traurigkeit und Weinen elterlicher Zurückweisung oder Einschränkung unmittelbar. Während der depressive Ausdruck des Gesichts gut wahrnehmbar ist, fehlt dem Kleinkind und jungen Schulkind noch die Fähigkeit zur Wahrnehmung der eigenen Depression. Gleichwohl wird die Anhedonie in der Spielunlust und dem Rückgang der Phantasiefähigkeit deutlich. Weitere Hinweiszeichen bestehen in sozialem Rückzug von familiären Bezugspersonen oder Freunden, Einschlafstörungen, Appetitstörungen und Gewichtsverlust, Verschlechterung der Schulleistungen und Klagen über Müdigkeit sowie

Passivität. Mit zunehmendem Alter können sich aus Todeswünschen und -vorstellungen Suizidgedanken herausschälen. Eine psychomotorische Agitation läßt sich von der motorischen Unruhe in anderen Syndromen durch gleichzeitige Ängstlichkeit, Entschlußlosigkeit, einen besorgten Ausdruck und eventuell beteiligte zwanghafte Rituale unterscheiden.

Ab dem späten Kindesalter wird die Depression bereits von einem niedrigen Selbstwertgefühl begleitet, weil nun die kognitive Entwicklung eine Ableitung der Depression aus den jeweiligen Umständen ermöglicht, und ab der Adoleszenz verbindet sich Depression mit oft übersteigerten und verzerrten Gefühlen der Sinnlosigkeit, des Versagens und der Schuld. Typische Symptome depressiver Syndrome des Erwachsenenalters – wie Grübeln, Suizidimpulse und Minderwertigkeitsgefühle – prägen nun das Bild der Depression.

Die klinische **Diagnostik** muß zwischen Depression als Symptom und als Syndrom bzw. Störung differenzieren. Depressive Störungen lassen sich nur anhand klar definierter Kriterien diagnostizieren. Als Ausdruck des zunehmenden Interesses an einer nosologischen Klärung der kindlichen Depression sind eine Reihe diagnostischer Kriterien bzw. Klassifikationsansätze entwickelt worden, von denen die in Tabelle 14-4 dargestellten Kriterien nach Weinberg und Mitarbeitern (1979) sowie die des DSM-III für die Major-Form der Depression besondere Bedeutung gewonnen haben. Diese einander in vielen Aspekten gut entsprechenden Kriterien stellen zugleich einen Leitfaden für die klinische Exploration bzw. Befunderhebung dar. Dabei ist der Untersucher gleichermaßen auf die Beobachtung des Kindes, das Gespräch mit ihm und den Eltern sowie ergänzend eventuell auch weiteren wichtigen Bezugspersonen (z.B. Lehrer, Hortbetreuer, Kindergärtnerinnen usw.) angewiesen. Vielfach ermöglicht erst die Beurteilung der Symptomatik auf der Basis mehrerer Quellen eine zuverlässige Einschätzung.

Aus der Forschung über die biologischen Korrelate der Depression stammen einige klinische Labortests. Dabei handelt es sich vornehmlich um neuroendokrine Tests. Beim Dexamethason-Suppressions-Test (DST) wird durch die Gabe von Dexamethason über einen Eingriff in die Hypothalamus-Hypophysen-Nebennieren-Achse normalerweise die Ausschüttung von Kortisol unterdrückt, während sie bei Patienten mit Depression im Sinne einer Hypersekretion von Kortisol persistieren soll. Die mangelnde Sensitivität schränkt den DST jedoch bei Kindern und Jugendlichen als diagnostische Routinemaßnahme erheblich ein. Ähnliches gilt auch für die Mindersezernierung von Wachstumshormon nach Injektion von Insulin; auch dieses Phänomen kann nicht durchgängig bei depressiven Syndromen im Kindes- und Jugendalter beobachtet werden. Aus der Forschung über Neurotransmitterstörungen bzw. den Stoffwechsel der biogenen Amine Serotonin und Dopamin lassen sich zum gegenwärtigen Zeitpunkt ebenfalls noch keine genügend sensitiven Labortests für die Diagnostik der Depression bei Kindern und Jugendlichen ableiten.

Die **Differentialdiagnostik** der Depression wird in ihrer Vielfalt am besten durch das in Tabelle 14-3 wiedergegebene Klassifikationsschema wiedergegeben. Abzugrenzen sind vor allem die bipolaren Störungen (manisch-depressive Erkrankungen) bzw. endogenen (monopolaren) Depressionen (vgl. Kap. 7), die im Vorfeld von Schizophrenien bzw. in Form der schizoaffektiven Psychosen auftretenden Depressionen, die „Minor“-Formen vornehmlich im Kontext von Anpassungsstörungen und schließlich – seltener - die Depression in Verbindung mit hirnorganischen Syndromen.

Ätiologie

Trotz einer Vielzahl theoretischer Modelle sind die Ursachen von Depressionen noch ungenügend geklärt. Wahrscheinlich ist eine polyätiologische Ableitung das angemessene Modell, wobei allerdings die Verknüpfung der einzelnen Teilfaktoren noch weitgehend unbekannt ist. Entsprechend den Hauptrichtungen der Forschung lassen sich im wesentlichen **biologische** und **psychosoziale** Modelle unterscheiden. Unter den biologischen Modellen stehen neuroendokrine, biochemische und genetische Hypothesen im Vordergrund der Diskussion.

Für die Beteiligung **neuroendokriner Faktoren** spricht die Verknüpfung von Symptomen im Bereich von Stimmung, Schlaf, Appetit und Sexualtrieb, welche auf Störungen im Bereich hypothalamischer Funktionen hinweisen. Da diese Funktionen ihrerseits von den **Neurotransmittern** Noradrenalin und Serotonin reguliert werden, liegt auch die weitere Annahme nahe, daß Störungen im Stoffwechsel dieser Substanzen bedeutsam sind. Darüber hinaus wird angenommen, daß unabhängig von den Auswirkungen auf neuroendokrine Funktionen die Neurotransmitterstörung direkt – z.B. über niedrige Spiegel von Serotonin und Dopamin - zur Manifestation depressiver Syndrome beiträgt. Die empirischen Nachweise über die Wirksamkeit von neuroendokrinen und biochemischen Störungen der Neurotransmitter sind angesichts großer methodischer Probleme, der noch ungenügenden Sensitivität von Labortests und der bisher noch wenig auf das Kindes- und Jugendalter übertragenen Forschungsansätze gegenwärtig noch nicht widerspruchsfrei geleistet.

An der Bedeutsamkeit **genetischer** Faktoren bei den affektiven Psychosen besteht kein Zweifel. Kinder von Eltern mit einer bipolaren oder unipolaren Störung haben nachgewiesenermaßen ein erhöhtes Risiko für die Entwicklung affektiver Störungen (vgl. Kap. 7). Ein entsprechender Nachweis

Tabelle 14-4: Kriterien der kindlichen Depression im Vergleich

(Weinberg und Mitarb., 1973)	DSM-III
Beide Kriterien	**A. Eines der beiden Kriterien**
I. *Traurige und/oder dysphorische Stimmung (Melancholie)* a. Feststellungen oder Anzeichen für Traurigkeit, Einsamkeit, Hoffnungslosigkeit und/oder Pessimismus b. Stimmungsveränderungen, Launenhaftigkeit c. Irritabilität, leicht entstehende Verdrießlichkeit d. Überempfindlichkeit, verstärkte Neigung zum Weinen e. Negativität; schwer zu erfreuen	(1) Dysphorische Stimmung (2) Verlust an Interesse oder Freude an allen oder fast allen üblichen Aktivitäten und Zeitvertreib (Anhedonie)
II. *Selbstentwertende Vorstellungen* a. Gefühle der Wertlosigkeit, Nutzlosigkeit, Stumpfheit, Dummheit, Häßlichkeit, Schuld (negatives Selbst-Konzept) b. Gefühl der Verfolgung c. Todeswünsche d. Weglaufwünsche e. Suizidgedanken f. Suizidversuche	
Zwei oder mehr der folgenden acht Kriterien	**B. Vier oder mehr der folgenden acht Kriterien** (Zwei von Nr. 1–4 bei Kindern unter sechs Jahren)
III. *Aggressives Verhalten (Agitation)* a. Schwierigkeiten des Auskommens mit dem Kind b. streitsüchtig c. kein Respekt vor der Autorität d. feindselig, agitiert e. extreme körperliche Auseinandersetzungen oder plötzliche Wut	(3) psychomotorische Agitation oder Retardation, nicht nur subjektive Gefühle der Unruhe oder Verlangsamung (bei Kindern unter sechs Jahren: Hypoaktivität)
IV. *Schlafstörungen* a. Einschlafstörungen b. unruhiger Schlaf c. frühes Erwachen d. Schwierigkeiten beim Aufwachen	(2) Schlaflosigkeit oder Hypersomie
V. *Schulleistungsveränderungen* a. ständige Klagen der Lehrer über Tagträumereien, schlechte Konzentration, schlechtes Gedächtnis b. Leistungsrückgang in einzelnen Fächern c. Rückgang des üblichen Interesse an nicht leistungsbezogenen schulischen Aktivitäten d. viele unvollständige Klassenarbeiten e. viele unvollständige Hausaufgaben f. Notenverschlechterung gemessen an der gewohnten Note g. erlebt die Hausaufgaben als schwierig	(7) Klagen oder Hinweise auf verminderte Fähigkeit des Denkens oder der Konzentration wie Denkverlangsamung oder Unentschiedenheit nicht in Verbindung mit Assoziationsauflockerung oder Inkohärenz
VI. *Beeinträchtigtes Sozialverhalten* a. weniger Anteilnahme an Gruppen b. weniger freundlich; weniger aus sich herausgehend c. sozial zurückgezogen d. Verlust der üblichen sozialen Interessen	(kann mit A (2) korrespondieren)

Tabelle 14-4: Fortsetzung

	Weinberg und Mitarb. (1973)	DSM-III
VII.	*Veränderung der Einstellung gegenüber der Schule* a. keine Freude an schulischen Aktivitäten b. keine Lust zur Schule oder Schulverweigerung	(keine direkte Entsprechung)
VIII.	*Körperliche Beschwerden* a. nicht migräneartige Kopfschmerzen b. Bauchschmerzen c. Muskelschmerzen d. andere körperliche Befürchtungen oder Beschwerden	(keine direkte Entsprechung)
IX.	*Energieverlust* a. Verlust der üblichen persönlichen Interessen oder Ziele (außerschulische, z. B. Hobbies) b. herabgesetzte Aktivität; seelische und/oder körperliche Mattigkeit	(5) Energieverlust; Erschöpfung
X.	*Ungewöhnliche Appetit- und/oder Gewichtsveränderungen* a. Anorexie oder Polyphagie b. ungewöhnliche Gewichtsveränderungen in den letzten 4 Monaten	(1) Appetitlosigkeit oder bedeutsamer Gewichtsverlust (ohne Diät) oder Appetitsteigerung und bedeutsame Gewichtszunahme (bei Kindern unter 6 Jahren das Ausbleiben der zu erwartenden Gewichtszunahme beachten)
	(kann mit VI. korrespondieren)	(4) Verlust an Interesse oder Freude an üblichen Aktivitäten oder Abnahme des Sexualtriebes, nicht auf eine Phase mit Wahn und Halluzinationen beschränkt (bei Kindern unter 6 Jahren Zeichen der Apathie)
	(kann mit II. korrespondieren)	(6) Gefühle der Wertlosigkeit, Selbstvorwürfe oder extreme und unangemessene Schuld (evtl. auch wahnhaft)
	(kann mit II. korrespondieren)	(8) wiederkehrende Todesgedanken, Suizidvorstellungen, Todeswünsche oder Suizidversuche
	Dauer mindestens 1 Monat	*Dauer* mindestens 2 Wochen
	Wechsel im üblichen Verhalten des Kindes	*(keine entsprechende Forderung)*
	Ausschluß	
	nicht definiert	nicht durch organisches Psychosyndrom oder unkomplizierte Trauerreaktion bedingt oder auf Schizophrenie, schizophrenieforme Störung oder paranoide Störung aufgepfropft. Wenn affektive Symptome **fehlen**, darf keines der folgenden Symptome das klinische Bild dominieren: (1) Beschäftigung mit stimmungsinkongruentem Wahn oder Halluzination (2) bizarres Verhalten

für die ätiologische Bedeutung genetischer Faktoren auch bei der Major-Form der Depression des Kindesalters ist noch nicht zweifelsfrei etabliert. Immerhin hat sich in Familienstudien ein gehäuftes Auftreten nachweisen lassen. Dieser Ansatz muß jedoch durch Adoptionsstudien, Zwillingsstudien und andere spezifische genetische Forschungsansätze erweitert werden, um den relativen Anteil genetischer und umweltbedingter Faktoren und ihrer eventuellen Interaktion bei jeweils zu spezifizierenden und genau zu definierenden depressiven Syndromen beurteilen zu können.

Unter den **psychosozialen Modellen** sind neben die über längere Zeit dominierenden psychoanalytischen Ansätze in der jüngsten Vergangenheit verstärkt verhaltenstheoretische und kognitiv-psychologisch orientierte Modelle getreten. In der klassischen **psychoanalytischen Theorie** wird Depression als eine gegen das Selbst introjizierte Aggression in Reaktion auf Liebesverlust oder Trennung betrachtet. Die psychoanalytische Theorie geriet mit zunehmender Differenzierung ihrer Ansätze hinsichtlich der entwicklungsabhängigen Ausformung intrapsychischer Mechanismen allerdings in zunehmende Schwierigkeiten, die Existenz von Depression im Kindesalter überhaupt anzuerkennen, zumal sie dem Kind unterstellte, noch nicht über entsprechend differenzierte kognitive, affektive und intrapsychische Mechanismen zu verfügen. Entsprechend wurde von einigen Vertretern der Psychoanalyse argumentiert, es gäbe im Kindesalter keine Depression, während andere des Konzept der „maskierten" Depression entwickelten. Beide Modelle haben sich in der Zwischenzeit als wenig fruchtbar erwiesen.

In bemerkenswertem Kontrast zu der Feststellung vieler psychoanalytischer Autoren, daß eine depressive Reaktion angesichts ihrer Komplexität im Kindesalter nicht auftreten könne, steht andererseits das ebenfalls psychodynamische Konzept der **anaklitischen Depression,** welches die Existenz einer depressiven Reaktion schon im Säuglingsalter als Folge von anhaltender Deprivation annimmt. Während es unstrittig ist, daß Verlust- und Mangelerfahrungen bei Säuglingen und Kleinkindern zu Rückzugsverhalten und auffälligen Symptomen führen können (vgl. Kap. 19) ist die Allgemeingültigkeit dieses **Verlustfaktors** für die Erklärung depressiver Syndrome eingeschränkt. Zunächst ist in der Diskussion um die Bedeutsamkeit von Deprivationsbedingungen häufig übersehen worden, daß nicht alle Säuglinge und Kleinkinder mit einer entsprechenden Symptomatik reagieren. Darüber hinaus ist aber auch gesichert, daß es nicht zu irreversiblen Folgeschädigungen kommen muß, sofern diese erst einmal aufgetreten sind. Vielmehr können die Wiedervereinigung nach Trennung von den Bezugspersonen oder auch der Aufbau neuer Bindungen (z.B. über Pflegschaft und Adoption) die aufgetretenen Störungen kompensieren und müssen nicht notwendigerweise z.B. in ein depressives Syndrom des Kindes-, Jugend- und Erwachsenenalters einmünden.

In den **verhaltenstheoretischen Modellen** wird die Depression als ein Mangel an positiver Verstärkung betrachtet. Sie tritt auf, wenn ein Verlust angenehmer Aktivitäten oder ein Nachlassen der Fähigkeit zur Auslösung positiver Verstärkung vorliegt. Der depressive Patient verfügt nicht über die Fähigkeiten, seine aktuellen Lebensumstände wirksam zu verändern und die soziale Umwelt auf Verstärker abzusuchen. Defizite der sozialen Kommunikation tragen entsprechend zur Entwicklung von Depression bei. Trotz der offensichtlichen Grenzen dieses Modells, das wichtige psychologische Aspekte der Depression nicht berücksichtigt, ist festzustellen, daß diese Konzeption die Existenz der Depression im Kindesalter anerkennt und zumindest bei erwachsenen Patienten zu entsprechenden Therapieansätzen geführt hat.

Die **kognitionspsychologischen Ansätze** zentrieren sich einerseits auf das Modell der gelernten Hilflosigkeit und andererseits das der kognitiven Verzerrung. Im Modell der **gelernten Hilflosigkeit** wird der depressive Mensch als jemand betrachtet, der sein Verhalten als unabhängig von Verstärkungen wahrnimmt. Er entwickelt eine kognitive Erwartung, daß er wahrscheinlich das Opfer unangenehmer Ereignisse wird – ganz gleich, wie er sich verhält. Diese Erwartung wird durch die Zuschreibung aufrechterhalten, daß einerseits unangenehme Ereignisse mit inneren, stabilen und allgemeingültigen und andererseits angenehme Ereignisse mit außerhalb der Person liegenden, instabilen und spezifischen Gründen zusammenhängen. Dieses Konzept ist deutlich entwicklungsabhängig, zumal es eine ausreichende kognitive Differenzierung zur Bewertung des eigenen Selbst und Anderer voraussetzt. Möglicherweise hängt mit dieser Entwicklungsabhängigkeit des Modells der gelernten Hilflosigkeit auch die Tatsache zusammen, daß die bisher wenigen empirischen Studien an Kindern und Jugendlichen das Modell nicht gestützt haben.

Schließlich wird im Modell der **kognitiven Verzerrung** angenommen, daß der depressive Mensch durch kognitive Verzögerungen und negative Einstellungen über sich selbst, die Welt und die Zukunft gekennzeichnet ist. Der Depressive interpretiert Ereignisse fehl oder übersteigert, betrachtet sie außerhalb von Kontexten und verzerrt seine persönlichen Erfahrungen dahingehend, daß nur die negativen Seiten bestätigt werden. In der Folge entwickeln sich Gefühle von Wertlosigkeit und Hilflosigkeit, die nicht realitätsgerecht sind. Auch dieses Modell, das einige zentrale Aspekte der Depression wie das niedrige Selbstwertgefühl als Ergebnis der eigenen Einstellung betrachtet, ist entwicklungsabhängig. In Orientierung am Verlauf der normalen kognitiven Entwicklung läßt es sich mit Sicherheit nicht für Kinder im Kleinkind- und Vorschulalter anwenden. Für die verhaltenstheoretischen und kognitionspsychologisch orientierten Modelle muß aufgrund entsprechender empirischer Befunde der jüngsten Zeit relativierend angemerkt werden, daß offensichtlich eine Reihe der postulierten Ursachen eher Folgen der Depression sind. Damit ist ihre therapeutische Anwendung gleichwohl noch nicht in Frage gestellt.

Therapie und Verlauf

Die therapeutischen Maßnahmen bei Depressionen im Kindes- und Jugendalter müssen sich primär an dem Schweregrad der Störung orientieren und setzen demgemäß eine sorgfältige diagnostische Abklärung voraus. Diese sollte in eine Differenzierung zwischen dem Vollbild der Depression im Sinne der Major-Form und eine hinsichtlich Schweregrad und Vollständigkeit nicht die Kriterien des Vollbilds erfüllenden Minor-Form, also Dysthymien und Anpassungsstörungen mit depressiven Verstimmungen münden. Für diese beiden Formen ergeben sich unterschiedliche therapeutische Indikationen, die in Tabelle 14-5 zusammengefaßt sind. Der Hauptunterschied hinsichtlich der therapeutischen Maßnahmen besteht darin, daß bei der Major-Form meist eine stationäre Therapie mit initial supportivem Charakter bei allen Interventionen realisiert werden und erst später – eventuell in Form der ambulanten Nachsorge nach kurzer stationärer Behandlung – eine stärker aufarbeitende rekonstruktive Therapie realisiert werden sollte. Das Ziel besteht immer darin, in einer entwicklungsangemessenen Weise nicht nur auf die depressive Verstimmung bezogen zu behandeln, sondern das Kind im Verbund mit seiner Familie und der bedeutsamen Beziehungsumwelt zu betrachten. Insofern ist auch bei der Depression des Kindes- und Jugendalters der Behandlungsansatz mehrdimensional.

Tabelle 14-5: Therapie der Depression im Kindesalter

	Minor-Formen (Dysthymien, Anpassungsstörungen mit depressiver Verstimmung)	Major-Form
ambulant/ stationär	eher ambulant	eher stationär
Einzeltherapie	analytisch/ klient-zentriert/ verhaltenstherapeutisch	initial stützend später wie bei Minor-Formen
Pharmakotherapie		trizyklische Antidepressiva
Familie	Familienberatung und/oder -therapie	initial stützend später wie bei Minor-Formen
Schule	frühe Wiederaufnahme der Beschulung, evtl. flankierende Hilfen	initial reduzierte Beschulung, später wie bei Minor-Formen
Soziale Umwelt	Kontakt-Aktivierung (Sport, Gruppen etc.)	initial stützend, später wie bei Minor-Formen

Die wissenschaftliche Begründung der einzelnen Therapieansätze bzw. -komponenten kann sich bei Kindern und Jugendlichen in ganz unterschiedlicher Weise auf empirische Evaluationsstudien beziehen. Zunehmendes Interesse haben in letzter Zeit psychopharmakologische und verhaltenstherapeutische Ansätze gefunden, wenngleich der weit überwiegende Anteil der Forschung sich auch hier auf erwachsene Patienten mit Depressionen bezieht.

Mit dem Nachweis, daß auch im Kindesalter das Vollbild einer Depression auftreten kann und sich zuverlässig diagnostizieren läßt, verknüpfte sich sehr bald die Frage der therapeutischen Wirksamkeit von **Psychopharmaka** und hier besonders der trizyklischen Antidepressiva, deren Wirksamkeit bei Erwachsenen in einer Vielzahl gut kontrollierter Studien nachgewiesen ist. Mittlerweile hat sich gezeigt, daß die hochdosierte Behandlung mit Imipramin im Rahmen der stationären Behandlung depressiver Kinder wirksam ist. Die Empfehlungen gehen dahin, nach einer einwöchigen Phase der Dosissteigerung über drei Wochen die maximale Dosis in drei Einzeldosen über den Tag verteilt zu geben und dann über zehn bis 14 Tage allmählich abzubauen. Kontrollierte Studien weisen darauf hin, daß die übliche Tagesdosis von maximal 5mg/kg Körpergewicht in einigen Fällen als Orientierung nicht ausreicht und vielmehr Plasmaspiegel zwischen 150 bis 300 mg/ml erreicht werden müssen. Die Maximaldosis bei Kindern bis zu 50 kg sollte 250mg/d nicht überschreiten. Die anfängliche Nebenwirkung der Müdigkeit bildet sich in der Regel mit der sich einstellenden Toleranzentwicklung zurück. Dosierungen ab der Höhe von 3,5 mg/kg bedürfen wegen der Gefahr von Arrhythmien einer sorgfältigen EKG-Überwachung. Darüber hinaus sind kontinuierliche Blutbildungsprüfungen erforderlich.

Die Wirksamkeit von Einzelpsychotherapie sowie Familienberatung und -therapie bei der Depression im Kindes- und Jugendalter ist bisher nicht systematisch untersucht worden. Auch für die aus den verhaltenstheoretischen und kognitionspsychologischen Modellen abgeleiteten Therapien muß festgestellt werden, daß ihre Anwendung und Wirksamkeit bei Kindern noch sehr wenig systematisch erfolgt ist. Das Ziel der zum Teil theoretisch unterschiedlich begründeten **Verhaltenstherapien** unter Einschluß **kognitiver Verfahren** besteht in der Entwicklung von zwischenmenschlichen Problemstrategien über den Erwerb sozialer Fertigkeiten, im Aufbau von Selbstwertgefühl, in kognitiven Restrukturierungen und in Veränderungen von sozialen Umweltbezügen. Dabei werden spezifische Techniken der Selbstkontrolle, der systematischen Planung von Aktivitäten, der kontingenten Verstärkung, der Planung angenehmer Aktivitäten, der Zerlegung von Aufgaben in Teilkomponenten und der kognitiven Veränderung von Einstellungen eingesetzt.

Angesichts der noch relativ kurzen Entwicklungsphase einer systematischen Erforschung der Depression im Kindes- und Jugendalter gibt es vorerst nur wenig Erfahrungen über den **Verlauf** der sich in diesem Lebensalter manifestierenden Depression. Während für die Anpassungsstörungen mit depressiver Stimmung eine insgesamt eher günstige Prognose und ein gutes Ansprechen auf therapeutische Maßnahmen angenommen werden kann, ist der Verlauf der Major-Form vorerst noch ungewiß. Da die Kriterien für diese schwere Manifestationsform erst vor wenigen Jahren eingeführt wurden, liegen nur sehr begrenzte Beobachtungen über den Verlauf entsprechend klassifizierter Fälle vor. Ein Persistieren schwerer Depressionen des Kindesalters bis in das Jugendalter ist aus älteren Studien bekannt. Sie gehen jedoch nicht typischerweise in affektive Psychosen des Erwachsenenalters über.

14.4 Zwangssyndrome

Definition, Klassifikation und Häufigkeit

Unter Zwangssyndromen werden wiederkehrende und anhaltende Ideen, Gedanken, bildhafte Vorstellungen oder Impulse sowie Handlungen verstanden, die vom Patienten als unsinnig erlebt werden, den normalen Denk- und Handlungsablauf hemmen und beeinträchtigen und sich dem Patienten imperativ aufdrängen, ohne daß er sich davon befreien kann. Zwangssyndrome lassen sich in Zwangsgedanken und in Zwangshandlungen unterteilen. **Zwangsgedanken** drängen sich dem Bewußtsein auf, wobei der Inhalt oft unsinnig ist. Befürchtungen können sich auf Bakterien oder Infektionen oder Entwicklung von Krebs, Verantwortlichkeit für Verletzungen oder Tod bei Dritten u.ä.m. erstrecken. **Zwangshandlungen** sind endlos wiederholte und sinnlose Aktivitäten als Folge starker subjektiver Handlungsimpulse, die allerdings unter der willentlichen Kontrolle stehen. Typische Formen umschließen das exzessive Kontrollieren (z.B. Fenster, Schlösser, offenes Gas) oder Waschen und Säubern, aber auch einfache motorische Abläufe wie Betrachten von Gegenständen und Oberflächenstrukturen, sowie Riechen und Schmecken.

Zwangssyndrome führen zu erheblichen Beeinträchtigungen der betroffenen Patienten, zumal die Ausführung von Handlungen oder die ständige Wiederkehr von Zwangsgedanken mit normalen Handlungsabläufen interferiert und somit normale Lebensvollzüge behindert. Klinische Zwangssyndrome manifestieren sich selten vor der Adoleszenz und müssen von den leichten Ritualen und Zwängen im Kindesalter als Teil der normalen Entwicklung abgegrenzt werden. Im Spiel und Verhalten des Kindes insbesondere vor dem Schulalter gibt es vielfältige ritualisierte Abläufe (z.B. beim An- und Auskleiden, beim Zubettgehen etc.), die sämtlich zeitlich begrenzt auftreten, das Verhalten des Kindes nicht dominieren und nicht als fremdartig und inkongruent erlebt werden.

Über die **Häufigkeit** von Zwangssyndromen liegen keine exakten epidemiologisch gewonnenen Zahlen vor, zumal die Symptomatik oft verheimlicht wird, Schätzungen für das Kindes- und Jugendalter reichen bis zu 1% der stationären Klientel. Das typische Erkrankungsalter liegt bei etwa 20 Jahren; immerhin erkranken etwa ein Drittel der Fälle vor dem Alter von 15 Jahren. Während im Erwachsenenalter die Geschlechterrate ausgeglichen ist, dominieren im Kindes- und Jugendalter die Jungen in einem Verhältnis von 3 bis 6:1 über die Mädchen.

Ätiologie

Die Ursachen für die Entstehung von Zwangssyndromen sind noch ungenügend geklärt. Theoretische Modelle beziehen sich in neuerer Zeit zunehmend auf die Bedeutsamkeit **biologischer** und weniger auf den Stellenwert **psychosozialer Faktoren.** Unter biologischen Faktoren werden genetische, neurophysiologische und biochemische Ursachenelemente diskutiert.

Hinweise auf die Bedeutung **genetischer Faktoren** ergeben sich aus Familien- und Zwillingsstudien. Mangelnde Einheitlichkeit und ungenügende Differenzierung der Diagnose sowie das Fehlen spezifischer genetischer Methoden wie z.B. Adoptionsstudien lassen jedoch keine endgültige Feststellung über den definitiven Stellenwert genetischer Faktoren in der Ätiologie der Zwangssyndrome zu. Trotz dieser Einschränkung ist festzustellen, daß Zwangssyndrome in Familien gehäuft auftreten – wobei damit letztlich keine Aussage über die Wirksamkeit genetischer gegenüber umweltabhängigen Faktoren gemacht werden kann – und die Konkordanz bei monozygoten Zwillingen höher als bei dizygoten Zwillingen ist. Andererseits gibt es keinen Hinweis auf einen klassischen bzw. geschlechtsgebundenen Erbgang, so daß allenfalls eine genetische Prädisposition der Zwangssyndrome diskutiert werden kann.

Klinik und Diagnostik

Kinder und Jugendliche mit Zwangssyndromen werden eher als Erwachsene mit entsprechenden Störungen entdeckt und gegebenenfalls auch einer Behandlung zugeführt, weil sie ihre Gedanken und Handlungen weniger verheimlichen (können) und häufig auch ihre Bezugspersonen in ihre Zwangsrituale einbeziehen. So müssen die Eltern z.B im Rahmen von Ritualen zur Vermeidung von Ansteckungen kooperieren oder auf perseveratisch vorgebrachte zwanghafte Fragen immer wieder mit gleichen Antworten zur Verfügung stehen. Häufig erlischt der initiale Widerstand der Eltern sehr bald und die Eltern tragen durch ihr „Mitspielen" angesichts der zunehmenden Verhaltenseinengung zur Verfestigung der Symptomatik zusätzlich bei. Andererseits ist die Symptomatik geeignet, bei den Bezugspersonen Gefühle von Ablehnung und Feindseligkeit gegenüber dem Patienten auszulösen. Die Symptomatik entsteht in der Regel nicht aus einer irgendwie charakteristischen prämorbiden Entwicklung. Insbesondere gibt es keine Zusammenhänge zwischen Merkmalen einer sogenannten zwanghaften Persönlichkeitsstruktur und Zwangssyndromen. Auslösende Ereignisse sind entweder unspezifisch oder fehlen gänzlich. Der Beginn der Symptomatik ist mehrheitlich graduell, bevor sich mit der Zeit eine Zunahme ausbildet. Typische Zwangsgedanken bzw. -handlungen bestehen dann aus einer Reihe von Schritten, die gedacht bzw. ausgeführt werden müssen. Stellt sich ein Fehler ein, so muß die Sequenz von Anfang an wiederholt werden. So müssen serienhaft Feststellungen oder Zahlen aufgesagt oder Gegenstände in eine Ordnung gebracht bzw. benutzt werden. Normalerweise haben diese Gedanken oder Handlungen eine angstreduzierende Funktion.

Der psychopathologische Befund ist neben den charakteristischen, diagnosebestimmenden Symptomen überzufällig häufig durch Zeichen einer Depression bestimmt. Diese tritt in der Regel verzögert und sekundär in Reaktion auf die Zwangssymptomatik auf, wenn die Patienten ihr Ausgeliefertsein gegenüber ihren Zwängen und ihre zunehmende soziale Einengung erleben. Ferner lassen sich Zeichen von Ängstlichkeit und gehemmter Introvertiertheit beobachten.

Die **Diagnose** muß sich dementsprechend auf eine differenzierte Exploration zur Zwangssymptomatik und deren Auswirkungen auf den Patienten und seine Umwelt sowie weitere psychopathologisch bedeutsame Phänomene erstrecken. Neben dem klinischen Interview mit Eltern und Kind existieren im deutschsprachigen Bereich keine spezifischen Fragebögen und Beurteilungsverfahren für Kinder und Jugendlichen. Für Kinder kann der unlängst in den USA bearbeitete Leyton Zwangssyndrom-Fragebogen die Diagnostik stützen, der im Anhang 14.1 wiedergegeben ist. Bei Jugendlichen läßt sich außerdem das für Erwachsene entwickelte Hamburger Zwangsinventar (HZI, Zaworka u. Mitarb. 1983) einsetzen, das neben der Abbildung der Symptomatik auch für die Therapiebewertung geeignet ist.

Im Rahmen der **Differentialdiagnose** sind eine Reihe psychiatrischer Störungen zu bedenken, bei denen ebenfalls Zwangssymptome auftreten bzw. ähnliche Symptome abgetrennt werden müssen. Entsprechend sind bei der **geistigen Behinderung** sowohl die **Stereotypien** wie die **Autostimulation** und die **Automutilation** von Zwängen zu differenzieren. Zwangsphänomene können ferner zusammen mit Stereotypien und Tics im Rahmen **organischer Psychosyndrome** (z.B. nach Enzephalitis oder Schädel-Hirn-Trauma) und seltener auch bei **Epilepsien** auftreten, wobei diese Symptome dann nicht die typische angstreduzierende Funktion haben und vom Patienten auch nicht als problematisch erlebt werden, sondern eher Ausdruck beeinträchtigter kognitver Prozesse sind. Wahngedanken und Halluzinationen bei der **Schizophrenie** können zwanghaft wirken, werden aber vom Patienten nicht als sinnlos und inkongruent erlebt. Auch die Grübelzwänge im Rahmen **endogener Depressionen** stellen differentialdiagnostisch aufgrund des jeweiligen psychopathologischen Kontextes kein besonderes Problem dar. Zwischen **Tics** und dabei in erster Linie dem **Tourette-Syndrom** und Zwangssyndromen besteht hingegen überaus häufig – nämlich in 30 bis 80% der Fälle - eine Koexistenz, wobei phänomenologische Ähnlichkeiten etwa in der zwanghaft wirkenden Symptomatik von Vokalisationen bzw. motorischen Tics bestehen. Schließlich sei erwähnt, daß im Rahmen der **Anorexia nervosa** nicht nur zwanghafte Persönlichkeiten, sondern auch ein zwanghafter Umgang mit Nahrungsmitteln und Ernährungsritualen zu beobachten ist.

In ähnlicher Weise ist der Erkenntnisstand über die Wertigkeit **neurophysiologischer Funktionsstörungen** noch begrenzt. Abnorme, aber in sich inkonsistente EEG-Muster ohne klaren Hinweis auf die Lokalisation der Störung, die Annahme einer übermäßigen zentralnervösen Aktivierung und der Nachweis einer relativen Erweiterung der Hirnventrikel bei Adoleszenten mit Zwangssyndromen sind vorläufige Indizien dafür, daß neurophysiologische Dysfunktionen für die Ätiologie bedeutsam sein können. Diese Hypothesen finden eine relative Stützung auch in neuroanatomischen Studien auf der Basis von psychochirurgischen Eingriffen mit Zielgebiet im limbischen System und im Stirnlappen des Gehirns. Diese äußerst selten bei therapierefraktären und behindernden Verläufen eingesetzten operativen Eingriffe haben gezeigt, daß z.B. Abtragungen von Teilen des limbischen Systems zu einer Reduktion der Symptome bei schweren Zwangssyndromen führen.

Schließlich kann auch aus der Wirksamkeit bestimmter Psychopharmaka geschlossen werden, daß **Störungen der Neurotransmitter** ursächlich an der Entstehung von Zwangssyndromen beteiligt sein könnten. Hier hat vor allem die Wirksamkeit des Antidepressivums Clomipramin, welches die Wiederaufnahme des Neurotransmitters Serotonin blockiert, zu der Hypothese geführt, daß bei Patienten mit Zwangssyndromen die funktionalen Spiegel für Serotonin im Synapsenspalt herabgesetzt sind. Diese Hypothese ist durch eine Reihe empirischer Untersuchungen über Serotonin-Metaboliten in Blut, Urin und Liquor recht gut gestützt; wie bei allen entsprechenden Neurotransmitterstudien steht damit aber der Nachweis analoger Verhältnisse direkt im Hirn noch aus.

Die verschiedenen diskutierten biologischen Faktoren der genetischen Prädisposition, der neurophysiologischen Funktionsstörung und der biochemischen Neurotransmitterstörung wirken möglicherweise dahingehend zusammen, daß beim Patienten mit Zwangssyndrom eine übermäßige emotionale Aktivierung resultiert. Das hohe Ausmaß an Angst, welches Zwangssyndromen zugrundeliegt, könnte so eine Folge erhöhter genetisch vermittelter Aktivierung in Reaktion auf neue Situationen sein, wobei ein derart präformiertes Individuum sich ungenügend an eine jeweilige Situation adaptieren (habituieren) kann.

Modellannahmen mit der Betonung **psychosozialer Faktoren** leiten sich aus psychoanalytischen oder lerntheoretischen Konzepten ab. In psychoanalytischer Sicht entstehen alle Neurosen aus massiver Angst, die über einen der klassischen Abwehrmechanismen (z.B. Verleugnung, Reaktionsbildung, Isolation) transformiert wird. Entsprechend dienen z.B. Waschzwänge der Vermeidung von Angst vor Ansteckung. Sofern der Zwang nicht ausgeführt werden kann, steigt die Angst, während die Zwangshandlung zu einer vorübergehenden Entlastung führt. Wenngleich Zwänge in der Tat vielfach die Folge von Angst sind, ist dieser Erklärungsansatz viel zu unspezifisch, um ein Ursachenmodell der Zwangssyndrome in Abgrenzung gegenüber anderen psychiatrischen Störungen begründen zu können. Ähnliches muß auch für den lerntheoretischen Ansatz festgestellt werden, in dem Zwänge als gelerntes Vermeidungsverhalten betrachtet werden, welches in der Ausführung die Angst reduziert. Auch auslösenden Faktoren kommt nur eine unspezifische Bedeutung zu.

Therapie und Verlauf

Die Behandlung von Zwangssyndromen macht bei den schweren, meist in der Adoleszenz vorgestellten Fällen eine stationäre Behandlung erforderlich, während bei den leichteren Formen, die sich im Kleinkind- und Grundschulalter manifestieren, mehrheitlich die Beratung mit dem Ziel einer Veränderung des Erziehungsverhaltens der Eltern bzw. Bezugspersonen ausreicht. Systematische Therapiestudien haben gezeigt, daß sich sowohl beim ambulanten wie beim stationären Vorgehen verhaltenstherapeutische und gegebenenfalls auch pharmakotherapeutische Maßnahmen mit Erfolg anwenden lassen. Über die Wirksamkeit analytisch orientierter Psychotherapie lassen sich angesichts des Fehlens angemessener Therapiestudien keine Aussagen treffen.

Unter den verschiedenen **verhaltenstherapeutischen Verfahren** sind die Reaktionsverhinderung sowie die Exposition gegenüber gefürchteten Reizen und Situationen in vivo und in der Vorstellung wirksam, wobei von einer Kombination dieser drei Elemente die besten Resultate erwartet werden können. Dabei wirkt sich die Exposition in vivo vornehmlich auf die mit Angst und Unbehagen einhergehenden Reizkonstellationen bei Ritualisierungen und die Reaktionsverhinderung bei Zwangshandlungen sowie die Exposition in der Vorstellung auf die Aufrechterhaltung von Behandlungseffekten aus. Der Behandlungsplan kann bei älteren Kindern und Adoleszenten mit einer eigenständigen Aufzeichnung der Symptome beginnen, sofern die Symptome nicht zu schwer und einengend sind und eine hohe Therapiemotivation besteht. Bei chronifizierten und schweren Zwangssyndromen können die Eltern in die Durchführung von Therapiemaßnahmen integriert werden, indem sie entweder passiv durch Aufgabe ihres Mitwirkens bei Ritualen des Kindes bzw. Jugendlichen oder aktiv durch verbale oder körperliche Verhinderung der Zwangshandlungen mitarbeiten. Sofern derartige ambulante Maßnahmen nicht ausreichen, werden im Rahmen stationärer Behandlungen durch den Therapeuten und die Mitarbeiter die kontrollierten Bedingungen für eine Reaktionsverhinderung geschaffen. In diesem Behandlungssetting können die erwähnten zusätzlichen Elemente der Exposition gefürchteter Reize und Situationen sowohl in vivo wie in der Vorstellung unter kontrollierten Bedingungen eingeführt werden. Zugleich können ergänzend Elternarbeit, stützende Psychotherapie – insbesondere bei zusätzlichen ängstlichen und depressiven Symptomen – und Gruppentherapie eingesetzt werden.

Unter den verschiedenen **Psychopharmaka** hat sich vor allem das Antidepressivum Clomipramin bewährt. Dieser Nachweis ist nicht nur bei erwachsenen Patienten, sondern auch bei Kindern und Jugendlichen mit Zwangssyndromen in einer Dosierung von 3 mg pro kg Körpergewicht und Tag (Maximaldosis 200 mg/d) geführt worden. Der Effekt dieser Behandlung ist unabhängig von gleichzeitig bestehenden depressiven Zeichen und in diesem Sinne nicht antidepressiv. Über die Wirksamkeit anderer, bei erwachsenen Patienten mit Zwangssyndromen eingesetzter Psychopharmaka – wie Anxiolytika oder Neuroleptika - gibt es für das Kindes- und Jugendalter keine systematisch gewonnenen Erfahrungen. Der klinische Einsatz von Neuroleptika (z.B. Haldol®) bei äußerst schweren, therapierefraktären Zwangssyndromen kann allerdings vereinzelt erwogen werden.

Der **Verlauf** von Zwangssyndromen läßt sich in drei Formen gliedern: - chronische Verläufe, - phasische Verläufe mit Perioden kompletter Remission und - episodische Verläufe mit inkompletter Remission bei normalen sozialen Funktionen.

Entgegen älteren Annahmen hinsichtlich eines eher chronisch-ungünstigen Verlaufs der Zwangssyndrome ist die überwiegende Mehrzahl der Patienten dem dritten Verlaufstyp zuzurechnen und nehmen nur 10% einen chronischen sich verschlechternden Verlauf. Diese Feststellung bezieht sich auf Verlaufsergebnisse von Studien an Patienten mit Erkrankung sowohl im Jugend-, wie auch im Erwachsenenalter. Die wenigen vorliegenden Verlaufsergebnisse an Patienten mit ausschließlich frühem Erkrankungsbeginn im Jugendalter kommen zwar zu ungünstigeren Ergebnissen, sind jedoch angesichts mangelnder Repräsentativität der erfaßten Verläufe in ihren Ergebnissen zu relativieren.

Günstige prognostische Kennzeichen sind leichte bzw. atypische Symptome, kurze Symptomdauer vor Therapie und gesunde prämorbide Entwicklung. Die häufigste Komplikation ist eine sekundär sich entwickelnde Depression. Das Risiko für Suizid, Alkohol- und Drogenabhängigkeit, Schizophrenie oder dissoziales Verhalten ist nicht erhöht.

Literatur

Bolton, D., S. Collins, D. Steinberg: The treatment of obsessive-compulsive- disorder in adolescence – a report of 15 cases. Brit. J. Pychiat. 142 (1983) 456-464.

Cantwell, D.P., G.A. Carlson: Affective disorder in childhood and adolescence. An update. Spectrum. New York 1983.

Gittelman-Klein, R., D.F. Klein, G.L. Oaks: Controlled Imipramine Treatment of School Phobia. Arch. gen. Psychiat. 25 (1971) 204-207.

Hersov, L., I. Berg: Qut of school. Modern perspectives in truancy and school refusal. Wiley, Chichester-New York-Brisbane-Toronto 1980.

Johnson, S.B., B.G. Melamed: Assessment and treatment of childrens fears. in: Lahey, B.B., A.E. Kazdin (eds.): Advances in Clinical Child Psychology. Vol. 2, 107-139. Plenum Press, New York 1979.

Miller, L.C., C.L. Barrett, E. Hampe: Phobias of childhood in a prescientific era. In: Davids, A. (ed.): Child Personality and Psychopathology. Current Topics Vol. 1, pp. 89-134. Wiley, New York 1974.

Miller, L. C., C. L. Barrett, E. Hampe, H. Noble,: Comparison of reciprocal inhibition, psychotherapy and waiting list control for phobic children. J. Abnormal Psychology 79 (1972) 269-279.

Rapoport, J.: Annotation, childhood obsessive compulsive disorder. J. Child Psychol. 27 (1986) 289-295.

Rapoport, J., R. Elkins, D. H. Langer, W. Sceery, M. S. Buchsbaum, J. C. Gillin, D. L. Murphy, T. P. Zahn, R. Lake, C. Ludlow, W. Mendelson: Childhood obsessiv-compulsive disorder. Amer. J. Psychiat. 138 (1981) 1545-1554.

Rasmussen, S. A., M. T. Tsuang: The epidemiology of obsessive compulsive disorder. J. clin. Psychiat. 45 (1984) 450-457.

Rutter, M., J. Tizard, K. Whitmore,: Education, health and behaviour. Longman London 1970.

Steketee, G., E. B. Fon, J. B. Grayson: Recent advances in the behavioral treatment of obsessive-compulsives. Arch. gen. Psychiat. 39 (1982) 1365-1371.

Turner, S. M., D. C. Beidel, R. S. Mathan: Biological factors in obessive-compulsive disorders. Psychol. Bull. 97 (1985) 430-450.

Yule, W.: The epidemiology of child psychopathology. In: Lahey, B. B., A. E. Kazdin (eds.): Advances in Clinical Child Psychology. Vol 4, pp.1-31. Plenum, New York 1981.

Zaworka, W., I. Hand, G. Jauernig, K. Lünenschloß: Hamburger Zwangsinventar, HZI. Beltz, Weinheim 1983.

15 Psychische Störungen mit körperlicher Symptomatik

Gesundheit wie Krankheit sind untrennbar sowohl psychische wie auch biologische Tatbestände. Eine derartige ganzheitliche Betrachtungsweise unter Einschluß sozialer Bedingungen und Korrelate sowie der Entwicklungsperspektive ist eines der wesentlichen Kernelemente sowohl der Psychosomatischen Medizin wie auch der Kinder- und Jugendpsychiatrie. Ein derartiges Verständnis verlangt nicht nur nach entsprechend ganzheitlichen Untersuchungs- und Forschungsansätzen (z.B. zur Erfassung der Beziehungen von psychologischen und sozialen sowie physiologischen Funktionen), sondern auch nach einer ganzheitlichen Behandlungsweise unter Einschluß von psychologischen Therapiemethoden. Auch in dieser Hinsicht gibt es keinen grundsätzlichen Unterschied zwischen Konzepten der Psychosomatischen Medizin und der Kinder- und Jugendpsychiatrie.

Der Begriff „psychosomatisch" bezieht sich demgemäß auf eine theoretische Betrachtungsweise und Behandlungsprinzipien, die Allgemeingültigkeit für Krankheiten schlechthin beanspruchen. Er ist nicht identisch mit dem Begriff der „Psychogenese" als der Betonung kausal wirksamer psychologischer Faktoren in der Verursachung von Krankheiten. Die in dem Begriff der „Psychogenese" angesiedelte Annahme, daß psychologische Faktoren Krankheiten verursachen, kann heute keine Gültigkeit mehr beanspruchen. Es wird vielmehr angenommen, daß psychische Störungen mit körperlicher Symptomatik im Sinne einer multifaktoriellen Ätiologie durch mehrere Faktoren bedingt sind, wobei psychologische Prozesse (wie z.B. Emotionen) als ein Teilelement der subjektiven Informationsverarbeitung in einer Beziehung zu körperlichen Reaktionen stehen.

Bei einer derartigen Konzeption der Begriffe „psychosomatisch" und „Psychosomatische Medizin" läßt sich die Annahme nicht weiter aufrechterhalten, daß bei bestimmten Krankheitsbildern psychologische Faktoren eine notwendige und hinreichend kausale Rolle spielen. Damit ist nicht nur der problematische Begriff der „Psychogenese", sondern auch der des sogenannten „psychosomatischen Formenkreises" oder der „psychosomatischen Krankheiten" aufzugeben. Er gibt lediglich die psychosomatische Betrachtungsweise bzw. entsprechende Behandlungsansätze für bestimmte psychiatrische Störungen, die mit einer körperlichen Symptomatik einhergehen.

Einen Versuch, diese Phänomene zu klassifizieren, stellt Tabelle 15-1 dar. Die Gliederung dieses

Tabelle 15-1: Psychische Störungen mit körperlicher Symptomatik

Krankheiten mit Organveränderungen
- Asthma bronchiale
- Ulcus pepticum
- Colitis ulcerosa
- Neurodermitis

Somatoforme Störungen
- Konversionssyndrom
- Somatisierungssyndrom

Eßstörungen
- Anorexia nervosa
- Bulimia nervosa
- Adipositas
- Eßstörungen des Kindesalters

Enuresis

Enkopresis

Schlafstörungen
- Ein- und Durchschlafstörungen
- Parasomnien (Pavor nocturnus, Somnambulismus)
- Hypersomnien
- symptomatische Schlafstörungen

Bewegungsstörungen
- Tics
- Stereotypien

Deprivationssyndrome
- frühkindliche Gedeihstörungen
- psychosozialer Minderwuchs

Kapitels ist an dieser Einteilung orientiert. Allerdings werden die Bewegungsstörungen als eine eigenständige nosologische Kategorie betrachtet (vgl. Kapitel 9) und die hier aufgeführten Deprivationssyndrome ebenfalls gesondert im Kontext der Deprivation und Mißhandlung (vgl. Kap. 19) abgehandelt.

15.1 Krankheiten mit Organveränderungen

Unter dieser Bezeichnung werden eine Reihe von Krankheitsbildern zusammengefaßt, denen bei unterschiedlichem Organbefall die Tatsache gemeinsam ist, daß nicht nur funktionelle, sondern auch morphologisch-strukturelle Veränderungen auftreten. Dabei handelt es sich um gut abgegrenzte, eindeutig diagnostizierbare Störungen von Krankheitswert und nicht etwa um Symptome oder Syndrome. Für das Kindes- und Jugendalter sind in diesem Zusammenhang das Asthma bronchiale, das Ulcus pepticum (Magen- oder Zwölffingerdarmgeschwür), die Colitis ulcerosa und die Neurodermitis bedeutsam.

15.1.1 Asthma bronchiale

Definition und Häufigkeit

Das Krankheitsbild ist durch eine Verengung der peripheren Luftwege mit der Folge einer Behinderung der Exspiration gekennzeichnet. Pathophysiologisch liegen diesem Prozeß Ödeme der Schleimhaut, verstärkte Schleimsekretion und Spasmen der Bronchialmuskulatur zugrunde. Die exspiratorische Dyspnoe kann sich sowohl schleichend wie auch abrupt entwickeln und verdichtet sich zu anfallartigen Zuständen, bei denen die Lungenventilation und die Herz-Kreislauffunktionen beeinträchtigt werden. Das häufig in der frühen Kindheit beginnende Krankheitsbild variiert hinsichtlich Schweregrad und Verlauf sowohl intra- wie auch interindividuell. Schwere Asthmaanfälle werden subjektiv als außerordentlich bedrohlich erlebt.

Die Häufigkeit des Asthma bronchiale im Kindes- und Jugendalter wird in internationalen Statistiken mit ca. 1 bis 5% angegeben, wobei etwa 30 bis 40% der Patienten vor der Pubertät erkranken und Jungen etwa doppelt so häufig wie Mädchen betroffen sind. Das Asthma bronchiale ist damit die häufigste chronische Erkrankung des Kindes- und Jugendalters.

Klinik und Diagnostik

Im Rahmen der Klinik des Asthma bronchiale sind psychologische Elemente von besonderem Interesse. Sie beziehen sich auf die Psychopathologie des Kindes, Interaktionsstrukturen in der Familie und Zusammenhänge zwischen psychologischen und somatischen Faktoren.

Kinder mit Asthma bronchiale haben – wie auch andere Kinder mit chronischen Krankheiten – ein deutlich erhöhtes Risiko für die Entwicklung psychischer Störungen. Es kann als gesichert betrachtet werden, daß dieses um das Doppelte erhöhte Risiko wesentlich auf die (in Kapitel 16 dargestellten) Determinanten bei chronischen Krankheiten zurückzuführen ist. Ältere, psychodynamisch orientierte Annahmen über die primäre Bedeutung prämorbider neurotischer Persönlichkeitsstrukturen, die in einer Störung der frühen Mutter-Kind-Beziehung angelegt sind, können keine Gültigkeit beanspruchen. Vielmehr gibt es keine einheitlichen und zugleich ätiopathogenetisch bedeutsamen Interaktionsmuster, Kernkonflikte oder Persönlichkeitskonstellationen beim kindlichen Asthma bronchiale.

Die eher unspezifische und heterogene Psychopathologie wird vornehmlich durch die emotionale Instabilität des Kindes und die Neigung der Eltern zu inadäquaten Einstellungen im Sinne von Überprotektivität, Perfektionismus oder auch Ablehnung geprägt.

Auch die systemtheoretische Betrachtungsweise, in der das schwere Asthma bronchiale als wesentlich durch dysfunktionale Familieninteraktionen bestimmt gesehen wird, ist eher theoriegeleitet als empirisch genügend untermauert, um Allgemeingültigkeit beanspruchen zu können. Schließlich sind Forschungsergebnisse über die Beziehung von psychologischen und somatischen Faktoren so kontrovers, daß daraus keine Handlungsanweisungen für die klinische Praxis abgeleitet werden können. So gibt es z.B. keine einheitlich gefundenen Beziehungen zwischen Schweregrad und Familienstruktur bzw. Elternverhalten, keine einheitliche reziproke Beziehung zwischen Allergie und Psychopathologie – wie zeitweise angenommen wurde – und schließlich keine typische Beziehung von klinischem Schweregrad und Psychopathologie.

Die kinderpsychiatrische **Diagnostik** muß sich dementsprechend weniger an theoretisch vorgeprägten Typologien als an der empirischen Vielfältigkeit psychopathologischer Phänomene und Interaktionsmuster orientieren. Erfaßt werden sollten vor allem Aspekte der Befindlichkeit, der Einstellung zur Krankheit, der Krankheitsbewältigung und möglicher psychischer Einflüsse im Rahmen eines mehrfaktoriellen Ursachengeschehens. So kann bei einigen Kindern mit Asthma bronchiale festgestellt werden, daß ihre emotionale Befindlichkeit und bestimmte Affekte wie Ärger, Angst, Verstimmung und Erregung in der Lage sind, Auslösefunktion für Asthmaanfälle zu übernehmen.

Ätiologie

Für das Asthma bronchiale ist nicht eine einzelne Ursache verantwortlich zu machen: vielmehr wirken biologische und psychologische Faktoren im Sinne einer multikausalen Verknüpfung zusammen, wie Abbildung 15-1 verdeutlicht. Dabei bildet ein instabiler, hypersensitiver und hyperreaktiver Bronchialtrakt im Sinne einer Organvulnerabilität die Basis, auf die allergisch-immunologische, infektiöse, endokrine, biochemische und emotionale Reize als Auslöser für die klinische Symptomatik einwirken.

Der Stellenwert psychologischer Faktoren ist in einer Mediatorfunktion zwischen vulnerablem Bronchialtrakt und klinischer Asthmasymptomatik zu sehen. Diese Konzeption wird nicht nur durch die enge Verknüpfung von psychologischen Faktoren wie den Emotionen mit autonom-vegetativen und zentralnervösen Funktionen (über limbisch-hypothalamische Verbindungen) sowie endokrinen Funktionen (z. B. über die Kortikoidsekretion) nahegelegt, sondern auch durch entsprechende psychophysiologische Studien belegt, in denen sich Veränderungen der Lungenfunktion bei emotionaler Belastung nachweisen ließen.

Familiäre Funktionen (z. B. in Form von Störungen der Interaktion und Kommunikation) werden wahrscheinlich eher sekundär von der Entwicklung der klinischen Symptomatik geprägt. Das Schema berücksichtigt die von der systemischen Familientherapie angenommene spezifische ätiologische Komponente eher als theoretische Möglichkeit denn als empirisches Faktum. Auch die Persönlichkeitsentwicklung wird nicht als primärneurotisches Strukturelement im Sinne einer „Psychogenese", sondern als ein im Wechselspiel mit Mediatoren bedeutsamer Faktor betrachtet, der nicht direkt, sondern nur vermittelt über Emotionen und Anpassungsstrategien auf die klinische Symptomatik einwirkt und andererseits durch deren Verlauf geprägt wird. Schließlich besteht ein für die multikausale Genese des Asthma bronchiale erst in zweiter, d. h. vermittelter Linie bedeutsames Wechselspiel zwischen Persönlichkeitsentwicklung und familiären Funktionen.

Therapie und Verlauf

Die Behandlung des Asthma bronchiale verlangt wegen des Stellenwertes psychologischer Faktoren in Genese und Verlauf den Einschluß psychologischer Behandlungselemente in ein mehrdimensionales Therapiekonzept, das physikalische, medikamentöse und antiallergische Therapiemaßnahmen als weitere Säulen des Behandlungskonzeptes einschließt. Sämtliche Therapieelemente haben angesichts interindividueller Variation der Symptomatik ihre von Patient zu Patient variierenden Indikationsschwerpunkte.

In der klinischen Praxis stellt sich die Frage nach **psychologischen Behandlungsverfahren** in Abhängigkeit von den jeweils vorliegenden psychopathologischen Phänomenen. Ziel ist dabei weniger die

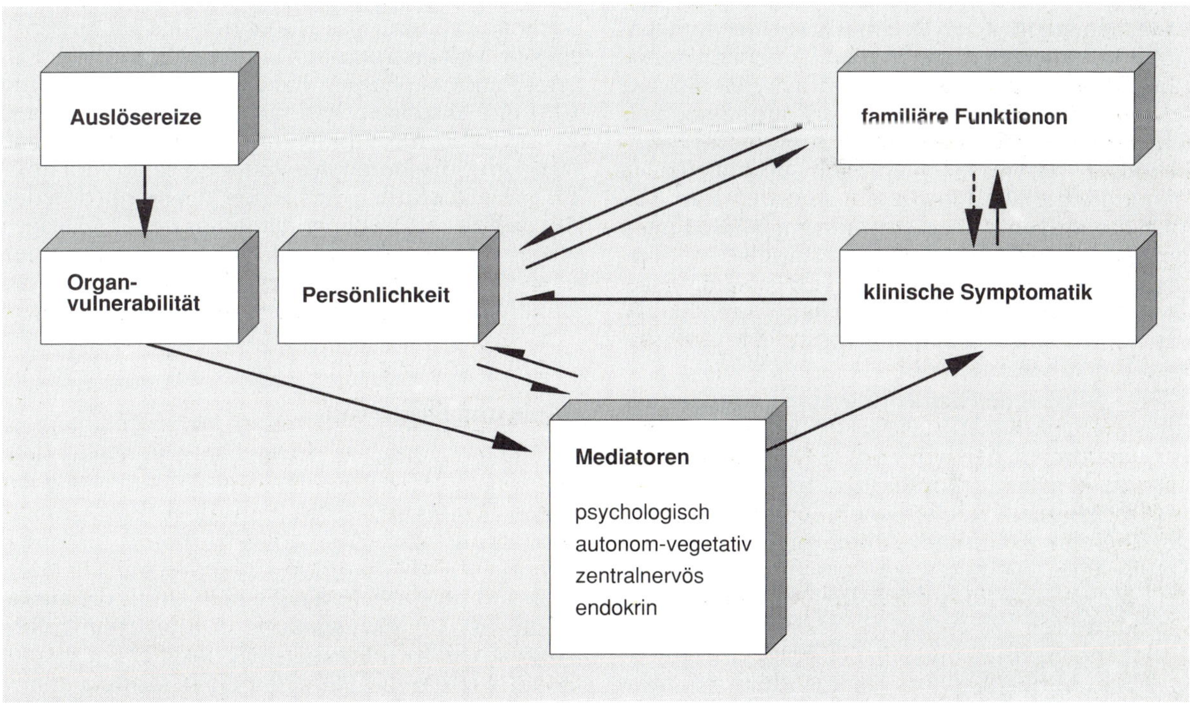

Abb. 15-1: Ätiologie des Asthma bronchiale.

Aufarbeitung postulierter frühkindlicher Konfliktkonstellationen als die Herstellung einer positiven Krankheitsadaptation und die Klärung von Familienbeziehungsstörungen, um ungünstige Persönlichkeitsentwicklungen zu vermeiden und Belastungen der Krankheitsverarbeitung zu mindern. Die Wahl des therapeutischen Vorgehens wird sich, soweit wie möglich, an Aspekten der Indikation, aber auch an den jeweils verfügbaren Möglichkeiten orientieren. Der in der Praxis realisierten Vielfalt von psychologischen Interventionen steht wenig wissenschaftlich abgesicherte Erkenntnis über spezifische Indikationen einzelner Methoden gegenüber. So ist beispielsweise wenig über die Effizienz von Einzel- und Gruppenpsychotherapie, autogenem Training und Hypnose bekannt, die in der Vergangenheit bis in die Gegenwart hinein in der psychologischen Behandlung des Asthma bronchiale dominiert haben. Angesichts der veränderten psychosomatischen Modelle der Krankheit erscheint es sinnvoll, Psychotherapie eher als supportives Vorgehen, denn als sogenanntes aufdekkend-deutendes Verfahren zu realisieren.

Die innovativen Entwicklungen im Bereich psychologischer Therapieverfahren der jüngsten Vergangenheit haben zur Integration **verhaltenstherapeutischer** und **familientherapeutischer Methoden** in die klinischen Behandlungskonzepte beim Asthma bronchiale des Kindes- und Jugendalters geführt. Verschiedene klinische Studien haben gezeigt, daß vor allem mit der im Rahmen der systematischen Desensibilisierung eingesetzten **muskulären Entspannung** Verbesserungen der Lungenfunktion erzielt werden können. Analog hat sich das Interesse auch auf den Einsatz von **Biofeedbackmethoden** zur Beeinflussung der Lungenfunktion gerichtet. Eine Vielzahl offener wissenschaftlicher Fragen lassen allerdings den Einsatz dieser Methode in der klinischen Routine noch als verfrüht erscheinen. **Operante Konditionierungstechniken** lassen sich hingegen problemlos in Behandlungspläne integrieren, wenn es zum Beispiel darum geht, über Verstärkung Maßnahmen der Selbstversorgung (z. B. eigenständige Medikationseinnahme oder Benutzung von Inhalationsgeräten) bzw. die allgemeine Compliance aufzubauen oder einen manipulativen Einsatz der Asthma-Symptomatik abzubauen.

Die systemische **Familientherapie** betrachtet die klinische Symptomatik als Ausdruck dysfunktionaler Interaktionen in Familien mit schwacher Grenzziehung, Mangel an Konfliktlösungsmöglichkeiten und überprotektiven elterlichen Verhaltensweisen. Die Therapie zielt in der Arbeit mit der gesamten Familie über Veränderungen der Interaktionsmuster auf eine Entlastung des asthmakranken Kindes, Symptomträger als Ausdruck gestörter familiärer Beziehungen sein zu müssen. Die Frage einer differentiellen Indikation für Familientherapie beim Asthma bronchiale des Kindes- und Jugendalters ist ebenso wie die der Effizienz bisher nur sehr begrenzt geklärt. Eine ausschließliche familientherapeutische Orientierung der Psychotherapie beim Asthma bronchiale wird der Heterogenität der psychologischen Aspekte des Krankheitsbildes sicher nicht gerecht.

Der **Verlauf** des in der Kindheit beginnenden Asthma bronchiale ist dadurch gekennzeichnet, daß bei etwa 30% eine längerfristig stabile Remission eintritt, bei ca. 20% eine Symptomremission eintritt, sofern Allergene gemieden werden, weitere 20% andere allergische Symptome bzw. Krankheiten entwickeln und bei 26% die Krankheit chronifiziert, wobei weniger als die Hälfte schwer krank ist. Die Mortalität beträgt 1%. Sofern die klinische Symptomatik nur bei Infekten auftritt, ist die Prognose besonders günstig. Ungünstige prognostische Faktoren sind eine hohe Anfallsfrequenz und die Kombination mit einem Hautekzem. Inwieweit psychologische Faktoren die Prognose mitbestimmen und psychologische Interventionen den Verlauf beeinflussen können, ist nicht bekannt. Damit wird aber nicht die Notwendigkeit berührt, diesen oft schwer und chronisch kranken Kindern bei der Bewältigung ihrer Krankheit zu helfen.

15.1.2 Ulcus pepticum

Definition und Häufigkeit

Der Begriff des Ulcus pepticum stellt eine Sammelbezeichnung für das Magengeschwür (Ulcus ventriculi) und das Zwölffingerdarmgeschwür (Ulcus duodeni) dar. Im Kindes- und Jugendalter ist das Ulcus duodeni häufiger. Es gibt keine verläßlichen Schätzungen über die Häufigkeit des Ulcus pepticum in Mitteleuropa aus neuerer Zeit. Ältere US-amerikanische Zahlen haben zwischen 1947 und 1961 ein Ansteigen der Prävalenzraten von 0,5 auf 3,6 pro 100.000 Kinder und Jugendliche belegt. Dabei ging die Dominanz der Jungen (im Verhältnis 1,6 : 1) wesentlich auf einen dysproportionalen Anstieg der Prävalenzrate unter den 15jährigen Jungen zurück. In klinischen Serien ist ein noch sehr viel stärker ausgeprägtes Dominieren des männlichen Geschlechts festgestellt worden.

Klinik und Diagnostik

In Entsprechung zu klassischen psychoanalytischen Postulaten über die zentrale Bedeutung des oralen Konfliktes, der sich aus dem Wunsch nach Versorgung und der Abwehr dieser infantilen Geborgenheitswünsche bestimmt, ist auch bei Kindern und Jugendlichen mit einem Ulkus die ausgeprägte Abhängigkeitshaltung in klinischen Erfahrungsberichten herausgestellt worden. Entsprechend werden die Patienten als besonders anlehnungsbedürftig, angepaßt, ängstlich-sensibel, subdepressiv, emotional labil, leistungsbetont, unselbständig, sozial zurückgezogen und wenig kompetent beschrieben. Dieses Bild wird durch überprotektives elterliches (meist mütterliches), oft ambivalent mit Feindseligkeit durchsetztes Verhalten mit der Folge einer Verstärkung der geschilderten kindlichen Persönlichkeits- und Verhaltensanteile und der Ausbildung von Trennungs- und Verlustängsten ergänzt. Schulphobien bzw. Schulfehlzeiten sind von daher häufige Phänomene. Hinsichtlich der Allgemeingültigkeit dieser Verhaltens- und Interaktionsmuster müssen jedoch Zweifel angemeldet werden, zumal die einmal eingetretene klinische Symptomatik das Kind z.B. auch die Nähe der Mutter suchen läßt, um in der Krankheit umsorgt zu werden, oder die Schule krankheitsbedingt meiden läßt. Weitere Zweifel an der Allgemeingültigkeit vorliegender Erkenntnisse gründen sich auf die Tatsache, daß es keine selektionsfrei gewonnenen Erkenntnisse über die Persönlichkeit ulkuskranker Kinder mit Abgrenzung gegenüber gesunden Kontrollkindern und ohne Kenntnis der Diagnose gibt.

Entsprechend sollte sich die psychiatrische **Diagnostik** eher frei von Erwartungen hinsichtlich einer typischen Psychopathologie und Konfliktthematik der Frage zuwenden, in welchem Ausmaß das Kind in seiner Krankheitsbewältigung sowohl intrapsychisch wie auch durch intrafamiliäre Belastungen und Beziehungsstörungen beeinträchtigt wird. Für die somatische Diagnostik gilt, daß die Symptomatik sich erst ab der Vorpubertät als das typische, aus dem Erwachsenenalter bekannte Bild des epigastrischen Schmerzes in der Nüchternphase manifestiert, während vorher eher diffuse Leibschmerzen unabhängig von der Nahrungsaufnahme dominieren und von daher die Diagnose erschweren.

Ätiologie

Ein Modell der Ulkusgenese kann sich auf verschiedene gesicherte Hinweise einer **biologischen Prädisposition** stützen. Dies wird nicht nur durch die familiäre Häufung, sondern auch durch Ergebnisse von Zwillingsstudien, die bei identischen Zwillingen gleiche Serumpepsinogenspiegel nachgewiesen haben, sowie eine erhöhte Inzidenz von Ulzera bei Menschen mit Blutgruppe 0 nahegelegt. **Psychologische Elemente** nehmen wahrscheinlich Mediatorenfunktion ein. So haben psychophysiologische Studien wiederholt belegt, daß Affekte wie Ärger und Angst mit einer Erhöhung der Magensäuresekretion und Depressivität mit einer Sekretionsminderung bei einigen Patienten einhergehen. Offen ist dabei allerdings, ob die Säuresekretionsveränderung für die Ätiologie bedeutsam ist, während andererseits unklar ist, inwieweit die beschriebenen Affekte auch die pathogenetisch bedeutsamen Veränderungen der Pepsin- und Schleimsezernierung sowie Durchblutungsveränderungen in der Schleimhaut hervorrufen können. Diese Faktoren der Veränderungen der Durchblutung der Schleimhaut und des schützenden Schleims sind neben einem vergrößerten Magenumfang sowie einem erhöhten Serumpepsinogenspiegel weitere wesentliche Elemente der Pathogenese des Ulcus pepticum.

Therapie und Verlauf

Über den Stellenwert psychologischer Elemente in der Behandlung des ulkuskranken Kindes und Jugendlichen liegen nur sehr spärliche Erfahrungsberichte vor. Es scheint heute eher angemessen, im Rahmen von supportiver Psychotherapie und Elternarbeit einen Beitrag zum Abbau von Ängsten und unangemessenen elterlichen Erziehungshaltungen und zum Aufbau von positiver sozialer und krankheitsbezogener Adaptation zu leisten, statt klassische Ziele einer aufdeckend-interpretierenden Psychotherapie zu realisieren. Letztere ließe sich angesichts gewandelter Konzepte einer psychosomatischen Ätiologie theoretisch kaum rechtfertigen. Inwieweit psychotherapeutische Interventionen andere therapeutische Maßnahmen weniger erforderlich machen oder den **Verlauf** der Krankheit beeinflussen, ist ungewiß. Eine endgültige Beurteilung des Verlaufs ist selten vor sechs bis acht Jahren möglich. Nicht wenige Ulkuserkrankungen münden in einen chronisch- persistierenden Verlauf ein.

15.1.3 Colitis ulcerosa

Definition und Häufigkeit

Die Colitis ulcerosa ist eine schwere chronisch-entzündliche Erkrankung mit Geschwürsbildungen am Dickdarm (Kolon und/oder Rektum), die durch blutig-eitrige Diarrhöen (Durchfälle) gekennzeichnet ist, wobei pathogene Mikroorganismen fehlen. In den letzten Jahrzehnten ist in Kinderkliniken ein Anstieg der Prävalenz beobachtet worden. Das typische Erkrankungsalter liegt bei Kindern zwischen zehn und 14 Jahren, jedoch sind Erkrankungen auch im frühen Kindesalter, im Jugendalter und auch im Erwachsenenalter bis zum 40. Lebensjahr bzw. vereinzelt auch später möglich. Exakte epidemiologische Zahlen fehlen; ebenso gibt es keine allgemeingültigen Angaben zur Geschlechtsrate.

Klinik und Diagnostik

Hinsichtlich der Psychopathologie sind Kinder und Jugendliche mit Colitis ulcerosa wiederholt als zwanghaft, depressiv gehemmt im Umgang mit aggressiven Impulsen und abhängig beschrieben worden. Das Merkmal des Rigiden und Zwanghaften ist entsprechend auch bei den Eltern und bei der Beschreibung familiärer Interaktionsstrukturen festgestellt worden. Die Spezifität und Allgemeingültigkeit dieser Feststellungen kann heute allerdings nicht mehr aufrechterhalten werden. Gleichwohl zeigt die Mehrheit der betroffenen Patienten emotionale Störungen unterschiedlichen Ausmaßes, was schon aufgrund des Schweregrades dieser Krankheit erwartet werden kann. Tatsächlich gibt es empirische Hinweise darauf, daß die schwere körperliche Krankheit mit Wachstumshemmung und retardierter Pubertät die relevante Bezugsgröße für die Psychopathologie dargestellt. Andererseits ist die Variationsbreite aber so groß, daß auch gesunde und adaptive Reaktionen auf die Krankheit beobachtet werden können.

Die **Diagnostik** der Colitis ulcerosa, die mehrheitlich schleichend und nur in etwa 10% fulminant beginnt, ist eine pädiatrische Aufgabe, wobei die Diagnose rektoskopisch und radiologisch gesichert wird. Die psychiatrische Befunderhebung wird sich angesichts der Unmöglichkeit, zwischen primärpersönlichen und krankheitsbedingten Entwicklungen zu differenzieren, in typischer Weise auf sowohl intrapsychische Störungen wie interaktive Belastungen zentrieren, um die Hindernisse für eine positive Krankheitsbewältigung zu identifizieren und therapeutisch anzugehen.

Ätiologie

Die Annahme eines drohenden, tatsächlichen oder phantasierten Verlustes einer wichtigen Beziehungsperson als Schlüsselmoment im Sinne einer Psychogenese der Colitis ulcerosa ist zwar wiederholt geäußert worden, greift jedoch zur Erklärung der Ätiologie zu kurz. Auch bei diesem Krankheitsbild ist vielmehr noch recht unspezifisch anzunehmen, daß bei einer **biologischen Prädisposition** auf immunologischer Basis und auslösenden infektiösen Elementen **psychologische Faktoren** im Sinne des **Mediatorprinzips** wirksam werden. Dementsprechend können Belastungen und Stressoren über **psychophysiologische Mechanismen**, an denen der Kortex und der Hypothalamus sowie das autonome Nervensystem beteiligt sind, zu Veränderungen am Kolon hinsichtlich Durchblutung, Sekretion und Mobilität führen. Gleichwohl ist damit vorerst noch ein relativ unspezifischer Zusammenhang beschrieben, wie aus der Tatsache ersichtlich wird, daß ähnliche Mechanismen z.B. auch bei chronisch unspezifischen Diarrhöen wirksam werden. Andererseits scheint dieser Mechanismus auch für den Verlauf der einmal entstandenen Krankheit bedeutsam zu sein, zumal emotionale Belastungen mit Exazerbationen und Verschlechterung des Krankheitsbildes einhergehen können.

Therapie und Verlauf

Schon aus Gründen des Schweregrades des Krankheitsbildes mit dem erhöhten Risiko für eine psychische Störung verlangt die Colitis ulcerosa nach der Ergänzung der pharmakotherapeutischen Maßnahmen (mit Kortikosteroiden bzw. Immunosuppressive) durch eine stützende Psychotherapie. Diese ist bei den häufig depressiven und verschlossenen Patienten nicht immer einfach realisierbar. Die Ziele bestehen darin, dem Kind bzw. dem Jugendlichen einen angemessenen Umgang mit seinen Gefühlen einschließlich der Entäußerung von Aggressivität zu ermöglichen, sein Selbstwertgefühl aufzubauen und die soziale Beziehungsfähigkeit zu stärken. Diese Arbeit muß notwendigerweise um eine Beratung der Eltern ergänzt werden, um über eine Stützung der Familie die Verarbeitung des schweren Krankheitsbildes auch von dieser Seite zu fördern. Dabei werden einer rekonstruktiven Familienbehandlung häufig beträchtliche Widerstände durch Konfliktverleugnung und Abwehr entgegengebracht. Um so notwendiger ist auch hier ein stützendes Vorgehen in kleinen Schritten, wobei der Therapeut sich als vertrauensvolle Bezugsperson in einem häufig von Rückschlägen und Verschlechterungen gekennzeichneten Krankheitsverlauf anbieten kann. Derartige Krisen für Kind und Familie können beispielsweise auch aus der Notwendigkeit eines operativen Eingriffs erwachsen. Hier besteht die Aufgabe einer psychologischen Betreuung sowohl in angemessener Vorbereitung auf die Operation wie auch die postoperative Nachsorge, wenn es z.B. darum geht, die Belastung durch einen künstlichen Darmausgang (Anus praeter) zu verarbeiten.

Der **Verlauf** der Colitis ulcerosa, die sich gerade bei jungen Kindern besonders ausgeprägt manifestiert, ist durch eine krankheitsbedingte Mortalität von 0,5% auf 100 000 Menschen belastet. Etwa 10 bis 25% der Patienten sterben an ihrer Grundkrankheit, wobei ein Drittel dieser Todesfälle auf die Entwicklung eines Karzinoms zurückgeht. Bei nur etwa 10 bis 20% der betroffenen Kinder kommt es zu einer kompletten Remission. Fulminant akute Verläufe haben eine Mortalitätsrate von mindestens 60%. Krankheitsbeginn in der frühen Kindheit und chronischer Verlauf über zehn bis 15 Jahre sind häufig mit der Ausbildung eines Karzinoms verbunden. Der ungünstige Verlauf der Krankheit läßt sich offensichtlich auch nicht durch psychotherapeutische Maßnahmen aufhalten. Um so wichtiger ist eine kontinuierliche psychologische Stützung des kranken Kindes und seiner Familie.

15.1.4 Neurodermitis

Definition und Häufigkeit

Die Neurodermitis ist eine der häufigsten Hautstörungen und zeigt oft einen chronischen bwz. rezidivierenden Verlauf. Sie manifestiert sich im Säuglingsalter als Milchschorf oder durch eine schuppende entzündliche Rötung beider Wangen. Bei

Kindern und Jugendlichen sind typischerweise die Kniekehlen, Armbeugen, Hand- und Fußgelenke sowie der Hals betroffen. Gleichzeitig besteht ein quälender Juckreiz, der schubweise auftritt und gegen Abend zunimmt. Die aufgekratzten Stellen der Haut können sekundär infizieren.

Die Häufigkeit ist in den USA mit 0,7 bis 2,4% ermittelt worden. In 60% der Fälle beginnt die Erkrankung im ersten Lebensjahr, bei 85% in den ersten fünf Lebensjahren. Im Alter von drei bis fünf Jahren zeichnet sich eine Tendenz zur Remission ab. Ab dem Jugendalter rezidiviert die Neurodermitis seltener und die symptomfreien Intervalle verlängern sich.

Klinik und Ätiologie

Die Erkrankung tritt häufig in Familien mit allergischer Belastung durch Asthma bronchiale, Heuschnupfen etc. auf. Die Ursachen sind sicher mehrdimensional, wobei allergische infektiöse und psychologische Faktoren vor dem Hintergrund einer hereditären Basis eine Rolle spielen. Der Stellenwert psychologischer Faktoren ist theoretisch unterschiedlich veranschlagt worden. Psychodynamische Konzepte, die im Kratzen einen symbolischen Ersatz für einen gehemmten sexuellen Ausdruck postulieren, sind hypothetischer Natur und ohne erklärende Bedeutung geblieben. Unspezifische Theorien sehen in psychologischen Belastungen einen bedeutsamen Faktor der Auslösung bzw. Exazerbation der Symptomatik. Angesichts der frühen Erstmanifestation der Erkrankung im Säuglingsalter müssen derartige Annahmen über den Beitrag psychologischer Faktoren zur Auslösung der Neurodermitis in nicht unbeträchtlichem Umfang hypothetisch bleiben, während die klinische Erfahrung wie auch wissenschaftliche Studienergebnisse für die Annahme sprechen, daß der Verlauf der Neurodermitis von psychologischen Faktoren nicht unbeeinflußt ist. Tatsächlich verstärken Belastungen aus der Umwelt – wie z.B. Störungen in der Eltern-Kind-Beziehung – oder ein erhöhtes Angstniveau das Kratzen und die Hautveränderungen.

Therapie und Verlauf

Die somatische Therapie umschließt lokale Salbenbehandlungen (mit Kortikoiden, Teerpräparaten und Harnstoffderivaten), Vermeidung von reizenden chemischen Substanzen und Seifen, antibiotische Behandlung der Sekundärinfektionen sowie Klimakuren an der See und im Gebirge. Die Forderung nach einer psychosomatischen Behandlungskonzeption kann sich auf nur sehr wenige systematisch gewonnene Erkenntnisse stützen. Immerhin kann festgestellt werden, daß der Beitrag von Psychotherapie bei Erwachsenen positiv nachweisbar war, wenn Problembereiche identifiziert werden konnten und die Patienten bereit waren, sich im therapeutischen Prozeß zu engagieren. Die Wirksamkeit von verhaltenstherapeutischen Methoden ist in Fallberichten dokumentiert worden. So ließ sich das Kratzen bei Kindern durch Verstärken des erwünschten Verhaltens, nämlich nicht zu kratzen, erfolgreich beeinflussen.

Über diese Feststellung hinaus wird die Notwendigkeit einer psychologischen Behandlungskomponente auch aus der Tatsache ersichtlich, daß die Neurodermitis häufig einen subjektiv äußerst belastenden chronischen Verlauf nimmt.

15.2 Somatoforme Störungen

Dieser Begriff des DSM-III wird hier als Bezeichnung für körperliche Störungen und Symptome übernommen, bei denen ein starker Verdacht oder ein positiver Nachweis für das Vorliegen psychischer Faktoren oder Konflikte besteht und gleichzeitig ein bekannter pathophysiologischer Mechanismus nicht nachweisbar ist. Die Symptomatik unterliegt im Gegensatz zur Simulation nicht der willentlichen Kontrolle.

Unter den im DSM-III aufgeführten somatoformen Störungen sind nicht sämtliche Formen hinsichtlich der dort aufgeführten nosologischen Charakteristika direkt auf das Kinder- und Jugendalter übertragbar. Sie bedürfen vielmehr einer Modifikation. An dieser Stelle sollen zwei Störungen dargestellt werden:

- das Konversionssyndrom
- das Somatisierungssyndrom

15.2.1 Konversionssyndrom

Definition und Häufigkeit

Unter Konversionssyndromen werden der Verlust oder Veränderungen körperlicher Funktionen verstanden, welche eine körperliche Krankheit vermuten lassen, während die Symptomatik tatsächlich Ausdruck eines psychischen Konfliktes oder Bedürfnisses ist. Die Symptome stehen nicht unter willentlicher Kontrolle und lassen sich nicht durch bekannte pathophysiologische Mechanismen erklären.

Semantisch soll mit dem Begriff des Konversionssyndroms die ursprüngliche psychoanalytische Annahme zum Ausdruck gebracht werden, daß sich ein emotionaler Konflikt in einem körperlichen Symptom ausdrückt, d.h. konvertiert. Synonyme sind Hysterie oder hysterische Neurose.

Typische Zeichen eines Konversionssyndroms sind motorische und sensorische Funktionsstörungen sowie Bewußtseinsstörungen. Entsprechende Symptome wie Lähmungen, Gangauffälligkeiten, Blindheit, Taubheit, Aphasie, Schluckstörungen, Anfälle, Sensibilitätsstörungen und Bewußtseinsstörungen lassen neurologische Krankheiten vermuten, von denen Konversionssyndrome sich jedoch durch psychologische Wirkfaktoren unterscheiden. Die klassische Trennung der Konversionssyndrome, die sich nur im muskuloskeletären und sensorischen System manifestieren, von den sogenannten „Organneurosen"(also den unter 15.1 dargestellten Störungen) wird heute nicht mehr absolut eingehalten. Im DSM-III wird vermerkt, daß sich Konversionssymptome allerdings seltener auf das vegetative und endokrine System beziehen.

Die Häufigkeit der Konversionssyndrome hat über die Jahrzehnte abgenommen. In kinder- und jugendpsychiatrischen Klientelen machen sie etwa 1 bis 2 % der Aufnahmen aus. Konversionssyndrome sind wie somatoforme Störungen generell offensichtlich in vorindustriellen Gesellschaften bzw. Übergangsgesellschaften häufiger. Entsprechend können Konversionssyndrome häufiger bei Migranten (z. B. Gastarbeiterpopulationen) beobachtet werden. Das typische Manifestationsalter von Konversionssyndromen liegt im Jugendalter bzw. frühen Erwachsenenalter, wobei das weibliche Geschlecht häufiger betroffen ist.

Klinik und Diagnostik

Die Symptomatik tritt mehrheitlich eher plötzlich auf. Vorangehende körperliche Störungen oder gleichzeitig bestehende Krankheiten (z. B. eine Epilepsie als Muster für sogenannte hysterische Anfälle im Rahmen einer Hysteroepilepsie), Modelle mit echten körperlichen Symptomen oder Konversionssyndromen und extreme psychosoziale Belastungen haben eine bahnende Funktion. Familienanamnestische Belastungen durch psychiatrische oder interne Krankheiten sind außerordentlich häufig.

Psychopathologisch kann ein ausgeprägter Mangel an subjektiver Betroffenheit ("la belle indifference") im Kontrast zu der schweren körperlichen Störung beobachtet werden. Züge einer hysterischen Persönlichkeitsstruktur können vorliegen, sind aber nicht regelhaft anzutreffen. Häufig bestehen gleichzeitig weitere Symptome im Sinne einer Somatisierung.

Bestimmend für die Diagnose sind ein „primärer" und ein „sekundärer Gewinn" durch die Erkrankung. Unter dem „primären Gewinn" ist die Tatsache zu verstehen, daß ein innerer Konflikt oder ein inneres Bedürfnis außerhalb des Bewußtseins bleiben. Das Symptom bekommt eine symbolische Funktion, indem z. B. der Konflikt wegen eines schuldhaften Vergehens, eines Affektes oder der Wahrnehmung eines Ereignisses nur als körperliche Funktionsstörung (z. B. Sehstörung, Lähmung, Aphasie) ausgedrückt werden kann. Der „sekundäre Gewinn" besteht in der Rolle des Kranken, die von Verpflichtungen freisetzt, bestimmte Aktivitäten nicht mehr möglich macht und Zuwendung sichert. So kann z. B. die Gangunfähigkeit des Kranken andererseits wichtige Bezugspersonen an ihn binden. Allerdings kann ein länger anhaltender Funktionsverlust auch zu erheblichen körperlichen Komplikationen mit Ausbildung einer chronischen Krankenrolle führen.

Diagnostisch wegweisend ist darüber hinaus häufig eine Inkongruenz von Symptom und körperlichem Befund. So folgen die Beschwerden nicht den anatomisch-physiologisch vorgegebenen Funktionszusammenhängen, indem etwa normale motorische Funktionen bei einer anscheinend gelähmten Extremität oder normale Pupillenreaktionen und evozierte Potentiale bei einer Konversionsblindheit vorliegen. Ähnlich folgen Sensibilitätsstörungen nicht den anatomischen Gegebenheiten der Innervation, sondern einem subjektiven Bedeutungszusammenhang.

Konversionssyndrome werden nicht selten fehldiagnostiziert. Falsch positive Diagnosen haben sich im weiteren Verlauf vor allem bei schleichendem Beginn und dem Vorliegen emotionaler Ereignisse im Vorfeld nachweisen lassen. Es gibt Feststellungen, daß sich im Verlauf von nahezu der Hälfte der ursprünglich als Konversionssyndrome diagnostizierten Störungen später doch eine organische Krankheit herausstellte. Dabei handelt es sich häufig um degenerative Krankheiten und Fehlbildungen des Rückenmarks, der peripheren Nerven, der Knochen, der Muskulatur und des Bindegewebes. So kann z. B. angesichts der zahlreichen relativ undifferenzierten Symptome eine Multiple Sklerose als Konversionssyndrom verkannt werden. Differentialdiagnostisch abzutrennen sind ferner Krankheiten und Organveränderungen, bei denen psychologische Faktoren beteiligt sind (vgl. Kap. 15-1), das Somatisierungssyndrom, seltener auch Schizophrenien, Hypochondrien und vorgetäuschte Störungen.

Ätiologie

Zur Erklärung von Konversionssyndromen sind verschiedene theoretische Ansätze vorgeschlagen worden. In der psychodynamischen Betrachtungsweise wird das Syndrom als symbolischer Ausdruck unbewußter Konflikte verstanden, wobei sich Angst über die Vermittlung des normalerweise der Willkür unterliegenden Nervensystems in eine körperliche Funktionsstörung umsetzt. Begünstigende Faktoren sind, wie bereits im Abschnitt über die Klinik erwähnt, Modelle mit Krankheiten bzw. Konversionssyndromen, vorausgehende eigene Krankheiten, bisweilen auch hysterische Persönlichkeitsanteile beim Patienten oder bei bedeutsamen Bezugspersonen, eine erhöhte Suggestibilität und Zeichen einer emotionalen und/oder intellektuellen Retardierung. Schließlich kommt extremen psychosozialen Belastungen eine Auslöserfunktion zu.

Andere theoretische Ansätze beziehen sich darauf, daß im Symptom eine non-verbale Kommunikation in der Sprache der Krankheit als ein sozial akzeptiertes Symbol zum Ausdruck kommt. Insofern besteht das Ziel im Verständnis dieses symbolischen Ausdrucks und nicht etwa in der Aufdeckung unbewußter Konflikte. In ähnlicher Weise wird die Krankenrolle als ein weiterer theoretischer Erklärungsansatz angeboten. Sie bietet sowohl Verpflichtungen als auch Freisetzungen von anderen Pflichten des Alltags und Vorteile, so daß eine Übernahme dieser Rolle im Sinne des bereits erwähnten sekundären Gewinns Anreize z.B. der Belastungsvermeidung bedeuten kann. Schließlich dürfte der kulturelle Kontext nicht bedeutungslos sein, zumal in den vorindustriellen und Übergangs-Gesellschaften das Phänomen der Konversionssyndrome häufiger zu beobachten ist, während in den Industriegesellschaften eine epochale Abnahme der Häufigkeit von Konversionssyndromen seit mehreren Jahrzehnten zu beobachten ist.

Therapie und Verlauf

Im Rahmen der in der Regel stationären Behandlung spielen die individuelle Psychotherapie und die Elternarbeit die bestimmende Rolle. Klinische Erfahrungen mit Konversionssyndromen im Jugendalter lassen eine Übernahme des Konzeptes der Krankenrolle für die therapeutische Arbeit als sinnvoll erscheinen. In dieser Konzeption lassen sich somatische und psychiatrische Behandlungsanteile kombinieren. Demgemäß erhält die Physiotherapie und Krankengymnastik einen besonderen Stellenwert. Das Ziel aller Maßnahmen besteht in einem allmählichen Abbau der Krankenrolle. Hier sind verhaltenstherapeutische Techniken beim Abbau des sekundären Krankheitsgewinnes hilfreich, indem die aus der Umwelt stammenden Verstärker in Form von Zuwendung durch andere Patienten, Mitarbeiter der Station und Bezugspersonen unter Kontrolle gebracht und in zunehmenden Maße die Übernahme gesunder Funktionen und normalen Verhaltens verstärkt werden.

Der **Verlauf** der korrekt diagnostizierten Konversionssyndrome ist in der Regel durch eine schnelle Remission innerhalb von Monaten gekennzeichnet. Nur wenige Fälle chronifizieren, dann aber mit behindernden sekundären Komplikationen wie z.B. Inaktivitätsatrophien bei Lähmungen.

15.2.2 Somatisierungssyndrom

Definition und Häufigkeit

Kennzeichnend für das Somatisierungssyndrom bei Kindern und Jugendlichen sind rezidivierende und vielgestaltige körperliche Symptome, die nicht durch eine körperliche Störung bedingt sind. Die Beschwerden können chronifizieren und Anlaß für vielfältige ärztliche Untersuchungen geben. Im Kindesalter stehen Beschwerden des Magen-Darm-Traktes im Vordergrund, in der Adoleszenz können Konversionssyndrome, Beschwerden der weiblichen Geschlechtsorgane, Schmerzzustände und Herz-Lungen-Beschwerden hinzutreten.

Es liegen keine Zahlen zur Häufigkeit diese Syndroms im Kindes- und Jugendalter vor. Im Erwachsenenalter haben nahezu 1% der Frauen diese Störung, die bei Männern selten vorkommt.

Klinik und Diagnostik

Angesichts der Tatsache, daß diese Diagnose in der Kinder- und Jugendpsychiatrie noch nicht genügend gut etabliert ist, fehlt es noch weitgehend an entsprechenden Berichten aus Klinik und Forschung. Das häufigste rezidivierend auftretende Somatisierungs**symptom** im Kindesalter sind die **Bauchschmerzen**. Sie werden häufig von Erbrechen, Kopfschmerzen, Fieber, Blässe und Müdigkeit begleitet und variieren hinsichtlich der Dauer und Frequenz der Schmerzattacken beträchtlich. Mit einer Prävalenz von 9 bis 14% stellen sie kein seltenes Ereignis im Kindesalter dar. Diagnostisch wegweisend ist die Tatsache, daß Kinder mit rezidivierenden Bauchschmerzen ungewöhnlich häufig Zeichen emotionaler Störungen und Unreife zeigen. Ähnliche Beschwerden oder andere körperliche Symptome mit psychischer Überlagerung bei den Eltern sind häufig.

Andere rezidivierend auftretende Zeichen eines Somatisierungssyndroms im Kindesalter sind gastrointestinale Symptome wie Übelkeit, Erbrechen und Diarrhöen.

Kinder mit rezidivierenden **Erbrechen** sind als ungewöhnlich ängstlich und depressiv sowie schnell regredierend, aber auch als irritiert und feindselig sowie abhängig von der Mutter beschrieben worden, wobei neben überprotektiven Haltungen der Mutter auch ablehnend-feindselige Verhaltensweisen beobachtet wurden. Die Symptomatik klingt in der Regel nach wenigen Tagen spontan ab und wird mit der Vorpubertät seltener.

Ab der Pubertät wird das Bild des Somatisierungssyndroms noch vielgestaltiger. Nunmehr können verschiedene **Konversionssymptome** wie Schluckstörungen („Globus hystericus") Aphonie, Seh- und Hörstörungen, Ohnmachtsanfälle, sogenannte hysterische Anfälle, Gehstörungen und Lähmungen hinzutreten. Die mehrheitlich betroffenen Mädchen klagen über **Dysmenorrhöen** und **Menstruationsbeschwerden**. Weiterhin sind vielfältige **Schmerzzustände** typisch; als **kardiopulmonale** Symptome können Palpitationen, Atembeschwerden und Schwindelzustände auftreten. **Eß- und Appetitstörungen** sowie andere gleichzeitig bestehende psychiatrische Störungen wie hysterische Persönlichkeitszüge, Störungen des Sozialverhaltens und emotionale Störungen können beobachtet werden. In diesem Zusammenhang ist auch an die Somatisierungsneigung des Kindes bzw. Jugendlichen mit **Schulphobie** zu denken.

Da die betroffenen Kinder und Jugendlichen sich als krank erleben bzw. von ihren Bezugspersonen und Eltern entsprechend etikettiert werden, setzen meist intensive ärztliche Konsultationen mit häufigem Arztwechsel ein. Um diese die Krankenrolle verfestigenden Verhaltensweisen möglichst vor ihrer Chronifizierung zu durchbrechen, ist die frühzeitige Erkennung der psychologischen Dimension des Geschehens erforderlich. Hier muß der lebensgeschichtliche, intrapsychische und familieninteraktive Anteil der Symptomatik diagnostiziert und mit Beratung und psychotherapeutischen Methoden angegangen werden.

Differentialdiagnostisch ist das Somatisierungssyndrom von den nicht rezidivierend und chronifizierend auftretenden psychosomatischen Reaktionen bei unspezifischen Belastungen abzugrenzen. Die Koexistenz mit Konversionssyndromen weist das Somatisierungssyndrom als eine weiterreichende und zugleich auch häufigere Symptomatik aus. Die Vielfalt begleitender Störungen macht die BerÜcksichtigung zusätzlicher psychiatrischer Diagnosen erforderlich.

Ätiologie

Für das Somatisierungssyndrom gelten ähnliche theoretische Überlegungen für die Ätiologie wie beim Konversionssyndrom. Auslösende Faktoren beim Kind sind nicht selten intrafamiliäre bzw. psychosoziale Belastungen. Für einige Symptome bei Kindern dürften auch Anteile einer biologischen Prädisposition bedeutsam sein. Dies gilt wahrscheinlich für die in diesem Lebensabschnitt häufigen Phänomene des Erbrechens und der gastrointestinalen Symptome. Die Vermittlung zwischen biologischer Prädisposition, auslösenden Faktoren und körperlichem Symptom dürfte wesentlich über psychophysiologische Mediatoren der jeweils beteiligten Funktionssysteme erfolgen.

Therapie und Verlauf

Die wichtigste therapeutische Maßnahme besteht in der Verhinderung ständiger ärztlicher Konsultationen mit der Durchführung einer aufwendigen, ausschließlich somatisch orientierten Diagnostik und einer entsprechend wirkungslosen Therapie. Die kinderpsychiatrische Behandlung, die bei einem chronifizierten und polysymptomatischen Geschehen stationär durchgeführt werden sollte, kann die verschiedenen Modalitäten einer individuums- und familienzentrierten Psychotherapie nutzen. Dabei ist zu berücksichtigen, daß die Therapiekooperation der Patienten, insbesondere in der Adoleszenz, oft wenig tragfähig ist.

Die Prognose wird in der Adoleszenz und bei zunehmender Chronifizierung ungünstiger als im Kindesalter. Davon können Schul- und Berufsausbildung beeinträchtigt werden. Die Verordnung von Medikamenten kann die Entwicklung einer Abhängigkeit begünstigen und die zunehmende Behinderung kann zu depressiven Syndromen und Suizidgefährdung führen.

15.3 Eßstörungen

15.3.1 Anorexia nervosa

Definition, Klassifikation und Häufigkeit

Die Anorexia nervosa hat in den letzten beiden Jahrzehnten einen sprunghaften Anstieg der Forschungsaktivitäten erfahren, in dessen Gefolge auch verschiedene Definitionen und Klassifikationen dieses Krankheitsbildes vorgelegt worden sind. Als Ergebnis der wissenschaftlichen Diskussion um die Bedeutsamkeit einzelner definierender Kriterien kann die in Tabelle 15-2 vorgenommene Auflistung essentieller Merkmale betrachtet werden, die dem DSM-III-R entnommen ist.

Demnach handelt es sich bei der Anorexia nervosa um eine Eßstörung, die durch die Weigerung gekennzeichnet ist, das Körpergewicht über einem minimalen, auf Alter und Körpergröße bezogenen Normgewicht zu halten. Ferner bestehen eine intensive Furcht vor dem Dickwerden sowie eine ausgeprägte Körperwahrnehmungsstörung. Schließlich ist für die überwiegend beim weiblichen

Tabelle 15-2: Kriterien für die Anorexia nervosa gemäß DSM-III-R

A.	Weigerung, das Körpergewicht über einem bezogen auf Alter und Körpergröße minimalen Normalgewicht zu halten, z. B. Gewichtsverlust mit einem um 15% unter der Erwartung liegenden Erhaltungsgewicht; Versagen hinsichtlich der zu erwartenden Gewichtszunahme während der Wachstumsperiode mit der Folge eines um 15% unter der Erwartung liegenden Körpergewichts
B.	Intensive Furcht vor dem Dickwerden, auch bei Untergewicht
C.	Störung hinsichtlich des Erlebens des eigenen Körpergewichts, der Körpergröße oder des Körperumfangs. Beispielsweise behauptet der Betroffene, sich auch im ausgezehrten Zustand „fett" zu fühlen, oder glaubt, daß ein Teil des Körpers „zu fett" ist, wenngleich offensichtlich ein Untergewicht vorliegt
D.	Bei weiblichen Patienten Fehlen von mindestens drei konsekutiven Menstruationszyklen, die normalerweise vorliegen sollten (primäre oder sekundäre Amenorrhoe). (Eine Amenorrhö wird bei einer Frau angenommen, wenn ihre Periode nur auf Hormongabe – z. B. Östrogene – eintritt)

Geschlecht auftretende Erkrankung die (meist sekundäre) Amenorrhö charakteristisch.

Neben diesen essentiellen vier Kriterien sind für die Klassifikation zwei Typen sowie das Koexistieren einer Anorexia nervosa mit einer Bulimia nervosa bedeutsam. Bei der Anorexia nervosa ohne Bulimie (Heißhungerattacken) werden Patienten mit ausschließlicher Restriktion der Nahrungsaufnahme von solchen unterschieden, die zusätzlich Erbrechen sowie Laxanzien oder Diuretika einsetzen. Bei Vorliegen einer Bulimie wird vorgeschlagen, zwei Diagnosen, nämlich die einer Anorexia nervosa und die einer Bulimia nervosa zu stellen.

Dieser Klassifikationsvorschlag verzichtet auf einige in der Vergangenheit und Gegenwart betonte zusätzliche Kriterien. So wird z. B. kein begrenzendes Alterskriterium gegeben. Damit wird der Tatsache Rechnung getragen, daß trotz der typischen Manifestation in der Adoleszenz sowohl frühe wie auch späte Erkrankungen möglich sind. Ferner wird auf das negative differentialdiagnostische Ausschlußkriterium einer fehlenden körperlichen Erkrankung, die für den Gewichtsverlust verantwortlich ist, verzichtet. Vielmehr wird die Diagnose ausschließlich positiv bestimmt. Außerdem könnte theoretisch jederzeit eine Körperkrankheit mit Gewichtsverlust koexistieren, wobei aber eine entsprechend spezifische Therapie das Eßverhalten und die typischen anorektischen Einstellungen zu Gewicht, Nahrungsaufnahme und Körper nicht verändern würde. Auch das Ausschlußkriterium anderer psychiatrischer Störungen wie affektiver Störungen, Schizophrenien oder Zwangsneurosen wurde aufgegeben. Die multiaxiale Konzeption und die noch nicht abgeschlossene wissenschaftliche Diskussion einer nosologischen Beziehung von affektiven Störungen und Anorexia nervosa erlauben die parallele Berücksichtigung mehrerer psychiatrischer Syndrome.

Hinsichtlich der **Häufigkeit** der Anorexia nervosa läßt sich in den letzten zwei Jahrzehnten ein Anstieg der Erkrankung feststellen. Internationale Statistiken zeigen, daß in den 60er Jahren ungefähr ein bis zwei Patienten auf 300 000 Einwohner pro Jahr erkrankten. Erste Erhebungen in den 80er Jahren dokumentieren eine beträchtliche Zunahme an Erkrankungen, die von ca. einem bis fünf Patienten pro 100 000 Einwohner und Jahr reichen, wobei immer noch eine Unterschätzung der tatsächlichen Inzidenzen vorliegen kann. Das Alter bei Erkrankung zeigt zwei Verteilungsgipfel jeweils bei 14 und 18 Jahren. Erkrankungen vor der Pubertät sind ebenso selten wie ab der vierten oder fünften Lebensdekade. Mädchen und Frauen sind 15- bis 20mal so häufig betroffen wie das männliche Geschlecht. Die früher typische Bindung der Anorexia nervosa an die Mittel- und Oberschicht beginnt sich aufzulösen, wenngleich der Zusammenhang immer noch stark ist. Eine absolute kulturelle und rassische Bindung der Erkrankung besteht nicht. Die Anorexia nervosa ist bei Schwarzen in den USA bzw. aus der Karibik stammend sowie in Indien und Malaysia bisher nur vereinzelt beobachtet worden. Sie kommt in allen industrialisierten Gesellschaften einschließlich Japan vor.

Klinik und Diagnostik

Das typische Verhalten bei einer Anorexia nervosa besteht einerseits aus einer Restriktion der Nahrungsaufnahme sowie andererseits einer ständigen exzessiven Beschäftigung mit Nahrung, Essen und Dicksein. Die Gedanken kreisen ständig um diese Inhalte, es werden Diäten mit möglichst wenig Fett- und Kohlenhydratanteilen zusammengestellt und die Patienten weigern sich, mit anderen zusammen zu essen. Sie betrachten ihren Körper ständig im Spiegel, sammeln Rezepte und kochen gerne für andere. Das eigene Essen wird gerne in kleinste Teile geschnitten. Die der Krankheit die Bezeichnung gebende Appetitlosigkeit tritt erst im Stadium schwerer Abmagerung auf. Durchbruchsartig können Heißhungerattacken (Bulimien) mit exzessiver Nahrungsaufnahme („Freßattacken") auftreten, die meist im Anschluß ein selbstinduziertes Erbrechen nach sich ziehen. Andere Methoden der Gewichtsreduktion können in Hyperaktivität und sportlich-gymnastischen Übungen sowie Mißbrauch von Laxantien (Abführmittel) und Diuretika bestehen. In der Regel besteht bei den Patienten wenig bis keine Krankheitseinsicht. Neben den exzessiven Ängsten vor Gewichtszunahme besteht eine schwere Körperwahrnehmungsstörung: die Patienten nehmen ihre eigene Abmagerung nicht realistisch wahr, sie halten sich vielmehr für normalproportioniert oder sogar noch zu dick.

Neben diesen spezifischen Verhaltens-Merkmalen können weitere, weniger spezifische Zeichen einer allgemeinen Psychopathologie wie zwanghafte, hysterische, unreife und depressive Persönlichkeitsanteile sowie sozialer Rückzug beobachtet werden. Somatische Symptome bestehen neben der Amenorrhö in Hypothermie, Ödemen, Bradykardie, hypotonem Blutdruck und Lanugo-Behaarung. Die Untersuchung von Laborparametern ergibt eine Leukopenie, eine Lymphozytose, einen niedrigen Nüchternblutzuckerspiegel und eine Hypercholesterinämie, die sämtlich Folge der Auszehrung sind und sich bei Gewichtszunahme normalisieren. Während sich das im Krankheitsstadium vermindert gebildete Wachstumshormon analog verhält, kann die Beeinträchtigung der LH-Sekretion trotz Gewichtsnormalisierung länger anhalten. Als Folge des habituellen Erbrechens können schwere Elektrolytstörungen auftreten.

Die **Anamnese** der Patienten weist häufig Geburts- und Schwangerschaftskomplikationen sowie prämorbide Eßstörungen im Kindes- und Jugendalter auf. Hinzu kann auch eine prämorbide Adipositas gehören. Primärpersönlich werden die Patienten meist als angepaßt, leistungsorientiert, gewissenhaft und gefügig geschildert. **Krankheits-**

auslösend können familiäre Spannungen oder Probleme, Verlust von Bezugspersonen, Hänseleien und Necken wegen einer primären Adipositas u. a. Ereignisse wirken. Die Familien bieten nach außen oft ein Bild der Ordnung, wobei eine sorgfältige Diagnostik Zeichen von vielfältigen Störungen aufdecken kann. Hierzu zählen abnorme Einstellungen zu Essen, Nahrung und Gewicht, Störungen der intrafamiliären Interaktion und Kommunikation sowie Belastungen mit psychiatrischen und körperlichen Krankheiten. So können z.B. depressive Störungen, Alkoholismus, Magen- und Lebererkrankungen sowie Eßstörungen gehäuft in der Familienanamnese festgestellt werden. Die von der systemischen Familientherapie beobachtete Häufigkeit gestörter familiärer Kommunikationen im Sinne von Verstrickung, Überprotektivität, Rigidität und Mangel an Konfliktlösungsfähigkeiten ist allerdings nicht für die Anorexia nervosa pathognomonisch.

Die **Diagnostik** muß sich angesichts der Krankheitsverleugnung der Patienten in mancher Beziehung auch auf Fremdinformationen durch Eltern und Bezugspersonen stützen, wobei auch diesen Personen vieles an krankheitsspezifischem Verhalten verborgen bleibt. In Orientierung an den eingangs definierten Kriterien muß eine vollständige Diagnostik die Erfassung der Entwicklung von Gewicht, Menstruation, Eßverhalten, Aktivität und Methode der Gewichtsreduktion erfassen. Darüber hinaus muß eine sorgfältige körperliche Untersuchung unter Einschluß der oben aufgeführten Laborparameter sowie eine Erfassung bisheriger Therapiemaßnahmen vorgenommen werden. Ferner muß die psychiatrische Untersuchung in typischer Weise den Stellenwert familiärer Beziehungs- und Störungsmuster berücksichtigen. Für die Bewertung des diagnostischen Zustandsbildes und des therapeutischen Verlaufs haben sich eine Reihe von Beurteilungsskalen und Fragebögen als geeignet erwiesen, die im Anhang 15.1 und 15.2 über Eßstörungen wiedergegeben sind.

Die psychiatrische **Differentialdiagnose** muß depressive Syndrome, Zwangssyndrome, das Somatisierungssyndrom und die Schizophrenie ausschließen. Bei depressiven Störungen fehlt das typische anorektiforme Verhalten und statt einer Leugnung des Appetits liegt tatsächlich eine Appetitstörung vor. Eine Überlagerung bzw. Koexistenz von Anorexia nervosa und depressiven Störungen ist allerdings möglich. Zwangssyndrome sind bei zwanghaften anorektischen Persönlichkeiten zu erwägen, wobei die zwanghaften Anteile im Dienst der Nahrungs- und Gewichtspathologie stehen. Beim Somatisierungssyndrom, das sich eher in der späten Adoleszenz zu manifestieren beginnt, fehlt in der Regel die Amenorrhö und der massive Gewichtsverlust der Anorexia nervosa. Schizophrene Patienten können Wahnvorstellungen über Nahrung und Essen (z.B. einen Vergiftungswahn) entwickeln. Sie haben aber kaum die für die Anorexia nervosa charakteristische Angst vor dem Dickwerden und sind z.B. auch nicht auf den Kaloriengehalt von Nahrung fixiert. Neben diesen echten Differentialdiagnosen muß die Diagnose der Anorexia nervosa im Sinne der oben geschilderten Kriterien die Koexistenz mit einer Bulimia nervosa berücksichtigen.

Hinter diesen psychiatrischen Differentialdiagnosen treten interne Krankheiten in ihrer Wertigkeit zurück. Exogen bedingte Hungerzustände sind im Gegensatz zur Anorexia nervosa durch eine starke Hungerperzeption, fehlende Körperschemastörungen und geringe Aktivität gekennzeichnet. Ferner müssen infektiöse sowie konsumptive Prozesse als Ursache von Appetitstörungen und Gewichtsverlust bedacht werden. Störungen des Hypophysenvorderlappens sind – z.B. als Folge eines Tumors – durch einen breiten Ausfall von Hormonen sowie durch neurologische und vegetative Symptome gekennzeichnet. Ein Gewichtsverlust kann hier nicht durchgängig beobachtet werden.

Ätiologie

Die Ursachen der Anorexia nervosa sind sicherlich mehrdimensional. **Prädispositionen** lassen sich auf den Ebenen des Individuums, der Familie sowie soziokultureller und biologischer Faktoren identifizieren. Sobald es unter Mitwirkung **auslösender Ereignisse** zur Krankheitsmanifestation gekommen ist, sind **krankheitsunterhaltende Faktoren** bedeutsam.

Unter den **individuellen Prädispositionen** ist angesichts der typischen Krankheitsmanifestation in der Adoleszenz der Bezug der Anorexia nervosa zu Störungen der Entwicklung von Autonomie und Identität bedeutsam. Diese Patienten haben Probleme der Ablösung von der Familie und Selbständigkeitsentwicklung aufgrund eines oft tief verwurzelten Gefühls der persönlichen Wertlosigkeit auf der Basis von strukturellen Persönlichkeitsdefiziten oder Entwicklungsverzögerungen. Diese Defizite lassen sie an dem Übergang von der Adoleszenz zum Erwachsenenalter angesicht der sich manifestierenden psychosexuellen Reifung scheitern. Weitere prädisponierende Faktoren im Individuum können aus den möglicherweise schon vor der Krankheitsmanifestation und nicht erst in ihrem Gefolge entstandenen Körperschemastörungen und in prämorbiden Gewichtsstörungen (insbesondere Adipositas) mit möglicherweise frühem Pubertätseintritt und vorzeitiger Konfrontation mit den entwicklungspsychologischen Zentralthemen der Adoleszenz – nämlich Autonomie und Sexualität – bestehen. Ferner können prämorbide Persönlichkeitsanteile wie die häufig, aber nicht durchgängig zu beobachtenden konformistisch-angepaßten Züge mit mangelnder Wahrnehmung eigener Bedürfnisse bedeutsam sein. Schließlich könnte in prä- und perinatalen Belastungen ein unspezifischer Risikofaktor für die spätere Krankheitsmanifestation begründet sein.

Die Annahme, daß ferner **familiäre Prädispositionen** bedeutsam sind, kann sich auf eine Reihe recht unterschiedlicher Feststellungen stützen. Eine mögliche genetische Prädisposition ließe sich eventuell aus den Beobachtungen eines erhöhten homologen Erkrankungsrisikos für Geschwister (6%) und die höhere Konkordanz hinsichtlich einer Anorexia nervosa unter monozygoten im Vergleich zu dizygoten Zwillingen ableiten. Ein weiterer Risikofaktor könnte in der Überrepräsentation von affektiven Störungen und Alkoholismus in den Familien von Patienten mit einer Anorexia nervosa bestehen, wobei offen ist, ob genetische oder peristatische Transmissionen bedeutsam sind. Weiter können Familien durch die Betonung von Gewicht und Nahrung, von Erscheinungsbild und Jugendlichkeit und die Abhängigkeit von externen Standards zur Bestimmung von Selbstwert und Identität vielfältige Vorgaben und Modelle für die Jugendlichen bereitstellen. Entsprechend können Übergewicht und Adipositas ebenso wie ständige Gewichtsfluktuationen und Diätansätze sowie Fitness-Programme u.ä.m. einen Stellenwert unter prädisponierenden Faktoren erhalten. Gleiches gilt für die Annahme pathogener Familieninteraktionen im Sinne der systemtheoretischen Betrachtungsweise, d.h. also die Wertigkeit von Verstrikkung, Überprotektivität, Rigidität und Mangel an Konfliktlösungsmöglichkeit für die Entwicklung einer Anorexia nervosa im Jugendalter: auch diese Störungen haben wahrscheinlich eher prädisponierenden als kausalen Charakter.

Die Bedeutsamkeit **prädisponierender soziokultureller Faktoren** kann sich auf einige epidemiologische Merkmale stützen: die Krankheit ist in den letzten Jahrzehnten häufiger beobachtet worden, kommt vornehmlich beim weiblichen Geschlecht in einer bestimmten Altersgruppe vor und zeigt eine stärkere Bindung an die soziale Mittelschicht. Diese Phänomene lassen sich auf das in den Industriegesellschaften vorgegebene weibliche Körperideal des Schlankseins mit entsprechendem Druck durch Werbung, Medien, Industrie und öffentliche Meinung sowie den allgemeinen Leistungsdruck erklären, der auch Frauen zunehmend erfaßt hat. Mädchen in der Adoleszenz sind im Verbund mit den bereits beschriebenen prädisponierenden Faktoren möglicherweise gegenüber diesem Druck besonders vulnerabel angesichts stärkerer Körperveränderungen im Rahmen der psychosexuellen Reifung und angesichts eines biologisch möglicherweise geringeren Schutzes aufgrund des Fehlens männlicher Sexualhormone.

Eine entsprechende **biologische Prädisposition** könnte in einer primären hypothalamischen Dysfunktion bestehen, wofür die nicht immer an den Gewichtsverlust gekoppelte, sondern schon vorher beginnende und auch in einigen Fällen nach Gewichtszunahme persistierende Amenorrhö spricht. Ferner legt die Bedeutung der Hypothalamus-Hypophysenachse für die Regulierung von Nahrungsaufnahme und Sattheit die Beteiligung dieser Faktoren in der Ätiopathogenese der Anorexia nervosa nahe.

Sobald es zur Manifestation der Anorexia nervosa gekommen ist, werden **krankheitsunterhaltende Faktoren** wirksam. Hier sind die durch den Hungerzustand bedingten Effekte bedeutsam, welche nicht nur den pathologischen Umgang mit der Ernährung im Sinne einer Intensivierung betreffen, sondern auch neben der Bedeutung für das Selbstkonzept und die Selbstkontrolle weitere psychopathologische Phänomene wie Konzentrationsschwierigkeiten, Entschlußlosigkeit, Interesselosigkeit, Zwanghaftigkeit, Stimmungslabilität und Schlafstörungen bedingen. Weitere krankheitsunterhaltende Faktoren bestehen in dem Einsatz von Erbrechen zur Beibehaltung des jeweiligen Körpergewichts, dem veränderten Sattheitsgefühl aufgrund verzögerter Magenentleerung und Obstipation im abgemagerten Zustand, persistierende Störungen der Körperwahrnehmung, der positiven Selbstverstärkung eines erfolgreichen Gewichtsverlustes und der phobischen Vermeidung von Gewichtszunahme. Ebenso können Zwanghaftigkeit, strukturelle Persönlichkeitsdefizite in der Adaptationsfähigkeit bei Belastungen, ungelöste familiäre Konflikte, sekundärer Krankheitsgewinn, das kulturell vermittelte Schlankheitsideal und schließlich auch unangemessene ärztliche Maßnahmen das Krankheitsbild weiter unterhalten.

Therapie und Verlauf

Die Therapie der Anorexia nervosa ist aus mehreren Facetten zusammengesetzt und kann nicht einseitig theoriegebunden realisiert werden. Sie umschließt medizinisch-diätische, psycho- und verhaltenstherapeutische, familientherapeutische und beratende Elemente. Ein derartig komplexes Behandlungsarrangement läßt sich für Jugendliche vorteilhaft im Rahmen einer stationären Behandlung realisieren. Die Aufnahme in eine jugendpsychiatrische Station schafft angesichts geringer Therapiemotivation durch eine strukturierte Umgebung mit klaren Zielsetzungen günstige Voraussetzungen für die Gesundung. Die ambulante Familientherapie kann nur bei kurzem Krankheitsverlauf (unter vier Monaten) und entsprechend weniger stark ausgeprägten Symptomen, bei Fehlen von Bulimie und Erbrechen und bei guter Kooperationsbereitschaft der Eltern in Erwägung gezogen werden. Nach stationärer Behandlung sollte sich eine ambulante Nachsorge anschließen.

Der **medizinisch-diätetische Behandlungsansatz** erstreckt sich auf eine kalkulierte Diät unter Einsatz von Fertigpräparaten zusätzlich zu normaler Nahrung sowie auf eine eventuelle begleitende Behandlung mit Psychopharmaka bei individueller Indikation. Von der Gewichtsnormalisierung sind nicht nur die Normalisierung körperlicher Funktionen, sondern auch die Rückbildung der psychopathologischen Bilder abhängig. Die Bemessung der Kalorien kann sich an dem Aufnahmegewicht zusätzlich einer 50%igen Steigerung für Aktivität und eine Erhöhung um weitere 50% alle fünf Tage orientieren. Derartig flexible Schemata sind einer festen Vorgabe von 3000 bis 5000 Kalorien pro Tag wahrscheinlich überlegen. Eine zu schnelle Gewichtssteigerung führt zu Ödemen und Magenerweiterung. Bei schwer kranken Patienten ist eine tägliche Kontrolle des Gewichts, der Kalorienaufnahme, der Flüssigkeitsbilanz und bei Erbrechen auch der Elektrolyte erforderlich. Bettruhe und Pflege durch die Krankenschwester bis zur Erreichung bestimmter Gewichtsziele kann ebenfalls indiziert sein. Das Zielgewicht sollte innerhalb von +/- fünf Pfund des altersgemäßen Normgewichts liegen, um eine individuell flexible Anpassung zu ermöglichen. Eine begleitende Psychopharmakabehandlung kann sich auf die zwanghaften oder depressiven Anteile erstrecken. Entsprechend können Neuroleptika oder Antidepressiva eingesetzt werden, wenngleich diese Indikation bei jugendlichen Patienten eher selten ist.

Die **individuelle Psychotherapie** hat stützenden, empathischen und den entwicklungsspezifischen Problemen und Konflikten nachgehenden, nicht hingegen aufdeckend-analytischen Charakter. **Verhaltenstherapeutische Verfahren** sind an die stationäre Behandlung geknüpft. Sie erstrecken sich auf die kontingente Verstärkung von Gewichtszunahme durch soziale Verstärker (nach vorausgegangenem Entzug von Privilegien, wie sozialen Kontakten, Fernsehen, Rundfunk, Ausgang etc.) sowie den Aufbau von normalem Eßverhalten und Selbstkontrolle. Entsprechend kann Erbrechen durch kontrollierende Bedingungen (z.B. kein Zugang zu Toilette und Waschbecken, Bettruhe bzw. Verbleib in der Gruppe nach den Mahlzeiten oder Beseitigung des Erbrochenen durch den Patienten) verhaltenstherapeutisch angegangen werden. Während im Rahmen stationärer Behandlungen begleitende **Elternberatung** und Familienarbeit das Behandlungsspektrum ergänzen, ist die ausschließliche ambulante **Familientherapie** nur bei leicht und früh erkrankten sowie jungen Patienten mit hoher Therapiemotivation der Familienmitglieder indiziert. Hier besteht das Ziel in einer Auflösung pathogener Interaktionsstrukturen, um den Patienten von der Rolle des Symptomträgers zu befreien und ihm altersangemessene Lösungen seines Reifungskonfliktes zu ermöglichen. Auch hier ist zu bedenken, daß eine Veränderung der individuellen Psychopathologie im Zustand eines schweren Untergewichts nicht möglich ist. Die **ambulante Nachsorge** nach stationärer Behandlung umschließt individuelle Psychotherapie, Elternberatung und eventuell Familientherapie. Es muß zunehmend als ein Kunstfehler betrachtet werden, wenn im Rahmen der ambulanten Nachsorge keine regelmäßigen Gewichtskontrollen durchgeführt werden.

Der **Verlauf** der Anorexia nervosa ist sehr unterschiedlich und kann von totaler Remission über chronisch-persistierende und chronisch-rezidivierende Varianten bis zu Todesfällen reichen. Eine umfangreiche Analyse vorliegender Erkenntnisse hat erbracht, daß Gewichtsnormalisierungen bei etwa 50 bis 70% der Patienten langfristig eintreten, wobei sehr jung erkrankte Patienten sogar höhere Raten eines normalen Gewichts aufweisen. Das Eßverhalten normalisiert sich hingegen nur bei 20 bis 50% der Patienten bzw. 60 bis 80% der früh Erkrankten. Normale zyklische Menstruationen können im Verlauf bei 50 bis 70% der ehemals kranken Frauen beobachtet werden. Von einer Heilung läßt sich nur bei 30 bis 50% der Fälle sprechen. Eine partielle Besserung tritt bei etwas mehr als einem Drittel der Klientel ein und ein weiteres knappes Drittel zeigt einen chronifizierten Krankheitsverlauf. Mortalitätsraten reichen bis zu 21% in einzelnen Patientenserien. In psychopathologischer und psychosozialer Hinsicht stehen bei den chronifizierten oder nur partiell gebesserten Fällen depressive Störungen und Störungen der psychosexuellen und sozialen Entwicklung im Vordergrund.

Als **positive Prognosefaktoren** können frühe Erkrankung, kurze und wenige stationäre Behandlungen, Nahrungsrestriktion nur durch Diät und Hyperaktivität, kurze Krankheitsdauer vor stationärer Therapie, im Therapieverlauf rückläufige Körperwahrnehmungsstörung, höherer Bildungs- und Sozialstatus sowie hysterische Strukturanteile der Persönlichkeit betrachtet werden. **Ungünstige Prognosefaktoren** sind hingegen eine prämorbide Adipositas, eine nach Therapie weiter persistierende Amenorrhoe, langer Krankheitsverlauf vor stationärer Therapie, pathologische Elternbeziehungen und -persönlichkeiten, prämorbide Auffälligkeiten, Bulimie, Erbrechen und Laxantienabusus als Methode der Gewichtsreduktion sowie zwanghafte und depressive Persönlichkeitsanteile. Die Prognose wird ferner beim männlichen Geschlecht, bei Unterschichtsangehörigen und mit zunehmender Chronifizierung ungünstiger.

15.3.2 Bulimia nervosa

Definition, Klassifikation und Häufigkeit

Mit dem Begriff der Bulimie werden Heißhungerattacken bezeichnet, in denen große Mengen an Nahrung aufgenommen werden. Die Betroffenen wissen zugleich, daß dieses Eßverhalten abnorm ist, und fürchten, nicht aus eigenem Antrieb und Willen mit dem Essen aufhören zu können. Depressive Verstimmungen und Schuldgefühle mit Selbstvorwürfen sind die Folge.

Tabelle 15-3: Diagnostische Kriterien der Bulimia nervosa gemäß DSM-III-R

A.	Wiederkehrende Phasen von Heißhunger (schnelle Aufnahme einer großen Speisemenge in bestimmter Zeit)
B.	Während der Heißhungerattacke besteht ein Gefühl des Verlusts der Kontrolle über das Eßverhalten
C.	Der Betroffene betreibt regelmäßig entweder selbstausgelöstes Erbrechen, Abführmitteleinsatz, strenge Diät, Fasten oder kräftige körperliche Übungen, um Gewichtszunahme zu verhindern
D.	Durchschnittlich mindestens zwei Heißhungerepisoden pro Woche über mindestens drei Monate
E.	Anhaltende übermäßige Sorge hinsichtlich Körperumfang und Gewicht

Die Bulimie kann im Kontext einer Anorexia nervosa, bei normalem Körpergewicht und im Kontext einer Adipositas auftreten. Eine Zusammenstellung diagnostischer Kriterien der Bulimia nervosa gemäß DSM-III-R gibt Tabelle 15-3. Hier soll die Häufigkeitsangabe im Kriterium (D) die Bulimia nervosa von gelegentlichen Heißhungerattacken differenzieren. Ein Zusatzkriterium, das sich auf ein Körpergewicht von weniger als 15% unter oder über dem Normalgewicht bezieht, könnte die Abgrenzung gegenüber der Anorexia nervosa und der Adipositas verstärken.

Die Häufigkeit der Bulimie ist bisher nicht sicher und selektionsfrei bestimmt. Für die Bulimie im Kontext der klinischen Anorexia nervosa reichen die Angaben von 16 bis 50% der Fälle, wobei die Schätzung eines mittleren Anteils von einem Drittel durch den Syndromwandel mit einer Zunahme von bulimischen Patienten in jüngster Zeit schon wieder nicht mehr zutreffend sein kann. Studien an amerikanischen College-Studenten haben mit knapp 4 bzw. 13% beträchtlich hohe Raten für das Vorliegen einer Bulimie erbracht, wobei fast 90% junge Frauen waren. Auch in klinischen Serien sind Frauen in beträchtlichem Maße überrepräsentiert.

Klinik und Diagnostik

Die Symptomatik manifestiert sich in der Regel etwas später als die Anorexia nervosa am Übergang vom Jugendlichen- zum Erwachsenenalter, zumal sie häufig den als erfolglos erlebten Diätversuchen folgt. Die Auslöser sind ähnlich wie bei der Anorexia nervosa (s. S. 164). Therapeutische Hilfe wird offensichtlich sehr viel später gesucht. Das Gewicht zeigt über die Zeit beträchtliche Fluktuationen. Auch die Anzahl der Heißhungerattacken kann von mehrmals täglich bis zu einmal wöchentlich oder in 14 Tagen variieren. Die aufgenommene Nahrungsmenge übersteigt das empfohlene Maß der täglichen Nahrungsaufnahme in grotesker Weise: so sind bis zu 15 000 bzw. 20 000 Kalorien bzw des 27fachen Quantums der empfohlenen Nahrungsmenge aus Berichten der Patienten errechnet worden. Dabei wird häufig hoch-kalorische, süße Nahrung von weicher Konsistenz gegessen. Die Nahrungsaufnahme erfolgt meist im Geheimen, wobei mehr geschlungen als gekaut wird. Während der Heißhungerattacken besteht das Gefühl von Kontrollverlust.

Auslöser für die Episoden sind Gefühle innerer Spannung, Langeweile und Einsamkeit sowie Angst. Die Heißhungerattacke bringt eine vorübergehende Entlastung von diesen Gefühlen, wenngleich sich im Verlauf Scham, Schuldgefühle und Wut einstellen. Körperliches Unwohlsein, Erschöpfung, das Hinzukommen Dritter, Mangel an weiteren Nahrungsmitteln oder selbstausgelöstes Erbrechen und Schlaf bzw. Aktivitäten beenden schließlich die Episode. Depressive Verstimmungen bis hin zu Suizidgedanken können schließlich aus diesem wiederholten Zyklus resultieren.

Typisch ist die Verknüpfung mit wiederholten Versuchen, eine Gewichtskontrolle mit diätetischen Maßnahmen bzw. Fasten zu erreichen. Während nicht alle bulimischen Patienten erbrechen, ist umgekehrt Erbrechen fast immer ein Hinweis darauf, daß eine Bulimie vorliegt. Das Erbrechen kann gemäß klinischer Beobachtungen von einmal 14täglich bis zu 15mal täglich variieren, wobei erstaunliche Techniken der Entleerung auch der letzten Nahrungsreste entwickelt werden. Begleitet wird es von negativen Gefühlen wie Trauer, Schwäche und Schuld, in der Regel jedoch nicht von Ärger. Seltener als Erbrechen werden Laxantien, Diuretika und Hyperaktivität als Methode der Gewichtskontrolle eingesetzt.

Die Bulimie kann zu medizinischen Komplikationen führen. Hierzu zählen z. B. Elektrolytstörungen (Hypokaliämie) mit der Folge von Nierenfunktionsstörungen, Harnwegsinfekten und in seltenen Fällen auch zerebralen Krampfanfällen sowie lebensbedrohlichen Krisen. Magenerweiterungen bzw. sogar -rupturen sind vereinzelt beobachtet worden. Häufige Beschwerden sind Halsentzündungen, Schwellungen der Wangen, Vergrößerungen der Speicheldrüsen und Zahnschäden, wobei letztere zum Teil Folge der Bevorzugung süßer Nahrung und der Einwirkung der Magensäure sind. Häufig bestehen auch irreguläre Menstruationszyklen, wenngleich die Patienten nicht amenorrhoisch werden.

Psychopathologisch fällt die gleiche Zentrierung der Gedanken auf Nahrung, Gewicht und Figur wie bei der Anorexia nervosa auf. Ferner liegen sehr häufig depressive Züge vor, die sehr wahrscheinlich

Folge der Bulimie sind. Mangelnde emotionale Stabilität, Ängstlichkeit, Impulsivität und Orientierung an äußerer Kontrolle sowie Tendenzen zur Zwanghaftigkeit sind weitere charakteristische Persönlichkeitsmerkmale. Häufig kommt es zu Diebstahl und Mißbrauch von Drogen wie Alkohol, Barbituraten und Amphetaminen.

Die **Diagnostik** ist, solange nicht Zeichen medizinischer Komplikationen vorliegen, auf die Angaben der Patienten angewiesen. In der Forschung haben sich verschiedene anglo-amerikanische Fragebögen als nützlich erwiesen, von denen Beispiele im Anhang zu diesem Kapitelabschnitt wiedergegeben sind. Differentialdiagnostisch ist die Anorexia nervosa mit Bulimie nach den eingangs gegebenen Kriterien von der Bulimie bei Normal- bzw. Übergewicht abzugrenzen.

Ätiologie

Ähnlich wie bei der Anorexia nervosa muß auch für die Bulimie eine multifaktorielle Ätiologie angenommen werden. Psychodynamische Formulierungen heben in gleicher Weise wie bei der Anorexia nervosa auf Störungen der frühen Objektbeziehungen mit schwachen oder gestörten Mutterfiguren und der Folge von Ich- und Charakterstörungen ab. Mehr unter Aspekten der Therapieplanung stehen Modelle der kognitiven und verhaltensorientierten Therapien, in denen die Bulimie einer Funktionsanalyse unterzogen wird. So stellen längere Fastenperioden z.B. antezedente Bedingungen für eine Heißhungerattacke dar, der als Konsequenz z.B. Entlastung von den aversiven Hungergefühlen folgt. Wird die Bulimie schließlich von körperlichen Angstgefühlen belastet, so entlastet der Einsatz von Erbrechen bzw. Laxanzien, der aber wiederum eine verzögerte negative Bedeutung durch die Entwicklung von Hoffnungslosigkeit, Verstimmung und Schuldgefühlen erhält, welche wieder zu Fasten und Diät führen. Auf diesem Wege kommt es zu einem in sich geschlossenen Kreisverlauf einander ständig bedingender und verstärkender Reaktionen. Damit ist allerdings nur der Prozeß der Perpetuierung des Geschehens, nicht jedoch der Entstehung erklärt.

Diese psychologischen Elemente, die ähnlich wie bei der Anorexia nervosa durch Annahmen über die Bedeutung von Reifungs- und Identitätskrisen sowie die Wertigkeit von externen Stressoren und auslösenden Ereignissen ergänzt werden, können möglicherweise erst im Zusammenwirken mit den ebenfalls erörterten soziokulturellen Faktoren der Bewertung von Weiblichkeit und der Rolle der Frau sowie biologischer Prädispositionen (z.B. in Form einer hypothalamischen Dysfunktion) das Entstehen der Bulimie in Teilen erklären. Dabei ist die Frage, warum im einen Fall eine Anorexia nervosa und im anderen eine Bulimie resultiert, noch weitgehend ungekärt. Ein Erklärungsansatz zielt darauf ab, daß die Patientin mit einer Bulimie im Gegensatz zur Patientin mit einer Anorexia nervosa die Konfrontation mit anderen vermeidet. Aus der vergleichenden Analyse von juvenilen anorektischen Patienten mit und ohne Bulimie ist ferner angesichts stärker ausgeprägter prämorbider Störungen und familiärer Belastungsmomente und Funktionsstörungen bei den bulimischen Patienten abgeleitet worden, daß hier eine Prädisposition in früheren Störungen der Ich-Funktionen und der Persönlichkeitsentwicklung bedeutsam sein könnten.

Therapie und Verlauf

Angesichts der Tatsache, daß die Bulimie erst seit sehr kurzer Zeit als eine eigenständige Krankheitseinheit betrachtet wird, befinden sich spezifische Therapieansätze noch in einem klinischen Erprobungsstadium. Gleichwohl haben einige Grundsätze der Anorexie-Behandlung Gültigkeit. Auch hier wird der **stationären Therapie** hohe Priorität eingeräumt, weil es meist nur auf diesem Wege gelingt, den Teufelskreis von Hunger, bulimischen Episoden und Erbrechen zu unterbinden. Wie bereits bei der Therapie der Anorexia nervosa erörtert, muß Vorsorge getroffen werden, daß keine Möglichkeit zum Erbrechen besteht. Verhaltenstherapeutische Techniken zum Aufbau normalen Eßverhaltens und stützende Psychotherapie sowie Gruppentherapie und Elternarbeit sind weitere Behandlungskomponenten.

Indikation und Stellenwert des Einsatzes von **Psychopharmaka** lassen sich noch nicht abschließend beurteilen. Der Einsatz des Antiepileptikums Diphenylhydantoin hat zu sehr unterschiedlichen Resultaten geführt. Ebenso kann die Wirksamkeit von Antidepressiva auf der Basis vorhandener Studien noch nicht zweifelsfrei bestätigt werden. Erprobt werden aktuell ferner Fenfluramin sowie Lithium, wobei Lithium deutliche symptomatische Erfolge bei unbekanntem Wirkungsmechanismus bescheinigt worden sind.

Vereinzelte **verhaltenstherapeutische Ansätze** im Rahmen von ambulanten Einzelfallbehandlungen haben sich auf die Kontrolle des Erbrechens zentriert. Dabei wurden Techniken der Reaktionsverhinderung, der Selbstkontrolle und sogar der Bestrafung (über aversive elektrische Reizung) von Vorstufen des Erbrechens in der visualisierten Vorstellung eingesetzt. Es ist allerdings fraglich, ob mit Ausnahme **kognitiver Therapieansätze** diese verhaltenstherapeutischen Vorgehensweisen von vielen bulimischen Patienten akzeptiert werden. Bei kognitiven Therapien geht es darum, den Teufelskreis von Heißhungerattacken und Erbrechen aufzubrechen, die abnormen Einstellungen gegenüber Nahrung, Gewicht und Essen zu verändern, soziale Fertigkeiten zu entwickeln und auszubauen, Problemlösungsfertigkeiten zu verbessern und unangepaßte Gedanken und Gefühle zu kontrollieren. Dabei kommen Techniken der Registrierung von Nahrungsaufnahme, pathologischem Eßverhalten und begleitenden Gedanken, Aufklärung über die Gefahren des symptomatischen Verhaltens und der das Eßverhalten verstärkenden Mechanismen, Ermutigung zu sozialen Aktivitäten, welche inkompatibel mit übermäßigem Essen sind, und eine graduelle Einführung der sogenannten „verbotenen Speisen" zum Einsatz. Ergänzend können Methoden des Trainings in Problemlösungsfertigkeiten und der Korrektur von unangemessenen Gedanken und Überzeugungen ebenso wie die Mithilfe von Freunden und Familienmitgliedern eingesetzt werden.

Eine abschließende wissenschaftliche Bewertung der vielversprechenden kognitiven Therapieansätze ist gegenwärtig noch nicht möglich. Unklar ist insbesondere, inwieweit die eingesetzten Techniken für jugendliche Patienten modifiziert werden müssen. Analoge Feststellungen müssen auch für die Beurteilung der Effekte von **Gruppentherapie** und **Selbsthilfegruppen** gelten, wobei letztere teilweise explizit feministisch orientiert sind. In der therapeutischen Alltagspraxis zeichnet sich zunehmend eine pragmatisch orientierte Kombination von unterschiedlichen therapeutischen Elementen ab.

Über den **Verlauf** der Bulimie ist jenseits der bekannten Fakten über den Verlauf der Anorexia nervosa mit Bulimie noch relativ wenig bekannt. Klinische Beobachtungen verweisen auf chronisch intermittierende Verläufe über viele Jahre, wobei „Freßphasen" mit Fasten, Diät und normalem Essen alternieren können. Die Prognose der Bulimie ist wahrscheinlich durch Behandlungswiderstand, körperliche Komplikationen und Suizidgefahr beeinträchtigt.

15.3.3 Adipositas

Definition, Klassifikation und Häufigkeit

Mit dem Begriff der Adipositas (Fettsucht) wird eine ungewöhnliche Ansammlung von Fettgewebe bezeichnet, die zu Übergewicht führt. Die Diagnose kann wegen der entwicklungsbedingten Veränderungen im Kindes- und Jugendalter sowie der individuell unterschiedlichen Körperzusammensetzung hinsichtlich der Anteile von Skelett, Muskulatur und Fettgewebe nicht allein auf das Körpergewicht gestützt vorgenommen werden. Sie muß sich vielmehr auf die Bestimmung der Hautfaltendicke am Oberarm (Trizeps) mit dem Caliper – einem hierfür entwickelten Meßinstrument – gründen, wobei alters- und geschlechtsbezogene Normen berücksichtigt werden müssen. Extremwerte oberhalb des 85. Prozentranges für Alter und Geschlecht definieren den Bereich der Adipositas. Andere Definitionen gehen sogar nur von Abweichungen jenseits des 97. Prozentranges aus.

Wegen dieser nicht einheitlich gebrauchten Kriterien variieren Zahlen zur **Häufigkeit** der Adipositas. Deutsche Untersuchungen auf der Basis von Bestimmungen der Hautfaltendicke kamen zu Raten von 22% adipösen Jungen und 20% adipösen Mädchen. Studien in den USA haben einen Anstieg der Adipositas bei Kindern und Jugendlichen in den letzten zwei Jahrzehnten erbracht. Dabei wurde die Adipositas nicht durchgängig in allen Studien häufiger bei Unterschichtskindern beobachtet, wobei dies weniger für Jungen als für Mädchen galt und wechselnde Zusammenhänge mit den jeweiligen Altersabschnitten bestanden. Ab dem Jugendalter findet sich die Adipositas bei Frauen häufiger in der Unterschicht, während sie bei Männern mit steigender Sozialschicht zunimmt.

Klinik und Diagnostik

Die Psychopathologie der Adipositas ist unspezifisch. Es können vielfältige emotionale und sowohl gehemmte wie auch overt aggressive Verhaltensauffälligkeiten beobachtet werden, die sowohl mit den Reaktionen der Umwelt auf die körperliche Störung wie auch mit unangemessenem Erziehungsverhalten der Eltern in der Familie in Beziehung gebracht werden können. Übergewichtige Kinder erfahren in besonderer Weise ein soziales Stigma, das sie in der Beliebtheit unter Gleichaltrigen noch hinter körperlich behinderten Kindern am Ende der Rangreihe stehen läßt.

Eine vollständige klinische **Diagnostik** muß sich auf eine Bestimmung des Übergewichts, des Eßverhaltens, der körperlichen Aktivität, bisheriger Behandlungsmaßnahmen und weiterer möglicher bedeutsamer Bedingungen beziehen. Die Bestimmung des Übergewichts muß über die Erfassung des absoluten und normbezogenen Körpergewichts die Hautfaltendicke einschließen. Hinsichtlich des Eßverhaltens interessiert, inwieweit exzessives Essen und Naschen, phasenweises Fasten, bulimische Episoden und eine kognitive Einschränkung auf Essen und Nahrung vorliegen. Ferner muß analysiert werden wo (d. h. zu Hause, an Imbißständen, vor dem Kühlschrank etc.) und wann bzw. wie oft gegessen wird. Schließlich ist das Ausmaß der meist vorliegenden körperlichen Inaktivität zu bestimmen und sind die hilflosen und ineffizienten Bemühungen um Gewichtsverlust mit ungeeigneten Diäten und eindimensionalen Behandlungsansätzen zu erfragen. Letztlich ist eine sorgfältige Analyse der Persönlichkeit nicht unbedeutend, weil Behandlungsmaßnahmen Änderungsbereitschaft und Motivation zur Gewichtsabnahme voraussetzen.

Äußerst selten, nämlich höchstens in 3% aller Fälle von Fettsucht, ist **differentialdiagnostisch** an eine sekundäre Adipositas als Ausdruck einer anderen Grundkrankheit zu denken (z.B. iatrogenes Cushing-Syndrom bei Steroidbehandlung sowie seltene Bilder wie das Prader-Willi-Labhart-Syndrom oder das Lawrence-Moon-Biedl-Bardet-Syndrom, die neben verschiedenen körperlichen Stigmata mit einer sekundären Adipositas einhergehen.)

Ätiologie

Für die Entwicklung einer Adipositas sind vielfältige, ineinandergreifende Faktoren bedeutsam. Hierzu zählen sowohl genetische, konstitutionelle und physiologische Faktoren wie auch alimentäre, lebensgeschichtliche und psychologische Bedingungen.

Für die Wirksamkeit **genetischer Faktoren** spricht die Tatsache, daß monozygote Zwillinge, die getrennt aufwachsen, hinsichtlich des Körpergewichts ähnlicher sind als dizygote, getrennt aufgewachsene Zwillinge. Eine relative Stützung findet diese Annahme auch in der Feststellung, daß adipöse Kinder von Übergewichtigen bzw. adipösen Eltern abstammen, wenngleich hier natürlich auch Umweltfaktoren wirksam werden. Interaktionen von genetischer Prädisposition und Umweltbedingungen sind sehr wahrscheinlich.

Im Rahmen **physiologischer Theorien** sind Annahmen über die Morphologie der Fettzellen und die Set-point-Theorie von besonderer Bedeutung. Grundsätzlich kann die Gewichtszunahme über eine Zunahme der Anzahl von Fettzellen (Hyperplasie) oder eine Vergrößerung der vorhandenen Fettzellen (Hypertrophie) erfolgen. Eine frühe, im Kindesalter beginnende Adipositas kann nun durch eine exzessive Vermehrung der Anzahl von Fettzellen gekennzeichnet sein, während eine spät im Erwachsenenalter sich manifestierende Form eher durch eine Hypertrophie der vorhandenen Zellen gekennzeichnet ist. Zwischenformen sind ebenfalls denkbar. Diese Theorie erklärt zugleich, warum viele Behandlungsansätze frustran bleiben: die Gesamtzahl der Fettzellen läßt sich nicht mehr reduzieren, es sind nur noch Effekte im Sinne einer Verkleinerung des Umfangs der einzelnen Zellen möglich, die sich andererseits schnell wieder auffüllen.

Auch die Set-point-Theorie trägt den oft erfolglosen therapeutischen Bemühungen um eine Gewichtsreduktion Rechnung. Sie nimmt ein individuell jeweils variierendes ideales biologisches Gewicht an, das vom Körper nach dem Prinzip der Homöostase (wie z.B. ein Thermostat) reguliert wird. Entsprechend wehrt der Körper Gewichtsveränderungen ab. Für Adipöse wird demgemäß ein höheres ideales Körpergewicht angenommen. Diese Theorie hat bereits im Verbund mit einer Neubewertung der sekundären körperlichen Schäden durch Übergewicht dazu geführt, daß die Behandlungsbedürftigkeit der Adipositas eher auf eine enger definierte Extremgruppe eingeschränkt wird.

Andere physiologische sowie endokrine Funktionsveränderungen bei der Adipositas sind Folge des Übergewichts und nicht von ätiologischer Bedeutsamkeit. Das Verhältnis von Inaktivität und Übergewicht ist schwer zu bestimmen, weil beide einander wechselseitig bedingen können. Generell besteht eine inverse Beziehung von Aktivität und Gewicht und muß Aktivität als ein ebenso bedeutsamer Faktor wie die Nahrungsaufnahme für die Entstehung von Übergewicht betrachtet werden.

Die Wertigkeit **alimentärer Faktoren** ergibt sich zunächst aus der Tatsache, daß die Art der Ernährung und das jeweils kulturell vermittelte Nahrungsangebot und Eßverhalten bedeutsam sind. Hier sind die Fetthaltigkeit und weniger der Kohlenhydrat- und Zuckergehalt und die Zusammenstellung der industriell gefertigten Nahrung in Form der sogenannten Supermarkternährung für das Entstehen der Adipositas bedeutsam. Die Entstehung von Übergewicht im Kindesalter wird offensichtlich auch durch die Art der Säuglingsernährung mitbestimmt. Überernährung und möglicherweise auch Rückgang des Stillens sind in diesem Zusammenhang angeschuldigte Bedingungen.

Unter den **psychologischen und lebensgeschichtlichen Faktoren** konvergieren verschiedene theoretische Positionen in der Annahme von Störungen von Lernprozessen in der frühen Kindheit. Durch unangemessenes Zufüttern von Nahrung bei allen Äußerungen von Mißempfindungen wird beim Säugling eine Störung der Wahrnehmung von Hunger und Sättigung sowie des Körperschemas angelegt. Diese gelernte Verbindung von physiologischen und motivationalen Bedürfnissen einerseits und Nahrungszufuhr andererseits kann sich besonders bei Bindungs- und Beziehungsstörungen zwischen Mutter und Kind entwickeln und in eine persistierende Appetit- und Körperwahrnehmungsstörung münden. Sie kann sich später als sogenannte hyperphage Reaktion äußern, bei der im Rahmen emotionaler Belastungen, Spannungen und Konflikte jeweils auf ein früh erlerntes Muster der Spannungsreduktion durch Nahrungsaufnahme zurückgegriffen wird. Derartige Lernprozesse werden physiologisch über die engen Verbindungen zwischen emotionaler Befindlichkeit und Sättigung bzw. Hungerwahrnehmung über neuroendokrine Regulationsmechanismen des hypothalamisch-limbischen Systems ermöglicht.

Schließlich ist als ein lebensgeschichtlich-psychologischer Faktor auch die familiäre Belastung mit Übergewicht bedeutsam. Eltern mit Übergewicht und pathologischem Eßverhalten stellen ein Modell für die Kinder dar. De facto sind 40% aller Eltern adipöser Kinder ebenfalls klinisch adipös und 80% mindestens übergewichtig.

Therapie und Verlauf

Unter den Behandlungsansätzen für die Adipositas sowohl des Kindes- und Jugendalters ragen gegenwärtig die verhaltenstherapeutischen Ansätze als effiziente und zugleich evaluierte Verfahren heraus. Zugleich ist sicher, daß eindimensional angelegte Behandlungen mit entweder Diät oder körperlicher Aktivität oder aber auch medizinische Maßnahmen relativ erfolglos bzw. teilweise auch nicht risikolos sind. Sicher ist Psychotherapie in klassischem Sinne bezogen auf die Grundsymptome nicht wirksam, wenngleich sie stützenden Charakter bei begleitenden emotionalen Störungen haben kann. Ausschließlich diätetische Maßnahmen führen zu wenig befriedigenden Langzeitergebnissen und Bewegungstherapie kann nur relativ geringe Effekte setzen. Sogenanntes therapeutisches Hungern (Null-Diät) läßt sich in häuslichem Milieu kaum realisieren und hat für Kinder einen kaum zumutbaren Zwangscharakter. Ebenso lassen sich chirurgische Interventionen im Sinne der Ausschaltung von Resorptionsabschnitten des Darms (sogenannte Bypass-Operationen) bei Kindern nicht rechtfertigen. Schließlich sind appetithemmende Pharmaka mit dem kaum tolerablen Risiko eines Suchtpotentials, mit geringfügigen Kurzzeiteffekten sowie mit hohen Rückfallquoten belastet.

Die **verhaltenstherapeutischen Ansätze** zielen zunächst einmal auf die Gewichtsabnahme. Hierzu zählen neben einer intensiven Beratung und Information über Ernährung (z.B. in Kooperation mit einer Diätassistentin) eine Reihe spezifischer Techniken, zu denen zunächst einmal die sorgfältige **Selbstregistrierung** von Nahrungsaufnahme, Kalorienwert, Eßverhalten, körperlicher Aktivität und Körpergewicht gehört. Ferner zielen die Behandlungsansätze auf die **Veränderung des Eßverhaltens** hinsichtlich Ablauf und Geschwindigkeit (z.B. schnelles Beißen und wenig Kauen bei adipösen Kindern) durch spezifische Maßnahmen ab. Ein drittes Prinzip besteht in der **Reizkontrolle**, indem nur noch zu bestimmten Zeiten und an bestimmten Plätzen (z.B. dem Eßtisch) ohne gleichzeitig ablaufende Aktivitäten (z.B. Fernsehen) jeweils begrenzte Mengen eventuell auf kleinerem Geschirr gegessen werden können. Der Erfolg der Maßnahme wird schließlich **kontingent verstärkt**.

Ergänzend sind parallel zu der allgemeinen Entwicklung **kognitiver Techniken** in der Verhaltenstherapie auch für die Behandlung adipöser Kinder und Jugendlicher entsprechende Ansätze entwikkelt worden. Hierzu zählen die Technik des inneren Monologs mit der Formulierung von Gedanken, welche Eßverhaltensänderungen fördern, und Problemlösungsstrategien. Ferner wird in den Behandlungsprogrammen großer Wert auf die **Beteiligung der Eltern** gelegt. Diese ist bei jungen Kindern für die Umsetzung der Therapie unerläßlich und muß die Realisierung diätetischer Maßnahmen einschließlich der damit verbundenen Information, die eventuell notwendige Fremdregistrierung des Eßverhaltens, die Mitarbeit bei der Umstrukturierung des Eßverhaltens, die Reizkontrolle und schließlich die Verstärkung - somit also alle Komponenten des Therapieprogramms – umschließen. Zusätzlich ist die Modellwirkung des eigenen Verhaltens therapeutisch zu berücksichtigen und nicht selten müssen Eltern wegen ihrer eigenen Adipositas an einer entsprechenden Behandlung teilnehmen.

Der **körperlichen Aktivität** kommt in diesen Programmen insofern eine ergänzende Funktion zu, weil sie dem bei geringerer Nahrungsaufnahme sich verringernden Grundumsatz und damit der Gefahr einer Verlangsamung der Gewichtsabnahme entgegenwirken. Diese Komponente wird auch im Rahmen von Schulgesundheitsprogrammen mit Unterrichtung in Ernährung, verhaltensmodifikatorischen Elementen und Berücksichtigung des speziellen Netzwerkes sozialer Unterstützungen durch Lehrer, Eltern und Mitschüler betont.

Ebenso wie zunächst eine Gewichtsabnahme angezielt wird, dienen bestimmte verhaltenstherapeutische Techniken auch der Erhaltung des erreichten Gewichtsverlustes. Hierzu zählen Verhaltensverträge mit anteiligem Verlust von deponierten Geldbeträgen bei Verstößen gegen die festgelegten Ziele, Elternbeteiligung an den Behandlungsprogrammen und regelmäßige körperliche Aktivität in einer möglichst alltagsgerechten Form. Weiterhin muß das Prinzip der Reizkontrolle und des strukturierten Eßverhaltens beachtet werden.

Mit diesen verhaltenstherapeutischen Techniken kann die Adipositas bei einem beträchtlichen Teil von Kindern und Jugendlichen erfolgreich behandelt werden. Inwieweit davon der längerfristige **Verlauf** der Symptomatik angesichts der multidimensionalen Ätiologie beeinflußt werden kann, läßt sich zum gegenwärtigen Zeitpunkt noch nicht beurteilen. Interventionen im Kindes- und Jugendalter sind schon deswegen wichtig, weil bisher ca. 80% aller übergewichtigen Kinder auch übergewichtige Erwachsene geblieben sind, während nur 42% der normalgewichtigen Jungen und 18% der normalgewichtigen Mädchen später übergewichtige Erwachsene wurden. Die Chancen eines übergewichtigen Jugendlichen, auch als Erwachsener übergewichtig zu sein, sind 28mal höher als bei einem normalgewichtigen Jugendlichen. Auch die Verhaltenstherapie wird beweisen müssen, daß sie langfristig mehr als 30% der bisher mit anderen Methoden behandelten Patienten hinsichtlich des Gewichts normalisieren kann.

Unter dem Einfluß der Set-point-Theorie verändern sich möglicherweise die Kriterien für die Therapieindikation, zumal eher nur die extrem Adipösen von den klassischen Risiken im Verlauf einer unkorrigierten Adipositas, d.h. Herz-Kreislaufkrankheiten, Diabetes mellitus, chronische Nephritis, Leber- und Gallenerkrankungen sowie Hirnblutungen betroffen sind. In prognostischer Sicht sind ein zunehmendes Körpergewicht, ein früher Beginn der Adipositas und damit eine zunehmende Chronizität der Störung, männliches Geschlecht, eine homologe familiäre Belastung, mehrere fehlgeschlagene Therapieversuche, ausgeprägte Körperwahrnehmungsstörungen sowie bulimische Episoden Kennzeichen eines ungünstigen Verlaufs.

15.3.4 Eßstörungen des frühen und mittleren Kindesalters

Definition, Klassifikation und Häufigkeit

Zu den für das frühe und mittlere Kindesalter typischen Eßstörungen gehören die unspezifischen **Eß- und Appetitstörungen,** die **Rumination** und **Pica.** Mit Rumination wird das willkürliche Heraufwürgen (Regurgitieren) von Nahrung mit erneutem Kauen und Schlucken der Nahrung verstanden. Als Pica wird das ständige Essen ungenießbarer Substanzen bezeichnet.

Unspezifische Eß- und Appetitstörungen manifestieren sich typischerweise im Säuglings- und Kleinkindalter. Ein wählerisches Eßverhalten zeigen etwa ein Drittel der 4jährigen und etwa 20% der Schulanfänger. Mit zunehmendem Alter fallen die Raten weiter ab. Rumination und Pica sind sehr seltene Phänomene, über deren Häufigkeit keine Zahlenangaben vorliegen. Beide Geschlechter werden gleich häufig betroffen.

Klinik und Diagnostik

Die **unspezifischen Eßstörungen** nehmen in der Regel im Säuglingsalter ihren Ausgang. Die Kinder lehnen einzelne Speisen ab und bevorzugen andere, essen extrem langsam oder verweigern feste Nahrung und bestehen stattdessen auf flüssiger bzw. pürierter Kost. Die Symptomatik kann in chronische Appetitstörungen übergehen und von Entwicklungsverzögerungen z.B. in den Bereichen von Sprechen und Sauberkeit begleitet sein. Häufig steht die Störung des Kindes im Kontext einer gestörten Beziehung zur Mutter mit begleitenden intrafamiliären Störungen. Aus der Verweigerungshaltung des Kindes resultieren heftigste Machtkämpfe mit der Gefahr einer körperlichen Mißhandlung des Kindes durch die Mutter.

Das Phänomen der **Rumination** ist jenseits des Säuglingsalters nur noch selten und dann eher bei geistig Behinderten zu beobachten. Die Kinder bieten die Symptomatik ohne Zeichen von Übelkeit oder Ekel. Sie wirken beim Ruminieren sichtbar befriedigt und praktizieren die Symptomatik eher, wenn sie allein sind. Zwischen den Phasen kann Reizbarkeit und Hunger bestehen. Neben den Kernsymptomen bestehen Gewichtsverlust oder Gewichtsstagnation. Als Folge können Dehydration und Elektrolytstörungen mit schließlicher Kachexie auftreten. Das Verhalten wird von depressiven bzw. flachen Affekten, autistischem Rückzug, Jactationen, autoerotischen Stimulationen und Kotschmieren bestimmt. Die Mütter zeigen häufig Zeichen einer psychischen Störung.

Die Stoffe, die von Kindern mit **Pica** aufgenommen werden, sind sämtlich ungenießbar, wie z.B. Schmutz, Abfälle, Sand, Kot, Farben, Mörtel, Gips, Bindfäden, Blätter, Haare oder Textilstoffe. Auch Pica ist eher ein Symptom des Kleinkindalters und wird später fast nur noch bei geistig Behinderten gesehen. Ein Bezug zu den Deprivationssyndromen ist insbesondere beim psychosozialen Minderwuchs gegeben (vgl. Kap. 19). Ökonomische Belastungsfaktoren und extreme soziale Benachteiligung begünstigen die Symptomatik ebenso wie Störungen auf der Ebene der Partnerschaft der Eltern. Entsprechend häufig sind Bindungsstörungen und Schwächen bzw. Defizite in der Erziehungskompetenz. Begleitende Symptome beim Kind sind Entwicklungsverzögerung und autostimulatives Verhalten. Als Komplikationen können Vergiftungen und Darmverschluß auftreten.

Die **Differentialdiagnose** der unspezifischen Eß- und Appetitstörungen muß rezidivierende Infekte, einen Diabetes mellitus sowie Malabsorptionssyndrome und seltene mechanische Behinderungen aufgrund von Mißbildungen des Magendarmtraktes bzw. der Speiseröhre berücksichtigen. Ferner können die Eß- und Appetitstörungen einschließlich von Rumination und Pica im Zusammenhang mit Hirnschädigungen, geistiger Behinderung und Autismus auftreten.

Ätiologie

Für sämtliche drei Formen einer im frühen Kindesalter auftretenden Eßstörung sind Störungen in der Beziehung zwischen Kind und primärer Bezugsperson, in der Regel also der Mutter, bedeutsam, die bis zum Ausmaß einer Deprivationsbedingung reichen kann. Die Störbarkeit der Funktionen von Essen und Appetit und die frühe Manifestation der Symptome ergeben sich aus der Tatsache, daß die Fütterung des Säuglings zugleich eine Situation intensiven emotionalen und sozialen Austauschs ist. Störungen der mütterlichen Persönlichkeit, Belastungen aus der Lebensumwelt, der Partnerbeziehung u.ä. Phänomene wirken sich also relativ unvermittelt auf das Kind aus, das mit zunehmendem Alter insbesondere mit der Entwicklung von Autonomiebestrebungen der Nahrungsaufnahme Widerstand entgegensetzen kann. Die beiden seltenen Symptome Rumination und Pica stehen eher im Kontext schwerer emotionaler und sozialer Deprivation mit wenig personaler Zuwendung, inadäquater Übernahme mütterlicher und erzieherischer Funktionen und bisweilen ausgeprägten psychiatrischen Störungen der Mütter.

Ergänzende kindliche Bedingungen sind insofern anzunehmen, als z.B. Rumination und Pica eher bei geistig Behinderten, hirngeschädigten und autistischen Kindern auftreten. Ferner müssen bei frühkindlichen Eßstörungen auch Temperamentsfaktoren als bedeutsam betrachtet werden. Säuglinge mit Schlaf- und Eßstörungen, langsamer Akzeptanz neuer Nahrung, fehlender Adaptationsfähigkeit an Veränderungen, Rückzugstendenzen bei neuen Reizen, irregulären biologischen Funktionsabläufen und negativer Gestimmtheit bilden einen besonderen Typus und sind für spätere Verhaltensauffälligkeiten in besonderer Weise prädisponiert. Ein weiterer Risikofaktor kann in prä- und perinatalen Belastungen begründet sein, die mit Hyperexitabilität oder Apathie beim Neugeborenen einhergehen.

Hypothetisch können ergänzende prädisponierende Faktoren bedeutsam sein. So ist z.B. für Kinder mit dem Symptom der Rumination eine erniedrigte Reizschwelle und ungewöhnliche Sensitivität des sensorischen Systems bzw. der Sphinktermuskulatur des oberen Gastrointestinaltraktes angenommen worden. Aus lerntheoretischer Sicht ist argumentiert worden, daß der emotional deprivierte Säugling im zufälligen oder bei einem Infekt aufgetretenen Erbrechen ein spannungsreduzierendes und lustvolles Erleben entdeckt, das von ihm in der Folgezeit zu dem willkürlich ausgelösten Symptom der Rumination entwickelt wird. Ferner könnte das Phänomen durch Aufmerksamkeitszuwendung positiv bzw. durch das Vermeiden noch unangenehmerer Zustände (z.B. Hunger und Spannung) negativ verstärkt werden. Bei Pica könnte im Kontext der geistigen Behinderung ein Mangel an Diskriminationsvermögen vorliegen, wobei das Symptom durch das gelegentliche Finden von eßbarem Abfall partiell verstärkt wird.

Therapie und Verlauf

Im Zentrum der Therapie der meist noch sehr jungen Kinder muß die schwere Beziehungsstörung und damit die primäre Bezugsperson stehen. Längerfristige intensive Beratung und psychotherapeutische Behandlung der Mutter bilden daher einen Schwerpunkt. Die Kinder sind bisweilen körperlich so stark beeinträchtigt, daß eine stationäre Therapie erforderlich ist. Hier ergeben sich besondere Chancen einer behutsamen und geduldigen Einweisung der oft unerfahrenen und inkompetenten Mütter in den Umgang mit dem Kind insbesondere in der Essenssituation. Das Ziel der Behandlung besteht in der Entwicklung einer vertrauten Beziehung zum eigenen Kind.

Für den Aufbau eines angemessenen Eßverhaltens beim Kind haben sich verhaltenstherapeutische Techniken bewährt. So muß ein normales Eßverhalten über mehrere Zwischenschritte allmählich aufgeformt werden. Ferner werden die Prinzipien der positiven Verstärkung erwünschten und der negativen Verstärkung unerwünschten Verhaltens sowie eines reizarmen strukturierten Therapieumfeldes berücksichtigt. Ergänzende Behandlungskomponenten richten sich auf die häufig begleitenden Entwicklungsdefizite einzelner Funktionen (z.B. Beschäftigungstherapie, Mototherapie etc.). Bei der bisweilen lebensbedrohlichen Symptomatik der Rumination kann der in der Literatur beschriebene Einsatz aversiver Techniken der Verhaltenstherapie in Form von wenigen Tropfen Zitronensaft vor dem Brechakt bei gleichzeitiger positiver Verstärkung des erwünschten Verhaltens durch Aufmerksamkeitszuwendung legitim sein. Bei den meist geistig behinderten Patienten mit Pica sind sowohl Time-out-Techniken zur Verhinderung der Aufnahme uneßbarer Substanzen wie auch Überkorrektur – in Form ausgedehnten Waschens der Hände und des Mundes sowie Zähneputzens – bei gleichzeitiger Verstärkung adäquaten Eßverhaltens mit Erfolg praktiziert worden.

Der **Verlauf** der im frühen und mittleren Kindesalter auftretenden Eßstörungen ist schon aufgrund der Altersbindung in der Regel günstig. Dabei darf allerdings nicht unberücksichtigt bleiben, daß die über die Eßstörung ablaufenden Auseinandersetzungen und Machtkämpfe zu einer ernsthaften Gefährdung der Persönlichkeitsentwicklung führen können und begleitende Entwicklungsstörungen bzw. Behinderungen ihre eigene Verlaufsdynamik haben. Gefährdet sind vor allem Kinder mit Rumination, bei denen die Erkrankung wegen der sekundären Komplikationen und der Kachexie tödlich verlaufen kann oder aus der Unterernährung Entwicklungsverzögerungen resultieren können.

15.4 Enuresis

Definition, Klassifikation und Häufigkeit

Als Enuresis wird das wiederholte unwillkürliche Einnässen ohne organische Läsion ab einem Alter von fünf Jahren bezeichnet. Das in dieser Definition enthaltene Alterskriterium trägt der Tatsache Rechnung, daß im Alter von vier Jahren ca. 85 bis 90% aller Kinder stabil trocken und sauber sind und die Rate der erst ab dem Alter von fünf Jahren kontinent werdenden Kinder langsamer als zuvor abnimmt. Insofern ist es gerechtfertigt, erst die 5jährigen und älteren Kinder als behandlungsbedürftig zu betrachten.

Das Einnässen kann sich in Form einer **primären Enuresis**, bei der noch keine andauernde Kontinenz entwickelt wurde, oder einer **sekundären Enuresis** im Sinne eines Rückfalls nach bereits erreichter Kontinenz äußern. Außerdem werden nach dem Zeitpunkt des Einnässens eine **Enuresis nocturna** (Bettnässen) von einer **Enuresis diurna** und der kombinierten Form einer **Enuresis diurna et nocturna** unterschieden. Die Enuresis nocturna ist mit 80% der Fälle die häufigste Form, während eine kombinierte Enuresis diurna et nocturna mit 15% und eine Enuresis diurna mit 5% eher seltene Ereignisse darstellen.

Vielfältige Untersuchungen zur Häufigkeit der Enuresis zeigen methodenabhängige Schwankungen hinsichtlich der Häufigkeitsangaben. Als Orientierung kann gelten, daß im Alter von fünf Jahren maximal 16% aller Kinder noch nicht trokken sind. Im Alter von siebeneinhalb Jahren beträgt die Rate nur noch 7%; für den Zeitraum von sechseinhalb bis 12 Jahren kann eine jährliche Abnahme der Enuretikerpopulation um ca. 13,5% pro Lebensjahr angenommen werden. Die Rückfallwahrscheinlichkeit, d.h. die Entwicklung einer sekundären Enuresis ist im Alter von fünf bis sechs Jahren am häufigsten und ab elf Jahren selten, wobei dann eher Jungen betroffen sind. Die primäre Enuresis ist in klinischen Serien etwa 2mal so häufig wie die sekundäre Enuresis, wobei als Kriterium für eine sekundäre Enuresis eine mindestens über sechs Monate anhaltende Kontinenz gilt. Bis zum Alter von sieben Jahren sind beide Geschlechter gleich häufig von einer Enuresis betroffen. Danach steigt die Rate der Jungen an und ist im Alter von elf Jahren doppelt so hoch wie bei Mädchen. Lediglich die seltene Form der Enuresis diurna zeigt eine Dominanz von Mädchen.

Klinik und Diagnostik

Die Enuresis kann sich mit zunehmendem Alter zu einem emotionalen Problem für das betroffene Kind entwickeln. Die Symptomatik gibt - möglicherweise im Zusammenhang mit gescheiterten therapeutischen Bemühungen – Anlaß zu Enttäuschung, Entmutigung und Auseinandersetzungen mit anderen Familienmitgliedern. Insofern können sich sekundäre Reaktionen entwickeln, die eine zusätzliche Belastung darstellen. Andererseits wäre die Gleichsetzung der Enuresis mit einer primären psychischen Störung falsch, wie Ergebnisse vieler Untersuchungen belegen. Epidemiologische Erhebungen haben nur bei einer Minderheit von Kindern und Jugendlichen mit Enuresis klinisch bedeutsame psychische Störungen ergeben, wobei keine spezifischen psychopathologischen Symptome vorlagen. Allerdings sind leichtere Zeichen emotionaler Gestörtheit und diskrete Anpassungsprobleme bei Enuretikern aller Altersstufen häufiger als bei Kindern und Jugendlichen, die nicht einnässen. Ein erhöhtes psychopathologisches Risiko besteht für die insgesamt seltener betroffenen Mädchen und bei den seltenen Formen der Enuresis diurna und der Enuresis diurna et nocturna. Die bei der sekundären Enuresis häufiger anzutreffenden psychischen Störungen sind schwer daraufhin einzuschätzen, ob sie kausal, reaktiv oder zufällig mit der Enuresis verknüpft sind. Insgesamt zeigen diese Zusammenhänge von Psychopathologie und Enuresis, daß eine Gleichsetzung von Enuresis und Neurose unangemessen ist.

Kinder mit einer Enuresis bedürfen einer sorgfältigen klinischen **Diagnostik**. Eine Übersicht der erforderlichen Maßnahmen ist in Tabelle 15-4

Tabelle 15-4: Diagnostik bei der Enuresis

Anamnese und Exploration

- familiäre Belastung
- Hinweise auf eine Entwicklungsverzögerung und/ oder Hirnfunktionsstörung
- Hinweise auf eine urologische Störung (Häufigkeit des Urinierens, Harnweginfekte, Harnträufeln während und nach Urinieren)
- gemeinsames Auftreten mit Enkopresis
- Häufigkeit und Zeitpunkt des Einnässens
- situative Faktoren (emotionale Belastungen, familiäre Probleme, Zusammenhang mit bestimmten Ereignissen, während des Spiels)
- Schlafplatz
- Symptomatik im außerhäuslichen Bereich
- Entwicklung der Symptomatik (Verschlechterungen, Besserungen)
- Art und Erfolg der bisher eingeleiteten Maßnahmen
- Einstellung und Verhalten des Kindes und der Familie gegenüber der Symptomatik und den bisherigen Therapiemaßnahmen
- psychologischer Entwicklungsstand und Persönlichkeit (allgemeine Psychopathologie)
- Beziehungen zu Familie, Freunden, Schule (Leistungsprobleme, Geschwisterbeziehungen etc.)
- Erziehungsverhalten der Eltern und Art des elterlichen Umganges mit dem Kind

Klinische Untersuchung

- Wirbelsäule im Thorakolumbalbereich (Spina bifida occulta)
- neurologische Untersuchung, besonders der unteren Extremität (Trophik, motorische oder sensible Ausfälle)
- rektale Untersuchung (Sphinktertonus, Analreflex)
- Abdomen (große, evtl. zystische Nieren, Klopfschmerz)
- äußeres Genitale (Mißbildungen, Vulvitis)
- Blutdruckmessung (Nierenleiden)

Laboruntersuchungen

- Mittelstrahlurin (Sediment, bakteriologische Kultur, Eiweiß, Glukose)
- Blutchemie (Blutbild, Blutsenkung, Kreatin, Harnstoff-N, Elektrolyte, Clearance)
- Sonographie bzw. i.v.-Pyelogramm und Zystogramm (indiziert bei rezidiven Harnweginfekten, Harnträufeln bei Jungen (kann nicht im Strahl urinieren), bei Mißbildungen des äußeren Genitales, Enuresis nocturna et diurna permanens mit Pollakisurie und unvermittelt einsetzendem, heftigen Harndrang)
- EEG: nur bei Verdacht auf Hirnreifungsverzögerungen oder zerebralem Anfallsleiden

zusammengestellt. Dabei dient die organische Diagnostik wesentlich dem Ausschluß der seltenen Formen einer neurogen oder durch Anomalien des Harntrakts bedingten Inkontinenz. Die Anamnese muß neben der Frage einer hereditären Komponente möglichen Zusammenhängen mit Hirnfunktionsstörungen bzw. Reifungsstörungen ebenso wie den seltenen urologischen Störungen (z. B. Mißbildungen am Urogenitalsystem) nachgehen. Ferner muß geklärt werden, ob gleichzeitig eine Enkopresis vorliegt, die wesentlich stärker mit Schamgefühlen besetzt ist und daher eventuell vom Kind und seinen Eltern verheimlicht wird.

Im Zentrum der **Exploration** steht die Symptomatik hinsichtlich Häufigkeit und Zeitpunkt des Einnässens, situativ wirksamen Faktoren, Schlafplatz (z. B. eigenes Zimmer, bei den Eltern, mit Geschwistern), Verhalten der Symptomatik im außerhäuslichen Bereich (vielfach sistiert die Enuresis vorübergehend bei Umgebungswechsel) und des bisherigen Verlaufs der Symptomatik mit möglichen Phasen der Kontinenz. Ferner interessieren alle bisherigen Maßnahmen und die Einstellung des Kindes sowie der Familie zur Symptomatik und Behandlung, zumal sie eine wichtige Voraussetzung für die Durchführung geplanter therapeutischer Maßnahmen sind. Schließlich sind allgemeine Aspekte wie Entwicklungsstand, Persönlichkeit, Qualität der intrafamiliären Beziehungen und das Erziehungsverhalten der Eltern von Bedeutung, weil sie den Kontext des Symptoms bilden und ebenfalls für die Behandlung Berücksichtigung finden müssen. In diesem Zusammenhang kann je nach individueller Notwendigkeit und Konstellation eine erweiterte psychologisch-psychiatrische Diagnostik mit den üblichen Verfahren (vgl. Kap. 4) erforderlich sein.

Die **klinische Untersuchung** dient im wesentlichen dem Ausschluß der bereits erwähnten seltenen Manifestationen einer neurogen oder durch Anomalien des Urogenitaltraktes bedingten Inkontinenz. Für diese differentialdiagnostisch zu erwägende Störung sollte der Begriff der Enuresis keine Verwendung finden. Hinweise auf das Vorliegen entsprechender Störungen hat möglicherweise bereits die Anamnese erbracht. Blasenentleerungsstörungen können neurogen durch Läsionen der dafür verantwortlichen zerebrospinalen und spinal-peripher-nervösen Strukturen von der Großhirnrinde über die Pyramidenstrangbahn, das Mark, die Spinalwurzeln S2 – S4, die peripheren Nn. pelvici und N. pudendus zu den Ganglienzellen der Blasenwand bedingt sein. Ursächlich sind am häufigsten dysraphische Fehlbildungen am lumbosakralen Übergang in Form der sichtbaren Meningomyelozelen und der schwer sichtbaren spina bifida occulta. Klinische Zeichen sind ferner neurotrophisch-orthopädische Symptome (z. B. Klauenhohlfuß), Hautsymptome (lokale Pigmentierungen, Angiome, abnorme Behaarungen) sowie motorische und sensible Ausfälle bei einer Schädigung des Lumbalmarks bzw. seiner Wurzeln. Eine neuroradiologische Untersuchung (Röntgen der Wirbelsäule, CT oder Myelographie) kann diese seltene Differentialdiagnose absichern.

Die ebenfalls seltenen Anomalien des Urogenitaltraktes sind mehrheitlich auf Mißbildungen (zystische Nieren, Urethralklappen, Meatusstenosen) zurückzuführen. Wegen der häufigen Assoziierung von Harnwegsinfekten und daraus resultierenden Nierenerkrankungen muß die klinische Untersuchung auch diesem Aspekt Rechnung tragen. Dem gleichen Ziel dienen die zusätzlichen Laboruntersuchungen. Mittelstrahlurin und Blutbild sind einfache, für die Diagnostik unverzichtbare und das Kind wenig belastende Maßnahmen. Hingegen sollte das intravenöse Pyelogramm und die Cystographie wegen der subjektiven Belastung für das Kind nur bei entsprechender Indikation durchgeführt und wenn möglich durch die weniger belastende Sonographie ersetzt werden. Hinweise auf Indikationen sind in Tabelle 15-4 aufgeführt. Schließlich sollte das EEG ebenfalls nur indikationsbezogen und nicht routinemäßig eingesetzt werden, sofern ein Verdachtsmoment auf gleichzeitig bestehende zerebrale Funktionsstörungen auf der Basis von Anamnese und neurologischer Untersuchung besteht.

Ätiologie

Hinsichtlich der Verursachung der Enuresis sind zu diskutieren:

- genetische Aspekte,
- organische Faktoren sowie
- psychologische Gesichtspunkte mit unterschiedlicher Evidenz für die jeweilige Bedeutung.

Genetische Faktoren sind insofern anzunehmen, als eine familiäre Häufung mit ca. zwei Dritteln homologer Belastungen bei Verwandten ersten Grades und eine erhöhte Konkordanz bei eineiigen gegenüber zweieiigen Zwillingen vorliegen. Untersuchungen zur Differenzierung der Anlage-Umweltkomponenten etwa durch Adoptionsstudien bzw. Erfassung getrennt aufgewachsener eineiiger Zwillinge fehlen. Interessant ist aber die Tatsache, daß Kinder mit familiärer Enuresisbelastung, die getrennt von ihren Eltern im Kibbutz aufwuchsen, häufiger eine Enuresis zeigten als Kinder ohne familiäre Symptomtradition. Eine entsprechende familiäre Häufung ist bei der primären und sekundären Enuresis gleich häufig anzutreffen.

Bezüglich der **organischen Faktoren** sind verschiedene Aspekte zu erörtern. Unter den Störungen des Urogenitalsystems kann lediglich den vor allem bei Mädchen mit Enuresis häufig zu beobachtenden Harnwegsinfekten ein gewisser Stellenwert eingeräumt werden, wobei allerdings die Differenzierung zwischen kausaler Bedeutung und reaktiver Entstehung nicht immer sicher möglich ist. Die von urologischer Seite immer wieder betonte ursächliche Bedeutung von kleinen Mißbildungen (z.B. Urethralklappen), der sogenannten Blasenhalsschwäche und der Hyperirritabilität des M. detrusor sowie der verminderten funktionellen Blasenkapazität wird in ihrer ätiopathogenetischen Wertigkeit jedoch beträchtlich überschätzt und kaum durch die Erfolge entsprechend begründeter operativer Eingriffe gestützt. Ebenso mußten Annahmen über die Bedeutsamkeit zentralnervöser Aktivationsveränderungen im Schlaf aufgegeben werden, zumal systematische Untersuchungen keine Bindung des nächtlichen Einnässens an bestimmte Schlafstadien erbracht haben. In gleicher Weise sprechen Ergebnisse umfangreicher wissenschaftlicher EEG-Studien gegen zentralnervöse Störungen oder die These, die Enuresis stelle ein Epilepsieäquivalent dar. Tatsächlich kommt die Enuresis auch bei Kindern mit Epilepsie nicht häufiger als bei gesunden Kindern vor. Häufig finden sich hingegen bei Kindern mit Enuresis Zeichen einer Entwicklungsverzögerung z.B. im sprachlichen Bereich bzw. einer Reifungsverzögerung, die sich in neuromotorischen Funktionen bemerkbar macht.

Auch bei der Bewertung **psychologischer Faktoren** sind verschiedene Aspekte zu berücksichtigen. Eine eindeutige Beziehung von Art und Zeitpunkt des Sauberkeitstrainings und Enuresis läßt sich nicht nachweisen. Ein sehr früh im ersten Lebensjahr begonnenes Sauberkeitstraining führt nach klinischer Erfahrung jedoch häufig zu späten, teilweise sehr hartnäckigen Rückfällen, wenn die reflexhaft etablierte Kontinenz in eine willentliche Kontrolle der Ausscheidung überführt werden muß. Im Kleinkindalter können Belastungen z.B. durch Trennung oder Scheidung der Eltern, Krankenhausaufnahme des Kindes oder Geburt eines Geschwisters zu Rückfällen führen, wobei gleichzeitig bestehende emotionale Störungen oder soziale Benachteiligungen bahnend wirken können. Die bereits dargestellten Bezüge zur Psychopathologie lassen sich nicht als primär ätiopathogenetisch wirksame Faktoren interpretieren. Sie sind vielmehr entweder koexistente oder aber reaktive Phänomene. Für diese Feststellung sprechen auch Ergebnisse von Therapiestudien. So ist die nichtsymptomzentrierte Psychotherapie bezogen auf die Enuresis ineffektiv, während andererseits ein symptombezogenes verhaltenstherapeutisches Vorgehen unabhängig von begleitenden psychischen Symptomen effektiv ist.

Zusammenfassend spricht vieles für die Annahme, daß die Enuresis mehrheitlich eine Entwicklungsstörung bei möglichen genetischen Anteilen und bei möglicherweise zusätzlich wirksamen unspezifischen psychologischen Belastungsfaktoren darstellt.

Therapie und Verlauf

Zur Behandlung der Enuresis sind über Jahrzehnte eine Vielzahl von Behandlungsmaßnahmen entwickelt worden und immer noch in Gebrauch. Viele als Therapie ausgegebene Maßnahmen sind von fragwürdiger Effektivität und die Mehrheit der unter einer Enuresis leidenden Kinder erhält überhaupt keine Therapie. Die Entwicklungsabhängigkeit des Symptoms und die hohe Spontanremission läßt auch für diese Kinder eine bezogen auf die Enuresis günstigen Verlauf erwarten.

Die Behandlung der Enuresis erfolgt wesentlich mit psychologischen Methoden, wobei verschiedene Techniken der **Verhaltenstherapie** mit Erfolg eingesetzt werden können. **Psychotherapie** ist, bezogen auf das Symptom, wenig effizient und ist eher bei begleitenden emotionalen Störungen indiziert. Das Spektrum der **Pharmakotherapie** ist sehr eng hinsichtlich Indikation und Wirksamkeit von Substanzen. Als ineffektiv und für das Kind oft belastend müssen das unsystematische nächtliche Wecken und die abendliche Flüssigkeitsrestriktion angesehen werden. Ein urologisch-operatives Vorgehen kann sich weder auf eine überzeugende kausale Ableitung stützen noch auf hinreichende Effekte verweisen. Im folgenden werden zunächst die verhaltenstherapeutischen und die pharmakologischen Maßnahmen dargestellt. Im Anschluß werden praktische Hinweise für die Therapiedurchführung gegeben.

Die **Verhaltenstherapie** hat eine Reihe unterschiedlich komplexer Behandlungstechniken entwickelt, zu denen Verstärkerprogramme, Blasentraining, progressives Weckschema, apparative Konditionierung und die sogenannte Intensivnacht-Behandlung gehören. Die am wenigsten spezifische, in der Praxis gleichwohl sehr häufig eingesetzte Methode ist die mit einer Kalenderführung verbundene **Verstärkung** trockener Nächte bzw. Wäsche. Verstärkt wird mit kleinen materiellen Belohnungen bzw. mit sozialen Verstärkern. Die Effektivität dieser Vorgehensweise läßt sich angesichts des Mangels systematischer Erkenntnisse kaum beurteilen. Problematisch ist die populäre Kalenderführung mit „Sonnen“ für trockene Nächte und „Regenwolken“ für nasse Nächte insofern, als sie dem versagenden Kind ohne eine wirkliche spezifische Therapieintervention sein Problem noch einmal in aller Deutlichkeit zurückmeldet. Bei der Anwendung des Verstärkungsprogramms ist zudem sicherzustellen, daß die emotionale Beziehung zwischen Kind und Bezugsperson nicht beeinträchtigt wird. Insofern ist unverzichtbar, daß bei jedem Verstärkungsprogramm eine Einbettung in ein allgemein kindzugewandtes erzieherisches Verhalten vorliegt. So muß z.B. die Mutter tatsächlich die Zeit und Ruhe aufbringen, um beim abendlichen Zubettgeh-Ritual eine positive Motivation beim Kind zu stützen.

Das **Blasentraining** zielt auf ein bewußtes Zurückhalten des Urins durch das Kind über zunächst wenige Minuten und dann einen zunehmenden Zeitraum (von 3 Minuten bis zu ca. einer halben bis

Dreiviertelstunde). Auch hier ist die Mitarbeit der Eltern unerläßlich, die sicherstellt, daß der Gang zur Toilette verzögert und das Kind für seine Erfolge belohnt wird. Der trainierte Effekt dieses **progressiven Anhaltens** oder auch des **unterbrochenen Urinierens** wird durch mehrmaliges tägliches Üben und eine eventuell zusätzlich vorgenommene Flüssigkeitsbelastung unterstrichen. Auch diese Methode ist insofern nicht unproblematisch, als sie in der Effizienz anderen unterlegen ist und die angestrebte Verbesserung der funktionalen Blasenkapazität tatsächlich nicht nachweisbar ist. Als eine Technik zur Verbesserung der enterozeptiven Wahrnehmung der Blasenspannung hat sie möglicherweise einen unspezifischen Sensibilisierungseffekt, welcher den Lernprozeß der Kontinenz stützend beeinflußt. Praktische Instruktionen sind im Anhang wiedergegeben.

Bei der Technik des **progressiven Weckschemas** besteht die Voraussetzung, daß eine relativ konstante zeitliche Bindung des nächtlichen Einnässens vorliegt. Dies ist angesichts der variablen Beziehungen von Einnässen und Schlafphasen nur relativ selten der Fall. Die Technik besteht nun darin, den Wecktermin rechtzeitig vor dem nächtlichen Einnässen systematisch in kleinen Schritten vorzuverlegen, bis das Kind vor dem Einschlafen von selbst das letzte Mal routinemäßig die Blase entleert. Diese Vorgehensweise setzt – wie auch bei allen anderen verhaltenstherapeutischen Interventionen – motivierte Kinder und Bezugspersonen voraus. Systematisch gewonnene Erkenntnisse über die Effizienz des progressiven Weckschemas liegen nicht vor.

Die **apparative Konditionierung** wird in der Enuresisbehandlung bereits seit mehreren Jahrzehnten praktiziert und kann als die erfolgreichste Therapiemethode bei der Enuresis betrachtet werden. Vorläufer der dafür heute gebräuchlichen Weckgeräte ist ein bereits kurz nach der Jahrhundertwende von dem deutschen Kinderarzt Pfaundler entwickeltes System. Das Prinzip aller Weckgeräte besteht darin, das Kind nachts bei den ersten Anzeichen von Einnässen zu wecken. Hierzu wird entweder eine Kontaktmatte in das Bett gelegt oder ein Kontaktläppchen in die Unterwäsche geknöpft. Sowie die Kontaktzone feucht wird, ertönt ein akustisches Wecksignal. Das Kind erwacht, stellt das Wecksignal aus und entleert die Blase auf der Toilette. Die elektronische Miniaturisierung und die Entwicklung von Kontaktläppchen, die in der Wäsche fixiert werden können, gestatten die Anwendung dieser Methode auch bei der Enuresis diurna.

Eine Vielzahl kontrollierter Studien haben ergeben, daß mit dieser Methode die besten Therapieresultate und Heilungsquoten erzielt werden können. Eventuelle Rückfälle können durch erneuten Einsatz des Gerätes aufgefangen werden. Für die Wirksamkeit sind verschiedene lerntheoretisch begründete Erklärungsansätze vorgeschlagen worden. Sehr wahrscheinlich handelt es sich um ein Vermeidungslernen: das Kind lernt im Verlauf der Behandlung durch rechtzeitige Kontraktion der Blasenmuskulatur, und hier besonders der Schließmuskel, den Störreiz des Wecksignals zu vermeiden. Das übliche Heilungskriterium von 14 aufeinanderfolgenden trockenen Nächten erreichen die mit dem Weckgrät behandelten Kinder in der Regel im zweiten Monat der Behandlung. Lediglich bei stark entwicklungsverzögerten und geistig behinderten Kindern ist eine längere Behandlungsdauer erforderlich. In jedem Fall ist eine kontinuierliche Behandlung und eine entsprechende Motivation beim Kind und seinen Bezugspersonen eine unerläßliche Voraussetzung auch für diese Methode. Weitere Kriterien sind im Anhang wiedergegeben.

Die apparative Konditionierung ist eine wesentliche Komponente im Rahmen der sogenannten **Intensivnacht-Behandlung** (dry bed training), die im Anhang beschrieben wird. Weitere Elemente dieses ursprünglich für geistig Behinderte mit Enuresis entwickelten Programms sind wiederholte Flüssigkeitsbelastungen, stündliches Wecken mit positiver Praxis in Form von schnellem Erwachen, wiederholtem Aufsuchen der Toilette und rollenspielartiger Übung aller beteiligten Verhaltenskomponenten sowie kontingente Verstärkung sowohl für die Durchführung der intensiv praktizierten Programmanteile wie auch die Erfolge. Dieses in nur einer Nacht durchgeführte Kompaktprogramm setzt verständlicherweise hoch motivierte und belastbare Kinder und Bezugspersonen bzw. eine Hilfsperson als Trainer voraus. Es wird aufgrund verschiedener Untersuchungsergebnisse in der Zwischenzeit unterschiedlich bewertet. Den zunächst beschriebenen hohen Erfolgsquoten bei relativ geringem Zeitaufwand wird entgegengehalten, daß die Methode nicht erfolgreicher als die apparative Konditionierung und ohne dieses Element weitgehend ineffektiv sei und gerade für junge Kinder zu viele aversive Elemente enthalte.

Die vor allem von Kinderärzten häufig praktizierte **Pharmakotherapie** kann sich lediglich auf eine wirksame Substanzgruppe, nämlich die Antidepressiva stützen, während die häufig propagierten Anticholinergika (z.B. Belladonna-Präparate) und auch die Amphetamine, welche die fälschlicherweise ursächlich angeschuldigte Schlaftiefe verändern sollen, wirkungslos sind. Unter den Antidepressiva wird bei weitgehend gleicher Wirksamkeit verschiedener Substanzen in der Praxis Imipramin (Tofranil®) bevorzugt. Die erforderliche Dosis liegt zwischen 1 und 2,5 mg/kg Körpergewicht und wird 1mal abends verordnet. Bei individuell variierender Ansprechbarkeit kann als Orientierung dienen, daß Kinder bis zu 30 kg Körpergewicht 25 mg und darüber 35 bis 50 mg erhalten. Eine weitere Dosiserhöhung über 60 mg hinaus ist in der Regel ineffektiv. Der Wirkungseintritt ist meist innerhalb einer Woche festzustellen; nicht selten tritt eine Gewöhnung mit erneuter Verschlechterung innerhalb von zwei bis sechs Wochen nach Behandlungsbeginn auf.

Die Problematik der Behandlung mit Antidepressiva ergibt sich aus der Tatsache, daß zwar in 85% eine Reduktion der Einnäßfrequenz, aber nur in 30% eine komplette Symptombeseitigung eintritt und die Rückfallquote innerhalb von drei Monaten beträchtlich hoch ist, wobei die Art des Absetzens der Medikation (abrupt vs. ausschleichend) bedeutungslos ist. Nebenwirkungen in Form von Kopfschmerzen, Schwindelgefühl und Obstipation sind selten, Intoxikationen vor allem mit Beteiligung kardialer Funktionen treten erst ab Dosen von 10 bis 20 mg/kg auf. Wegen möglicher Herzarrhythmien ist eine EKG-Kontrolle ab einer Dosis von 3,5 mg/kg Körpergewicht empfehlenswert. Der antienuresische Wirkungsmodus der Antidepressiva ist weitgehend unklar: er ist weder spezifisch antidepressiv noch anticholinerg noch über eine Beeinflussung des Schlafmusters erklärbar.

Hinsichtlich der **praktischen Durchführung** der Enuresisbehandlung soll zunächst zu der zuletzt diskutierten, gleichwohl praktisch breit eingesetzten Pharmakotherapie angemerkt werden, daß die Indikation angesichts der begrenzten Effektivität auf wenige Möglichkeiten eingeschränkt ist. Antidepressiva können gegeben werden, wenn:

- ein schneller Kurzeffekt erforderlich ist (z. B. vor einer Klassenfahrt oder einer Ferienreise),
- eine schnelle Entlastung bei beträchtlichen intrafamiliären Zuspitzungen und Belastungen erfolgen muß,
- eine effizientere Maßnahme aktuell undurchführbar ist (z. B. fehlendes eigenes Zimmer),
- andere Therapiemaßnahmen nicht durchführbar sind oder
- versagt haben.

Für die grundsätzlich zu bevorzugenden psychologischen Behandlungsverfahren der Verhaltenstherapie gilt, daß sie immer eine sehr sorgfältige Diagnostik – wie oben beschrieben - voraussetzen, Kooperationsbereitschaft bei Kind und Bezugspersonen erfordern und ohne kontinuierliche **Überwachung und Beratung** nicht realisierbar sind. Insofern handelt es sich nicht um mechanische Techniken, sondern um Behandlungsverfahren, die immer in eine therapeutische Beziehungsstruktur zwischen Kind, Bezugspersonen und Therapeuten eingebettet sein müssen. Ziele der Beratung bestehen darin, den Eltern und Bezugspersonen ein Verständnis für die multifaktorielle Genese des Einnässens zu vermitteln, die Akzeptanz des Kindes zu stärken, eine angesichts der hohen Spontanremission optimistische Perspektive weiterzugeben, die Verantwortlichkeit des Kindes im Rahmen der Therapie zu stärken und – soweit erforderlich – weitere psychosoziale Probleme im Kontext der Enuresis und der Familie anzugehen.

Keine Behandlung kommt ohne eine sorgfältige **Beobachtung** und Registrierung der Symptomatik aus. Dies gilt für den Anfang zur Erfassung der Grundhäufigkeit des Einnässens ebenso wie für den weiteren Verlauf unter Therapie. Im Anhang ist eine Liste zur Dokumentation der Einnäßhäufigkeit einschließlich der Instruktion wiedergegeben.

Für den differentiellen **Einsatz** der verschiedenen verhaltenstherapeutischen Verfahren gibt es keine absoluten, strengen Kriterien. Blasentrainingsmethoden wie progressives Anhalten und unterbrochenes Urinieren können bei allen Formen der Enuresis eingesetzt werden. Da sie aversiv wirken können, sind Kooperationsbereitschaft und Belastbarkeit des Kindes unabdingbare Voraussetzungen. Dies ist seltener vor dem Schulalter gegeben. Gleiches gilt für den Einsatz des progressiven Weckschemas. Während die apparative Konditionierung nahezu regelhaft von den Kindern positiv aufgenommen wird, stellt die Methode der Intensivnacht beträchtliche Anforderungen an Kind und Bezugspersonen. Hier kann die Einführung eines neutralen Therapeuten bzw. Trainers eher sinnvoll sein, zumal dabei Auseinandersetzungen und zugespitzte Situationen weniger wahrscheinlich sind.

Mit großer Wahrscheinlichkeit stellen Kinder, die in kinder- und jugendpsychiatrischen Kliniken vorgestellt werden, eine Selektion besonders schwerer Fälle dar, bei denen häufig sekundäre emotionale Störungen, intrafamiliäre Beziehungsstörungen und psychosoziale Belastungen das Grundsymptom überlagern. Hier ist ein mehrdimensionales Therapiekonzept unter Einschluß von Psychotherapie und gegebenenfalls auch stationärer Behandlung indiziert. Dabei spielen aber die referierten therapeutischen Vorgehensweisen der Verhaltenstherapie weiterhin eine bedeutsame Rolle. In diesem Zusammenhang sei angemerkt, daß sich der alte Vorwurf gegenüber dieser symptomorientierten Vorgehensweise, sie müsse zwangsläufig bei Symptomheilungen zu Symptomverschiebungen führen, als in der Sache unzutreffend und in der theoretischen Konzeption unrichtig erwiesen hat.

Zum **Verlauf** der Enuresis sei auf die eingangs getroffene Feststellung der hohen Spontanremission verwiesen. Nur wenige Jugendliche und nur eine sehr geringe Anzahl Erwachsener nässen ein. Gleichwohl nimmt die subjektive Belastung mit zunehmender Chronifizierung zu, so daß eine kompetente Behandlung zu einem möglichst frühen Zeitpunkt geboten ist.

15.5 Enkopresis

Definition, Klassifikation und Häufigkeit

Der Begriff der Enkopresis bezeichnet die wiederholte unwillentliche Stuhlentleerung in die Kleidung ohne organische Ursachen ab dem Alter von vier Lebensjahren. Ab diesem Zeitpunkt kann normalerweise eine stabile Stuhlkontinenz erwartet werden. In Analogie zur Enuresis kann auch beim Einkoten zwischen einer **primären Enkopresis** mit kontinuierlich fehlender Stuhlkontinenz und einer **sekundären Enkopresis** im Sinne eines Rückfalls der Sauberkeitsentwicklung differenziert werden.

Im Alter von drei Jahren sind 97% aller Kinder stuhlsauber. Die Rate der einkotenden Kinder sinkt von knapp 3% im Alter von vier Jahren kontinuierlich auf 1,5% im Alter von sieben bis acht Jahren ab. Jungen sind etwa 3- bis 4mal häufiger betroffen als Mädchen. Bei 10- bis 12jährigen Jungen betrug die Prävalenzrate 1,3%, während sie bei den gleichaltrigen Mädchen nur noch bei 0,3% lag.

Klinik und Diagnostik

Die Symptomatik des Einkotens reicht vom mehrmaligen täglichen Absetzen größerer geformter Kotmassen in die Unterwäsche bis zu geringfügigen Schmutzspuren. Äußerst selten wird nachts eingekotet. Die Kinder versuchen ihre Symptomatik zu verstecken oder zu verleugnen und geben an, den Stuhldrang nicht wahrzunehmen. Ihre beschmutzte Wäsche verstecken sie an verschiedenen Orten des Zimmers bzw. der Wohnung. Sie zeigen – im Vergleich zur Enuresis - sehr viel häufiger aufgeprägte emotionale Störungen. Ungewöhnlich oft wirken sie aggressiv-gehemmt, passiv, kontaktgestört, emotional retardiert sowie ängstlich-unsicher. Dabei ist die primärpersönliche Struktur von sekundären, im Verlauf der belastenden Symptomatik entstandenen Persönlichkeitsveränderungen nicht immer sicher zu differenzieren.

Während die Enkopresis in kinderpsychiatrischen Klientelen eher mit einem erhöhten Anteil leicht geistig und lernbehinderter Kinder einhergeht, ist eine entsprechende Akzentuierung bei unausgelesenen Stichproben nicht gegeben. Oft haben die in der Klinik vorgestellten Kinder zugleich eine Obstipation. Insgesamt ist die Verknüpfung der Enkopresis mit einer Enuresis häufig. Außerdem liegen nicht selten chronische Bauchschmerzen sowie Eß- und Appetitstörungen bei Kindern mit Enkopresis vor.

Im Kontext der Enkopresis können Störungen des elterlichen Verhaltens beobachtet werden, die von ängstlichen und überprotektiven über unzuverlässige bis zu aggressiv-ablehnenden Haltungen mit wenig Einfühlung und teilweise strenger Disziplinierung reichen. Die Problematik kann von Partnerstörungen der Eltern, erzieherischer Distanz der Väter aufgrund starker beruflicher Absorption und einem allgemein disharmonischen Familienklima überlagert sein. Dieses Muster pathologischer familiärer Strukturen und Interaktionen ist nicht spezifisch für die Enkopresis, sondern gilt für viele kinder- und jugendpsychiatrische Störungen.

Die **Diagnostik** muß unter den begleitenden körperlichen Symptomen besonders dem Vorliegen einer Obstipation nachgehen, zumal die Enkopresis in diesem Fall als Überlaufinkontinenz zu verstehen ist und bei Chronifizierung mit einer bisweilen exzessiven Erweiterung des Enddarms einhergeht. Zeichen einer begleitenden bzw. bahnenden leichten Hirnfunktionsstörung können ebenfalls vorliegen und bedürfen einer sorgfältigen therapiebezogenen Diagnostik. Auch auf die Intelligenzdiagnostik sollte wegen der möglichen Verknüpfung mit einer Intelligenzminderung nicht verzichtet werden.

Eine röntgenologische oder bioptische Diagnostik ist in der Regel nicht erforderlich, weil das seltene aganglionäre Megacolon differentialdiagnostisch nur sehr selten in Betracht kommt und dann schon zu frühen Auffälligkeiten im Säuglingsalter führt. Der Ausschluß einer Sphinkterschwäche durch digitale oder tonometrische Bestimmung ist anzuraten, wobei diese Maßnahme nicht belastend für das Kind sein muß. Der Schwerpunkt der Diagnostik sollte bei der Erhebung des psychopathologischen Befundes liegen. Neben allgemeinen Gesichtspunkten ist dabei die Differenzierung zwischen primärer und sekundärer Enkopresis sowie die Abgrenzung gegenüber einem im Kontext von belastenden Ereignissen auftretenden Einkoten wichtig. Der emotionale Entwicklungsstand muß ebenso wie die Qualität intrafamiliärer Interaktionsstrukturen, die Symptomwahrnehmung und der Umgang mit dem Einkoten sowie die Funktion eventuell bedeutsamer Auslöser erfaßt und beurteilt werden.

Ätiologie

Bei der Verursachung der Enkopresis wirken physiologische und psychologische Faktoren zusammen, wobei auslösende Faktoren von ergänzender Bedeutung sind. Die **physiologischen Faktoren** können als Elemente einer erhöhten Vulnerabilität betrachtet werden. Sie sind jedoch von untergeordneter Bedeutung, zumal z.B. rezidivierende oder chronifizierende Darmerkrankungen bzw. -funktionsstörungen (z.B. Diarrhöen oder Obstipation) ebenso wie Zeichen einer Hirnreifungsverzögerung (z.B. neuromotorische Koordinationsdefizite) nicht bei allen Kindern mit einer Enkopresis vorliegen. Es gibt keinerlei Hinweise auf eine ätiologische Bedeutsamkeit genetischer Faktoren.

Von größerer Bedeutsamkeit sind **psychologische Faktoren**. Hier wird die Bedeutsamkeit eines zwanghaften Reinlichkeitsdressates für die Symptomentwicklung kontrovers beurteilt. Generell stellt eine zwanghafte Sauberkeitserziehung, die nicht selten aus ängstlich-gespannten und auch aggressiven Persönlichkeitsanteilen resultiert, eine Überforderung des Kindes und seiner Entwicklungsmöglichkeiten dar. Sie führt zu einer Belastung und Störung der emotionalen Bindung und

Beziehung zwischen primärer Bezugsperson und Kind. In diesem Kontext kann sich die Symptomatik des Einkotens erst entwickeln. Tatsächlich können derartige Konstellationen bei Kindern mit Enkopresis auch beobachtet werden; sie sind allerdings nicht durchgängig nachweisbar. Ferner führt nicht jedes rigide Sauberkeitstraining zu einer Enkopresis oder lassen sich funktionale Störungen der Darmentleerung regelhaft auf starre Reinlichkeitsdressate zurückführen.

Ein auf psychologischen Faktoren aufbauendes ätiologisches Konzept bedarf also weiterer Elemente. Diese können in Inkompetenz (z.B. bei jungen oder unerfahrenen Müttern), in unangemessenem Erziehungsverhalten (z.B. Überprotektivität, die Entwicklungsschritte sabotiert), in intrafamiliären Beziehungsstörungen (z.B. extreme Rollenverteilung bei den Eltern oder Partnerstreit) sowie in allgemeinen Faktoren einer sozioökonomischen Deprivation bestehen. Aus der Persönlichkeitsstruktur des Kindes läßt sich hingegen kein ätiologischer Erklärungsansatz ableiten; vielmehr stellt sie ein Korrelat der Symptomatik dar. Auch lerntheoretische Ableitungen der Enkopresis im Sinne einer ungenügenden Gewohnheitsbildung bzw. Vermeidungshaltung gegenüber der Stuhlentleerung haben tatsächlich wenig erklärenden Wert im Sinne der Ursachenaufdeckung.

Schließlich sind **auslösende Faktoren** von Bedeutung. Hierzu zählen die verschiedenen Formen von Belastungen durch Trennungserfahrungen, Übergangsperioden der Entwicklung mit neuen Anforderungen oder intensive emotionale Reaktionen auf derartige Krisen, als deren körperliches Korrelat bzw. Residuum die Enkopresis betrachtet werden kann. Für die polyätiologische Betrachtung der Enkopresis ist neben der Wertigkeit physiologischer, psychologischer und auslösender Faktoren letztlich der jeweilige soziokulturelle Kontext mit den sich ändernden Reinlichkeitsnormen ein weiterer, wenngleich weniger wichtiger Faktor.

Therapie und Verlauf

Da das Kind mit Enkopresis mehrheitlich erst nach einer Chronifizierung der Symptomatik vorgestellt wird, ist in der Regel die stationäre Aufnahme empfehlenswert. Auf diesem Wege kann ein mehrdimensionales Therapiekonzept in individuell angepaßter Form am ehesten realisiert werden. Dabei können symptomatische Maßnahmen in Form von Abführmitteln, Einläufen, Zugaben von Laktulose oder manuelle Ausräumung und diätetische Umstellungen gerade am Anfang die therapeutischen Bemühungen erleichtern. Sie sind besonders bei chronischer Obstipation und Überlaufenkopresis und bei den dann oft sekundär erweiterten Megakolon indiziert. Auch die symptomatische Behandlung mit Mutterkornalkaloiden (z.B. Dihydergot®) zur Verbesserung des Tonus der Darmmuskulatur und damit der Passage ist in diesem Zusammenhang zu erwägen.

Diese Maßnahmen müssen jedoch in ein umfassendes **Therapiekonzept** mit individueller Psychotherapie des Kindes, d.h. Spiel- oder Gesprächstherapie, mit Sauberkeits- und Kontinenztraining unter Verwendung verhaltenstherapeutischer Techniken sowie Gruppentherapie und Elternarbeit eingebettet sein. In diesem Sinne müssen symptomorientierte Elemente (Verhaltenstherapie) und Verfahren zur Besserung der emotionalen Befindlichkeit (Psychotherapie), der sozialen Fertigkeiten (Gruppentherapie, Heilpädagogik) und familiärer Beziehungsstörungen (Elternberatung, Familiengespräche) als psychologische Interventionen und eventuelle medizinische Maßnahmen einander ergänzen. Dieses allgemeine Therapieprinzip wird in Abhängigkeit vom Alter und Entwicklungsniveau realisiert werden müssen, zumal bei jungen und retardierten Kindern der Anteil an strukturierenden Maßnahmen in Form von Sauberkeitstrainings relativ größer ist. Nur bei sporadischer Enkopresis – z.B. im Kontext einer leichten Hirnfunktionsstörung – reichen Beratungsmaßnahmen für Eltern und Kind. Generell zielt die Beratung darauf, den Kampf zwischen Eltern und Kind zu entschärfen.

Das Vorgehen bei den **Sauberkeitstrainings** stützt sich sehr wesentlich auf verhaltenstherapeutische Techniken, die auch in der normalen Sauberkeitserziehung des Kleinkinds Anwendung finden können. Schwerpunkte der Behandlung liegen bei der Förderung der Aufmerksamkeit des Kindes für interne Reize vor der Stuhlausscheidung und der kontingenten Verstärkung des erwünschten Verhaltens, d.h. der Stuhlentleerung in die Toilette bzw. das Töpfchen durch materielle oder soziale Verstärker. Die trainierende Funktion kann durch Elemente der sogenannten positiven Praxis, d.h. ein in kurzen Zeitabschnitten (z.B. jede halbe Stunde) erfolgendes Üben sowie Privilegienentzug bei Beschmutzen der Wäsche verstärkt werden. In ähnlicher Weise kann die Methode der Überkorrektur im Sinne selbständigen Waschens des Körpers und der Kleidung sowie selbständigen Ankleidens mit sauberer Wäsche eingesetzt werden. Verschiedentlich sind auch leichte aversive Reize und sozialer Ausschluß (Time-out) nach Einkoten eingesetzt bzw. beschrieben worden. Derartige Vorgehensweisen bedürfen jedoch immer einer individuell zu bestimmenden Indikation.

Der **Verlauf** der kindlichen Enkopresis ist, wie epidemiologische Daten belegen, in der Regel durch ein hohes Ausmaß spontaner Remissionen bzw. Nachreifungen gekennzeichnet. Ab dem Pubertätsbeginn ist eine Enkopresis außer bei geistig Behinderten nur noch äußerst selten zu beobachten. Das Symptom persistiert eher, wenn das einkotende Kind ängstlich-gespannt ist und weitere Anzeichen einer psychischen Störung hat. Ebenso unterhält eine gestörte Mutter-Kind-Beziehung die

duphar

Symptomatik. Inwieweit aussschließlich psychotherapeutische Maßnahmen den Verlauf beeinflussen, kann nicht sicher beurteilt werden. Die Kurzzeiteffekte der mehrheitlich ambulant durchgeführten verhaltenstherapeutischen Maßnahmen sind nachgewiesenermaßen positiv. Wahrscheinlich stellen viele der kinderpsychiatrisch stationär behandelten Kinder eine Selektion besonders schwerer Fälle dar. Hier können ein längeres Persistieren der Symptomatik trotz therapeutischer Maßnahmen ebenso wie spätere psychopathologische Auffälligkeiten z. B. in Form depressiver Symptome bei längerfristigen Verläufen beobachtet werden.

15.6 Schlafstörungen

Definition, Klassifikation und Häufigkeit

Das Schlafverhalten des Menschen ist gestört, wenn der Schlaf vermindert **(Hyposomnie)**, vermehrt **(Hypersomnie)** oder in nicht physiologischer Weise unterbrochen bzw. gestaltet **(Parasomnie bzw. Dyssomnie)** wird. Eine Einteilung der für das Kindes- und Jugendalter bedeutsamen Schlafstörungen gibt Tabelle 15-5, welche den überaus häufigen Ein- und Durchschlafstörungen die sehr viel selteneren übrigen Schlafstörungen zur Seite stellt. **Pavor nocturnus** und **Somnambulismus** (Schlafwandeln) sind Dyssomnien bzw. Parasomnien, die eher für das Kleinkindalter bzw. die mittlere Kindheit und Pubertät typisch sind, während die **symptomatischen Schlafstörungen** bei psychiatrischen Störungen in verschiedenen Altersgruppen vorkommen. **Hypersomnien** treten erst im Jugendalter auf.

Entsprechend variiert auch die **Häufigkeit** der verschiedenen Schlafstörungen. Im Säuglingsalter bestehen irreguläre Schlafmuster bei 20 bis 50% aller Kinder. Longitudinalstudien in der Schweiz und in Schweden haben Häufigkeiten im Verlauf ermittelt. So konnten in der Züricher Longitudinalstudie (Bühler und Largo 1981) Einschlafstörungen zwischen zwei und sieben Jahren bei etwa 20% und nach dem siebten Lebensjahr bei 40 bis 50% beobachtet werden. Andererseits nahm das nächtliche Erwachen von 40 bis 50% im Vorschulalter auf 20% im zwölften Lebensjahr ab. Angstträume hatten bis zum fünften Lebensjahr etwa 60% der Kinder, wobei diese Zahl in den folgenden Jahren auf 25% im Jugendlichenalter absank. Schlafwandeln wurde bei 5% der Kinder beobachtet. Einer schwedischen Longitudinalstudie (Klackenberg 1982) kann entnommen werden, daß die Prävalenz mit elf bis zwölf Jahren am höchsten ist, wobei von den 16,7% 12jährigen mit Somnambulismus nur 2,5% wenigstens einmal pro Monat schlafwandelten. Ein persistierender Somnambulismus wird bei 1 bis 6% aller Schulkinder beobachtet. Der Pavor nocturnus tritt bei 1 bis 4% aller Kinder auf.

Tabelle 15-5: Klassifikation der Schlafstörungen des Kindes- und Jugendalters

1. Hyposomnien (Ein- und Durchschlafstörungen)
2. Dyssomnien/Parasomnien (Pavor nocturnus, Somnambulismus, Reden im Schlaf)
3. Hypersomnien (Narkolepsie, Schlafapnoe)
4. Symptomatische Schlafstörungen bei psychiatrischen Erkrankungen

Klinik und Diagnostik

Klagen über Schlafstörungen sind ab dem Kleinkindalter häufig, führen jedoch nur selten zur kinder- und jugendpsychiatrischen Untersuchung, zumal viele dieser Störungen vorübergehender Natur sind. Bei Kleinkindern können **Einschlafstörungen** eine Fortsetzung der den Tagesablauf bestimmenden Trennungsängste sein oder ängstigende Erlebnisse des Tages zu **Durchschlafstörungen** und **Alpträumen** führen. In der Regel nehmen Alpträume im Schulalter hinsichtlich der Häufigkeit ab. Bei den unspezifischen **passageren Ein- und Durchschlafstörungen** dieses Alters stehen nunmehr vielfältige Belastungsfaktoren aus Familie und Schule im Vordergrund. So können intrafamiliäre Beziehungsstörungen, Leistungsstörungen, Überforderungen oder auch belastende Erlebnisse in eine Schlafstörung einmünden. Darüber hinaus können **fixierte Schlafstörungen** bei Kindern Zeichen einer emotionalen Störung mit vorherrschender Ängstlichkeit sein. Derartige Kinder weigern sich z. B., getrennt von den Eltern bzw. der Mutter zu schlafen oder fordern, daß die Tür zu ihrem Zimmer nicht geschlossen und das Licht nicht vollständig gelöscht werden darf.

Den **Parasomnien**, die dazu neigen, beim selben Kind in verschiedenen Altersabschnitten aufzutreten, wird neben den in Tabelle 15-5 aufgeführten Störungen neuerdings von einigen Autoren auch eine Unterform der Enuresis nocturnus zugerechnet, nämlich das an die sogenannnte NREM (non rapid eye movement)-Phase gebundene Einnässen. Angesichts der kontroversen Diskussion um die Beziehung von Schlafstadium und Enuresis (vgl. Kap. 15-4) wurde diese Variante jedoch hier nicht in die Tabelle aufgenommen. Die übrigen Parasomnien haben jedoch weitere Gemeinsamkeiten: sie treten episodisch auf, die Kinder haben in der Regel eine positve Familienanamnese, Jungen sind 4mal häufiger betroffen, das Schlafmuster zeigt Zeichen physiologischer Unreife und es besteht eine Amnesie für das nächtliche Ereignis nach dem Erwachen. Darüber hinaus treten sie zu einem bestimmten

Zeitpunkt des Schlafzyklus auf, nämlich etwa 70 bis 120 Minuten nach dem Einschlafen während einer NREM-Phase im Übergang zu einer REM-Phase. In dieser Phase sind Kinder besonders schwer weckbar und desorientiert nach dem Aufwecken.

Der **Pavor nocturnus** tritt am häufigsten im Vorschulalter auf und muß von den ängstlich geprägten **Alpträumen** unterschieden werden, an die sich das Kind lebhaft erinnert und nach denen es spontan aufwacht. Alpträume treten während der REM-Phase des Schlafens auf. Hingegen sind Episoden eines Pavor nocturnus dadurch gekennzeichnet, daß die betroffenen Kinder plötzlich aufrecht im Bett sitzen, gellend schreien und glasig in die Luft starren. Sie sind nicht ansprechbar und desorientiert und zeigen eventuell motorische Perseverationen. Begleitende physiologische Reaktionen sind kurzfristiger Anstieg der Herz- und Atemfrequenz und Schweißausbruch sowie erweiterte Pupillen. Die Kinder werden dabei nicht wach und fallen nach 30 Sekunden bis 3 Minuten wieder in Schlaf. Am nächsten Morgen haben sie keine Erinnerung an das nächtliche Ereignis.

Episoden von **Schlafwandeln** und **Reden im Schlaf** haben eine ähnliche Charakteristik. Typischerweise setzt sich das Kind plötzlich auf und zeigt bei geöffneten Augen einen glasigen Blick. Die Bewegungen wirken unbeholfen und die Sprache verwaschen und schlecht artikuliert. Schlafwandeln bedeutet eine beträchtliche Gefährdung des Kindes durch Verletzungen. Die Sprache beim Reden im Schlaf ist in der Regel unverständlich und einsilbig. Aus einer sinnvollen Sprache und gezieltem Schlafwandeln ohne Verletzungen kann eher eine psychische Störung als eine physiologische Schlafstörung abgeleitet werden.

In der Adoleszenz können sowohl die unspezifischen Ein- und Durchschlafstörungen mit einer Akzentuierung von Einschlafstörungen und schwerer Erweckbarkeit am Morgen (z. B. als Folge späteren Schlafengehens und eventuell auch endokriner Veränderungen), einige symptomatische Schlafstörungen sowie **Hypersomnien** auftreten. Die zu den Hypersomnien zählende **Narkolepsie** ist durch Schlafanfälle während des Tages, Kataplexie am Tage sowie – nicht durchgängig - hypnagoge Halluzinationen während der Einschlafphase und Schlafparalyse mit gestörtem Nachtschlaf gekennzeichnet. Die Störung tritt typischerweise erstmalig zwischen dem Alter von 15 bis 25 Jahren auf und reicht von Schlaflosigkeit über Mikro-Schlaf-Episoden bis zum Kurzschlaf. Die plötzliche Hemmung des Muskeltonus führt zur Kataplexie unterschiedlichen Ausmaßes, d.h. der Unfähigkeit zu willentlich gesteuerten Bewegungen. Diese tonische Muskelaktivität wird in REM-Phasen des Schlafes unterdrückt. Aus den gleichen Bedingungen rühren die hypnagogen Halluzinationen und die Schlafparalyse. Unmittelbare Folgen der Narkolepsie im Jugendalter sind Störungen der Lernprozesse und im weiteren Sinn der Informationsaufnahme bis hin zur Amnesie.

Auch die **Schlafapnoe** ist ein seltenes, typischerweise in der Adoleszenz auftretendes Hypersomniesyndrom. Diese Jugendlichen zeigen Nacht für Nacht wiederkehrende apnoische Episoden, die bis zu einer Minute dauern. Hinweissymptom kann ein lautes inspiratorisches Schnarchen sein, das von zahlreichen apnoischen Pausen unterbrochen wird. Begleitende physiologische Reaktionen sind Hypoxämie, Hyperkapnie und eine leichte Azidose. Im Wachzustand lassen sich keine Störungen der Herz-Lungenfunktionen nachweisen. Möglicherweise als Folge der gehäuften hypoxämischen Zustände ist die Zahl intelligenzgeminderter Jugendlicher bei dieser Störung erhöht.

Schließlich können vor allem in der Adoleszenz **symptomatische Schlafstörungen** bei verschiedenen psychiatrischen Störungen auftreten. Sie sind bei emotionalen Störungen mit vorherrschender Ängstlichkeit, bei Zwangssyndromen, bei depressiven Syndromen verschiedenster Genese, bei schizophrenen Psychosen – meist durch Angst und psychotisches Erleben bedingt – und bei Manien als Folge des erhöhten Antriebsniveaus zu beobachten. Sie können sich ferner sowohl im Bild der akuten organischen Psychosyndrome (z. B. bei Enzephalitis, Tumoren oder Traumen), als Störung der zentralen Regulation des Schlaf-Wach-Rhythmus wie auch in den chronischen Residualzuständen manifestieren. Schließlich zeigen viele hyperaktive Kinder Einschlafstörungen und eine verkürzte Schlafdauer, ohne deswegen am Tag Zeichen eines Schlafdefizits aufzuweisen.

Ätiologie

Die altersgebundene Verlaufscharakteristik einiger Schlafstörungen legt die Reifungsabhängigkeit der Entwicklung des Schlafs und seiner Störungen als ein wichtiges Grundelement der Ätiologie nahe. Andererseits sind die altersungebundenen unspezifischen Ein- und Durchschlafstörungen sehr wesentlich durch peristatische Bedingungen im Sinne psychosozialer Belastungsfaktoren, Erziehungsdefizite und mangelnder Gewohnheitsbildungen bedingt. Bei symptomatischen Ein- und Durchschlafstörungen ist die Ursache in den jeweiligen Bedingungen der Grundstörung zu sehen.

Die Parasomnien und die Hypersomnien bedürfen zusätzlicher bzw. alternativer Begründungen. Für den **Pavor nocturnus** wird eine mehrdimensionale Ätiologie unter Berücksichtigung der altersgebundenen, möglicherweise verzögerten Reifung des zentralen Nervensystems, psychologischer Belastungsfaktoren und eventuell bedeutsamer physiologischer Faktoren wie z. B. Fieber angenommen. Klare Hinweise auf eine genetische Beteiligung liegen nicht vor. Eine ähnliche Konzeption dürfte auch für den **Somnambulismus** eher Gültigkeit haben als die Interpretation im Sinne einer Konversionssymptomatik. Hirnorganische Faktoren wie Infektionen oder Traumen des zentralen Nervensystems und zerebrale Anfallsleiden können eine bahnende Funktion haben.

Die **Narkolepsie** ist wahrscheinlich eine genetisch bedingte Störung der den REM-Schlaf regulierenden Mechanismen. Die erhöhte homologe familiäre Belastung legt die Annahme eines multifaktoriellen ätiologischen Gefüges mit variabler Penetranz nahe. Die Ursachen der **Schlafapnoen** sind ungeklärt, sofern man von den als Teilfaktoren wirksamen Atemwegsobstruktionen (z.B. hypertrophe Tonsillen und adenoide Wucherungen oder anatomische Fehlbildungen) absieht.

Therapie und Verlauf

Die Behandlung von Schlafstörungen des Kindes- und Jugendalters muß sich an der Diagnose im Sinne der hier vorgenommenen Klassifikation orientieren. Bei den **passageren unspezifischen Ein- und Durchschlafstörungen** reicht meist eine **Beratung** der Eltern zum Abbau von Belastungen und Spannungen in der Familie oder der Schule oder zum Aufbau von Gewohnheitsbildungen im Kleinkindalter. Bei letzteren geht es zum Beispiel um Aufklärung der Eltern über physiologisches Schlafverhalten, die Entwicklung von Ritualen für das Zubettgehen und Einschlafen, Maßnahmen der Entängstigung und den Abbau übermäßig enger Bindungen, welche eine Verselbständigung des Kindes behindern.

In diesem Zusammenhang sind **verhaltenstherapeutische Methoden** wie die Anwendung der Verhaltensanalyse auf die Schlafstörung mit Klärung der vorausgehenden Bedingungen und der Zielsymptome, die Verstärkung angemessenen Schlafverhaltens (z.B. ohne Klagen, im eigenen Bett, zur angemessenen Zeit) sowie die schrittweise vorgenommene Ausformung des Zielverhaltens wichtige und wertvolle Elemente eines Behandlungs- und Beratungsprogramms.

Die Verordnung von **Schlafmitteln** sollte generell im Kindes- und Jugendalter sehr zurückhaltend praktiziert werden. Sie lassen sich allenfalls vorübergehend als eine passagere Entlastungsmaßnahme rechtfertigen, wobei Barbiturate und Benzodiazepine wegen der spezifischen Nebenwirkungen bzw. Gewöhnungen nicht bzw. wenig in Betracht gezogen werden sollten. Pflanzliche Präparate (z.B. Baldrian) sind zu bevorzugen.

Die Behandlungsvorschläge für die **Parasomnien** reichen von konservativem, zuwartendem Vorgehen bis zu spezifischen Therapiestrategien mit oft schwer zu beurteilender Allgemeingültigkeit. Beim **Pavor nocturnus** sind symptomatische Besserungen unter Pharmakotherapie mit Imipramin und Diazepam und sogar bei einer Kombination von Methylphenidat und Imipramin beschrieben worden. Diesen Berichten mangelt es jedoch ebenso wie den wenigen Fallbeschreibungen mit psychotherapeutischen oder verhaltenstherapeutischen Behandlungen an systematischer Kontrolle der Therapieeffekte.

Auch die Behandlungsmöglichkeiten für die **Hypersomnien** sind wenig befriedigend. Neben Aufklärung und Beratung kann bei der Narkolepsie Methylphenidat zur Verminderung der Schlafanfälle eingesetzt werden. Die übrigen Symptome der Schlafparalyse, der Kataplexie und der hypnagogen Halluzination werden besser durch Imipramin beeinflußt. Bei der Schlafapnoe kann die operative Beseitigung von Obstruktionen der Atemwege oder das tagsüber verschließbare, nur nachts funktionierende Trocheostoma Erleichterung von der Symptomatik verschaffen. Bei den **symptomatischen Schlafstörungen** ist die Therapie an der Grundkrankheit orientiert. Hier ergeben sich klare Indikationen für den Einsatz von Psychopharmaka wie die Neuroleptika bei schizophrenen Psychosen und Manien, die Antidepressiva bei den endogenen Depressionen und die Phenothiazine bei organischen Psychosyndromen. Mit diesen auf die Grundkrankheit gerichteten Substanzen lassen sich in der Regel auch die begleitenden Schlafstörungen bessern.

Der **Verlauf** ist für die Schlafstörung des Kindesalters in der Regel durch eine günstige Prognose gekennzeichnet. Ein später Beginn des Pavor nocturnus oder des Somnambulismus im Erwachsenenalter tendiert hingegen zur Chronifizierung. Bei Erwachsenen sind zugleich psychopathologische Auffälligkeiten in Form von Angstsyndromen oder Persönlichkeitsstörungen häufiger zu beobachten als bei Kindern.

Literatur

Anders, T.F: The development of sleep patterns and sleep disturbance from infancy through adolescence. In: Camp, B. W. (ed.): Advances in behavioral pediatrics. pp. 171-190. JAI Press, Greenwich 1981.

Artner, K., R. Castell: Enkopresis – Diagnostik und stationäre Therapie. In: Steinhausen, H.-C. (Hrsg.): Psychosomatische Störungen und Krankheiten bei Kindern und Jugendlichen. Kohlhammer, Stuttgart 1981.

von Aster, M., E. Pfeiffer, E. Göbel: H.-C. Steinhausen: Konversionssyndrome im Kindes- und Jugendalter. Praxis der Kinderpsychologie und Kinderpsychiatrie 1987, im Druck

Bühler, M., R. H. Largo: Aspekte des Schlafverhaltens zwischen zwei und 18 Jahren. Longitudinale Studie. Helv. paediat. Acta 36 (1981) 533-541.

Coates, T.J., C. E. Thoreson: Obesity among children and adolescent: The problem belongs to everyone. In: Lahey, B. B., A. E. Kazdin (eds.): Advances in Clinical Child Psychology. Vol. 3. Plenum Press, New York 1980.

Dollinger, St. J.: Childhood Sleep Disturbances. In: Lahey, B. B., A. E. Kazdin (eds.): Advances in Clinical Child Psychology. Vol. 9. Plenum Press, New York 1986.

Fairburn, C.G.: Review: The management of bulimia nervosa. J. psychiat. Res. 19 (1985) 465-472.
Faulstick, M.E., D.A. Williamnson: An overview of atopic dermatitis: toward a bio-behavioral integration. J. psychosom. Res. 29 (1985) 647-654.
Gandour, M.J.: Bulimia – clinical description, assesment, etiology and treatment. Int. J. Eating Disorders 3 (1984) 3-38.
Garfinkel, P., D. Gamer: Anorectic nervosa – a multidimensional perspective. Brunner/Mazel, New York 1982.
Garner, D., P. Garfinkel, P. (ed.): Handbook of psychotherapy for anorecia nervosa and bulimia. Guilford Press, New York 1985.
Goodyer, I.: Hysterical conversion reactions in childhood. J. Child Psychol. 22 (1981) 179-188.
Halmi, K.A.: Review: classification of the eating disorders. J. psychiat. Res. 19 (1985) 113-120.
Klackenberg, G.: Sleep behavior studied longitudinally. Data from 4-16 years on duration, night-awakening and bed-sharing. Acta paediat. scand. 71 (1982) 501-506.
Klackenberg, G.: Somnambulism in childhood – prevalence, course and behavioral correlations. A prospective longitudinal study (6-16 years). Acta paediat. scand. 71 (1982) 495-500.
Krisch, K.: Enkopresis. Huber, Bern 1985.
Largo, R.H., U.A. Hunziker: A developmental approach to the management of children with sleep disturbances in the first three years of life. Europ. J. Pediat. 142 (1984) 170-173.
Livingston, R., C. Martin-Cannici: Multiple somatic complaints and possible somatization disorder in prepubertal children. J. Amer. Acad. Child Psychiat. 24 (1985) 603-607.
Richman, N., J. Douglas: Behavioral methods in the treatment of sleep disorders – a pilot study. J. Child. Psychol. 26 (1985) 581-590.
Rossmann, P.: Schlafwandeln. Z. Kinder- Jugendpsychiat. 14 (1986) 159-171.
Sagebiel, W., H. Hönicke, R. Richter, J. Unger, H.-C. Steinhausen: Frühkindliche psychogene Eßstörungen. In: Steinhausen, H.-C. (Hrsg.): Psychosomatische Störungen und Krankheiten bei Kindern und Jugendlichen. Kohlhammer, Stuttgart 1981.
Shaffer, D.: Enuresis. In: Rutter, M., L. Hersov (eds.): Child Psychiatry. Modern Approaches. 2. ed. Blackwell, Oxford 1985.
Sorotzkin, B.: Nocturnal enuresis: current perspectives. Clin. Psychol. Rev. 4 (1984) 293-316.
Steffens, W.: Psychogene Anfälle bei Kindern und Jugendlichen und ihre Differentialdiagnose. Dtsch. Ärzteblatt 16, 20.4.1986.
Stegat, H.: Enuresis. In: Handbuch der Psychologie in 12 Bänden, 8. Band (Klinische Psychologie) 2. Halbband. Hogrefe, Göttingen 1978.
Steinhausen, H.-C.: Einleitende Anmerkungen zum Standort der psychosomatischen Kinderheilkunde. In: Steinhausen, H.-C. (Hrsg.): Psychosomatische Störungen und Krankheiten bei Kindern und Jugendlichen. Kohlhammer, Stuttgart 1981 a.
Steinhausen H.-C.: Die Verhaltenstherapie und Familientherapie der Anorexia nervosa – Eine kritische Bestandaufnahme. In: Steinhausen, H.-C. (Hrsg.): Psychosomatische Störungen und Krankheiten bei Kindern und Jugendlichen. Kohlhammer, Stuttgart 1981 b.
Steinhausen, H.-C.: Verhaltenstherapie und Familientherapie bei Asthma bronchiale. In: Steinhausen, H.-C. (Hrsg.): Psychosomatische Störungen und Krankheiten bei Kindern und Jugendlichen. Kohlhammer, Stuttgart 1981 c.
Steinhausen, H.-C.: Therapie bei psychosomatischen Störungen. In: Remschmidt, H. (Hrsg.): Psychotherapie mit Kindern, Jugendlichen und Familien. Bd. 2. Enke, Stuttgart 1984.
Steinhausen, H.-C.: Psychophysiologische (psychosomatische) Krankheiten. In: Remschmidt, H., M.H. Schmidt (Hrsg.): Kinder- und Jugendpsychiatrie in Klinik und Praxis. Thieme, Stuttgart 1985 a.
Steinhausen, H.-C.: Eß- und Verdauungsstörungen. In: Remschmidt, H., M.H. Schmidt (Hrsg.): Kinder- und Jugendpsychiatrie in Klinik und Praxis. Thieme, Stuttgart 1985 b.
Steinhausen, H.-C.: Enkopresis. In: Remschmidt, H., M.H. Schmidt (Hrsg.): Kinder- und Jugendpsychiatrie in Klinik und Praxis. Thieme, Stuttgart 1985 c.
Steinhausen, H.-C.: Das Körperbild bei jungen Mädchen und Frauen im Vergleich zu anorektischen Patientinnen: Prüfung eines Meßinstruments. Nervenarzt 56 (1985 d) 270-274.
Steinhausen, H.-C: Attitudinal dimensions in adolescent anorexic patients: an analysis of the Goldberg Anorectic Attitude Scale. J. psychiat. Res. 20 (1986) 83-87.
Steinhausen, H.-C., H. Kies: Vergleichende Untersuchungen zur Colitis ulcerosa. In: Steinhausen, H.-C. (Hrsg.): Psychosomatische Störungen und Krankheiten bei Kindern und Jugendlichen. Kohlhammer, Stuttgart 1981.
Steinhausen, H.-C., K. Glanville: Follow-up studies of Anorexia Nervosa – A review of research findings. Psychol. Med. 13 (1983) 239-249.
Steinhausen, H.-C., K. Glanville: Der langfristige Verlauf der Anorexia nervosa. Nervenarzt 55 (1984) 236-248.
Volkmar, F.R., J. Poll, M. Lewis.: Conversion reactions in childhood and adolescence. J. Amer. Acad. Child Psychiat. 23 (1984) 424-430.
Watson, C.G., C. Buranen: The frequencies of conversion reaction symptoms. J. Abnormal Psychol. 88 (1979) 209-212.
Wells, K.G., B. Copeland: Childhood and adolescent obesity – progress in behavioral assessment and treatment. In: Hersen, M. et al.: Progress in Behavior Modification. Academic Press, Orlando 1985.

16 Psychische Störungen bei chronischen körperlichen Krankheiten und Behinderungen

Nicht wenige Krankheiten des Kindes- und Jugendalters chronifizieren. Davon sind auch psychiatrische Störungen und Krankheiten nicht ausgenommen. So können z. B. Entwicklungsverzögerungen, hirnorganische Psychosyndrome, Psychosen und autistische Syndrome andauernde Funktionsbeeinträchtigungen und Behinderungen nach sich ziehen. Darüber hinaus entstehen psychische Störungen jedoch auch ungewöhnlich häufig im Zusammenhang mit chronischen körperlichen Krankheiten und Behinderungen. In diesem Kapitel werden zunächst Aspekte der Klassifikation und Häufigkeit sowohl der Krankheiten per se wie auch der psychischen Störungen sowie das Bedingungsgefüge für die Entwicklung psychischer Störungen dargestellt. Im Anschluß wird eine Übersicht über die wichtigsten kinder- und jugendpsychiatrischen sowie -psychologischen Aspekte und die daraus abgeleiteten Schritte gegeben. Das Kapitel schließt mit Grundsätzen für eine psychologische Rehabilitation.

Klassifikation und Häufigkeit

Die Vielzahl chronischer körperlicher Krankheiten und Behinderungen läßt sich am besten in Orientierung an den jeweils betroffenen Organ- und Funktionssystemen klassifizieren. Eine entsprechende Zusammenfassung mit Häufigkeitsangaben aus der internationalen epidemiologischen Literatur gibt Tabelle 16-1. Sie weist besonders hohe Häufigkeiten für das Asthma bronchiale, die Körperbehinderung und die Epilepsie aus. Insgesamt muß mit durchschnittlich 10% chronisch körperlich kranken und behinderten Kindern und Jugendlichen in den westlichen Industriegesellschaften – bei einem Schwankungsbereich von 5 bis 18% – gerechnet werden. Inwieweit hier eine Zunahme über die Zeit zu beobachten ist, läßt sich aufgrund fehlender Zahlen nicht sicher beurteilen. Sehr wahrscheinlich dürfte aber aufgrund des medizinisch-technischen Fortschrittes tatsächlich eine Häufigkeitszunahme vorliegen, zumal viele Krankheiten erst mit dem Status der Behandelbarkeit chronifizieren können. Insofern ist auch die Zunahme von Behinderungen und chronischen Krankheiten als Kehrseite sinkender Mortalitätsziffern zu betrachten.

Der relative Anstieg dieser Bedingungen bei gleichzeitiger relativer Abnahme akuter und hinreichend heilbarer Krankheiten hat zu einem beträchtlichen Gestaltwandel des kinderärztlichen Aufgabenfeldes geführt. In zunehmendem Ausmaß wird der Patient mit einem chronischen körperlichen Handicap – d.h. also im Durchschnitt jedes zehnte Kind – zum Hauptaufgabenfeld zumindest in großen Krankenhäusern, während z.B. der Anteil akuter, bei fehlender Behandlungsmöglichkeit früher oft tödlich verlaufender Infektionskrankheiten abnimmt. Diese Klientel stellt neue Anforderungen an Ärzte und Behandlungskonzepte, wobei die Notwendigkeit der Berücksichtigung psychologischer Rehabilitationskomponenten unmittelbar aus dem erhöhten Risiko für die Entwicklung psychischer Störungen resultiert.

Der Nachweis dieses erhöhten Risikos kann sich nicht nur auf klinische Erfahrungen, sondern auch auf epidemiologische Daten stützen. In der britischen Isle of White-Studie (vgl. Kap. 2) konnte nachgewiesen werden, daß die Rate psychischer Störungen gegenüber gesunden Kindern um das 2- bis 3fache erhöht ist. Die Rate ist besonders hoch, wenn hirnorganische Funktionen bei der chronischen Störung bzw. Behinderung beteiligt sind.

Ätiologie

Die Ursachen psychischer Störungen bei chronischen körperlichen Krankheiten und Behinderungen sind in ein mehrdimensionales Bedingungsgefüge eingebettet, das in Abbildung 16-2 schematisch dargestellt ist. Die zentralen Determinanten der psychosozialen Adaptation sind demgemäß in Krankheitsbedingungen, Entwicklungsdimensionen, familiären Reaktionen sowie Reaktionen der sozialen Umwelt zu sehen. Als Resultante wird hier der Begriff der psychosozialen Adaptation gewählt, weil er gleichermaßen die positive Bewältigung wie auch Scheitern in Form von Krise und psychischer Störung impliziert und damit der Vielfalt von Entwicklungen eher gerecht wird.

Tabelle 16-1: Übersicht und Häufigkeit chronischer körperlicher Krankheiten und Behinderungen

Organ- bzw. Funktionssystem	Krankheiten	Häufigkeiten einzelne Krankheiten (%)	Häufigkeiten gesamtes System (%)
Lunge	Asthma bronchiale	1,8–4,9	2,3–4,9
Herz	kongenitale Herzfehler	0,07–0,4	
Magen-Darm	Ulcus pepticum		
	Colitis ulcerosa		
	Morbus Crohn		
	zystische Fibrose		
Niere / ableitende Harnwege	chronische Niereninsuffizienz		0,3–0,6
Muskeln / Skelett	rheumatoide Arthritis		
	Mißbildungssyndrome		
	erworbene Funktionsstörungen		
	degenerative Krankheiten (Körperbehinderungen)	1,7–3,2	
Haut	Neurodermitis		0,8–1,6
	Exantheme, Urtikaria		
Blut	Hämophilie		0,08–0,17
	Leukämie	0,01	
Endokrine Drüsen	Minderwuchs		
	Hypothyreose		
	Adrenogenitales Syndrom		
	Störungen der Pubertätsentwicklung		
	Intersexualität		
Stoffwechsel	Diabetes mellitus	0,03–0,13	
	Phenylketonurie		
Sinnessystem	Blindheit	0,03–0,1	2,0–2,4
	Taubheit	0,07–0,9	
Zentrales Nervensystem	Epilepsie	0,4–0,9	0,9–1,6
	Zerebralparese	0,16–0,6	

Unter den **Krankheitsbedingungen** ist zunächst der Begriff der **Krankenrolle** als Bezugspunkt bedeutsam. Der von seinen Pflichten aus Alltagsaufgaben befreite Patient erfährt zugleich im Krank- und Behindertsein Verluste der sozialen Funktionsfähigkeit, indem er nicht in üblicher Weise Sozialkontakte halten bzw. eingehen oder der schulischen und beruflichen Ausbildung und Tätigkeit nachgehen kann. Krankheit und Behinderung bedeuten zugleich **Abhängigkeit** von Behandlungsnotwendigkeiten in Form von Medikamenten, Diäten, Operationen, Apparaten und behandelnden bzw. betreuenden Menschen. Zur Abhängigkeit kann sich die durch den jeweiligen Charakter der Krankheit bestimmte **Bedrohung** gesellen, die möglicherweise neben den körperlichen Funktionseinbußen mit Schmerzen einhergeht. Diese Aspekte wirken auch für das Kind und den Jugendlichen wiederholt sehr erlebnis- und bewußtseinsnah und fordern nach Verarbeitung.

Ferner sind aber auch jeweils **krankheitsspezifische Merkmale** bedeutsame Determinanten der Adaptation. Hierzu zählen beispielsweise der Manifestationszeitpunkt, der Verlauf, der Schweregrad und der Grad der äußerlich sichtbaren Stigmatisierung. Früherkrankungen oder hirnorganische Behinderungen sind eine Entwicklungsbedingung von Anfang an und treten erst später – oft schmerzlich – beim Vergleich mit Gesunden in das Bewußtsein des Kindes oder Jugendlichen, während Spätmanifestationen Trauer und Schmerz über den Verlust von Gesundheit mit möglicher

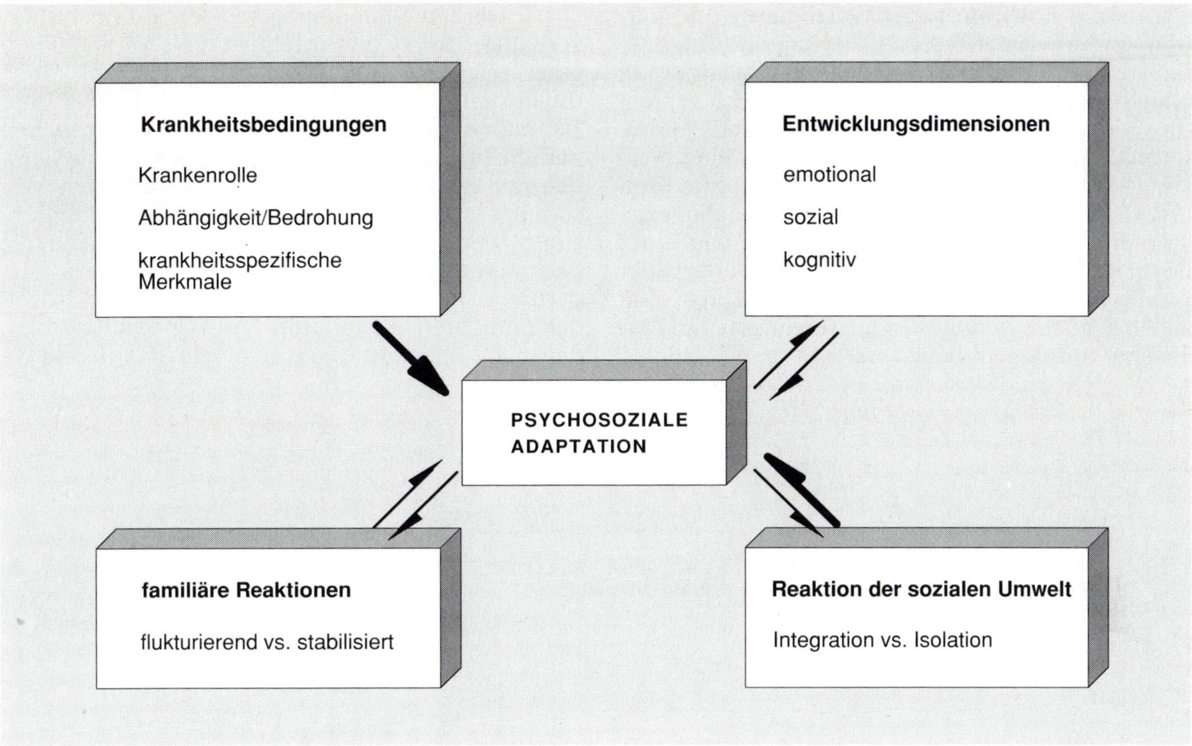

Abb. 16-1: Bedingungsfaktoren der psychosozialen Adaptation bei chronischen Krankheiten und Behinderungen.

psychischer Traumatisierung bedeuten können. Die verschiedenen Verlaufscharakteristiken mit chronischer Persistenz bzw. Rezidivierung bedingen ebenso wie ein variierender Schweregrad jeweils andere Adaptationsprozesse. Schwere Krankheitsausprägungen haben nachgewiesenermaßen ein besonders hohes Risiko für psychische Störungen, wenngleich auch leichte Varianten Probleme besonderer Art schaffen, weil die Patienten sich nicht eindeutig der Welt der Gesunden bzw. der Kranken zuordnen können. Auch die Sichtbarkeit einer Störung bzw. Funktionsbeeinträchtigung schafft besondere Bedingungen, weil sie soziale Resonanz hervorruft und damit den Prozeß einer stabilen Adaptation immer wieder gefährden kann.

Im Gegensatz zu dieser eher einseitigen Prägung der psychosozialen Adaptation durch Krankheitsbedingungen sind die Bezüge zu den zentralen **Entwicklungsdimensionen** eher wechselseitig angelegt. Hier muß besonders der Prozeßcharakter und die Altersabhängigkeit berücksichtigt werden. So verfügt das junge Kind weder über die emotionalen noch kognitiven Voraussetzungen, um beispielsweise sein Krank- und Behindertsein angemessen verarbeiten zu können. Schuld- und Bestrafungsideen sowie Beschuldigungen der Eltern können daher die Folge sein und Ausgangspunkte für Beziehungsstörungen und Familienkrisen abgeben. Zugleich kann wegen der noch fehlenden kognitiven Differenzierung die Übernahme von Aufgaben und kompetentem Handeln im Rahmen der Krankheitsversorgung begrenzt sein und damit den Bezugspersonen eine erhöhte Verantwortlichkeit zuwachsen. Schließlich können umgekehrt alle Entwicklungsschritte und Aufgaben unterschiedlicher Entwicklungsphasen durch die jeweils erreichten psychosozialen Adaptationen an die Krankheitsbedingungen geprägt werden, indem z. B. eine fehlende Selbständigkeitsentwicklung als Folge der krankheitsbestimmenten Abhängigkeit die Ablösung in der Adoleszenz und die Identitätsfindung ebenso wie eine normale psychosexuelle Entwicklung behindert.

Da die Familie die wichtigste Beziehungsumwelt des Kindes und Jugendlichen darstellt, kommt den **familiären Reaktionen** eine besondere Bedeutung für die psychosoziale Adaptation zu. Dieser Prozeß der familiären Adaptation zeigt einige Regelmäßigkeiten so daß er schematisch in Abbildung 16-1 dargestellt werden kann. In diesem Prozeß wird der **elterlichen Adaptation** eine zentrale Bedeutung zugemessen. Eltern erleben, gleichgültig ob die Einschränkung bzw. Behinderung bereits bei der Geburt vorliegt oder sich erst später manifestiert, am Anfang immer eine seelische Krise, welche ihre Bearbeitungsmöglichkeiten und ihre Handlungsfähigkeit einschränkt. In diesem emotionalen Schockerleben sind sie nur begrenzt aufnahmefähig für Informationen, vielfach verleugnen sie auch die Realitäten. Der Prozeß der sich anschließenden Adaptation kann von vielfältigen Gefühlen der Trauer und Schuld, der Angst, der Verärgerung und aggressiven Ablehnung, der Verleugnung und Verdrängung sowie der Rationalisierung und Intellektualisierung bestimmt sein. Der Ausgang muß jedoch nicht letztlich nur durch Abwehr geprägt sein; vielmehr können elterliche Tatkraft, Handlungsfähigkeit und psychische Stabilität eine positive psychosoziale Adaptation für das kranke Kind und die übrigen Familienmitglieder ermöglichen.

Sofern den Eltern aber die Entwicklung einer möglichst konfliktarmen Adaptation bei eigener intrapsychischer Stabilität und Reife mißlingt, sind zugleich auch wichtige Voraussetzungen für psychische Störungen beim kranken Kind gesetzt. Diese werden über unangemessenes Erziehungsverhalten - von Überprotektivität bis Vernachlässigung reichend - vermittelt, das zugleich auch ungünstige Auswirkungen auf Verhalten und Befindlichkeit der gesunden Geschwister haben kann. Eine Vernachlässigung des Kindes hinsichtlich der erforderlichen krankheitsbezogenen Versorgung kann den Verlauf der Krankheit in ungünstiger Weise beeinflussen und damit sowohl die Adaptation des Kindes wie auch der Eltern wiederum in sich selbst beeinträchtigen. Dieser Prozeß der familiären Adaptation kann sporadisch bzw. dauerhaft krisenbestimmt sein oder aber in relative

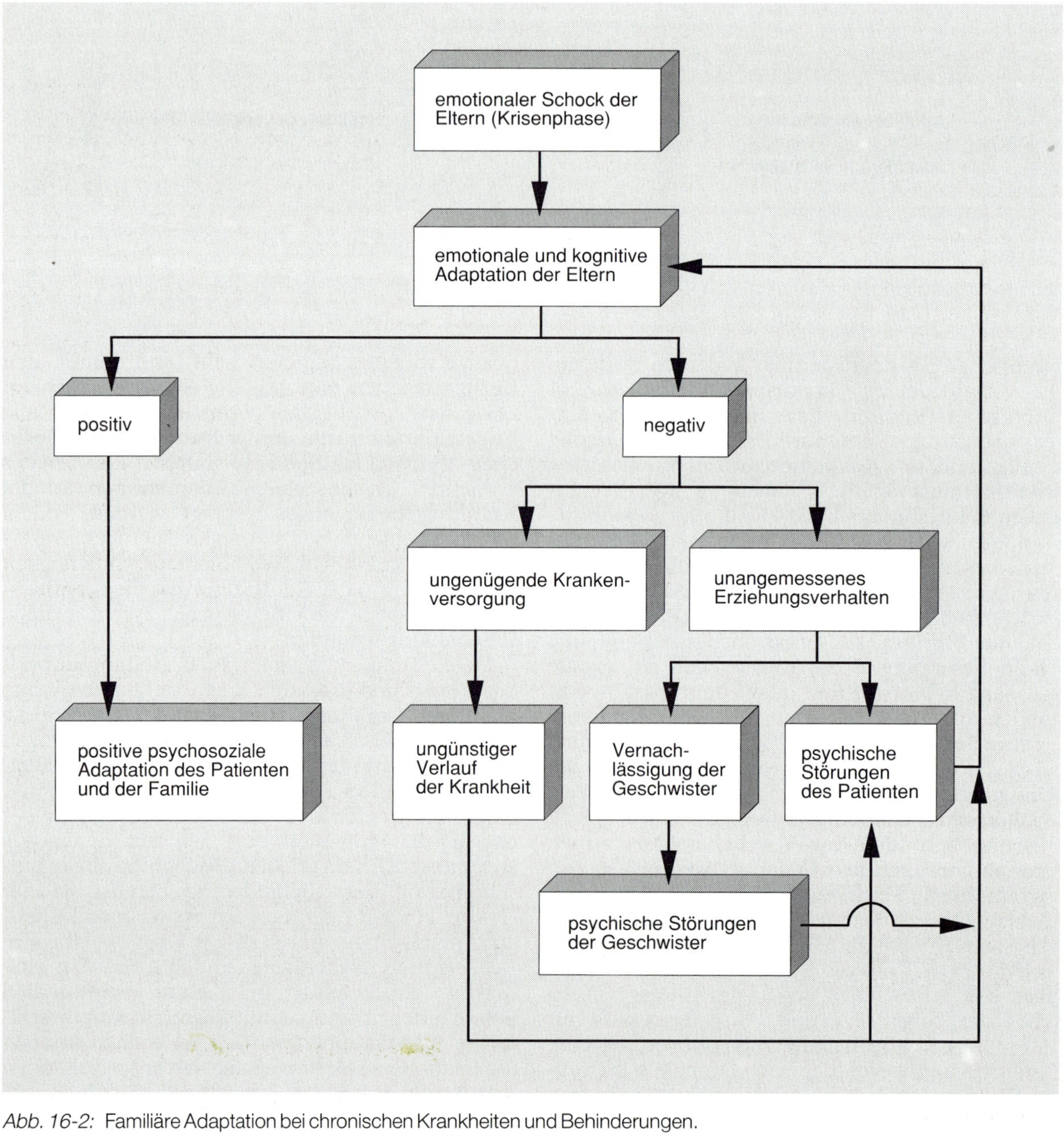

Abb. 16-2: Familiäre Adaptation bei chronischen Krankheiten und Behinderungen.

Stabilität münden, wobei die Beziehung zur psychosozialen Adaptation des Kindes als eine Wechselwirkung betrachtet werden sollte.

Schließlich sind die **Reaktionen der sozialen Umwelt** für die Adaptation des Kindes bedeutsam. Diese lassen sich mit den Polen von Integration und Isolation des Kindes beschreiben. Das kranke und behinderte Kind ist hier in stärkerem Umfang passives Objekt und bisweilen auch Opfer von sozialen Zuschreibungen und wird gerade dann, wenn es auch äußerlich sichtbar stigmatisiert ist, von sozialer Ausgrenzung bedroht. Von diesen Entwicklungen werden häufig gesamte Familien betroffen, die weitgehend in ihren Sozialbeziehungen zur Umwelt verarmen können.

Diagnostik

Aus den dargelegten Bedingungsfaktoren lassen sich die notwendigen Fragestellungen für eine sorgfältige psychiatrisch-psychologische Untersuchung zu einem großen Teil unmittelbar ableiten. Im einzelnen handelt es sich um folgende vordringlich abzuklärenden Fragen:

- Wie verarbeitet das Kind bzw. der Jugendliche die Notwendigkeit medizinischer Maßnahmen, wie z. B. Medikation, diätetische Einschränkungen, Operationen, Krankenhausaufenthalte und die Unvermeidbarkeit vom Arzt zugefügter bzw. krankheitsbedingter Schmerzen?
- Welche Bedeutung haben spezifische Aspekte der jeweiligen Krankheit oder Behinderung?
- Ist das Kind seit seiner Geburt oder erst seit einem späteren Zeitpunkt seines Lebens erkrankt und wie wirkt sich dieser Aspekt in seinem Erleben aus?
- Verläuft die Krankheit stationär oder progredient und wie wird das Kind davon psychisch betroffen?
- Liegt eine geringgradige Ausprägung oder ein schweres Krankheitsbild vor und in welcher Relation steht die psychische Adaptation zu diesen Bedingungen?
- Bis zu welchem Grad ist das Kind äußerlich sichtbar stigmatisiert und wie werden dadurch Selbsterleben und Reaktionen der Umwelt geformt?
- Welche Folgen haben die allgemeinen und spezifischen Krankheitsbedingungen, unter denen das Kind heranwächst, für die Teilnahme an gewöhnlichen Lebenserfahrungen?
- Welche Einschränkungen der Kommunikation ergeben sich primär aus Sinnes- oder Sprachbehinderungen, welche sind die sekundäre Folge von Krankheit und/oder Fehlanpassung?
- Wie verarbeitet das Kind krankheitsbedingte Einschränkungen von motorischem Ausdruck und Aktivität?
- Auf welche Weise kann das chronisch kranke oder behinderte Kind in Freundeskreis und Freizeit sozial aktiv sein und an einer normalen schulischen Ausbildung teilnehmen?
- In welchem Wechselspiel stehen Persönlichkeitsentwicklung sowie kognitive Entwicklung einerseits und psychische Adaptation an Krankheit und Behinderung andererseits? Welche Verarbeitungsmöglichkeiten sind dem Kind aufgrund seines Entwicklungsstandes gegeben und auf welche Weise wird die seelische Entwicklung durch die erreichte Anpassung bzw. Fehlanpassung beeinflußt?
- Sind die familiären Reaktionen auf die spezifische Situation des kranken Kindes geeignet, eine Stabilisierung der Adaptation des Kindes herbeizuführen oder begünstigen sie die Entwicklung von emotionalen Störungen bzw. Auffälligkeiten im Verhalten?
- In welcher Phase der Krankheitsverarbeitung befinden sich die Eltern? Sind sie noch durch das Schockerleben der Initialphase in ihren Reaktionen beeinträchtigt oder haben sie die charakteristischen Anpassungsmechanismen der Intermediärphase mit Depression, Schuld- und Angstgefühlen, Affekten der Verärgerung und Ablehnung oder Verleugnung und Verdrängung erreicht? Welche stabilisierenden Reaktionen sind aus dieser krisenhaften Phase hervorgegangen und in welcher Weise beeinflussen sie Einstellungen, Verhalten und Erziehung? Befindet sich die familiäre Organisation in einem belastbaren oder dekompensierten Zustand?
- Auf welche Weise tragen die Reaktionen von Verwandten, Freunden und weiterer sozialer Umwelt zu Adaptation und Selbsterleben des chronisch-kranken bzw. behinderten Kindes bei?

16.1 Spezifische Aspekte einzelner Krankheiten und Behinderungen

Im folgenden wird eine an den einzelnen Organ- und Funktionssystemen orientierte Abhandlung verschiedener Störungen und der damit verbundenen psychischen Probleme gegeben. Dabei muß auf einige vorausgegangene Darstellungen verwiesen werden. Diese betreffen das Asthma bronchiale (vgl. Kap. 15-1), das Ulcus pepticum und die Colitis ulcerosa (vgl. Kap. 15-1) sowie die Neurodermitis (vgl. Kap. 15-1), die Epilepsie (vgl. Kap. 8) und die Anmerkungen zu den verschiedenen psychiatrischen Krankheitsbildern mit chronischem Verlauf wie die geistige Behinderung (Kap. 5), den Autismus (Kap. 6), die Psychosen (Kap. 7) und die chronischen organischen Psychosyndrome (Kap. 9).

16.1.1 Kongenitale Herzfehler

In der BRD werden jährlich ca. 6000 Kinder mit einem angeborenen Herzfehler geboren. Die verschiedenen Formen können unter Berücksichtigung physiologischer Kriterien nach dem Blutfluß in den Lungengefäßen (normal, vermehrt, vermindert) und klinisch nach dem Vorliegen oder Fehlen einer Zyanose eingeteilt werden. Kinder mit einer erhöhten Lungendurchblutung ohne Zyanose wie z.B. beim Vorhofseptumdefekt, Ventrikelseptumdefekt und persistierendem Ductus arteriosus können unter kongestivem Herzversagen und Pneumonie leiden, während Kinder mit herabgesetzter Lungendurchblutung und Zyanose durch rasche Ermüdbarkeit, Verzögerung der motorischen und geistigen Entwicklung und eine stärkere körperliche Behinderung gekennzeichnet sind. Bei zyanotischen Herzfehlern können zerebrovaskuläre Krisen und Hemiplegien auftreten und aus Rechts-Links-Shunts können zerebrale Embolien und Hirnabszesse resultieren. Die bei allen Kindern mit angeborenen Herzfehlern verzögerte Größen- und vor allem Gewichtszunahme ist bei zyanotischen Vitien besonders ausgeprägt. Diese Bedingungen führen auch zu einer Verzögerung der Pubertät. Mit diesen vielfältigen Auswirkungen von Herzfehlern sind zugleich bedeutsame Einschränkungen bzw. Faktoren der psychischen Entwicklung gesetzt.

Von einer Beeinträchtigung der **Intelligenzentwicklung** kann auch bei Kindern mit zyanotischen Vitien nicht durchgängig ausgegangen werden. Die Retardierung fällt besonders in den ersten drei Lebensjahren auf, wobei die in diesem Altersbereich eingesetzten Testverfahren angesichts der starken Betonung grobmotorischer Fertigkeiten möglicherweise Artefakte liefern, die auf die körperliche Einschränkung zurückzuführen sind. Bei älteren Kindern ist die Gesamtverteilung lediglich etwas in den Bereich geringer Intelligenz verschoben. Dabei dürften andere Einflußfaktoren wie die soziale Umgebung, die Einschränkung sozialer Kontakte, die wiederholten Krankenhausaufenthalte und der unterbrochene Schulbesuch ebenfalls bedeutsam sein. Subklinische Beeinträchtigungen des ZNS können jedoch nicht ausgeschlossen werden, insbesondere die früh im Säuglings- und Kleinkindalter durchgeführten korrigierenden Operationen erhöhen die Chance für eine normale Intelligenzentwicklung. Die Verbesserung der Operationstechniken hat die Risiken für die Entwicklung einer Hirnschädigung durch Hypothermie und extrakorporalen Kreislauf in jüngster Zeit deutlich gemindert.

Angeborene Herzfehler haben sehr häufig auch langanhaltende Auswirkungen auf die **emotionale Entwicklung.** Im Zusammenhang mit der Krankheit wie auch den Reaktionen und Verhaltensweisen der Eltern kommt es vielfach zu ängstlich-depressiven Verarbeitungen oder aggressivem Verhalten. Hiervon sind erneut besonders die Kinder mit körperlichen Leistungseinschränkungen betroffen. Andererseits können derartige Adaptationen auch so fixiert sein, daß sie über die in der Regel auch die emotionale Adaptation fördernde und entlastende Operation hinaus bestehen. Mehrheitlich wird die Verarbeitung der Krankheit mit zunehmender kognitiver Entwicklung im Jugendlichenalter besser. Unmittelbar postoperativ zeigen Kinder im Gegensatz zu Erwachsenen, die Zeichen organischer Psychosen entwickeln können, eher verschiedene emotionale Reaktionen mit apathischen, depressiven und mutistischen oder aggressiven Verhaltensweisen. Auch hier wirkt sich die im frühen Kindesalter durchgeführte Operation günstig auf die psychische Entwicklung aus, indem sie einer psychischen Invalidisierung vorbeugt.

Die emotionale Entwicklung wird sehr wesentlich auch von der Qualität der **Eltern-Kind-Beziehung** sowie den Einstellungen der Familie gegenüber dem herzkranken Kind beeinflußt. Elterliche Angst- und Schuldgefühle bestimmen ebenso wie Ablehnung, Verleugnung und Vernachlässigung die Krankheitsverarbeitung beim Kind. Diese Bedingungen können gewichtiger als die organischen Krankheitsfaktoren werden. Häufig resultiert aus der Besorgnis der Eltern eine übertriebene, nicht mehr krankheitsangemessene Einschränkung, die z.B. die psychosexuelle Entwicklung der betroffenen Jugendlichen behindern kann. Elterngruppen insbesondere mit professioneller Begleitung haben sich als eine hilfreiche Methode zur Bearbeitung der elterlichen Gefühle von Trauer, Schuld, Hilflosigkeit, verdrängten Todesängsten oder Verletzungen des Selbstwertgefühls erwiesen. Hier ist die Mitarbeit des Kinder- und Jugendpsychiaters bzw. Psychologen ein wichtiger Bestandteil kooperativer, multidisziplinärer Betreuung des herzkranken Kindes und seiner Familie.

Psychologische Hilfen müssen sich darüber hinaus besonders auf die mit der Krankenhausbehandlung bzw. -diagnostik und Operation einhergehenden Belastungen erstrecken. Bei Kleinkindern drohen Trennungsängste und Deprivationsschäden (vgl. Kap. 19), sofern nicht präventive Maßnahmen wie z.B. die Mitaufnahme der Mutter (sogenanntes Rooming-in) ergriffen werden. Ebenso muß der Gefährdung der seelischen Entwicklung durch angstprovozierende diagnostische Maßnahmen bei allen Altersgruppen vorgebeugt werden. Altersangemessene Vorbereitung, Aufklärung und Information vor der Durchführung von Herzkatheteruntersuchungen oder Operationen sind daher unverzichtbar. Dabei spielen Elternaufklärung, eine Besichtigung der Klinik vor der geplanten Maßnahme, eventuelle kindgemäße Informationsschriften oder Bilderbücher und vor allem das Spiel eine herausragende Rolle. Das Unterlassen derartiger vorbereitender Maßnahmen sollte unter psychohygienischen Gesichtspunkten als ein Kunstfehler betrachtet werden. In Ergänzung zu diesen präventiven Funktionen bestehen weitere psychiatrische und psychologische Aufgaben in der postoperativen Betreuung bei der psychischen Verarbeitung des Eingriffs und Readaptation sowie in der Therapie von psychischen Störungen des herzkranken Kindes.

16.1.2 Zystische Fibrose

Diese auch als Mukoviszidose bezeichnete Krankheit wird autosomal rezessiv vererbt und tritt ca. einmal unter 1500 bis 2000 Geburten auf. Charakteristisch ist eine fortschreitende Gewebezerstörung und Atrophie in allen Organen mit mukoider Sekretion, von der hauptsächlich die Bauchspeicheldrüse und die Lunge betroffen sind. Die Lebensperspektive der betroffenen Patienten reicht selten über das junge Erwachsenenalter hinaus. Symptome und Folgen des Grundprozesses sind Minderwuchs, Dystrophie, pulmonale Symptome sowie Zeichen einer Malabsorption.

Diese schwere und prognostisch ungünstige Krankheit mit oft sehr aufwendigen therapeutischen Bemühungen stellt erhebliche Anforderungen an die **psychosoziale Adaptation** des Kindes und seiner Familie. Sie wird überlagert durch die zusätzlichen Probleme, die aus dem Minderwuchs (vgl. Kap. 16-4.7) und der eingeschränkten Lebenserwartung resultieren. Ständige physikalische Therapiemaßnahmen (sogenannte Bronchialtoilette mit Abklopfen des Brustkorbs), die Notwendigkeit einer Diät wegen der Malabsorption, die Stigmatisierung durch das Erscheinungsbild und die Angst vor Krankheitsverschlechterung und Tod bilden ein Bündel extremer Belastungsfaktoren, die für psychische Störungen prädestinieren.

Als Folge können ängstlich-regressive Entwicklungen, aber auch Krankheitsverleugnung und aggressives Ausagieren beobachtet werden. Neuere systematische und repräsentative Untersuchungen belegen die erhöhte Wahrscheinlichkeit einer psychosozialen Fehladaptation mit Ausbildung vornehmlich emotionaler Störungen. Die Entwicklung diskreter Hinweise auf Hirnfunktionsschwächen kann im Zusammenhang der chronifizierten pulmonalen Symptome mit einer verminderten Sauerstoffsättigung und dementsprechender Minderversorgung des Hirns gesehen werden. Es liegen ferner Hinweise dafür vor, daß Schweregrad und Progredienz der Krankheit mit dem Ausmaß psychischer Auffälligkeiten korrelieren.

Ebenso ist der Zustand **familiärer Reaktionen und Funktionen** für die Psychopathologie des Kindes bedeutsam. Die Eltern sind in ihrer Funktionstüchtigkeit durch Schuldgefühle angesichts des Vererbungsmusters, bei dem zwei heterozygote Anlagenträger für die Krankheitsmanifestation verantwortlich sind, antizipatorische Trauerreaktionen sowie Ängste und Verstimmungen dauerhaft oder wiederholt krisenhaft bedroht. Ein schwerer Krankheitsverlauf macht darüber hinaus eine aktive Mitarbeit bei der physikalischen Therapie und Diät erforderlich. Hier können mangelnde Mitarbeitsbereitschaft von Familie und Patient zu einer Beeinträchtigung des Verlaufs mit Folgen für die psychische Befindlichkeit führen. Partnerbeziehungsstörungen der Eltern oder psychische Störungen bei den sich meist stärker in der Verantwortung fühlenden Müttern können gehäuft beobachtet werden.

16.1.3 Chronische Niereninsuffizienz

Die aus verschiedenen Krankheiten, z.B. chronischen Entzündungen resultierende terminale Niereninsuffizienz ist vor der Entwicklung von Hämodialyse und Organtransplantation eine infauste Diagnose gewesen. Mit der Einführung dieser Behandlungsmöglichkeiten sind jedoch neue psychologische Probleme entstanden, die zuvor nicht bekannt waren. Sie sind in der Phase der Hämodialyse, die möglicherweise eine sehr lange Phase des Wartens auf eine geeignete Organspende darstellt, durch das Phänomen der Abhängigkeit von maschineller Behandlung und gleichzeitiger erheblicher Einschränkung normaler alltäglicher Lebensvollzüge gekennzeichnet. Auch nach erfolgreicher Nierentransplantation ist eine Reorientierung und erneute Adaptation erforderlich.

Die Abhängigkeit von der **Hämodialyse** ist eine Extremsituation menschlicher Existenz, in der die Verfügbarkeit von Technologien über das Überleben entscheidet. Zugleich werden die sozialen Beziehungen innerhalb und außerhalb der Familie durch die mehrmalig wöchentlichen, über Stunden reichenden Behandlungen in entsprechenden Therapiezentren unterbrochen bzw. belastet. Unter diesen Bedingungen leiden nicht nur die Beziehungen zu Eltern und Geschwistern, sondern auch zu Freunden und Schulkameraden. Diese extreme Abhängigkeitssituation drückt auch der psychischen Adaptation des chronisch nierenkranken Kindes ihren Stempel auf; entsprechend sind nahezu regelhaft psychische Störungen zu beobachten. Emotionale Störungen mit sozialem Rückzug, depressiven Reaktionen und regressiven Verhaltensmustern stehen im Vordergrund. Sie können von Selbstwertkrisen und Suizidgedanken begleitet sein. Vereinzelt kommt es auch zu phobischen Reaktionen gegenüber der Dialysemaschine. Trotz der erheblich beeinträchtigten Stoffwechselverhältnisse bei der terminalen Niereninsuffizienz sind Symptome hirnorganischer Psychosyndrome bisher nicht beschrieben worden. Die bei Erwachsenen beobachtbaren Leistungseinbußen finden bei Kindern mit dialysepflichtiger Niereninsuffizienz keine Entsprechung in bedeutsamen Störungen der Aufmerksamkeit und des Lernens. Die Effekte könnten allenfalls von subklinischer Intensität sein. Auch das Risiko für die Entwicklung einer Psychose ist bei Kindern mit terminaler Niereninsuffizienz nicht erhöht.

Einige Adaptationsprobleme sind alters- und entwicklungsabhängig. Früh erkrankte und noch junge Kinder können angesichts mangelnder kognitiver Verarbeitungsmöglichkeiten, welche sie die medizinischen Maßnahmen möglicherweise als Strafe erleben lassen, nur begrenzt oder schlecht kooperieren und unter der Hospitalisierung vermehrt leiden. Später entstehen besondere Belastungen aus der äußeren Stigmatisierung infolge der krankheitsbedingten bzw. aus der Behandlung resultierenden Symptome, die sich als Minderwuchs, Adipositas und kosmetische Entstellungen aufgrund der Kortikoid-Medikation manifestieren. Hier liegt die Wurzel für schwere Selbstwert- und Identitätsstörungen, von denen besonders Mädchen in der Adoleszenz betroffen sein können. Das Suizidrisiko ist allerdings im Gegensatz zu Erwachsenen nicht erhöht. Andererseits dekompensieren Eltern angesichts der chronischen Belastung häufiger in Form von Störungen der affektiven Beziehungen untereinander.

Die erfolgreiche **Nierentransplantation** bedingt insofern eine Readaptation, als in der Regel eine Phase der Abhängigkeit von der Hämodialyse und permanente Krankheitskonfrontation vorausgegangen ist. Nunmehr muß das Kind die wiedergewonnene Leistungsfähigkeit und Mobilität ebenso wie die Aufgabe von Abhängigkeit und Passivität verarbeiten. Auch die Eltern müssen sich in ihrem Erziehungsverhalten neu orientieren. Am Anfang kann diese Phase der Reorientierung noch durch Ängste vor einer Organabstoßung überlagert sein. Sollte dieses Ereignis tatsächlich eintreffen, so hat es ausgeprägt depressive Reaktionen mit erhöhter Suizidgefahr zur Folge, so daß eine sehr intensive psychologische Betreuung des Patienten und seiner Familie erforderlich ist. Andererseits kann die permanente Sorge um eine mögliche Organabstoßung die Entwicklung überschatten und ein Verharren in der Krankenrolle bedingen, wobei im Kindesalter vor allem elterliche Fehlhaltungen das Kind in seinem Verhalten bestärken.

Zusätzlich schafft die erforderliche medizinische Betreuung und Durchführung einer immunsuppressiven Therapie weiterhin Probleme der Abhängigkeit und stellt die fehlende Kooperation der Familie bzw. des Patienten eine Gefährdung dar, welche zur Organabstoßung beitragen kann. Schließlich können mit der Nierenspende durch ein gesundes Familienmitglied insofern Probleme und Belastungen verbunden sein, als später auftretende Ambivalenzgefühle und konflikthafte Verarbeitungen beim Organspender vom Kind bzw. Jugendlichen wahrgenommen und mit Schuldgefühlen verarbeitet werden können. Trotz dieser Risiken bedeutet die Transplantation in der Regel für die betroffenen Kinder und Jugendlichen einen Weg zurück in ein aktives Leben mit wiedergewonnener positiver psychosozialer Entwicklung.

16.1.4 Körperbehinderung

Für die Vielzahl von unterschiedlichen Formen der Körperbehinderung gibt es kein allgemein gültiges Klassifikationssystem. Gemeinsam ist ihnen eine Fehlform oder Fehlfunktion des körperlichen Stütz- und Bewegungsapparates, die das Kind in der Ausübung altersgemäßer Bewegungsabläufe und motorischer Funktionen behindern. Sie lassen sich unter dem Aspekt der Genese in drei große Gruppen einteilen:

- angeborene Körperbehinderungen (z.B. infantile Zerebralparese, Dysmelien, Gliedmaßendeformierungen, Systemerkrankungen des Skeletts (z.B. Myelomeningozele, Spina bifida)),
- im nachgeburtlichen Leben auftretende, teilweise progredient verlaufende Erkrankungen oft unklarer Genese (z.B. Muskeldystrophien, Formveränderungen der Wirbelsäule, aseptische Knochennekrosen) und
- erworbene Körperbehinderungen traumatischer oder entzündlicher Genese (z.B. Unfallfolgen, erworbene Lähmungen, Amputationen, Poliomyelitis).

Psychiatrisch wichtig ist die Unterscheidung von Körperbehinderungen mit oder ohne begleitende Hirnschädigung. Bedeutsam ist ferner die Tatsache, daß Körperbehinderungen Teil einer Mehrfachbehinderung mit zusätzlicher Sinnesbehinderung oder geistiger Behinderung sein können. Für die kinderpsychiatrische Betrachtung der Körperbehinderung sind einige Themenbereiche von besonderer Bedeutung, nämlich die Intelligenzentwicklung, die Persönlichkeitsentwicklung und Psychopathologie, die Bedeutung der Eltern-Kind-Beziehung und schließlich der Stellenwert der sozialen Reaktionen auf die äußerliche Stigmatisierung.

Aussagen zur **Intelligenz** müssen berücksichtigen, daß Ergebnisse herkömmlicher Tests insbesondere im frühen Kindesalter durch die Betonung feinmotorischer Fertigkeiten oder für das körperbehinderte Kind inadäquate Zeitvorgaben Verzerrungen unterworfen sind. Unter Berücksichtigung dieser Eigentümlichkeiten bleibt demnach festzustellen, daß **Zerebralparetiker** nur zu jeweils 20 bis 30% entweder normal intelligent oder lernbehindert sind, während 30 bis 60% geistig behindert sind. Hier sind der Schweregrad der Zerebralparese und die Intelligenzbeeinträchtigung sehr eng korreliert. Dabei sind die Faktorenstruktur und das Intelligenzprofil deutlich anders als bei anderen Formen der Körperbehinderung: es dominieren Störungen von Wahrnehmungsleistungen und der sensomotorischen Koordination bei Mangel an Erfahrungswissen. Minderungen der Intelligenz können auch bei Kindern mit **Dysmelie** - hier wohl eher im Bereich perzeptiv-motorischer Fähigkeiten und bei schwerer Behinderung -, mit operiertem **Hydrozephalus**, mit **Mißbildungen** bzw. **Spaltbildungen des Gesichts** beobachtet werden. Die praktische Intelligenzdiagnostik muß sich in jedem Fall auf niveauangemessene Tests mit Elimination zu schwierigen motorischen Leistungen sowie der Lösungsgeschwindigkeit als Bewertungskriterium beziehen. Ein Beispiel ist der Intelligenztest für 6- bis 14jährige körperbehinderte und nicht körperbehinderte Kinder (ITK). Als Folge der meist durch die über organische Schäden gesetzten Intelligenzminderungen sind auch die **Schulleistungen** bei einigen Kindern mit einer Körperbehinderung beeinträchtigt. Dies gilt auch noch für Kinder mit Spaltbildungen des Gesichts. Möglicherweise ist nicht das gesamte Leistungsniveau in Form einer Intelligenzminderung betroffen, sondern sind lediglich Teilfunktionen wie Lesen und Schreiben beeinträchtigt. Auch Auffälligkeiten der **sprachlichen Artikulation bzw. verbalen Expression** können stärker ausgeprägt als das allgemeine kognitive Defizit sein.

Die **Persönlichkeit** des körperbehinderten Kindes weist unabhängig von Genese und Form der Behinderung einige Gemeinsamkeiten auf. Es sind vornehmlich ängstlich-gehemmte, scheue, zurückgezogene und passive Kinder mit wenig Selbstvertrauen, Problemen in der Anbahnung heterosexueller Kontakte im Jugendalter und beträchtlichen Schwierigkeiten hinsichtlich der sozialen Integration. Die generelle Feststellung, daß Kinder mit hirnorganischen Störungen ein besonders hohes Risiko für die Entwicklung psychischer Störungen haben, hat auch für die Körperbehinderung Gültigkeit. Auch hier wirken allerdings gestörte familiäre Faktoren erst bahnend für die Ausbildung emotionaler und seltener dissozialer Störungen.

Die **Eltern** körperbehinderter Kinder sind mit einer Reihe schwieriger, für Eltern gesunder Kinder nicht geltender Aufgaben konfrontiert. Sie sollen ohne Überprotektivität die größeren Versorgungsbedürfnisse des behinderten Kindes erfüllen, ohne Zurückweisung des Kindes die Trauer über die Behinderung des Kindes aushalten, unter Berücksichtigung der besonderen Bedingungen des Kindes eine möglichst normale Erziehung realisieren, einen größeren Einsatz bei meist geringerer Bestätigung als bei anderen Kindern realisieren und ihre Erwartungen an kleinen Fortschritten bei insgesamt begrenzten Möglichkeiten orientieren. Der Widerspruch zwischen Zielen, Ansprüchen und realisierbaren Möglichkeiten läßt viele Eltern scheitern. Neben den eingangs referierten emotionalen Schockreaktionen kommt es zu Enttäuschungsreaktionen, Überbeschützung oder Zurückweisung des Kindes, wobei wiederum die Mütter stärker emotional beteiligt sind und Väter die Realität stärker leugnen. Als Folge und im Kontext entstehen häufig Partnerbeziehungsstörungen und möglicherweise auch Scheidungen. Oft sind die Familien in ähnlicher Weise wie das Kind sozial isoliert. Für den Entwicklungsprozeß des Kindes ist nicht nur dieses Zusammentreffen von allgemeiner sozialer Isolation bedeutsam, sondern auch die wiederholt dokumentierte Beobachtung bei verschiedenen Formen von Körperbehinderungen, daß sich die Mütter noch sehr junger Säuglinge angesichts der fehlenden Verstärkung durch das Kind in dessen Entwicklungsprozeß zunehmend affektiv zurücknehmen.

Schließlich wird die Entwicklung des körperbehinderten Kindes in beträchtlichem Ausmaß von den Reaktionen der **sozialen Umwelt** mitbestimmt. Hier wirken Rückzugsbereitschaft und fehlende soziale Kompetenz des Kindes mit Enttäuschungsreaktionen und Rückzug der Eltern sowie schließlich soziale Vorurteile gegenüber dem Stigmatisierten in oft verhängnisvoller Interaktion zusammen. Die über die Zeit in beängstigender Weise stabilen gesellschaftlichen Negativstereotype stellen somit einen gewichtigen behindernden Faktor für die Entwicklung des körperbehinderten Kindes dar.

Trotz der geschilderten Möglichkeiten beeinträchtigter Adaptationen körperbehinderter Kinder und ihrer Eltern darf nicht übersehen werden, daß es z.B. vielen Eltern gelingt, positive Beziehungen zu ihren Kindern aufzubauen und eine wichtige Aufgabe darin bestehen könnte, die Stärken und Qualitäten dieser Familie zu erfassen, um diese Erkenntnisse für den Beratungsprozeß zu nutzen. Diese Fähigkeiten zu einer flexiblen Adaptation bei möglicherweise positiv stützenden sozialen Netzen in Form von Hilfen durch Freunde, Bekannte und Verwandte können in Selbsthilfegruppen betroffener Eltern beispielhaft und hilfreich eingebracht werden.

16.1.5 Hämophilie

Unter den verschiedenen Blutkrankheiten mit chronischer Verlaufscharakteristik ist in Mitteleuropa die Hämophilie bedeutsam, während im Mittelmeerraum die Thalassämie und bei Schwarzen die Sichelzellanämie ebenfalls eine Reihe psychischer Probleme impliziert. Die Hämophilie ist eine rezessiv vererbte, in der Manifestation an das männliche Geschlecht gebundene Störung der Blutgerinnung, welche von den nicht erkrankenden Frauen als sogenannten Konduktorinnen vererbt wird. Die schwere Form der Erkrankung mit nur 0 bis 1% Gerinnungsfaktoraktivität und die mittelschwere Form führen nahezu regelhaft über die für die Hämophilie typischen Gelenkblutungen zu bleibenden Körperbehinderungen. Diese Beeinträchtigungen entwickeln sich im Verlauf des Lebens als Folge von Verletzungs- und Spontanblutungen.

Nach dem betroffenen Ausfall des Gerinnungsfaktors VIII bzw. IX werden eine Hämophilie A und B unterschieden. Die klinischen Symptome sind weitgehend ähnlich. Etwa 70 bis 80% der betroffenen Jungen haben eine positive Familienanamnese; der Rest der Manifestationen kommt durch Neumutationen zustande. In der BRD leben ca. 6000 Hämophile, wobei wegen der erst seit ca. zwei Jahrzehnten verfügbaren Behandlung mit Gerinnungsfaktorpräparaten Jugendliche und junge Erwachsene überrepräsentiert sind. Die früher dominierende stationäre Therapie ist einer prophylaktischen ambulanten Behandlung und Heimselbstbehandlung unter ärztlicher Überwachung gewichen. Damit hat sich die Problematik möglicher Deprivationsfolgen aufgrund wiederholter Krankenhausaufnahmen weitgehend entschärft.

Verblieben ist aber der **Kernkonflikt** zwischen dem Wunsch nach ungehemmter körperlicher Aktivität und Expansivität einerseits und der erhöhten Gefahr von Blutungsereignissen. Diesen Konflikt erlebt vor allem der junge Hämophile anhand von Verletzungen und zwar sowohl schmerzlich im Wortsinn wie mit zunehmendem Alter auch auf der Bewußtseinsebene. Die pathologische Lösung dieses Konfliktes vollzieht sich in Form **psychischer Störungen,** die sich schwerpunktmäßig in der klassischen Dichotomie kinderpsychiatrischer Störungen, d.h. entweder in einer ängstlich-gehemmten Symptomatik oder aber in aggressiv-negativistischem Verhalten äußern. Für den Krankheitsverlauf ist der zweite Verarbeitungstyp insofern bedrohlich, weil damit ein betont risikosuchendes Verhalten mit Vernachlässigung aller Vorsichtsmaßnahmen zur Vermeidung von Verletzungen und damit Blutungen verbunden ist. Möglicherweise wirken sich darüber hinaus emotionale Belastungsereignisse direkt über einen psychophysiologischen Mechanismus als Spontanblutung aus. Trotz dieser psychiatrischen Risikokonstellation liegen keine gesicherten Erkenntnisse über die Häufigkeit psychiatrischer Störungen bei diesen Patienten vor.

Je häufiger Blutungsereignisse zu einer zumindest vorübergehenden Immobilisierung – oder später zu einer frühzeitigen Invalidisierung – führen, desto mehr sind **Schul- und Berufspläne** und darüber hinaus die Teilnahme am normalen **sozialen Leben** beeinträchtigt. Unter diesen Bedingungen können bereits existente Isolationstendenzen zusätzlich Verstärkung erfahren. Eine weitere Quelle der Belastung rührt aus den **elterlichen Reaktionen,** unter denen die mütterlichen Schuldgefühle angesichts des spezifischen Erbgangs einen besonderen Rang einnehmen. Entsprechend besteht für die Mutter die Gefahr der Entwicklung unangemessener Adaptationen mit ängstlich-depressiven oder ablehnend-verdrängenden Reaktionen, übermäßig enge Bindungen und Einschränkungen des kranken Sohnes stellen eine Gefahr für die Entwicklung einer autonomen Entwicklung des Hämophilen dar. Sie sind gleichwohl nicht regelhaft oder gehäuft zu beobachten.

Trotz der deutlich gebesserten Lebenssituation Hämophiler sind sie ständig von Verletzungen und Immobilisierungen bedroht, so daß sie sich an einen krisenhaften Krankheitsverlauf adaptieren müssen. In jüngster Zeit ist vor allem für jugendliche und erwachsene Patienten ein bedrückendes Problem hinzugekommen. Wegen der Abhängigkeit von Gerinnungsfaktorpräparaten sind die überwiegende Zahl von Patienten aufgrund von Verunreinigungen durch Blutspender HTLV-III-positiv geworden. Sie sind damit Träger des AIDS-Virus – ohne daran klinisch erkrankt zu sein – und können den Virus über sexuelle Kontakte weitergeben. Zu der Stigmatisierung des Hämophilen als Kranken ist also das Stigma des Trägers von AIDS-Viren hinzugekommen, wobei in der Öffentlichkeit schon Gleichsetzungen von Virusträgern und AIDS-Kranken vorgenommen werden. Die Hämophilen, die angesichts ihrer Erkrankung schon genügend Probleme in der Anbahnung und Erhaltung heterosexueller Kontakte und Partnerbeziehungen haben, sind nun doppelt behindert, zumal auch ihre Partner von Infizierung bedroht sind. Diese für nahezu alle Patienten gleiche Situation schafft große Gefahren der sozialen Isolation, der in Analogie zur Erfahrung der stützenden Funktion von Elterngruppen in Selbsthilfegruppen mit eventueller professioneller Beteiligung begegnet werden könnte.

16.1.6 Leukämie und maligne Tumoren

Die früher nur auf wenige Monate begrenzte Überlebenswahrscheinlichkeit bei der häufigsten Form des kindlichen Krebses, der akuten lymphozytären Leukämie (ALL), hat sich angesichts neuer Therapiemöglichkeiten in geradezu dramatischer Form verbessert. Gegenwärtig haben 60% und mehr der betroffenen Kinder eine Überlebenschance von mindestens fünf Jahren. Damit hat die ALL zunehmend den Charakter einer chronischen Krankheit bekommen. Nicht mehr die unmittelbare Todesbedrohung, sondern die längerfristige psychosoziale Adaptation ist somit das psychologische Zentralthema bei bösartigen Krankheiten im Kindesalter. Zugleich schafft die mit erheblichen Schmerzen, Nebenwirkungen und auch Entstellungen verbundene Therapie große Probleme, zumal neben der Leukämie die im Kindesalter vornehmlich auftretenden embryonalen Tumore und Sarkome chirurgische Maßnahmen in Ergänzung zu Chemotherapie und Bestrahlung erforderlich machen.

Angesichts dieser verbesserten Therapiemöglichkeiten läßt sich der psychosoziale Adaptationsprozeß wie bei vielen anderen chronischen Krankheiten in verschiedene Phasen einteilen: nach der Diagnosestellung setzt die Behandlung ein, welche zur Remission und Stabilisierung des Krankheitsgeschehens führen kann. Bei einem Teil der Patienten kann die Behandlung erfolgreich abgeschlossen werden, während es bei einem anderen zu einem Rückfall mit Verschlechterung und schließlich terminaler Krankheit und Tod kommt. Für Eltern und Angehörige schließt sich eine Phase der Trauer mit der Notwendigkeit einer Readaptation an. Jede dieser Phasen hat charakteristische psychologische Belastungsmomente und Aufgaben der Verarbeitung.

Die **Phase der Diagnosestellung** am Anfang der Erkrankung stellt in der Regel die größte Belastung für Eltern und Patienten dar, welche mit Schock, Verleugnung, Trauer, Ärger oder Depression reagieren können. Dabei hängen die beim Kind evozierten Todesvorstellungen wesentlich von dessen Entwicklungsstand ab. Im Kleinkindalter manifestieren sich diese als Trennungsängste und die Irreversibilität des Todes ist noch weitgehend unbekannt. Eine Vorstellung von der Irreversibilität des Todes entwickelt sich vielmehr erst im Grundschulalter, wobei gleichzeitig angesichts des Krankheitsprozesses und der therapeutischen Maßnahmen beträchtliche Mutilationsängste vorliegen können. Erst ab der Pubertät entsprechen die Todesvorstellungen von Kindern weitgehend denen Erwachsener und werden nun als Ängste erlebt, abgewehrt oder verschlüsselt dargestellt. Sie verbinden sich mit Realängsten, die aus der Behandlung (z. B. Amputation bei einem Gliedmaßentumor) oder den Nebenwirkungen der Chemotherapie (z. B. Haarverlust bei Zytostatika) resultieren. In dieser Phase brauchen Patient und Familie viel Stützung und Information durch Ärzte und behandelndes Personal, wobei die vielfältigen und schwierigen emotionalen Reaktionen bereits zu diesem Zeitpunkt eine psychosoziale Betreuung unabdingbar machen.

Der mit dem **Behandlungsbeginn** einsetzende Handlungsdruck einschließlich der erforderlichen Kooperation von Patient und Familie führt zu einer relativen Entlastung nach der schweren initialen Krise. Besondere Probleme rühren nun aus der körperlichen Entstellung (z. B. Haarverlust). Vor allem Jugendliche leiden erheblich unter dem Verlust der Vitalität und der Abhängigkeit von hochspezifischen Therapieschemata, so daß die Kooperation gefährdet sein kann. Das Ziel für die gesamte Familie besteht gleichwohl darin, soweit wie möglich ein normales Leben wie vor der Krankheit zu realisieren, wozu auch der Schulbesuch gehört. Mehrheitlich geht der Krankheitsprozeß sodann in eine **Remission** über, die sich allerdings nach ganz unterschiedlich langen, von Tagen bis zu Jahren reichenden Zeiträumen einstellt. Anhaltende Ängste und Befürchtungen können auftreten und bedürfen der Beratung. Am **Ende der Behandlung** ist eine Reorientierung und Aufgabe der Krankenrolle erforderlich. Emotionale Probleme können überdauern. Schwere kognitive Beeinträchtigungen als Folge z. B. der kombinierten ZNS-Bestrahlung und Zytostatikatherapie sind nicht zu erwarten, wenngleich diskrete psychomotorische Verlangsamungen und leichte perzeptorische Schwächen die Ursache von Lernschwächen sein können.

Mit dem **Rückfall** oder der **Verschlechterung** verbindet sich erneut wie am Anfang des Krankheitsgeschehens eine emotionale Krise, die angesichts in der Zwischenzeit gewachsener Hoffnungen besonders schwer wiegt. Viele durchlebte Ängste werden reaktiviert und oft richtet sich die letzte Hoffnung auf experimentelle, in der Effektivität noch unbekannte Therapiemethoden. Ebenso schwer kann die Entscheidung fallen, sämtliche Therapiebemühungen zu beenden. Schließlich sind **terminale Krankheit und Tod** weiterhin die Realität für viele krebskranke Kinder. Nunmehr muß sehr sensibel auf Hinweise geachtet werden, ob und mit wem die Kinder und ihre Familien über den drohenden Tod sprechen wollen. In der Regel ist die Verdrängung dieser Thematik wenig hilfreich und sind auch die betroffenen Kinder und Jugendlichen eher gewillt, über ihren drohenden Tod zu sprechen. Dabei sollten sie selbst die Entscheidung treffen, wann und mit wem sie über dieses Thema reden wollen. Zugleich bedürfen die sowohl bei den Eltern und Geschwistern wie auch beim medizinischen Personal entstehenden Todesängste einer Bearbeitung. Sofern sich die Familie dafür entscheidet, daß der Patient zu Hause stirbt, stellt sich auch hier die Frage, welche Hilfe und Stützung gegeben werden kann.

Schließlich kann die auf den Tod folgende **Trauerphase** psychosoziale Maßnahmen erforderlich machen. Die starke Zentrierung auf das kranke Kind haben das Familienleben und die emotionalen Ressourcen der Eltern möglicherweise so stark absorbiert, daß schwere Krisen die Folge sein können. Die vollständige Handlungsfähigkeit kann sich möglicherweise erst verzögert wieder einstellen und die Reorientierung durch die Erinnerung an das verstorbene Kind beeinträchtigt bleiben.

Der beschriebene Phasenverlauf bösartiger Krankheiten im Kindes- und Jugendalter einschließlich der begleitenden psychosozialen Prozesse macht eine kontinuierliche Integration **psychologischer Beratungs- und Behandlungsmaßnahmen** erforderlich. Hierzu zählen in der Therapiephase angesichts sehr aggressiver medizinischer Therapiemaßnahmen und der Folge von Schmerzen und Ängsten, die sich auch als Schlafstörungen und Alpträume äußern können, psychologische Maßnahmen wie Entspannungstechniken und Hypnose. Auch die Darstellung anderer Kinder im Sinne positiver Modelle im Film, die sich schmerzhaften medizinischen Maßnahmen unterziehen mußten, sowie die Vorbereitung im Rollenspiel bzw. mit Techniken der emotionalen Vorstellung kann hilfreich sein. Wesentlich ist, daß Kinder verständlich und einfühlsam auf jeden Schritt des Behandlungsprogramms bzw. der Diagnostik vorbereitet werden müssen.

Weiterhin stellt in der Behandlungsphase die Mitarbeit (Compliance) der Patienten und Familien eine zentrale Aufgabe dar. Insbesondere Jugendliche sind in diesem Zusammenhang eine Risikogruppe, weil sie in den zentralen Themen der Adoleszenz, d. h. Autonomie und Identität, durch den Krankheitsprozeß erhebliche Einbrüche erleben und Beeinträchtigungen der sozialen Beziehungen und Ziele der psychosexuellen Entwicklung besonders schmerzhaft erfahren. Aus derartigen Krisen kann in seltenen Fällen auch eine totale Behandlungsverweigerung resultieren, die bei Eltern auch einmal die Folge religiöser Überzeugungen sein kann. Probleme kann auch die aus Hoffnungslosigkeit oder Verdrängung resultierende Vernachlässigung des Kindes aufwerfen. Unter diesen Bedingungen verhelfen Beratung und psychosoziale Maßnahmen – in seltenen Fällen unter Einschaltung von Fürsorgestellen, Jugendämtern und Gerichten – zu einer angemessenen Fortsetzung medizinisch notwendiger Behandlungsprogramme.

Für das **Gespräch mit dem Kind** über seine Todesängste lassen sich einige Grundregeln formulieren. Grundsätzlich sollten Eltern und Therapeuten in die Lage versetzt sein, offen und ehrlich mit dem krebskranken Kind bzw. Jugendlichen zu sprechen. Nur so kann die Vorbereitung auf das Unvermeidliche positiv erfolgen. Voraussetzung sind die Kenntnis der altersabhängigen Todesvorstellungen bei Kindern, der Lebensphilosophie und Todesvorstellungen der Familie, der Erfahrungen mit dem Tod in Familien, der bisherigen Adaptation der Familie auf Krisen und das Wissen darum, daß die Art der Mitteilung für das Kind meist wichtiger als der Inhalt ist. Dem Kind sollte vermittelt werden, daß es selbst entscheiden kann, ob, wann und mit wem es über seine Todesängste sprechen will, daß es dafür immer einen Gesprächspartner gibt, daß es im Tod nicht alleingelassen wird und daß der Tod nicht schmerzhaft ist. Das Gespräch mit dem Kind muß sich also an dessen Bedürfnissen orientieren. Mit zunehmendem Alter ist seine Beteiligung an therapierelevanten Entscheidungen gemeinsam mit der Familie denkbar.

Im Rahmen der in den **Familien** ablaufenden Belastungen und Krisen besteht ein erhöhtes Risiko für die Entwicklung emotionaler Störungen bei den **Geschwistern** der Patienten. Dieses Risiko ist möglicherweise noch höher als für das erkrankte Kind selbst und stellt teilweise eine Folge der übermäßigen Konzentration der Eltern auf das kranke Kind dar. Insofern kommen in der sozialen Isolation, den Ängsten und auch den aggressiven Akten der Geschwister die ungenügend beachteten Bedürfnisse nach Zuwendung zum Ausdruck. Therapeutisch müssen diffuse Konzepte über die Verursachung der Krankheit, für die sich ein Geschwister schuldhaft verantwortlich fühlen mag, die Verarbeitung der sichtbaren Krankheitszeichen, eigene Todesängste, Beziehungsstörungen zu den Eltern, Beeinträchtigungen der Schulleistungen und Somatisierung bearbeitet werden.

Den **Eltern** müssen Stützen in den emotionalen Krisenphasen, bei der antizipatorischen Trauer im Vorfeld des Todes, angesichts von Schuldgefühlen und Hilflosigkeit und beim Umgang mit dem bedrohten Kind sowie der übrigen Familie mitsamt ihren Bedürfnissen gegeben werden. Dabei kann die Einbettung in weitere soziale Netze, d.h. Verwandtschaft, Freunde und Bekannte Stützung und Entlastung bedeuten. Ebenso vermögen Eltern Kraft aus religiösen oder weltanschaulichen Überzeugungen zu beziehen. Schließlich sind in Ergänzung zu professionellen Hilfen Elterngruppen eine Möglichkeit, aus der Erfahrung gleicher Betroffenheit bei anderen Eltern, Hilfen für die eigene Verarbeitung und das eigene Handeln zu gewinnen.

Schließlich stellt neben der Familie die **Schule** einen wichtigen Bestandteil des sozialen Lebens der kranken Kinder dar. Die Unterbrechung des Schulbesuchs und die krankheitsbedingte Stigmatisierung innerhalb der Klassengemeinschaft stellen zunächst Belastungen für das Selbstwertgefühl des Kindes dar. Darüber hinaus kann es nötig sein, Lehrer und Schüler angesichts von Ängsten, die durch das Zusammensein mit einem kranken Kind hervorgerufen werden, zu informieren. Hierzu zählt z.B. die Aufklärung über die krankheitsbedingte eingeschränkte Leistungsfähigkeit um einen dem aktuellen Leistungsniveau angemessenen Unterricht sicherzustellen. Auf jeden Fall sollte soweit wie möglich ein kontinuierlicher Schulbesuch realisiert werden. Dabei muß der schulbezogene Beratungsprozeß die Lehrer in gleicher Weise wie die Eltern auf die mit dem Krankheitsgeschehen wechselnden Verläufe vorbereiten.

Über die Familie und die Schule hinaus ist ein letztes Betätigungsfeld für Psychiater und Psychologen mit der Notwendigkeit gegeben, Ärzten, Krankenschwestern und anderen in der Versorgung krebskranker Kinder tätigen Therapeuten Hilfen bei der ständigen Konfrontation mit schwerkranken und sterbenden Kindern zu geben. Der Entwicklung persönlicher Krisen sowie dem Gefühl, emotional ausgebrannt zu sein und diese schwere Arbeit nicht fortsetzen zu können, sollte durch das regelmäßige Gespräch in der Gruppe der Mitarbeiter des Behandlungsteams unter Beteiligung von erfahrenen Psychiatern und Psychologen begegnet werden.

16.1.7 Endokrine Störungen

Unter den zahlreichen endokrinen Störungen sind vornehmlich vier Themenbereiche von kinderpsychiatrischer Bedeutung, nämlich die verschiedenen Formen des Minderwuchses, die Hypothyreose, das adrenogenitale Syndrom und die Störungen der Pubertätsentwicklung, wobei diese Phänomene teilweise miteinander verknüpft sind.

Für Kinder und Jugendliche mit **Minderwuchs** gelten unabhängig von der jeweiligen Genese der Störung drei Grunderfahrungen:

- sie können nicht an der allgemeinen, kulturell vermittelten Gleichsetzung von Körpergröße mit Status sowie positiven sozialen Attributen teilhaben,
- sie sind durch den Minderwuchs und besonders bei zusätzlichen Mißbildungen stigmatisiert und

- die Umwelt ist nicht für ihre Körpergröße konstruiert, so daß sie z. B. bei der Benutzung öffentlicher Einrichtungen und Transportsysteme oder des ihrer Körpergröße nicht angemessenen Standardmobiliars regelmäßig erhebliche Probleme haben.

Darüber hinaus gehört es zu der zentralen Erfahrung minderwüchsiger Kinder und Jugendlicher, nicht ihrem Alter, sondern ihrem Erscheinungsbild gemäß behandelt zu werden. Die soziale Umwelt einschließlich der Familie tendiert dazu, die Minderwüchsigen zu infantilisieren und damit die Entwicklung der betroffenen Kinder und Jugendlichen zu hemmen. Dieser Prozeß wird bei den Fällen eines hypophysär bedingten Minderwuchs zusätzlich durch den Umstand gefördert, daß diese Störung mit bleibenden kindlichen Gesichtszügen einhergeht.

Aus diesen Entwicklungsbedingungen, von denen die Intelligenz nicht ungünstig beeinflußt wird, resultieren ungewöhnlich häufig pathologische Persönlichkeiten, wobei mit unterschiedlicher Häufigkeit drei verschiedene Reaktionstypen beobachtet werden können. Am häufigsten kommt es zur Ausbildung gehemmt-zurückgezogenen und emotional-regressiven Verhaltens bei Sensibilität, Gefühlsbetontheit und weitreichender sozialer Kontaktschwäche. Entsprechend bestehen in der Adoleszenz erhebliche Probleme einer altersangemessenen psychosexuellen Entwicklung mit heterosexueller Orientierung. Die enthaltenden Selbstwertkrisen können den Schulverlauf beeinträchtigen.

Sehr viel seltener ist die Übernahme der kulturell tradierten Rolle des Maskottchens und Clowns in der jeweiligen sozialen Bezugsgruppe, die als ein Abwehrmechanismus gegenüber der Entwertung der eigenen Persönlichkeit verstanden werden kann. Schließlich ist am seltensten ein aggressiv-negativistisches Verhalten ebenfalls im Sinne einer psychoreaktiven Entwicklung zu beobachten. Sämtliche beschriebenen Psychosyndrome sind wiederum unabhängig von der jeweiligen Genese des Minderwuchses. Spezifisch ist lediglich ein beim hypophysischen Minderwuchs vorliegendes endokrines Psychosyndrom mit Störungen des Antriebs und einzelner Triebe wie Appetit, Durst, Temperaturempfindlichkeit und Sexualität, das bei Kindern möglicherweise diskreter ausgeprägt ist als im Erwachsenenalter. Schließlich stellt der psychosoziale Minderwuchs ein spezifisches Deprivationssyndrom dar, das einer gesonderten Abhandlung bedarf (vgl. Kap. 19).

Die vulnerable Persönlichkeitsentwicklung des minderwüchsigen Kindes und Jugendlichen läßt psychologische Beratung und Therapie in vielen Fällen erforderlich werden. Die wichtigsten Ziele sind eine altersgemäße Behandlung durch die Familie und erweiterte soziale Umwelt sowie die Entwicklung eines sozial kompetenten Verhaltens beim minderwüchsigen Kind und Jugendlichen. Neben Assertivitätstrainig, Rollenspielen für die Entwicklung von selbstbehauptendem Verhalten in der Öffentlichkeit und im Freundeskreis muß die Elternberatung auch zu sehr praktischen Fragen Stellung nehmen, wie z. B. ein eher altersgemäßes Aussehen durch Vermeidung kindlicher Kleidung oder durch Kosmetik bei adoleszenten Mädchen mit Minderwuchs erzielt oder die Förderung der sozialen Integration gestärkt werden kann.

Die **Hypothyreose** ist heute angesichts weitgehend realisierter Screening-Programme im Säuglingsalter eine Rarität geworden. Bei fehlender Hormonsubstitution resultiert eine Beeinträchtigung der geistigen Entwicklung bis zur Behinderung. Darüber hinaus sind Antriebsminderungen und Sprachstörungen psychopathologische Leitsymptome. Das Vollbild eines Kretinismus wird praktisch nicht mehr beobachtet, während weniger extreme Beeinträchtigungen der motorischen und kognitiven Entwicklung als Folge einer zu spät entdeckten Hypothyreose im Säuglings- und Kleinkindalter auftreten können. Damit können auch Störungen des Sozialverhaltens verknüpft sein.

Beim **adrenogenitalen Syndrom** (AGS) kommt es als Folge eines genetisch vermittelten pränatalen Androgenüberschusses zu einer Virilisierung mit Klitorishypertrophie beim Mädchen und einer Penisvergrößerung und frühzeitigen Schambehaarung beim Jungen. Die Klitorishypertrophie kann Probleme der Geschlechtsrollenidentifikation im Kleinkindalter mit anhaltenden Identitätsproblemen schaffen. Als Folge des Androgenüberschusses kommt es zunächst im Kindesalter zu einem beschleunigten Wachstum, do daß die Kinder meist überschätzt und auch überfordert werden. Aufgrund eines verfrühten, androgenbedingten Epiphysenschlusses ist das Wachstum jedoch frühzeitig beendet, so daß schließlich ein bleibender Minderwuchs am Ende der Kindheit mitsamt den bereits diskutierten psychologischen Adaptationsproblemen resultiert. Bei Mädchen kann als Effekt der Hormonstörung ein betont jungenhaftes Verhalten beobachtet werden, das jedoch mit der Entwicklung einer normalen weiblichen Geschlechtsidentität vereinbar ist. Die Annahme, daß der Androgenüberschuß auch zu überdurchschnittlicher Intelligenzentwicklung beitrage, mußte relativiert werden.

Die verschiedenen **Störungen der Pubertätsentwicklung** lassen sich im wesentlichen in drei Formen einteilen, nämlich verfrühte, verzögerte und fehlende Pubertät, wobei das typische Muster der Entwicklung der sekundären Geschlechtsmerkmale aufgrund der hormonalen Umstellung des Organismus die Pubertät als eine biologische Reifungsphase im menschlichem Lebenszyklus definiert. Die **Pubertas praecox** (verfrühte Pubertät) kann als sekundäre Folge von Störungen des Hirns bzw. endokriner Drüsen auftreten, ist jedoch in der Regel eher idiopathisch, wobei eine hypothalamische Störung vermutet wird. Mädchen sind doppelt so häufig betroffen wie Jungen. Die Störung führt typischerweise zu einem vorzeitigen Wachstumsspurt, so daß die Kinder älter wirken. Bei Mädchen kommt es zur verfrühten Brust- und Schamhaarbildung, bei Jungen zum vorzeitigen Peniswachstum und Schambehaarung. Die psychosexuelle Entwicklung kann angesichts dieser verfrühten Reifung etwas vorverlegt sein, wenngleich sie stärker unter dem Einfluß kultureller Normierungen und damit auch des Alters liegt. Die Inkongruenz von körperlicher und psychischer Entwicklung begründet ein erhöhtes Risiko für psychische Störungen. Hingegen ist die Intelligenz nicht beeinträchtigt; vielfach kann sogar ein vorübergehender positiver Effekt auf die Schulleistungen beobachtet werden, so daß ein Überspringen von Klassen sinnvoll und zugleich hilfreich angesichts des erlebten Kontrastes im Erscheinungsbild sein kann.

Eine präventive psychologische Beratung bei der Pubertas praecox muß den Eltern Verständnis für die Störung und die Notwendigkeit einer frühen Sexualaufklärung vermitteln, die auch im Beratungsprozeß direkt aufgenommen werden kann. Psychotherapie ist nur bei den seltenen Manifestationen einer emotionalen Störung mit Rückzug von den Gleichaltrigen und Ablehnung des eigenen Körpers sowie Stimmungslabilität erforderlich. Eine Pharmakotherapie (z. B. mit Medoxyprogesteronacetat oder Hemmern der die Gonadotropine freisetzenden Hormone) ist nur bei sehr jungen Kindern indiziert, wo z. B. die Menstruation eine ernste psychische Belastung darstellen kann.

Von einer **Pubertas tarda** (verzögerte Pubertät) muß gesprochen werden, wenn der Pubertätsbeginn zwei bis drei Jahre nach der mittleren Norm erfolgt. Kinder und Jugendliche mit einer verzögerten Pubertätsentwicklung haben zugleich auch eine verzögerte Adoleszenz. In der Regel liegt diesem Prozeß eine Verzögerung der Reifung hypothalamischer Strukturen im Sinne einer konstitutionellen Variante zugrunde. Jungen erleben sich von diesem Phänomen stärker belastet als Mädchen und leiden besonders unter den bereits skizzierten Problemen des Minderwuchses. Die Psychopathologie ist unspezifisch; sie kann jedoch Anlaß zu der Überlegung geben, ab dem Alter von 15 Jahren bei Jungen mit verzögerter Pubertät eine Androgenbehandlung einzuleiten.

Das **Ausbleiben der Pubertät** kann beim Mädchen durch genetische Störungen der Geschlechtschromosome wie z. B. beim Turner-Syndrom oder bei der Androgenintensivität (testikulären Feminisierung) bedingt sein, so daß die Mädchen mit normalen äußeren Genitalien aufwachsen und eventuell erst durch den fehlenden Pubertätsbeginn auffallen. Bei Jungen sind fehlende oder funktionsuntüchtige Hoden die Ursache. Eine angemessene Pubertätsentwicklung kann nur durch eine Substitutionsbehandlung mit Geschlechtshormonen erfolgen, wobei eine psychologische Beratung begleitend erforderlich ist. Die am besten untersuchte Störung in diesem Zusammenhang ist das **Turner-Syndrom**, welches durch das Fehlen des zweiten X-Chromosoms oder die sogenannten Mosaike bzw. strukturelle Defekte des X-Chromosoms bedingt ist. Die Störung kommt etwa einmal unter 2000 weiblichen Neugeborenen vor, wobei die Mehrzahl der Feten mit einer entsprechenden Konstellation bereits intrauterin absterben. Die klinische Symptomatik äußert sich in Minderwuchs, fehlender Pubertätsentwicklung und Unfruchtbarkeit aufgrund fehlender Ovarien. Zusätzlich können Organmißbildungen und Stigmata einschließlich einer Hautfalte am Hals (sogenanntes Flügelfell) auftreten.

Probleme der psychologischen Entwicklung ergeben sich aus dem Minderwuchs und der ausbleibenden Pubertätsentwicklung. Insofern sind Mädchen mit Turner-Syndrom in der Regel unauffällige Kinder und werden erst im Jugendlichenalter zu einer psychiatrischen Risikogruppe. Eventuell auftauchende psychische Probleme können aus dem Minderwuchs sowie der fehlenden Pubertätsentwicklung mit sekundärer Verstimmung sowie aus Beziehungsstörungen innerhalb der Familie bestehen, so daß psychotherapeutische Hilfen gegeben werden müssen. Die Geschlechtsrollenidentität ist von der Grundstörung nicht berührt. Hingegen zeigt die kognitive Entwicklung einige Besonderheiten. Ältere Anschauungen über eine Verknüpfung mit Intelligenzminderungen vom Grad einer geistigen Behinderung sind widerlegt worden, wenngleich der Anteil von Patienten mit einem Turner-Syndrom in Institutionen für geistig Behinderte über der Erwartung liegt. In der Regel kann jedoch mit einer normalen geistigen Entwicklung gerechnet werden. Auffällig sind jedoch die spezifischen Defizite in einzelnen Intelligenzfunktionen wie visuo-motorische Koordination, motorisches Lernen, räumliches Vorstellungsvermögen und Richtungssinn. Dieses Defizit visuo-spatialer Fähigkeiten könnte auf den genetischen Defekt, den Mangel an Östrogen für die Hirndifferenzierung oder beide Faktoren zurückgehen.

Jugendliche mit einem Turner-Syndrom brauchen eine Substitutionsbehandlung mit Hormonen, wobei zunächst ein Androgen und dann kontinuierlich Östrogene gegeben werden. Die Gabe von Androgenen soll zunächst das Wachstum positiv beeinflussen, während Östrogene die Brustentwicklung, monatliche Menstruationsblutungen und die vaginale Lubrikation induzieren. Bestandteil der Beratung im Rahmen der Kooperation mit dem Endokrinologen muß die psychologische Betreuung sein. Hier müssen schon früh elterliche Befürchtungen und Fehlverhaltensweisen beeinflußt und korrigiert werden. Aus der Fehlinformation, daß ein Turner-Syndrom zu geistiger Behinderung führe, können erhebliche Beeinträchtigungen der Entwicklung bis zur Pseudodebilität resultieren. Die spezifischen kognitiven Defizite müssen erklärt und Hilfsmaßnahmen angesichts schlechter Mathematikleistungen (insbesondere in Geometrie) oder Orientierungsproblemen eingeleitet werden. Im Alter von zehn bis elf Jahren sollte das Mädchen über seine Störung aufgeklärt sein und in der psychosexuellen Entwicklung gestützt werden, um heterosexuelle Kontakte im Jugendalter zu ermöglichen. Dabei muß sie die Infertilität akzeptieren lernen und bei Kinderwunsch die Alternative der Adoption als Möglichkeit in Betracht ziehen.

16.1.8 Diabetes mellitus

Der im Kindes- und Jugendalter immer insulinpflichtige Diabetes mellitus stellt an die betroffenen Patienten, ihre Eltern und Geschwister, aber auch die erweiterte soziale Umwelt mit Lehrern und schließlich Ärzten hohe Anforderungen im Rahmen der Betreuung. Die Patienten müssen ständig mit Insulin-Injektionen, einer Diät und körperlicher Aktivität leben, um Komplikationen wie auch Spätentwicklungen in Form von Nephropathie, Retinopathie und Neuropathie zu vermeiden bzw. zu verzögern. Nur durch Einhaltung der Therapie können gefährdende Blutzuckerschwankungen vermieden werden. Parallel zur Sicherung der Stoffwechsellage soll zugleich eine emotionale Balance gehalten werden. Beide Ebenen können zusätzlich einander beeinflussen, wobei Einwirkungen der sozialen Umwelt in stützender oder belastender Weise hinzukommen.

Die Güte der Adaptation des Kindes bzw. Jugendlichen an die Erfordernisse der Krankheitsversorgung wird neben anderen Bedingungen sehr wesentlich von ihm selbst bestimmt. Hierzu gehört zunächst einmal, daß der Patient über hinreichende **Kenntnisse und Informationen** über seine Krankheit in einer altersgemäßen Weise verfügt. Insofern ist jede ärztliche Betreuung eines Kindes mit Diabetes zugleich auch ein pädagogisches Programm, dessen Fehlschlagen sich in schlechter Krankheitskontrolle manifestiert. Dieser Prozeß ist natürlich von dem **kognitiven Niveau** des jeweiligen Kindes abhängig. Dieses nimmt mit dem Alter entwicklungsbedingt zu und läßt zwar nach der Einschulung schon die eigenständige Versorgung des Kindes mit Insulin-Injektionen, jedoch noch nicht die volle Verantwortlichkeit zu. So kann man z.B. die Übernahme der Urin-Kontrollen erst in der Präadoleszenz erwarten. Ab diesem Zeitpunkt sollte die zunehmende kognitive Reife zu einer Betonung der eigenen Versorgung und Kontrolle Anlaß geben. Zugleich gibt es keinen Hinweis darauf, daß umgekehrt die Intelligenzentwicklung durch die Erkrankung an Diabetes Schaden nimmt oder etwa Hirnfunktionsstörungen als Folge der veränderten Stoffwechsellage resultieren müssen.

Weiter stehen Krankheitsadaptationen und die **Persönlichkeit** in einer Wechselbeziehung. Sicher gibt es keine sogenannte diabetische Persönlichkeit; andererseits besteht angesichts der vielfältigen Anforderungen im Rahmen der Behandlung und der Interferenz von normalen Abläufen des Alltagslebens mit der Entwicklung ein erhöhtes Risiko für die Anbahnung und Ausformung psychischer Fehlentwicklungen. Ein langer Krankheitsverlauf und die sich verändernden Entwicklungsziele mit Beginn der Adoleszenz schaffen offensichtlich relativ stärker für Mädchen als für Jungen die Gefahr einer emotionalen Fehlanpassung. Andererseits können Kinder von ihrer initialen Verarbeitung der Krankheit insofern profitieren, als sich initial gefaßte Reaktionen möglicherweise auch langfristig stabilisierend auf den Krankheitsverlauf auswirken. Dabei können natürlich auch prämorbide Persönlichkeitsmerkmale und störungsfreie Familienbeziehungen stützend wirksam sein. Bedeutsam für die Krankheitskontrolle sind ferner die **Einstellungen** des Kindes bzw. Jugendlichen zu seiner Krankheit. Probleme können aus dem Gefühl der Stigmatisierung oder einem manipulativen Umgang mit der Krankenrolle resultieren, wenn z.B. eine Somatisierung zur Vermeidung von Pflichten eingesetzt wird.

Umgekehrt wirken sich emotionale Faktoren vor allem im Rahmen von Belastungen auf die körperlichen Stoffwechselprozesse aus. Derartige Zusammenhänge sind über neuroendokrine Mechanismen möglich, in denen Emotionen Steroide und Katecholamine freisetzen, welche gegen Insulin gerichtet sind und hyperglykämische Krisen verursachen können. Insofern können sich Belastungen aus dem Alltag und der Familie direkt in die klinische Symptomatik und Stoffwechsellage umsetzen. Hierfür liegen sowohl klinische Beobachtungen wie auch experimentelle Belege vor, so daß **psychosomatische Interdependenzmodelle** für den Krankheitsverlauf des Diabetes mellitus zumindest bei einigen Patienten angemessen erscheinen. Wiederholte Krankenhausaufnahmen wegen ketoazidotischer Stoffwechselkrisen sollten daher Anlaß auch zur Suche nach Belastungsfaktoren im familiären und sozialen Umfeld geben. Gleiches gilt für die vermeintlich erforderliche Erhöhung der Insulindosis, welche wiederum über hypoglykämische Krisen die Befindlichkeit beeinträchtigen und damit erneut Spannungen in den Beziehungen hervorrufen bzw. steigern kann.

Die Bedeutung der **Familie** ist im Rahmen der bisherigen Darstellung bereits angeklungen. Es liegt im Wesen der chronischen Krankheit, daß auch hier ein erhöhtes Risiko für die Entwicklung von Fehlanpassungen, Beziehungsstörungen und persönlichen Krisen besteht. Angesichts tradierter Rollenverteilungen haben Mütter eine größere Wahrscheinlichkeit, Opfer derartiger Entwicklungen zu werden. Erneut stehen Krankheitsverlauf und Störungen der familiären Umwelt in einem Wechselverhältnis. Problematisch sind im wesentlichen überprotektive, überpermissive, perfektionistisch-kontrollierende und indifferent-ablehnende Einstellungen und Erziehungsstile, die ebenso wie eine mangelnde Rollendifferenzierung in den Familien die Entwicklung des Kindes zu Autonomie und Verantwortlichkeit behindern. Dabei darf nicht übersehen werden, daß der Diabetes aber auch relativ normale Familien scheitern lassen kann.

Schließlich kann die Entwicklung des Kindes und Jugendlichen mit Diabetes auch Begrenzungen aus den Reaktionen der weiteren **sozialen Umwelt** erfahren. Die genetische Komponente der Krankheit und die Spätkomplikationen können die Zukunftspläne hinsichtlich Ausbildung und Beruf sowie Partnerschaft und Ehe limitieren. Derartige Erfahrungen können vor allem Jugendliche und junge Erwachsene in ihrem Bemühen um psychische Stabilität und eine aktiv-zuversichtliche Lebensgestaltung zurückwerfen. In diesem Zusammenhang ist auch die **Rolle des Arztes** und die des **Psychologen** in der Betreuung des Patienten zu reflektieren. Beide tragen über ihr Verhalten wesentlich zur Krankheitsverarbeitung bei. Beim Arzt sind die Klarheit und Angemessenheit der Aufklärung und Information in einer für das Kind bzw. den Jugendlichen verständlichen Sprache, eine klare Definition der Erwartungen in Abstimmung mit denen des Patienten und seiner Familie, die Betonung der gemeinsamen Verantwortung für die Krankheit und eine positive emotionale Zuwendung zentrale Ziele, welche die Arbeit mit dem Patienten bestimmen müssen.

Die Aufgaben des Psychiaters bzw. Psychologen sollten sich nicht nur in der Behandlung ihm zugewiesener Fälle mit offensichtlichen psychischen Störungen erschöpfen. Vielmehr sollte er weitgehend in das Behandlungsteam integriert sein, die Bedürfnisse der Klientel kennen und auch an der Verbesserung des Austauschs zwischen Patient bzw. Familie und dem medizinischen Personal mitwirken. Darüber hinaus kann der verhaltenswissenschaftlich ausgebildete Psychiater und Psychologe die Selbstkontrolle und Eigenverantwortlichkeit des Kindes im Rahmen der klinischen Behandlung mit verhaltensmodifikatorischen Programmen entwickeln und erweitern.

16.1.9 Sinnesbehinderungen

Unter den eingangs geschilderten Determinanten der psychosozialen Adaptation bei chronischen Krankheiten und Behinderungen wurde bereits Bezug auf die Einschränkung der Kommunikationsmöglichkeiten genommen. Diese gilt in besonderer Weise für die Sinnesbehinderungen, d.h. für blinde und taube Kinder. Diese sind in besonderer Weise für problematische Entwicklungen prädisponiert, wobei erschwerend hinzukommt, daß viele sinnesbehinderte Kinder zugleich mehrfachbehindert sind, d.h. unter einer zusätzlichen Körperbehinderung und/oder einer geistigen Behinderung leiden. Insofern kommen die mit diesen Bedingungen verknüpften Adaptationsprobleme hinzu.

Entsprechend liegt bei ein bis zwei Dritteln der Kinder mit **Blindheit** eine Mehrfachbehinderung vor, wobei geistige Behinderung, Zerebralparese, Epilepsie und Hörverlust im Vordergrund stehen. Intelligenzminderungen sind also sehr häufig, jedoch nicht obligat zu beobachten. Sowohl im Zusammenhang mit der Blindheit wie aber auch dem organischen Hirnschaden ist das psychopathologische Leitsymptom der Stereotypien zu sehen. Es erfährt vielfältige Ausprägungen als Körperschaukeln, Kopfwerfen, Händewedeln und auch als sogenanntes digitookuläres Phänomen (Fingerbohren im Auge). Derartige Stereotypien sind wie beim geistig Behinderten wahrscheinlich Versuche der zentralen Aktivation bei sensorischer Deprivation. Sie können beim Übergang in autoaggressive Symptome jedoch zur Gefährdung des Kindes führen. Da sie gleichzeitig andere Lernprozesse beeinträchtigen, soziale Interaktionen unterbinden und das Stigma verfestigen, sind Behandlungsmaßnahmen gerechtfertigt. Hier sind Ansätze der Verhaltensmodifikation mit Verstärkung erwünschten Verhaltens und Überkorrektur hilfreich. Weiterhin sollten sich verhaltenstherapeutische Maßnahmen auf die Entwicklung der bei blinden Kindern defizitären Sozialfertigkeiten erstrekken. Dabei können Methoden des Rollenspiels für angemessene Gesten und Mimik sowie Körperhaltung unter Einschluß direkt am Körper arbeitender Konditionierungstechniken eingesetzt werden. Ferner machen die Entwicklungsverzögerungen blinder Kinder mit Eßstörungen, verzögerter Motorik und Antriebsschwäche eine generelle Entwicklungsförderung notwendig. Hierzu gehören bei gleichzeitiger Intelligenzbeeinträchtigung auch spezifische Techniken, um das eigenständige Essen zu erlernen, sowie ein verhaltensmodifikatorisch strukturiertes Sauberkeitstraining.

Die erhöhte Rate an auffälligen Verhaltensweisen und psychischen Störungen des blinden Kindes kann jedoch nicht ausschließlich aus den Bedingungen der Behinderung abgeleitet werden. Belastende häusliche Verhältnisse und psychische Fehladaptationen der Eltern tragen ebenfalls bedeutsam bei. Erneut gilt die allgemeine Regel, daß eine organische Hirnschädigung das Risiko für psychische Störungen beträchtlich erhöht. Ängstlichkeit und soziale Isolation sind die am häufigsten zu beobachtenden Bilder, die vor allem mit Ablehnung und emotionaler Deprivation, weniger jedoch mit der sensorischen Deprivation in Verbindung gebracht werden müssen. Präventive psychologische Interventionen sollten daher von Anfang an zur Rehabilitation der blinden Kinder gehören.

Angesichts der Tatsache, daß die Sprache das wichtigste menschliche Kommunikationsinstrument ist, sind Kinder mit **Taubheit und Hörminderung** in besonderer Weise behindert, zumal sie nach einem verzögerten Spracherwerb möglicherweise in ihrer sprachlichen Kompetenz eingeschränkt bleiben bzw. auf andere weniger komplexe Kommunikationssysteme (z.B. Zeichensprache) angewiesen sind, die nicht zum allgemeinen Kommunikationsrepertoire gehören. Die damit einhergehende erhöhte Vulnerabilität für psychische Störungen findet ihren Niederschlag in den tätsächlich erhöhten Prävalenzraten, die sowohl aus klinischen Beobachtungen wie auch aus epidemiologischen Studien abgeleitet werden können. Dabei ist das Risiko für psychische Störungen bei tauben Kindern etwa 3- bis 6mal höher als bei nicht hörgeschädigten Kindern. Hingegen zeigen Kinder mit mittelgradigen Hörminderungen keine entsprechend erhöhte psychische Vulnerabilität und ist auch die Rate psychiatrischer Störungen bei Erwachsenen mit Taubheit nicht erhöht. Insbesondere besteht im Erwachsenenalter – entgegen älteren Spekulationen – kein erhöhtes Risiko für eine Schizophrenie, während paranoische und depressive Symptome häufiger sein mögen. Bei Kindern lassen sich die psychopathologischen Auffälligkeiten auf die Begriffe von Unreife, Egozentrizität und Impulsivität bringen. Ein besonderes kinderpsychiatrisches Interesse haben taube Kinder mit Rötelnexposition in der Schwangerschaft gefunden, bei denen parallel zur Intelligenzminderung ein hirnorganisches Psychosyndrom mit Impulsivität, Hyperaktivität, Ablenkbarkeit, Perseveration, Rigidität und Unreife dominiert. Ferner können autistische Phänomene bei dieser Störung vorliegen.

Unter den vielfältigen Bedingungsfaktoren, die teilweise miteinander in Wechselwirkung stehen, sind Fehladaptationen der Eltern, die beeinträchtigte Kommunikation zwischen Eltern und Kind, das Geschlecht (Dominanz von Jungen), die Genese der Taubheit (erhöhtes Risiko bei ursächlich bedeutsamem Hirnschaden) und Mehrfachbehinderung (als Faktor der Risikoerhöhung) bedeutsam. Für die Behandlung der psychischen Probleme bei tauben und hörgeschädigten Kindern stehen nicht zuletzt wegen der begrenzten bzw. erschwerten Kommunikationsmöglichkeiten noch zu wenig erfahrene Therapeuten zur Verfügung. Vor allem bedürfen die Eltern einer kontinuierlichen Beratung und Anleitung zur Förderung der Entwicklung und sozialen Kompetenz ihrer Kinder sowie zur Bearbeitung und Reflexion ihrer eigenen Einstellungen und Gefühle. Auch hier können Elterngruppen eine wertvolle Stütze darstellen.

16.2 Psychologische Rehabilitation

Nach der Abhandlung spezifischer Aspekte einzelner Krankheiten und Behinderungen, wobei bereits therapeutische Maßnahmen angeschnitten wurden, können nunmehr im Sinne zusammenfassender Schlußfolgerungen allgemeine Leitlinien für die Betreuung dieser Klientel skizziert werden. Grundsätzlich sind psychologische Maßnahmen in einen Katalog allgemeiner Therapie- und Rehabilitationsziele eingebettet, die in Tabelle 16-2 wiedergegeben sind. Dabei spielt sowohl auf der Ebene körperlicher wie psychischer und auch sozialer Funktionen jeweils nach Möglichkeit die Vorrangigkeit von Prävention gegenüber Therapie eine herausragende Rolle. Die Realisierung eines derartigen Zielprogramms macht neben den erforderlichen Ressourcen vor allem die Bereitschaft und Fähigkeit zur **polyprofessionellen Kooperation** unabdingbar. Im Interesse einer möglichst ganzheitlichen Betreuung des chronisch kranken oder behinderten Kindes und seiner Familie ist die Zusammenarbeit von Pädiater, Orthopäden, Chirurgen, HNO-Arzt, Humangenetiker und anderer vornehmlich biologisch orientierter Ärzte sowie der ihnen zugeordneten medizinischen Mitarbeiter mit dem Kinder- und Jugendpsychiater und Psychologen Voraussetzung für eine erfolgreiche Betreuung und Rehabilitation.

Wenngleich die Geschichte dieser Zusammenarbeit noch relativ jung ist, liegen genügend Beweise für die Effizienz einer derartigen polyprofessionellen Kooperation zum Wohle der Patienten vor. Dabei sollte sich der Kinder- und Jugendpsychiater bzw. Psychologe als Helfer in allen Fragen der Kommunikation zwischen Patient, Familie und Arzt sowie medizinischen Mitarbeitern verstehen und darüber hinaus sein klinisches Erfahrungs- und Fachwissen zur Korrektur von ungünstigen Adaptationsprozessen einbringen. Damit ergeben sich für die am Rehabilitationsprozeß Beteiligten unterschiedliche **Rollen und Zielschwerpunkte,** die summarisch in Tabelle 16-3 dargestellt sind. Die **Eltern** sollen eine weitestmöglich normale Erziehung gleichermaßen fern von übermäßiger Einschränkung wie von Nachlässigkeit und Indifferenz realisieren. Hier gilt die aus der Erziehungspsychologie ableitbare Maxime, daß ein mittleres Ausmaß an Lenkung und Kontrolle bei hoher emotionaler Zuwendung die besten Voraussetzungen für eine positive psychische Entwicklung beim

Tabelle 16-2: Ziele der Rehabilitation bei chronischen körperlichen Krankheiten und Behinderungen

- medizinische Krisenprävention und Symptomkontrolle
- Entwicklung und Durchführung von Behandlungsplänen
- Prävention und Rehabilitation psychischer Störungen und sozialer Isolation
- psychosoziale Adaptation an wechselnde Krankheitsverläufe und Belastungen durch Selbst-Akzeptanz und krankheitsbezogene Kompetenz
- sozioökonomische und materielle Sicherung

Tabelle 16-3: Aufgaben der psychologischen Betreuung des chronisch kranken Kindes

Aufgaben der Eltern
Entwicklung einer angemessenen Erziehung durch:
– emotionale Zuwendung
– angemessenes Maß an Lenkung und Kontrolle
– Förderung sozialer Integration
– Förderung angemessener körperlicher Aktivitäten
Ärztlich-psychologische Aufgaben
Informationsvermittlung
Beratung der Familie und sozialen Umwelt
– in medizinischen Fragen
– und pädagogisch-psychologischen Fragen
Angstreduktion bei diagnostisch-therapeutischen Maßnahmen
– durch Vorbereitung und Aufklärung
Elterngruppen und Elterntraining
Psychotherapie
– Einzelpsychotherapie für das Kind bzw. die Eltern
– Gruppentherapie für Jugendliche
– Partnertherapie
– Verhaltenstherapie
– Familientherapie

Kind schaffen. Für chronisch kranke und behinderte Kinder kommt hinzu, daß Eltern der Gefahr sozialer Isolation und Immobilisierung durch Fixierung an die Krankenrolle aktiv begegnen müssen.

Der **Arzt** kann seinen Aufgaben nur dann gerecht werden, wenn er zunächst einmal das Prinzip der persönlichen Kontinuität in der Betreuung realisiert: Er muß darüber hinaus in der Lage sein, bei Wahrung seiner sachlichen Kompetenz und Zuständigkeit kooperativ und frei von Rivalitäten zusammenzuarbeiten und sich als lernbereit zu erweisen. Von der Übereinstimmung der Ziele und Handlungen wird das Vertrauen des Patienten und seiner Familie wesentlich bestimmt. Diese erwarten vom Arzt angemessene, verständliche und kompetente Information, wobei sich die Erwartungen häufig über die unmittelbaren Aspekte der Krankheit auf allgemeinere Fragen ausdehnen.

Schließlich ist bei der Bestimmung des ärztlichen Handelns nicht nur die Frage, was zu tun ist, von Bedeutung, sondern vor allem, wie es getan wird. Einfühlungsvermögen, Verständnis und Anteilnahme sind mindestens genauso wichtig wie die Inhalte der Information. Autoritäre Attitüden und Betriebshektik sind mit einer kompetenten ärztlichen Betreuung in diesem Aufgabenfeld noch weniger als sonst vereinbar. Die besondere psychische Vulnerabilität des kranken Kindes machen es von daher auch unabdingbar, daß der Arzt bei jeder seiner Maßnahmen eine angemessene, für das Kind jeweils verständliche Aufklärung vornimmt und damit psychischen Traumatisierungen vorbeugt. In die gleiche Richtung zielen die psychologisch strukturierten Programme zur Vorbereitung auf jeweils spezifische diagnostische und therapeutische Maßnahmen.

Die spezifischen Aufgaben des **Kinder- und Jugendpsychiaters** sowie **Psychologen** liegen in Ergänzung zu den bereits geschilderten Funktionen in der Durchführung von Psychotherapien, die sich auf das Kind bzw. den Jugendlichen, die Eltern und die Familie erstrecken können. Ziel ist immer eine Stützung und Wiederherstellung adaptativer Funktionen. Darüber hinaus sind die Erfahrung und Kompetenz des Arztes bzw. Psychologen, die sich professionell mit psychischen Störungen befassen, oft eine wertvolle Hilfe in der Gruppenarbeit. Viele Gesprächsgruppen von Eltern und betroffenen Jugendlichen, die nicht notwendigerweise gruppentherapeutischen Charakter haben müssen, können von der Mitarbeit von klinisch erfahrenen Ärzten, Psychologen und Psychotherapeuten in ihrer Arbeit profitieren.

Dieses umfangreiche Aufgabenfeld, die gesammelten Erfahrungen und Erkenntnisse und die nicht unbeträchtliche Klientel haben dazu geführt, daß sich innerhalb der Kinder- und Jugendpsychiatrie wie auch der klinischen Psychologie Spezialisierungen und neue Tätigkeitsfelder entwickelt haben. Dies sind einerseits die sogenannte **Liaison-Psychiatrie** und andererseits die verhaltenswissenschaftlich orientierte **psychologische Pädiatrie** (behavioral pediatrics). Beide konvergieren in dem Bemühen um eine gleichermaßen kompetente wie hilfreiche psychosoziale Betreuung chronischkranker und behinderter Kinder und Jugendlicher in deren Versuch, trotz vielfältiger Belastungen ein aktives und persönlich befriedigendes Leben zu realisieren.

Literatur

Bywater, E.M.: Adolescents with cystic fibrosis. Psychosocial adjustment. Arch. Dis. Childh. 56 (1981) 538-543.

Chess, S., P. Fernandez, S. Korn: The handicapped child and his family: consonance and dissonance. With special reference to deaf children. J. Amer. Acad. Child Psychiat. 19 (1980) 56-67.

Cobb, L.S., K.A. Hancock: Development of the child with a physical disability. In: Wolraich, M. (ed.): Advances in Developmental and Behavioral Pediatrics. JAI-Press, Greenwich 1984.

Corboz, R., R. Schenker, P. Bachmann: Psychologie, Psychopathologie und soziale Probleme bei Kindern mit zystischer Fibrose. Helv. paediat. Acta 35 (1980) 477-488.

Drotar, D., C.F. Doershug: Psychosocial functioning of children with cystic fibrosis. Pediatrics 67 (1981) 338-343.

Ehrhardt, A.A.: Abnormal puberty: psychological implications and treatment issues. In: Schaffer, D., A.A. Ehrhardt, L. Greenhill (eds.): The Guide to Clinical Psychiatry. Free-Press, New York 1985.

Ehrhardt, A.A., H.F.L. Meyer-Bahlburg: Effects of prenatal sex hormones on gender-related behavior. Science 211 (1981) 1312-1318.

Fine, R.N, A.J. Pennisi, M.H. Malekzadeh, C.H. Uittenbogart, V.F. Negrete, B.M. Korsch: Long-term results of renal transplantation in children. Pediatrics 61 (1981) 641-650.

Freeman, R.: Psychiatric aspects of sensory disorder and intervention. In: Graham, P.J. (ed.): Epidemiological Approaches in Child Psychiatry. Academic Press, London 1977.

Freeman, R.D.: Psychosocial problems associated with childhood hearing impairment. In: Bradford, L.J., W.G. Hardy (eds.): Hearing and Hearing Impairment, pp. 405-415. Grune & Stratton, New York 1979.

Gluck, M., H.-C. Steinhausen, J. Wiebel: Die psychische Entwicklung von Kindern mit Hypothyreose. II. Motorik und psychopythologische Symptome. Mschr. Kinderheilk. 126 (1978) 96-99.

Harten, G., F. Hanefeld, K. Stephani, H.J. Richen, H.-C. Steinhausen: Kinder mit bösartigen Krankheiten: Neuropsychologische Folgen der Behandlung. In: Steinhausen, H.-C.(Hrsg.): Risikokinder. Kohlhammer, Stuttgart 1984.

Van Hasselt, V.B.: Visual impairment. In: Hersen, M. (ed.): Behavior Therapy for the Developmentally and Physically Disabled. Academic Press, Orlando 1983.

Johnson, S.B.: Psychosocial factors in juvenil diabetes: a review. J. Behav. Med. 3 (1980) 95-116.

Johnson, S.B.: Behavioral aspects of diabetes mellitus in childhood and adolescence. Psychiat. clin. N. Amer. 5 (1982) 357-369.

Katz, E.R., S.M. Jay: Psychological aspects of cancer in children, and their families. Clin. Psychol. Rev. 4 (1984) 525-542.

Koocher, G.P., S.E. Sallan: Pediatric oncology. In: Magrab, P.R. (ed.): Psychological Management of Pediatric Problems. Park Press, Baltimore 1978.

Korsch, B.M., R.N. Fine, V.F. Negrete: Noncompliance in children with renal transplants. Pediatrics 61 (1978) 872-876.

Linde, L.M.: Psychiatric aspects of congenital heart disease. Psychiat. clin. N. Amer. 5 (1982) 399-406.

Madden, N.A., J. Terrizzi, S.B. Friedman: Psychological issues in mothers of children with hemophilia. J. Developmental and Behavioral, Pediatrics 3 (1982) 136-142.

Matheis, M., Ch. Förster: Zur psychosexuellen Entwicklung von Mädchen mit androgenitalem Syndrom. Z. Kinder-/Jugendpsychiat. 8 (1980) 5-17.

Matson, J.L., W.J. Helsel: Psychopathology of sensory-impaired children. In: Lahey, B.B., A.E. Kazdin (eds.): Advances in Clinical Child Psychology. Plenum, New York 1986.

Mattsson, A., S.P. Kim: Blood disorders. Psychiat. clin. N. Amer. 5 (1982) 345-356.

Meadow, K.P., R.J. Trybus: Behavioral and emotional problems of deaf children – overview. In: Bradford, L.J., W.G. Hardy (eds.): Hearing and Hearing Impairment, pp. 395-403. Grune & Stratton, New York 1979.

Meyendorf, R., G. Jänsch, C. Tröndle, E. Takke, K. Bühlmeyer, F. Sebening: Psychische Auffälligkeiten bei herzoperierten Kindern. Prä- und postoperativer Vergleich bei 4- bis 13jährigen. Z. Kinder-/Jugendpsychiat. 8 (1980) 395-406.

Meyer-Bahlburg, H.F.L.: Psychosocial management of short stature. In: Shaffer, D., A.A. Ehrhardt, L.L. Greenhill (eds.): The Clinical Guide to Child Psychiatry. Macmillan-Free Press, New York 1985.

Neumann, K.: Intelligenztest für 6- bis 14jährige körperbehinderte Kinder (ITK). Beltz, Weinheim 1981.

O'Dougherty, M., F.S. Wright, N. Garmezy, R.B. Loewenson, F. Torres: Later competence and adaption in infants who survive sefere heart defects. Child Develop. 54 (1983) 1129-1142.

Rasburg, W.C., R.S. Fennell, B.G. Eastman, E.H. Garing, G. Richards: Cognitiv performance of children with renal disease. Psychol. Rev. 45 (1979) 231-239.

Rasburg, W.C., R.S. Fennell, M.K. Morris: Cognitive functioning of children with end-stage renal disease before and after successful transplantation. J. Pediat. 102 (1983) 589-592.

Seidel, U.P., O.F.D. Chadwick, M. Rutter: Psychological disorders in crippled children. A comparative study of children with and without brain damage. Develop. Med. Child Neurol. 17 (1975) 563-573.

Stein, L.K.: Counceling parents of hearing-impaired children - psychotherapeutic model. In: Bradford, L.J., W.G. Hardy (eds.): Hearing and Hearing Impairment, pp. 443-450. Grune & Stratton, New York 1979.

Steinhausen, H.-C.: Die Hämophilie: Sozialmedizin und Psychologie einer chronischen Krankheit. Thieme, Stuttgart 1976.

Steinhausen, H.-C.: Psychologische Probleme und Aufgaben bei bösartigen Krankheiten im Kindesalter. Klin. Pädiat. 188 (1976) 485-498.

Steinhausen, H.-C.: Psychologische und sozialmedizinische Aspekte chronischer Krankheiten bei Kindern und Jugendlichen. Dtsch. Ärzteblatt 74 (1977) 2953.

Steinhausen, H.-C.: Probleme und Aufgaben der Psychologie bei terminaler Niereninsuffizienz im Kindesalter. Fortschr. Med. 95 (1977) 137-142.

Steinhausen, H.-C.: Psychoendokrinologie des Minderwuchs im Kindes- und Jugendalter. Z. Kinder-/Jugendpsychiat. 5 (1977) 346-359.

Steinhausen, H.-C.: Chronisch kranke Kinder. In: Steinhausen, H.-C. (Hrsg.): Risikokinder. Kohlhammer, Stuttgart 1984.

Steinhausen, H.-C.: Psychische Störungen bei Behinderung und chronischer Krankheit. In: Remschmidt, H., M.H. Schmidt (Hrsg.): Kinder- und Jugendpsychiatrie in Klinik und Praxis. Thieme, Stuttgart 1985.

Steinhausen, H.-C.: Psychosozialer Minderwuchs. In: Remschmidt, H., M.H. Schmidt (Hrsg.): Kinder- und Jugendpsychiatrie in Klinik und Praxis. Thieme, Stuttgart 1985.

Steinhausen, H.-C., D. Wefers: Körperbehinderte Kinder und Jugendliche. Beltz, Weinheim 1977.

Steinhausen, H.-C., S. Börner: Kinder und Jugendliche mit Diabetes. Med. Psychologie, Göttingen 1978.

Steinhausen, H.-C., M. Gluck, J. Wiebel: Die psychische Entwicklung von Kindern mit Hypothyreose, I. Psychometrische Ergebnisse in ihrer Beziehung zu klinischen Faktoren. Mschr. Kinderheilk. 126 (1978) 90-95.

Steinhausen, H.-C., A.A. Ehrhardt. G. Grisanti: Die Beziehung von fötalen Geschlechtshormonen und kognitiver Entwicklung. Med. Psychol. 4 (1978) 153-163.

Steinhausen, H.-C., W. Bruhn: Klinisch-psychologische Untersuchungen bei Kindern mit kongenitalen Herzvitien. Klin. Pädiat. 192 (1980) 533-538.

Steinhausen, H.-C., J. Smith: Cognitive development in Turners syndrome. In: B. Stabler, L. Underwood (eds.): Growing up Short. Psychosocial Aspects of Growth Delay. Lawrence Erlbaum Associates, New Jersey 1986.

Steinhausen, H.-C., H. Stephan, H.-P. Schindler-Lembenz: Vergleichende Studien zur Psychopathologie bei Asthma bronchiale und cystischer Fibrose. Mschr. Kinderheilk. 131 (1983) 145-155.

Wasserman, G.: Körperbehinderte Kinder. In: Steinhausen H.-C. (Hrsg.): Risikokinder. Kohlhammer, Stuttgart 1984.

Wolters, W.H.G., R.A. Daniels-Wegdam, M.G. Donckerwolcke: Family reactions to the hemodialyses of a child. Acta paedopsychiat. 45 (1980) 345-352.

17 Störungen des Sozialverhaltens

Nach den emotionalen Störungen sind Störungen des Sozialverhaltens die zweithäufigste Diagnose in der kinder- und jugendpsychiatrischen Klinik und Praxis. Dabei kann angesichts der Vielfalt der Symptomatik und der Begleitumstände die Kinder- und Jugendpsychiatrie nicht die ausschließliche Zuständigkeit für die betroffenen Kinder und Jugendlichen mit Störungen des Sozialverhaltens beanspruchen. Vielmehr sind theoretisch wie auch teilweise praktisch Psychologie, Pädagogik und Soziologie gleichermaßen aus einer jeweiligen Perspektive mit dem Thema befaßt. Diese Bezüge sollen in diesem Kapitel nicht unerwähnt bleiben, wenngleich schwerpunktmäßig die kinder- und jugendpsychiatrische Betrachtungsweise mit den typischen Aspekten der Klinik, Diagnostik und Therapie im Vordergrund stehen wird.

Bei allen Störungen des Sozialverhaltens handelt es sich um Verhaltensweisen, mit denen altersgemäße Normen, Regeln und/oder Rechte anderer beeinträchtigt werden. Entsprechend werden sie auch als **Dissozialität** oder **antisoziales Verhalten** bezeichnet. Der Begriff der **Delinquenz** ist ursprünglich juristischer bzw. kriminologischer Herkunft und bezieht sich auf Handlungen, die von Kontrollinstanzen verfolgt werden. Entsprechend auffällige Jugendliche können im Rahmen jugendrechtlicher Bestimmungen für schuldig befunden und bestraft werden. Derartige Rechtsbrüche gelten bei Erwachsenen als **kriminelle Handlungen.** Die Unschärfe des Begriffs der Delinquenz ergibt sich aus dem Umstand, daß damit auch dissoziale Verhaltensweisen bezeichnet werden, die nicht gegen gültige Strafgesetze verstoßen. Der im deutschen Sprachraum eingebürgerte Begriff der **Verwahrlosung** deckt sich nicht vollständig mit dem der Delinquenz, zumal er eine anhaltende und generalisierende Abweichung von sozialen Normen im Sinne einer Störung der Persönlichkeitsentwicklung beinhaltet und den – nicht mehr gerechtfertigten – Anspruch eines eigenständigen psychopathologischen Syndroms erhebt.

Eine Einteilung der Störungen des Sozialverhaltens kann sich auf eine Vielzahl von empirischen Untersuchungen stützen, die zwei Hauptgruppen ergeben haben, nämlich aggressives Verhalten und Delinquenz. Dabei bildet Aggressivität nur den Kern eines umfangreicheren Komplexes von Störungen des Sozialverhaltens, die im Englischen mit dem Begriff der „conduct disorder" bezeichnet werden. Das deutsche Sprachäquivalent „Verhaltensstörungen" ist insofern keine befriedigende Bezeichnung, weil damit in der Pädagogik und Psychologie eine unscharfe Sammelbezeichnung für psychische Störungen im Kindesalter überhaupt etabliert wurde, die keine kinder- und jugendpsychiatrische Diagnose darstellt und in keinem Klassifikationssystem in dieser Form Berücksichtigung findet. Eine Gegenüberstellung der verschiedenen Formen gestörten Sozialverhaltens in den beiden großen Klassifikationssystemen der ICD-9 und des DSM-III gibt Tabelle 17-1.

Die Differenzierung von **Aggressivität** und **Delin-**

Tabelle 17-1: Störungen des Sozialverhaltens in der ICD-9 und im DSM-III-R

ICD-9		DSM-III-R	
312	Nicht anderweitig klassifizierbare Störungen des Sozialverhaltens	312.90	Störungen des Sozialverhaltens
312.0	„Nichtsozialisierte" Störungen des Sozialverhaltens	312.00	Störungen des Sozialverhaltens, aggressiver Typ
312.1	„Sozialisierte" Störungen des Sozialverhaltens	312.20	Störungen des Sozialverhaltens, gruppendelinquenter Typ
312.2	Störungen des Sozialverhaltens mit Zwangscharakter		
312.3	Störungen des Sozialverhaltens mit emotionalen Störungen		
312.8	Andere Störungen des Sozialverhaltens		
312.9	Nicht näher bezeichnete Störungen des Sozialverhaltens	312.90	Nicht anderweitig spezifizierte Störungen des Sozialverhaltens

quenz kommt in diesen beiden Klassifikationsansätzen in unterschiedlicher Weise zum Ausdruck. Zugleich wird in unterschiedlicher Weise auf Sozialisationsprozesse Bezug genommen. Während in der ICD-9 unter Sozialisation die Übernahme von Verhaltensnormen einer delinquenten Gruppe Gleichaltriger verstanden wird, beziehen sich die im DSM-III berücksichtigten Sozialisationsmängel auf Defizite angemessener sozialer Bindungen. Die Differenzierung in aggressive und nicht-aggressive Formen ist vorläufig noch nicht abschließend validiert, wenngleich sich Überschneidungen mit einer verhaltensanalytisch und -therapeutisch begründeten Differenzierung zwischen offenen und verdeckten Formen antisozialen Verhaltens ergeben (s.u.).

Die folgende Darstellung stellt die Aggressivität und Dissozialität des Kindesalters sowie die Jugenddelinquenz als zwei typische Formen gestörten Sozialverhaltens im Kindes- und Jugendalter in den Vordergrund, wobei betont werden muß, daß in der Realität häufig eine Vermischung der Erscheinungsformen und nicht immer eine absolute Bindung an die erwähnten Entwicklungsabschnitte vorliegt.

17.1 Aggressivität und dissoziales Verhalten im Kindesalter

Definition, Klassifikation und Häufigkeit

Mit den aggressiven Störungen des Sozialverhaltens im Kindesalter verbindet sich eine Reihe von Symptomen, die häufig gemeinsam auftreten. In der Regel klagen die Eltern in erster Linie über fehlenden Gehorsam. Gleichzeitig wird festgestellt, daß das Kind ständig andere Menschen (Kinder und Erwachsene) anschreie, häufig in Streit und körperliche Auseinandersetzungen verwickelt sei, in der Kindergruppe dominieren und bestimmen wolle und dabei andere Kinder hänsele und verächtlich mache, die Eltern oder andere Bezugspersonen anlüge und vereinzelt auch stehle, wobei es zu Gelddiebstählen im Haushalt oder Entwendung kleinerer Gegenstände in Läden oder Kaufhäusern komme, und schließlich – deutlich seltener – auch zündele bzw. für Brandstiftung verantwortlich sei.

Verschiedene empirische Klassifikationsstudien mit Hilfe der Faktorenanalyse haben ergeben, daß dieses Syndrom gestörten Sozialverhaltens im Kindesalter in zwei Dimensionen unterschieden werden kann, wobei mit dieser Differenzierung unterschiedliche Familienprozesse verbunden sind, die wiederum ein unterschiedliches therapeutisches Vorgehen nahelegen (s.u.). In der einen Dimension (Typ A) kommen Symptome des Ungehorsams und Widerstand gegenüber Personen im Sinne eines offenen Verhaltens (z.B. Schreien, Schlagen, Hänseln) und in der anderen (Typ B) eher verdeckte Verhaltensweisen mit Regel- und Eigentumsverletzungen (z.B. Schuleschwänzen, Stehlen, Lügen, Zerstörungen und Zündeln) zum Ausdruck.

Das üblicherweise schwer erziehbare Schulkind vom Typ A zeigt

- anhaltenden Ungehorsam,
- Widerspruch und Wutausbrüche,
- schlechte Schulleistungen,
- Probleme im Umgang mit Gleichaltrigen,
- häufige Konflikte mit Geschwistern, Eltern und Lehrern sowie
- schlechte Bereitschaft zur Pflichterfüllung (z.B. bei den Schulaufgaben oder der Mitarbeit im Haushalt).

Das Schulkind vom Typ B mit eher verdeckten Störungen des Sozialverhaltens ist üblicherweise durch folgende Merkmale gekennzeichnet:

- anhaltender Ungehorsam,
- häufiges Lügen, bisweilen ohne jeglichen offensichtlichen persönlichen Gewinn,
- Diebstahl kleinerer Gegenstände, welche das Kind bisweilen schon besitzt oder auch regulär bekommen könnte,
- körperliche Auseinandersetzungen mit anderen Kindern,
- schlechte Schulleistungen,
- häufiges Streunen,
- Mangel an Unrechtsbewußtsein oder Schuldgefühlen,
- schwache soziale Bindungen an Gleichaltrige und
- Konflikte mit Eltern, Geschwistern und Lehrern.

Diese Konstellation kann zusätzlich durch destruktive Handlungen (z.B. Vandalismus), Weglaufen, körperliche Auseinandersetzungen auch mit Erwachsenen, Stehlen wertvoller Gegenstände und Einbruchsdelikte, Drogenmißbrauch, Anschluß an ältere delinquente Kinder und Jugendliche sowie wiederholten Schulverweis bedeutsam erschwert werden.

Aggressives Verhalten ist im Kindesalter häufig zu beobachten, wobei Jungen bis zu 3mal häufiger auffällig sind als Mädchen. Bei etwa 4 bis 8% der 10- bis 12jährigen Jungen liegen aggressive und dissoziale Verhaltensweisen vor. Der Altersverlauf zeigt zunächst einen Gipfel im Vorschulalter und dann einen Häufigkeitsabfall. Die körperliche Aggressivität nimmt in der Präadoleszenz ab, während die verdeckten Formen dissozialen Verhaltens, wie z.B. Stehlen, ansteigen. Sofern Mädchen aggressiv sind, handelt es sich eher um verbale Aggressivität in Form von Widerspruch, Negativismus und Hänseln. Aggressive Kinder sind typischerweise mittlere und seltener älteste und jüngste Kinder, wobei das Modellerlernen eine Teilerklärung darstellen könnte. Sie stammen eher aus großen Familien mit hoher Kinderzahl, wobei wiederum der erhöhte Kontakt mit den – möglicherweise ebenfalls dissozialen - Geschwistern bei relativ verminderter elterlicher Kontrolle und Anregung bedeutsam sein könnte. Aggressives Verhalten ist in den unteren Sozialschichten deutlich häufiger als in den Mittel- und Oberschichten. Dieser Zusammenhang wird im Rahmen der Diskussion ätiologischer Aspekte erneut zu erörtern sein.

Klinik und Diagnostik

Aggressives und antisoziales Verhalten im Kindesalter kann als eigenständiges Syndrom sowie in unterschiedlichen Verbindungen mit weiteren psychiatrischen Störungen auftreten. Allen Manifestationsformen gemeinsam ist die Betonung des kurzfristigen Gewinns durch aggressive und antisoziale Handlungen auf Kosten Dritter, ein Mangel an sozialen Fertigkeiten mit negativer Einstellung gegenüber anderen und eine geringere Reaktionsbereitschaft für soziale Billigung und Mißbilligung.

Sofern sich aggressives und antisoziales Verhalten bei im übrigen psychiatrisch **ungestörten Kindern** manifestiert, handelt es sich häufig um eine Reaktion auf belastende Faktoren wie Trennungserfahrungen, intrafamiliäre Spannungen (z. B. durch gestörte Partnerbeziehungen der Eltern) bzw. deren Folgen (z. B. geschiedene Eltern und zerbrochene Familien) sowie Erziehungs- und Bindungsdefizite.

Weitere psychiatrische Störungen, in deren Kontext Störungen des Sozialverhaltens im Kindesalter beobachtet werden können, sind gemischte emotionale und dissoziale Störungen als eine sehr häufige Manifestationsform, das Hyperkinetische Syndrom, organische Psychosyndrome, Psychosen sowie spezifische Lernstörungen mit der Folge von Schulversagen.

Bei **gemischten emotionalen und dissozialen Störungen** läßt sich Angst offen oder verdeckt neben aggressiven und antisozialen Handlungen als eine zentrale psychische Problematik identifizieren. Dabei können Trauer- und Verlustreaktionen mit entsprechend depressiven Zügen neben isolierten dissozialen Symptomen vorliegen. Die aus der Umwelt stammenden Ängste und Befürchtungen lassen einige Kinder ihre Verunsicherung nach außen in aggressive Handlungen ausagieren. Kinder mit einem **Hyperkinetischen Syndrom** (vgl. Kap. 10) zeigen ungewöhnlich häufig im Sinne einer Sekundärsymptomatik auch Störungen des Sozialverhaltens. Gegenwärtig ist angesichts der Koexistenz von dissozialen Störungen mit Aufmerksamkeitsdefiziten und Hyperaktivität die Frage der Gültigkeit des Konzeptes des Hyperkinetischen Syndroms sogar in Zweifel gezogen worden. Verlaufsuntersuchungen machen jedenfalls deutlich, daß die Entwicklung hyperaktiver Kinder ganz wesentlich von koexistierenden Störungen des Sozialverhaltens beeinflußt, d. h. ungünstiger bestimmt wird. Gereizte Irritation und Aggressivität sowie Enthemmung bis hin zu raptusartigen Affektdurchbrüchen ist ferner ein Merkmal sowohl akuter wie auch chronischer **organischer Psychosyndrome.** Im Kontext der **Psychosen** findet sich eine oft aus dem psychotischen Erleben von Angst oder aus Wahninhalten resultierende Aggressivität mit möglicherweise erheblicher Selbst- und Fremdgefährdung bei den Schizophrenien oder eine aus der Antriebssteigerung bzw. Stimmungsveränderung resultierende aggressive Gespanntheit und Gereiztheit einschließlich aggressiver Akte bei den Manien. Schließlich ergeben sich aus Schulversagen infolge spezifischer Lernstörungen (z. B. einer ungenügend behandelten bzw. kompensierten Lese-Rechtschreibschwäche) eine Vielzahl dissozialer Symptome wie z. B. Schulschwänzen, destruktives Verhalten, Negativismus, Streit u.ä.m.

Wegen der vielfältigen Verknüpfung aggressiven und antisozialen Verhaltens mit weiteren psychiatrischen Störungen muß die **Diagnostik** sehr sorgfältig die Entwicklung des Kindes sowie den aktuellen psychopathologischen Befund erfassen. Eine erste grobe Erfassung relevanter Symptome kann mit den in Kapitel 4 erwähnten Verhaltensfragebögen zur Beantwortung durch Eltern und Lehrer erfolgen. Diese Fragebögen enthalten sämtlich eine Subskala zur Bestimmung von Störungen des Sozialverhaltens und gestatten teilweise auch die Erfassung von Symptomen eines Hyperkinetischen Syndroms auf einer separaten Dimension bzw. Skala. Gleichwohl kann sich die Diagnose nicht allein auf derartige Fragebögen stützen. Erforderlich ist vielmehr zunächst eine detaillierte Anamneseerhebung, die neben den klassischen Elementen vor allem eine funktionale Analyse des gestörten Sozialverhaltens enthalten muß. Dabei geht es um die Fragen, ob das beklagte Verhalten eher offen im Beisein von Bezugspersonen oder verdeckt in Abwesenheit von Eltern und Lehrern auftritt, wie lange die Symptomatik besteht, welche bedingenden oder unterhaltenden Faktoren in Familie und Umwelt vorliegen, wie die erzieherische Kompetenz der Eltern zu beurteilen ist, welche situativen Faktoren bedeutsam sind und was die Bezugspersonen zur aktuellen Vorstellung des Kindes zum jeweiligen Zeitpunkt veranlaßt hat.

Die erweiterte Exploration muß unter Einschluß der Verhaltensbeobachtung und Befragung von Bezugspersonen die **differentialdiagnostische** Aufklärung ermöglichen, ob es sich um eine Störung des Sozialverhaltens sui generis handelt, oder weitere psychiatrische Störungen vorliegen. Dabei können Schulberichte z. B. Hinweise auf das Vorliegen von Leistungsdefiziten oder ein Hyperkinetisches Syndrom ergeben. Erst die gezielte Exploration der Eltern deckt möglicherweise prä-, peri- oder postnatale Risikofaktoren auf, die mit einem psychoorganischen Syndrom vereinbar sind. Schließlich finden sich möglicherweise erst in der genauen Exploration des Kindes Hinweise auf eine gleichzeitige emotionale Störung oder eine beginnende psychotische Entwicklung, welche der übrigen Umwelt noch verborgen geblieben sind.

Ätiologie

Theorien über die Verursachung dissozialen Verhaltens bei Kindern spannen sich von biologischen bis zu psychosozialen und soziologischen Konzepten. Dabei haben ältere **biologische Theorien** mit der Annahme eines Aggressionstriebes weitgehend an Boden verloren, zumal sie mit derartigen Hypostasierungen die Differenzierung von klinischen gegenüber angeblich normalen Manifestationsformen unmöglich machen und zugleich wenig bis überhaupt nicht interventionsbezogen sind. Aktuelle Konzepte zur Wertigkeit biologischer prädisponierender Faktoren beziehen sich auf mögliche genetische oder neurohormonale Bedingungselemente, zumal Dissozialität über Generationen hinweg beobachtet werden kann und beim männlichen Geschlecht häufiger ist. Da derartige Zusammenhänge jedoch eher für schwere Formen von Dissozialität und Delinquenz gelten, sollen sie dort (vgl. Kap. 17-2) erörtert werden.

Der Bedingung dissozialen Verhaltens durch **konstitutionelle Faktoren** muß neben der charakteristischen Geschlechtsverteilung auch aufgrund von Zusammenhängen mit der Temperamentsstruktur ein relativer Stellenwert eingeräumt werden. Kinder mit höherem Aktivitätsniveau in der frühen Kindheit entwickeln später eher aggressive Störungen, wobei die Überforderung der Eltern im Erziehungsprozeß zu unangemessenen Reaktionen in Form von Zurückweisung und ständiger Kritik Anlaß geben kann, welche wiederum zu gestörtem Verhalten beim Kind beitragen.

Unter den **sozialen Faktoren** kommt vor allem **familiären Bedingungen** eine hervorragende Rolle zu. Im Sinne der sozialen Lerntheorie stellen die aggressiven Verhaltensweisen des Kindes eine direkte Reaktion auf die unmittelbare soziale Umwelt dar. Die unangemessenen kindlichen Verhaltensweisen sind eine Folge des irritierten, aggressiven und antisozialen Verhaltens von Eltern und Geschwistern, wobei die jeweilige Intensität der Reaktionen innerhalb der Familie oft miteinander korreliert sind. Dabei können bei Kindern mit offenen bzw. verdeckten Formen eines gestörten Sozialverhaltens unterschiedliche Störungen familiärer Funktionen beobachtet werden. Eltern von Kindern des Typs A im Sinne schwer erziehbarer und ständig im Widerspruch stehender Kinder sind eher irritiert, aber zugleich motiviert, das negative und störende Verhalten des Kindes zu verändern, während Eltern von Kindern des Typs B mit eher verdeckten Formen gestörten Sozialverhaltens eher distanziert und unfreundlich sind und eher zur Verleugnung von Problemen neigen. Diese Eltern sind außerstande, regelverletzendes Verhalten zu registrieren und zu bestrafen. Sofern das aggressive Verhalten offensichtlich ist, versagen sie hinsichtlich einer unmittelbaren angemessenen Bestrafung und geeigneten Problemlösung. Derartige Defizite wirken sich besonders ungünstig in der Präadoleszenz aus, wenn die Bindung von Kind und Eltern sich zu lösen beginnt. Zugleich nimmt mit der zunehmenden Außenorientierung die Möglichkeit der Eltern ab, das Verhalten ihrer Kinder im außerfamiliären Bereich angemessen zu kontrollieren.

Die Ursachen des unangemessenen elterlichen Erziehungsstils sind zu einem beträchtlichen Teil in anhaltender **familiärer Disharmonie** und dabei vor allem chronischen Partnerkonflikten der Eltern bzw. deren Folgen begründet. Vor allem Jungen aus vaterlosen Scheidungsfamilien sind als Opfer dieser Entwicklungen zu betrachten; sie reagieren typischerweise mit aggressiven und dissozialen Störungen auf diese Bedingungen eines „broken home“. Dabei können die mütterlichen Reaktionen von Depression und Irritabilität gekennzeichnet sein und bei einer generellen Ablehnung von Männern besondere Identitätsprobleme für Jungen schaffen, die sie teilweise in aggressiven Akten ausleben.

Mit zunehmender **Familiengröße** und **sozialökonomischen Belastungen** wächst die Wahrscheinlichkeit, eine Störung des Sozialverhaltens zu entwickeln, weil einerseits die Möglichkeiten einer individuellen Erziehung eines jeden einzelnen Kindes hinsichtlich des Ausmaßes an Zuwendung und Anregung abnehmen und andererseits schichtenspezifische Erziehungsstile wirksam werden können. Bei einer generellen Annäherung der Erziehungsstile haben sich in den untersten Sozialschichten weiterhin Anteile einer stärker strafenden und restriktiven sowie gleichzeitig weniger anregenden Erziehung erhalten. Diese bilden mit zunehmender sozioökonomischer Einschränkung die Matrix des elterlichen Verhaltens einschließlich der Vorgabe aggressiver Rollen und Modelle. Somit wirken Sozialschicht, Familiengröße und Familienorganisation bei enger Korrelation im Sinne einander potenzierender Bedingungsfaktoren für Störungen des Sozialverhaltens.

Aber auch im außerfamiliären Bereich werden Quellen eines gestörten Sozialverhaltens wirksam. Aggressive Modelle sind vor allem unter den **Gleichaltrigen** zu finden. Ferner tragen – damit in enger Verbindung stehend – **Schulen** durch ihre innere Organisation und ihr Klima eigenständig dazu bei, daß Kinder die Schule schwänzen, eine brüchige Arbeitsmotivation entwickeln und die Schulräume verwüsten. Schließlich kann aufgrund langjähriger empirischer Studien festgestellt werden, daß bei Kindern aller Altersgruppen und Sozialschichten die **Massenmedien**, und hier besonders das Fernsehen, aggressives Verhalten auslösen und verstärken. Dabei bedingen das Ausmaß des Fernseh- und Videokonsums, insbesondere der Darbietung von Agressivität und Gewalt, und die bei den Kindern zu beobachtende Gewalt einander wechselseitig, indem die im Film gebotene

Gewalt Kinder aggressiver macht und diese aggressiveren Kinder mehr Gewalt zur Rechtfertigung ihres eigenen Verhaltens konsumieren.

Therapie und Verlauf

Angesichts der Tatsache, daß Störungen des Sozialverhaltens eine weniger günstige Prognose als viele andere kinder- und jugendpsychiatrischen Prognosen haben, sind effiziente therapeutische Maßnahmen von großer Bedeutung für die betroffenen Kinder und ihre Eltern. Auch hier gilt der Grundsatz einer indikationsbezogenen, auf einer sorgfältigen Diagnostik beruhenden Therapieplanung. Dabei sind differentialdiagnostische Aspekte zu berücksichtigen: so müssen bei einer Störung des Sozialverhaltens im Zusammenhang mit einer spezifischen Lernstörung ein mehrdimensionales Therapieprogramm unter Einschluß funktioneller bzw. neuropsychologisch fundierter Übungsbehandlungen ebenso wie pharmakotherapeutische Maßnahmen bei einer Psychose berücksichtigt werden, wenn diese gleichzeitig mit dissozialen Störungen vorliegt. Zusätzlich müssen spezifisch auf die Störungen des Sozialverhaltens gerichtete therapeutische Maßnahmen implementiert werden, und schließlich ist bei einem oft problematischen familiären und psychosozialen Umfeld der Einsatz von Sozialarbeit und Pädagogik unverzichtbar.

Die Methode der Wahl bei der Behandlung dissozialer Störungen im Kindesalter ist die familienorientierte **Verhaltenstherapie**. Klassische Psychotherapie ist ebenso wie ausschließliche Einzelfallhilfe mit Sozialarbeit und -pädagogik wegen unzureichender Effizienz nicht indiziert. Eine Kombination von Psycho- und Verhaltenstherapie bei gemischt emotional-dissozialen Störungen – z. B. in Form von klientzentrischer Spieltherapie mit dem Kind und verhaltenstherapeutisch orientierter Elternarbeit – setzt sehr flexible bzw. eklektisch vorgehende Therapeuten voraus. In der Praxis wird meist ein Vorgehen bevorzugt, das sich nicht nur an einem theoretischen Konzept orientiert.

Die familienorientierte Verhaltenstherapie orientiert sich an den Theorien des sozialen Lernens und Behandlungsprogrammen, die insbesondere von Patterson und Mitarbeitern entwickelt wurden. Sie setzt eine systematische Verhaltensanalyse sowohl vor wie auch während der Therapie voraus, wobei die Eltern wesentliche Aufgaben der Verhaltensregistrierung übernehmen müssen. Entsprechend werden die Eltern vom Therapeuten unterwiesen, wie jeweils ein häufig auftauchendes Verhaltensproblem und das gegenteilige angemessene prosoziale Verhalten (z. B. Streit oder körperliche Auseinandersetzungen gegenüber verträglichem Spiel mit anderen Kindern) definiert und in der Realsituation systematisch beobachtet und registriert wird. Damit werden Grundkurven des jeweiligen Verhaltens ermittelt und zugleich die Aufmerksamkeit der Eltern auf das jeweils zu verändernde Verhalten gelenkt. Hauptziele der Behandlung sind eine Reduktion des offenen oder versteckten aggressiven und antisozialen Verhaltens des Kindes und zugleich eine Veränderung der unangemessenen und irritierten Reaktionen und negativen Einstellungen der Eltern. Allein durch die systematische Bearbeitung des kindlichen Verhaltens lassen sich bereits Verhaltensänderungen bewirken, die allerdings nicht sehr stabil sind. Für die Durchführung empfiehlt sich, zunächst eine oder zwei leicht zu beobachtende und häufig auftretende Verhaltensweisen wie z. B. Ungehorsam auszuwählen. Hierfür eignen sich verdeckte Formen dissozialer Störungen wie z. B. Stehlen oder Lügen weniger.

Die eigentliche Behandlung offener Formen dissozialen Verhaltens setzt zunächst an der Verstärkung erwünschter prosozialer Verhaltensweisen über kontingente Verstärkung an, wobei Punktebzw. Münzverstärker für genau definierte, zunächst noch relativ einfache vom Kind zu leistende Verhaltensweisen eingesetzt und gegen kleine Belohnungen eingetauscht werden können. Dabei muß vermieden werden, daß die Geschwister des Kindes sich unfair behandelt fühlen oder die Eltern das Verstärkungsprogramm halbherzig einführen bzw. mit dem Kind aushandeln, so daß sie den Erfolg von vornherein gefährden. Andere Probleme, die eine Erörterung mit dem Therapeuten erforderlich machen, bestehen darin, daß das jeweilige Zielkriterium am Anfang nicht oder aber generell zu leicht erreicht wird. Im ersten Fall ist eine erneute Darlegung der Programmstruktur durch die Eltern gegenüber dem Kind, auf keinen Fall jedoch eine Debatte mit dem Kind erforderlich. Im zweiten Fall kann ein schnelles Erreichen des Zielkriteriums – z. B. am Mittag vor Ablauf des gesamten Tages – zu einem Rückfall in ungewünschtes Verhalten führen. In diesem Fall muß das Verstärkungskriterium neu angepaßt werden.

Neben der Verstärkung prosozialen Verhaltens stellt die Bestrafung unangemessenen aversiven Verhaltens eine zweite Behandlungskomponente dar. Dabei muß das typische und ineffiziente Bestrafungsmuster von Eltern aggressiver Kinder, nämlich die strenge, willkürliche und körperliche ebenso wie die permissive Laissez-faire-Erziehung vermieden werden. Hier ist die Methode der Wahl der soziale Ausschluß (Time-out), der zu einer Reduktion der Häufigkeit und Intensität dissozialer Verhaltensweisen führt. Probleme des sozialen Ausschlusses, der in jedem Bad bzw. Waschraum kontingent auf unangemessenes Verhalten nach entsprechender Ankündigung durchgeführt werden kann, bestehen möglicherweise in der Weigerung des Kindes, der Maßnahme zu folgen oder darin, daß während des sozialen Ausschlusses der dafür vorgesehene Raum bzw. Gegenstände darin vom Kind beschädigt werden. Im ersten Fall ist eine Verlängerung des sozialen Ausschlusses bzw. ein Privilegienentzug angezeigt, im zweiten Fall muß das Kind für den Schaden bzw. dessen Beseitigung aufkommen. Die Methode des sozialen Ausschlusses eignet sich vor allem für den häuslichen Bereich, kann jedoch auch modifiziert in anderen Bereichen realisiert werden.

Die Voraussetzungen einer einfachen Definition und Registrierung dissozialer Verhaltensweisen für die Verhaltensmodifikation sind bei den verdeckten Formen nicht gegeben. Hier werden Eltern zunächst in einer ersten Phase in typischer Weise mit den Prinzipien der Verhaltensmodifikation bei offenen Formen vertraut gemacht. In einer zweiten Phase wird das verdeckte Verhalten neu definiert, um es beobachtbar zu machen. So wird Stehlen beispielsweise dahingehend bestimmt, daß dem Kind eine glaubwürdige Erklärung für den Besitz bestimmter Gegenstände nicht möglich ist oder der Vorwurf des Stehlens durch eine für die Eltern glaubwürdige Person vorliegt oder die Eltern selbst den begründeten Verdacht haben. Die Eltern werden instruiert, mit dem Kind über diesen Sachverhalt nicht zu diskutieren, sondern festzustellen, daß sie Gründe für eine entsprechende Annahme haben. Als Konsequenz wird schließlich eine zu erfüllende Aufgabe für das Fehlverhalten, z.B. in Form von Arbeit im Haushalt, auferlegt.

Mit diesen Methoden der Verhaltensmodifikation unter Einschluß von sorgfältiger Beobachtung, Registrierung des jeweiligen Verhaltens, Verstärkung angemessenen und Bestrafung unangemessenen Verhaltens und der Veränderung der Ziele im Verlauf von Behandlungen können Eltern und Therapeuten anhand von Trainingsmanualen und Büchern vertraut gemacht werden (z.B. Patterson 1971, Becker 1971). Andere verhaltenstherapeutisch aufgebaute Elterntrainings für den Umgang mit dissozialen Störungen bei Kindern stammen von Innerhofer (1977) sowie Petermann und Petermann (1978).

Der **Verlauf** von Störungen des Sozialverhaltens im Kindesalter ist zunächst einmal ungünstiger als der für andere, insbesondere emotionale Störungen. Langfristige Nachuntersuchungen haben ergeben, daß zwischen Dissozialität und abweichendem Sozialverhalten im Sinne einer Persönlichkeitsstörung bei Erwachsenen eine Beziehung besteht. Dies gilt nicht für aggressives Verhalten im Vorschulalter, wohl aber für entsprechende Störungen im frühen und mittleren Schulalter. Immerhin 60% der Erwachsenen mit dissozialen Persönlichkeitsentwicklungen waren bereits als Kinder ausgeprägt dissozial, während andererseits mehr als 50% der schwer antisozialen Kinder keine antisozialen Erwachsenen wurden. Andererseits muß festgestellt werden, daß Aggressivität bei Jungen eine der stabilsten Verhaltensmerkmale im Kindesalter ist und sich, insbesondere bei Vorliegen von Schulversagen, in der Jugenddelinquenz fortsetzt, während sich nicht-delinquente Störungen des Kindesalters ohne Schulversagen und Begrenzung auf nur ein soziales Setting nicht notwendigerweise derart fortsetzen müssen. Sofern sich später emotionale Störungen entwickeln, handelt es sich eher um Depressionen als um Angstsyndrome.

17.2 Jugendlichendelinquenz

Definition und Häufigkeit

Wie eingangs bereits erwähnt, ist der Begriff der Delinquenz ursprünglich juristischer bzw. kriminologischer Herkunft und bezeichnet eine Kategorie von dissozialen Handlungen, die von verschiedenen Kontrollinstanzen verfolgt werden, wobei nicht notwendigerweise eine gesetzlich vorgegebene Strafandrohung vorliegen muß. So kann z.B. das Jugendamt bzw. die Schulbehörde beim chronischen Weglaufen von zu Hause, beim Streunen oder beim wiederholten Schulschwänzen tätig werden. Andererseits existiert für viele dissoziale Handlungen im Jugendalter eine Jugendgerichtsbarkeit. Entsprechend führen Einbruch, Raub oder Totschlag als kriminelle Tatbestände zur Strafverfolgung durch die Jugendgerichte. Andere typische Delikte umschließen unerlaubtes Fahren mit einem Kraftfahrzeug, Diebstahl, Drogenmißbrauch einschließlich Alkohol und Prostitution. In der Regel nehmen diese Delikte nicht das gleiche Ausmaß wie kriminelle Handlungen bei Erwachsenen an. Gleichwohl kann aus der Vielzahl von Phänomenen bei der Delinquenz Jugendlicher weder auf den Schweregrad der Handlung noch auf die Persönlichkeit des Jugendlichen zurückgeschlossen werden. Letzteres wird in dem Begriff der Verwahrlosung getan, der sich daher weniger für deskriptive Klassifikationsansätze eignet.

Angaben zur **Häufigkeit** werden neben der Definition auch durch das Ausmaß der tatsächlichen Strafverfolgung bestimmt. Erst eine erhöhte allgemeine Sensibilität für bestimmte Delikte wie z.B. Drogenmißbrauch bewirkt bestimmte Formen öffentlich-administrativer Sanktionen, schafft Überwachungen und führt Jugendliche der Strafverfolgung zu. Während sogenannte Dunkelfelderhebungen, d.h. anonymisierte Befragungen von Jugendlichen ergeben, daß ein gewisses Ausmaß an Regelverletzungen und Gesetzesübertretungen bei einer großen Anzahl vor allem männlicher Jugendlicher vorkommt, wird nur ein bestimmter Teil strafrechtlich verfolgt und erscheint im Rahmen von Statistiken der Kriminalitätsbelastungszahlen. Dies hat einerseits damit zu tun, daß einige Jugendliche geschickter hinsichtlich des Verbergens ihrer Delikte sind, und ist andererseits auf die Tatsache zurückzuführen, daß die Kontrollinstanzen je nach sozialem Hintergrund und Eindruck von Persönlichkeit und Entwicklung des jugendlichen Täters unterschiedlich reagieren. So haben Jugendliche aus desolaten familiären und sozialen Bedingungen nicht nur eine höhere Chance, dissoziale Handlungen zu begehen, sondern auch entdeckt und bestraft zu werden. Gleichwohl zeigen auch Dunkelfelderhebungen, daß delinquente Handlungen generell eher mit Bedingungen wie sozial schwachen Familien mit niedrigem Einkommen und Kriminalität bei anderen Familienmitgliedern, Defiziten der Bindung und Erziehung sowie unterdurchschnittlicher Intelligenz korrelieren, so daß die bekannten Kriminalitätsziffern nicht als extrem ungültig und verzerrt durch differentielle Sanktionsmaßnahmen betrachtet werden müssen.

Während international die Rate von Störungen des Sozialverhaltens für das gesamte Kindes- und Jugendalter auf 5 bis 15% geschätzt wird, liegen für die BRD Zahlen vor, die Anfang der 80er Jahre bei Jugendlichen etwa bei 5% eine Kriminalitätsbelastung aufweisen, wobei Jungen 4- bis 5mal häufiger betroffen sind. Für Kinder im Alter von 10 bis 14 Jahren liegen die Zahlen noch unter 2%. Nur etwa die Hälfte der Kinder wird nur einmal auffällig, d.h. offiziell erfaßt, ein Viertel wird mehrfach auffällig – und zwar sowohl im Kindesalter wie dann auch später im Jugendalter – und ein weiteres Viertel wird einmal im Kindesalter und später wieder im Jugendalter auffällig. Schließt man spätere Auffälligkeiten jenseits des Jugendalters mit ein, so werden etwa 5 bis 7% der Bevölkerung wiederholt verurteilt.

Klinik und Diagnostik

Delinquenz ist aufgrund der eher juristisch-kriminologischen Definition per se noch nicht notwendigerweise eine psychiatrische Diagnose. Sie wird dies erst durch entweder Annahmen zur Persönlichkeit des delinquenten Jugendlichen einschließlich typischer psychosozialer Entwicklungsbedingungen oder durch biologische und psychopathologische Korrelate, die zugleich eine disponierende Funktion für die Entwicklung von Delinquenz bekommen können. So kann dissoziales und delinquentes Verhalten als eine Manifestationsform einer **Persönlichkeitsstörung** betrachtet werden, wobei bestimmte theoretische Konzepte diese Störung sogar in neurophysiologischen Defiziten zu begründen versuchen. Ein entsprechendes **Antisozialitätssyndrom** mit impulsivem und aggressivem Verhalten, Alkohol- und Drogenmißbrauch, fehlender Arbeitsbindung, Schulschwänzen, Verkehrsdelikten etc. läßt sich tatsächlich vor allem bei älteren, wiederholt auffällig gewordenen Jugendlichen finden.

Die Vorläufer liegen oft in impulsivem und aggressivem Verhalten in der Kindheit und beeinträchtigen die Prognose durch eine zunehmende Akkumulation delinquenter Handlungen im Verlauf der Entwicklung. Unterschiede ergeben sich weniger aus der Art, als aus dem Ausmaß der Delikte. In den angloamerikanischen Kulturen und in der Forschungsliteratur wird dabei (mit Auswirkung für die Klassifikation in der ICD-9) eine Differenzierung zwischen einer sozialisierten und einer nicht-sozialisierten Form der Delinquenz vorgenommen. Unter der **sozialisierten Form** wird die Bandendelinquenz verstanden, wo Jugendliche in Orientierung an den Normen und Regeln der Subkultur handeln, welche im Widerspruch zu denen der Allgemeinheit stehen. Bei der **nicht-sozialisierten Form** der Delinquenz handelt es sich um Jugendliche, die unabhängig von der Situation aggressiv und impulsiv handeln, in der Gruppe unpopulär sind und häufig verstimmt, unzufrieden und unglücklich wirken. In der Realität vermischen sich diese beiden Typen oft, wobei das Phänomen der Bandendelinquenz im deutschsprachigen Kulturkreis weniger häufig als in den angloamerikanischen Ländern zu beobachten ist. Eine andere, vielleicht klinisch eher wertvolle Unterscheidung differenziert zwischen der kleinen Anzahl **ausschließlich aggressiver Jugendlicher**, bei denen es gelegentlich zu gewalttätigen Handlungen kommt, und Jugendlichen, die eine **gemischt aggressiv-antisoziale** Symptomatik zeigen.

Bei einer generellen Zurückhaltung im Umgang mit der Diagnose einer **Persönlichkeitsstörung** im Kindes- und Jugendalter, welche in ihrer statischen und etikettierenden Funktion der Entwicklungsdynamik in dieser Phase des Lebens wenig gerecht wird, darf die Jugendpsychiatrie jedoch nicht negieren, daß es Fälle mit einem anhaltenden Antisozialitätssyndrom im Jugendalter gibt. Der Klarheit der empirischen Evidenz entspricht jedoch nicht im gleichen Ausmaß die theoretische Begründung und Ableitung. So ist beispielsweise die von Eysenck vorgenommene Ableitung der Delinquenz aus den Persönlichkeitsdimensionen Extraversion und Neurotizismus nicht widerspruchsfrei bestätigt worden. Andere Persönlichkeitskorrelate der Delinquenz wie Aggressivität, Impulsivität, niedrige Frustrationstoleranz, unterdurchschnittliche Intelligenz sind zu wenig spezifisch, als daß sie die Ableitung der Delinquenz ausschließlich aus der Persönlichkeit sichern könnten. Auch die bei Jugendlichen weniger gut als bei erwachsenen Delinquenten untersuchten psychophysiologischen Auffälligkeiten wie die verminderte autonome Reaktionsbereitschaft oder die postulierten Lerndefizite aufgrund verminderter zentraler Aktivation müssen nicht notwendigerweise genetische oder konstitutionelle Defizite sein, sondern könnten auch die Folge chronischer Belastungen aus der Umwelt darstellen.

Unabweisbar wird die klinische Zuständigkeit der Jugendpsychiatrie ferner, wenn man sich die **biologischen und psychopathologischen Korrelate** der Jugenddelinquenz vor Augen führt. Diese Zusammenhänge sind in jüngster Zeit durch systematische Forschung noch einmal belegt und hinsichtlich der Bedeutsamkeit unterstrichen worden. Jugendliche Delinquenten haben in der **Anamnese** bei entsprechend sorgfältiger Erfassung häufiger Krankenhausaufenthalte einschließlich Notfallbehandlungen sowie häufiger Verletzungen, Unfälle und Behandlungen wegen nicht-chronifizierender Krankheiten. Bei schwer Delinquenten lassen sich gehäuft perinatale Risikofaktoren, Kopf- und Gesichtsverletzungen sowie körperliche Mißhandlung nachweisen. Auffälligkeiten des **neurologischen Status**, des **EEG** und auch eine positive Anamnese für eine **Epilepsie** treten nachgewiesenermaßen gehäuft auf.

Zu den **psychiatrischen Korrelaten** gehören sowohl Hyperaktivität und Aufmerksamkeitsdefizite wie auch präpsychotische Bilder, gekennzeichnet durch gedanklich-assoziative Auflockerung und Beeinträchtigung des logischen Denkvermögens. Wenngleich das Vollbild schizophrener Psychosen äußerst selten ist, so können doch paranoid-halluzinatorische Symptome gerade bei schwer Delinquenten beobachtet werden, die dann nicht selten bereits ein- oder mehrmals psychiatrisch behandelt worden sind. Dabei können enge Beziehungen zu einem Drogenmißbrauch bestehen. Ferner sind spezifische Lernstörungen, insbesondere schwere Lese-Rechtschreibstörungen häufig, die mit dem Grad der Delinquenz eng korrelieren.

Schließlich wird unter dem Begriff der **neurotischen Delinquenz** der individuelle Versuch verstanden, in der delinquenten Handlung ein Bedürfnis zu artikulieren, bei gleichzeitiger Unfähigkeit, sich der Umwelt anders zu vermitteln. Das Delikt wird zum Ausdruck für verdeckte Probleme wie z. B. die Suche nach Anerkennung und Bewunderung. Oft ist die delinquente Handlung dann so angelegt, daß der Jugendliche identifiziert wird, und bekommt somit den Charakter eines Hilferufes. Beipielsweise werden die Eltern durch Polizeikontakt und Anzeigenstellung zur Auseinandersetzung mit ihrem Kind gezwungen oder es werden Hilfsmaßnahmen auf diesem Wege in Gang gesetzt. Diese Funktion des delinquenten Aktes kann bei oberflächlicher Motivlosigkeit geradezu diagnostische Funktion bekommen. Die Entwicklung derartiger Jugendlicher unterscheidet sich von den bisher dargestellten typischen Formen eher durch weniger auffällige Familienverhältnisse, wenngleich Beziehungsstörungen bestehen mögen und die Jugendlichen mit einer neurotischen Delinquenz psychopathologisch eher durch Isolation, Verlustgefühle und depressive Verstimmung gekennzeichnet sind.

Auch die Bezüge der Jugenddelinquenz zu **familiären Faktoren** macht die klinische Zuständigkeit der Jugendpsychiatrie deutlich. Bedeutsam ist nicht nur die typischerweise vorliegende familiäre Disharmonie mit schweren Partnerbeziehungsstörungen – also die Atmosphäre des sogenannten „broken home" – und späterer Trennung, die Modellwirkung von abweichenden Verhalten und Kriminalität bei anderen Mitgliedern der Familie, sondern auch die oft ausgeprägte Psychopathologie bei den Eltern, die von Hyperaktivität über Dissozialität bis zu schizophrenen Psychosen reichen kann.

Entsprechend differenziert muß sich die jugendpsychiatrische **Diagnostik** bei der Untersuchung jugendlicher Delinquenter auf eine Vielzahl von Aspekte erstrecken, wobei die Untersuchung häufig die Form einer gerichtlich in Auftrag gegebenen Begutachtung annimmt. Aus diesem Umstand resultiert eine besondere Verantwortung des untersuchenden Kinder- und Jugendpsychiaters. Demzufolge muß die Untersuchung über Anamnese und Exploration alle bedeutsamen Bedingungsfaktoren wie auch die aktuelle Psychopathologie sorgfältig erfassen. Im Rahmen der **Familienanamnese** ist angesichts der Möglichkeit einer hereditären Belastung nach schizophrenen und affektiven Psychosen, Hyperaktivität, Alkoholismus und Epilepsie zu fragen. Aber auch ein hirnorganisches Psychosyndrom, z. B. bei einem gewalttätigen Vater, kann bedeutsam sein. Hier ist der in der Psychopathologie des Erwachsenenalters erfahrene Kinder- und Jugendpsychiater in einer sehr viel günstigeren Position der Beurteilung der elterlichen Persönlichkeit als z. B. der psychologische Begutachter, dem entsprechende Erfahrungen fehlen.

Bei der Erhebung der **Eigenanamnese** sollte einerseits allen Risikofaktoren Aufmerksamkeit geschenkt werden, welche die Entwicklung des zentralen Nervensystems beeinträchtigen können. Andererseits muß der Akzent ganz besonders auf den vielfältigen Problemen der Familien liegen. Beide Dimensionen können insofern in eine – meist potenzierende – Wechselwirkung treten, als ungünstige biologische Ausgangsbedingungen durch ein belastendes soziales Umfeld nicht kompensiert werden. Mangelndes Gesundheitsbewußtsein, schlechte Kooperation und fehlende Wahrnehmung von Therapie- und Hilfsangeboten können so im Zusammenhang mit familiärer Disharmonie und sozioökonomischen Benachteiligungen negativ auf ein (vor)geschädigtes Kind einwirken, dessen Adaptation auf diese Bedingungen sich dann schließlich in Form von Dissozialität und Delinquenz äußert.

Im Zentrum der kinder- und jugendpsychiatrischen Diagnostik bei der Delinquenz steht die **Exploration** des Jugendlichen bzw. Kindes. Hier muß gerade bei der Begutachtung sowohl das Ausmaß der Vertraulichkeit wie auch der Offenlegung von Befunden und Informationen gegenüber Gericht und Ämtern dargelegt werden, wenn sich eine vertrauensvolle Beziehung entwickeln soll. Natürlich variiert damit auch die Rolle des Jugendpsychiaters, wenn er im Rahmen der Begutachtung oder als ausschließlich klinisch tätiger Arzt untersucht. Zugleich befindet er sich in einer Situation, wo dem Jugendlichen bzw. dem Kind eventuell wenig von seinem dissozialen und delinquenten Verhalten bewußt ist. So werden Gewalttätigkeiten gegenüber Dritten inner- und außerhalb der Familie eher weniger als die eigene Befindlichkeit in Form von Traurigkeit und Verlassenheitsgefühlen kommuniziert. Andererseits ist es der Jugendliche selbst, der allein seine subjektiven Erfahrungen, Gefühle, Handlungen und Zustände authentisch beschreiben kann. Den Eltern bleiben z.B. Bewußtseinspausen oder halluzinatorische Phänomene möglicherweise ebenso verborgen wie sie eventuell wichtige Ereignisse wie Stürze oder Autounfälle vergessen. Nur der Jugendliche selbst kann Auskunft über den Bewußtseinszustand, z.B. im Falle von Gewalttätigkeit, geben. Entsprechend differenziert muß die Exploration erfolgen.

Konkrete Fragen müssen sich auf die Affektkontrolle, die Fähigkeit der Verhaltenssteuerung, den Einfluß von Alkohol und Drogen, die Erinnerungsfähigkeit und den Bewußtseinszustand richten und dabei versuchen, sowohl die Umstände der delinquenten Handlung(en) - insbesondere bei gewalttätigen Akten – wie auch die allgemeine Persönlichkeitsentwicklung zu erfassen. Dabei muß der Untersucher sich darüber im klaren sein, daß er z.B. die Orientierung, die Merkfähigkeit und das Gedächtnis sowie das Vorliegen produktiver Symptome nur beurteilen kann, wenn er die Exploration bewußt auf diese Aspekte zentriert, zumal das äußere Erscheinungsbild oft trügt. Fragen nach halluzinatorischen Symptomen, Wahnideen und Bewußtseinsstörungen verlangen zugleich viel Sensibilität, zumal sie falsch gestellt entweder angstprovozierend sind oder aber vom Jugendlichen brüsk zurückgewiesen werden und damit die Beziehung zum Untersucher beeinträchtigen. So kann auch die Überprüfung des Kurzzeitgedächtnisses und der Aufmerksamkeit belastend werden, zumal sie möglicherweise an die gescheiterte Schullaufbahn erinnert.

Die Exploration sollte in der Regel durch **psychologische Testuntersuchungen** ergänzt werden. Dabei liefert die Intelligenzuntersuchung nicht nur Aufschluß über das allgemeine kognitive Niveau, sondern eventuell auch Hinweise auf Wahrnehmungs- und Aufmerksamkeitsstörungen, die gegebenenfalls durch weitere neuropsychologische Tests objektiviert werden müssen. Ebenso können erweiterte Überprüfungen des Kurzzeitgedächtnisses erforderlich werden. Psychotische Symptome werden möglicherweise erst aufgrund bizarrer Formdeutungen bei projektiven Tests erkennbar. Da ganz allgemein psychotisches Erleben, Denkstörungen, Perseverationen und kognitive Defizite nicht notwendigerweise in der Exploration schon sichtbar werden müssen, kann die psychologische Testuntersuchung wertvolle Hinweise auf das Vorliegen hirnorganischer Psychosyndrome, Intelligenzminderungen und psychotischer Störungen erbringen. Darüber hinaus ist sie zur Erfassung spezifischer Lernstörungen unverzichtbar. Hier sollten die Lese- und Rechtschreibfertigkeiten ebenso wie das Rechenvermögen und gegebenenfalls weitere neuropsychologische Funktionen wie z.B. die akustische Differenzierungsfähigkeit, die visuelle Perzeption, sequentiell-analytische Fähigkeiten u.a. für die Erfassung spezifischer Lernstörungen (vgl. Kap. 13) wichtiger Funktionen erfaßt werden.

Bei einer derart sorgfältigen Untersuchung des delinquenten Jugendlichen unter Berücksichtigung sowohl psychosozialer Belastungsfaktoren wie auch biologisch-organischer Risikoelemente ist die **neurologische Untersuchung** unverzichtbar. Auch hier fallen eher diskrete Abweichungen in Form von Reifungsdefiziten statt ausgeprägte Störungen auf. Derartige Befunde können Anlaß geben, die Anamnese noch einmal hinsichtlich neurologischer Erkrankungen einschließlich Unfällen, Bewußtseinsstörungen, Reaktionen auf Alkohol und Drogen, Wahrnehmungsstörungen etc. zu erweitern. Eine ergänzende **EEG-Untersuchung** ist bei Verdacht auf eine Epilepsie geboten, wobei der Befund allerdings zwischen den Anfällen unauffällig sein kann. Andererseits erfolgen die aggressiven Durchbrüche bei Jugendlichen mit psychomotorischer Epilepsie eher interiktal und scheinen durch das häufig paranoide Erleben dieser Patienten geprägt.

Ätiologie

Für die Ableitung der Jugenddelinquenz aus Bedingungselementen sind eine Vielzahl von Theorien der Soziologie, Psychologie, Pädagogik und Psychiatrie entwickelt worden. Für die kinder- und jugendpsychiatrische Modellbildung, die zugleich einen individuums- und handlungsbezogenen Ansatz beinhalten muß, ist die Feststellung bedeutsam, daß Delinquenz aus der Interaktion biologischer Vulnerabilitäten und sozialer Determinanten resultiert.

Wenngleich es den geborenen Delinquenten nicht gibt und nur eine kleine Anzahl jugendlicher Delinquenten schwere Auffälligkeiten zeigen, liegen doch Hinweise auf die Bedeutsamkeit **biologischer Vulnerabilitäten** vor. Hierzu zählen genetische Anteile bei schweren Formen der Delinquenz, wie Ergebnisse der Zwillings- und Adoptionsforschung vornehmlich bei Erwachsenen belegen. Hingegen gestatten die erweiterten Erkenntnisse über die soziale Entwicklung von Männern mit dem XYY-Syndrom, im Gegensatz zu älteren Anschauungen, keine Ableitung der Delinquenz aus chromosomatischen Anomalien und dabei insbesondere des Y-Chromosoms. Andere Belege für das Vorliegen eventueller biologischer Vulnerabilitäten sind in den verschiedenen hirnorganischen Schädigungen wie z.B. postenzephalitischen oder hirntraumatischen Zustandsbildern bei Delinquenten zu sehen. Hierzu können auch die episodischen, bisweilen mit dissozialen Akten einhergehenden Verstimmungszustände bei der Temporallappenepilepsie gezählt werden. Hinsichtlich der Wertigkeit prä- und perinataler Risikofaktoren ist – wie bereits dargelegt – zu berücksichtigen, daß diese nicht nur durch psychosoziale Belastungsfaktoren verstärkt zur Manifestation gelangen, sondern vor allem an der reifungsbedingten Kompensation gehindert werden. Schließlich kann in der stärkeren Belastung des männlichen Geschlechts mit Delinquenz nicht nur ein soziokultureller Faktor, sondern auch die neurohormonale Differenzierung des Gehirns gesehen werden, die das männliche Geschlecht nicht nur stärker vulnerabel für Dissozialität und Delinquenz, sondern auch für Hirnschädigungen und -dysfunktionen, Autismus, Hyperaktivität, spezifische Lernstörungen und Stottern sein läßt.

Angesichts der Tatsache, daß delinquente Jugendliche mehrheitlich psychopathologisch weitgehend unauffällig und auch frei von anamnestischen Belastungen der Gesundheit sind, kommt den **sozialen Bedingungsfaktoren** eine führende Rolle zu. Dabei handelt es sich oft um ein Bündel korrelierender und einander potenzierender Elemente. Im Kern steht die große, sozial oft deprivierte Familie, deren Mitglieder vielfach eine unterdurchschnittliche Intelligenz und Schulbildung aufweisen. Häufig ist ein Elternteil delinquent bzw. kriminell. Im Kontext ausgeprägter Partnerbeziehungsstörungen kommt es in einem allgemeinen Klima familiärer Disharmonie zur Vernachlässigung emotionaler Grundbedürfnisse, so daß keine stabilen Bindungen aufgebaut werden. Diesen Bedingungsanteil beschreibt der Begriff Verwahrlosung in seiner ursprünglichen Wortbedeutung in unübertrefflicher Prägnanz. Um diesen Kern intrafamiliärer Beziehungs- und Bindungsstörungen herum sind weitere Risikofaktoren wie Arbeitslosigkeit, geringe schulische und berufliche Qualifikation, begrenzter Wohnraum und städtische Ballungsräume gruppiert.

Ferner besteht eine enge Korrelation mit der unteren Sozialschicht bzw. sozialen Randgruppen, in denen dissoziale Akte möglicherweise weniger sanktioniert werden. Neben dem makrosoziologisch überformten Ursprungsort Familie stellt schließlich das System Schule eine wichtige Bedingungskomponente dar, zumal Schulen sowohl als Quelle wie auch als Ort der Zentrierung delinquenter Subkulturen betrachtet werden müssen. Hier kumulieren die Effekte von sozialer Benachteiligung, Lerndefiziten, dissozialen Modellen und Drogenkonsum in oft bestürzender Intensität.

Theorien zur Beschreibung der Wertigkeit der einzelnen Bedingungselemente neigen zur Betonung jeweils einzelner Faktoren. Sie bedürfen dabei der Ergänzung aus anderen Komponenten. So läuft jede genetische Theorie auf eine Interaktionshypothese hinaus, zumal trotz genetischer Exposition jeweils nur eine begrenzte Anzahl von Individuen auffällig bzw. manifest symptomatisch werden. Dementsprechend wird beispielsweise angenommen, daß biologische Faktoren nur dort eine ätiologisch starke Rolle spielen, wo die sozialen Bedingungen die Entwicklung von Delinquenz nicht begünstigen. Umgekehrt ist etwa auch eine Betonung des Modellernens im Sinne der sozialen Lerntheorie als ausschließlicher Erklärungsansatz unzureichend, weil viele delinquente Handlungen in Familien zu weit zurückliegen oder verdeckt erfolgen, so daß die Jugendlichen von diesen Ereignissen gar nichts wissen und dennoch delinquent werden.

Andere Theorien bleiben umstritten bzw. empirisch entweder ungenügend oder nur widerspruchsvoll untermauert. Dies gilt beispielsweise für die psychophysiologischen Konzepte, welche eine Hyporeaktivität des autonomen Nervensystems im Sinne einer konstitutionellen Variante annehmen, oder auch soziologische Theorien, die z. B. in alternativen Wertvorstellungen von Subkulturen die Ursache oppositionellen und dissozialen Verhaltens sehen. Letztere berücksichtigen ungenügend, daß individuelle Motive in Form von Befriedigung innerhalb der Gruppe, Entlastung von Langeweile und Spannung den Konflikt mit gesellschaftlichen Normen in der Regel deutlich übersteigen und bei einer allgemeinen Distanz Jugendlicher zu gesellschaftlichen Wertvorstellungen nur wenige delinquent werden, während andererseits die meisten delinquenten Jugendlichen keine Dauerkonflikte mit der Gesellschaft austragen, sondern eher sporadisch delinquent werden.

Therapie und Verlauf

Für die Behandlung delinquenter Jugendlicher und Kinder gilt allgemein, daß medizinische und psychiatrische Maßnahmen nur dort indiziert sind, wo begleitende Störungen diagnostiziert worden sind. So ist eine kompetente medikamentöse Therapie mit Antikonvulsiva bei Epilepsien und mit Neuroleptika bei Psychosen, nicht jedoch generell eine Psychopharmakabehandlung bei Delinquenz angezeigt. Insofern gelten spezifische psychiatrische Maßnahmen nur für einen sehr kleinen Teil psychiatrisch gestörter Jugendlicher mit einer Delinquenz. Entsprechend hat die Psychotherapie ihre Indikation bei den selteneren Manifestationen einer neurotischen Delinquenz. Ihre Möglichkeiten der Verhaltensbeeinflussung und -änderung sind deutlich geringer bei jugendlichen Delinquenten, deren Verhalten als Ausdruck einer sich verfestigenden Persönlichkeitsstörung bzw. einer chronifizierten Fehlentwicklung betrachtet werden muß.

Hier müssen schwerpunktmäßig psychologische, d. h. verhaltenstherapeutische, und pädagogische Maßnahmen ergriffen werden. Allgemeine Ziele sind eine Verbesserung der Beziehungsfähigkeit und sozialer Fertigkeiten einschließlich der Bewältigung von Konflikten, eine Entwicklung in Richtung auf ein realistisches und angemessenes Selbstkonzept, die Erarbeitung von Problemlösungsfertigkeiten, die Bearbeitung von Bildungs- und Ausbildungsdefiziten, die Ablösung von dissozialen Gruppen und Integration in Gruppen mit konformem Verhalten sowie die Entwicklung von Normorientierung und Gewissen. Diese vielfältigen Ziele können nicht durch eine einzelne Methode bei allen Delinquenten sichergestellt werden. Psychologisch-pädagogische Behandlungsprogramme müssen daher mit Formen der Sozialarbeit und Milieutherapie, der Gruppenarbeit und der Verhaltenstherapie sowohl in Form der Heimunterbringung wie auch der familienorientierten Einzelfallarbeit kombiniert werden. Angesichts der häufig schwer gestörten familiären Verhältnisse sollte allerdings bei der Planung der Maßnahmen nicht allzu lange mit der Unterbringung gerade von delinquenten Kindern, aber auch Jugendlichen in heilpädagogisch arbeitenden, gut strukturierten Heimen mit möglichst geringer Gruppengröße gewartet werden. Auf diesem Wege können die verstärkenden dissozialen Umwelteinflüsse oft eher kontrolliert und abgewendet werden.

Die **Verhaltenstherapie** hat eine Reihe von Strategien und Programmen zur Modifikation delinquenten Verhaltens entwickelt. Hierzu zählen z.B. Programme zur Verbesserung von Arbeits- und Sozialverhalten und zur Entwicklung von sozialen Fertigkeiten. Dabei spielen Techniken des Diskriminationslernens, des Modellernens, der Verhaltensformung und der Verstärkung eine gewichtige Rolle im Behandlungsprozeß. Diese Programme haben eine zunehmende Komplexität bekommen und lassen sich auch bei schwer auffälligen Jugendlichen mit Erfolg einsetzen. Als Beispiel sei das „modellunterstützte Rollentraining" (Steller u.a. 1978) genannt, das bei jugendlichen Strafgefangenen entwickelt und erprobt wurde. Einen umfangreichen Überblick über die Verhaltenstherapie bei der Jugenddelinquenz gibt Pielmaier (1979).

In Ergänzung zu den bereits genannten Methoden sind häufig **pädagogisch-fördernde Maßnahmen** einschließlich **funktioneller Therapien** bei spezifischen Lernstörungen notwendig. Ebenso ist die **Sozialarbeit** und **Elternberatung** in jeder Phase der Betreuung des Kindes bzw. Jugendlichen wichtig. Sie sollte auch in der Phase einer eventuellen Heimunterbringung fortgesetzt werden, um die gestörten Beziehungen innerhalb der Familie zu verbessern und damit die Rückkehrmöglichkeit des Jugendlichen in die Familie zu erhöhen. Entsprechend ist auch eine sozialpädagogische **Nachsorge** nach Heimentlassung unverzichtbar, um möglichen Rückfällen in delinquente Handlungen vorzubeugen.

Jugendliche mit einer Delinquenz bedürfen darüber hinaus einer anhaltenden Unterstützung und teilweise pädagogischen Führung durch die gesamte Adoleszenz hindurch und bisweilen bis in das junge Erwachsenenalter hinein. Insofern sind gestufte rehabilitative Maßnahmen mit zunehmender Eigenverantwortlichkeit in vielen Fällen günstiger als abrupt endende oder zeitlich befristete Interventionen ohne Anschlußmaßnahmen. Eine so verstandene längerfristige Behandlung und soziale Reintegration kann der Entwicklung ungünstiger Verläufe begegnen.

Glücklicherweise ist die **Prognose** der Jugendlichendelinquenz für die überwiegende Mehrheit trotz des im Vergleich zu anderen Störungen eher ungünstigen Verlaufs nicht notwendigerweise schlecht. Ab dem jungen Erwachsenenalter nimmt die Rate insbesondere der straffällig werdenden und verurteilten Täter deutlich ab. Die typische Karriere des delinquenten Jugendlichen weist ein oder zwei Eigentumsdelikte in der Adoleszenz und später keine weiteren Auffälligkeiten auf. Nur eine Minderheit setzt die Delinquenz fort und umgekehrt beginnt die Karriere eines beträchtlichen Teils erwachsener Krimineller bereits im Jugendalter, die dann meist sehr früh einsetzt und durch eine Vielzahl von Verurteilungen gekennzeichnet ist.

Allgemein steigt das Risiko für eine persistierende Delinquenz und Kriminalität mit der Intensität aggressiv-dissozialen Verhaltens im Kindesalter. Langzeituntersuchungen haben gezeigt, daß aggressiv-dissoziales Verhalten im Kindesalter in 28% der Fälle in dissoziale Persönlichkeitsstörungen und Entwicklungen im Erwachsenenalter überging, während dies nur für 2% der unauffälligen und 4% der emotional gestörten Kinder galt. Andererseits zeigten diese Nachuntersuchungen von Robins (1966) auch, daß 37% der früher im Kindesalter dissozialen Kinder eine Reihe emotionaler Störungen bzw. Symptome wie Angst, Depression und Konversionssymptome boten. Die jugendlichen Delinquenten mit Jugendgerichtsverhandlung wurden später in 6% als psychotisch diagnostiziert, und jene antisozialen Kinder, die nie vor einem Gericht standen, wurden später sogar zu 30% als psychotisch eingeschätzt. Trotz der möglichen Stichprobenabhängigkeit dieser Beobachtungen einerseits, die eine gewisse Relativierung der Zahlen möglich erscheinen lassen, und der Tatsache andererseits, daß diese Verläufe nur für besonders schwere Fälle gelten, kann festgestellt werden, daß normalerweise auch bei der Jugendlichendelinquenz mit zunehmendem Alter eine Besserung eintritt.

Literatur

Becker, W.C.: Spielregeln für Eltern und Erzieher. Lernprogramm zur Führung von Kindern auf verhaltenspsychologischer Grundlage. Pfeiffer, München 1974.

Farrington, D.P.: Measuring the natural history of delinquency and crime; Advances in the behavioral measurement of children. Volume 1. pp. 217-263. JAI Press, Greenwich 1984.

Hersov, L.A., M. Berger, D. Shaffer: Aggression and antisocial behavior in childhood and adolescence. Pergamon Press, Oxford 1978.

Innerhofer, P.: Das Münchner Trainingsmodell. Springer, Berlin-Heidelberg-New York 1977.

Lewis, D.O. (ed.): Vulnerabilities to Delinquency. MIP Press, Lancaster 1981.

Loeber, R.: Patterns and development of antisocial child behavior. In: Whitehurst, G.J. (ed.): Annals of Child Development. JAI Press, Greenwich 1985.
Loeber, R.: The stability of antisocial and delinquent child behavior: a review. Child Develop. 53 (1982) 1431-1446.
Loeber, R., T. Dishion: Early predictors of male delinquency: a review. Psychol. Bull. 94 (1983) 68-99.
Loeber, R., K.B. Schmaling: Empirical evidence for overt and covert patterns of antisocial conduct problems: a meta analysis. J. Abnormal Child Psychol. 13 (1985) 337-352.
Patterson, G.: Soziales Lernen in der Familie. Pfeiffer, München 1975.
Petermann, F., U. Petermann: Training mit aggressiven Kindern. Urban & Schwarzenberg, München-Wien-Baltimore 1978.
Pielmaier, H.: Verhaltenstherapie bei delinquenten Jugendlichen. Enke, Stuttgart 1979.
Remschmidt, H., W. Merschmann, R. Walter: Zum Dunkelfeld kindlicher Delinquenz. Eine Erhebung an 485 Probanden. Mschr. für Kriminologie und Strafrechtsreform 58 (1975) 133-153.
Robins, L.N.: Sturdy childhood predictors of adult antisocial behavior – replications from longitudinal studies. Psychol. Med. 8 (1978) 611-622.
Robins, L.N.: Epidemiological approaches to natural history research – antisocial disorders in children. J. Amer. Acad. Child Psychiat. 20 (1981) 566-580.
Steller, M., W. Hommer, H.J. Zienert: Modellunterstütztes Rollentraining. Verhaltensmodifikation bei Jugenddelinquenz. Springer, Berlin-Heidelberg-New York 1978.
Stewart, M.A.: Aggressive conduct disorder: a brief review. Aggressive Behavior 1 (1985) 323-332.
West, D.: Delinquency. In: Rutter, M., C. Hersov (eds.): Child Psychiatry. Modern Approaches. 2. ed. Blackwell, Oxford 1985.
Wolff, S.: Nondelinquent disturbances of conducts. In: Rutter, M., L. Hersov (eds.): Child Psychiatry. Modern Approaches. 2. ed. Blackwell, Oxford 1985.

18 Drogenabhängigkeit und Sucht

Das in der Menschheitsgeschichte tief verwurzelte Rauschbedürfnis zur Erweiterung von Bewußtsein, Sinneswahrnehmungen und Gefühlen hat immer wieder Menschen in die Abhängigkeit von Rauschdrogen geführt. Dabei haben bestimmte Epochen und Kulturen jeweils bestimmte Formen von Abhängigkeiten und Suchten hervorgebracht. Von diesen Entwicklungen sind Jugendliche und vereinzelt auch Kinder erst in der jüngsten Vergangenheit erfaßt worden. In den 70er Jahren kulminierte ein nahezu als endemisch zu bezeichnendes Experimentier- und Probierverhalten im Umgang mit Rauschdrogen unter Jugendlichen, das gegenwärtig zugunsten einer relativen Zentrierung auf einen Kern von heroinabhängigen älteren Jugendlichen und jungen Erwachsenen zurückgegangen ist. Bevor auf die typischen Formen der Drogenabhängigkeit und Süchte im Jugendalter eingegangen werden kann, sind einige Begriffserklärungen erforderlich.

Die in der Kapitelüberschrift aufgeführten Begriffe Abhängigkeit und Sucht werden weitgehend synonym gebraucht. Dabei stellt die Giftsucht (Toxikomanie), die immer von einer Vergiftung (Intoxikation) begleitet ist, eine Form einer stoffgebundenen Sucht dar. Nichtstoffgebundene Süchte sind z.B. die Spielleidenschaft und die Arbeitssucht. Die Sucht ist in erster Linie ein psychisches Problem, bei dem in der Regel bald sekundäre körperliche und soziale Folgen auftreten. Süchte haben einen eigengesetzlichen Ablauf mit fortschreitendem Verlust der Handlungsfreiheit und Kontrolle. Nach den Definitionskriterien der WHO sind sie durch ein unbezwingbares Verlangen zur Einnahme und Beschaffung des Mittels, eine Tendenz zur Dosissteigerung (Toleranzerhöhung), die psychische und meist auch körperliche Abhängigkeit von der Wirkung der Droge sowie die Schädlichkeit für den einzelnen und/oder die Gesellschaft gekennzeichnet.

Die kinder- und jugendpsychiatrisch wichtigsten Manifestationsformen sind die Drogenabhängigkeit, der Alkoholismus und die Schnüffelsucht. Über das Ausmaß einer neuen, nicht-stoffgebundenen Sucht, der Video- und Computerspielsucht liegen noch keine umfassenden Erfahrungen und Erkenntnisse vor. Sie gibt aber bereits zu Besorgnis Anlaß. Ein relativ neues Kapitel für die Kinder- und Jugendpsychiatrie stellen die Schädigungen dar, denen Kinder suchtkranker Eltern ausgesetzt sind. Sie werden abschließend in diesem Kapitel abgehandelt.

18.1 Drogenabhängigkeit

Definition, Klassifikation und Häufigkeit

Gemäß einer von der WHO 1964 formulierten Definition ist unter Drogenabhängigkeit ein Zustand psychischer oder psychischer **und** physischer Abhängigkeit von einer Substanz mit zentralnervöser Wirkung zu verstehen, die zeitweise oder fortgesetzt eingenommen wird. Dabei werden nach der eingenommenen Substanz sieben Typen unterschieden, nämlich der Cannabis-, der Halluzinogen-, der Amphetamin-, der Kokain-, der Barbiturat- bzw. Alkohol-, der Morphin- und der Khattyp. Während der Khattyp im mitteleuropäischen Kulturkreis weitgehend unbekannt ist, können alle anderen Typen auch hier beobachtet werden. Neben der Reinform dieser einzelnen Typen gibt es die Mehrfachabhängigkeit (Polytoxikomanie), die durch die wahllose gleichzeitige Einnahme verschiedener Substanzen, z.B. bei Beschaffungsproblemen, gekennzeichnet ist, sowie den Mehrfachmißbrauch, z.B. in der Anfangszeit einer Drogenkarriere bei Jugendlichen, die mit verschiedenen Substanzen nebeneinander experimentieren.

Repräsentative Zahlen zur Häufigkeit der Drogenabhängigkeit im Jugendalter sind aus verschiedenen Gründen nicht sicher zu ermitteln. Hierzu zählen Probleme der Falldefinition, der mangelnden Repräsentanz von Abhängigen in Zufallsstichproben angesichts von Strafandrohung und sozialer Desintegration bei chronifizierter Abhängigkeit sowie die Verzerrung aufgrund von Verfälschungstendenzen bei Befragungen. Die verfügbaren Daten aus Hospitalpopulationen sowie Polizeistatistiken stellen lediglich einen Ausschnitt im Sinne der öffentlich auffällig gewordenen Abhängigen dar. Tabelle 18-1 gibt Zahlen einer derartigen Polizeistatistik wider. Ihr kann entnommen werden, daß die Zahlen jugendlicher Abhängiger mit Rauschgiftdelikten zunächst bis 1971 innerhalb weniger Jahre sprunghaft angestiegen und seitdem kontinuierlich abgesunken sind. Eine in gleicher Weise

Tabelle 18-1: Polizeilich festgestellte Tatverdächtige in unmittelbarem Zusammenhang mit Rauschgiftdelikten (Polizeiliche Kriminalstatistik; ab 1974 einschließlich von Angaben der Bundeszollverwaltung). Aus: Keup, W.: Zahlen zur Gefährdung durch Drogen und Medikamente. Deutsche Hauptstelle gegen die Suchtgefahren, Informationsdienst 38 (1/2), Hamm (1985) 8–50

Jahr	Täter gesamt N	davon unter 14 Jahre (%)	davon 14–18 Jahre (%)	davon 18–21 Jahre (%)	(%)	unter 21 Jahren gesamt N	Erwachsene N
1963	733	–	0,3	2,3	2,6	19	714
1965	797	–	1,6	3,7	5,3	42	755
1967	1226	0,1	6,2	16,2	22,5	276	950
1968	1937	0,2	10,7	24,6	35,5	688	1249
1969	4405	0,1	17,2	30,5	47,8	2106	2299
1970	16188	0,4	27,5	39,4	67,3	10895	5293
1971	23200	0,5	28,9	39,6	69,0	16008	7192
1972	22607	0,3	24,0	39,9	64,2	14514	8093
1973	24015	0,3	18,7	40,1	59,1	14193	9822
1974	28935	0,3	16,7	37,6	54,6	15798	13137
1975	30959	0,2	13,3	36,4	49,9	15448	15511
1976	34075	0,1	10,4	34,1	44,6	15197	18878
1977	35876	0,2	10,4	33,7	44,3	15893	19983
1978	39962	0,1	9,4	30,5	40,0	16013	23949
1979	47258	0,1	8,4	28,5	37,0	17503	29755
1980	55447	0,2	8,9	27,4	36,5	20241	35206
1981	56388	0,2	9,8	27,6	37,6	21219	35169
1982	60671	0,1	8,8	25,8	34,7	21053	39618
1983	38145*	0,1*	8,1*	24,8*	33,0*		
1984	50398						

* nicht direkt vergleichbar wegen Umstellung der Datenbasis. Nur Baden-Württemberg, Hessen, Nordrhein-Westfalen, Niedersachsen.

Tabelle 18-2: Alters-Struktur der „Erstverbraucher" (Tatverdächtige, die erstmals als Verbraucher „harter Drogen" in Erscheinung traten). Quelle: BKA, 1985. Aus: Keup, W.: Zahlen zur Gefährdung durch Drogen und Medikamente. Deutsche Hauptstelle gegen die Suchtgefahren, Informationsdienst 38 (1/2), Hamm (1985) 8–50

Gruppe Btm	Gruppenanteil (%)	Ersttäter gesamt N	<14 Jahre (%)	14–<18 Jahre (%)	18–<21 Jahre (%)	21–<25 Jahre (%)	25–<30 Jahre (%)	30–<40 Jahre (%)	40+ Jahre (%)
Heroin	74,9	2770	–	5,3	20,9	35,0	27,0	10,9	0,9
Cocain	14,3	529	0,4	3,8	16,8	29,3	26,3	20,8	2,6
Amphetamin	4,0	147	–	3,4	25,2	35,4	23,8	11,5	0,7
Sonstige	6,8	253							
Summe N		3699	3	184	751	1246	989	474	52
(%)	100,0		0,1	5,0	20,3	33,7	26,7	12,8	1,4

kriminalpolizeilich ermittelte Aufstellung von tatverdächtigen Erstverbrauchern zeigt hinsichtlich der in Tabelle 18-2 dargestellten Altersstruktur, daß 5% der Konsumenten harter Drogen Jugendliche sind. Bei einer Erweiterung des Begriffs der Konsumenten auf alle Jugendlichen, die mindestens eine einmalige Drogenerfahrung berichten, ergibt sich, daß dies für etwa ein Fünftel bis ein Drittel aller Jugendlichen mit beträchtlichen regionalen Unterschieden zutrifft. Dabei haben Jungen häufiger Drogenerfahrung als Mädchen, während Mädchen in der Regel früher mit Drogen in Kontakt geraten. Die Sozialschicht ist insofern nicht unbedeutsam, als Gymnasiasten und Oberschüler weniger Drogenerfahrung haben als Berufsschüler.

Klinik und Diagnostik

Die **psychische Abhängigkeit** von der Droge äußert sich in einem unbezwingbaren Drang, mit der Einnahme der Droge fortzufahren und sie sich um jeden Preis zu beschaffen. Dies gilt für alle sieben Typen der Drogenabhängigkeit, während die **körperliche Abhängigkeit** mit symptomatischen Abstinenzerscheinungen beim Entzug bzw. Absetzen nur beim Morphintyp und beim Barbiturat-/Alkoholtyp auftritt. Letztere äußern sich in Form von Schmerzzuständen – z.B. Glieder-, Rücken-, Bauch-, Gelenk- und Nervenschmerzen – und starken vegetativen Symptomen in Form von Zittern, Frieren, Schweißausbrüchen, Speichelfluß, Nasenlaufen, Durchfall, Erbrechen und Übelkeit. Psychische Entzugserscheinungen manifestieren sich als Unruhezustände, Angst, depressive Verstimmungen, Suizidgedanken und Drang nach erneuter Drogeneinnahme.

Mit zunehmender kontinuierlicher Zufuhr der Droge gewinnt der Organismus allmählich die Fähigkeit, giftige Substanzen zu verarbeiten. Dieser organische Umstrukturierungsprozeß wird als

Tabelle 18-3: Synopse der wichtigsten Drogen und ihrer Wirkungen (Faust, Rothenbacher, Leutner 1981)

Wirksubstanz	Applikationsart	erwünschte Rauschwirkung	psychische Symptomatik	körperliche Symptomatik
Halluzinogene				
Haschisch und Marihuana				
Tetrahydrocannabinol (**THC**) 80 Derivate, seit 1967 auch synthetisierbar	geraucht, roh gekaut, als Hanföl getrunken, mit Wein, Speisen oder Süßigkeiten (Kuchen) vermischt, in den After eingeführt u.a.	wohlig leicht, schwerelos, zufrieden; Freude an Gespräch (bis zur Logorrhoe) und Bewegung (Tanzen); inhaltsloses Glücksgefühl, fröhlich, ausgelassen, unmotivierter Lachdrang; Entspannung und angenehme Mattigkeit; Schärfung der Sinneswahrnehmungen (Hören, Sehen, Geschmack sowie Tastempfinden); ggf. sexuelle Stimulation	mißtrauisch, reizbar, zerfahren; Gedankenabreißen; aggressive Durchbrüche; paranoide Reaktionen; depressive Verstimmungen; u. U. Weinkrämpfe und suizidale Impulse; Angst-Attacken, Erregungs- und Panikreaktionen; Ideenflucht; optische, akustische und haptische Halluzinationen; illusionäre Verkennungen; zeitliche und räumliche Desorientierung; Depersonalisation („ich bin nicht mehr ich"), Derealisation („alles so fern, unwirklich, weit weg…")	Konjunktivitis, evtl. Mydriasis, gesteigerte Nasensekretion, Uvulaschwellung und -rötung; Beeinträchtigung des Sehvermögens, Lichtempfindlichkeit, Tränenfluß, Lidflattern, Mundtrockenheit, Durst, Händezittern, Muskelzuckungen, Schwindel und Koordinationsstörungen; Kopfdruck oder gar Kopfschmerzen; Übelkeit, Erbrechen, krampfartige Oberbauchbeschwerden; Tachy- oder Bradykardie; Veränderung der Hautdurchblutung; unangenehme Mißempfindungen, Hyperthermie, Hypoglykämie; erhöhte Reflexbereitschaft; gelegentlich allergische Reaktionen
			Besonderheiten: Gefahr von Horror-Trip (Bad-Trip) und Flash-Back (Echo-Rausch, Nachhall-Psychose)	

Tabelle 18-3: Fortsetzung

Wirksubstanz	Applikationsart	erwünschte Rauschwirkung	psychische Symptomatik	körperliche Symptomatik
weitere Halluzinogene (Phantastika)				
LSD (Lysergsäurediäthylamid) **DOM** (Dimethoxymethylamphetamin) **ferner Psilocybin, Ololiuqui, Meskalin** u. a.	**LSD und DOM:** Lösung auf Zuckerstückchen oder Löschpapier; kleine, farbige, gepreßte Tabletten (Tape) oder blau-violette Würfelchen (Mini-Trips) **übrige Halluzinogene:** als synthetische Produkte ähnliche Verwendung **pflanzliche Substanzen:** jeweils spezielle Zubereitung	Intensivierung der Sinneswahrnehmungen, der geistigen Spannkraft, der schöpferischen Fähigkeit (wobei jedoch nur aktiviert werden kann, was schon vorhanden ist); unter günstigen Bedingungen kurzfristige Relativierung persönlicher Schwierigkeiten; Erhöhung des Selbstwertgefühls; Kaleidoskop-artige, ausgeprägte szenische Bilder; Verklärung banaler Eindrücke; Zerfließen von Raum und Zeit; Synästhesie (Musik in Farben, Bilder in Tönen, Töne in Bildern); u. U. sexuelle Stimulation	ähnlich wie bei Haschisch und Marihuana, nur ungleich stärker; mißtrauisch, reizbar, zerfahren; Selbstüberschätzung; Verlangsamung des Gedankenablaufs bis zur Ideenverarmung, geistiger Leistungsabfall; Wesensänderung; Denkstörungen; zeitliche und räumliche Desorientierung; Störung des Körperschemas; Gedankenabreißen; Erregungszustände bis zu aggressiven Durchbrüchen, Angst-Attacken bis zur Panikreaktionen, depressive Verstimmungen bis zu Suizid-Impulsen; paranoide Reaktionen; illusionäre Verkennungen, optische, haptische und akustische Halluzinationen; Depersonalisations- und Derealisationsempfindungen (s. o.), gelegentlich sogar Bewußtseinsstörungen mit delirantem Charakter u. a.	Schweißausbrüche, Hitzewallungen, Kälteschauer; Schwindel, Brechreiz, Erbrechen; Herzklopfen oder -rasen; skandierende oder verwaschene Sprache; Koordinationsstörungen; **bei höherer Dosis** sympathikomimetische Folgen wie Mydriasis, Tachykardie, Hypertonus, Temperaturerhöhung, Piloerektion, Steigerung der Eigenreflexe, evtl. passagere Hyperglykämie (Kombination von Drogen-Effekt und/oder Streß-Reaktion bei Angst-Attacken); **bei extrem hohen Dosen** Ataxie, spastische Paralysen, Bradykardie, Hypotonie, Gefahr der Atemlähmung; vereinzelt auch lebensbedrohliche komatöse Zustände mit sehr hohen Temperaturen und Krampfanfällen
			Besonderheiten: Gefahr von Horror-Trip und Echo-Psychose und besonders problematisch. Möglichkeit von Panikreaktionen und Kurzschlußhandlungen bzw. Verkennung der Situation (Sprung aus dem Fenster – Vogelfliegen –, von einer Brücke, vor ein Fahrzeug u. a.)	
Weckmittel (Psychoanaleptika, Psychotonika, Stimulanzien, Amphetamine)				
AN 1 (Amphetaminil) **Benzedrin** (Amphetamin) **Captagon** (Fenetyllin)	meist i.v. (auch aufgelöste Tabletten), ferner p.o. und Inhalation	Abnahme von Müdigkeit und Schlafbedürfnis; Zunahme von Energie, Phantasie und Konzentration;	nach Abklingen der Wirkung überwach, aufgedreht und müde zugleich; vermeintlich gesteigerte Einsichtsfülle;	Nystagmus, Mydriasis; Tremor, motorische Unruhe, Stereotypien;

Tabelle 18-3: Fortsetzung

Wirksubstanz	Applikationsart	erwünschte Rauschwirkung	psychische Symptomatik	körperliche Symptomatik
Weckmittel (Fortsetzung)				
Katovit (Prolintan) **Pervitin** (Methamphetamin) **Preludin** (Phenmetrazin) **Ritalin** (Methlyphenidat) **Rosimon-Neu** (Morazon) sowie **Schlankheitsmittel** z. B. Mirapront® (Phentermin) Regenon® (Amfepramon) u.a.m.		Steigerung der geistigen und körperlichen Leistungsfähigkeit sowie Vermehrung der Arbeitslust, leichte Euphorie, sexuelle Stimulation im Augenblick der Injektion schlagartiger orgastischer Lustzustand („Kick"), übergehend in einen „Flash" = erste Euphoriewelle, gefolgt von einem „Feeling" = körperliches Wohlgefühl	nervös, verstimmt, unruhig, fahrig, rastlos, gereizt bis aggressiv; ferner Angstzustände, unproduktive Überaktivität, Konzentrationsabfall, Ideenflucht, Depersonalisations- und Derealisationsgefühle, paranoide Ideen, illusionäre Verkennungen, akustische, haptische, vor allem aber optische Halluzinationen	pulsierender Kopfschmerz; Schwitzen, Erhöhung der Körpertemperatur; Anstieg von Puls- und Atemfrequenz, Blutdruckerhöhung (besonders Lungenkreislauf); Herzrhythmusstörungen, Hyperventilation **bei Überdosierung** ernstere Herz- und Kreislaufstörungen mit Gefahr von Kollaps (Doping), Herzversagen oder Gehirnblutung **durch unsterile Injektionstechnik** Thrombophlebitiden, Sepsis, Tetanus, Spritzen-Hepatitis u. a.
			Besonderheiten: „Speed-Trip" (Überdosis bis zum Ausnahmezustand, häufig Kombination von Amphetaminen und LSD), **„Speed-Run"** (wiederholte i.v.-Zufuhr bis zu 72 Stunden: restlos erschöpft, ausgebrannt, Zusammenbruch, Erschöpfungsschlaf u. a.), **„Speed-Ball"** (Kombination von Amphetaminen und Kokain bzw. Opiaten; Gefahr einer Amphetamin-Psychose mit selbst- und fremdgefährlichen aggressiven Durchbrüchen)	
Kokain				
	weißes, bitter schmeckendes Pulver, aufgelöst, getrunken, gespritzt, geraucht, gegessen oder geschnupft	Wohlbefinden; Überspielen von Hunger, Durst und Müdigkeit; inhaltsloses Glücksgefühl; gesteigerte körperliche und geistige Leistungsfähigkeit; subjektives Kraftempfinden;	müde, erschöpft, apathisch, ruhelos, Schlafstörungen; Angst-Attacken; Rededrang; ängstlich-gereizte Stimmung;	Mydriasis; Tremor; Reflexsteigerung; Beschleunigung von Puls- und Atemfrequenz; Blutdruck- und Temperaturanstieg;

Tabelle 18-3: Fortsetzung

Wirksubstanz	Applikationsart	erwünschte Rauschwirkung	psychische Symptomatik	körperliche Symptomatik
Kokain (Fortsetzung)				
		sexuelle Stimulation	illusionäre Verkennungen, optische, akustische und vor allem haptische Halluzinationen („Kokain-Tierchen", „Kokain-Kristalle unter der Haut" u. a.); krankhafte Beziehungsideen, dabei Gefahr starker Erregungszustände bei Verfolgungswahn mit Suizid-Neigung und (gefährlichen) aggressiven Durchbrüchen („Kokain-Wahnsinn")	Appetitlosigkeit, Verdauungsstörungen, Kachexie; Verlust der körperlichen Widerstandsfähigkeit; **bei Überdosierung** Blutdruckkrisen, Atemdepression, Krampfanfälle, Herzversagen, „Kokain-Kollaps", Koma
			Besonderheiten: Neigung zu asozialem oder gar kriminellem Verhalten (Gewalttaten im Rahmen paranoider Verfolgungsideen) sowie zu Erregungszuständen das Bild vom brutalen, aggressiven, erbarmungslosen Rauschgift-Süchtigen wird weitgehend vom kriminellen Kokain-Abhängigen geprägt	
Opiate				
Opium Roh-Opium, Rauch-Opium, **Morphin,** **Kodein,** Pantopon, Tinctura opii simplex, ferner **Morphin-Derivate,** wie Acedicon® (Thebacon), Dicodid® (Hydrocon), Dilaudid® (Hydromorphon), Eukodal® (Oxycodon), Heroin® (Diazethylmorphin), Cliradon® (Ketobemidon),	geraucht, geschnupft, getrunken, gegessen, inhaliert, gespritzt („fixen"), in den After eingeführt	unbeschwerte Ruhe, selige Zufriedenheit, gesteigertes Selbstbewußtsein; angstlösend, schmerzstillend, vor allem „orgastisches" Glücksgefühl	rasche Ermüdbarkeit, Rückgang der Aktivität; Konzentrationsstörungen; reduzierte Urteilskraft; Schuldgefühle, Gewissensbisse; Verlust des Selbstvertrauens; innere Vereinsamung (Suizid-Gefahr); Abstumpfung von Pflicht- und Taktgefühl, Nachlassen des Verantwortungsbewußtseins; kritikloses Nachgeben gegenüber kriminellen „Notwendigkeiten" (Dealen, Apothekeneinbrüche u. a.);	die früher wegweisende Trias (stecknadelkopfgroße Pupillen, Atemdepression sowie Koma) wird immer seltener; Grund: zunehmende Kombinationsneigung mit antagonistisch wirkenden Substanzen, die das klassische Vergiftungsbild verwischen; weitere Intoxikationssymptome: verwaschene Sprache; Zyanose, kalte Haut, Hypothermie; Bradykardie; abgeschwächte oder aufgehobene Eigenreflexe, u. U. Pyrami-

Tabelle 18-3: Fortsetzung

Wirksubstanz	Applikationsart	erwünschte Rauschwirkung	psychische Symptomatik	körperliche Symptomatik
Opiate (Fortsetzung)				
Dromoran® (Levorphanol), Dolantin® (Phetidin), Fortral® (Pentazocin), Jetrium/Palfium® (Dextromoramid), Polamidon® (Methadon), Valoron® (Tilidin) u.a.			**psychische Abstinenzsymptome:** Verlangen, ängstlich-gereizte Stimmung, rastlos, unruhig, fahrig, mißgestimmt, aggressiv u.a.	denbahn-Zeichen; Tonusverlust der Muskulatur; Obstipation; gelegentlich Krampfanfälle **körperliche Abstinenzsymptome:** Mydriasis; Gähnen; laufende Nase, Niesen; Tränenfluß; Schwitzen, Juckreiz, Gänsehaut; Muskelzuckungen; Hitzewallungen, Kälteschauer; Knochen- und Muskelschmerzen, Muskelkrämpfe; Hyperglykämie; Hypertonie; Hyperthermie; Tachykardie, Tachypnoe; Schlafstörungen; Übelkeit, Erbrechen, Abdominalkrämpfe, Diarrhö; spontane Ejakulation oder Orgasmus; fiebriges Aussehen; Schock; Tod im Kreislaufversagen (allerdings findet sich viel häufiger ein Entzug, der am ehesten mit einem leichteren bis mittelschweren grippalen Infekt zu vergleichen ist)

Aus: Faust, V., H. Rothenbacher, V. Leutner: Zur Diagnose der Rauschdrogen-Abhängigkeit. FdM-Tabellen für die Praxis Nr. 14/1981, Fortschr. Med. 99 (1981), 493–497

Toleranzerwerb bezeichnet. Er hat zur Folge, daß die Dosis gesteigert werden muß, um Wirkungen zu erzielen. Eine Synopse der wichtigsten Drogen, der Applikationsart sowie der psychischen und körperlichen Auswirkungen bei Abhängigkeit gibt Tabelle 18-3.

Die **psychopathologischen Phänomene** äußern sich als akuter oder protrahierter Rausch, als Intoxikation oder in Form von Psychosen. Der **Rausch** ist an die unmittelbare Wirkung der Droge gebunden und manifestiert sich typischerweise in Antriebssteigerung, Enthemmung und Euphorisierung. Diese Phase ist jedoch kurz und es schließen sich Ermüdung, allgemeine Verlangsamung und Erschöpfung an. Neben dem euphorischen und eventuell auch ekstatischen Erleben ist die Veränderung des Bewußtseins bedeutsam, die von Bewußtseinstrübung bis zu erhöhter Bewußtseinshelligkeit bei Amphetaminen und Kokain reicht. Im atypischen Rausch dominieren Angst, Panik, Unlust, Horrorgefühle, motorische Erregung und die Stimmung schlägt in Depression und Dysphorie um. Sofern die Bewußtseinsstörung das psychopathologische Bild dominiert, wobei die Intensität von der Benommenheit bis zur schweren Bewußtlosigkeit reichen kann, so liegt eine **Intoxikation** vor. Massive Intoxikationen überspringen das Rauschstadium. Im Gegensatz zu der produktiven Gestalt des Rauschs sind Intoxikationen stumpf. Mit zunehmender Dauer der Sucht nimmt der Anteil an Rauschzuständen ab, während der Anteil an Intoxikationen ansteigt. Im Zustand chronischer Intoxikation kommt es zu einer ausgeprägten Erlebnisverarmung. Sofern schließlich atypische Erlebnisstörungen auch nach Abklingen der Drogenwirkung anhalten, liegt eine drogeninduzierte **Psychose** vor. Dabei kann es sich sowohl um eine exogen bedingte organische Psychose oder – seltener – auch um eine durch Drogenmißbrauch ausgelöste schizophrene Psychose handeln. Im letzteren Fall ist der Mißbrauch möglicherweise als Selbstmedikation im Sinne des Versuchs der Abwehr der nahenden Psychose im Prodromalstadium entstanden.

Die typische **Entwicklung der Drogenabhängigkeit** im Jugendalter beginnt mit Haschisch als Einstiegs- und Umsteigedroge, der LSD und schließlich die intravenöse Anwendung von Weckmitteln und Opiaten folgen. In einer ersten Phase steht die Orientierung an der Gruppe im Vordergrund und es werden bestimmte Rituale für die Einnahme von Haschisch und LSD geteilt. Diese Phase wird als **Integrationsstadium** bezeichnet. Ihr folgt in einer zweiten Phase die Zunahme des Gebrauchs der Droge und des Übergangs auf stärker wirkende Substanzen. In diesem Stadium des **Kohäsionsverlusts** kommt es zur Auflockerung der Gruppenbeziehungen. Schließlich geht in der dritten Phase der Bezug zur Gruppe verloren, die Süchtigen vereinzeln und isolieren sich beim Übergang auf die harten Drogen (Opiate, Heroin). In diesem **Stadium der Desintegration** kommt es zur süchtigen Entgleisung, Kontrollverlust mit Beschaffungskriminalität und sozialem Abstieg. Nunmehr liegen die vielfältigen, in Tabelle 18-3 dargestellten psychischen Symptome - im Sinne eines amotivationalen Syndroms – sowie körperliche Symptome und Sekundärerkrankungen vor. Die betroffenen Jugendlichen wenden sich von der Familie ab, brechen Ausbildungen ab und leben entweder von Prostitution und Beschaffungskriminalität einschließlich Drogenhandel und/oder werden zu Sozialhilfeempfängern. Schließlich kann aus Überdosierung oder Sui-

Tabelle 18-4: Hinweissymptome auf Drogenabhängigkeit (Faust, Rothenbacher, Leutner 1981)

Psychische Symptome	
nervös, fahrig, gespannt, innerlich unruhig	unangenehme Träume, nächtliches Aufschrecken aus mitunter unruhigem, schweißnassem Schlaf
häufig unmotiviert unzufrieden, mißgestimmt bis vorlaut reizbar	**unausgeglichen,** nicht selten im Zwiespalt gleichzeitig bestehender, aber einander entgegengesetzter Gefühle, Wünsche, Vorstellungen, Absichten usw.
pessimistisch, resigniert, hoffnungslos bis hin zu ausgesprochen depressiven Verstimmungszuständen mit Weinen, hemmungslosem Schluchzen oder gar Weinkrämpfen; Hinweise auf Selbstmordgedanken oder mehr oder weniger heimliche, meist ohne Vorwarnung durchgeführte Versuche, sich etwas anzutun	bisweilen **zeitlich und örtlich desorientiert;** wirkt verwundert, betroffen, verwirrt, wie geistesabwesend; scheint mitunter durch den anderen hindurchzuschauen
plötzlich und unerwartet heiter-freundlich, zugewandt, kontaktfreudig, grundlos optimistisch oder gar euphorisch (inhaltsloses Glücksgefühl), mitunter auch unmotiviertes Kichern oder Lachen	**dumpfes Vor-sich-Hinbrüten,** ohne Reaktion auf Ansprache, oder Rededrang mit sprunghaft wechselndem Inhalt bzw. beharrlichem Haftenbleiben am begonnenen Thema
gleichgültig, lustlos oder gar teilnahmslos, bisweilen im Wechsel mit erregt-unruhiger, mehr oder weniger zielloser Betriebsamkeit	**Angstzustände oder -attacken** mit grundlos erscheinenden Unruhe- und Erregungszuständen sowie Panikreaktionen (plötzlicher Sprung aus dem Fenster, über das Brückengeländer, vor ein Fahrzeug u. a.)

Tabelle 18-4: Fortsetzung

empfindlich, leicht verstimmbar, rasch zu kränken; jäher Umschwung von gelassener Ruhe zu reizbarer Reaktion bis hin zu Erregungszuständen oder gar aggressiven Durchbrüchen, teils durch Schimpfen oder Toben, teils mit körperlicher Gewaltanwendung

Merk- und Konzentrationsstörungen, zunehmende Vergeßlichkeit

müde, matt, nicht belastbar, rasch zu erschöpfen, schwunglos; auffälliges, u. U. von Tag zu Tag wechselndes Leistungsniveau, nach und nach immer deutlicher werdender geistiger und körperlicher Leistungsabfall

dösig und schläfrig tagsüber, nachts vermehrt Schlafstörungen; gelegentlich auch nachts oder gar tagsüber erhöhtes Schlafbedürfnis bzw. tiefe, erschöpfungsbedingte Schlafzustände

berichtet verwirrt und verängstigt über optische, akustische, haptische Trugwahrnehmungen (**Halluzinationen**); gelegentlich Fehlwahrnehmungen von tatsächlich bestehenden Sinneseindrücken (**illusionäre Verkennungen**)

Klagen über das Gefühl, als sei man sich seiner selbst nicht mehr sicher (**Depersonalisation**) bzw. empfindet alles um sich herum so sonderbar fern, unwirklich, weit weg usw. (**Derealisation**)

Körperliche Auffälligkeiten

Relativ charakteristische („stichhaltige") Hinweise sind neben Rauschzuständen mit starker Benommenheit, Unsicherheit, torkelndem Gang, lallender Sprache, glasig-starrem Blick u. a.:

Einstichstellen nach Injektionsversuchen: meist Ellenbeuge (je nachdem, ob Rechts- oder Linkshänder mehr links oder rechts), manchmal unter den Ärmeln versteckt, manchmal ironisch als „Mückenstiche" deklariert, im fortgeschrittenen Stadium mitunter stolz oder gleichgültig zur Schau gestellt

ferner **Injektionsspuren** auf Handrücken, Vorderarm-Streckseite, später ausweichend auf die Venen von Finger- und Fußrücken, Unterschenkeln, schließlich Zunge (Unterseite), Fersen, Nase, Hautfalten zwischen Fingern und Zehen, Penis, Augenlider u. a.

als Folge unsteriler Injektionstechnik (mit Leitungswasser, Speichel, Kerzenflamme oder überhaupt nicht): Hyperpigmentierungen, Hämatome, narbige Hautveränderungen, Lymphödeme, Ulzera, Thrombosen und Thromboplebitiden („Rosenkranz": vielfach thrombosierte, verhärtete, derbe Gefäßstränge, mitunter mit Kohleeinsprengungen durch Ausglühen der Injektionsnadel)

ferner **Spritzenabszesse und Furunkel** (manche Fixer führen Rasierklingen und Antibiotika-Puder mit sich, um die Abszesse selbst eröffnen und behandeln zu können)

zu enge oder zu weite Pupillen, jeweils nicht den jeweiligen Lichtverhältnissen angepaßt; Klage über Sehstörungen

eingefallenes Gesicht, tiefliegende Augenhöhlen

Hautfarbe: grau-aschfahl, blaß oder bläulich verfärbt; Rötung der Augenbindehaut (hingegen selten Gelbfärbung, trotz häufig vorkommender Spritzen-Hepatitis)

Atemwege: ständig laufende Nase (ohne Erkältung und Schnupfen); Klage über trockenen Mund; Raucherkatarrh, Bronchitis und Reizhusten (zumeist übermäßig starker Zigarettenkonsum), ferner geschwollenes und gerötetes Gaumenzäpfchen

Appetitlosigkeit (mit oder ohne Übelkeit und Gewichtsabnahme), zumindest unregelmäßige Nahrungsaufnahme; Widerwillen gegen manche Lebensmittel (insbesondere eiweiß- und mineralstoffhaltige: Fleisch, Fisch, bestimmte Wurstwaren); dafür zunehmendes Interesse an leichterer Kost, aber auch kohlenhydratreichen Nahrungsmitteln, wie Kuchen, Pudding, Joghurt, insbesondere Schokolade, Bonbons, gelegentlich sogar reinem Zucker; hier mitunter Appetitsteigerung oder gar Heißhunger

Bevorzugung von gesüßten Getränken, wie Säfte und Cola, ferner Milch, ungern Mineralwasser

erhöhte Licht-, Lärm- und Schmerzempfindlichkeit (letzteres im auffallenden Widerspruch zu den z. T. schmerzhaften Injektionen, s. o.)

Flimmern vor den Augen, Schwindelzustände, unsicherer oder torkelnder Gang

Übelkeit, Brechreiz, Erbrechen, Magenbeschwerden (von leichtem Druck bis zu schweren Krämpfen); Durchfall und Obstipation; Gewichtsabnahme bis zur Abmagerung

Herzbeschwerden: Herzsensationen aller Art (nicht zuletzt durch Endokarditis und Myokarditis nach Verschleppung infektiösen Materials bei unsauberer Injektionstechnik)

Bradykardie, mitunter vermindert auf wenige Züge pro Minute

Hautausschläge, Kratzspuren durch Filzläuse, Milben, Wanzen u. a.

Tätowierungen, Narben

Geschlechtskrankheiten, Pilzerkrankungen

Gebiß: ungepflegt und schadhaft; Schleifspuren durch Aufeinanderpressen und Knirschen der Zähne im Drogenrausch

allgemeine und erschreckend rasche **Voralterung**

Tabelle 18-4: Fortsetzung

Psychosoziale Auffälligkeiten

Erlöschen früherer Interessen; Nachlassen der beruflichen und schulischen Leistung (in den geisteswissenschaftlichen, vor allem aber naturwissenschaftlichen Fächern); häufig Fehlzeiten

Desinteresse an früheren Hobbies (Lesen, Musik, Sport, kulturelle Veranstaltungen u. a.), die entweder pauschal abqualifiziert oder kommentarlos aufgegeben werden

Kontaktverlust, sowohl was Eltern und weitere Familienangehörige als auch den Freundeskreis anbelangt;

Abnahme der sozialen Anpassung und Vernachlässigung der Kleidung oder gar der Körperpflege, selbst auf schärfere Vorhaltungen oder entsprechende Sanktionen nicht reagierend (hat jedoch nichts mit den spezifischen Modeströmungen zu tun, mit denen man sich bewußt vom üblichen „bürgerlichen" Geschmack abheben will)

zunehmende pauschale Ablehnung von Elternhaus, Schule, herrschender Gesellschaftsordnung ohne ausreichende Begründung, dafür aber in überheblich-intolerantem oder reizbar-aggressivem Ton

wachsende Neigung, sich kritiklos fremden („fortschrittlichen") Einflüssen zu öffnen und diese Neigung zu Isolation (Kontaktaufnahme schließlich nur noch zur Beschaffung neuen „Stoffs")

unkritischer, meist schlecht geplanter **Freiheitsdrang,** „Räuberromantik", vor allem im Sinne unorganisierten Weglaufens

unbegründete Änderung früherer Verhaltensweisen und Gewohnheiten

unversöhnlich, resentimentgeladen, ausfallend oder auch bisweilen ohne tiefergehende Überzeugung zu verteidigen

Tendenz, die Umgangssprache dieser Altersstufe durch einen gezielten **„Drogen-Jargon"** zu erweitern oder abzulösen.

Abgleiten in die Kriminalität: Neigung zu Notlügen, kleineren, schließlich zunehmenden Diebereien (z. B. Geld oder Schmuck der Eltern!) bzw. Unterschlagungen; schließlich Dealen (Drogen-Handel) oder schwerwiegendere kriminelle Delikte (z. B. Apothekeneinbrüche, Gewaltanwendung bei Beschaffung oder Handel mit Drogen u. a.)

Auffällige Gebrauchsgegenstände

Silberpapierfetzen (zur Verpackung von Haschisch, Marihuana, LSD)

gepreßte oder verkrümelte Klümpchen von roter, schwarzer oder grüner Farbe; getrocknete und zerriebene Blüten und Blätter (z. B. Haschisch und Marihuana), Pulver

kleine farbige, gepreßte Tabletten oder blau-violette Würfelchen (LSD); Löschpapier; Zuckerstückchen; Tabletten aller Art mit leeren Medikamentenkapseln oder Röhrchen

Spritzenbestecke und Injektionsnadeln; blutige Papiertaschentücher im Papierkorb, zu Stricken gedrehte Handtücher und Gürtel (zum Abstauen der Venen, bei fortgeschrittenen Fixern ist dies jedoch nicht mehr nötig) u. a.

im weiteren Substanzen, die an sich in einem Haushalt nicht sinnlos, für den Gebrauch eines Jugendlichen jedoch eher ungewöhnlich erscheinen:
Milch- und Traubenzucker, Stärke, Talkum, Hautpuder, Mehl, Gewürze, alter Kaffee oder Tee, Blumenerde usw., mit denen Gebrauchsdealer ihre Vorräte mischen oder „strecken", um durch Handel ihren eigenen Bedarf zu decken

gefährlich: Verwendung von Ziegelsteinmehl, Spachtelmasse, geröstetem Zucker oder gar Giftstoffen, die bewußt oder unbewußt eingesetzt werden (z. B. Schwefelsäure als LSD-Lösung, Natriumzyanid als Heroin usw.)

nicht zu vergessen der berühmte (verbogene) **Löffel** mit rußiger Unterseite, mit dem über einer brennenden Kerze entsprechende Substanzen aufgelöst werden

findet sich eine **Briefwaage,** die ansonsten im Haushalt keine Funktion mehr hat, erhebt sich der Verdacht, daß der Betreffende handelt und damit seinen Stoff abwiegt

charakteristischer penetranter Geruch von verbrannten Stricken, Tannennadeln, Gras oder Heu (Joint = Haschisch- oder Marihuana-Zigarette bzw. -Pfeife), mitunter auch überdeckt durch das Abbrennen von Räucherstäbchen, die jedoch zusammen mit dem Kerzenkult auch bei Nicht-Konsumenten immer beliebter werden

in entsprechenden **Diskotheken, Gaststätten, Restaurants, Cafés** zunehmender **Diebstahl von Löffeln** (s. o.), vermehrtes Aufsuchen der Toilette (um dort zwischendurch ungestört „einen Schuß zu setzen") sowie steigende Nachfrage nach Zitronenschnitzen (Zitronensaft fördert die Auflösung des Heroins in Wasser)

Aus: Faust, V., H. Rothenbacher, V. Leutner: Zur Diagnose der Rauschdrogenabhängigkeit. FdM-Tabellen für die Praxis Nr. 13/1981, Fortschr. Med. 99 (1981), 457–460

zid – etwa in Form des „goldenen Schusses“ bei Heroinfixern – der Tod resultieren.

Die **Diagnostik** muß den vielfältigen, in Tabelle 18-4 dargestellten Hinweiszeichen in Form psychischer Symptome, körperlicher Auffälligkeiten, psychosozialer Auffälligkeiten und auch auffälliger Gebrauchsgegenstände ihre Aufmerksamkeit widmen. Angesichts der Verleugnungshaltung von Drogenabhängigen wird sich die klinische Diagnostik der Urin- bzw. Serumanalyse zum Nachweis von Drogen bzw. Metaboliten bedienen. Wegen der multiplen körperlichen Symptome und Schädigungen ist eine differenzierte internistische Diagnostik erforderlich. Die psychiatrische Diagnostik dient nicht nur der Erhebung des aktuellen psychopathologischen Bildes, sondern auch der Abschätzung von Möglichkeiten der Behandlung und längerfristigen Rehabilitation.

Ätiologie

Zur Erklärung der Drogenabhängigkeit sind verschiedene Theorien und Modelle mit Betonung biologischer, psychologischer und sozialer Aspekte entwickelt worden. In biologischen Konzepten werden z.B. genetisch festgelegte Prägungen, die sich auf Ergebnisse der Zwillings- und Adoptionsforschung stützen können, oder neurophysiologische, neuropharmakologische oder biochemische Eigentümlichkeiten der Drogenabhängigkeit betont. Psychologische Modelle unterstreichen je nach theoretischer Provenienz in unterschiedlicher Akzentsetzung charakteristische Persönlichkeitsmerkmale und -entwicklungen in jeweils bedeutsamen sozialen Kontexten und soziologische Theorien sind z.B Modellen über abweichendes Verhalten und seine sozialen Determinanten verhaftet. Keines der Modelle ist erschöpfend in seinem Erklärungswert, und selbst das Konzept der multifaktoriellen Genese enthält wahrscheinlich wiederum auch nur Teilelemente, die noch keine hinreichende Ableitung der Drogenabhängigkeit gestatten.

Dieses **multifaktorielle Modell** der Ätiologie muß neben genetischen Faktoren ferner individuelle, soziale sowie kulturelle Faktoren und schließlich die Eigenentwicklung der Substanzen berücksichtigen. Unter den **individuellen Faktoren** sind Persönlichkeitsstrukturen insofern bedeutsam, als ängstlich-verschlossene und sensitive Persönlichkeiten unter den Drogenabhängigen dominieren. Oft stellt der Drogenmißbrauch am Anfang der Drogenkarriere einen Versuch der Selbstbehandlung von Angst, Hemmung, Kontaktschwäche, Stimmungslabilität und vereinzelt auch endogener Psychosen, insbesondere schizophrener Psychosen dar. Andere individuelle Motive mögen aus dem Wunsch nach mystischer oder intellektueller Erweiterung der Persönlichkeit mit Suche nach neuen Inhalten und Zielen oder aus dem Bedürfnis nach Gruppennähe, Lustgewinn oder aber der Abkehr von einer belastenden Realität stammen. Das Jugendalter als eine entwicklungspsychologisch eher für Krisen determinierende Phase stellt den Hintergrund für diese vielfältigen individuellen Motive dar. Sie werden ergänzt durch **soziale Bedingungselemente**. Diese sind gerade bei Jugendlichen insofern bedeutsam, als Drogenabhängige dieser Altersgruppe häufig aus sozial schwachen bzw. multipel belasteten Familien mit Disharmonie, Partnerbeziehungsstörungen der Eltern und anderen Zeichen des „broken home“ stammen und in ihrer Entwicklung Bindungs- und Beziehungsstörungen sowie Deprivationserfahrungen erlebt haben. Zugleich besteht angesichts dieser Entstehungsbedingungen ein enger Bezug zur Delinquenz. Darüber hinaus stellen **kulturelle Faktoren** insofern einen Rahmen für die Genese der Drogenabhängigkeit, als bestimmte Substanzen einerseits in einem bestimmten soziokulturellen Umfeld (z.B. Kokain unter Intellektuellen) oder in traditionell verankerten Konsumgewohnheiten gedeihen und andererseits kulturell-historische Veränderungen und Umwälzungen mit einer Zunahme von Belastungsfaktoren und Notwendigkeiten individueller Reorientierungen den Boden für Abhängigkeitsentwicklungen schaffen. Ohne letztere wäre das relativ junge Phänomen der Drogenabhängigkeit bei Jugendlichen in den letzten beiden Jahrzehnten schwer verständlich.

Schließlich haben die verschiedenen **Substanzen** eine **Eigenwirkung**, wie sich beispielsweise aus der Verminderung des Entscheidungsspielraums bei der Heroinabhängigkeit ableiten läßt. Hier schließt sich der Kreis ätiologisch bedeutsamer Faktoren auch insofern wieder, als die Substanzen auf **biologischer Ebene** z.B. die neurophysiologischen und biochemischen Prozesse der Erregungsleitung und Übertragung an den Synapsen der Nervenzellen verändern oder durch Enzyminduktion zu einer schnelleren Metabolisierung der Substanz und damit zum Toleranzerwerb führen.

Therapie und Verlauf

Die Behandlung und Rehabilitation von Drogenabhängigen macht ein integriertes Versorgungssystem für stationäre und ambulante Therapiemaßnahmen erforderlich. Während Notfälle, Entgiftung und Entwöhnung an die stationäre Therapie unter sorgfältiger medizinischer Überwachung gebunden sind, können Teile der Beratung und längerfristigen Rehabilitation auch ambulant realisiert werden. Die Therapie der körperlichen Begleiterkrankungen kann je nach den Umständen sowohl stationäre wie ambulante Maßnahmen erforderlich machen. Psychosen bei Drogenkonsumenten erfordern die Unterbringung auf geschlossenen psychiatrischen Stationen, um sowohl Drogenfreiheit wie auch eine neuroleptische Therapie sicherzustellen, die später durch weitere therapeutische Elemente ergänzt wird.

Die Basis eines jeden Therapieansatzes besteht in vollständiger Abstinenz und die Ziele liegen in der sozialen Verselbständigung und eigenständigen Lebensführung. Die methodischen Ansätze zur Erreichung dieser Ziele lassen sich in medikamentöse, psychotherapeutische und soziotherapeutische Vorgehensweisen einteilen. Die **medikamentösen Ansätze** haben ihren Hauptstellenwert in der Phase des klinischen Entzugs und der Entgiftung, wobei Tranquilizer (z.B. Diazepam) und einzelne Neuroleptika zum Einsatz kommen. Gegenüber der Methode der öffentlich finanzierten Erhaltungsprogramme - z.B. mit opiatähnlichen Substanzen wie Methadon - wird von einigen Experten wegen der sich entwickelnden körperlichen Abhängigkeit, des Toleranzerwerbs mit Entwicklung toxischer Dosen, der fehlenden Beeinflussung der Polytoxikomanie, der fehlenden Aufarbeitung von Konflikten und der begrenzten Effektivität eine eher ablehnende Position eingenommen. Andere Substanzen wie die Opiat-Antagonisten, welche die Morphinrezeptoren blockieren, haben ihre Indikation ebenfalls eher in der Therapieeinleitung bzw. -unterstützung.

Psychotherapeutische Behandlungsansätze stammen aus verschiedenen schulischen Orientierungen. Während die psychoanalytische Therapie mit hohen Abbruchquoten verbunden ist, kann Verhaltenstherapie aufgrund ihrer Problemorientierung über Konditionierung, Modellierung und kognitive Umstrukturierung dem ziellosen Verhalten von Abhängigen entgegenwirken. Die Aufarbeitung lebensgeschichtlicher Zusammenhänge kann über klient-zentrierte Gesprächspsychotherapie oder Gestalttherapie erfolgen. Einen zentralen Stellenwert nehmen gruppenpsychotherapeutische Methoden wie z.B. das Psychodrama ein, weil damit innerhalb der Gruppe der Abhängigen Konflikte aktualisiert und durchgearbeitet werden können, wobei die Methode zugleich Möglichkeiten des Ausagierens auch bei geringer Verbalisierungsfähigkeit bereitstellt.

Zu den Ansätzen der **Soziotherapie** gehören schließlich sowohl die klassischen Methoden der Beschäftigungs- und Ergotherapie sowie der Sozialarbeit wie auch vor allem die Arbeit der Selbsthilfegruppen. Dieses Prinzip der Selbsthilfe hat geschichtlich seinen Ausgang bei der Bewegung der Guttempler und Anonymen Alkoholiker genommen. Heute werden durch Selbsthilfemodelle, wie z.B. das von „Synanon", zentrale Beiträge zur langfristigen Rehabilitation von Drogenabhängigen geleistet. Im Kontext der Drogenabhängigkeit im Jugendalter sind Elterngruppen von großer Bedeutsamkeit, zumal die Abhängigkeit sich im sozialen Umfeld der Familie zum Teil entwickelt und auf diese zurückwirkt. Zusammenfassend machen die gravierenden Folgen der Drogenabhängigkeit bei Jugendlichen eine polyprofessionelle Therapie von erfahrenen Therapeuten und Pädagogen erforderlich. Hierfür sind spezielle Versorgungssysteme erforderlich.

Der **Verlauf** der Drogenabhängigkeit läßt sich in etwa drei gleich große Gruppen einteilen. Ein Drittel erreicht sowohl Drogenfreiheit wie auch soziale Stabilität ohne bedeutsame Rückfälle. Ein weiteres Drittel ist nach Entzug und Entgiftung weiter rückfallgefährdet und bedarf einer längerfristigen Rehabilitation von ein bis zwei Jahren in speziellen therapeutischen Gemeinschaften. Schließlich ist ein letztes Drittel von zunehmender sozialer Desintegration, Persönlichkeitsdepravation, Invalidität und Tod bedroht.

18.2 Alkoholismus

Definition, Klassifikation und Häufigkeit

Unter dem Begriff des Alkoholismus lassen sich der im Jugendalter häufige Alkoholmißbrauch und die in diesem Lebensabschnitt noch seltene Alkoholabhängigkeit zusammenfassen. Folgt man der Definition im DSM-III, die im Gegensatz zur ICD-9 die Differenzierung zwischen Mißbrauch und Abhängigkeit aufrecht erhält, so ist der **Alkoholmißbrauch**

- durch täglichen Alkoholkonsum zur Aufrechterhaltung von Anpassungsbelastungen (z.B. in der Schule, unter Gleichaltrigen etc.) und die Unfähigkeit, mit dem Trinken aufzuhören,
- durch alkoholbedingte Beeinträchtigungen im sozialen und beruflichen Feld im Sinne von Intoxikationen, Fehlen am Arbeitsplatz und Auseinandersetzungen in Familie und Freundeskreis sowie
- durch eine Mindestdauer von einem Monat gekennzeichnet.

Unter einer **Alkoholabhängigkeit** versteht das DSM-III neben den auch für den Mißbrauch gültigen Kriterien des pathologischen Alkoholkonsums oder der Beeinträchtigung im beruflichen bzw. sozialen Feld die Toleranzentwicklung oder Entziehungserscheinungen. In Analogie zu anderen Drogen bedeutet Toleranzerwerb auch hier, daß erwünschte Effekte nur durch eine Dosissteigerung erzielt werden können. Toleranzentwicklung und Entziehungserscheinungen – z.B. in Form vegetativer Symptome – sind Zeichen eines chronischen Alkoholismus.

Das Wesen des Alkoholismus kann in der Unfähigkeit zur Kontrolle des Alkoholkonsums vor Eintritt des Vollrauschs bzw. zur vollständigen Enthaltsamkeit gesehen werden. Mit Jellinek können fünf Alkoholikertypen unterschieden werden, die sich auch bei Jugendlichen finden lassen:

- Der **Alpha-Alkoholiker** trinkt in Konfliktsituationen zur Erleichterung; es liegen Zeichen einer

beginnenden psychischen Abhängigkeit, jedoch kein Kontrollverlust vor.
- Der **Beta-Alkoholiker** trinkt periodisch bei besonderen Gelegenheiten übermäßige Mengen; eine psychische oder körperliche Abhängigkeit fehlt.
- Beim **Gamma-Alkoholiker** liegen deutliche Zeichen einer psychischen Abhängigkeit mit Kontrollverlust und später auch eine körperliche Abhängigkeit vor.
- Der **Delta-Alkoholiker** ist ein Gewohnheitstrinker, der einen bestimmten Blutalkoholspiegel ohne Rausch und Exzesse bei starker körperlicher Abhängigkeit und wenig psychologischen Auffälligkeiten aufrecht erhält. Abstinenz ist hier nicht mehr möglich. Der gewohnheitsmäßige Alkoholkonsum von Jugendlichen kann in diese Form des Delta-Alkoholismus münden.
- Als **Epsilon-Alkoholiker** wird der sporadische Trinker mit episodischem Kontrollverlust bezeichnet.

Diese Typologie ist hinsichtlich der Manifestation von Alpha-, Gamma- und Delta-Alkoholismus bei Jugendlichen bedeutsam. In Anlehnung an diese Typologie sind von Gruner für den **Jugend-Alkoholismus** vier Typen vorgeschlagen worden:
- Der primäre Rauschtrinker als der Prototyp des jugendlichen Alkoholikers mit Bedürfnis nach rauschhaftem Erleben bei primär auffälligen Persönlichkeiten mit Angst, Unsicherheitsgefühlen, depressiven Verstimmungen und Kontaktstörungen, wobei der Alkohol der Verbesserung des Kontaktes und der Kommunikation dienen soll.
- Der beginnende Gewohnheitstrinker (Delta-Alkoholiker), der stark unter dem Einfluß von Umgebung und sozialen Trinkgewohnheiten steht.
- Von ursprünglichem Drogenmißbrauch auf Alkohol umgestiegene Jugendliche. Hierfür können Beschaffungsprobleme, Strafängste, negative Drogenerfahrungen oder auch eine kritische Distanz zu Drogen bestimmend geworden sein.
- Die polyvalent Süchtigen (Polytoxikomanen), die neben Drogen auch übermäßig Alkohol zu sich nehmen.

Die **Häufigkeit** des Alkoholismus ist dadurch gekennzeichnet, daß sich unter den 1,5 Millionen Alkoholikern in der BRD – d.h. bei 4% der Bevölkerung - 300 000 Frauen (20% der Alkoholikerpopulation) und 150 000 Jugendliche (10% der Alkoholkranken) befinden. Dabei machen Mädchen nur ein Fünftel der jugendlichen Alkoholiker aus. Auch unter Jugendlichen kann mit einer Prävalenz von 4% Alkoholabhängiger gerechnet werden.

Klinik und Diagnostik

Die klinische Symptomatik des Alkoholismus reicht von der Alkoholintoxikation – dem einfachen Rausch - über die seltenen Formen eines abnormen Rausches bis zum chronischen Alkoholismus. In der Regel ist der Alkoholismus im Jugendalter jedoch noch nicht so chronifiziert, daß es zum Alkoholdelir oder zu einer Alkoholhalluzinose, d.h. einer organischen Psychose kommt.

Psychopathologisch ist der **einfache Rausch** durch Euphorisierung, Antriebssteigerung und Enthemmung gekennzeichnet. Zugleich ist das Denken verlangsamt und es kommt zu Auffassungsstörungen und Kritiklosigkeit. Ferner bestehen Koordinationsstörungen, eine Verzögerung der Reaktionsfähigkeit und Störungen der Sprechmotorik. Jugendliche werden im Rausch schnell leichtsinnig und es kommt gehäuft zu Verkehrsdelikten oder anderen aggressiven Handlungen. Die Intensität des Rauschzustandes hängt von der Höhe des Blutalkoholspiegels ab. Die Verkehrsgefährdung beginnt bei 0,8‰, eine absolute Fahruntüchtigkeit bei 1,5‰ Blutalkoholspiegel.

Bei **abnormen Rauschzuständen** kommt es schon bei geringen Mengen von Alkohol und sehr schnell nach Aufnahme zu schweren Erregungszuständen, wobei im **komplizierten Rausch** im Sinne einer Intensivierung des einfachen Rauschs eine aggressive Gereiztheit, verbunden mit paranoiden Ideen und hysterischen Verhaltensweisen, bisweilen auch mit Suizidimpulsen, das Bild prägen. Der **pathologische Rausch** als die zweite Variante eines abnormen Rauschs ist durch eine delirante oder dämmrige Bewußtseinsstörung und den Verlust des Realitätsbezugs gekennzeichnet. Abnorme Rauschzustände sind seltene Ereignisse, die gleichwohl auch bei Kindern und Jugendlichen beobachtet werden können.

Zeichen eines **chronischen Alkoholismus** sind neben der Reizbarkeit und Stimmungslabilität Beeinträchtigungen der Leistungsfähigkeit in den Bereichen von Merkfähigkeit und Gedächtnis sowie ein zunehmender Abbau der Persönlichkeit mit sozialer und beruflicher Desintegration. Die Ausbildung eines chronischen organischen Psychosyndroms, das weitgehend irreversibel ist, steht schließlich am Ende der Entwicklung; sie ist allerdings im Jugendalter noch nicht zu beobachten. Gleichwohl ist der chronifizierte Alkoholismus bereits im Jugendalter vielfach von einer delinquenten Entwicklung begleitet. Zugleich kommt es zu multiplen körperlichen Symptomen, die von Herz-Kreislaufstörungen über Gastritiden mit Leberaffektionen bis zu neurologischen Ausfällen und Störungen (z.B. Polyneuropathie, Sensibilitätsstörungen, Tremor, Ataxie, Reflexausfälle) reichen.

Anlässe für den Mißbrauch von Alkohol können in vielfältigen **Motiven**, mit altersspezifischer Akzentuierung liegen. Diese reichen von individuellen Problemlösungsversuchen über intrafamiliäre Beziehungs- und Funktionsstörungen, Orientierung an Normen und Modellen der Gleichaltrigen bis zu soziokulturellen Faktoren, welche das Trinkverhalten prägen. Bedeutsam für die **Diagnostik** ist daher ein umfassender Untersuchungsansatz. Hier geht es zunächst um die Sicherung des Alkoholismus, d.h. den Grad der Abhängigkeit und das Ausmaß an sekundären Organschäden. Der im Anhang 18.1 wiedergegebene Kurzfragebogen für Alkoholgefährdete (KFA) dürfte auch im Jugendalter eine wertvolle diagnostische Hilfe für die Identifizierung von Verdachtsfällen darstellen. Zusätzlich ist ein ausführlicher psychiatrischer Befund erforderlich, der sich auf

- den individuellen Status,
- familiäre Beziehungen und Funktionen,
- Beziehungen zu Gleichaltrigen und
- bedeutsame Modelle und vorgegebene Einstellungen gegenüber dem Alkoholgebrauch im familiären und außerfamiliären Bereich in der jeweiligen Wertigkeit für den Jugendlichen,
- den Kontext zu dissozialen Verhaltensweisen und Delinquenz sowie
- den Mißbrauch anderer Substanzen im Rahmen einer polyvalenten Sucht erstrecken sollte.

Ätiologie

Die wissenschaftliche Diskussion über die Ursachen des Alkoholismus zentriert sich auf

- genetische Faktoren,
- Persönlichkeitsfaktoren und
- soziokulturelle Faktoren.

In neuerer Zeit sind Interaktionsmodelle dieser verschiedenen Faktoren nicht nur theoretisch postuliert, sondern auch in begrenztem Umfang empirisch geprüft worden. Sie bedürfen der Ergänzung durch den Faktor der Eigenwirkung des Alkohols, die weniger die Genese als die Chronifizierung des Alkoholismus erklärt.

Hinsichtlich der **genetischen Faktoren** ist zunächst der konstitutionelle Faktor des Geschlechts bedeutsam, zumal aus Familienstudien gut belegt ist, daß mit dem männlichen Geschlecht eine 4- bis 5mal höhere Alkoholismusrate verknüpft ist. Die Zwillingsforschung hat ferner eine bedeutsame höhere Konkordanz von eineiigen gegenüber zweieiigen Zwillingen hinsichtlich der Alkoholismusbelastung erbracht. Schließlich zeigen Adoptionsstudien, daß die Inzidenz für Alkoholismus auch bei Kindern von Alkoholikern, die frühzeitig in Adoption gegeben wurden, gegenüber adoptierten Kindern von Nicht-Alkoholikern bedeutsam erhöht ist. Eine erbliche Komponente besteht möglicherweise auch in den neuropsychiatrischen und -psychologischen Defiziten der Hyperaktivität, perzeptiv-motorischer Funktionen, des Gedächtnisses und sprachlicher Funktionen, die sich bei Söhnen von Alkoholikern finden und möglicherweise für Alkoholismus prädisponieren. Diese genetischen Faktoren repräsentieren allerdings nicht mehr als eine Vulnerabilität und bedürfen weiterer ergänzender Bedingungen.

Die Wertigkeit von **Persönlichkeitsfaktoren** läßt sich nicht sicher beurteilen, weil mehrheitlich keine prämorbiden Beschreibungen, sondern eher Persönlichkeitskorrelate vorliegen. Hierzu zählen Ich-Schwäche, niedrige Frustrationstoleranz, Impulsivität, Abhängigkeit und verschiedenste neurotische Züge und Symptome, während Depression und Dissozialität sicher eigenständige, lediglich häufig mit Alkoholismus koexistierende psychopathologische Phänomene sind. Auch die für den Alkoholmißbrauch im Jugendlichenalter geltenden **Motive** wie z.B. der Wunsch nach Angleichung an die Gleichaltrigen, der Versuch einer Lösung von intrafamiliären Beziehungskrisen, die Verwerfung von Verhaltensnormen, die Identitätssuche im Rahmen krisenhafter Entwicklungen in der Adoleszenz, die Lösung von Hemmung, Angst oder Depression und die Verbesserung der Befindlichkeit angesichts von Apathie, Langeweile und Leere sind sämtlich keine hinlänglichen ätiopathogenetischen Erklärungselemente. Insgesamt hat sich die Suche nach einer spezifischen Persönlichkeit des Alkoholikers als fruchtlos erwiesen. Ebenso sind die verschiedenen Motive für das Trinken bei Jugendlichen bei aller individuellen Bedeutsamkeit zu unspezifisch und spiegeln lediglich die relative Signifikanz des Entwicklungskontextes für die Entwicklung von abweichendem Verhalten allgemein wider.

Unter den **soziokulturellen Faktoren** sind neben dem Geschlecht, mit dem sich außer dem biologischen Aspekt auch geschlechtsspezifisch genormte Verhaltensweisen verbinden, die kulturelle Bewertung des Alkoholgenusses, das Alter, der Beruf, die Sozialschicht, die Subkultur und die religiöse Überzeugung bedeutsam. Während z.B. bestimmte Kulturen des Orients jeglichen Alkoholgenuß verbieten, wird in anderen sogar der Exzeß gebilligt. Männer sind jeweils in der Unterschicht und in der Oberschicht besonders gefährdet, während alkoholkranke Frauen eher aus höheren Sozialschichten stammen. Bestimmte Berufe, die mit der Produktion, dem Vertrieb oder dem Ausschank von Alkohol verbunden sind, stellen eine Gefährdung dar. Die soziale Akzeptanz, das Ausmaß industrieller Werbung und die leichte Verfügbarkeit machen es gerade Jugendlichen leicht, einen Alkoholmißbrauch zu entwickeln. Ferner ist die Familie nicht nur das spätere Opfer im Sinne einer Zerrüttung durch den Alkoholkranken, sondern sie trägt durch Disharmonie, Bindungsstörungen und mangelnde Versorgung auch zur Entwicklung zumindest des Alkoholmißbrauchs bei. Auch mit soziokulturellen Faktoren verbindet sich lediglich eine singuläre Dimension der Ätiologie im Sinne einer Exposition.

Einen höheren Erklärungswert als eindimensionale Ableitungen haben **Interaktionsmodelle.** Neuere Erkenntnisse haben phänotypisch identische, jedoch genotypisch verschiedene Formen des Alkoholismus aufgedeckt, von denen einige stärker genetisch, andere stärker umweltbedingt erscheinen. So wurde auf der Basis der Adoptionsforschung für den sogenannten Milieutyp gezeigt, daß bei leichtem Alkoholmißbrauch beider Eltern offensichtlich die postnatale Entwicklung die Intensität und die Häufigkeit des Trinkens bei adoptierten Söhnen bestimmt. Bei dem zweiten, selteneren Typ des an das männliche Geschlecht gebundenen Alkoholismus ergab sich ein Zusammenhang mit schwerem Alkoholmißbrauch und Kriminalität beim biologischen Vater bei gleichzeitig fehlendem Mißbrauch der Mutter. Hier war die postnatale Umwelt wenig bedeutsam. Ein dritter Typ beschreibt alkoholkranke Töchter von alkoholkranken Müttern unabhängig vom Alkoholismus des biologischen Vaters oder der Adoptiveltern. Bei dieser Form des matrilinearen Alkoholismus spielen wie beim Milieutyp Umweltfaktoren auch eine Rolle.

Die Schwäche dieser empirisch entwickelten Interaktionstypen liegt vorläufig noch in der geringen

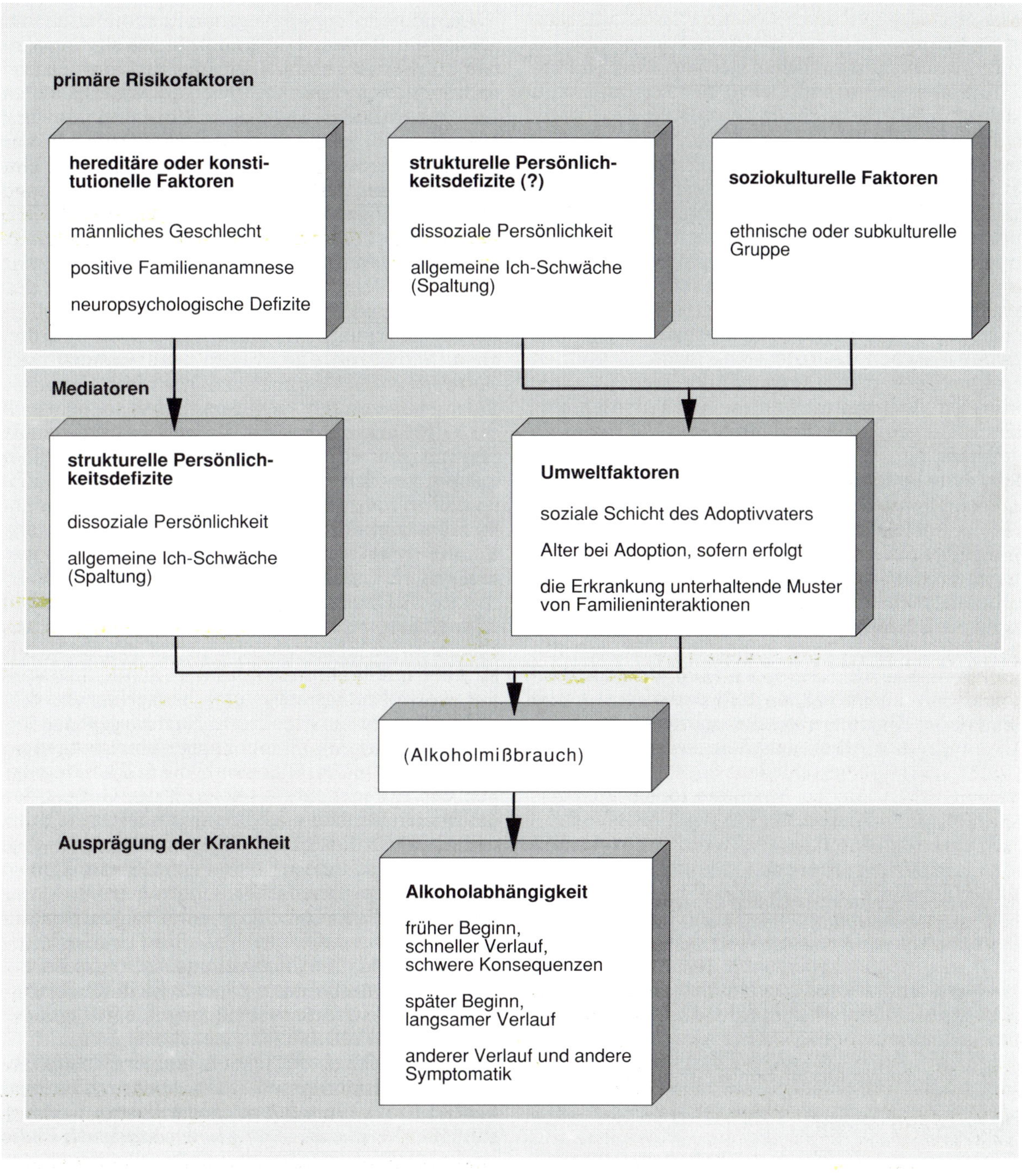

Abb. 18-1: Ein ätiologisches Modell des Alkoholismus (Donovan 1986)

Anzahl einbezogener Umweltfaktoren, der ungenügenden Berücksichtigung und Trennung von Persönlichkeitsmerkmalen gegenüber Umweltbedingungen sowie der Überbetonung des genetischen Risikos, das bei einem Drittel bis der Hälfte der Alkoholiker zumindest dahingehend nicht erfüllt ist, daß sie alkoholkranke Eltern haben. Auf der Basis einer kritischen Analyse der Literatur einschließlich dieses empirisch gebildeten Interaktionsmodells hat unlängst Donovan (1986) eine Modellbildung vorgenommen, die in Abbildung 18-1 dargestellt ist. Dieses Modell nimmt zwei Risikofaktoren, nämlich hereditäre und soziokulturelle als gesichert an, die nicht notwendigerweise getrennt sein müssen, zumal sie sich in der Familie verknüpfen. Sofern ein Defizit der Persönlichkeit vorliegt, handelt es sich am ehesten um eine allgemeine Ich-Schwäche, die sich im Abwehrmechanismus der Spaltung im Sinne fehlender Ambiguitätstoleranz, Impulsivität, intensiv ausgeprägter Affekte, widersprüchlichem Verhalten und alternierend in Abhängigkeit von anderen bzw. Abwertung anderer äußert. Dieses Phänomen der Spaltung ist jedoch nicht bei allen Alkoholikern in gesichertem Umfang zu sehen und könnte sowohl eine Folge des Alkoholismus wie auch der neuropsychologischen Defizite sein. Insofern können strukturelle Persönlichkeitsdefizite sowohl einen primären Risikofaktor wie auch einen Mediator darstellen. Die dissoziale Persönlichkeit könnte auch als ein Sonderfall einer allgemeinen Ich-Schwäche betrachtet werden.

Bestimmte Umweltbedingungen haben nachgewiesenermaßen Mediatorfunktion, wie z.B. die niedrige Sozialschicht des Adoptivvaters oder Familieninteraktionen, in denen der Alkoholkranke isoliert und in der Entwicklung fixiert und somit sein Trinkverhalten weiter verstärkt wird. Der Abhängigkeit geht immer der Alkoholmißbrauch voraus, welcher jedoch auch ohne die Risikofaktoren auftreten kann und deswegen in dem Schema in Klammern gesetzt wurde. Das für die Ableitung der Alkoholabhängigkeit entwickelte Modell verknüpft verschiedene ätiologische Faktoren mit verschiedenen Manifestationsformen des Alkoholismus. Dieses Modell wird bisher empirisch am besten durch den Typus des an das männliche Geschlecht gebundenen Alkoholismus ausgefüllt. Hier prädisponieren eine dissoziale Persönlichkeit und Alkoholismus beim biologischen Vater möglicherweise die dissoziale Persönlichkeit beim Sohn als Mediatorbedingung und definitiv den schweren und frühen Beginn des Alkoholismus beim Sohn, während mütterliche und umweltabhängige Faktoren unbedeutend sind.

Therapie und Verlauf

Die allgemeinen Ziele der Alkoholismustherapie gelten auch für Jugendliche. Während der Alkoholmißbrauch sich möglicherweise noch mit Methoden einer primären Prävention durch Informationen über Suchtkrankheiten und Beratungsmaßnahmen beeinflussen läßt, verlangt die Alkoholabhängigkeit nach einem integrierten, polyprofessionellen Versorgungskonzept mit kurz- und langfristigen Rehabilitationsmaßnahmen. Voraussetzung ist, daß der Alkoholkranke die Notwendigkeit einer Veränderung seiner Situation und seines Verhaltens erkennt, sich als hilfsbedürftig erlebt, angebotene Hilfen annehmen lernt, sich als alkoholabhängig begreift und die Abstinenzregeln annimmt.

Die längerfristig anzulegende Rehabilitation umschließt in einer ersten **Kontaktphase** eine sorgfältige diagnostische Abklärung der psychischen und organpathologischen Befunde sowie der sozialen Lebensumstände. In dieser Kontaktphase soll zugleich die Motivation für eine längerfristige Behandlung gelegt werden. Die anschließende **Entgiftungsphase,** welche stationär durchgeführt wird und sorgfältige internistisch-neurologische Kontrollen erforderlich macht, um die Abstinenzerscheinungen zu behandeln, zielt auf die Abstinenz gegenüber dem Alkohol. Gegen die durch den plötzlichen und totalen Entzug bedingten Abstinenzerscheinungen in Form von Übelkeit, Erbrechen, Schwitzen und Zittern wird Clomethiazol (Distraneurin®) eingesetzt. Der über Tage bis Wochen dauernden Entgiftungsphase schließt sich die **Entwöhnungsphase** an, in der eine dauerhafte Abstinenz erreicht werden soll. In dieser Phase müssen bei den jugendlichen Abhängigen begleitende sozio- und psychotherapeutische sowie ergotherapeutische Maßnahmen zur Persönlichkeitsstabilisierung und sozialen Rehabilitation beginnen. Hierfür sind auf diese Ziele und Aufgaben spezifisch ausgerichtete Versorgungseinrichtungen erforderlich, zu denen sowohl ambulante wie stationäre, wie Übergangseinrichtungen (z.B. Nachtkliniken und Wohnheime) zählen. Schließlich muß der Entwöhnungsphase eine längerfristige, d.h. sich über Jahre erstreckende **Nachsorgephase** folgen, zumal der Alkoholabhängige lebenslang rückfallgefährdet bleibt. Hier bieten die Selbsthilfegruppen der Anonymen Alkoholiker, der Guttempler, des Blauen Kreuzes u.ä. Vereinigungen Betroffenen wesentlichen Rückhalt. Dabei sind vollständige Abstinenz und die Anerkennung der Süchtigkeit im Sinne der „trockenen Alkoholiker" zentrale Merkmale der Identitätsbildung und Lebensbewältigung.

Der **Verlauf** des Alkoholismus ist bereits bei der Darstellung bestimmter Aspekte deutlich geworden. Die typische Entwicklung vollzieht sich über die **Prodromalphase** mit zunächst heimlichem Trinken und Räuschen, begleitet von einer sich allmählich ausbildenden psychischen Abhängigkeit über den Kontrollverlust mit sozialem Abstieg und persönlicher Vernachlässigung in der **kritischen Phase** mit schließlicher Einmündung in die **chronische Phase,** in der neben den charakteristischen Zeichen der Abhängigkeit Organveränderungen, Persönlichkeitsabbau sowie psychopathologische Symptome in den Vordergrund treten. Insgesamt ist die Prognose für die Alkoholabhängigkeit ungünstig. Es ist bisher nicht gelungen, mehr als 50% der Alkoholabhängigen dauerhaft zu rehabilitieren. Die insgesamt verkürzte Lebenserwartung geht in 10 bis 20% zu Lasten eines Suizids. Zu den sozialen Kosten gehören schwere Beeinträchtigungen der Familie und Angehöriger einschließlich der Folgen von Gewaltanwendung, Verkehrsdelikten sowie Dissozialität und Kriminalität. Insofern sind gerade gegenüber Kindern und Jugendlichen **präventive Maßnahmen** angezeigt. Hierzu zählen die pädagogischen Aufgaben der Informationsvermittlung, Begrenzungen der Verfügbarkeit und Veränderungen der gesellschaftlichen Bewertung des erhöhten Alkoholkonsums auf der Ebene der **Primärprävention** ebenso wie die durch hinlänglich informierte Fachleute vorzunehmende Frühdiagnose und Frühbehandlung als Maßnahme der **sekundären Prävention**, um möglichst wenig Spätfolgen als Aufgabengebiet der **tertiären Prävention** entstehen zu lassen.

18.3 Schnüffelsucht

Definition und Häufigkeit

Spätestens seit den 70er Jahren hat sich auch in Europa die Schnüffelsucht mit außerordentlich bedrohlichen individuellen Folgeschäden unter Kindern und Jugendlichen ausgebreitet. Dabei handelt es sich um den Mißbrauch von lösemittelhaltigen Industrie- und Haushaltsprodukten wie Klebstoffe und Klebstoffverdünner, Farb-, Lack- und Nitroverdünner, Nagellack und -entferner, Fleckentferner und Schnellreinigungslösemittel, verschiedene Sprays und Aerosole sowie verschiedene Gase und Benzin, um nur die wichtigsten Mittel zu nennen. Chemisch sind Substanzen wie Alkohol, Äther, Aceton, Benzol, Chloroform, Lachgas, Tetrachlorkohlenstoff, Toluol, Trichloräthylen u.a. in derartigen Produkten enthalten. Sämtliche Mittel sind frei zugänglich und legal erwerblich, so daß es praktisch kaum Möglichkeiten einer wirkungsvollen Primärprävention gibt, zumal Aufklärung und Information bei den oft noch sehr jungen Kindern bzw. Jugendlichen aufgrund sensationeller Darstellung in den Medien eher stimulierend wirken.

Die Standardmethode der Einnahme besteht in der Inhalation des Lösemittels aus einer kleinen Plastiktüte, wobei wie unter einer Narkosemaske tief über Mund und Nase eingeatmet wird. Auch die direkte Inhalation aus Dosen oder getränkten Lappen oder mit Sprühdosen direkt in Nase oder Mund wird praktiziert, wobei letztere ebenso wie die Methode, sich zusätzlich einen großen Plastikbeutel über den Kopf zu ziehen, zu lebensgefährlichen Wirkstoffkonzentrationen mit Erstickungsgefahr führen kann.

Die Schnüffelsucht ist hinsichtlich der **Häufigkeit** noch nicht hinlänglich erfaßt worden. Sie manifestiert sich oft schwerpunktartig in bestimmten Stadtgebieten, wo sie epidemischen Charakter bekommen kann. Mißbrauch von Schnüffelsubstanzen haben 8 bis 25% drogenerfahrene junge Menschen im Alter von 12 bis 24 Jahren und 2,6% der 17jährigen bei Befragung angegeben. Die starke Bindung an soziale Unterschichten beginnt sich aufzulösen. In jüngster Zeit gehören zunehmend auch Mädchen zu den Schnüfflern, wenngleich Jungen bis zu 10mal häufiger betroffen sind.

Klinik und Diagnostik

Am Anfang der Inhalation steht die gesuchte Euphorisierung, die wie eine Alkoholisierung wirkt. Mit Zunahme der Intoxikation kommt es zu illusionären Verkennungen, Veränderung der Farbwahrnehmung, akustischen Sinneswahrnehmungen und auch zu halluzinatorischen Erlebnissen, die häufig kleine bewegte Objekte betreffen. Die fortgesetzte Inhalation führt zu Gang-, Stand- und Bewegungsataxie, psychomotorischer Verlangsamung, Sprachstörungen, Nystagmen und Bewußtseinsstörungen, die einem Dämmerzustand ähneln. Zeichen einer Verwirrtheit sowie affektive Störungen mit Enthemmung und zunehmende Vertiefung der Bewußtseinsstörung – eventuell über die Somnolenz hinaus – schließen sich an. In der Regel besteht für die Phase der Intoxikation eine Amnesie.

Hinweise auf den Mißbrauch von Schnüffelstoffen können in Lösemittelgeruch in der Atemluft oder in der Kleidung bestehen, die allerdings beim Gebrauch von Gasen fehlen. Andere mögliche Zeichen sind Reizungen von Rachen und Konjunktiven sowie Hautirritationen um Mund und Nase. Intoxikationen im Haushalt sollten den Verdacht auf eine Schnüffelsucht aufkommen lassen. Die hohe Wirkstoffkonzentration macht Komplikationen außerordentlich häufig. Zu den **akuten Komplikationen** zählen Verletzungen, Unfälle und Selbstverstümmelungen im Stadium der akuten Intoxikation, Verbrennungen nach Explosionen - besonders beim Mißbrauch von Gasen -, akute Atemstörungen durch Aspiration von Erbrochenem oder Erstickung, Herzrhythmusstörungen und Herzstillstand mit der Folge einer Sauerstoffmindersättigung des Gehirns und schließlich zerebrale Krampfanfälle. Aus akuten Komplikationen können Todesfälle resultieren. Von den **chronischen Komplikationen** ist vor allem das Nervensystem mit Schädigung von Hirn, Rückenmark und peripheren Nerven betroffen. Es kommt zu schweren toxischen Enzephalopathien mit hirnorganischen Wesensveränderungen, Pyramidenbahnzeichen, Ataxien, Sprachstörungen und Nystagmen, zu Neuromyelopathien und zu Polyneuropathien. Einzelne Substanzen führen auch zur Schädigung von Leber, Niere und blutbildenden Organen.

Die Gruppe der Konsumenten läßt sich in Probierer, Gruppenschnüffler und chronische Einzelschnüffler einteilen. Schnüffelsubstanzen werden von Präadoleszenten ähnlich wie Nikotin und Alkohol probiert. In der Gruppe kann sich bereits ein regelmäßiger Mißbrauch mit Einmündung in Abhängigkeit entwickeln. Die abgesonderten chronischen Einzelschnüffler setzen den Mißbrauch bis in das Erwachsenenalter fort oder steigen vereinzelt sogar auf andere Substanzen um. Typische Umsteigedrogen wie Alkohol und Opiate werden eher von Probierern und Schnüffelgruppen gewählt. Später Opiatabhängige mit vorausgegangener Schnüffelsucht stammen häufig aus früh zerbrochenen Familien, haben häufig eine Heimkarriere hinter sich und beginnen in der Regel früh mit der Drogenkarriere. Wie bei allen Drogen entwickelt sich auch beim Schnüffeln ein Toleranzerwerb, so daß höhere Konzentrationen und eine oft über viele Stunden ausgedehnte Inhalation mit schweren Beeinträchtigungen aller sozialen Bezüge die Folge sind. Entsprechend bildet sich eine massive psychische Abhängigkeit aus, während körperliche Entzugserscheinungen fehlen.

Ätiologie

Für die Entstehung der Schnüffelsucht gelten ähnliche Bedingungen wie bei anderen Formen der Abhängigkeit. Besondere Akzente werden durch die oft schwer gestörten familiären Verhältnisse, aber auch durch die Gruppenkultur der Gleichaltrigen gesetzt, in der wie in Banden die Probierer in die Techniken der Inhalation und des Mißbrauchs eingewiesen werden. Neugierverhalten, Suche nach Stimulation und Anregung können jedoch auch bei äußerlich geordneten Verhältnissen Mittelschichtskinder zum Mißbrauch führen. Insofern ist die Sozialschichtbindung nicht absolut, wenngleich in der Mehrzahl der Fälle bedeutsam. In der Regel ist die Schnüffelsucht ein Hinweissymptom auf schwere familiäre Funktionsstörungen und individuelle Entwicklungskrisen. Letztlich tragen die freie Verfügbarkeit und die Vielzahl in Frage kommender Substanzen sehr wesentlich zu Mißbrauch und Abhängigkeit bei.

Therapie und Verlauf

Kinder und Jugendliche mit Schnüffelsucht bedürfen gemeinsamer rehabilitativer Bemühungen durch Ärzte, Pädagogen und psychologische Therapeuten. Gegenwärtig ist noch unklar, wie eine wirkungsvolle Primärprävention betrieben werden kann. Sicher ist, daß sensationelle Aufmachungen in der Presse mehr Nachahmung provozieren als Abschreckung leisten. Angesichts der Tatsache, daß es keine Entzugserscheinungen gibt, beschränkt sich das ärztliche Handeln in erster Linie auf eine sogfältige organpathologische und psychopathologische Diagnostik. Ansätze der medizinischen Behandlung von Folgeschäden erfahren vielfach ihre Grenze an der Irreversibilität der Symptome.

Insofern ist die Prognose der Schnüffelsucht - insbesondere mit zunehmender Chronifizierung und bei polyvalenter Sucht oder Wechsel auf andere Substanzen – außerordentlich ungünstig und besorgniserregend. Zunehmende soziale Isolation, Persönlichkeitsabbau und Invalidisierung können hier schon relativ früh als Folge des frühen Beginns der Sucht resultieren. Gefragt sind daher frühe Interventionen, die schwerpunktmäßig sozialpädagogisch begründet sein müssen und eine deutlich lenkende und Grenzen setzende Struktur implizieren. Spezielle Einrichtungen für diese Klientel fehlen vorerst noch, sind aber dringend erforderlich. Die gemeinsame Betreuung mit anderen Drogenabhängigen ist eher die Regel. Sie könnte sich wegen der anderen Altersstruktur und der möglichen Anreize zum Umstieg auf andere Substanzen als problematisch erweisen. Neben soziotherapeutischen Maßnahmen sollten individuelle psychotherapeutische Behandlungsansätze auf die jeweilige Indikation und Durchführbarkeit geprüft werden.

18.4 Kinder drogenabhängiger und süchtiger Eltern

Die zunehmende bzw. große Anzahl Drogenabhängiger schafft nicht nur für die Betroffenen selbst, sondern auch für die Umwelt erhebliche Belastungen und Probleme. Da sich Mißbrauch und Abhängigkeit vielfach in der Familie abspielen, sind Kinder und Jugendliche in besonderer Weise betroffen. Sie können mit unterschiedlicher Bedeutung für jeweils verschiedene Substanzen grundsätzlich

- genetisch,
- teratogenetisch, d.h. aufgrund der intrauterinen Exposition während der Schwangerschaft, und schließlich
- peristatisch, d.h. durch das Zusammenleben mit suchtkranken Eltern geschädigt werden.

Eine zunehmende Sensibilisierung für die Probleme dieser Kinder hat sowohl zu wissenschaftlichen Untersuchungen wie auch zu praktischen Bemühungen um diese Kinder geführt. Angesichts der Tatsache, daß vor allem Entwicklungsfunktionen betroffen sind, liegt damit eine besondere Aufgabe der Kinderpsychiatrie vor. Wegen der Häufigkeit des Alkoholmißbrauchs haben vor allem Kinder alkoholkranker Eltern besondere Aufmerksamkeit gefunden. Darüber hinaus liegen Erkenntnisse über die Auswirkungen von Cannabismißbrauch und Heroinabhängigkeit der Eltern auf das Kind vor.

18.4.1 Kinder alkoholkranker Eltern

Familienstudien bei Alkoholkranken haben die Beziehungen von elterlichem Alkoholismus und Hyperaktivität, dissozialem Verhalten und Delinquenz, Entwicklungsstörungen, emotionalen Störungen, Lern- und Leistungsstörungen bei Kindern und einer möglichen Einmündung wiederum in Alkoholismus im Jugend- und Erwachsenenalter in vielfältiger Weise belegt. Dabei können für einzelne Phänomene wie Hyperaktivität und Dissozialität sowohl genetische wie aber auch vor allem peristatische Faktoren im Sinne der Beeinträchtigung familiärer Funktionen bedeutsam sein, wobei in der männlichen Linie möglicherweise eher dissoziale Störungen vermittelt werden. Ursachen von schulischem Versagen können die bei den Kindern alkoholkranker Eltern beobachteten neuropsychologischen Defizite in Form von Störungen perzeptivmotorischer Funktionen, des Gedächtnisses, der Sprache, der Aufmerksamkeit oder der Intelligenz allgemein sein. Dabei ist offensichtlich der Alkoholismus der Eltern bzw. eines Elternteils bedeutsamer als andere Entwicklungsbedingungen wie z.B. die Sozialschicht. Emotionale Störungen entwikkeln sich hingegen vornehmlich als Ausdruck gestörter familiärer Beziehungen, so daß Kinder von rückfälligen bzw. chronisch alkoholkranken Eltern besonders gefährdet sind.

Einen besonderen Risikofaktor für die Entwicklung stellt die intrauterine Exposition gegenüber Alkohol dar. Kinder von alkoholkranken Müttern sind in Abhängigkeit von der Chronizität und Intensität des Alkoholismus geschädigt. Die Folgen reichen von diskreten Zeichen bis zum Bild des **Fetalen Alkoholsyndroms** (FAS) bzw. der **Alkoholembryopathie** (AE). Die Begriffe sind Synonyme und bezeichnen in der angloamerikanischen (FAS) und deutschsprachigen (AE) Literatur ein Mißbildungssyndrom, dessen Kernmerkmale in Tabelle 18-5 dargestellt sind. Bestimmend für die Diagnose sind die intrauterine und postnatale Wachstumsverzögerung, ein Mikrozephalus, die Beeinträchtigung der geistigen Entwicklung sowie ein typisches Erscheinungsbild aufgrund der sogenannten kraniofazialen Dysmorphie und anderer Mißbildungen. Die Ursachen der Schädigung durch den Alkohol liegen in teratogenen Mechanismen, die noch nicht bis in das letzte Detail aufgeklärt sind. Möglicherweise spielt die Chronizität des mütterlichen Alkoholismus eine zusätzliche Rolle.

Die Auswirkungen manifestieren sich neben der Dysmorphie vor allem in Beeinträchtigungen kognitiver Funktionen sowie einer teilweise recht charakteristischen Psychopathologie. Bei einer großen Zahl von Fällen resultiert eine bleibende Intelligenzminderung, die verschiedene Stufen einer geistigen Behinderung einnehmen kann. Das Ausmaß der Intelligenzminderung zeigt eine enge Beziehung zur Menge des in der Schwangerschaft aufgenommenen Alkohols. Weiterhin können auch

Tabelle 18-5: Symptome der Alkoholembryopathie

Kardinalsymptome
prä-/postnatale Dystrophie
Mikrozephalus
statomotorische/mentale Retardierung
Muskelhypotonie
Hyperaktivität
Kraniofaziale Dysmorphie
Auge
– Epikanthus
– Blepharophimose/Ptosis
– antimongoloide Lidachse
– Strabismus
– Myopie (selten)
Ohr
– Ohrdysplasie
Nase
– kurzer Nasenrücken
– Nasolabialfalten
Mund
– schmales Lippenrot
– hoher Gaumen/Gaumenspalte
Unterkiefer
– Retrogenie
Fakultative Symptome
kardiovaskuläre Störungen
– Herzfehler
– Hämangiome
urogenitale Fehlbildungen
– Genitalanomalien
• Hypospadie
• Klitorishypertrophie
– Steißbeingrübchen
– Nierenfehlbildungen
– Hernien
Skelettanomalien
– Handfehlbildungen
• Klinodaktylie
• Kamptodaktylie
• Nagelhypoplasie
• anomale Handfurchen
– Suppinationshemmung: Finger, Ellbogen
– Hüftluxation
– Trichterbrust

andere neuropsychologische Funktionen wie Wahrnehmung, Motorik und vor allem linguistische Faktoren beeinträchtigt sein. Die Entwicklung dieser Kinder weist multiple Verzögerungen ab der Neugeborenenperiode einschließlich Eß- und Gedeihstörungen, Krankheitsanfälligkeit sowie Verzögerungen der motorischen und sprachlichen Funktionen im Kleinkindalter auf. Psychopathologisch dominiert eine situationsunabhängige Hyperaktivität mit Aufmerksamkeitsdefiziten, welche die Alkoholembryopathie nahezu als Modellfall eines hyperkinetischen Syndroms erscheinen läßt. Relativ charakteristisch ist auch die hohe Zahl an Sprech- und Sprachstörungen in Form von Dyslalien und Stottern. Andere Auffälligkeiten bestehen in Eß- und Schlafstörungen, Stereotypien, Hörstörungen sowie Beziehungsproblemen und Phobien. Die Psychopathologie läßt sich zum großen Teil als ein organisches Psychosyndrom mit möglichen sekundären Folgen verstehen und wird stärker von dem Grad der morphologischen Schädigung als von Umgebungsfaktoren bestimmt.

Die Alkoholembryopathie ist damit nicht nur ein relativ häufiges Mißbildungssyndrom, sondern zugleich auch eine schwere Beeinträchtigung der Entwicklungsmöglichkeiten von Kindern. Eigene Verlaufsuntersuchungen haben gezeigt, daß schwer geschädigte Kinder behindert bleiben, während bei mittelgradiger und leichter Schädigung biologische Nachreifungs- und Kompensationsprozesse möglich sind. Trotz relativer Besserung bleiben die Schulentwicklungen ungewöhnlich häufig beeinträchtigt, zumal die Hyperaktivität zu persistieren neigt. Die biologische Maturation scheint für den Verlauf bedeutsamer als Faktoren der Umwelt zu sein. Gleichwohl bedürfen Kinder mit einer Alkoholembryopathie einer sorgfältigen Entwicklungsdiagnostik, um alle Möglichkeiten einer Frühbehandlung vornehmlich mit funktionellen Therapieformen auszuschöpfen.

Neuere Erkenntnisse zeigen, daß auch geringe Mengen an Alkoholkonsum während der Schwangerschaft Auswirkungen auf das Kind haben. Bereits das sogenannte soziale Trinken ohne Zeichen eines chronischen Alkoholismus führt dazu, daß die Neugeborenen unruhiger, hypoton und schlafgestört sind und schlechter saugen. Im Säuglingsalter können diskrete Minderungen von Entwicklungsleistungen und im Kleinkindalter sogar noch bleibende schlechtere Aufmerksamkeits- und Reaktionsleistungen auf den Alkoholkonsum in der Schwangerschaft bezogen werden.

18.4.2 Folgen des Cannabismißbrauchs

Gegenwärtig sind die Auswirkungen des Cannabismißbrauchs während der Schwangerschaft lediglich bei Neugeborenen untersucht. Trotz der Schrankenwirkung der Plazenta gehen die Cannabinoide auf den Fetus über. Entsprechend haben Mütter mit Haschischkonsum während der Schwangerschaft Kinder mit erniedrigtem Geburtsgewicht, einer verkürzten Schwangerschaftsdauer und Mißbildungen, die von Herzfehlern und anderen Organmißbildungen bis zu Minor-Anomalien reichen können. Das dysmorphe Bild ist weniger prägnant als bei der Alkoholembryopathie und tritt offensichtlich erst bei höheren Dosen auf.

Wenngleich gegenwärtig noch keine Langzeitstudien über die Entwicklung dieser Kinder unter besonderer Berücksichtigung von Entwicklungsfunktionen mit Einschluß von kognitiven, emotionalen und sozialen Faktoren sowie psychopathologischen Symptomen vorliegen, erscheinen die vorliegenden Erkenntnisse Maßnahmen einer primären Prävention im Sinne einer Warnung vor Cannabisgebrauch in der Schwangerschaft geboten erscheinen. Hohe Cannabisdosen sind sicher teratogen.

In diesem Zusammenhang sei angemerkt, daß Nikotin in der Schwangerschaft in einer Beziehung zu gemindertem Geburtengewicht steht; eine teratogene Wirkung ist nicht bekannt.

18.4.3 Folgen des Heroinmißbrauchs

Auch die Auswirkungen eines elterlichen Heroinmißbrauchs sind bisher nur hinsichtlich der intrauterinen Exposition gegenüber der Substanz untersucht worden. Während junge heroinabhängige Frauen – teilweise auch im Zusammenhang mit Beschaffungsprostitution – schwanger werden, ist das Phänomen einer protrahierten Abhängigkeit mit gleichzeitiger Einbindung in die Familie im Gegensatz zu Alkoholkranken bei Heroinabhängigen extrem unwahrscheinlich. Daher ist kaum zu erwarten, daß Kinder unter Bedingungen aufwachsen, wo Eltern gleichzeitig Heroinfixer sind. Andererseits gibt es keinerlei Erkenntnisse über die Kinder von opiatabhängigen Erwachsenen. Sie müssen unter Bedingungen, wo z.B. Angehörige der Heilberufe abhängig geworden sind, besonderen Risiken für ihre Entwicklung ausgesetzt sein.

Die vornehmlich aus den USA stammenden Erfahrungen über den Entwicklungsverlauf von Kindern mit pränataler Exposition gegenüber Heroin zeigen, daß vor allem Neugeborene beeinträchtigt sind. Im Vordergrund steht ein Entzugssyndrom innerhalb von 2 bis 4 Tagen nach der Geburt, das sich durch Hyperexzitabilität, Irritabilität, Schreien und Zittrigkeit auszeichnet und in der Intensität das Ausmaß der intrauterinen Intoxikation widerspiegelt. Mißbildungssyndrome sind ebenfalls beobachtet worden, wenngleich sie wiederum kein spezifisches Syndrom wie etwa bei der Alkoholembryopathie bilden.

Über die weitere Entwicklung dieser Kinder ist relativ weniger als über das Neugeborenenverhalten bekannt, zumal sie später nur schwer wieder zu identifizieren sind. Die vorliegenden, zum Teil noch fragmentarischen Erkenntnisse besagen, daß die motorische und geistige Entwicklung in der Regel im Säuglingsalter nicht abweichend ist, wenngleich gegen Ende des ersten Lebensjahres eine vorübergehende Verzögerung der motorischen Entwicklung auftreten kann. Intelligenz und Verhalten im Vorschulalter scheinen nicht bedeutsam von Kindern ohne derartige Risikofaktoren abzuweichen. Gleichwohl bedarf es beträchtlich erweiterter Forschungsansätze, um die multiplen Risikofaktoren für die Entwicklung dieser Kinder sicher beurteilen zu können.

Literatur

Abel, E.L.: Prenatal exposure to cannabis: a critical review of effects on growth, development, and behavior. Behav. neural Biol. 29 (1980) 137-156.

Altenkirch, M.: Schnüffelsucht und Schnüfflerneuropathie. Schriftenreihe Neurologie, Bd. 23. Springer, Berlin-Heidelberg-New York 1982.

Bohmann, M., A.-L. von Knorring, S. Sigvardsson, R. Cloninger: Adoptionsstudien: Der Einfluß von Anlage und Umwelt. In: Steinhausen, H.-C. (Hrsg.): Risikokinder. Kohlhammer, Stuttgart 1984.

Donovan, J.M.: An etiologic model of alcoholism. Amer. J. Psychiat. 143 (1986) 1-11.

Faust, V., H. Rothenbacher, V. Leutner: Zur Diagnose der Rauschdrogen-Abhängigkeit. Hinweise für die Praxis. Folge 1: Psychische Symptome, körperliche und psychosoziale Auffälligkeiten, auffällige Gebrauchsgegenstände; Folge 2: Synopsis der wichtigsten Drogen und ihrer Wirkungen. Fortschr. Med. 13 (1981) 457-460, 493-497.

Feuerlein, W.: Alkoholismus – Mißbrauch und Abhängigkeit. Thieme, Stuttgart 1979.

Gruner, W.: Medizinisch-psychiatrische Aspekte des Jugendalkoholismus. Versuch einer Darstellung jugendlicher Alkoholikertypen. Suchtgefahr 22 (1976) 53-64.

Haf, C.-M., W. Feuerlein: Kreuzvalidierung und empirisch-statistische Analyse des Kurzfragebogens für Alkoholgefährdete (KFA) an einer Frauenstichprobe. Suchtgefahr 4 (1984) 266-272.

Horan, J.J., R.F. Harrison: Drug abuse by children and adolescents. Perspectives on indidence, etiology, assessment, and prevention programming. In: Lahey, B.B., A.E. Kazdin (eds.): Advances in Clinical Child Psychology. Vol. 4. Plenum Press, New York-London 1981.

Keupp, W.: Zahlen zur Gefährdung durch Drogen und Medikamente, DHS Informationsdienst 38 (1/2):8-50, Deutsche Hauptstelle gegen die Suchtgefahr. Hamm 1985.

Linn, S., S.C. Schoenbau, R.R. Monson, R. Rosner, P.C. Stubblefield, K.J. Ryan: The association of marijuana use with outcome of pregnancy. Amer. J. publ. Hlth. 73 (1983) 1161-1164.

Nestler, V., H.-L. Spohr, H.-C. Steinhausen: Die Alkoholembryopathie. Enke, Stuttgart 1981.

Steinhausen, H.-C.: Kinder alkoholkranker Eltern. In: Steinhausen H.-C. (Hrsg.): Risikokinder. Kohlhammer, Stuttgart 1984

Steinhausen, H.-C., H.-L. Spohr: Fetal alcohol syndrome. In: Lahey, B.B., A.E. Kazdin (eds.): Advances in Clinical Child Psychology. Vol. 9. Plenum Press, New York 1986.

Strauss, M.E., K.S. Reynolds: Psychological characteristics and development of narcotic-addicted infants. Drug Alcohol Depend. 12 (1983) 381-193.

Täschner, K.-L.: Therapie der Drogenabhängigkeit – Ein Handbuch. Kohlhammer, Stuttgart 1983.

19 Deprivations- und Mißhandlungssyndrome

Die Vernachlässigung oder Beeinträchtigung des kindlichen Bedürfnisses nach elterlicher Zuwendung stellt eines der zentralen Risikoelemente für die kindliche Entwicklung dar. In diesem Sinne können Fehlen oder Verlust der Eltern bzw. eines Elternteils gleichermaßen wie schwere Störungen der Elternschaft in Form von Mißhandlung und Vernächlässigung die emotionale, soziale und kognitive Entwicklung des Kindes gefährden. Angesichts dieser gemeinsamen Funktion und auch der phänomenologischen Ähnlichkeit der resultierenden Störungen werden Deprivations- und Mißhandlungssyndrome in diesem Kapitel gemeinsam abgehandelt. Allerdings machen die verschiedenen Formen von Deprivationsbedingungen zunächst eine differentielle Darstellung dieser Faktoren erforderlich.

Dabei handelt es sich zunächst weniger um die Darstellung umschriebener klinischer Syndrome, sondern um die allgemeine Charakterisierung der Auswirkungen von verschiedenen Varianten der Deprivation. Im Anschluß werden als zwei herausragende klinische Syndrome die frühkindliche Gedeihstörung und der psychosoziale Minderwuchs dargestellt, die wiederum inhaltlich enge Bezüge zur Kindesmißhandlung haben. Abschließend werden das Münchhausen-Stellvertreter-Syndrom und der sexuelle Mißbrauch als besondere Varianten der Mißhandlung von Kindern dargestellt.

19.1 Varianten der Deprivation

Nicht wenige Kinder und Jugendliche sind von Trennung, Verlust oder permanentem Fehlen einer oder beider elterlichen Bezugspersonen betroffen. Der Begriff der Deprivation bringt aber nicht nur dieses Faktum als solches, sondern vor allem die damit verbundene Verarmung hinsichtlich emotionaler Zuwendung und sozial-kognitiver Anregung zum Ausdruck. Diese Bedingung kann auch bei einer ängstlichen Präsenz von Elternpersonen erfüllt sein, wenn den Eltern die adäquate Ausfüllung der Elternrolle aufgrund von chronischen psychosozialen, interaktionalen oder intrapsychischen Belastungen unmöglich ist. Insofern gibt es sowohl intra- wie auch extrafamiliäre Deprivationsbedingungen, wobei letztere für Institutionen wie Heime und Krankenhäuser gelten können.

Auf die aus diesen zuletzt aufgeführten Bedingungen resultierenden Entwicklungsstörungen ist früher der Begriff des psychischen Hospitalismus geprägt worden, der zugunsten der umfassenderen Bezeichnung von Deprivationssyndromen aufgegeben wurde. Die Gleichsetzung der intrafamiliären Deprivation mit dem Begriff der mütterlichen Deprivation ist trotz der großen Bedeutung dieser primären Bezugsperson für die kindliche Entwicklung insofern unglücklich, als er sowohl im Sinne einer vermeintlichen Ursachenzuschreibung wie auch der ungenügenden Berücksichtigung weiterer bedeutsamer Bindungspersonen die Akzente zu einseitig setzt.

Relevante Varianten von Deprivationsbedingungen stellen

- kurze Trennungen,
- der Verlust der Eltern durch Tod oder
- durch Trennung und Scheidung,
- Krankenhausaufenthalte und
- die Heimunterbringung dar.

Angesichts zunehmender mütterlicher Berufstätigkeit stellt sich schließlich die Frage, ob mit der Tagespflege eine Deprivationsbedingung verknüpft ist. Nach der Erörterung dieser Risikofaktoren wird darzustellen sein, welches die längerfristigen Folgen von Deprivationsbedingungen sind.

Beobachtungen über die Auswirkungen von **kurzen Trennungen** sind vor allem im Zusammenhang mit entwicklungspsychologischen Experimenten zum frühkindlichen Bindungsverhalten angestellt worden. Säuglinge und Kleinkinder reagieren mit Weinen und Zeichen von Trennungsängstlichkeit sowie Versuchen, der Mutter bzw. der primären Bezugsperson zu folgen. Die Intensität der Reaktion hängt sehr wesentlich von zuvor abgelaufenen Trennungserfahrungen ab. Die wiederholte Erfahrung, daß die Bezugsperson nach kurzer Zeit wieder da ist, beugt belastenden erneuten Erfahrungen vor und erklärt zum Teil auch die individuell variierenden Reaktionsformen. In der Regel haben kurze Trennungen einen eher adaptiven Charakter und führen nicht zu Entwicklungsbeeinträchtigungen.

Dem **Elternverlust durch Tod** folgt auch bei Kindern und Jugendlichen eine kurze Phase der emotionalen Belastung, in der traurige Affekte, Weinen, Verlassensängste gegenüber dem verbliebenen Elternteil oder aber auch oberflächlich unverständliche aggressive Ausbrüche, Schulleistungsstörungen und schließlich regressive Verhaltensanteile (z.B. ein Rückfall in Inkontinenz) vorliegen können. Dieser meist zeitlich befristeten Phase schließt sich eine kontinuierlich zunehmende emotionale Stabilisierung an. Offensichtlich sind Jungen stärker als Mädchen, wahrscheinlich vor allem in der Adoleszenz und bei Verlust des Vaters betroffen, wobei depressive Reaktionen im Vordergrund stehen, welche selten die Intensität wie bei Erwachsenen annehmen. Der Verlust eines Elternteils durch Tod per se hat nicht notwendigerweise eine längerfristig pathogene Bedeutung für die kindliche Entwicklung; hingegen können die veränderten Lebensbedingungen sehr wohl bedeutsam werden. Der **Verlust eines Elternteils durch Trennung oder Scheidung** muß als ein zentraler Risiko- und Belastungsfaktor für die Entwicklung von Kindern und Jugendlichen angesehen werden. In der Regel folgt die Trennung einer längerfristigen Krise und Partnerbeziehungsstörung mit einer kontinuierlichen Beeinträchtigung des Familienlebens. Zugleich setzen eine Reihe von Konsequenzen sowohl für die Eltern wie auch die Kinder ein. Die unmittelbare Phase nach der Trennung impliziert eine weitreichende Desorganisation der Familie; die Eltern sind in ihren Adaptationsmöglichkeiten durch ihre eigene emotionale Beteiligung und Verarbeitung in Form von ängstlich-depressiven und verunsicherten Gefühlen sowohl persönlich wie in ihren sozialen Bezügen beträchtlich eingeschränkt. Parallel dazu setzen sie möglicherweise ihren Streit und Kampf gegeneinander weiter fort und untergraben damit wechselseitig die eigene elterliche Autorität wie auch die des Partners. Häufig weicht diese Phase der Desorganisation etwa ein Jahr nach der Trennung einer zunehmenden Adaptation.

Auch die Kinder durchlaufen verschiedene Phasen der Verarbeitung und Bewältigung. Unmittelbar nach Trennung bzw. Scheidung besteht eine hohe Wahrscheinlichkeit für die Entwicklung emotionaler und dissozialer Störungen. Die Kinder werden sowohl zu Hause wie in der Schule in ihrem Verhalten auffällig, lassen in ihren Leistungen nach, haben Schwierigkeiten der sozialen Integration und werden entsprechend auch weniger positiv von der Umwelt angenommen. Kinder im Vorschulalter neigen eher zu regressivem Verhalten und befürchten, auch den verbliebenen Elternteil zu verlieren; Schlafstörungen, Spielhemmung und weinerlich-depressive Reaktionen können hinzutreten. Bei Kindern im frühen Schulalter stehen depressive Verstimmungen und der Wunsch nach Wiedervereinigung bei gleichzeitiger Furcht vor einer erneuten Partnerschaft im Vordergrund, so daß besondere Loyalitätskonflikte entstehen können. Bei älteren Schulkindern findet eher eine Schuldzuschreibung und Parteinahme gegenüber einem Elternteil statt. Die Reaktion von Jugendlichen ist schließlich verhältnismäßig variabel. Neben schweren reaktiven Veränderungen können ebenso eine zunehmende Reifung mit Übernahme neuer Aufgaben und Pflichten in der Familie wie eine deutliche Abgrenzung gegenüber den Problemen der Eltern beobachtet werden. Für sämtliche Reaktionen auf verschiedenen Altersstufen ist die familiäre Disharmonie vor und nach der Trennung der entscheidende Risikofaktor.

Beobachtungen über die Reaktionen kleiner Kinder nach **Krankenhausaufnahmen** standen am Anfang der Deprivationsforschung gegen Ende der 40er Jahre. Die klassische Dreiteilung in eine Initialphase des Protestes mit heftigem Weinen und Unruhe, eine mittlere Phase des apathischen und hoffnungslosen Rückzugs sowie - bei längeren Aufenthalten – eine dritte Phase der Bindungsauflösung gilt nicht notwendigerweise für alle Kinder und Altersgruppen. Vielmehr handelt es sich auch hier um das Zusammenwirken verschiedener Risikoelemente, die zunächst die Gefahr einer psychischen Traumatisierung beinhalten, aus der sich ein Deprivationsschaden entwickeln kann, wie Abbildung 19-1 schematisch darzustellen versucht. Dabei resultiert die Traumatisierung aus Störfaktoren im Krankenhaus, aus personengebundenen Faktoren des Kindes sowie aus dem Elternverhalten.

Zu den **Störfaktoren im Krankenhaus** zählen die Unsicherheit infolge fehlender Aufklärung durch Ärzte und Schwestern. Diese verstärkt das meist bei Krankenhauseinlieferung bereits bestehende Gefühl der Verunsicherung des Kindes. Durch Verhaltensmuster, die in der Betriebsrationalität und Arbeitsroutine begründet sind – wie z. B. die restriktive Festlegung der Besuchszeiten, das frühmorgendliche Wecken der Kinder beim Schichtwechsel der Schwestern, durch autoritäres Verhalten von Schwestern und Ärzte -, verstärkt sich schließlich das Gefühl eines ohnmächtigen Ausgeliefertseins und Verlassenseins mit ängstlich-herabgestimmten Inhalten.

Wie weit diese in der Struktur des Krankenhauses begründeten Störfaktoren schädigend wirken, hängt wesentlich von persönlichen Faktoren des Kindes ab. Zu den bestimmenden Faktoren, die in der Person des Kindes begründet sind, zählen die Art der Erkrankung, der somatische Allgemeinzustand, die Position in der Familie, vorausgegangene traumatische Erfahrungen, die Beziehung des Kindes zu den Eltern, vorausgegangene Trennungserlebnisse und Krankheitserfahrungen u.a.m. In diesem Zusammenhang sei auch auf die sich relativ und absolut vergrößernde Gruppe von chronisch kranken Kindern als eine besondere Risikogruppe verwiesen (vgl. Kap. 16), die wiederholt hospitalisiert wird und von daher stärker gefährdet ist. Generell hat das **Alter** des Patienten für das Entste-

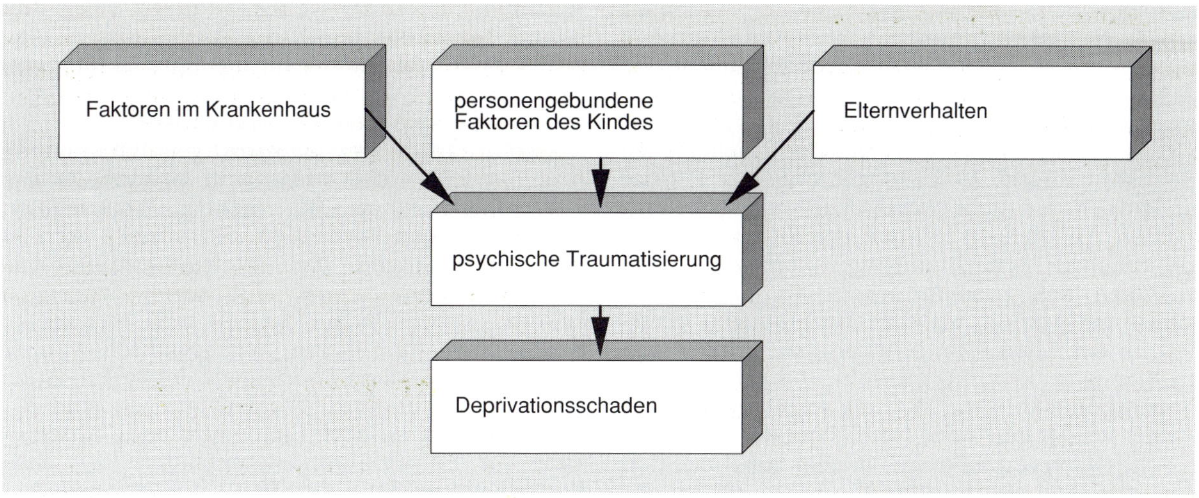

Abb. 19-1: Bedingungsfaktoren für Deprivationsschäden aufgrund von Krankenhausaufenthalten.

hen von Deprivationsschäden insofern eine besondere Bedeutung, als das Kind entsprechend seinem Entwicklungsstand reagiert. Eine besonders gefährdete Altersgruppe sind Säuglinge und Kleinkinder im Alter von 6 Monaten bis zu 4 Jahren, wobei den Säuglingen die Früh- und Mangelgeburten als eine Extremgruppe mit besonders ungünstigen biologischen Voraussetzungen und extrem reizarmen Aufzuchtsbedingungen auf Frühgeborenenstationen zuzurechnen sind.

Zu den **elterlichen Bedingungen** zählen schließlich neben der Qualität der Bindung von Eltern zu Kind auch das Ausmaß und die Qualität der Vorbereitung auf den Krankenhausaufenthalt sowie der Verfügbarkeit im Krankenhaus einschließlich der Fertigkeit, mit den trennungsbedingten Belastungen adaptativ umzugehen und dem Kind eine Hilfe bei der Bewältigung krankheitsbedingter Einschrankungen zu sein.

Aus der Darstellung von Risikomomenten für die Entwicklung von Deprivationsschäden aufgrund von Krankenhausaufenthalten lassen sich zugleich Möglichkeiten einer **primären Prävention** ableiten, die zunehmend Einzug in das Denken über die Behandlung von Kindern im Krankenhaus gefunden haben. Dazu zählen die weitgehende Vermeidung von Hospitalisierungen bei Kleinkindern, ein möglichst uneingeschränktes Besuchsrecht für Eltern, die Möglichkeit der gleichzeitigen Aufnahme der Mutter in Form des Rooming-in, die angemessene Vorbereitung des Kindes auf diagnostische und therapeutische Maßnahmen jeglicher Art, die kindgerechte Strukturierung von Krankenhäusern und eine möglichst kindgerechte Struktur der Krankenhauspflege und -organisation.

Auch mit den Folgen der längerfristigen **Heimunterbringung** verbinden sich Feststellungen der klassischen Deprivationslehre. Pioniere dieser Forschungsrichtung wie Spitz, Goldfarb und Bowlby stellten nicht nur eine Reihe von Hypothesen auf, sondern glaubten anhand ihrer Beobachtungen nachgewiesen zu haben, daß in Heimen untergebrachte Säuglinge nach längerem Aufenthalt irreversible physische, emotionale und kognitive Schäden davontragen würden. Ihren Untersuchungen sind später eine Vielzahl methodischer Schwächen nachgewiesen worden; zugleich ist die Allgemeingültigkeit ihrer Feststellungen in Frage gestellt worden. Ihr Denkmodell bedarf einiger Spezifizierungen, um weiterhin für die kinderpsychiatrische Praxis bedeutsam bleiben zu können. Längerfristige Auswirkungen einer Heimunterbringung sind offensichtlich zunächst einmal vom Alter des Kindes abhängig. Nur mit ganz früher Aufnahme im Säuglingsalter einerseits und längerem Anhalten dieser Unterbringung verbindet sich z.B. ein distanzloses Kontaktverhalten von Heimkindern, während andererseits der auf das erste Lebensjahr befristete Heimaufenthalt nicht notwendigerweise überhaupt negative Folgen haben muß. Möglicherweise schirmt eine zunächst in einer sensitiven Phase des Säuglingsalters erworbene Bindung bzw. Bindungsfähigkeit gegen spätere Deprivationsbedingungen ab. Gleichwohl stellen Heimunterbringungen in den ersten zwei bis drei Lebensjahren ein Risiko für die Sozialentwicklung dar.

Längerfristige Verlaufsbeobachtungen zeigen, daß ehemalige Heimkinder als Erwachsene häufiger eine Vielzahl psychosozialer Probleme entwikkeln können. Hierzu zählen Persönlichkeitsstörungen, Delinquenz und Kriminalität, Störungen der Partnerschaft und das Versagen hinsichtlich der Übernahme einer verantwortungsvollen Elternschaft. Dabei ist jedoch zu berücksichtigen, daß derartige Entwicklungen immer das Ergebnis von drei Bedingungselementen sind, nämlich den der Heimunterbringung vorausgegangenen ungünstigen Familienverhältnissen, der Heimerziehung und den zum Zeitpunkt der Nachuntersuchung jeweils gültigen Lebensbedingungen. Dabei können diese verschiedenen Bedingungselemente einander sowohl verstärken wie auch in ihren Auswirkungen mindern. Entsprechend gibt es Beobachtungen, wie selbst schwerst deprivierte Säuglinge später unter angemessener Fürsorge und Anregung eine Entwicklungskompensation zeigen oder ehemalige Heimkinder durch die Unterstützung ihrer Partner als Erwachsene nicht notwendigerweise scheitern müssen. Andererseits können sich Ketten der kontinuierlichen Benachteiligung ausbilden, wenn Mädchen aus Heimen schon als Jugendliche schwanger werden, instabile Beziehungen eingehen, in der Elternrolle scheitern, die Kinder vernachlässigen oder mißhandeln und damit einen Generationenkreislauf in Gang setzen, in dem die Kinder wieder eine neue Heimgeneration bilden.

Schließlich verbindet sich mit der zunehmenden Berufstätigkeit von Müttern die Frage, ob mit der zunehmend in Anspruch genommenen **Tagespflege** ein potentieller Risikofaktor im Sinne der Deprivation verknüpft ist. Auf der Basis gewachsener Erfahrungen und empirisch gewonnener Erkenntnisse läßt sich feststellen, daß die Gleichsetzung von Heimunterbringung und Tagespflege nicht berechtigt ist. Sofern eine gute Pflege gewährleistet ist, die Kinder nicht jünger als drei Jahre alt sind, eine stabile Beziehung aufgrund persönlicher Kontinuität zur Pflegeperson aufgebaut werden kann und keine Zeichen familiärer Disharmonie vorliegen, ergeben sich aus der Tagespflege keine Risiken für die kindliche Entwicklung. Kinder, die unter diesen Bedingungen aufwachsen, entwickeln eine Hierarchie von Bindungen, bei der die Mutter die primäre Bezugsperson bleibt. Positive Elemente der Tagespflege können ferner in dem stärker auf Gleichaltrige orientierten Verhalten als beim Kind in der Kleinfamilie und auch in der möglicherweise protektiven Funktion der Tagespflege bei Kindern psychisch gestörter Mütter gesehen werden. Natürlich gibt es auch beim Modell der Tagespflege in der Praxis vielfältige Varianten mit mangelnder Erfüllung der genannten positiven Bedingungsfaktoren, so daß die Auswirkungen auf die kindliche Entwicklung sehr variabel sein können.

Fragt man sich nach den **längerfristigen Auswirkungen von Deprivationsbedingungen** in der Kindheit ganz allgemein, so läßt sich feststellen, daß sich viele Annahmen der klassischen Deprivationslehre heute nicht mehr bzw. nur in modifizierter Form aufrecht erhalten lassen. Generell sind Vorhersagen der Intelligenzentwicklung auf der Basis von Erfassungen des Entwicklungsquotienten im Säuglings- und Kleinkindalter außerordentlich unsicher, was nicht nur für deprivierte Kinder gilt. Darüber hinaus ist die Entwicklung vieler Funktionen, wie z. B. das Sprechen, nicht von der Anwesenheit der Mutter, sondern primär vom Anregungsgehalt der Umwelt abhängig. Eine Ableitung von Delinquenz aus der Trennung von der Mutter oder von Depression bzw. Schizophrenie aus dem frühen Elternverlust durch Tod läßt sich durch wissenschaftliche Erkenntnisse nicht stützen. Insgesamt kommt gestörten familiären Verhältnissen eine weit größere Bedeutung für die Entwicklung von abweichendem Verhalten und psychischen Störungen zu als einmaligen Verlusterlebnissen.

Gefährdungen der längerfristigen Entwicklung sind mit früh einsetzender und langanhaltender Heimunterbringung bei häufig wechselnden Bezugspersonen verbunden. Sie können sich in Beeinträchtigungen der Intelligenzentwicklung sowie emotionalen und dissozialen Störungen äußern, wobei Distanzlosigkeit und unkritische Kontaktaufnahme keine hochspezifischen oder pathognomonischen Phänomene darstellen. Auch unter diesen ungünstigen Bedingungen sind die Verläufe noch variabel. Eine umfassende Abschätzung der Entwicklungsdeterminanten bzw. Risikoelemente müßte neben den Deprivationsbedingungen mögliche genetische Vulnerabilitäten, prä- und perinatale Belastungen, die vor den jeweiligen Deprivationsbedingungen gültigen Lebensbedingungen sowie die aktuell wirksamen Umstände der Entwicklung berücksichtigen.

19.2 Frühkindliche Gedeihstörungen

Definition, Klassifikation und Häufigkeit

Die frühkindliche Gedeihstörung ist eine Wachstums- und Entwicklungsstörung des Säuglings- und frühen Kleinkindalters auf dem Boden gestörter Bindungsverhältnisse. Die Beeinträchtigung sowohl der körperlichen wie auch der seelischen Entwicklung aufgrund von Vernachlässigung und Mißhandlung machen eine psychosomatische Konzeption der Störung in Diagnostik und Therapie erforderlich. Die diagnostischen Kriterien für eine frühkindliche Gedeihstörung sind:

- Das Gewicht des Säuglings bzw. Kleinkinds liegt unter der dritten Perzentile und steigt nach Aufnahme einer angemessenen Anregung und Ernährung an.
- Es liegt eine Entwicklungsverzögerung vor, die sich ebenfalls nach angemessener Anregung zurückbildet.
- Hinweise auf organisch begründete Krankheiten fehlen.
- Es liegen andererseits Hinweise auf Deprivations- oder Mißhandlungsbedingungen vor.
- Geburtsgewicht und Gestationszeit liegen im Normalbereich.
- Die Eltern sind nicht minderwüchsig.

Diese Zusammenstellung von Kriterien enthält sowohl definierende wie auch abgrenzende Bestimmungsmerkmale, auf die differentialdiagnostisch noch einmal Bezug genommen wird. **Klassifikatorisch** läßt sich eine Untersuchung in vier verschiedene klinische Manifestationsformen vornehmen:

- das klassische, oben definierte Bild der frühkindlichen Gedeihstörung,
- ein analoges Bild mit zusätzlichen klinischen Symptomen wie Rumination, akuten bzw. rezidierenden respiratorischen Störungen, Anämien oder neuromuskulären Störungen,
- die frühkindliche Gedeihstörung in Verbindung mit Kindesmißhandlung und
- eine Manifestationsform, bei der eine primär systemische Erkrankung indirekt zur frühkindlichen Gedeihstörung beiträgt, ohne die Deprivationsbedingungen ausgelöst zu haben.

Empirische Daten zur **Häufigkeit** auf der Basis von Feldstudien liegen nicht vor. Hier wie auch bei Hospitalstudien dürften verläßliche Zahlen wegen der Tendenz zur Verschleierung schwer zu ermitteln sein. US-amerikanische Angaben berichten immerhin von 1,4 bis 5% Krankenhausaufnahmen aufgrund einer frühkindlichen Gedeihstörung; in Tagespflegeeinrichtungen wurden sogar Raten bis zu 9,5% festgestellt. Es ist ungewiß, inwieweit diese oft in großstädtischen Ballungsgebieten mit ethnischen Minderheiten ermittelten Zahlen auf mitteleuropäische Verhältnisse übertragbar sind.

Klinik und Diagnostik

Das Alter des Kindes und der Zeitpunkt der Deprivationsbedingungen prägen das klinische Bild. Säuglinge im ersten Lebenshalbjahr werden schwer kachektisch, zeigen eine ungewöhnliche Aufmerksamkeitszuwendung bei gleichzeitiger Verminderung von Lächeln und Vokalisation und wirken irritabel und störbar. Neben Fütterungsproblemen werden Entwicklungsverzögerungen deutlich. In der zweiten Hälfte des ersten Lebensjahres treten die fehlenden Bindungen zu den Eltern, fehlende ängstliche Reaktionen beim Verlassenwerden und ausbleibendes Fremdeln, mangelnde Vokalisation sowie Apathie in den Vordergrund. Jenseits des ersten Lebensjahres kommt es neben dem Bindungsdefizit und ausgeprägten Entwicklungsverzögerungen zu Störungen im Sozialverhalten einschließlich aggressivem Verhalten gegenüber den Eltern und distanzloser Kontaktaufnahme gegenüber Fremden. Das klinische Bild kann von Zeichen einer körperlichen Mißhandlung wie Kontusionen bzw. Frakturen überlagert sein und sich im Kleinkindalter als psychosozialer Minderwuchs fortsetzen.

Der **familiäre Kontext** weist vielfältige Risiko- und Belastungsfaktoren auf. Die Kinder sind ungewöhnlich häufig aus einer ungeplanten und unerwünschten Schwangerschaft hervorgegangen. Ihre Mütter sind häufig in Verhalten und Persönlichkeit auffällig und zeichnen sich beispielsweise durch soziale Isolation, Inkompetenz, Selbstwertprobleme, Antriebsschwäche, und damit ungünstigen Voraussetzungen für die Übernahme der Mutterrolle aus. Sie sind nicht selten selbst als Kinder Opfer von Vernachlässigung und Mißhandlung gewesen und müssen nicht notwendigerweise psychische Störungen im Sinne einer formalen psychiatrischen Diagnose aufweisen, wenngleich aus Depressionen, Alkohol- und Drogenabhängigkeit, Angst, suizidalen Tendenzen und vereinzelt auch aus Psychosen oder einer geistigen Behinderung zusätzliche Gefährdungen für das Kind entstehen können.

Über die väterliche Persönlichkeit ist vergleichsweise wenig bekannt. Hier können Arbeitslosigkeit, Alkoholismus, mangelnde Verfügbarkeit und Desinteresse an Erziehungsaufgaben eine zusätzliche Rolle spielen. Bedeutsam erscheint die meist schwere Partnerbeziehungsstörung im Sinne von Disharmonie, Streit und fehlender Stabilität, und die daraus resultierende Unzufriedenheit der Mütter. Ergänzend sind gehäuft Zeichen einer sozioökonomischen Benachteiligung bzw. Deprivation mit Armut, schlechten Wohnverhältnissen, großen Familien und Abhängigkeit von Sozialhilfe zu beobachten.

Differentialdiagnostisch sind organische Ursachen einer Gedeihstörung auszuschließen. Hierzu zählen zunächst Störungen der Aufnahme wie z.B. bei chronischen Infekten oder Vitaminmangel, ferner Störungen der Absorption wie bei den verschiedenen Malabsorptionssyndromen, ein vermehrter Substanz- und Energieverlust – z.B. bei anhaltendem Erbrechen oder Durchfall –, seltene Stoffwechselerkrankungen wie ein früh sich manifestierender Diabetes mellitus, Allergien und Wurmerkrankungen sowie schließlich seltene Organerkrankungen mit Befall von Gehirn, Herz, Niere und Leber. Die Diagnose der frühkindlichen Gedeihstörung sollte sich gleichwohl in erster Linie an positiven Kriterien orientieren, zumal eine extensiv betriebene Differentialdiagnose eine meist lange und potentiell traumatisierende Diagnostik im Krankenhaus ohne ausreichende Einleitung der erforderlichen Therapiemaßnahmen impliziert.

Ätiologie

Im Zentrum ätiologischer Konzepte der frühkindlichen Gedeihstörung steht die Deprivationshypothese, wobei weniger die Theorien einer institutionell bedingten Deprivation wie z.B. bei Heimkindern oder einer durch ungenügenden Anregungsgehalt gekennzeichneten sensorischen Deprivation als das Modell der mütterlichen Deprivation den Bezugsrahmen bildet. Gleichwohl hat auch dieses Modell mit seiner Annahme eines Mangels bzw. einer Störung der emotionalen Zuwendung und Bindung seine Grenzen in dem Umstand, daß es die Wechselseitigkeit in der Beziehung von Mutter und Kind ungenügend berücksichtigt. Tatsächlich müssen auch die Ursachenelemente der frühkindlichen Gedeihstörung als Zusammenwirken mehrerer Faktoren konzipiert werden. In Orientierung an psychosomatischen Modellen kann dabei davon ausgegangen werden, daß emotionale und interaktionale Störungen im Rahmen deprivierender Entwicklungsbedingungen zu physiologischen Funktionsstörungen führen, die über neuroendokrine Regulationssysteme vermittelt werden. Eine derartige Konzeption kann sich auf die nachgewiesene Reversibilität der körperlichen Symptomatik durch Aufhebung der Deprivationsbedingungen stützen. Die alternative Ableitung der frühkindlichen Gedeihstörung ausschließlich aus dem Faktor der Mangelernährung ist bisher nicht zweifelsfrei empirisch belegt.

Bei dem Versuch einer Analyse von Teilfaktoren in dem skizzierten mehrdimensionalen Bedingungsgefüge ergibt sich zunächst die Notwendigkeit, **psychologische Faktoren** zu bewerten. Diese betreffen nicht nur die bereits beschriebenen Defizite im mütterlichen Verhalten und in der Übernahme der Mutterrolle. Damit ist vielmehr zugleich auch eine Störung der Mutter-Kind-Beziehung impliziert, in der sich Mütter wenig an die sich im Entwicklungsprozeß ändernden Anforderungen durch das Kind anpassen können und darüber hinaus dem kindlichen Verhalten eine einseitige Intentionalität zuschreiben, welche den tatsächlich reziproken Charakter der Beziehung ständig mißversteht. Andererseits haben auch kindliche Bedingungen und Verhaltensweisen ebenso wie Krankheiten bzw. Behinderungen, sowie kleine oder größere Mißbildungen Auswirkungen auf die elterlichen Einstellungen, Verhaltensweisen und Gefühle gegenüber dem Kind. Dieser grundsätzlich wechselseitige Prozeß mit unterschiedlichen Rollen und Funktionen kann also nicht nur bei entweder Mutter oder Kind, sondern interaktional gestört sein. Aus mütterlichen Fehlhaltungen und ungünstigen kindlichen Entwicklungsvoraussetzungen kann auf diese Weise ein Kreislauf mangelnder reziproker Verstärkungen resultieren, welcher für beide beteiligten Interaktionspartner in eine zunehmende Beeinträchtigung mündet.

Dieser psychologische Prozeß ist in **Umweltbedingungen** eingebettet, die über vielfältige Risiko- und Belastungsfaktoren die Manifestation von Entwicklungsschäden beim Kind begünstigen. Hierzu zählen die sozioökonomischen Beeinträchtigungen in Form von finanzieller Not, beengte Wohnverhältnisse, große Kinderzahl bei schneller Geburtenfolge ebenso wie die Lasten, die aus einer gestörten Partnerschaft oder psychischen Auffälligkeiten der Partner resultieren. Darüber hinaus können zu diesen situationsspezifischen Umweltbedingungen unter Umständen auch die Belastungen gezählt werden, die aus mütterlicher Berufstätigkeit oder längeren Krankenhausaufenthalten resultieren.

Schließlich ist im Rahmen von Ursachenelementen auch die lebensgeschichtliche **Entwicklung der Mutter** von Bedeutung. Vielfach tragen die mit jungem Alter verbundene Unerfahrenheit oder die langfristigen Auswirkungen einer in der eigenen Kindheit erfahrenen Vernachlässigung noch einmal eigenständig zu der Entwicklungsgefährdung des Kindes bei. In diesem Zusammenhang können sich auch eine soziale Benachteiligung oder eine niedrige Intelligenz nachteilig auswirken. Entsprechend fehlt es diesen Müttern an Fertigkeiten im Umgang mit dem Säugling einschließlich eines entwicklungsangemessenen Fütterungs- und Ernährungsverhaltens, der notwendigen körperlichen Pflege sowie der für das Gedeihen des Kindes unverzichtbaren emotionalen Zuwendung und kontinuierlichen Anregung.

Mit dieser Auflistung von Ursachenelementen sind ganz sicher nur notwendige, aber noch nicht hinreichende Faktoren der Ätiologie beschrieben. So bedarf z. B. die Beantwortung der Frage, warum unter mehreren Geschwistern in der Regel nur ein Kind betroffen ist, immer dann einer zusätzlichen Erklärung, wenn dieser Umstand nicht aus Bedingungen des Kindes – z. B. durch das Vorliegen bestimmter Risikofaktoren – oder spezifischer Kontextveränderungen in der Beziehung zur Mutter oder in der Umwelt abgeleitet werden kann. Eine weitere relative Schwäche der Deprivationshypothese besteht ferner in dem Umstand, daß in der Regel aus Symptomen oder Phänomenen, die beim Kind oder bei der Mutter beobachtet werden, auf Deprivationsbedingungen geschlossen worden ist, diese aber bisher in der Familie nicht direkt beobachtet worden sind und sich einer entsprechenden empirischen Analyse auch weitgehend entziehen.

Therapie und Verlauf

In Orientierung an sowohl den vielfältigen Symptomen wie auch den verursachenden Faktoren muß sich die Behandlung der frühkindlichen Gedeihstörung schwerpunktmäßig auf die Behebung

- der körperlichen Symptome,
- der Entwicklungsverzögerung und
- der Deprivationsbedingungen zentrieren.

Zunächst ist beim Verdacht auf eine frühkindliche Gedeihstörung die Krankenhausaufnahme geboten, wobei organische Ursachen differentialdiagnostisch ausgeschlossen werden müssen. Nach der Diagnosensicherung muß gleichermaßen das kalorische Defizit ausgeglichen wie das Anregungsdefizit behoben werden. Damit ergeben sich Aufgaben, die über den klassisch pflegerischen Bereich der Krankenschwester hinausgehen und eine psychologische Anleitung erforderlich machen können. Wünschenswert ist eine frühzeitige Beteiligung der Eltern noch während des Krankenhausaufenthaltes, wobei erneut die Anleitung der oft unerfahrenen Mütter durch erfahrene Mitarbeiter der Station von besonderer Bedeutung ist. Parallel zu diesen Schritten muß eine intensive Sozialarbeit einsetzen, die im Verbund mit psychologischer Beratung und gegebenenfalls psychiatrischer Behandlung auf die Veränderung der deprivierenden Bedingungen und die Einleitung entwicklungsfördernder Maßnahmen zielt.

Von der Kooperation der Eltern während der stationären Behandlung und der Prognose hängt es dann schließlich ab, ob das Kind in die Familie unter gleichzeitig meist längerfristigen Fortführung sozialpädagogischer und entwicklungsfördernder Maßnahmen zurückkehren kann, oder die elterlichen Rechte ausgesetzt und das Kind außerhalb der Familie untergebracht werden muß. Letztere Möglichkeit wird man bei massiver Ablehnung des Kindes durch die Mutter realisieren müssen. Entsprechende Hinweiszeichen können sich aus der Übertragung feindseliger Haltungen gegenüber den Mitarbeitern des Krankenhauses ableiten lassen. Gleichwohl gilt es zu bedenken, daß sich hinter den aggressiven und ablehnenden Affekten der Mutter Gefühle von Schuld und Unzulänglichkeit verbergen können, die einer Aufarbeitung bedürfen. Insofern ist die psychologische Beratung und Behandlung immer unverzichtbar, die zugleich auch beim Scheitern der Rückgliederung des Kindes in die Familie dahingehend einen präventiven Beitrag leisten kann, daß in der Zukunft nicht erneut Kinder in der Familie Opfer von Vernachlässigung werden.

Der **Verlauf** der frühkindlichen Gedeihstörungen ist zunächst dadurch gekennzeichnet, daß die Kinder kurzfristig während der stationären Behandlung in allen Entwicklungsfunktionen Fortschritte machen, und die klinische Symptomatik reversibel wird. Langfristig bestehen jedoch bedeutsame Risiken, wie die Erkenntnisse von Verlaufsstudien belegen. So wurden noch im Schulalter ein hoher Anteil von Kindern mit persistierendem Untergewicht und vermindertem Wachstum sowie ungewöhnlich häufigen Störungen im Verhalten und der Emotionalität festgestellt. Darüber hinaus zeigten viele Kinder Schulleistungsstörungen auf dem Boden von Beeinträchtigungen der Intelligenzentwicklung. Schließlich sind gehäuft Sprachentwicklungsverzögerungen und Minderungen der Lesefertigkeiten beobachtet worden. Neben diesem breiten Spektrum an Entwicklungsbeeinträchtigungen können Eßstörungen langfristig persistieren.

Die bisher vorliegenden Erkenntnisse zum Verlauf der frühkindlichen Gedeihstörung gestatten vorläufig noch keine sicheren Schlußfolgerungen, ob die beobachteten persistierenden Auffälligkeiten direkt auf die frühkindliche Gedeihstörung oder nicht eher auf die – möglicherweise auch noch länger anhaltenden – deprivierenden Bedingungen sowie schließlich auf die Mangelernährung zurückgeführt werden müssen. Wenngleich die Forschung über die Auswirkungen von Fehl- und Mangelernährung im Säuglingsalter Hinweise ergeben hat, daß die Hirnentwicklung und damit kognitive Funktionen unter entsprechenden Bedingungen beeinträchtigt werden können, so sind diese Feststellungen jedoch durch den Nachweis methodischer Schwächen der Forschung relativiert worden. Darüber hinaus bleibt - wie in den einleitenden Anmerkungen zu diesem Kapitel bereits dargestellt – der Zweifel, ob Deprivationsbedingungen tatsächlich langfristige und bleibende kognitive Defizite verursachen können und nicht vielmehr Kompensationen im Verlauf des Entwicklungsprozesses einsetzen. Dies scheint mit einiger Sicherheit für jene Kinder zu gelten, bei denen die deprivierenden Bedingungen behoben werden konnten. Unzweifelhaft ist aber die Notwendigkeit, diesen gefährdeten Säuglingen und Kleinkindern sowie ihren Familien mit allen verfügbaren Mitteln der Beratung, Behandlung und Entwicklungsförderung helfen zu müssen.

19.3 Psychosozialer Minderwuchs

Definition, Klassifikation und Häufigkeit

Der psychosoziale Minderwuchs ist ein spezifisches Deprivationssyndrom mit einer Reihe charakteristischer Verhaltens- und Entwicklungsmerkmale und dem bestimmenden Kennzeichen, daß die Wachstumsbeeinträchtigung durch die Aufhebung der pathogenen psychosozialen Bedingungen reversibel wird. Gegenwärtig wird das Syndrom in keinem der international gebräuchlichen Klassifikationssysteme angemessen berücksichtigt. Dieser Umstand gemeinsam mit der Tatsache, daß der psychosoziale Minderwuchs eher in Kinderkliniken diagnostiziert wird und die wissenschaftliche Diskussion auch eher in der pädiatrischen Fachliteratur stattfindet, mag dazu beitragen, daß der psychosoziale Minderwuchs ein psychiatrisch ungenügend bekanntes Syndrom darstellt.

Als definierende Merkmale des psychosozialen Mindeswuchses sollen hier folgende Kriterien vorgeschlagen werden:

- Eine ausgeprägte Wachstumsverzögerung mit einer Körpergröße unterhalb der 3. Perzentile und verzögerter Epiphysenreifung.
- Eine schwere psychische Störung mit hochgradig abnormem Eßverhalten, Störungen des Schlaf-Wach-Rhythmus, herabgesetzter Schmerzempfindlichkeit und ausgeprägten Entwicklungsverzögerungen.
- Hinweiszeichen auf eine deprivierende Umwelt, meist in Form einer schweren Beziehungsstörung zwischen Mutter und Kind.
- Abnorme endokrine Funktionen, Serumbefunde und radiologische Zeichen.
- Die Reversibilität sowohl der körperlichen wie auch der psychischen Störungen durch Aufhebung der deprivierenden Bedingungen.

Die Häufigkeit des psychosozialen Minderwuchses läßt sich vorläufig angesichts der Tatsache, daß nur kleine Serien bzw. Einzelfälle berichtet worden sind, nicht verläßlich bestimmen. Das Syndrom wird ab dem Kleinkindalter über das gesamte Kindesalter bis in die Adoleszenz beobachtet, wobei keine ausgeprägte Geschlechtsprävalenz vorliegt. Sowohl von den Bedingungen wie auch symptomatisch bestehen enge Bezüge zur frühkindlichen Gedeihstörung und zur Kindesmißhandlung. Sehr wahrscheinlich wird der psychosoziale Minderwuchs ebenso wie diese Syndrome häufig übersehen oder fehldiagnostiziert.

Klinik und Diagnostik

Im Verhalten der Kinder mit psychosozialem Minderwuchs fällt zunächst ein **abnormes Eßverhalten** auf. Trotz Verfügbarkeit normaler Nahrung nehmen die Kinder undifferenziert und in großen Mengen auch Abfälle aus Eimern sowie Wasser aus Spül- und Toilettenbecken, Konservendosen oder Tellern von Haustieren zu sich und stehlen und horten darüber hinaus jegliche Form von Nahrung bzw. Essensresten. Einige Kinder zeigen ferner schwere **Schlafstörungen**; sie streifen nachts stundenlang durch die Wohnung, oft auf der Suche nach weiterer Nahrung. Eine wiederholt beobachtete **Schmerzunempfindlichkeit** kann mit Symptomen einer **Automutilation** verknüpft sein. Vielfach liegen ausgeprägte **Entwicklungsverzögerungen** mit Beeinträchtigung von Sprache, Motorik und Intelligenz vor. Darüber hinaus können vielfältige **Verhaltensauffälligkeiten** beobachtet werden, die von Enuresis und Enkopresis, sozialem Rückzug und Beziehungsstörungen über aggressive Wutausbrüche bis zu motorischer Unruhe bzw. Apathie reichen.

Die Kontextbedingungen stellen sich ganz ähnlich wie bei anderen Deprivationssyndromen dar. Im Kern liegt eine schwere **Beziehungsstörung** zwischen Mutter und Kind vor, wobei die Mutter in unspezifischer Weise Zeichen einer psychischen Störung aufweisen kann. Diese können von Depressionen über Angstsyndrome bis zu Persönlichkeitsstörungen reichen. Häufig besteht eine schwere Partnerbeziehungsstörung, möglicherweise vor dem Hintergrund von Alkoholismus oder mangelnder Präsenz bzw. erzieherischer Kompetenz des Vaters.

Recht spezifisch sind die bei mehr als der Hälfte der untersuchten Fälle beschriebenen **endokrinen Funktionsveränderungen.** Davon sind vor allem das Wachstumshormon, Cortisol und Somatomedin im Sinne einer Mindersekretion betroffen. Zusätzliche **laborchemische Auffälligkeiten** können in einer länger als 48 Stunden anhaltenden Trübung des Serums bestehen, die mit erhöhten Lipidwerten verbunden ist. Zu den abnormen **radiologischen Befunden** gehören Verdichtungen in Form von transversalen Linien am Ende der langen Röhrenknochen, welche den Wachstumsstopp mit anschließendem erneuten Wachstum widerspiegeln, sowie eine vorübergehende Dehiszenz der Schädelnähte in der Phase des Aufholwachstums unter günstigen Entwicklungsbedingungen; diese radiologischen Zeichen treten nicht obligat auf.

Die Diagnostik kann sich neben einer Sicherung dieser klinischen Symptomatik sehr wesentlich auf die Reversibilität der körperlichen und psychischen Zeichen des psychosozialen Minderwuchses stützen, sobald das Kind aus den deprivierenden Bedingungen entfernt und angemessen versorgt und angeregt wird. Auf diesem Wege läßt sich auch eine sichere **Differentialdiagnose** gegenüber anderen Formen eines endokrin, zytogenetisch, renal, metabolisch oder konstitutionell bedingten Minderwuchses vornehmen.

Ätiologie

Auch beim psychosozialen Minderwuchs steht die Deprivationshypothese im Zentrum ätiologischer Konzepte. Sie kann aber schon deswegen nur eine notwendige, zugleich aber nicht hinreichende Erklärung leisten, weil Deprivationsbedingungen nicht regelhaft zu einer Wachstumsbeeinträchtigung führen. Zugleich bedürfen die nicht bei allen Kindern mit einem psychosozialen Minderwuchs gefundenen endokrinen, laborchemischen und radiologischen Veränderungen einer zusätzlichen Erklärung. Ergänzende pathogenetische Mechanismen bzw. zusätzliche Annahmen sind offensichtlich erforderlich.

Hier kann zunächst die Annahme weiterführen, daß die Störung der **Mutter-Kind-Beziehung** zwei Elemente enthält, nämlich einen Mangel an positiver emotionaler Zuwendung und einen Exzeß an negativ-feindseligen Reaktionen gegenüber dem Kind, wobei diese beiden Anteile in unterschiedlicher Weise vermischt auftreten können. So könnte zeitweise bei vorübergehender Abwesenheit der Mutter oder Anwesenheit protektiver Faktoren bzw. Personen die Belastung für das Kind abnehmen und damit das heterogene Bild hinsichtlich endokriner, laborchemischer und radiologischer Befunde bei verschiedenen Kindern erklären. Analog könnte der Umstand, daß mit dem Aufholwachstum erst eine gewisse Zeit nach der Herausnahme des Kindes aus der Familie gerechnet werden kann (wenngleich das Wachstum sofort nach stationärer Aufnahme beginnt), darauf zurückgeführt werden, daß der Aufbau einer neuen emotionalen Bindung für das Kind einen gewissen Zeitraum braucht und nicht unmittelbar einsetzen kann. Tatsächlich scheint das Aufholwachstum sehr viel stärker an die Etablierung einer neuen verläßlichen Bezugsperson als an die angemessene kalorische Ernährung oder bestimmte Hormonspiegel gebunden zu sein.

Für die Aufklärung der außerordentlich schnellen Reversibilität des Wachstumshormonmangels sind weitere **Zusatzhypothesen** vorgelegt worden. So könnte die Störung des Schlaf-Wach-Rhythmus mit der normalerweise nachts verstärkt erfolgenden Sekretion des Wachstumshormons in Verbindung stehen, wobei dem Gewebemediator Somatomedin möglicherweise eine entscheidendere Rolle als dem Wachstumshormon zukommt. Wahrscheinlich bildet eine letztlich noch ungenügend aufgeklärte übergeordnete neurale Regulationsstörung der Wachstumshormonsekretion die verbindende Klammer zwischen deprivierenden Umwelt- und Entwicklungsbedingungen und klinischer Symptomatik, wobei neuroendokrine Systemstörungen auf der Ebene von Kortex und Hypothalamus bedeutsam sein dürften. In diesem Kontext sind auch Neurotransmitterstörungen im dopaminergen oder adrenergen System angenommen worden. In ähnlicher Weise ist postuliert worden, daß eine Störung der Endorphine, also vom Hirn produzierter Substanzen mit analgetischer opiatartiger Wirkung vorliegen könne. Diese Hypothese könnte die Schmerzunempfindlichkeit von Kindern mit einem psychosozialen Minderwuchs erklären.

Schließlich haben **nutritive Faktoren** bestenfalls eine untergeordnete Funktion im Rahmen der Ätiologie des psychosozialen Minderwuchses. Diese Feststellung kann sich einerseits auf das Phänomen der außerordentlich schnellen hormonalen Veränderungen nach Behebung der deprivierenden Umweltbedingungen stützen, die bei einer Mangelernährung in dieser Form nicht denkbar wären. Andererseits ist diese Hypothese empirisch außerordentlich schlecht belegt. Dennoch kann die Möglichkeit nicht ausgeschlossen werden, daß gerade im Kontext einer Mißhandlung Eltern gegenüber ihrem Kind einen Nahrungsentzug praktizieren, der bei einem Teil der Kinder auch zu einer Fehlernährung führen kann.

Therapie und Verlauf

Wie für alle Deprivationssyndrome besteht auch beim psychosozialen Minderwuchs das Ziel in einer Aufhebung der Deprivationsbedingungen und in einer umfassenden Entwicklungsförderung. Im Unterschied zur frühkindlichen Gedeihstörung bedarf es hier in der Regel keiner Maßnahmen zum Ausgleich eines kalorischen Defizits. Die stationäre Aufnahme wird schon aus Gründen des Schutzes für das Kind und zur differentialdiagnostischen Abklärung erforderlich sein. Nach Sicherung der Diagnose sollte frühzeitig mit sozialpädagogischen Maßnahmen und einem umfassenden Förderungsprogramm begonnen werden, das eine sorgfältige Erfassung der Entwicklungsdefizite des Kindes voraussetzt. Mehrheitlich hat sich der familiäre Kontext der Kinder als so schwer gestört erwiesen, daß die Unterbringung in einem familiengegliederten Heim oder in einer Pflegefamilie erforderlich wurde. Gleichwohl ist auch hier zu berücksichtigen, daß die Mütter unabhängig vom Verbleib ihres Kindes sozialpädagogischer, beratender und stützend-therapeutischer Hilfen bedürfen.

Die skizzierten kindbezogenen Interventionen sind in der Regel kurzfristig in dem Sinn erfolgreich, daß die körperlichen Funktionsstörungen reversibel werden, das Wachstum wieder einsetzt und bei kompetenter Förderung und Therapie die Entwicklungsdefizite und Verhaltensauffälligkeiten abgebaut werden können. Erste längerfristige Beobachtungen zeigen, daß die Entwicklung hinsichtlich Größe und Intelligenz positiv korreliert und beide Merkmale möglicherweise unter dem zumindest partiellen Einfluß übergeordneter hypothalamischer Regelsysteme stehen. Ebenso zeigen längere Verläufe, daß die Intelligenzentwicklung bedeutsam mit den Umweltbedingungen korreliert: nur Kinder, die aus den Deprivationsbedingungen herausgenommen wurden, konnten eine positive kognitive Entwicklung nehmen, während Kinder mit Verbleib in einem mißhandelnden Milieu an dieser Entwicklung nicht teilhatten.

19.4 Kindesmißhandlung und -vernachlässigung

Definition, Klassifikation und Häufigkeit

Die Mißhandlung und Vernachlässigung von Kindern kann vielfältige Formen annehmen und die begriffliche Differenzierung zwischen Mißhandlung und Vernachlässigung muß nicht notwendigerweise bedeuten, daß diese beiden Phänomene in der Realität immer sicher voneinander abzugrenzen sind. Für beide Phänomene gilt, daß sie im konkreten Einzelfall eher häufiger übersehen als aufgedeckt werden, wobei die Hinweiszeichen bei der Vernachlässigung diagnostisch noch schwieriger zuzuordnen sind als bei der Mißhandlung. In jedem Fall bedeutet die verzögerte Aufdeckung eine Fortsetzung der Gefährdung des Kindes.

Mit dem Begriff der **Kindesmißhandlung** sind strafbare Handlungen verbunden, die sich auf körperliche Verletzungen bzw. schwerwiegende Gefährdungen der körperlichen Gesundheit eines Kindes erstrecken und von Eltern oder Erziehungsberechtigten ausgeführt bzw. zugelassen werden. Sonderformen stellen der **sexuelle Mißbrauch** und das **Münchhausen-Stellvertreter-Syndrom** dar, die in gesonderten Abschnitten dargestellt werden. Unter dem Begriff der **Vernachlässigung** lassen sich alle Zustände zusammenfassen, in denen wesentliche Bedürfnisse der körperlichen und seelischen Entwicklung des Kindes nicht befriedigt werden. Damit sind sowohl Entbehrungen hinsichtlich Ernährung, Kleidung und Unterkunft – mit der Schwierigkeit der Abgrenzung gegenüber Armut, die koexistieren kann – wie auch Deprivationen hinsichtlich emotionaler Zuwendung, erzieherischer Leitung und Anregung sowie hinreichendem

Schutz des Kindes vor Gefahren in der Umwelt und fehlende Gesundheitsfürsorge angesprochen.

Die **Klassifikation** der Kindesmißhandlung in leichtere und schwerere Formen orientiert sich lediglich an den körperlichen Symptomen und ist von daher nicht unproblematisch. Erstere umfassen alle Manifestationen von Quetschungen, Schürfungen und offenen Wunden der Haut und seltener Verbrennungen und Frakturen als Folge von Mißhandlungen. Die schwere Form der Mißhandlung in Form des sogenannten „battered child syndrome“ ist durch ein subdurales Hämatom, Frakturen der langen Röhrenknochen und Weichteilschwellungen gekennzeichnet. Trotz der Schwierigkeit einer klassifikatorischen Differenzierung verschieden schwerer Formen der Kindesmißhandlung ist ein derartiger Ansatz nicht bedeutungslos, weil die leichteren Mißhandlungsformen etwa 10mal häufiger als die schweren Formen auftreten und zugleich sehr viel häufiger übersehen werden.

Die damit angeschnittene Frage der **Häufigkeit** von Kindesmißhandlung und -vernachlässigung ist zunächst dahingehend zu charakterisieren, daß angesichts von Verschleierungs- und Verheimlichungstendenzen durch mißhandelnde Täter sowie mangelnde Sorgsamkeit diagnostisch tätiger Personen und Institutionen sowohl im sozialen wie im medizinischen Sektor nur ein kleiner Teil von Fällen aufgedeckt wird. Insofern sind alle offiziellen Statistiken nur eine ungenügende Wiedergabe der Realität. In den USA haben Experten geschätzt, daß auf einen aufgedeckten Fall von Kindesmißhandlung etwa 15 bis 20 unaufgedeckte Fälle kommen. Insofern stellen die dort zu Beginn der 80er Jahre festgestellten Raten von 3,4% körperlicher Mißhandlung, 2,2% emotionaler Mißhandlung, 2,9% erzieherischer Vernachlässigung, 1,7% körperlicher Vernachlässigung, 1,0% sexuellen Mißbrauchs pro Jahr nur die sprichwörtliche Spitze des Eisbergs dar. Angesichts des Fehlens einer Meldepflicht und entsprechend geführter Register gibt es keine vergleichbaren Zahlen für den deutschsprachigen Raum.

Unter den aufgedeckten Fällen von Mißhandlung dominieren mit mindestens zwei Dritteln Kinder unter sechs Jahren, die sowohl mehr – bisweilen belastende – Versorgung brauchen als auch körperlich leichter verletzbar sind und die sich schließlich weniger verteidigen bzw. schwere Bestrafungen weniger vermeiden können. Beide Geschlechter sind in etwa gleich häufig betroffen; mit beginnender Pubertät wird die körperliche Mißhandlung – möglicherweise als Folge von Konflikten wegen der beginnenden Sexualentwicklung – allerdings bei Mädchen häufiger als bei Jungen. Etwa die Hälfte der aufgedeckten Fälle von Mißhandlung werden zum wiederholten Male identifiziert, wobei jüngere Kinder erneut häufiger betroffen sind. Die Kindesmißhandlung ist demgemäß außerordentlich häufig in ein allgemein defizitäres erzieherisches Verhalten mit der Gefahr wiederholter Mißhandlungen eingebettet, so daß weitreichende und kompetente Interventionen zum Schutz des Kindes erforderlich sind.

Bei etwa einem Drittel bis der Hälfte der Fälle sind mehr als ein Kind Opfer der Mißhandlung. Insgesamt stammen mißhandelte Kinder häufiger aus großen, kinderreichen, oft durch Trennung oder Scheidung zerbrochenen Familien, wobei der soziale Hintergrund häufiger – jedoch nicht durchgängig – eher durch Merkmale der Unterschicht gekennzeichnet ist. Hier muß man sich allerdings der Tatsache bewußt sein, daß Arbeitsauftrag und -zielrichtung sozialer Agenturen schwerpunktmäßig auf diese Schicht ausgerichtet sind und daher eher zur Aufdeckung von Mißhandlungsfällen in diesem sozialen Milieu beitragen.

Klinik und Diagnostik

Die vielfältigen Phänomene von Kindesmißhandlung und -vernachlässigung sollen im folgenden unter der Perspektive des Kindes als des Opfers, der Eltern (im folgenden auch synonym als Bezeichnung für Ersatzeltern bzw. Erziehungsberechtigte verstanden) als der Täter und familiär-interaktiver Merkmale dargestellt werden. Die körperlichen und anamnestischen Hinweiszeichen werden abschließend in diesem Abschnitt als zentrale Aufgaben der Diagnostik abgehandelt.

Bei der Analyse von charakteristischen Merkmalen mißhandelter und vernachlässigter **Kinder** fällt zunächst auf, daß der Anteil intelligenzgeminderter und entwicklungsverzögerter Kinder – insbesondere im Säuglings- und Kleinkindalter – deutlich erhöht ist. Die klinischen Zeichen können von der geistigen Behinderung über Verzögerungen der sprachlichen und motorischen Entwicklung bis zu begleitenden neurologischen Reifungsverzögerungen reichen.

Verhalten und psychische Funktionen sind bei mißhandelten Kindern – wie generell in der Psychopathologie des Kindesalters – bedeutsam vom Alter mitgeprägt. Säuglinge sind häufig irritabel, verzögert in der sozialen und motorischen Entwicklung, affektiv flach und zurückgezogen und weisen Eßstörungen auf. Sie scheinen ihre Umwelt mit „gefrorener“ Aufmerksamkeit zu beobachten, ohne affektiv zu kommunizieren, und zeigen keine oder wenig Anzeichen von Trennungsangst, wenn sie allein gelassen werden. Beim Kleinkind stehen neben der Entwicklungsverzögerung Spielunfähigkeit und ziellos unvorhersagbare Verhaltensweisen mit möglichen aggressiven Durchbrüchen gegenüber Gleichaltrigen oder Betreuern der Kinder im Vordergrund. Im Schulalter können eine Vielzahl psychopathologischer Phänomene beobachtet werden. Neben Defiziten der kognitiven Entwicklung sind viele mißhandelte Kinder hyperaktiv, impulsiv und frustrationsintolerant. Sie leiden unter akuten Angstzuständen, Gefühlen der Hoffnungslosigkeit und Entwertung und reagieren häufig mit ängstlicher Zurückhaltung auf neue Bezugspersonen. Andererseits können sie deutliche Zeichen eines aggressiven und destruktiven Sozialverhaltens im Umgang mit Gleichaltrigen und Geschwistern zeigen und schließlich im Jugendlichenalter auch delinquent werden.

Das Selbstwertgefühl mißhandelter Kinder ist häufig von Gefühlen der Traurigkeit und Wertlosigkeit gekennzeichnet, wobei sie sich mit der negativen Zuschreibung durch ihre Eltern zu identifizieren scheinen. In ähnlicher Weise nehmen sie die Umwelt verzerrt durch Verleugnung und Projektion oder Identifikation mit dem Aggressor wahr, zumal sie an der Integration der liebenden und feindseligen Anteile der Elternfiguren zwangsläufig scheitern müssen. Teilweise setzen sie die an sich selbst erfahrenen Handlungen nicht nur destruktiv gegen andere, sondern auch gegen sich selbst in Form von Automutilation oder suizidalen Handlungen oder aber in provokativem Verhalten um, so daß sie erneut Schläge, Bestrafung und Mißhandlung herausfordern und damit den Eltern die vermeintliche Legitimation für ihr eigenes Handeln schaffen. Dieser Teufelskreis schließt sich auch über die Ebene des Schulversagens, das als Folge von Lernstörungen, Hyperaktivität, Aufmerksamkeitsdefiziten und Entwicklungsbeeinträchtigungen resultiert und Quelle weiterer Spannungen ist. Viele dieser Phänomene lassen sich diagnostisch auch mit dem Begriff der frühkindlich erworbenen Hirnfunktionsstörungen umreißen. Wie sorgfältige Analysen ergeben haben, sind diese Funktionsstörungen ganz offensichtlich weniger das Ergebnis direkter traumatischer Einwirkungen auf das Hirn als das kombinierte Ergebnis der abnormen Entwicklungsbedingungen einschließlich unzulänglicher Fürsorge während Schwangerschaft und Säuglingszeit, der Defizite hinsichtlich Ernährung und medizinischer Versorgung und schließlich der ungenügenden oder exzessiven sensorischen Stimulation.

Bei der Beschreibung der Täterpersönlichkeit muß zunächst festgestellt werden, daß ganz überwiegend leibliche **Eltern** für Fälle von Kindesmißhandlungen und -vernachlässigungen verantwortlich sind. Sie zeigen ungewöhnlich häufig selbst Zeichen einer beeinträchtigten Entwicklung in ihrer eigenen Kindheit und Jugend einschließlich der Tatsache, selbst Opfer von Mißhandlungen gewesen zu sein, oder im Fall von Müttern aktuell durch ihren Partner oder Ehemann mißhandelt zu werden. Andere Zeichen einer deprivierten Sozialisation können in Scheidung, Trennung oder sozioökonomischen Belastungen des Elternhauses bestanden haben. Neben dieser ungenügenden Vorbereitung auf die Elternrolle können geminderte Intelligenz, belastende Lebensumstände und -ereignisse, disharmonische Partnerschaften, körperliche und psychische Krankheiten (insbesondere Alkoholismus) sowie Armut und Arbeitslosigkeit bei mangelnder schulischer und beruflicher Qualifikation die Rahmenbedingungen des Mißhandlungsmilieus bilden. Diese Merkmale gelten in ähnlicher Weise für die familiäre Umwelt des mißhandelten wie auch des vernachlässigten Kindes.

Beobachtungen der **Eltern-Kind-Interaktion** sowohl im häuslichen Umfeld wie auch im therapeutischen Kontakt haben ergeben, daß Eltern nicht nur weniger, sondern vor allem seltener positiv zugewandt und häufiger über Drohungen und Ermahnungen mit ihren Kindern interagieren. Bei Säuglingen und Kleinkindern mangelt es den mißhandelnden Müttern an Blickkontakt und es fehlt an reziprokem sozialen Austausch zwischen beiden Interaktionspartnern, so daß sich beide wechselseitig negativ verstärken. In die Beziehung der Eltern zu ihrem Kind fließt andererseits vieles aus der eigenen traumatisierten Lebensgeschichte ein, so daß die Beziehung zum Kind der positiven Erfahrung eines beglückenden Austausches zwischen Eltern und Kind ermangelt. Das Kind wird vielmehr zum Projektionsfeld von unangemessenen Rollenzuschreibungen und Identifikationen einschließlich der Verlagerung von Aggressionen, die aus ganz anders begründeten Frustrationen – z.B. der belasteten Partnerschaft – resultieren.

Für die **Diagnostik** der körperlichen Kindesmißhandlung ist die Kenntnis sowohl der anamnestischen Hinweiszeichen wie auch der körperlichen Symptome unverzichtbar, wie sie in Tabelle 19-1 wiedergegeben sind. Nur durch die unverzügliche Diagnosensicherung können die zum Schutz des Kindes erforderlichen Maßnahmen eingeleitet werden. In der Regel werden die Kinder eher beim Kinderarzt als beim Kinderpsychiater vorgestellt, sofern es überhaupt zu einer ärztlichen Vorstellung kommt. Aber auch dann führen Unkenntnis oder auch Hilflosigkeit allzu oft zu Zurückhaltung oder Verzögerung hinsichtlich der Einbeziehung sozialer Dienste und kinderpsychiatrischer Konsiliaruntersuchungen. Natürlich müssen **differentialdiagnostische Überlegungen** angestellt werden; gleichwohl darf die Diagnose nicht nur per Ausschluß der differentialdiagnostischen Möglichkeiten von Knochenkrankheiten (z.B. Osteogenesis imperfecta, Osteomyelitis, Rachitis), Blutungsstörungen (z.B. Hämophilie, verschiedene Purpuraformen), Unfällen und Mißhandlungen durch ältere Geschwister gestellt werden, sondern muß sich auf eine positive Anamnese und die aufgelisteten typischen Symptome stützen.

Ätiologie

Die im Abschnitt über Klinik und Diagnostik dargelegten Charakteristika mißhandelnder Eltern haben bereits deutlich werden lassen, wo die Wurzeln von Mißhandlung und Vernachlässigung liegen. Sie lassen sich schwerpunktmäßig in der

Tabelle 19-1: Anamnestische Hinweise und Symptome bei Kindesmißhandlung (Green 1985)

Anamnese

- Eine unerklärliche Verzögerung der Behandlungseinleitung nach einer Verletzung.
- Eine nicht plausible oder widersprüchliche Anamnese.
- Eine mit den körperlichen Symptomen nicht vereinbare Anamnese.
- Eine Anamnese mit Verdacht auf wiederholte Verletzungen.
- Die Eltern beschuldigen Geschwister oder Dritte für die Verletzung.
- Die Eltern behaupten, das Kind habe sich die Verletzung selbst beigebracht.
- Das Kind ist bei zahlreichen Ärzten oder Krankenhäusern zur Behandlung von Verletzungen vorgestellt worden.
- Das Kind beschuldigt die Eltern oder Sorgeberechtigten der Verletzung.
- Die Eltern sind selbst als Kind Opfer von Mißhandlung gewesen.
- Die Eltern haben unrealistische oder altersunangemessene Erwartungen gegenüber dem Kind.

Symptome

- Typische Zeichen einer körperlichen Bestrafung wie Hautabschürfungen und -schwellungen an Gesäß, Rücken, Genitale oder inneren Oberschenkeln, die eventuell als Strafe für Einnässen oder Einkoten eingesetzt werden. Die Haut- und Weichteilverletzungen in verschiedenen Heilungsstadien sind Zeichen einer wiederholten Mißhandlung. Hautverletzungen mit einer besonderen Konfiguration, die eine Hand, einen Griff, einen Kniff oder einen Riemen markieren, weisen in der Regel auf Mißhandlung hin.
- Bestimmte Brandwunden, wie z. B. multiple Zigarettenverbrennungen, Hand- und Fußverbrühungen, Brandwunden an Damm und Gesäß.
- Bauchtrauma mit Leber- und Milzruptur.
- Subdurales Hämatom mit oder ohne Schädelverletzung.
- Röntgenologische Zeichen wie subperiostale Blutungen, Epiphysentrennungen, metaphysäre Bruchstücke, Auffälligkeiten des Periosts.
- Augenverletzungen, einschließlich Retinablutungen, dislozierte Linsen und Retinaablösungen.

Lebensgeschichte der Eltern mit früher in der eigenen Kindheit erfahrenen Entbehrungen, Bedrohungen und Mißhandlungen und damit in der ungenügenden Vorbereitung auf die Elternrolle sowie in aktuellen Belastungsfaktoren finden. Zu letzteren sind große Kinderzahl mit ungenügender Betreuung der einzelnen Kinder, Arbeitslosigkeit, Armut und intrafamiliäre Funktions- und Beziehungsstörungen zu rechnen.

Wahrscheinlich schaffen durch Armut und materielle Entbehrungen gekennzeichnete Lebensbedingungen eher Voraussetzungen für die Kindesvernachlässigung, während für die Kindesmißhandlung weitere ergänzende Bedingungsfaktoren, z. B. in Form bestimmter Persönlichkeitsmerkmale der Eltern oder des aufgezeigten Generationszyklus, erforderlich sind.

Anteile des Kindes sind im Rahmen einer ätiologischen Ergänzungsreihe insofern nicht bedeutungslos, als bestimmte Kinder ein höheres Risiko haben, Opfer einer Mißhandlung zu werden. Dies gilt in besonderer Weise für behinderte, kranke oder frühgeborene Kinder, welche die elterlichen Erwartungen an eine normale Entwicklung nicht erfüllen können und die möglicherweise ohnehin geringe elterliche Adaptation an die Aufgabe der Kindererziehung übersteigen. In ähnlicher Weise sind uneheliche Kinder, Stiefkinder oder auch aus Heimen rückgegliederte Kinder dem Risiko einer Mißhandlung ausgesetzt, weil sie unangemessene elterliche Verhaltenserwartungen und Wünsche nicht erfüllen, mit gleichen negativen Zuschreibungen wie ein früherer Lebensgefährte versehen werden oder aktuelle Lebenspläne stören. Schließlich können kindliche Anteile in den Belastungen begründet sein, die aus ungünstigen Temperamentsmerkmalen im Sinne reduzierter Adaptationsfähigkeit, aus Entwicklungsrückständen sowie aus psychischen Störungen resultieren.

Für eine angemessene Bewertung von Sozialschichtfaktoren im Rahmen bedingender Faktoren muß jedoch noch einmal betont werden, daß gesellschaftliche Kontrollinstanzen eher bei Angehörigen unterer Sozialschichten – auch in Form von Sanktionen – tätig werden und die in den sozialen Mittel- und Oberschichten möglicherweise typischeren Formen der emotionalen Vernachlässigung mit emotionaler Beziehungslosigkeit und Indifferenz, Entwertung und Überprotektion sowie möglicherweise auch der kompensatorischen Delegation von Erziehungsaufgaben an Kindermädchen und Internate nicht selten auch im Kontext einer Störung der Elternschaft stehen. Diese Formen von Kindesvernachlässigung geraten nur selten in das Aufgabenfeld öffentlicher Sozialfürsoge, während sie andererseits in der Sprechstunde des Kinderpsychiaters oder -psychologen keineswegs selten hinter dem Präsentiersymptom einer emotionalen oder dissozialen Störung des von den Eltern vorgestellten Kindes identifiziert werden können.

Therapie und Verlauf

Die zentrale Aufgabe der Behandlung besteht darin, das Kind vor weiteren Mißhandlungen zu schützen und – soweit möglich – die Familie in ihren Funktionen einschließlich der Kindererziehung zu stützen und zu stärken. Wünschenswert ist der Verbleib des Kindes in der Familie und die simultane rehabilitative Arbeit mit der Familie und dem Kind. Bei hoher Wiederholungsgefahr für eine

Mißhandlung muß das Kind zumindest vorübergehend außerhalb der Familie untergebracht werden, bis Behandlungsergebnisse bei den Eltern verbesserte Lebensbedingungen für das Kind geschaffen haben.

Das primäre Ziel der therapeutischen **Elternarbeit** liegt in folgenden Bereichen:

- Krisenintervention zur Entlastung von Familienkonflikten und aus der Umwelt stammenden Belastungen,
- Aufbau von Vertrauen in den Therapeuten und andere Bezugspersonen,
- Verbesserung des chronisch entwerteten Selbstwertgefühls,
- Abbau der sozialen Isolation, um damit zugleich der Notwendigkeit zu begegnen, über das Kind ein Gefühl von Selbstwert aufzubauen,
- Bereitstellung eines positiven Modells für die Kindererziehung,
- Bearbeitung der elterlichen Fehlwahrnehmungen des Kindes,
- Aufbau von Erziehungstechniken einschließlich Disziplinierung ohne Mißhandlung,
- Information über Kindererziehung und -entwicklung,
- Vermittlung von Einsicht in den Generationenzyklus von eigenen Kindheitserfahrungen und Verhalten gegenüber dem Kind und
- die Erfahrung von Freude aus dem unmittelbaren Umgang mit dem Kind.

Um diese vielfältigen Ziele der Elternarbeit zu realisieren, ist ein mehrdimensionales Behandlungsprogramm erforderlich, das neben Elementen einer stützenden Psychotherapie für die Eltern Beratung, Elterntraining, Gruppentherapie sowie ambulante Nachsorge unter Einschluß sozialfürsorgerischer Maßnahmen umschließen sollte. Hierzu sollte auch die Bereitstellung eines ständig verfügbaren Krisennotdienstes gehören, an den sich Eltern wenden können, wenn sie sich erneut überfordert fühlen und die Gefahr einer Mißhandlung des Kindes droht.

Nach der vorrangigen Berücksichtigung der unmittelbaren Bedrohung richten sich die Ziele in der **Behandlung des Kindes** auf Bemühungen, die mit der Traumatisierung verbundenen emotionalen und kognitiven Schäden abzubauen. Dabei handelt es sich in der Regel um einen längerfristigen therapeutischen Prozeß, der altersabhängige Akzente hat. Bei Kindern im Säuglings- und Kleinkindalter stehen die angemessene motorische, sensorische, emotionale und soziale Stimulation im Vordergrund, um die entstandenen Entwicklungsdefizite zu beseitigen. In diesem Rahmen muß die Spielfähigkeit aufgebaut und die persönliche Beziehungsfähigkeit zu Erwachsenen und in der Gruppe Gleichaltriger entwickelt werden. Nach Möglichkeit sollten die Eltern in diesen Prozeß einbezogen werden, wobei gleichzeitig deren Fehlwahrnehmungen des Kindes korrigiert und eine angemessene Wahrnehmung von Hinweisreizen im Verhalten des Kindes vermittelt werden können. Auf diesem Wege können zugleich pathologische Interaktionsprozesse in einen wechselseitig verstärkenden Austausch verändert und Beiträge zu einem Aufbau einer angemessenen Elternrolle geleistet werden.

Bei Kindern im Schulalter, die häufig über Jahre das Opfer von Mißhandlungen gewesen sind, ist meist eine längerfristige Therapie mit Betonung von Einzelpsychotherapie, Gruppenpsychotherapie und gegebenenfalls auch funktionellen Trainings zur Verbesserung von Lern- und Leistungsstörungen erforderlich. Dabei gibt die Spieltherapie Möglichkeiten, die traumatischen Ereignisse erneut symbolisch zu reaktivieren und zugleich therapeutisch zu bearbeiten sowie Verhalten und Handlungen neu zu strukturieren. Zugleich erfährt das Kind in der Therapie die Möglichkeit, ein Gefühl von Selbstwert und Identität zu entwickeln, welches ihm das Vertrauen in die Verläßlichkeit von Bezugspersonen erst wieder ermöglicht und auch Trennungen überstehen läßt. Schließlich können sozialpädagogische Maßnahmen oder lerntheoretisch strukturierte Förderprogramme über die Beeinflussung von Lernstörungen wesentlich zu einer allgemeinen psychischen Stabilisierung beitragen.

Der **Krankheitsverlauf** bei Kindern mit Mißhandlung und Vernachlässigung bemißt sich sehr wesentlich an der frühzeitigen Identifizierung der bedrohten Kinder, einer kompetenten Diagnostik als Basis geeigneter protektiver und rehabilitativer Maßnahmen und schließlich sicherlich auch einer Reihe noch ungenügend untersuchter Faktoren wie Alter des Kindes, Dauer der Mißhandlung und Korrigierbarkeit sowohl der Bedingungsfaktoren wie auch der eingetretenen Schäden. Wiederholungsgefahr und Todesfolge stellen in einer nicht unbeträchtlichen Zahl von Fällen einer Kindesmißhandlung den denkbar ungünstigsten Ausgang dar, den es mit allen Mitteln zu verhindern gilt. Andererseits stimmen auch die noch fragmentarischen Verlaufbeobachtungen an Schulkindern besorgt, die als Folgen oder im Kontext von Mißhandlungen eine erniedrigte Intelligenz, gehäufte emotionale Störungen mit Depressivität und geringem Selbstwertgefühl sowie häufig selbstdestruktives Verhalten und mangelnde Impulssteuerung aufwiesen. Die Notwendigkeit, die elterliche Pathologie im Verhalten gegenüber dem Kind abzubauen, wird letztlich auch aus der sonst gegebenen hohen Wahrscheinlichkeit einer über Generationen weitergegebenen Mißhandlung und Vernachlässigung von Kindern deutlich.

19.5 Das Münchhausen-Stellvertreter-Syndrom

Definition und Häufigkeit

Das Münchhausen-Stellvertreter-Syndrom bezeichnet eine besondere Form von Kindesmißhandlung, bei der beim Kind eine körperliche Störung manipulativ erzeugt wird. Der Begriff lehnt sich an das bei Erwachsenen beschriebene Münchhausen-Syndrom an, bei dem Erwachsene falsche Anamnesen erstellen und körperliche Symptome sowie Laborbefunde produzieren, die unnötige diagnostische Untersuchungen, Operationen sowie Behandlungen nach sich ziehen. Bei den bisher nur vereinzelt beschriebenen Fällen eines Münchhausen-Stellvertreter-Syndroms haben ausschließlich Mütter eine entsprechende Symptomatik bei ihren Kindern manipulativ hervorgerufen. Das 1977 erstmalig beschriebene Syndrom wird möglicherweise häufig fehldiagnostiziert.

Klinik und Diagnostik

Die am häufigsten produzierten bzw. berichteten Symptome bei Kindern sind Anfälle, Hautausschläge und die Simulation von Laborbefunden durch Beimengen von elterlichem Blut in Sputum oder Urin bzw. von Salz oder Flüssigkeiten in Blutproben. Andere Methoden bestehen in Gaben von überdosierten Medikamenten, welche den Eltern verschrieben wurden, oder von exzessiven Mengen an Laxanzien. Etwa die Hälfte der für diese Handlungen verantwortlichen Mütter zeigen selbst Merkmale eines Münchhausen-Syndroms.

Im Krankenhaus neigen die Mütter dazu, mit dem behandelnden Personal eine enge und unterstützende Beziehung einzugehen, so daß die Verdachtsdiagnose eines Münchhausen-Stellvertreter-Syndroms meist verärgerte Abwehrreaktionen hervorruft. Sorgfältige psychopathologische Untersuchungen der Persönlichkeit dieser Mütter stehen noch aus. Auch über die Familie ist bisher wenig bekannt.

Die Folgen der induzierten Symptome reichen von umfangreicher, oft schmerzreicher Diagnostik, häufigen und langfristigen Krankenhausaufnahmen bis zu potentiell gefährlichen Behandlungen einschließlich Todesfolge. Die psychologischen Folgen für die Entwicklung der Kinder sind bisher ungenügend untersucht. Die bisher beschriebenen Fälle umfassen Kinder bis zu einem Alter von acht Jahren.

Die Diagnostik kann sich auf die in Tabelle 19-2 zusammengefaßten Hinweiszeichen stützen. Weiterhin sind folgende diagnostische Schritte zu empfehlen:

- eine Trennung von Mutter und Kind, um den Symptomverlauf zu erfassen und das Kind zu schützen,
- eine sorgfältige Familienanamnese unter Einschluß von Störungen und dysfunktionalen Beziehungen,
- eine vollständige medizinische Anamnese des Kindes, seiner Eltern und aller Geschwister einschließlich Überprüfung der elterlichen Angaben durch Krankengeschichten,
- die Klärung der Frage, ob die Symptome in der Vergangenheit nur in Gegenwart des Elternteils auftraten,
- wiederholte toxikologische Überprüfungen von Laborproben,
- Überprüfungen von Laborproben hinsichtlich Blutgruppe und Rh-Faktor und Vergleich mit den entsprechenden Merkmalen bei Eltern und Kind,
- Stuhlanalysen hinsichtlich verdeckter Beimengung von Laxanzien,
- psychiatrische Untersuchung des verantwortlichen Elternteils, und schließlich
- sorgfältige Dokumentationen sämtlicher Befunde.

Ätiologie

Das Münchhausen-Stellvertreter-Syndrom stellt eine nach außen subtil versteckte Form der Kindesmißhandlung dar, über deren spezifische Ätiologie vorerst so gut wie nichts bekannt ist. Es ist zu vermuten, daß die mißhandelnden Mütter auffällige Persönlichkeiten sind, die möglicherweise aus ungelösten eigenen Konflikten das Kind durch Vorspiegelung einer Krankheit in eine massive Abhän-

Tabelle 19-2: Zeichen des Münchhausen-Stellvertreter-Syndroms (Jones und Mitarb. 1986)

- Anhaltende oder wiederkehrende Krankheiten ohne identifizierbaren Grund.
- Diskrepanz zwischen Anamnese und klinischen Befunden.
- Symptome und Zeichen, die bei Trennung von der Mutter nicht auftreten.
- Ungewöhnliche Symptome, Zeichen oder Verläufe, die klinisch keinen Sinn ergeben.
- Eine Differentialdiagnose für Störungen, die seltener als das Münchhausen-Stellvertreter-Syndrom auftreten.
- Anhaltendes Therapieversagen ohne klaren Grund.
- Ein im Vergleich zum Arzt weniger beunruhigter Elternteil, welcher das medizinische Personal tröstet.
- Wiederholte Krankenhausaufenthalte und detaillierte medizinische Untersuchungen von Mutter oder Kind ohne klare Diagnose.
- Ein ständig am Bett des Kindes sitzender Elternteil, der das Personal übermäßig lobt, sich stark an das Personal bindet und an der Versorgung anderer Patienten beteiligt.
- Ein Elternteil, welcher sogar schmerzhafte Untersuchungen für sein Kind begrüßt.

gigkeit binden und an der Individuation hindern. Detaillierte Studien sind dringend erforderlich.

Therapie und Verlauf

Wie bei jeder Form von Kindesmißhandlung muß das oberste Ziel in der Sicherung des Schutzes für das Kind bestehen. Ärzte müssen den Mut aufbringen, ihre Verdachtsdiagnose frühzeitig zu äußern, um dem Kind belastende Untersuchungen und Behandlungen zu ersparen. Alle weiteren Maßnahmen müssen sich in Entsprechung zu den Darlegungen über den Umgang mit mißhandelten Kindern und ihren Familien an den individuellen Indikationen für die Arbeit mit den Eltern und dem Kind orientieren. Auch hier ist ein mehrdimensionaler polyprofessioneller Ansatz wünschenswert. Erste Erfahrungsberichte zeigen, daß mit der Aufdeckung dieser Form von Mißhandlung bei einem Teil der Fälle keine weitere Wiederholungsgefahr besteht. Andererseits kann aus der temporär zu diagnostischen Zwecken sinnvollen Trennung des Kindes von der Mutter auch die Notwendigkeit einer längerfristigen Unterbringung des Kindes in einer Pflegestelle oder in einem Heim resultieren. Diese Entscheidung kann nicht ohne detaillierte kinderpsychiatrische bzw. -psychologische Konsiliaruntersuchung getroffen werden. Über den längerfristigen Entwicklungsverlauf von Kindern mit einem Münchhausen-Stellvertreter-Syndrom ist vorerst nichts bekannt.

19.6 Sexueller Mißbrauch

Definition, Klassifikation und Häufigkeit

Angesichts soziokultureller und geschichtlicher Bedingungen und Wandlungen sexueller Verhaltensnormen bedarf eine klinisch praktikable Definition des sexuellen Mißbrauchs von Kindern und Jugendlichen klarer Kriterien, um das diagnostische und therapeutische Handeln zu strukturieren. Entsprechend muß bei der Definition eines sexuellen Mißbrauchs berücksichtigt werden, daß hier zwei überlappende Handlungen stattfinden, nämlich ein gegenüber dem Kind erzwungenes sexuelles Verhalten und/oder eine sexuelle Aktivität zwischen einem Kind und einem beträchtlich älteren Menschen, wobei eine pragmatische Feststellung eine Mindestdifferenz von fünf Jahren Altersunterschied zugrunde legt. In seinem Wesen ist der sexuelle Mißbrauch von Kindern die Ausnutzung eines abhängigen, in seiner Entwicklung noch unreifen Wesens, das noch nicht in der Lage ist, seine abgewogene Zustimmung zu diesen Handlungen zu geben. Zugleich wird mit dem sexuellen Mißbrauch von Kindern ein wichtiges soziales Tabu verletzt, das entsprechend zur Strafverfolgung Anlaß gibt.

Nach der Art des sexuellen Verhaltens läßt sich eine Klassifikation des sexuellen Mißbrauchs in vier Formen vornehmen:

- die Zurschaustellung von sexuellen Akten, Pornographie und Exhibitionismus,
- das Berühren der Genitalien des Kindes bzw. die Aufforderung zur Berührung oder Masturbation der Genitalien des Erwachsenen,
- sexueller Verkehr in Form von vaginalem, oralem oder analem Verkehr ohne Bedrohung und häufig über längere Zeiträume, und
- die Vergewaltigung als akut erzwungener Verkehr.

In der bei weitem überwiegenden Zahl werden Kinder von Angehörigen oder nahen Verwandten und Bekannten der Familie mißbraucht. In nur maximal 10% der Fälle handelt es sich um Täter, die dem Kind nicht bekannt sind.

Die **Häufigkeit** des sexuellen Mißbrauchs ist über lange Zeit beträchtlich unterschätzt worden. Seit der Mitte der 80er Jahre hat eine zunehmende Wachsamkeit sowohl der Laienöffentlichkeit wie auch bei Fachleuten ein Bewußtsein für das Ausmaß des sexuellen Mißbrauchs von Kindern entstehen lassen. Ähnlich wie bei anderen Mißhandlungsformen sind jedoch repräsentative Zahlen über die Verbreitung des sexuellen Mißbrauchs wegen der Verschleierungstendenzen in den Familien nur schwer zu ermitteln. Schätzungen auf der Basis aufgedeckter Fälle besagen, daß in Großbritannien mindestens drei unter tausend Kindern zu irgendeinem Zeitpunkt ihres Lebens sexuell mißbraucht wurden. Retrospektive Erhebungen in den USA sind sogar zu beträchtlich höheren Zahlen gekommen; demgemäß hatten bis zu maximal ein Drittel aller Kinder und Jugendlichen mindestens eine sexuelle Erfahrung mit einem Erwachsenen, wobei die Spannbreite von Exhibitionismus bis zum sexuellen Verkehr reichte. Wenngleich diese Zahlen angesichts methodischer Probleme (z.B hinsichtlich der Definition des sexuellen Mißbrauchs oder der retrospektiven Durchführung) relativiert werden können, machen sie dennoch deutlich, daß Kinder in sehr viel größerem Umfang Opfer eines meist intrafamiliären Mißbrauchs werden, als bisher angenommen worden war.

Mädchen haben ein 10- bis 12mal höheres Risiko, Opfer eines sexuellen Mißbrauchs zu werden. Grundsätzlich können alle Altersgruppen betroffen sein; das mittlere Alter liegt bei beiden Geschlechtern in der Pubertät. Vergewaltigungen finden häufig in der frühen Adoleszenz statt. Wenngleich intrafamiliärer sexueller Mißbrauch bzw. Inzest auch in Mittelschichtsfamilien vorkommt, ist der Zusammenhang mit niedrigem sozioökonomischem Status, Armut, sozialer Isolation und durch Scheidung gestörten Familienverhältnissen deutlich stärker.

Klinik und Diagnostik

Das Spektrum an sexuellen Verhaltensweisen, welche den Tatbestand eines Mißbrauchs erfüllen, wurde bereits verdeutlicht. Mehrheitlich spielt sich der Mißbrauch in der Wohnung des Kindes ab, meist am Nachmittag oder am Abend. Häufig sind Belohnungsangebote, Zwang, Drohung oder körperliche Gewalt beteiligt. Die am häufigsten zur Aufdeckung gebrachte Form des sexuellen Mißbrauchs ist der Inzest zwischen Vater und Tochter, während der Geschwisterinzest wahrscheinlich die tatsächlich häufigste Form ist. Zur Anzeige kommt der sexuelle Mißbrauch hingegen am häufigsten, wenn es sich um einen fremden oder nicht mit dem Kind verwandten Täter handelt und körperliche Gewalt eingesetzt wurde.

Die Androhung von weiterer Gewalt einschließlich Todesdrohungen hindert viele Kinder jedoch daran, den oft chronifizierten sexuellen Mißbrauch aufzudecken. In ähnlicher Weise kann das Kind als Opfer eines intrafamiliären sexuellen Mißbrauchs durch die Ankündigung an der Aufdeckung gehindert werden, es werde dann verantwortlich für die Bestrafung des Täters einschließlich Haft. Auf diese Weise kann über Jahre eines fortgesetzten Mißbrauchs das Schweigen des Kindes erpreßt werden. Oft wird die Fortsetzung des sexuellen Mißbrauchs durch die Passivität mitwissender Familienmitglieder ermöglicht. Bei der häufigsten Form des Vater-Tochter-Inzests spielen die Mütter durch ihr Wissen um den sexuellen Mißbrauch nicht nur passiv mit, sondern treten ihre Rolle als Ehefrau und Sexualpartner auch an die Tochter ab.

Für die Diagnostik sind sowohl körperliche Symptome wie auch Hinweiszeichen im Verhalten bestimmend. Eine Übersicht gibt Tabelle 19-3. Während die meisten körperlichen Zeichen recht spezifisch auf einen sexuellen Mißbrauch hinweisen, andererseits aber gerade beim chronifizierten sexuellen Mißbrauch in der Familie nicht immer notwendigerweise vorliegen müssen, bekommen viele Verhaltensmerkmale erst im Kontext von Anamnese und körperlichem Befund eine relative diagnostische Spezifität. Ein altersunangemessenes sexuelles Verhalten wird möglicherweise im Spielverhalten gegenüber Gleichaltrigen oder im therapeutischen Spiel mit Puppen bzw. in Zeichnungen deutlich. Die übermäßige Bindung an den Täter mag sich als Trennungsangst, die Belastung aus der Abhängigkeit und Bedrohung in Form von regressivem Verhalten, Verstimmung mit suizidalen Impulsen, Schlafstörungen und der Unfähigkeit äußern, vertrauensvolle Beziehungen zu anderen Menschen aufzubauen. Derartige Beziehungsstörungen sind typisch für Inzest-Opfer. Als Folge von Konzentrationsschwäche oder Interesseverlust kann die schulische Leistungsfähigkeit deutlich nachlassen. Die Reaktion von Mädchen gegenüber Männern kann sowohl durch ungewöhnliche Angst wie auch durch verführerisches Verhalten gekennzeichnet sein.

Bei Inzest-Opfern sind sowohl ein übermäßig angepaßtes, willfähriges und durch geringes Selbstbehauptungsvermögen gekennzeichnetes Verhalten wie auch dissozial-aggressive Verhaltensweisen gerade bei Opfern zu beobachten, denen die Beendigung des Inzest-Verhältnisses nicht gelingt. Bisweilen verstärkt der Täter den Aufbau einer pseudoreifen Fassade des Verhaltens beim Opfer. Die soziale, teilweise aktiv vom Täter betriebene Isolation läßt Kontakte zu Gleichaltrigen kaum zu, und schließlich kann sowohl der verlängerte Aufenthalt im Schulgebäude zur Vermeidung bzw. Verringerung des Kontaktes mit dem Täter wie auch das gehäufte Fehlen in der Schule ein Hinweiszeichen auf einen fortgesetzten intrafamiliären sexuellen Mißbrauch sein.

Eine sorgfältige klinische Diagnose muß nicht nur diese Symptome und Hinweiszeichen angemessen zu deuten verstehen, sondern Informationen über die Tat und das Ausmaß an Belastungen für das Opfer und die Familie erheben und zugleich die Basis für eine therapeutische Bearbeitung legen.

Tabelle 19-3: Körperliche Symptome und Hinweise im Verhalten bei sexuellem Mißbrauch von Kindern und Jugendlichen (Baker und Skinner 1985)

Körperliche Symptome

- genitale oder rektale Verletzungen
- Fremdkörper in Urethral-, Genital- und/oder Rektalmündungen
- Körperverletzungen an Brüsten, Gesäß, Schenkeln oder Unterleib
- Geschlechtskrankheiten einschließlich Pilzinfektionen sowie verdachtsweise auch rezidivierende Harnweginfekte
- Schwangerschaft

Hinweiszeichen im Verhalten

- altersunangemessene sexuelle Aktivitäten einschließlich exhibitionistischen Verhaltens, ausgeprägter sexueller Neugierde, zwanghafter Masturbation und Jugendlichen-Prostitution
- Trennungsängste
- regressives Verhalten
- depressive Verstimmung
- Schlafstörungen
- Beziehungsstörungen
- Nachlassen der Schulleistungen
- unangemessenes Verhalten gegenüber Männern
- übermäßig angepaßtes Verhalten
- dissoziales und aggressives Verhalten; Weglaufen; Delinquenz
- pseudoreifes Verhalten
- fehlender Kontakt zu Gleichaltrigen
- Veränderungen hinsichtlich der Schulanwesenheit

Hinsichtlich des sexuellen Mißbrauchs sind folgende Informationen unabdingbar:

- Art, Beginn und Dauer des sexuellen Mißbrauchs,
- die Täterpersönlichkeit und die Qualität der Beziehung zwischen Täter und Opfer,
- Ort und Zeitpunkt des Mißbrauchs,
- Art und Ausmaß der beteiligten Gewalt,
- der Entwicklungsstand und die Persönlichkeit des Opfers,
- der Kenntnisgrad und die Einstellung weiterer Familienmitglieder sowie
- der Anlaß und Kontakt für die Aufdeckung des sexuellen Mißbrauchs.

Die Durchführung der Exploration des Kindes bedarf besonderer Sensibilität für die Traumatisierung, welche das Kind erfahren hat. Der Untersucher muß sich nicht nur vorsichtig an diesen für das Kind schwierigen Gesprächsgegenstand nach dem Aufbau einer vertrauensvollen und angstfreien Beziehung heranarbeiten, sondern in Sprache und Darstellung – möglicherweise unter Einsatz von Hilfsmitteln des Spiels mit Puppen oder der freien Zeichnung – auch einen entwicklungsangemessenen Zugang zum Kind finden. Auch für die Familie ist das Thema aufgrund der abgelaufenen Erfahrungen und Interaktionen sowie angesichts der Strafandrohung und der damit möglichen Konsequenzen für die Existenz der Familie in hohem Maße angstbesetzt. Insofern ist der Untersucher in der schwierigen Situation, nicht nur eine sorgfältige Exploration bei häufig eher abwehrenden und zudeckenden Familienmitgliedern durchführen zu müssen, sondern sich potentiell auch als Helfer für die Familie und das Kind einbringen zu müssen. In Ergänzung zu den üblichen Zielen einer Erfassung familiärer Funktionen, Rollen und Bindungen muß ein weiterer Schwerpunkt der Untersuchung auf die Reaktionen der Familie nach der Aufdeckung des sexuellen Mißbrauchs gerichtet sein. Schließlich muß der Untersucher auch gegen das sowohl kulturell vorgeprägte wie auch von Tätern gerne vorgebrachte Stereotyp von der Verführung durch das Opfer als eines möglichen Verzerrungsfaktors seiner Untersuchungen gewappnet sein.

Ätiologie

Die Wahl der Begriffe Täter und Opfer impliziert bereits, daß Kinder und Jugendliche nicht für sexuelle Mißhandlungen verantwortlich gemacht werden können. Trotz der Tatsache, daß andererseits viele Täter psychiatrisch auffällig sind im Sinne von Persönlichkeitsstörungen, paranoiden Zügen und Alkoholismus, müssen auch sie im Kontext ihrer Lebensgeschichte und aktuellen Lebensbedingungen gesehen werden. Hier können sich die Erfahrungen einer entbehrungsreichen, an Emotionen armen Kindheit mit aktuellen Partnerbeziehungsstörungen einschließlich sexueller Entfremdung zusammenfügen. Alkohol und Gewalt sind bei männlichen Tätern innerhalb der Familie häufig nur die Oberfläche einer über lange Zeit entwickelten Beziehungsunfähigkeit, Verstimmung und Unsicherheit. Insofern kann der Täter, dessen Verantwortlichkeit damit nicht gemindert wird, auch Opfer seiner eigenen Entwicklung und Lebensumstände sein.

Die Nähe des sexuellen Mißbrauchs zu anderen Formen der Mißhandlung wird über das gemeinsame Auftreten hinaus auch in den ähnlichen Wurzeln sozioökonomischer Benachteiligung deutlich, die bereits erörtert wurden. Schließlich trägt das Schweigen und Tolerieren von Inzest-Beziehungen durch andere Familienmitglieder bedeutsam zur Perpetuierung des intrafamiliären sexuellen Mißbrauchs bei.

Therapie und Verlauf

Die Behandlung des sexuellen Mißbrauchs wird zunächst wesentlich von der Art des Mißbrauchs bestimmt. In jedem Fall erscheint eine Krisenintervention erforderlich, an die sich je nach Problemlage eine mittel- oder längerfristige Therapie anschließen kann. Gerade Fälle von intrafamiliärem sexuellen Mißbrauch bedürfen in der Regel einer längeren Psychotherapie. Andererseits können ein nur kurzer Kontakt mit einem Exhibitionisten oder geringfügigere sexuelle Manipulationen mit einer dem Kind vertrauten Person bisweilen auch nur eine kurzfristige Beratung erforderlich machen: hier können intensive Explorationen und Verhöre möglicherweise in stärkerem Maße traumatisierend wirken als die sexuelle Handlung selbst. Auch die Haltung der Eltern kann wesentlich zur Verarbeitung beitragen, indem Besonnenheit und Verständnis für mögliche psychologische Gründe und Motive beim Täter zu einer nichttraumatischen Reaktion des Kindes beitragen. Entsprechende Elternreaktionen können wesentlich durch Beratungsprozesse geformt werden.

Andererseits macht jede Form von Gewaltanwendung im Rahmen eines sexuellen Mißbrauchs in der Regel eine therapeutische Intervention erforderlich. In der Regel sollte die Einzelpsychotherapie am Anfang stehen, die bei Jugendlichen später auch in eine Gruppentherapie übergehen kann. Auf diese Weise können die mit der Traumatisierung verknüpften Emotionen geäußert und bearbeitet werden. Dieses Vorgehen setzt allerdings die Fähigkeit zur Verbalisierung voraus, die nicht bei allen Opfern von sexuellem Mißbrauch gegeben ist. Bei jungen Kindern können zusätzlich verhaltenstherapeutische Maßnahmen zur Behandlung der Ängste, Eßstörungen und autodestruktiven Verhaltensanteile eingesetzt werden. Hier ist die Spieltherapie meist das bevorzugte Medium, um die Verarbeitung des Traumas zu fördern.

Beim intrafamiliären sexuellen Mißbrauch stellt sich wie bei allen Formen von Mißhandlung zunächst die Frage, ob das Kind in seiner familiären Umgebung verbleiben kann oder zu seinem Schutz aus der Familie genommen werden muß. Ihm droht möglicherweise nicht nur der erneute sexuelle Mißbrauch, sondern nun auch die körperliche Mißhandlung wegen der Aufdeckung des Mißbrauchs und beträchtlicher Druck aus der Familie, die sich nun insgesamt angesichts von Kontroll- und Sanktionsmaßnahmen bedroht sieht. Hier können Lösungen wie eine vorübergehende Fremdunterbringung des Kindes oder aber auch die Bereitschaft des Täters, die Wohnung zu verlassen, eine Entlastung schaffen. Die therapeutische Arbeit mit den Familien und vor allem den meist als Täter verantwortlichen Vätern kann sich als außerordentlich schwierig erweisen; bisweilen wird sie nur aufgrund von Strafandrohung bzw. gerichtlichen Auflagen möglich. Auch die Bearbeitung der Rolle der passiv mitspielenden Mutter bei Vater-Tochter-Inzests kann ein wesentliches Ziel der Therapie abgeben, wobei die gemeinsame Arbeit mit Mutter und Tochter eine effektive Therapiemodalität abgeben kann. Schließlich kann das Kind bei Haftstrafen für den Täter erneut zum Opfer im Sinne einer Schuldzuschreibung durch die Familie werden. Insofern ist eine therapeutische Begleitung der Opfer von sexuellem Mißbrauch und der Familie über längere Zeiträume dringend erforderlich.

Behandlungsprogramme für Fälle sexuellen Mißbrauchs müssen demgemäß eine multidimensionale Struktur mit Komponenten der Einzel- und Gruppentherapie, der Elternberatung, der Familientherapie und der Sozialarbeit aufweisen. Sie sollten durch Notdienste und Kriseninterventionsangebote komplettiert werden. Diese auf sekundäre und tertiäre Prävention ausgerichteten Programme müssen durch primäre Präventionsprogramme ergänzt werden, die sich auf die Behandlung von rückfallgefährdeten sexuellen Straftätern, die Aufklärung von Kindern hinsichtlich des Rechts auf die Kontrolle über ihren Körper und die gesellschaftliche Bewertung von Sexualität und deren Folgen für die Entwicklung von Kindern erstrecken müssen.

Erkenntnisse über den **Verlauf** der Entwicklung von Kindern und Jugendlichen nach sexuellem Mißbrauch belegen die weitreichenden Auswirkungen der erfahrenen Traumatisierung in den Bereichen emotionaler Reaktionen und psychischer Funktionen, der Beziehungsfähigkeit, der sexuellen Entwicklung und sozialen Funktionen. Unter den psychischen Folgen dominieren Depressionen, Ängste, Spannungszustände, Suizidhandlungen, Gefühle der Isolation und Wertlosigkeit unter Frauen, die als Kind Opfer sexueller Mißhandlungen waren.

Diese Frauen erleben sich auch ungewöhnlich häufig in ihren zwischenmenschlichen Beziehungen und in ihrem Vertrauen zu anderen einschließlich ihrer Eltern beeinträchtigt. Sie werden im Sinne einer Wiederholung gehäuft Opfer von Vergewaltigungen oder sexueller Gewalt in Ehe und Partnerschaft. Im Erleben ihrer eigenen Sexualität sind sie gehäuft ängstlich, schuldbeladen und unzufrieden; andererseits zeigen diese ehemaligen Opfer bisweilen auch ein promiskutives Sexualverhalten, das in nicht wenigen Fällen in Prostitution einmündet. Hingegen besteht keine deutliche Beziehung von sexuellem Mißbrauch in der Kindheit und späterer Homosexualität. Schließlich besteht eine deutliche Beziehung zur Entwicklung eines Drogenmißbrauchs.

Sorgfältige Analysen der Verläufe von sexuell mißbrauchten Kindern und Jugendlichen zeigen, daß dieses erhöhte Risiko für eine beeinträchtigte Entwicklung im Erwachsenenalter wesentlich auf den sexuellen Mißbrauch und nicht etwa auf Begleit- und Hintergrundsfaktoren zurückgeht. Während unmittelbar nach dem Ereignis des sexuellen Mißbrauchs etwa 20 bis 40% der Kinder als psychisch gestört erscheinen, zeigen knapp 20% noch im Erwachsenenalter bedeutsame psychische Störungen.

Als bedeutsame prognostische Merkmale können die folgenden Faktoren betrachtet werden. In der Regel hat der Mißbrauch durch Väter oder Stiefväter ungünstigere Auswirkungen als der durch andere Täter. Der genitale Verkehr scheint ungünstigere Auswirkungen als andere sexuelle Handlungen zu haben. Die Traumatisierung ist bei Anwendung von Gewalt stärker. Ferner ist der sexuelle Mißbrauch durch Männer und Erwachsene wahrscheinlich schädlicher als durch Frauen und Jugendliche. Die Prognose verschlechtert sich schließlich, wenn die Familie das Opfer der sexuellen Mißhandlung nicht stützt und/oder die Opfer aus der Familie genommen werden. Unklar in der Beurteilung der Prognose ist vorerst noch die Bedeutung des Alters bei Beginn des sexuellen Mißbrauchs und der Zusammenhang von Alter und Traumatisierung. Ebenso ist gegenwärtig noch ungeklärt, ob die Aufdeckung der Mißhandlung oder das Verschweigen durch das Kind die Prognose beeinflussen.

Literatur:

v. Aster, S., H.-C. Steinhausen: Kinder aus unvollständigen Familien. In: Steinhausen, H.-C. (Hrsg.): Risikokinder. Kohlhammer, Stuttgart 1984.

Becker, J.K., L.J. Stinner: Sexual abuse in childhood and adolescence. In: Shaffer, D., A.A. Ehrhardt, L. Greenhill (eds.): The Clinical Guide to Child Psychiatry. Free Press, New York 1985.

Bowlby, J.: Attachment and loss; retrospect and prospect. Amer. J. Orthopsychiat. 52 (1982) 664-678.

Breunlin, D.C., V.J. Desai, M.E. Stone, J.A. Swilley: Failure-to-thrive with no organic etiology - a critical review of the literature. Int. J: Eating Disorder 2 (1983) 25-49.

Browne, A., D. Finkelhor: Impact of child sexual abuse: a review of the research. Psychol. Bull. 99 (1986) 66-77.

Burgess, A.W.: Sexual assault of children and adolescents. Lexington Books, Lexington/Mass. 1978.

Ernst, C., N. v. Luckner: Stellt die Frühkindlichkeit die Weichen? S. 10-157. Enke, Stuttgart 1985.

Friedrich, W.N., A.J. Einbender: The abused child – a psychological review. J. Clin. Child Psychol. 12 (1983) 244-256.

Green, A.: Child abuse and neglect. In: Shaffer, D., A.A. Ehrhardt, L. Greenhill (eds.): The Clinical Guide to Child Psychiatry. Free Press, New York 1985.

Green, W.H., M. Campbell, R. David: Psychosocial dwarfism – a critival review of the evidenc. J. Amer. Acad. Child Psychiat. 23 (1984) 39-48.

Jones, J.G., H.L. Butler, B.R. Hamilton, J.D. Perdue, H.P. Stern, R.C. Woody: Munchhausen syndrome by proxy. Child Abuse Neglect 10 (1986) 33-40.

Kempe, D.H., R.E. Helfer: The battered child. 3. ed. University of Chicago Press, Chicago-London 1980.

Kotelchuck, M.: Nonorganic failure to thrive: The status of interactional and enviromental etiologic theories. Advanc. Behavioral Pediatrics 1 (1980) 29-51.

Money, J., C. Annecillo, J.F. Kelley: Growth of intelligence: failure and catchup associated respectively with abuse and rescue in the syndrome of abuse dwarfism. Psychoneuroendocrinology 8 (1983) 309-319.

Money, J., C. Annecillo, J.F. Kelley: Abuse-dwarfism syndrome: after rescue, statural and intellectual catchup growth correlate. J. Clin. Child Psychol. 12 (1983) 279-283.

Mrazek, D., P. Mrazek: Child maltreatmen. In: Rutter, M., L. Hersov (eds.): Child Psychiatry. Modern Approaches. 2. ed. Blackwell, Oxford 1985.

Roberts, M.C., J.E. Maddux: A psychosocial conceptiualization of nonorganic failure to thrive. J. Clin. Child Psychol. 11 (1982) 214-326.

Rutter, M.: Maternal deprivation 1972-1978: New findings, new concepts, new approaches. Child Develop. 50 (1979) 283-305.

Rutter, M.: Maternal deprivation reassessed. Penguin, Harmondsworth 1982.

Schmidt, B.D.: The child protection team handbood. A multidisciplinary approach to managing child abuse and neglect. Garland STPM Press, New York-London 1978.

Steinhausen, H.-C.: Sozialmedizinische Aspekte der körperlichen Kindesmißhandlung. Mschr. Kinderheilk. 120 (1972) 314-318. und in: Arbeitsgruppe Kinderschutz (H. Bast u.a.) (Hrsg.): Gewalt gegen Kinder. Rowohlt, Reinbek 1975.

Steinhausen, H.-C.: Die Gedeihstörungen des Säuglings- und Kleinkindalters. In: Steinhausen, H.-C. (Hrsg.): Psychosomatische Störungen und Krankheiten bei Kindern und Jugendlichen. Kohlhammer, Stuttgart 1981.

Steinhausen, H.-C.: Psychosozialer Minderwuchs. In: Remschmidt, H., M. Schmidt (Hrsg.): Kinder- und Jugendpsychiatrie in Klinik und Praxis. Bd. III. Thieme, Stuttgart 1985.

Stinger, T., D. Drotar, J.F. Fagan, L. Devost, R. Lake: The cognitive developement of failure to thrive infants - methodological legues and new approaches. In: Field, T. (ed.): Infants being at Risk. Grune & Stratton, New York 1983.

Wallerstein, J.: Die Bedeutung der Scheidung für Kinder. In: Steinhausen, H.-C. (Hrsg.): Risikokinder. Kohlhammer, Stuttgart 1984.

Wolfe, D.A.: Child-abusive parents: an empirical review and analysis. Psychol. Bull. 97 (1985) 462-482.

Wolff, G., J.J. Ehrich: Psychosozialer Minderwuchs. In: Steinhausen, H.-C. (Hrsg.): Psychosomatische Störungen und Krankheiten bei Kindern und Jugendlichen. Kohlhammer, Stuttgart 1981.

Wolkind, S., M. Rutter: Seperation, loss and family relationships. In: Rutter, M., L. Hersov (eds.): Child Psychiatry – Modern Approaches. 2. ed. Blackwell, Oxford 1985.

20 Suizidversuche und Suizid

Selbstmord(Suizid)versuche und vollendete Selbsttötung (Suizid) sind im Kindesalter extrem seltene Ereignisse, während andererseits das Jugendalter der Lebensabschnitt mit der höchsten Rate an Suizidversuchen überhaupt ist. Glücklicherweise ist die Adoleszenz andererseits aber nicht eine Phase mit – absolut gesehen – besonders hohen Raten vollendeter Suizide. Insofern muß neben der Prävention von Suiziden das Hauptaugenmerk auf den sehr viel häufigeren Suizidversuchen im Sinne der Behandlung und Sekundärprävention, d.h. der Vorbeugung von Wiederholungshandlungen mit möglicherweise letalem Ausgang liegen.

Entsprechend dieser für die Praxis bedeutsamen Schwerpunktsetzung steht die Erörterung von Suizidversuchen am Anfang dieses Kapitels. Sie gehören zu den typischen Aufgaben jugendpsychiatrischer Diagnostik und Therapie und müssen daher in allen Aspekten, vor allem des klinischen Umgangs, dargestellt werden. Hingegen wird der Kinder- und Jugendpsychiater äußerst selten nach einem vollendeten Suizid, z.B. konsiliarisch, zu Rate gezogen, wenngleich die Auswirkungen auf Angehörige und Familie eine entsprechende Beratung und Intervention in einigen Fällen erforderlich erscheinen lassen.

Der zweite Abschnitt dieses Kapitels über den Suizid im Kindes- und Jugendalter ist angesichts dieser Schwerpunkte in der klinischen Praxis kürzer gehalten. Die getrennte Darstellung von Suizidversuch und Suizid ist letztlich aufgrund unterschiedlicher Alters- und Geschlechtsrisiken, prädisponierender Faktoren und eingesetzter Methoden erforderlich, wenngleich natürlich auch eine beträchtliche Überschneidung besteht. Beispielsweise sind einige tödliche Handlungen nicht als solche intendiert, während andere Suizidversuche fehlgeschlagene Suizide sind. Schließlich erhöht sich das Risiko für einen vollendeten Suizid nach vorausgegangenen Suizidversuchen um ein vielfaches.

20.1 Suizidversuche

Definition, Klassifikation und Häufigkeit

Suizidversuche können als lebensbedrohliche, willentliche Selbstvergiftungen, bei denen eine Überdosis einer pharmakologisch-medizinischen oder einer nicht für die Konsumtion durch den Menschen bestimmten Substanz aufgenommen wird, oder als intendierte Selbstverletzungen definiert werden. Suizidversuche sind demnach Handlungen, die klar von den sehr viel häufigeren Suizidgedanken unterschieden werden müssen.

Trotz des Fehlens einer **Klassifikation** von Suizidversuchen in der ICD-9 oder dem DSM-III erscheint eine Gruppierung sowohl aus klinischen wie theoretischen Interessen geboten. Von Hawton (1986) stammt eine auch empirisch gestützte Einteilung in drei Gruppen:

- (1) **Akut:** die zum Zeitpunkt des Suizidversuchs festgestellten Probleme bestehen seit weniger als einem Monat; Verhaltensauffälligkeiten fehlen.
- (2) **Chronisch:** die zum Zeitpunkt des Suizidversuchs festgestellten Probleme bestehen seit einem Monat oder länger; Verhaltensauffälligkeiten fehlen.
- (3) **Chronisch mit Verhaltensauffälligkeiten:** die zum Zeitpunkt des Suizidversuchs festgestellten Probleme bestehen seit einem Monat oder länger; es liegen Verhaltensauffälligkeiten in der unmittelbaren Vergangenheit vor, wie z.B. Stehlen, wiederholtes Weglaufen, Drogeneinnahme, Trinkexzesse, körperliche Auseinandersetzungen oder Konflikte mit der Polizei.

Diese Differenzierung kann sich empirisch auf das von Gruppe (1) über (2) nach (3) zunehmende Ausmaß familiärer Störungen, die in Gruppe (1) zentrierten Probleme aktueller Beziehungen und die in den Gruppen (2) und (3), vornehmlich aber in der letzten Gruppe sich häufenden Fälle mit medizinischen oder speziell psychiatrischen Störungen stützen.

Nationale wie internationale Zahlen zur **Häufigkeit** von Suizidversuchen sind gleichermaßen von einer Reihe von Verzerrungsfaktoren betroffen, zu denen Unschärfen der Definition, mangelnde Differenzierung zwischen Unfällen und Selbstmordversuchen, fehlende umfassende Fall-Register und andere Faktoren zählen. Auf die Angabe von absoluten Zahlen soll daher an dieser Stelle verzichtet werden. Schätzungen besagen, daß die Relation von vollendetem Suizid und Suizidversuch etwa 1 : 38 beträgt. Gleichwohl zeigen internationale Statistiken, daß Suizidversuche in den westlichen Industrieländern in den 60er und 70er Jahren beträchtlich zugenommen haben. Hierfür sind einerseits möglicherweise die zunehmende Verschreibung psychotroper Substanzen und Verfügbarkeit von Drogen und andererseits der zunehmende gesellschaftliche Druck auf die Jugendlichen, die zu einer früheren Übernahme von Verhaltensweisen Erwachsener gedrängt werden, sowie schließlich auch Faktoren eines modischen Modell-Lernens einschließlich der breiten Aufmerksamkeit für Suizidhandlungen in den Medien verantwortlich gewesen.

Suizidhandlungen sind bei Kindern unter 12 Jahren relativ selten, wenngleich bei kinderpsychiatrischen Patienten dieser Altersgruppe Suizidgedanken oder -drohungen recht häufig beobachtet werden können. Sofern es zu einem Suizidversuch kommt, wird er häufiger von Jungen als von Mädchen unternommen. Kinder sind wahrscheinlich durch die geringere Häufigkeit depressiver Verstimmungen, das höhere Ausmaß an familiärer Zuwendung und die Dichte der Beziehung zu den Eltern sowie die noch unabgeschlossene kognitive Entwicklung relativ besser als Jugendliche gegen die Planung suizidaler Handlungen geschützt. Sofern Kinder Suizidversuche unternehmen, stammen sie häufig aus einem sehr belasteten familiären Milieu bzw. den daraus abgeleiteten Pflegschaften und Heimunterbringungen.

Nach dem Alter von 12 Jahren dominieren Mädchen über Jungen im Verhältnis von 3 bis 9 : 1, während die Dominanz des weiblichen Geschlechts im Erwachsenenalter nur noch höchstens doppelt so hoch ist. Für das Überwiegen von Mädchen bei Suizidversuchen in der Adoleszenz könnten die möglicherweise früher einsetzenden heterosexuellen Beziehungsstörungen, eine höhere Akzeptanz von Selbstvergiftungen und das Fehlen von alternativen Verarbeitungen für Belastungen, wie z. B. aggressive Handlungen oder Alkoholkonsumption bei Jungen, verantwortlich sein. Eine Bindung von Suizidversuchen an vornehmlich eine bestimmte Sozialschicht ist nicht zweifelsfrei nachgewiesen. Ein quasi epidemischer Ansteckungseffekt kann bisweilen in Schulen und psychiatrischen Kliniken beobachtet werden.

Klinik und Diagnostik

In diesem Abschnitt soll nach Anmerkungen zu den typischen Methoden und zum Ort von Suizidversuchen sowie zur Psychopathologie der Schwerpunkt bei der Diagnostik liegen, welche die Basis für die erforderlichen Interventionen bei Suizidversuchen von Kindern und Jugendlichen bildet.

Die am häufigsten von jungen Menschen eingesetzte **Methode** eines Suizidversuchs ist die Selbstvergiftung (Intoxikation). Dies gilt vor allem für Mädchen, während Jungen – insbesondere beim vollendeten Suizid – häufig sogenannte harte Methoden wie Erhängen, Springen aus großer Höhe, Erschießen, Ertränken, Sprung vor Verkehrsmittel und schwere Stich- oder Schnittwunden einsetzen. Die Intoxikationen erfolgen mehrheitlich durch die impulsive Einnahme von Überdosen von Schmerz- und Beruhigungsmitteln bzw. Psychopharmaka. Bei der Einnahme von Überdosen von Drogen ist die Differenzierung zwischen intendierter und versehentlicher Überdosis oft schwierig.

Die in suizidaler Absicht vorgenommenen Selbstverletzungen lassen sich in drei Hauptgruppen einteilen. Die oberflächlich zugefügten Schnittverletzungen sind typischerweise am Handgelenk oder Unterarm lokalisiert und meistens durch eine geringe suizidale Absicht gekennzeichnet. Häufig kommt es zu wiederholten Verletzungen dieser Art und bestehenden Beziehungen zu Eßstörungen sowie Alkohol- und Drogenmißbrauch. Typische Auslöser sind drohende oder tatsächliche Verlusterlebnisse, krisenhaft zugespitzte Beziehungsstörungen und Spannungszustände, die durch den Anblick des Blutes bei meist fehlender Schmerzempfindung gelöst werden können. Zu den schweren Selbstverletzungen gehören die genannten harten Methoden, die eher zu einem Suizid führen. Schließlich sind Methoden der Automutilation mit Verletzung z. B. der Genitalien oder Augen bei jungen Menschen selten und eher die Folge schwerer psychiatrischer Störungen, wie z. B. einer paranoid-halluzinatorischen Psychose.

Der **Ort** von Suizidhandlungen ist überwiegend die familiäre Wohnung. Darin spiegeln sich nicht nur die Abhängigkeit junger Menschen und der möglicherweise appellative Charakter des Suizidversuchs im Sinne eines Hilferufs, sondern auch die dominierende Methode der Selbstvergiftung, bei der häufig impulsiv auf die im Haushalt leicht verfügbaren Medikamente zurückgegriffen wird. Im Gegensatz zu Erwachsenen gibt es beim Suizidversuch von jungen Menschen keine typische jahreszeitliche Bindung.

Die Erkenntnisse zur **Psychopathologie** von jugendlichen Suizidenten sind immer noch recht fragmentarisch. Verantwortlich ist vor allem die Tatsache, daß nur ein Bruchteil dieser Klientel einer kinder- und jugendpsychiatrischen Untersuchung zugeführt wird. Analysen kinder- und jugendpsychiatrischer Populationen sind demgemäß nicht repräsentativ. Sehr wahrscheinlich liegt in der Gesamtklientel von Kindern und Jugendlichen mit einem Suizidversuch nur bei einer Minderheit eine psychiatrische Störung vor. Es ist anzunehmen, daß die Verbindung von Suizidversuch und Psychopathologie im Vergleich zum Erwachsenenalter in der Adoleszenz geringer ist und andererseits bei Jugendlichen eine stärkere Bindung der Suizidhandlung an situative und umweltabhängige Faktoren besteht.

Untersuchungen an kinder- und jugendpsychiatrischen Populationen von Suizidenten zeigen, daß Psychosen mit einem erhöhten Suizidrisiko einhergehen, zumal sie in den verschiedenen Untersuchungen 1 bis 22% der Klientel ausmachen. Andere häufige Diagnosen sind – mit relativ unterschiedlicher Frequenz je nach Struktur und Einzugsbereich der jeweiligen Kliniken und Institutionen – emotional-neurotische Störungen, Belastungs- und Anpassungsreaktionen, Entwicklungskrisen, Persönlichkeitsstörungen sowie Alkohol- und Drogenmißbrauch bzw. -abhängigkeit. Wenngleich Zeichen einer depressiven Verstimmung häufig sind – und sei es auch nur im Kontext einer anderen führenden Diagnose wie z. B. auch der eines gestörten Sozialverhaltens -, ist die Depression weder eine notwendige noch eine hinreichende Bedingung eines Suizidversuchs. Die Übertragbarkeit des sogenannten präsuizidalen Syndroms nach Ringel aus der Erwachsenenpsychopathologie auf Jugendliche erscheint nicht unproblematisch. Dieses durch Einengung, gehemmte und gegen die eigene Person gerichtete Aggressionen sowie Selbstmordphantasien gekennzeichnete Syndrom ist nicht nur als theoretisches, weitgehend psychodynamisch bestimmtes Konstrukt problematisch, sondern hinsichtlich seiner Gültigkeit für das Jugendalter empirisch unzulänglich begründet.

Hinsichtlich der durchzuführenden **Diagnostik** müssen die Voraussetzungen, die Ziele und die konkrete Vorgehensweise bestimmt werden. Zu den Voraussetzungen sollte zunächst nach Möglichkeit bzw. Notwendigkeit die stationäre Aufnahme zur Durchführung der erforderlichen körperlichen Behandlung und die nach Möglichkeit frühe Exploration in einem separaten Raum sowie die vollständige Entgiftung gehören, um zuverlässige Informationen zu erhalten. Weiter sollten die Angaben des Jugendlichen durch die Eltern, Lehrer, Freunde und andere wichtige Bezugspersonen ergänzt werden.

Probleme der Untersuchung, z. B. auf einer Intensivstation oder in einem Allgemeinkrankenhaus, können sich aus der für junge Menschen bisweilen ängstigenden Krankenhausumwelt, den abweisenden Haltungen des Personals, den aufkeimenden Scham- und Schuldgefühlen, der Distanz zum Untersucher als eines möglichen Verbündeten der Eltern und der generell hohen Weigerung entstehen, unmittelbar nach dem Suizidversuch angebotene Hilfen anzunehmen. Auch die Zusammenarbeit mit den Eltern kann angesichts sehr wechselhafter und gemischter Gefühle, die von Bedauern und Mitgefühl bis zu Verärgerung und Schuldgefühlen reichen, sehr problematisch sein. Auf jeden Fall muß im diagnostischen Kontakt sowohl mit dem Jugendlichen wie auch der Familie bei jedem Suizidversuch einer Tendenz zur Bagatellisierung und Verleugnung entgegengewirkt werden.

Demgemäß orientiert sich die Untersuchung schwerpunktmäßig an folgenden Zielen:

- Aufbau einer Arbeitsbeziehung,
- Einsicht in die Ursachen des Suizidversuchs,
- Klärung der individuellen Probleme,
- Diagnostik möglicher psychiatrischer Störungen,
- Bestimmung der individuellen Verarbeitungsmöglichkeiten und Unterstützung sowie
- Klärung der erforderlichen Hilfen.

Die **Inhalte** der Untersuchung sollten die in Tabelle 20-1 wiedergegebenen Strukturen umfassen. Fragen zu vorausgegangenen Ereignissen während der letzten Tage vor dem Suizidversuch eignen sich besonders für den Beginn der Exploration. Sie können neben Auslösern zugleich auch einen relativen Aufschluß über das Ausmaß der suizidalen Intention vermitteln. Bei Vorliegen einer psychiatrischen Störung fehlen Auslöser offensichtlich eher. Das Ausmaß der suizidalen Intention und die Gründe für den Suizidversuch sind bisweilen angesichts von Verleugnungs- und Verbergungsstrategien des Jugendlichen und der Familie nur schwer abzuschätzen. Ernsthafte Suizidabsichten lassen sich nach Beck und Mitarbeiter (1974) aus folgenden Merkmalen ableiten:

- der Suizidversuch wurde in Isolation ausgeführt,
- der Zeitpunkt machte eine Entdeckung und Intervention unwahrscheinlich,
- es wurden Vorsorgemaßnahmen gegenüber einer Entdeckung ergriffen,
- es wurden Vorbereitungen in Vorausschau auf den Tod getroffen,
- es wurden Dritte vorher über die Absicht informiert,
- ausgeprägte Vorsätzlichkeit,
- hinterlegte Nachricht und
- ausbleibende Alarmierung Dritter nach dem Suizidversuch.

Die aktuellen Probleme beziehen sich bei Jugendlichen in der Regel mehrheitlich auf Probleme mit Eltern, Schule oder Freundschaften. Grundsätzlich sollten alle denkbaren Motive in die Untersuchung eingeschlossen werden, die im nächsten Abschnitt

Tabelle 20-1: Strukturierte Untersuchung bei Suizidversuchen (nach Hawton 1986)

- vorausgegangene Ereignisse
- Ausmaß der suizidalen Intention und andere Gründe der Handlung
- aktuelle Probleme
- psychiatrische Störung
- Familien- und Eigenanamnese
- frühere psychiatrische Störungen oder Suizidversuche
- individuelle Verarbeitungsmöglichkeiten und Unterstützungen
- Wiederholungsrisiko
- individuelle und familiäre Einstellung gegenüber weiteren Hilfen

über die Ätiologie erörtert werden. Unter den psychiatrischen Störungen sollten Hinweise auf das Vorliegen eines depressiven Syndroms ebenso wie Symptome anderer Diagnosen einschließlich Psychosen, Adoleszenzkrisen, Anpassungsreaktionen, emotionaler sowie dissozialer Störungen und Drogenmißbrauch erfaßt werden. Ebenso sind die Familienanamnese wegen möglicher genetischer wie auch interaktioneller Belastungen und die Eigenanamnese zur Erfassung sowohl allgemeiner als auch spezifischer Risikomomente durch frühere psychiatrische Störungen bedeutsam. Hinsichtlich vorausgegangener Suizidversuche müssen die Umstände, die Ernsthaftigkeit und die Folgen bestimmt werden.

Die dem Jugendlichen zur Verfügung stehenden allgemeinen Verarbeitungstechniken und Unterstützungen lassen sich über die Exploration der Bewältigung früherer Versagenserlebnisse, über seine eigenen aktuellen Vorstellungen zur Krisenlösung und an den ihm zur Verfügung stehenden stützenden Beziehungen ermessen. Die Abschätzung des Wiederholungsrisikos gehört zu den schwierigsten Aufgaben der Untersuchung. Hier lassen sich lediglich relative Prognosefaktoren ohne absolute Vorhersage des individuellen Risikos benennen. Dazu zählten nach Hawton (1986):

- männliches Geschlecht, insbesondere bei älteren Jugendlichen,
- frühere Suizidversuche,
- psychiatrische Störungen,
- Herkunft aus einer großen Familie,
- Alkoholismus in der Familie,
- gestörte Beziehungen zu Familienmitgliedern,
- Trennung von den Eltern,
- chronische Probleme und Verhaltensauffälligkeiten,
- Alkohol- und/oder Drogenmißbrauch,
- soziale Isolation,
- schlechte Schulleistungen und
- depressive Tendenzen.

Schließlich liegt in der Orientierung der Diagnostik an der Planung der erforderlichen und durchführbaren Therapiemaßnahmen eine letzte wesentliche Aufgabe in der Erfassung, inwieweit der Jugendliche und seine Familie zu weiterführenden Interventionen bereit sind. Dazu müssen nicht nur Notwendigkeiten, sondern auch konkrete Maßnahmen und Zielvorstellungen in einer möglichst definierten Zeitperspektive dargelegt werden. Allein auf diesem Wege läßt sich die oft brüchige Kooperationsbereitschaft der Beteiligten in ein therapeutisches Arbeitsbündnis überführen.

Ätiologie

Die Forschung über die Ursachen von Suizid und Suizidversuch hat in der Vergangenheit verschiedene Theorien hervorgebracht, die je nach ihren Ursprüngen von unterschiedlicher Bedeutung für die klinische Praxis sind. Allen Modellen der Soziologie, Psychoanalyse und Verhaltenstheorie ist gemeinsam, daß sie in Orientierung an ihren Grundlagen die Vielfalt bedeutsamer Faktoren und Einzelelemente nur ungenügend berücksichtigen und damit zunehmend weniger handlungsbestimmend im Rahmen der klinischen Tätigkeit sein können. Eine stärker empirisch-pragmatische Orientierung tut daher gut daran, durch die Analyse von Hintergrundfaktoren, Problemfeldern und Auslösern sowie Motiven die individuell-lebensgeschichtlichen Zusammenhänge beim Suizidversuch von jungen Menschen nachzuzeichnen und dabei in Kauf zu nehmen, daß sich statt einer eleganten Theorie lediglich Bausteine in Form von Ursachenelementen bezeichnen lassen.

Zu den **Hintergrundfaktoren** gehören schwerpunktmäßig vier zentrale Merkmale, nämlich die Bedeutung von Bedingungen einer gestörten Familienumwelt, psychiatrische Störungen in der Familie, Suizidhandlungen in der Familie, und schließlich Kindesmißhandlung. Die Analyse von Familien mit jugendlichen Suizidenten zeigt zweifelsfrei, daß Konstellationen wie alleinstehende oder fehlende Eltern im Sinne von Scheidungs- und Trennungsfolgen sowie Heimunterbringungen häufig sind. Gegenüber anderen Jugendlichen mit psychiatrischen Störungen, die ebenfalls gehäuft derartigen Bedingungen ausgesetzt sind, differenziert bei Suizidenten möglicherweise der frühe Verlust der Eltern.

Darüber hinaus sind psychiatrische Störungen, insbesondere Alkoholismus und Drogenmißbrauch in Familien von jungen Suizidenten häufig. Wahrscheinlich als Folge dieser Bedingungen nimmt auch die Frequenz suizidaler Handlungen in diesen Familien zu. Neben genetischen Vulnerabilitäten für bestimmte psychiatrische Erkrankungen mit einem erhöhten Suizidrisiko steigt damit auch der mögliche Effekt des Modellernens an. Schließlich sind Kinder und Jugendliche mit Suizidversuchen häufig das Opfer von Mißhandlungen, wahrscheinlich einschließlich sexuellen Mißbrauchs. Dabei kann der mißhandelnde Elternteil möglicherweise wiederum psychiatrisch gestört sein und/oder suizidale Handlungen vorgenommen haben. Insofern schließt sich in vielen Familien ein Kreis von psychiatrischer Störung und Suizidhandlungen bei den Eltern mit Vernachlässigung und Mißhandlung der Kinder, die wiederum zu Suizidhandlungen führen. Das verbindende Glied ist die nach innen und nach außen gerichtete Aggression.

Unter den **Problemen und Auslösern** im Vorfeld suizidaler Handlungen dominieren Konflikte mit Eltern, Schule oder Arbeitsplatz sowie mit Freunden bzw. Freundinnen. Die Konflikte mit den Eltern beziehen sich typischerweise auf den gegengeschlechtlichen Elternteil; mehrheitlich laufen sie zwischen Tochter und Vater, und dabei intensiv und ständig ab. Sie sind sicherlich ein interaktives und nicht nur ein reaktives Geschehen und in ihrem ätiologischen Stellenwert nicht sicher differentiell von ähnlichen Konstellationen bei anderen Jugendlichen mit psychischen Störungen abzugrenzen. Zu den häufigen Problemen in der Schule und am Arbeitsplatz zählen schlechte Schulleistungen, Beziehungsstörungen zu Lehrern und Mitschülern sowie der Wunsch, die Schule vorzeitig zu beenden. Sowohl Schulprobleme wie auch Schwierigkeiten am Arbeitsplatz scheinen eher im Sinne allgemeiner Probleme der Beziehungsfähigkeit und des Selbstwertgefühls als direkt ätiologisch bedeutsam zu sein. Störungen im Rahmen heterosexueller Freundschaftsbeziehungen sind möglicherweise die Folge übermäßiger Abhängigkeiten in Reaktion auf wenig entwickelte intrafamiliäre Bindungen. Derartige Abhängigkeiten schaffen eine besondere Vulnerabilität, so daß bei Belastung und Bedrohung suizidale Impulse entstehen mögen. Häufig werden bei der Analyse von Beziehungsstörungen aber auch Probleme in der Geschwisterbeziehung übersehen.

Gegenüber den aufgeführten Problembereichen, die schwerpunktmäßig aus Beziehungsstörungen in der näheren Umwelt bestehen, nimmt die Häufigkeit einer Reihe weiterer Phänomene mit auslösender Funktion im Vorfeld von Suizidversuchen relativ ab. Hierzu zählen soziale Isolation, gesundheitliche Einschränkungen, psychische Störungen (möglicherweise liegt die Prävalenz in unausgelesenen Populationen von Suizidenten nicht höher als bei 20%), sexuelle Probleme, körperliche Krankheiten der Eltern (welche ängstigend durch ihren möglicherweise lebensbedrohlichen Charakter sein können und die Verfügbarkeit der Eltern für das Kind mindern), psychiatrische Störungen bei den Eltern und Drogenprobleme. Oft handelt es sich um eine Häufung derartiger Probleme und Belastungsfaktoren, die zudem über längere Zeiträume bestanden und sich verstärkt haben mögen.

In Ergänzung zu Hintergrundsfaktoren und Problembereichen werden **Motive** in der Auslösung von suizidalem Verhalten bedeutsam. Zunächst mag die niedrige Rate von Suiziden im Kindesalter mit der Unreife des Todeskonzepts und der relativen kognitiven Unreife zusammenhängen, welche die Vorausplanung eines Suizidversuchs ebenso wie die Entwicklung von Gefühlen der Hoffnungslosigkeit behindern. Letztere sind als Motiv wahrscheinlich bedeutsamer als die ebenfalls bei Kindern seltenere schwere depressive Verstimmung. Derartige Gefühle können jedoch bei Adoleszenten ebenso wie die der Verärgerung, des Verlassenseins und der Zukunftsängste bedeutsam werden. Grundsätzlich ist jedoch bemerkenswert, daß die weit überwiegende Zahl von Suizidversuchen relativ wenig vorsätzlich, sondern eher impulsiv durchgeführt wird.

Die verbleibende Frage, warum einige junge Menschen die Schwelle von den relativ häufigen Suizidvorstellungen zu Suizidhandlungen überschreiten, hat Hawton (1986) in einem theoretischen Modell zusammenzufassen versucht, welches die aufgeführten ätiologischen Teilelemente integriert. Demnach führen Defizite der Sozialisation zu schlechter Impulskontrolle, Stimmungslabilität und gestörtem Realitätssinn. Darüber hinaus kann suizidales Verhalten bei anderen Modellwirkung haben. Als Folge der beeinträchtigten Lebensgeschichte entsteht ferner für einige Jugendliche eine besondere Vulnerabilität für Gefühle der Hoffnungslosigkeit. Suizidhandlungen werden um so wahrscheinlicher, je unattraktiver das Leben und je attraktiver der Tod werden. Die Handlungsweise wird schließlich durch die enthemmende Wirkung von Alkohol, die Akzeptanz von psychotropen Substanzen zum Zweck der Stimmungsaufhellung sowie die schnelle Verfügbarkeit von verschriebenen oder nichtverordneten Medikamenten in beträchtlichem Maße erleichtert. Dieses Modell bedarf der Ergänzung durch den entwicklungspsychologischen Kontextfaktor der Adoleszenz als einer Phase mit besonderen Risiken für die Identitätsfindung.

Therapie und Verlauf

Wegen der oft brüchigen Kooperation von jugendlichen Suizidenten und ihrer Eltern bzw. Familien ist zu fordern, daß die Therapie nach Möglichkeit von derselben Person durchgeführt wird, welche für die Untersuchung verantwortlich war. Die Therapie kann oft noch während des Krankenhausaufenthaltes begonnen werden. Schon während der Untersuchungsphase ergeben sich wertvolle Einblicke in die individuelle und familiäre Struktur. Vor Einleitung der Therapie müssen jedoch die Fragen der Notwendigkeit und der Modalität geklärt werden.

Hinsichtlich der Abklärung der Notwendigkeit einer weiterführenden Therapie erscheint eine Orientierung an den eingangs in der Klassifikation genannten drei Gruppen sinnvoll. Bei Gruppe (1) mit akuten Problemen lösen sich die Probleme oft als Folge des Suizidversuchs, der den Charakter einer Belastungsreaktion hat. Hier reicht oft eine sorgfältige Untersuchung schon aus. Bei Jugendlichen der Gruppe (2) mit chronischen Problemen, häufig vorliegenden depressiven Symptomen und anhaltenden Konflikten sowie fehlender familiärer Unterstützung ist sehr wahrscheinlich eine aktivere Therapie erforderlich. In Gruppe (3) liegen meist chronische Verhaltensauffälligkeiten mit oft dissozialen Anteilen vor, so daß eine weiterreichende Versorgung erforderlich ist.

Die Frage der Therapiemodalität impliziert zunächst die Entscheidung für eine ambulante bzw. eine stationäre Versorgung. Sofern eine weiterreichende psychiatrische Behandlung insbesondere einer schwereren Erkrankung und eine ernste Wiederholungsgefahr für einen Suizidversuch bestehen, muß die weitere Behandlung stationär erfolgen. Das weitere therapeutische Vorgehen – sowohl im ambulanten wie im stationären Kontext – ist eine Verbindung von Einzelpsycho-, Gruppen- und Familientherapie. Psychopharmaka sind nur in Form von Neuroleptika bei Psychosen und Antidepressiva bei Depressionen angezeigt, während Tranquilizer wegen der Gefahr von Abhängigkeit und erneuter Selbstvergiftung kontraindiziert sind. Die Einzelpsychotherapie ist in der Regel eine problemorientierte Krisenintervention, die bei schweren intrapsychischen Problemen in eine längerfristige Psychotherapie übergehen kann. Eine Gruppentherapie kann nicht vor einer relativen Stabilisierung durch eine Krisenintervention begonnen und eine Familientherapie nur dann durchgeführt werden, wenn der Jugendliche noch in der Familie als Bezugsrahmen lebt und die Familienmitglieder therapiemotiviert sind.

Der **Verlauf** läßt sich über die weitere soziale und psychologische Entwicklung, erneute Suizidversuche und schließlich vollendete Suizide kennzeichnen. Die spärlichen vorliegenden Untersuchungsergebnisse lassen erkennen, daß im Kurzzeitverlauf nach einem Monat zwei Drittel der Suizidenten einer Studie in Oxford als psychosozial gebessert, 32% als unverändert und 2% als verschlechtert eingestuft wurden (Hawton 1986). Eine schwedische Langzeitstudie mit 10 bis 15 Jahreskatamnese nach dem Suizidversuch wies gegenüber einer Kontrollgruppe eine um das Dreifache höhere Todesrate - insbesondere bei den Jungen -, eine geringere Rate von Ehen bei erhöhter Scheidungsrate, höhere Kriminalitätsbelastung einschließlich Haftstrafen und eine höhere Rate an Fehlzeiten wegen stationärer Krankenhausbehandlung von psychiatrischen und körperlichen Krankheiten auf (Otto 1972). Die Prognose von jugendlichen Suizidenten wird ferner dadurch begrenzt, daß etwa 25% erneut suizidale Handlungen vornehmen. Diese Quote ist niedriger als im Erwachsenenalter, wo sie bis zu 36% reicht. Die Risiken für eine Wiederholung wurden bereits im Abschnitt über die Diagnostik genannt. Schließlich zeigt die schwedische Longitudinalstudie, daß 4,3% der Jugendlichen mit einem Suizidversuch später an einem vollendeten Suizid starben, wobei die Rate bei den Jungen (10%) deutlich höher lag als bei den Mädchen (2,9%). Gleichwohl können diese Zahlen nicht unbedingt auf andere Regionen oder Zeiträume generalisiert werden.

20.2 Suizid

Wie eingangs begründet, soll der vollendete Suizid kürzer abgehandelt werden. Die folgende Darstellung beschränkt sich daher auf Aspekte der Häufigkeit und der eingesetzten Methoden, der Bedingungsfaktoren und abschließende Anmerkungen zur Prävention.

Häufigkeit und Methoden

Eine systematische Erfassung von vollendeten Suiziden ist zwar nicht mit vollständig den gleichen Problemen wie bei Suizidversuchen, gleichwohl aber auch mit Verzerrungen behaftet. Hierzu gehören Fehldiagnosen (z.B. Unfall) bei mangelnder Sensibilität für die Möglichkeit eines Suizides und Zurückhaltung hinsichtlich der Zuschreibung eines Suizides wegen des damit verknüpften Stigmas oder wegen religiöser Überzeugungen, welche im Suizid eine Sünde sehen. Gleichwohl ist das statistische Material über Suizide sehr viel reichhaltiger als das über Suizidversuche im Kindes- und Jugendalter. Hier ergeben sich in allen nationalen wie auch internationalen Erhebungen deutliche Häufigkeitszunahmen über die 60er und 70er Jahre in allen westlichen Industrienationen. Eine besonders hohe Rate liegt in Japan vor, wo aus kulturell-traditionellen Gründen schon seit geraumer Zeit eine sehr viel tolerant-permissivere Haltung gegenüber dem Suizid eingenommen wird. International variieren die Raten für Suizide bei Kindern im Alter von 5 bis 12 Jahren zwischen 0,1 und 2,0 pro 100000 Angehörigen dieser Jahrgangsstufen und steigen bei den 15- bis 24jährigen auf 1,4 bis 22 pro 100000 Angehörigen dieser Altersgruppe an. Mitte der 70er Jahre lag die durchschnittliche Suizidrate bei den 15- bis 24jährigen in Europa auf dem Niveau der USA, wobei die deutschsprachigen Länder bedeutsam über dieser Rate und Holland sowie Großbritannien bedeutsam unter dieser Rate lagen. Eine jahreszeitliche Häufung von Suiziden wie bei Erwachsenen im Frühling gibt es bei Kindern und Jugendlichen nicht.

Bei den vollendeten Suiziden dominieren die sogenannten harten **Methoden**, d.h. bespielsweise Erschießen und Erhängen, über die sogenannten weichen Methoden in Form von Selbstvergiftungen. Wie bereits aufgeführt, greifen Jungen stärker zu harten Methoden, während Mädchen weiche Methoden bevorzugen. Die Form des Suizides wird aber auch wesentlich von der Verfügbarkeit von Mitteln bestimmt. So erfolgte wegen der leichten Verfügbarkeit von Waffen in den USA der Suizid meist durch Erschießen und haben die Gasvergiftungen in Großbritannien mit einer zunehmenden Entgiftung des Gases deutlich abgenommen.

Bedingungselemente

Ähnlich wie bei den Suizidversuchen sind auch die vollendeten Suizide das Ergebnis eines Zusammenwirkens von mehreren Belastungsfaktoren. Hierzu zählen zunächst gestörte Sozialisationen durch ein gestörtes familiäres Milieu mit Auflösung der Bindungen sowie familiäre Belastungen durch psychiatrische Störungen und/oder Suizide. Psychiatrische Störungen bei anderen Familienmitgliedern können sich sowohl genetisch im Sinne wirksamer Prädispositionen für die Erkrankung, ferner durch einen Mangel an Zuwendung, weiter im Sinne von Modellerneffekten und schließlich auch als Überforderung auswirken, und damit zum Suizid des Jugendlichen oder Kindes beitragen.

Ferner ist gegenüber den Suizidversuchen die Prävalenz für psychiatrische Störungen deutlich erhöht; sie liegt zwischen einem Drittel und der Hälfte der Fälle und ist damit gleichwohl noch niedriger als bei Erwachsenen. Hingegen tragen körperliche Krankheiten trotz der damit erhöhten Belastungen und der erhöhten psychiatrischen Morbidität nicht bedeutsam zum Suizidrisiko bei. Wie bereits dargestellt, erhöht ein früherer Suizidversuch das Risiko eines vollendeten Suizides. Schließlich entsprechen die Problemfelder und auslösenden Motive beim Suizid weitgehend denen beim Suizidversuch. Dabei sei aber erneut auf die Merkmale hingewiesen, welche die suizidale Intention abzuschätzen gestatten. Auch auf die allgemeinen gesellschaftlich-historischen Bedingungsfaktoren, welche für die Zunahme von Suizidhandlungen bedeutsam sein könnten, wurde bereits eingegangen.

Prävention von Suizidhandlungen

Wie bei den meisten psychiatrischen Störungen sind die Möglichkeiten einer primären Prävention angesichts der beteiligten sozialen bzw. psychosozialen Einflußfaktoren begrenzt bzw. relativ unspezifisch. Sie müßten sich auf eine frühzeitige Identifizierung und Behandlung von sozial schwachen und gestörten Familien sowie von psychiatrischen Störungen bei Kindern und Jugendlichen und eine zunehmende Sensibilisierung für die Probleme junger Menschen erstrecken. Darüber hinaus müßten Informationen über verfügbare Einrichtungen zur Behandlung und Betreuung Suizidgefährdeter vermittelt, die Verfügbarkeit von Medikamenten und Drogen eingeschränkt, die Berichterstattung über Suizide in den Medien verringert und schließlich psychosoziale Versorgungssysteme ausgebaut werden.

Mit der Betreuung von Suizidgefährdeten und Suizidenten verbindet sich sodann die Hoffnung, durch effektive Interventionen im Sinne der Sekundärprävention einen Beitrag zur Verhinderung von Wiederholungen suizidaler Handlungen ebenso wie zur allgemeinen Verbesserung der individuellen Lebensmöglichkeiten dieser jungen Menschen zu leisten. Dies dürfte weniger über hoch-spezifische Interventionen als eher über eine allgemeine Verbesserung der Fähigkeit zur Lebensbewältigung möglich sein.

Literatur

Becker, A.T., R.D. Schnyler, J. Herman: Development of suicidal intent scales. In: Beck, A.T., H.L.P. Resnick, D.J. Lettieri (eds.): The Prediction of Suicide. Charles Press, Illinois 1974.

Brooksbank, D.J.: Suicide and parasuicide in childhood and early adolescence. Annotation. Brit. J. Psychiat. 146 (1985) 459-463.

Carlson, G.A., D.P. Cantwell: Suicidal behavior and depression in children and adolescents. J. Amer. Acad. Child Psychiat. 21 (1982) 361-368.

Cohen-Sandler, R., A.L. Berman, R.A. King: A follow-up study of hospitalized suicidal children. J. Amer. Acad. Child Psychiat. 21 (1982) 398-403.

Davidson, F., M. Choquet: Le suicide de l'adolescent: Etude epidemiologique et statistique. Les Editions ESF, Paris 1981.

Garfinkel, B.D., A. Froese, J. Hood: Suicide attempts in children and adolescents. Amer. J. Psychiat. 139(1982) 1257-1261.

Hawton, K.: Attempted suicide in children and adolescents. J. Child Psychol. 23 (1982) 497-503.

Hawton, K.: Suicide and attempted suicide among children and adolescents. Sage Publications, Beverly Hills-London-New Delhi 1986.

Jacobs, J.: Selbstmord bei Jugendlichen. Kösel, München 1974.

Jochmus, J., E. Förster (Hrsg.): Suizid bei Kindern und Jugendlichen. Enke, Stuttgart 1983.

Otto, K.: Suidical acts by children and adolescents. Acta psychiat. scand. 233 (1972).

Pfeffer, C.R.: Suicidal behavior of children – a review with implications for research and practice. Amer. J. Psychiat. 138 (1981) 154-159.

Pfeffer, C. R.: The suicidal child. Guilford Press, New York-London 1986.

Remschmidt, H., Th. Schwab: Suizidversuche im Kindes- und Jugendalter. Acta paedopsychiat. 43 (1978) 197-208.

Schmidtke, A.: Entwicklung der Häufigkeit suizidaler Handlungen im Kindes- und Jugendalter in der Bundesrepublik Deutschland. Kinderarzt 12 (1981) 697-713.

Shaffer, D.: The epidemiology of suicide in children and young adolescents. J. Amer. Acad. Child Psychiat. 20 (1981) 545-565.

Shaffer, D.: Diagnostic considerations insuicidal behavior in children and adolescents. J. Amer. Acad. Child Psychiat. 21 (1982) 414-416.

21 Sexuelle Störungen

Sexuelles Verhalten ist zweifelsfrei noch stärker als andere menschlichen Verhaltensweisen einer gesellschaftlichen, kulturellen und historischen Bewertung unterworfen. Eine zunehmende Liberalisierung, aber auch Kommerzialisierung der Sexualität hat in den letzten Jahrzehnten zumindest in den meisten westlichen Industrieländern auch für Jugendliche die Grenzen zwischen akzeptiertem und abweichendem Sexualverhalten deutlich verschoben. Damit ist zugleich eine beeindrukkende Entwicklung der Sexualwissenschaften einhergegangen, die sich zunehmend aus vorgegebenen theoretischen Orientierungen gelöst und vornehmlich empirisch begründet hat, damit auch wichtige neue Impulse für die klinische Praxis gegeben hat. In der Folge zeichnen sich deutlich Tendenzen ab, Teile der psychiatrischen Konzeption von sogenannten sexuellen Deviationen und Perversionen neu bestimmen zu müssen. Insbesondere das zunehmende Interesse an einer empirischen Fundierung von Krankheitsbildern läßt die Notwendigkeit einer Revision, z.B. der Lehre von den Perversionen, notwendig erscheinen.

Diese Entwicklungstendenzen haben sich bereits in der diagnostischen Nomenklatur niedergeschlagen, indem z.B. im DSM-III erstmalig die Diagnose einer Störung der Geschlechtsidentität im Kindesalter berücksichtigt wurde. Gleichwohl liegt bisher keine umfassende Klassifikation der sexuellen Störungen im Kindes- und Jugendalter vor. Für einen entsprechenden Ansatz muß die Überlegung bestimmend sein, daß neben einer empirischen Begründung der Gedanke der Entwicklungsabhängigkeit der Sexualität bei Kindern und Jugendlichen grundlegend für jede Klassifikation sein muß. Der prinzipiell offene Charakter von Entwicklung insbesondere im Kindes- und Jugendalter muß dabei zur Zurückhaltung hinsichtlich der Zuschreibung von Störungen der Sexualität gemahnen. Entsprechend diesen Überlegungen zentriert sich dieses Kapitel schwerpunktmäßig auf die klinisch und empirisch gut begründeten Störungen der sexuellen Identität bei Kindern und Jugendlichen und begnügt sich bei der Darstellung von abweichendem sexuellen Verhalten (den sogenannten Paraphilien) auf einige klinische Anmerkungen.

21.1 Störungen der sexuellen Identität

In Abhängigkeit vom Lebens- und Entwicklungsalter existieren zwei mit unterschiedlichen Bezeichnungen versehene Störungen der sexuellen Identität: die Störung der Geschlechtsidentität bei Kindern und die Transsexualität bei Jugendlichen und Erwachsenen, deren gemeinsame Kennzeichen die gegengeschlechtliche Identität im Widerspruch zum biologischen Geschlecht ist.

21.1.1 Störungen der Geschlechtsidentität bei Kindern

Definition, Klassifikation und Häufigkeit

Kennzeichen einer gestörten Geschlechtsidentität im Kindesalter sind

- eine anhaltende Verstimmung (Dysphorie) und Unzufriedenheit mit dem anatomischen Geschlecht,
- ein ausgeprägtes Interesse, sich gegengeschlechtlich zu kleiden,
- verbale Feststellungen des Kindes zur gegengeschlechtlichen Identität,
- gegengeschlechtliche Manierismen,
- Bevorzugung von gegengeschlechtlichen Spielkameraden,
- Ablehnung bzw. Bevorzugung von körperbetonten, sportlichen Aktivitäten bei Jungen bzw. Mädchen und
- gegengeschlechtliche Präferenz von Spielsachen. Die Störung geht über eine Ablehnung stereotypen Geschlechtsrollenverhaltens hinaus.

Eine gegengeschlechtliche Identität kann sowohl bei Jungen wie bei Mädchen vorkommen. In Analogie zur Häufigkeit der Transsexualität, des Transvestitismus und auch der Homosexualität sind Störungen der Geschlechtsidentität bei Jungen sehr viel häufiger als bei Mädchen. Verläßliche Zahlen zur Häufigkeit liegen nicht vor. Als untere Grenze können die Zahlen über erwachsene Transsexuelle angenommen werden, die in internationalen Statistiken zwischen 1 auf 24 000 bis 37 000 Männer und 1 auf 103 000 bis 150 000 Frauen angegeben wurden. Betrachtet man die Angaben von Eltern in den USA im Rahmen der Standardisierungserhebungen der Child Behavior Checklist von Achenbach und Edelbrock (vgl. Kap. 4) nach gegengeschlechtlichem Verhalten – das nicht mit einer Störung der geschlechtlichen Identität gleichzusetzten ist -, so liegen die Zahlen in folgendem Bereich: im Altersbereich von 4 bis 11 Jahren verhalten sich 3 bis 6% der Jungen und 10 bis 12% der Mädchen bisweilen oder häufig wie das jeweils andere Geschlecht und möchten 0 bis 2% der Jungen und 2 bis 5% der Mädchen bisweilen oder oft dem anderen Geschlecht angehören. Diese Zahlen können allerdings nur die obere Maximalgrenze für eine Störung der Geschlechtsidentität abgeben. Tatsächlich dürften die Prävalenzraten sehr viel niedriger liegen; Kinder mit entsprechenden Störungen werden sehr selten klinisch vorgestellt.

Klinik und Diagnostik

In diesem Abschnitt sollen zunächst die Charakteristika der Störung in einer Verhaltensbeschreibung der bereits dargelegten definierenden Merkmale und sodann die psychologischen Auswirkungen vor einer Erörterung diagnostischer Maßnahmen dargelegt werden.

Meist beginnt die **Symptomatik** bereits vor dem vierten Geburtstag. Die für die gestörte Geschlechtsidentität zentrale Ablehnung des anatomischen Geschlechts äußert sich darin, daß die Jungen anstatt eines Penis eine Vagina haben wollen und bisweilen versuchen, ihre Genitalien zu verstecken. Im Spiel versuchen sie, Brüste zu simulieren. Sie setzen sich zum Urinieren hin und äußern Wünsche, ein Kind zu gebären und zu stillen. Mädchen wollen anstatt einer Vagina einen Penis haben. Sie versuchen bisweilen, mit Objekten einen Penis zu simulieren. Urinieren im Stehen und Unzufriedenheit mit den sich entwickelnden Brüsten können beobachtet werden. Sehr junge Kinder verleugnen ihr Geschlecht eventuell auch verbal.

Jungen zeigen Interesse an weiblicher Kleidung. Eventuell tragen sie auch Absatzschuhe, Schmuck und Make-up. Häufig wird auch weibliche Kleidung oder langes Haar simuliert. Mädchen versuchen ihre Kleidung soweit wie möglich der Kleidung von Jungen anzupassen. Sie lehnen Röcke oder Kleider ebenso wie Schmuck und Kosmetika massiv ab und zeigen bisweilen auch eine besondere Vorliebe für sehr kurze Haare. Beide Geschlechter äußern verbal, dem anderen Geschlecht zugehören zu wollen.

Das Bewegungsverhalten und die Stimme nehmen bei Jungen einen effeminierten Charakter an, während Mädchen versuchen, einen übermäßig männlichen Verhaltensstil zu entwickeln. Bei Jungen wie Mädchen besteht eine deutliche Präferenz von Spielgefährten des anderen Geschlechts, wobei mit zunehmendem Alter häufig Zurückweisung und soziale Isolation resultieren.

Jungen lehnen körperliche und sportliche Aktivitäten mit Wettbewerbscharakter ab und haben bisweilen ausgeprägte Ängste vor körperlicher Verletzung. Manche Mädchen haben in der späten Kindheit ein besonders ausgeprägtes Interesse für sportlichen Wettkampf. Beide Geschlechter ziehen Spielaktivitäten und Spielzeug vor, die gemäß kultureller Bewertung eher dem jeweils anderen Geschlecht zustehen. Jungen spielen besonders gerne mit Puppen und weiblichen Rollen oder identifizieren sich gerne mit populären Frauen. Umgekehrte Verhältnisse liegen bei Mädchen vor.

Über die **psychologischen Auswirkungen** einer gestörten Geschlechtsidentität einschließlich der Psychopathologie ist bei Mädchen angesichts der geringen Häufigkeit sehr viel weniger bekannt als bei Jungen. Offensichtlich besteht bei Mädchen noch in der Kindheit und Jugend eine stärkere Tendenz, das gegengeschlechtliche Verhalten zugunsten sozialer Konformität aufzugeben. Jungen neigen eher zum Persistieren ihres Verhaltens und geraten daher sehr viel stärker unter sozialen Druck. Entsprechend häufig sind sie kontaktisoliert und leiden nicht nur aufgrund dieser Bedingungen, sondern auch wegen ihrer zwanghaft-rigiden Orientierung an dem gegengeschlechtlichen Verhalten bisweilen unter Gefühlen von Verstimmung. Insgesamt scheinen sie eher belastet und von daher – wenngleich nicht schwer, so doch mittelgradig – psychisch beeinträchtigt.

Eine umfassende **Diagnostik** einer gestörten Geschlechtsidentität muß Informationen auf mehreren Ebenen erheben. Hierzu zählen der Elternbericht, die Beobachtung des Verhaltens in der Untersuchungssituation und im natürlichen Umfeld, Test- und Fragebogenuntersuchungen sowie die Exploration von Kind und Eltern. Eine sorgfältige Befunderhebung sollte neben der Anamnese eine körperliche Untersuchung einschließlich der äußeren Genitalien und eine Chromosomenanalyse umfassen, damit gegebenenfalls auch Intersexe erkannt werden. Die Verhaltensbeobachtung zentriert sich auf geschlechtsspezifisches Spielverhalten sowie Bewegungsabläufe und Gestik. Fragebögen über Spielaktivitäten und Verhalten können die Diagnostik unterstützen. Beispiele für derartige Fragebögen sind im Anhang 21.1 und 21.2 zu diesem Kapitel wiedergegeben. Im Rahmen der psychologischen Testdiagnostik sollten Intelligenzminderungen ausgeschlossen werden, welche eine normale Identifikation und geschlechtsspezifische Lernprozesse beeinträchtigen. Darüber hinaus können Menschzeichnungen oder Tests zur Erfassung familiärer Beziehungen wichtige Aufschlüsse über die Identität leisten.

Ätiologie

Die Ursachen einer gegengeschlechtlichen Identität bei Kindern sind noch sehr ungenügend aufgeklärt. Statt einer einseitigen Ableitung aus biologischen oder sozialen Faktoren des Lernens ist eine

Wechselwirkung denkbar. Bisher hat sich die Forschung aber sehr stark auf die Betonung der Lerngeschichte mit Verstärkungen einer gegengeschlechtlichen Identifikation zentriert. Eine pränatale Prägung durch Auswirkungen von Geschlechtshormonen auf das sich differenzierende Gehirn – in Analogie zu Modellen der Psychoendokrinologie über die Auswirkungen pränataler Störungen auf geschlechtsspezifisches Verhalten wie z.B. beim adrenogenitalen Syndrom – ist vorerst noch eine spekulative Hypothese ohne empirische Evidenz.

Möglicherweise hat das Temperament mit z.B. geringem Antrieb bei gegengeschlechtlich orientierten Jungen eine bahnende Funktion in einigen Fällen. Die Verstärkung von körperlicher Schönheit oder auch die Ermutigung für weibliches Verhalten beim Jungen im Kleinkindalter mag ebenso wie der heimliche Wunsch der Eltern nach einem Mädchen bedeutsam sein. Bisweilen wird das Kind diesen Wünschen gemäß gekleidet und erzogen und auf diesem Wege in einer gegengeschlechtlichen Identifizierung bestärkt. Schließlich kann das Fehlen einer gleichgeschlechtlichen Identifikationsfigur bedeutsam sein, die als Modell für das eigene Verhalten wirksam wird. Auch die Ablehnung durch diese erwachsene Bezugsperson ist möglicherweise für die Identitätsbildung von Bedeutung. Weitgehend unerforscht ist der Beitrag, den das Kind selbst zu seiner gegengeschlechtlichen Identität im Rahmen der Entwicklung leistet.

Therapie und Verlauf

Angesichts der weitreichenden kulturellen Bestimmung der Geschlechtsrolle und einer zunehmend liberaleren Einstellung weiter Bevölkerungskreise gegenüber abweichendem Sexualverhalten stellt sich die Frage, aus welchen Gründen eine Störung der Geschlechtsidentität bei Kindern überhaupt behandelt werden soll. Für ein therapeutisches Handeln sind wesentlich Gründe der Prävention aufgeführt worden.

Einerseits erleiden die Kinder bereits in der Kindheit beträchtliche soziale Zurückweisungen, die sie besonders vulnerabel für psychische Störungen machen. Ferner gehen Störungen der Geschlechtsidentität im Kindesalter – wie retrospektive Erhebungen zeigen – gehäuft in Transsexualität, Transvestitismus und Homosexualität im Erwachsenenalter über. Mit diesen Entwicklungen sind schließlich erhebliche sekundäre Probleme verknüpft, zu denen bei der Transsexualität z.B. Depressionen und Suizidversuche, Automutilationen, und trotz kostspieliger operativer Geschlechtsumwandlungen häufig psychologische Fehlentwicklungen zählen. Auch der Transvestitismus ist mit beträchtlichen Risiken für die Entwicklung psychischer Störungen verknüpft, während dies nicht notwendigerweise für die Homosexualität gelten muß. In jedem Fall stellt die gestörte Geschlechtsidentität ein Risiko im Sinne einer potentiellen Entwicklungsgefährdung dar, so daß eine Behandlung gerechtfertigt ist.

Das Ziel der Behandlung muß also darin bestehen, den über ihr Verhalten oft unglücklichen Kindern (d.h. meist Jungen) mehr Zufriedenheit mit ihrem anatomischen Geschlecht, ein geschlechts- und altersgemäßes Verhalten im Einklang mit kulturellen Erwartungen und eine positive Vorstellung von ihrer Rolle als Erwachsenen zu vermitteln. Diese Ziele können über eine Kombination von **Beratung der Eltern** und **Therapie des Kindes** erreicht werden. So kann die soziale Ablehnung z.B. feminin wirkender Jungen durch ein aktives Eingreifen der Eltern eingeschränkt werden, indem sie Einfluß auf Kontakte mit Gleichaltrigen nehmen. Häufig geht es auch darum, die Entfremdung zwischen Vater und Sohn abzubauen und über gemeinsame Aktivitäten die Beziehung zu stärken. Ferner können Eltern unterwiesen werden, wie sie bestimmte erwünschte Verhaltensweisen bestärken und andere unerwünschte unterbrechen.

Die unmittelbare therapeutische Arbeit mit dem Kind ist in der jüngsten Vergangenheit sehr wesentlich von der **Verhaltenstherapie** bestimmt worden. Dabei liegen die Schwerpunkte der Behandlung bei der Verstärkung geschlechtstypischen Verhaltens hinsichtlich Spiel, Sprache, Bewegungsabläufen und Gestik. Behandlungsprogramme können sowohl im Therapieraum wie auch im häuslichen Umfeld unter Einsatz der Eltern als Co-Therapeuten realisiert werden. Eine Beteiligung der Lehrer oder die Einführung von sportlichen Aktivitäten ist bei derartigen Behandlungsprogrammen ergänzend möglich. Während zumindest für relativ kurze Verlaufszeiträume die Effizienz derartiger verhaltenstherapeutischer Interventionen gut belegt ist, lassen sich die wenigen vorliegenden Psychotherapieberichte in dieser Hinsicht nicht durchgängig bewerten. Zumindest in einigen Fällen scheint auch eine analytisch orientierte Psychotherapie zu einer Verhaltensänderung bei gegengeschlechtlich orientierten Kindern zu führen.

Der **Verlauf** von Störungen der Geschlechtsidentität bei Kindern ist zunächst, wie bereits angedeutet, eher bei Mädchen als bei Jungen durch eine höhere Wahrscheinlichkeit für eine Umorientierung in der Adoleszenz bestimmt. Beim männlichen Geschlecht ist die psychosexuelle Entwicklung mehrheitlich atypisch. Systematische Analysen der Literatur (Zucker 1985) haben ergeben, daß in knapp 46% die Entwicklung bei Jungen in eine Homosexualität oder Bisexualität mündete, während 22% heterosexuell und 26% unsicher in der sexuellen Identität waren. In 5% resultierte eine Transsexualität und in 1% ein Transvestitismus. In einer anderen Verlaufsstudie (Green 1985) zeigte sich, daß unter 44 Fällen mit ausgeprägt gegengeschlechtlicher Identifikation später 30 Männer eine bisexuelle oder homosexuelle Orientierung hatten.

Auf die mit diesen Verläufen verbundenen Risiken für die Lebensbewältigung wurde bereits hingewiesen.

21.1.2 Transsexualität bei Jugendlichen

Definition und Häufigkeit

Transsexualität ist durch die Diskrepanz zwischen körperlich-anatomischem Geschlecht und erlebtem bzw. gelebten Geschlecht gekennzeichnet. Der Transsexuelle denkt und fühlt gegengeschlechtlich, möchte in dieser Rolle anerkannt werden und liebt gleichgeschlechtlich, wobei er angesichts in seiner gegengeschlechtlichen Orientierung nicht als homosexuell erlebt. Im DSM-III werden neben der bestimmenden Störung der Geschlechtsidentität als ergänzende diagnostische Kriterien der Wunsch nach Beseitigung der eigenen Genitalien, eine Mindestdauer von zwei Jahren und differentialdiagnostisch der Ausschluß von Intersexualität oder genetischen Anomalien sowie anderer psychischer Störungen wie einer Schizophrenie wegen der bisweilen überwertig oder wahnhaft wirkenden überzeugung von der gegengeschlechtlichen Identität erforderlich.

Genaue Angaben zur **Häufigkeit** im Jugendalter fehlen. Angesichts der bereits zitierten Häufigkeiten von 1 auf 24 000 bis 37 000 Männer bzw. 103 000 bis 150 000 Frauen kann die Transsexualität als eine sehr seltene Störung bei Jugendlichen gelten.

Klinik

Transsexualität entwickelt sich häufig aus einer Störung der Geschlechtsidentität im Kindesalter. Der Jugendliche bemüht sich, durch gegengeschlechtliche Kleidung weitgehend seine äußeren Geschlechtsmerkmale zu verbergen. Männliche Jugendliche versuchen durch Haartracht und Kosmetika diesen Effekt der Kleidung zu verstärken, während Mädchen durch Korsetts Brüste und Hüften zu verbergen und durch Attrappen ein männliches Genitale zu imitieren suchen. Transsexuelle Jugendliche sinnen auf operative Geschlechtsumwandlung bzw. -anpassung durch chirurgische oder hormonale Eingriffe, die sie mit Erreichen der Volljährigkeit umzusetzen planen, zumal sich Eltern vorher in der Regel derartig eingreifenden Maßnahmen verschließen. Sofern die Jugendlichen die Schule bereits verlassen haben, suchen sie sich typischerweise Berufe, welche gemäß kultureller Tradition mit dem von ihnen erlebten Geschlecht verbunden sind.

Transsexuelle Jugendliche geraten angesichts ihres Verhaltens in erhebliche Spannungen innerhalb und außerhalb der Familie, die dazu führen, daß vielfach ein Doppelleben geführt werden muß. Depressive Entwicklungen mit suizidaler Gefährdung, erhebliche soziale Isolation sowie fehlende sexuelle Befriedigung und instabile Partnerschaften sind häufig die Folge. Die Not des Transsexuellen wird aus dem Umstand ersichtlich, daß es vereinzelt auch zu bedrohlichen Selbstverstümmelungen kommt. Die psychischen Auffälligkeiten sind in der Regel Folge der starken intrapsychischen Konflikte und des sozialen Drucks, nicht jedoch Zeichen einer prämorbiden Persönlichkeitsauffälligkeit.

Ätiologie

Transsexualität ist sicher nicht das Ergebnis von chromosomalen, hormonalen oder hirnlokalen Störungen. Inwieweit körperlich-biologische und umweltabhängige, lebensgeschichtliche Faktoren zusammenwirken, ist weitgehend unklar. Die beträchtlichen Erkenntnislücken über die Entstehung der Transsexualität sind über lange Zeiträume durch stärker theoriegeleitete Konzepte ausgefüllt worden, zu denen Annahmen der Psychoanalyse über einen exzessiven physischen und emotionalen Kontakt männlicher Transsexueller als Kinder zur Mutter gehören, welche als unsicher in ihrer weiblichen Rolle oder mit bisexuellen Tendenzen und überprotektiv gegenüber dem Kind bei einem gleichzeitig passiven Vater beschrieben wurde. Diese ungenügend spezifische Konstellation ist für eine Vielzahl von psychischen Störungen bei Kindern angenommen worden und hat von daher wenig ätiopathogenetischen Erklärungswert. Möglicherweise werden die vereinzelt begonnenen prospektiven Studien über die Langzeitentwicklung von Kindern mit Störungen der Geschlechtsidentität neue Erkenntnisse über die Entstehungsbedingungen der Transsexualität erbringen.

Therapie und Verlauf

Empfehlungen für den therapeutischen Umgang mit Transsexuellen stammen nahezu ausschließlich aus der Arbeit und dem Kontakt mit Erwachsenen. Hier hat sich heute international weitgehend übereinstimmend die Überzeugung durchgesetzt, dem Wunsch des Transsexuellen nach einer Geschlechtsumwandlung angesichts der unverrückbar fixierten Geschlechtsidentität nachzukommen. Unter der Voraussetzung, daß die Diagnose zweifelsfrei gesichert ist, und aufgrund der gesicherten Erkenntnis, daß der Transsexuelle keine anderen Therapieangebote akzeptiert und statt dessen bei Verweigerung eher in seiner psychischen Adaptation gefährdet ist, wird zunächst eine Phase des Real-Life-Tests durchgeführt.

Diese kann von einem Jahr bis zu mehrheitlich zwei und selten mehr Jahren reichen, wobei mit Ausnahme des operativen Eingriffs eine hormonale, soziale, berufliche und juristische

Geschlechtsumwandlung vorgenommen wird. So kommt es bei dem biologisch männlichen Transsexuellen unter der Gabe von weiblichen Hormonen zu Brustwachstum und Erlöschen der männlichen Libido und Potenz. Entsprechend führt die Gabe von Androgenen beim biologisch weiblichen Transsexuellen zum Ausbleiben der Mensis und männlichem Habitus mit Veränderung der Stimme, Bartwachstum und Vergrößerung der Klitoris. Zugleich wird juristisch auf der Basis von Fachgutachten eine Namens- und Personenstandsänderung durchgeführt. Die begleitende psychotherapeutische Betreuung soll die Adaptation an die neue Rolle ebenso wie die Orientierung im Beruf erleichtern.

In dieser Phase des Real-Life-Tests muß neben der psychosozialen Adaptation an die neue Geschlechtsrolle die Vorbereitung auf die Operation und die Einsicht in die Irreversibilität ihrer Ergebnisse ebenso wie die Notwendigkeit einer ständigen hormonalen Substitutionsbehandlung vermittelt werden. Dazu gehört auch die Konfrontation mit der Tatsache, daß operativ bei biologisch männlichen Transsexuellen zwar eine kohabitationsfähige Vagina, bei biologisch weiblichen Transsexuellen hingegen keine funktionstüchtige, erektive Penisplastik geschaffen werden kann. Die Betreuung von Transsexuellen in der Phase des Real-Life-Tests setzt eine kontinuierliche Betreuung durch Psychiater bzw. Psychotherapeuten, Endokrinologen und schließlich Chirurgen, Urologen und Gynäkologen voraus.

Kontraindikationen gegen eine Geschlechtsumwandlung werden in hysterischen und exhibitionistischen Persönlichkeiten, Suchterkrankungen, Delinquenz, fehlender Unterstützung durch Familie und unmittelbar bedeutsame soziale Umwelt, hohem Alter, Intelligenzminderung sowie einer körperlichen Erscheinung gesehen, die mit der neuen Geschlechtsrolle unvereinbar ist. Ebenso wird in Neurosen und Psychosen eine Kontraindikation gesehen. Zurückhaltung ist auch gegenüber sogenannten sekundären Transsexuellen, d.h. Transvestiten und effeminierten Homosexuellen geboten, die nicht nur eine schlechtere Prognose bei Geschlechtsumwandlung haben, sondern sich auch bei Verweigerung dieser Maßnahme besser entwickeln als die genuinen Transsexuellen.

Diese aus der Erfahrung mit erwachsenen Transsexuellen gewonnenen Grundsätze lassen sich nicht mit absoluter Gültigkeit auf Jugendliche übertragen. Zum einen sind diesem Vorgehen schon deswegen Grenzen gesetzt, weil grundsätzlich vor dem Erreichen der Volljährigkeit mit 18 Jahren keine operative Geschlechtsumwandlung vorgenommen werden darf. Dies kann aber dennoch bedeuten, daß bereits vorher der Real-Life-Test durchgeführt wird. Andererseits impliziert die noch nicht abgeschlossene psychosexuelle Entwicklung des Jugendlichen, daß zumindest bei einigen jugendlichen Transsexuellen eine psychotherapeutische Reorientierung auf das biologische Geschlecht möglich sein sollte. Dies gelingt tatsächlich bei einigen jugendlichen Transsexuellen, wenngleich die Therapiemotivation in der Regel kaum gegeben ist. Der Entwicklung einer auf einen Partner bezogenen Liebesfähigkeit und reifen genitalen Sexualität sind jedoch angesichts der schwachen Libido des Transsexuellen oft gewisse Grenzen gesetzt.

Der **Verlauf** der Transsexualität wird sehr wesentlich von der Effizienz der durchgeführten Maßnahmen bestimmt. Angesichts des in der Regel unkorrigierbaren Drängens auf Geschlechtsumwandlung besteht bei Verweigerung dieser Maßnahme eine beträchtliche Gefahr für psychische Störungen mit Lebensgefährdung sowohl durch Suizid wie auch durch automutilative Handlungen. Die Frage der Wirksamkeit psycho- und verhaltenstherapeutischer Interventionen gerade bei jugendlichen Transsexuellen ist angesichts der niedrigen Prävalenz und praktisch fehlender kontrollierter Langzeitstudien völlig offen. Damit wird die ohnehin außerordentlich schwierige Aufgabe der Begutachtung von jugendlichen Transsexuellen mit dem Wunsch nach einer Geschlechtsumwandlung noch zusätzlich kompliziert.

Andererseits liegen mittlerweile beträchtliche Erfahrungen an mehreren hundert Transsexuellen beider Geschlechter vor, die sich einer chirurgischen Geschlechtsumwandlung unterzogen haben. Dabei werden bei den biologisch männlichen Transsexuellen die äußeren Genitalien und bei den weiblichen Transsexuellen sowohl Brüste wie auch die inneren Genitalien entfernt. Die Ergebnisse der plastischen Chirurgie sind bei den männlichen Transsexuellen mit weiblicher Identität insofern günstig, weil aus der Penishaut eine kohabitationsfähige Vagina geschaffen werden kann, die allerdings durch eine Prothese offen gehalten werden muß, um ein Verkleben und Verwachsen der Häute zu vermeiden. Bei den weiblichen Transsexuellen mit männlicher Identität können Hodenprothesen implantiert und die Klitoris unter Hormontherapie vergrößert werden. Damit ist jedoch keine Erektionsfähigkeit verbunden. Alle Versuche, funktionstüchtige Penisplastiken zu schaffen, sind bisher fehlgeschlagen.

Eine systematische Analyse der Verläufe von Transsexualität nach Geschlechtsumwandlung zeigt, daß 10 bis 15% Therapieversager sind, die sich auf beide Geschlechter gleich verteilen. In 70 bis 90% der Fälle sind die Ergebnisse zufriedenstellend; Suizidraten schwanken zwischen 0 bis 2% (Lundström u. Mitarb. 1984). Der Verlauf wird dabei sehr wesentlich von der Güte der chirurgischen Ergebnisse bestimmt. Bei den biologisch weiblichen Transsexuellen sind die ungünstigen Ergebnisse bedeutsam durch die Enttäuschung über das Ausbleiben einer Penisplastik oder deren mangelnde Funktion bestimmt. Sofern diese Transsexuellen in der Lage sind, ohne Penis zu leben, haben sie eine bessere Prognose. Häufig haben diese Transsexuellen schon präoperativ eine weibliche Partnerin, mit der sie befriedigende sexuelle Beziehungen haben. Auch bei den biologisch männlichen Transsexuellen tragen schlechte chirurgische Ergebnisse wesentlich zu einem ungünstigen Verlauf bei.

Der Verlauf wird jedoch nicht ausschließlich von der operativen Geschlechtsumwandlung bestimmt, welche Probleme einer instabilen Persönlichkeit und sozialen Entwicklung nicht lösen kann. Insofern ist die präoperative Psychotherapie wichtig und meist unverzichtbar. Wie bereits bei der Erörterung von Kontraindikationen angesprochen, sind die Verläufe von älteren und von sekundären Transsexuellen (d.h. Transvestiten und effeminierten Homosexuellen) ungünstig; in diesen Fällen wird die Operation später bereut.

21.2 Störungen des sexuellen Verhaltens

Definition, Klassifikation und Häufigkeit

Unter Berücksichtigung der eingangs getroffenen Anmerkungen zur kulturell-historischen Bewertung von Sexualität und der bei der Bestimmung von Störungen des Kindes- und Jugendalters bedeutsamen Entwicklungsdimension ist hinsichtlich der Zuschreibung von abweichendem Sexualverhalten bei Kindern und Jugendlichen besondere Zurückhaltung geboten. Gerade angesichts der Tatsache, daß sexuelles Verhalten erprobt und erlernt wird und die sexuelle Entwicklung mit dem Jugendalter eher ein offenes als ein abgeschlossenes Stadium erreicht, ist die Trennung zwischen abnormem und noch entwicklungsgebundenen Verhalten nicht immer leicht.

Somit verbleiben im Kindes- und Jugendalter – und dabei eher in der Adoleszenz – nur sehr seltene Manifestationen eindeutig gestörten sexuellen Verhaltens, die mit dem Begriff der **Paraphilien** bezeichnet werden. Ihr gemeinsames Kennzeichen ist, daß ungewöhnliche, bizarre Vorstellungen oder Handlungen zur sexuellen Erregung erforderlich sind. Im DSM-III wird hierzu festgestellt, daß diese Vorstellungen oder Handlungen meist anhaltend sind und unfreiwillig wiederholt werden müssen. Charakteristisch ist ferner, daß sie entweder (1) die Bevorzugung eines nichtmenschlichen Objekts zur sexuellen Erregung, (2) wiederholte sexuelle Handlungen mit Menschen, denen reale oder simulierte Leiden oder Demütigungen zugefügt werden oder (3) wiederholte sexuelle Aktivitäten mit Partnern ohne deren Einverständnis beinhalten.

Der Begriff der Paraphilie betont die Abweichung im Objekt, von dem der Betroffene sich angezogen fühlt. Die paraphile Vorstellung oder Handlung ist für die sexuelle Erregung bzw. den Orgasmus erforderlich. In der Regel haben die Betroffenen kein Krankheitsbewußtsein und werden eher im Rahmen strafrechtlicher Maßnahmen begutachtet. Im DSM-III werden folgende Paraphilien **klassifiziert:**

- Fetischismus,
- Transvestitismus,
- Zoophilie,
- Pädophilie,
- Exhibitionismus,
- Voyeurismus,
- sexueller Masochismus und
- sexueller Sadismus.

In diesem Zusammenhang ist die Tatsache bemerkenswert, daß im Gegensatz zur ICD-9 das DSM-III die **Homosexualität** nicht mehr unter den psychosexuellen Störungen aufführt. Berücksichtigung findet lediglich die sogenannte Ich-dystone Homosexualität, die von dem Betroffenen als unerwünschte anhaltende homosexuelle Erregbarkeit erlebt wird, unter der er leidet. Damit trägt das DSM-III sowohl dem Wandel in der Bewertung wie auch den neueren Erkenntnissen über die Homosexualität angemessen Rechnung.

Die **Häufigkeiten** der Paraphilien variieren für die einzelnen Formen. Insgesamt handelt es sich um seltene Störungen. Fast ausschließlich sind Männer, vereinzelt auch heranwachsende männliche Jugendliche betroffen. Lediglich beim sexuellen Sadismus und Masochismus können auch Frauen betroffen sein, wenngleich auch hier Männer dominieren. Epidemiologisch gewonnene Zahlen zur Prävalenz fehlen.

Klinik

Im folgenden sollen die verschiedenen Paraphilien kurz in ihrem Erscheinungsbild gekennzeichnet werden. Der typischerweise in der Adoleszenz beginnende **Fetischismus** ist durch den Gebrauch unbelebter Objekte zur Erlangung sexueller Erregung gekennzeichnet. Typische Fetische sind weibliche Kleidungsstücke wie Unterwäsche und Schuhe. Oft steht der Fetisch zu einer intimen Bezugsperson der Kindheit in Beziehung. Der Fetisch ist nicht auf weibliche Kleidungsstücke beschränkt, die zum Verkleiden (wie beim Transvestitismus) oder der direkten sexuellen Stimulierung (z.B. Vibrator) dienen.

Beim **Transvestitismus** besteht das Hauptmerkmal darin, daß heterosexuell orientierte Männer sich wiederholt oder ständig weiblich kleiden. Das Verkleiden dient zumindest zu Beginn der sexuellen Erregung und kann hinsichtlich Ausmaß und Dauer differieren. Bei einer heterosexuellen Grundorientierung und dem Fehlen einer transsexuellen Geschlechtsidentität sind heterosexuelle Erfahrungen gering und gelegentlich homosexuelle

Handlungen möglich. Typischerweise beginnt das Verkleiden in der Kindheit und im frühen Jugendalter. Bevorzugte Kleidungsstücke können sexuell stimulierend wirken und zunächst bei der Masturbation und später beim sexuellen Verkehr gewohnheitsmäßig eingesetzt werden. Das Verkleiden kann zur Gewohnheit werden; Übergänge in eine sekundäre Transsexualität sind möglich.

Die **Zoophilie** ist eine seltene Störung, bei der Tiere zum Zweck der sexuellen Erregung eingesetzt werden. In der Regel handelt es sich um Haustiere oder Tiere in der Landwirtschaft, die oft von gehemmten, auch intelligenzgeminderten Männern in abgelegenen ländlichen Gebieten in sexuelle Handlungen einbezogen werden. Mit **Pädophilie** wird die Handlung oder Vorstellung einer sexuellen Aktivität mit Kindern als wiederholte oder ausschließliche Methode der sexuellen Stimulierung bezeichnet. Es handelt sich um eine Störung von erwachsenen Männern mit meist homosexueller Orientierung, bei der die Kinder als Opfer dieses sexuellen Mißbrauchs gegebenenfalls einer kinderpsychiatrischen Untersuchung und Behandlung zugeführt werden müssen (vgl. Kap. 19).

Der **Exhibitionismus** ist eine zwischen Frühadoleszenz und mittlerem Lebensalter einsetzende Störung, bei der die sexuelle Erregung durch das wiederholte Entblößen der Genitalien vor unbekannten Personen ohne Versuch weiterer sexueller Aktivitäten gesucht wird. Selten werden die Opfer körperlich bedroht. Bisweilen masturbiert der Exhibitionist bei der Entblößung. Opfer dieser nur bei Männern vorkommenden Störung sind Mädchen und Frauen. Wenngleich der Exhibitionismus zu den strafrechtlich am häufigsten verfolgten Sexualdelikten gehört, ist er bei Jugendlichen ein seltenes Phänomen. In psychotherapeutischer Hinsicht fallen Hemmungen hinsichtlich gegengeschlechtlicher Kontakte, Schüchternheit und psychosexuelle Retardierung auf. Häufig steht im Hintergrund eine sexualängstliche oder -feindliche Erziehung.

Beim **Voyeurismus** wird die sexuelle Befriedigung über die Beobachtung ahnungsloser fremder Frauen im nackten Zustand oder über die heimliche Beobachtung sexueller Handlungen gesucht. Die Störung setzt meist erst im frühen Erwachsenenalter ein und sollte nicht mit der sexuellen Neugier von Kindern und Jugendlichen gleichgesetzt werden. Voyeure sind ähnlich wie Exhibitionisten häufig gehemmt-schüchterne Persönlichkeiten, denen es an Sozialfertigkeiten zur Aufnahme heterosexueller Kontakte mangelt.

Schließlich setzt auch der **sexuelle Masochismus**, bei dem Fesselungen, Schläge und Mißhandlungen als bevorzugte oder ausschließliche Methode zur sexuellen Erregung dienen, in der Regel erst im frühen Erwachsenenalter ein, wenngleich masochistische Vorstellungen bereits in der Kindheit bestanden haben können. Gleiches gilt für den **sexuellen Sadismus**, bei dem der Betroffene einem entweder einverstandenen oder nicht einverstandenen Partner psychische und körperliche, bisweilen auch simulierte Leiden zum Zweck sexueller Erregung beifügt.

Ätiologie

Die Ursachen der Paraphilien sind weitgehend unaufgeklärt. Lediglich für den Transvestitismus wird als Teilelement angenommen, daß die Demütigung von Jungen, sie zum Zweck der Bestrafung wie Mädchen zu kleiden, prädisponierend wirken kann. Tiefenpsychologische Hypothesen wie etwa die der Partialtriebfixierung auf der analen Stufe bei sexuellem Sadismus und Masochismus sind ohne spezifisch ätiopathogenetischen Erklärungswert.

Therapie und Verlauf

Nach Durchführung einer differenzierten Anamnese und psychopathologischen Befunderhebung muß die jugendpsychiatrische Behandlung der Paraphilien an den individuellen Defiziten der Persönlichkeitsentwicklung, der sozialen Kompetenz, der psychosexuellen Entwicklung und der jeweiligen Lebensumwelt im Individualfall ansetzen. Behandlungspläne machen eine Integration von psychotherapeutischen, edukativen, verhaltens- und sozialtherapeutischen Maßnahmen erforderlich. Bei Belastungen, die aus einer sexualrepressiven Familienumwelt stammen, kann ein Milieuwechsel indiziert sein. Bei den bisweilen früh einsetzenden Formen des Transvestitismus und Fetischismus können spiel- und verhaltenstherapeutische Interventionen erfolgreich sein.

Der **Verlauf** der Paraphilien jenseits des Jugendalters ist bei meist geringer Therapiemotivation in der Regel chronisch. Zusätzlich leiden darunter soziale und sexuelle Beziehungen und können in seltenen Fällen die abweichenden sexuellen Handlungen zum Schwerpunkt aller Aktivitäten werden. Darüber hinaus prägt die strafrechtliche Verfolgung der Paraphilien das Lebensschicksal der Betroffenen.

Literatur

Bates, J.E., P.M. Bentler: Play activities of normal and effeminate boys. Develop. Psychology 9 (1973) 20-27.

Bates, J.E., P.M. Bentler, S.K. Thompson: Measurement of deviant gender developement in boys. Child Develop. 44 (1973) 591-598.

Bradlew, S.J.: Female transexualism – a child and adolescent perspective. Child Psychiat. hum. Develop. 11 (1980) 12-19.

Braun, H.: Das transsexuelle Syndrom bei Kindern und Jugendlichen. Z. Kinder-Jugendpsychiat. 13 (1985) 138-154.

Fagot, B.I., M.D. Leinbach: Gender identity – some thoughts on an old concept. J. Amer. Acad. Child Psychiat. 24 (1985) 684-688.

Green, R.: Atypical psychosexual developement. In: Rut-

ter, M., L. Hersov (eds.): Child Psychiatry – Modern Approaches. 2. ed. Blackwell, Oxford 1985.
Green, R.: Gender identity in childhood and later sexual orientation – a follow-up of 78 males. Amer. J. Psychiat. 142 (1985) 339-341.
Lothstein, L.M.: The postsurgical transsexual: empirical and theoretical considerations. Arch. Sex Behav. 9 (1980) 547-564.
Lundstroem, B., I. Pauly, J.A. Walinder: Outcome of sex reassignment surgery. Acta psychiat. scand. 70 (1984) 289-294.
McCauley, E., A.A. Ehrhardt: Follow-up of females with gender identity disorders. J. nerv. ment. Dis. 172 (1984) 353-358.
Meyer-Bahlburg, H.F.L.: Introduction. J. Amer. Acad. Child Psychiat. 24 (1985) 681-683.
Pauly, I.B.: Outcome of sex reassignment surgery for transsexuals. Aust. N. Z. J. Psychiat. 15 (1981) 45-51.
Rekers, G.A., S. Mead: Female sex-role deviance – early identification and developemental intervention. J. Clin. Child Psychol. 9 (1980) 199-203.
Rekers, G.A.: Assessment and treatment of childhood gender problems. In: Lahey, B.B., A.E. Kazdin (eds.): Advances in Child Clinical Psychology. Vol 1. Plenum, New York 1977.
Sorensen, T.: A follow-up study of operated transsexual females. Acta psychiat. scand. 64 (1981) 50-64.
Thimm, D., E.-M. Kreuzer: Transsexualität im Jugendalter. Literaturübersicht. Praxis Kinderpsychol. Kinderpsychiat. 33 (1984) 70-75.
Zucker, K.J.: Childhood gender disturbance diagnostic issues. J. Amer. Acad. Child Psychiat. 21 (1982) 274-280.
Zucker, K.J.: Cross-gender-identified children. In: Steiner B.W., (ed.): Gender Dysphoria. Plenum, New York 1985.

III

Therapie und Rehabilitation

22 Psychotherapie

22.1 Grundlagen

Mit dem Begriff Psychotherapie verbinden sich eine Vielzahl theoretisch unterschiedlich begründeter Behandlungsmethoden, die im Rahmen einer sozialen Interaktion auf die Behebung von Störungen des emotionalen Befindens und des Verhaltens zielen. Wenngleich zwischen den verschiedenen Formen und theoretischen Orientierungen beträchtliche Unterschiede bestehen, zeigt die jüngere Entwicklung der Psychotherapie auch Gemeinsamkeiten, die vor allem in der Ähnlichkeit der Ziele, aber auch in bestimmten Übereinstimmungen des therapeutischen Prozesses sowie in der Beziehung von helfenden Therapeuten und Patienten bzw. Klienten liegen. Hinsichtlich der Grundlagen bestehen jedoch theoriegebundene Unterschiede. Dies soll im folgenden an den für die kinderpsychiatrische Praxis wichtigsten Psychotherapierichtungen, nämlich der Psychoanalyse bzw. den aus ihr entwickelten Formen dynamischer Psychotherapie und der klientzentrierten Psychotherapie verdeutlicht werden.

Das **psychoanalytische Modell**, dessen historische Entwicklung hier nicht nachgezeichnet werden kann, basiert auf mindestens vier zentralen Grundannahmen:

- die Bedeutung des Unbewußten für seelische Funktionen,
- die Annahme von internalisierten Konflikten, aus denen beobachtbare Symptome entstehen und unterhalten werden,
- die Annahme, daß Symptome eine Bedeutung sowohl für das betroffene Individuum wie auch seine Anpassung an die Umwelt haben, und
- das Konzept der Übertragung als Methode zum Verständnis und zur Interpretation der Interaktionen zwischen Patient und Therapeut in Form vergangener Erfahrungen mit Eltern und anderen wichtigen Bezugspersonen.

Symptome und gestörtes Verhalten werden im psychoanalytischen Modell wesentlich durch unbewußte seelische Faktoren bestimmt. Sie entstehen als eine Kompromißbildung zwischen Wünschen, die auf die frühe psychische Entwicklung im Kleinkindalter zurückgehen, und der Abwehr durch andere, eher den Anforderungen der Realität verpflichteten Wünschen. Für die Ableitung dieser z. B. aus der infantilen Abhängigkeit oder der sogenannten ödipalen Konstellation stammenden Wünsche hält die Psychoanalyse sowohl eine Strukturtheorie der Persönlichkeit wie auch eine Entwicklungstheorie bereit, die aus einer Vielzahl meist empirisch nicht überprüfbarer Postulate besteht, welche hier nicht im einzelnen erörtert werden können.

Bedeutsam ist ferner die Annahme, daß die im Symptom kompromißhaft dargestellten Konflikte widerstreitender Wünsche internalisiert werden, sich wiederholen und im lebensgeschichtlichen Entwicklungsprozeß zur Manifestation drängen, insbesondere wenn Ereignisse die verdrängten Wünsche wieder emporsteigen lassen. Dafür sorgt die Einbindung aller Erfahrungen in vorausgegangene Entwicklungsstufen und Erinnerungen. In diesem Sinne werden Symptome – wie z. B. der abgewehrte Wunsch nach Rückkehr zur infantilen Abhängigkeit der oralen Stufe beim Ulkuskranken - bedeutungsvolle Repräsentanten von Konflikten und vergangenen Beziehungen. Aus dem unangemessenen, d. h. mit der aktuellen Entwicklungsstufe nicht in Einklang stehenden Charakter von Symptomen stammt das Gefühl von Störung, der Mangel an Wohlbefinden und die Beeinträchtigung zwischenmenschlicher Beziehungen.

Mit dem Begriff der Übertragung werden in der Therapie gezeigte Verhaltensweisen und Einstellungen bezeichnet, bei denen der Patient den Therapeuten als eine Projektionsfläche von Gefühlen gebraucht, die eher in die individuelle Vergangenheit und zu den zentralen Bezugspersonen der frühen Entwicklung gehören. Das Wiederaufleben älterer Interaktionsformen oder die erneute Gestaltung alter unbewußter Konflikte wird in der Therapie aufgegriffen. Der Patient wird mit diesen Inhalten der Übertragung interpretierend konfrontiert und zu der Wahrnehmung der irrationalen Färbung dieser Abläufe gebracht. Aus diesen Erkenntnissen soll ihm die Hilfe für das Erkennen seines Fehlverhaltens außerhalb der Therapie zuwachsen. Historisch gesehen haben die Psychoanalyse und die dynamisch orientierte Psychotherapie diesen Faktor der Interpretation und die daraus abgeleitete Einsicht beim Patienten als das heilende Element in der Psychotherapie besonders betont. Mit zunehmender Entwicklung der Psychoanalyse wie auch anderer Modelle wird allerdings auch eingeräumt, daß der spezifische Beziehungsaspekt in der Therapie und Reifungs- und Entwicklungsfaktoren ebenfalls bedeutsam sind, wobei die therapeutische Situation auch ein subtiler Lernprozeß sein könnte.

In der Kindertherapie ist schon früh der stützende Wert der Aufmerksamkeit erkannt worden, welche ein zugewandter Erwachsener dem Kind entgegenbringt und somit dem explorierenden Teil der Therapie hinzufügt. Bei den dynamischen Psychotherapieformen spielen daher in Kontrast zur strengen Reinform der Psychoanalyse der begründete Einsatz von Ermutigung, Lob für Leistung und auch pädagogischer Teilelemente neben der Interpretation eine wichtige Rolle. Mit dieser Orientierung ergeben sich zugleich auch relativ mehr Übereinstimmungen mit anderen Formen der Psychotherapie im Kindes- und Jugendalter.

Die **klientzentrierte (non-direktive) Psychotherapie** stellt das Therapeutenverhalten als zentrale Voraussetzung für therapeutische Effekte beim Klienten in den Vordergrund der theoretischen Betrachtung wie auch der empirischen Analyse des Therapieprozesses. Sie betont, daß mit der Realisierung von emotionaler Wärme und Akzeptierung, Empathie und Selbstkongruenz wesentliche Voraussetzungen für den therapeutischen, d.h. helfenden Umgang mit Klienten bzw. deren Symptomen und Störungen der Befindlichkeit erfüllt werden. Hingegen wird der analysierenden, interpretierenden und bewußtmachenden Funktion des Gesprächs keine bzw. keine vorrangige Bedeutung zugemessen. Wie die analytische bzw. dynamische setzt auch die klientzentrierte Psychotherapie im Kindesalter das Spiel und ab dem Jugendalter das Gespräch als therapeutisches Medium ein.

Im Gegensatz zu Psychoanalyse und auch Verhaltenstherapie basiert die klientzentrierte Psychotherapie nicht auf einer Theorie der Entstehung und Bedingung von Symptomen bzw. Störungen. Vielmehr liegt – angesichts ihrer Orientierung an dem Potential der Selbsterkenntnis und der Veränderung des Selbstkonzeptes, der Einstellungen und der Selbstbestimmung des Verhaltens – der Ansatz bei der therapeutischen Mobilisierung von psychischen Kräften und seelischen Wachstumspotentialen. Mit der Zentrierung auf das Therapeutenverhalten, welches diese Prozesse im Klienten aktiviert, hat die klientzentrierte Psychotherapie in zuvor nicht vergleichbarer Weise die Therapieprozeßforschung beflügelt, die u.a. nach den notwendigen und hinreichenden Bedingungen für therapeutische Veränderungen im Erleben und Verhalten fragt. Auf diese Aspekte wird abschließend bei der Erörterung von Aspekten der Evaluation einzugehen sein.

22.2 Ziele und Methoden

Wenngleich die verschiedenen therapeutischen Richtungen hinsichtlich spezifischer Aspekte divergieren, lassen sich für alle Formen psychotherapeutischer Interventionen einige allgemeine und übergeordnete Ziele angeben. Allen Psycho-(und Verhaltens)therapien ist gemeinsam, daß sie psychisches Leiden verringern, Verhalten verändern und das Verständnis in die eigene Person erweitern wollen. Etwas weiter spezifiziert, gleichwohl aber noch für alle Formen von Psycho-(und Verhaltens-)therapien gültig, besteht ein vorrangiges Ziel in der Reduktion von Symptomen, die nicht nur mit Leiden verknüpft sind, sondern zugleich auch die Entwicklung der Persönlichkeit behindern. Insofern ist als ein weiteres bedeutsames Ziel, das auch über die Symptomreduktion hinausgeht, die Förderung der normalen Entwicklung anzusehen, mit der sich insbesondere die Stärkung einer autonomen Persönlichkeit verbindet. Nur über Beiträge zur Verselbständigung der Persönlichkeit läßt sich schließlich die Generalisierung der in der Therapie erreichten Verhaltensänderung auf andere Situationen und schließlich eine anhaltende Besserung der Symptomatik und des Verhaltens erreichen. Diese Darstellung allgemeiner Ziele macht die weiterreichende Interdependenz der aufgeführten Einzelziele deutlich.

Auch im methodischen Vorgehen gibt es für die verschiedenen Formen von Psychotherapie zunächst eine Reihe von Gemeinsamkeiten. Diese beziehen sich darauf, daß Psychotherapie

- in einem bestimmten Behandlungssetting,
- im Rahmen eines Arbeitsbündnisses,
- unter Verwendung bestimmter Kommunikationskanäle und
- in einer therapeutischen Beziehung realisiert wird, welche den therapeutischen Prozeß bestimmt.

Im **Behandlungssetting** sind Zeit und Ort der Behandlung und Grenzen für das Verhalten ebenso wie die Vertraulichkeit und Sicherheit für die Person und das Eigentum definiert. Durch das primär zugewandte und an dem Patienten interessierte Verhalten des Therapeuten wird die Äußerung von Gefühlen und die Selbstexploration ermöglicht. Hinsichtlich der Form des Therapeutenverhaltens unterscheiden sich die verschiedenen Psychotherapien nicht unwesentlich, wenngleich sie noch in einem Aspekt, nämlich dem einer bei Kindern im Vergleich zu Erwachsenen aktiveren Therapeutenrolle konvergieren. Auf diese spezifischen Aspekte des Therapeutenverhaltens in der Kinder- und Jugendtherapie wird später noch einmal einzugehen sein.

Das **Arbeitsbündnis** setzt wiederum unabhängig von der Therapieform und auch vom Alter wesentlich drei Bedingungen voraus, die erfüllt sein müssen. Der Patient muß

- unter seinen Symptomen bzw. unangemessenen Verhalten leiden,
- erkennen, daß diese Probleme im Kern mit seiner Person zusammenhängen und von ihm verstanden werden können, und
- bereit sein, eine Beziehung zum Therapeuten als Helfer einzugehen.

Demnach läßt sich kurzgefaßt feststellen, daß in der Psychotherapie ein Arbeitsbündnis besteht, sofern der Patient unter Leidensdruck steht, introspektionsfähig ist und die therapeutische Beziehung akzeptiert. In der Kinder- und Jugendlichentherapie gehört es zu den besonderen Aufgaben des Therapeuten, das Arbeitsbündnis zu ermöglichen und zu stärken, zumal z.B. Jugendliche defensiv und vorsichtig in eine neue Beziehung eintreten oder Kinder ein noch begrenztes kognitives Niveau der Einsichtsgewinnung haben mögen. Insofern muß der Therapeut aktiv daran arbeiten, das Kind bzw. den Jugendlichen für die Wahrnehmung der eigenen Probleme, Gefühle und Verhaltensweisen im therapeutischen Prozeß zu sensibilisieren.

Die in der Psychotherapie mit Kindern und Jugendlichen eingesetzten **Kommunikationskanäle** sind das Spiel und die Sprache, die sich in unterschiedlicher Weise mischen können: neben der Körpersprache steht das symbolische non-verbale Spiel und neben dem sprachlich-kommentierten Spiel die ausschließlich verbale Kommunikation. Bis zur frühen Adoleszenz wird typischerweise das Spiel unter Verwendung von Puppen, Spielsachen, Malen und Zeichnen als Kommunikationsmittel eingesetzt. Es ermöglicht den Ausdruck von Gefühlen und Erfahrungen in der Form von Abreagieren und Bewältigung. Zugleich erfolgt über das Spiel des Kindes die Verbalisierung und Kommentierung, wobei der Therapeut die Brücke von Gefühlen und Handeln zu Denken und Reflexion baut.

Für den Jugendlichen steht diese Art der Kommunikation in Form des spontanen und kaum zensierten Spiels nicht mehr zur Verfügung. Vielmehr wird der nunmehr wie in der Erwachsenenpsychotherapie vornehmlich verbale Austausch in der Psychotherapie von einer Reihe von Erschwernissen der Kooperation belastet. Dazu zählt neben der fragmentarisch gebildeten Identität die stärker durch Handeln als durch Reflexion bestimmte Ableitung von Spannungen und das Bedürfnis nach Distanz zum Erwachsenen. Insofern stellt der therapeutische Prozeß mit seiner Betonung von verbalem Austausch und Reflexion eine potentielle Bedrohung dar und führt in der therapeutischen Arbeit mit Jugendlichen dazu, daß die Kommunikation mit dem Therapeuten häufig von Schweigen, Unvermögen zur Verbalisierung von Gefühlen und Gedanken sowie Widerstand gekennzeichnet ist. Insofern ist der Therapeut gefordert, durch Geduld, Sensibilität und Verständnis einerseits und sorgfältig abgewogene Initiativen und Angebote von Gesprächsthemen andererseits, die Kommunikation zu eröffnen und zu stabilisieren.

Schließlich wird Psychotherapie als eine spezifische Methode sozialen Handelns sehr wesentlich durch den **therapeutischen Prozeß** bestimmt. Dieser wiederum ist durch die Art der therapeutischen Beziehung und des therapeutischen Handelns gekennzeichnet. Hier liegt das einigende Element aller Psychotherapieformen in der zugewandt-interessierten, zuhörenden und beobachtenden Grundhaltung des Therapeuten, die den Ausdruck von Gefühlen und die Affektentlastung ermöglicht. Auch hinsichtlich der Notwendigkeit, bei Kindern und Jugendlichen unterstützend, ermutigend und strukturierend zu arbeiten, ergeben sich Gemeinsamkeiten bei verschiedenen Therapierichtungen. Hingegen trennen sich die Auffassungen an dem Punkt, wo die Frage des Einsatzes von Konfrontationen und Interpretationen als Strukturelement des therapeutischen Prozesses ansteht.

Diesen Aspekt der Einsichtsvermittlung durch Konfrontation, Klärung und Interpretationen betonen in besonderer Weise die dynamischen Psychotherapien. Dabei wird das Ausmaß des Einsatzes derartiger Techniken von dem Ausmaß an Selbstbeobachtung und Distanzierungsfähigkeit des Kindes gegenüber dem Spiel abhängig gemacht. Der Therapeut ist bei diesen Therapieformen angehalten, das kindliche Verhalten hinsichtlich der beteiligten Konflikte und Abwehrmechnismen zu interpretieren und an den Reaktionen zu ermessen, inwieweit das Kind in der Lage ist, von diesen Gedanken Gebrauch zu machen. Dieser interpretierende Anteil der therapeutischen Aktivitäten soll zugleich jedoch immer mit einem stützenden Element der Therapie verbunden sein.

In der klientzentrierten Psychotherapie ist, wie eingangs bereits dargestellt, das Therapeutenverhalten und damit der therapeutische Prozeß in den Mittelpunkt der Theorie gerückt. Die ursprünglich von Axline begründete kindzentrierte Spieltherapie hat im Verlauf der Entwicklung unter Beibehaltung dieser Grundorientierung eine theoretische Vertiefung hinsichtlich der Therapietechniken erfahren, welche die Fruchtbarkeit der in diesem Bereich realisierten Therapieprozeßforschung widerspiegeln. Demnach wird der therapeutische Prozeß durch

- Techniken zur Beziehungs- und Klimagestaltung wie Akzeptierung und Freundlichkeit, Ruhe und Zuversicht, interpersonale Distanz und partnerschaftliches Sozialverhalten,
- Techniken zur Handlungsdiagnose und Verständigungsdemonstration wie Ansprechen und Erfragen von Wahrnehmungs- und Aktionsprozessen, Gefühls- und Bewertungsprozessen, Denk- und Zielsetzungsprozessen sowie von Wissenskenntnissen und
- Techniken der differentiellen Intervention wie Bekräftigung von angemessenen Handlungspro-

zessen, Simulieren zu differenzierenden Verarbeitungsprozessen, Auffordern zu neuen Handlungsprozessen, Hinterfragen von unangemessenen Handlungsprozessen, Informieren über unangemessene Handlungsprozesse im Sinne von Modellgeben und Geben normativer Hilfen in Form von Grenzsetzungen strukturiert.

22.3 Formen und Indikationen

Alle Formen der Psychotherapie sind aus der Psychoanalyse hervorgegangen, die erst in den 20er und 30er Jahren auch eine Form der Kinderbehandlung entwickelte. Heute wird die klassische **Kinderpsychoanalyse** mit hoher Stundenfrequenz (3 bis 5 Sitzungen pro Woche) und Langzeitverlauf (über 2 bis 4 Jahre) nur noch von sehr wenigen Therapeuten realisiert. Das große Ausmaß der behandlungsbedürftigen Klientel, Kostengesichtspunkte, aber auch Therapieabbrüche und schließlich das Aufkommen anderer Therapieformen und die Infragestellung von Indikation und Effizienz haben sowohl theoretisch wie praktisch die langfristig realisierte Kinderpsychoanalyse zu einer eher randständigen Bedeutung reduziert.

An ihre Stelle ist zunächst die **dynamisch orientierte Psychotherapie** mit meist kürzerer Verlaufszeit getreten. Bei Stundenfrequenzen von selten mehr als zwei Stunden pro Woche und Verlaufsräumen zwischen mehreren Monaten bis zu selten länger als zwei Jahren wird sie bisweilen auch als Kurztherapie oder wegen ihrer Zentrierung auf eine bestimmte Thematik als Fokaltherapie bezeichnet. Das Indikationsspektrum der dynamisch orientierten Psychotherapie liegt wesentlich im Bereich emotionaler Störungen einschließlich Angst- und Verstimmungszuständen, Anpassungsreaktionen, Schulverweigerung, leichter dissozialer Störungen und Eltern-Kind-Konflikten, zu denen auch die Folgen von Scheidungen mit der Beeinträchtigung des Selbstwertgefühls und der Leistungsfähigkeit des Kindes gehören.

Als Kontraindikationen sind schwere dissoziale Störungen, Psychosen und abnorme Entwicklungen (z.B. frühkindlicher Autismus) zu betrachten. Hirnorganische Störungen liegen ebenso wie Intelligenzminderungen und das Hyperkinetische Syndrom meist außerhalb des Indikationsspektrums, zumal wichtige Voraussetzungen für die Therapie wie z.B. Introspektrionsfähigkeit oder Beziehungsfähigkeit nicht erfüllt sind. Ebenso muß die Effizienz von ausschließlicher Psychotherapie bei den meisten psychischen Störungen mit körperlicher Symptomatik (z.B. Anorexia nervosa, Asthma bronchiale etc.) in Zweifel gezogen werden. Darüber hinaus zeigen bestimmte Störungen wie z.B. schwere Zwangssyndrome in einigen Fällen eine ungünstige Verlaufscharakteristik, so daß Psychotherapie eher eine stützende als eine heilende Funktion bekommt. Letztlich hat die bei einigen Störungen höhere Effizienz anderer Therapieformen wie Verhaltenstherapie und Familientherapie das Indikationsspektrum der tiefenpsychologisch orientierten dynamischen Psychotherapie weiter eingeschränkt.

In der Bundesrepublik Deutschland wird die dynamisch orientierte Kinder- und Jugendlichentherapie kaum von Ärzten und Psychologen, sondern vornehmlich von Psychagogen realisiert. Diese Berufsgruppe stammt häufig aus den Bereichen von Pädagogik und Sozialarbeit und hat ihre therapeutische Qualifikation nachträglich in den Ausbildungsinstituten für Tiefenpsychologie bzw. Psychoanalyse erhalten. Die Schaffung dieses Ausbildungsganges und die geforderte Eingangsqualifikation spiegelt zugleich die historische Entwicklung wider, in der nach der ausschließlichen Zentrierung der Therapie auf das Kind die Lebensumwelt und der soziale Kontext eine zunehmende Bedeutung fanden.

Die **klientzentrierte Spieltherapie** ist ebenfalls eher eine kurz- bis mittelfristige Therapieform, die, bei in der Regel einmal wöchentlich stattfindenden Sitzungen, in etwa 20 bis 60 Gesamtsitzungen umfaßt. Sie gliedert sich in drei Phasen:

- die Herstellung einer Beziehung zum Kind unter Einsatz der Basisvariablen zur Beziehungs- und Klimagestaltung,
- das Aufstellen von Therapiezielen und therapeutischen Strategien mit Operationalisierung zur Überprüfung der Effekte und
- die differentielle Intervention mit den geplanten therapeutischen Strategien.

Prozeßorientierung und Effektkontrolle sind wesentliche Merkmale dieses therapeutischen Ansatzes. Auch hier umfaßt das Indikationsspektrum wesentlich emotionale und leichtere dissoziale Störungen. Spezifische Indikationen werden bei Selbstkonzeptdiskrepanzen, verringertem Selbstvertrauen, allgemeinen Ängsten und sozialer Isolation und Scheu gesehen. Zugleich können Anstöße für die seelische Entwicklung, die Verbesserung der allgemeinen Lern- und Leistungsfähigkeit und in Kombination mit anderen Therapien (z.B. Verhaltenstherapien oder funktionelle Übungsbehandlungen) die Motivierung und den Abbau von Defiziten gegeben werden. Kontraindiziert bzw. weniger effizient ist die klientzentrierte Spieltherapie bei schweren dissozialen Störungen, Intelligenzminderungen und hirnorganischen Störungen.

Nahezu allen Formen der Einzelpsychotherapie mit Kindern und Jugendlichen ist gemeinsam, daß sie parallel beratende **Elternarbeit** leisten. Nur wenige Therapeuten versuchen, sich und das Kind gegenüber Ängsten und Druck von seiten der Eltern abzuschirmen. In der Regel finden kontinuierlich (z.B. in 14tägigem Abstand) Gespräche mit den Eltern statt, um nicht nur zusätzliche anamnestische und diagnostisch bedeutsame Informationen zu erhalten, sondern vor allem den Eltern zu einem besseren Verständnis für die Störung und die Entwicklung des Kindes zu verhelfen und eine angemessene Erziehung zu unterstützen. Die Intensität der Elternbeteiligung an der Therapie kann von direkter Beteiligung in den Therapiesitzungen bei sehr jungen Kindern bis zu äußerst geringen Kontakten mit den Eltern im Falle der Behandlung von Jugendlichen reichen, wo der Therapeut der Ansicht sein kann, daß die ausschließliche Arbeit mit dem Jugendlichen dem Ziel der Ablösung und Individuation am besten Rechnung trägt.

Neben den skizzierten Ansätzen der Einzel- existieren auch verschiedene Formen der **Gruppenpsychotherapie**, die allerdings eine vergleichsweise kürzere Entwicklungsgeschichte und auch geringere Verbreitung kennzeichnet. Hier stehen neben nicht-interpretierenden Aktivitätsgruppen mit Schwerpunkt auf der Interaktion, die vom Therapeuten lediglich mitstrukturiert wird, andere Vorgehensweisen, in denen der sprachliche Austausch, die Beziehungen zu den anderen Gruppenmitgliedern, die Übertragung von vergangenen Erfahrungen in der Familie und die emotionalen Erfahrungen in der Gruppe im Vordergrund stehen. Reflexion, Konfrontation und interpretierende Klärung von Gruppenprozessen dienen hier als Mittel, um emotionale Erfahrungen zu korrigieren, konflikthafte Anteile der eigenen Persönlichkeit zu erkennen und neue Formen des Umgangs mit zwischenmenschlichen Situationen innerhalb und außerhalb der Gruppe zu erlernen. Gruppentherapien können auf jeder Altersstufe vom Vorschulalter bis zur Adoleszenz durchgeführt werden; oft eignen sich bestimmte Institutionen, in denen die Kinder und Jugendlichen leben, besonders für die Durchführung dieser Therapieform. Dies gilt z.B. für Tagesstätten, heilpädagogische Heime und Kliniken.

Einzel- und Gruppenpsychotherapie setzen Beziehungsfähigkeit und ein gewisses Ausmaß an Vertrauen, eine ausreichende Differenzierung zwischen Realität und Fantasie, Toleranz gegenüber starken, im Verlauf der Therapie aktivierten Gefühlen und Ängsten, und somit die Fähigkeit zur Kontrolle, Sensibilität und Verbalisationsvermögen für Gedanken und Gefühle sowie die Fähigkeit zur Reflexion und Introspektion voraus. In der Gruppentherapie kommt die Fähigkeit hinzu, mehr als eine dynamische Beziehung gestalten zu können. Die differentielle Entscheidung für die Durchführung einer Einzel- bzw. Gruppentherapie wird in der Regel dahingehend getroffen, daß bei einer intrapsychischen Konfliktthematik schwerpunktmäßig eine Einzeltherapie, und bei beziehungsgestörten, sozial isolierten oder übermäßig an die Eltern gebundenen Kindern eher eine Gruppentherapie erwogen wird.

22.4 Evaluation

In zunehmendem Ausmaß ist die Psychotherapie auch bei Kindern und Jugendlichen zum Gegenstand wissenschaftlicher Forschung geworden. Psychotherapieforschung fragt im Rahmen von Ergebnisforschung nach den Effekten und Prozeßforschung nach den Bedingungen im therapeutischen Prozeß, die für Veränderungen verantwortlich sind. Zur Frage der Effektivität von Psychotherapie liegen eine Reihe von Analysen und Übersichtsarbeiten vor. Nahezu regelhaft unterstreichen diese Arbeiten die zahlreichen methodischen Schwächen und Fehler, die zu einer Relativierung der Aussagen führen müssen. Gleichwohl lassen sich einige Tendenzen ableiten.

Die Analysen älterer Studien zeigten zunächst, daß bei Therapieende zwei Drittel der Kinder und im weiteren Verlauf sogar 80% als gebessert betrachtet werden konnten. Diese Erfolgsraten lagen allerdings nicht höher als bei Kindern, die ebenfalls wegen gleicher Störungen eine Psychotherapie erhalten sollten, welche dann aber nicht durchgeführt wurde (Levitt 1971). Diese mehrheitlich auf älteren Studien beruhenden Globalaussagen sind zwar insgesamt bestätigt, zugleich aber auch begrenzt worden (Barrett u. Mitarb. 1978). Hierzu zählen die ungenügende Berücksichtigung diagnostischer Kategorien, die des Alters und Entwicklungsniveaus der Kinder sowie die Frage differentieller Therapien für verschiedene Störungen.

Einige neuere Übersichtsarbeiten haben die Effizienz verschiedener Therapieformen bzw. der Psychotherapie bei bestimmten Altersgruppen analysiert. Dabei ist der Nachweis der Effizienz von Gruppentherapien verschiedenster Orientierung (Aktivitäts-, Verhaltens-, Spiel- und verbale Gruppentherapie) als wenig überzeugend charakterisiert worden, zumal sich generell positive, gemischte und Null-Resultate in etwa die Waage halten und sich lediglich für die verhaltenstherapeutischen Ansätze eine relative Überlegenheit über die anderen Ansätze abzeichnet (Abramovitz 1976). Eine Bewertung der zwischen 1967 und 1977 publizierten Studien zur Psychotherapie mit Jugendlichen ergab, daß unter 33 Veröffentlichungen nur 5 den methodischen Ansprüchen der Therapieforschung Genüge trugen. Dennoch konnte nachgewiesen werden, daß Psychotherapien bei Adoleszenten mit einer Erfolgsrate von etwa 75% einer Besserungsrate von 30% bei Jugendlichen ohne Psychotherapie deutlich überlegen sind. Gleichwohl wurde der Mangel an Erkenntnissen über die Effekte spezifischer Bedingungen der Patienten, der Therapeuten und des Prozesses für das Ergebnis von Psychotherapie bei Jugendlichen beklagt (Tramontana 1980). In ähnlicher Weise ist unlängst auch nach der Effizienz von Kurztherapien mit Kindern, Jugendlichen und Familien gefragt worden, wenngleich der geringe Umfang an verfügbaren, gut kontrollierten

Studien kaum Schlußfolgerungen gestattet (Dulcan 1984).

Die umfassendste neuere Analyse hat 75 zwischen 1952 und 1983 publizierte Studien zur Psychotherapie mit Kindern erfaßt und nach der differentiellen Effektivität verschiedener Formen von Psychotherapie, nach der Bedeutung der eingesetzten Bewertungsmaßstäbe für die Effekte und nach der Bedeutung von Merkmalen der Kinder gefragt. Grundsätzlich konnte die Effizienz von Psychotherapie nachgewiesen und damit eine alte Kontroverse beendet werden, welche dies grundsätzlich in Zweifel zog. Die höhere Effizienz von verhaltenstherapeutischen Methoden wurde wesentlich auf die Bewertungsmaßstäbe und die in derartigen Studien berücksichtigten Zielprobleme zurückgeführt. Der Einsatz von Spiel in der Therapie oder die Differenzierung zwischen Einzel- und Gruppentherapie führte nicht zu grundsätzlich verschiedenen Therapieergebnissen (Casey und Berman 1985).

Somit kann trotz einer Reihe von methodischen Defiziten vorliegender Studien zweifelsfrei von einer Effizienz von Psychotherapie für kinder- und jugendpsychiatrische Störungen ausgegangen werden. Die Frage der Ergebnisforschung verschiebt sich damit zunehmend in Richtung der differentiellen Indikation, d.h. der Frage, welche Therapieform bei welchen Störungen angezeigt ist. Hierzu sind gut kontrollierte Studien erforderlich, welche hinsichtlich der Zielgruppen, der Kontrollprobanden, der Beteiligung von Eltern und Familie, der Therapeutenmerkmale, der Ergebnismessung und der Dauer und Spezifität der Therapie sorgfältig geplant und realisiert werden müssen (Shaffer 1984). Wenngleich mit diesen Forderungen vorerst eher eine Programmatik zukünftiger Forschungen verbunden ist, liegen doch bereits jetzt einige Erkenntnisse vor.

So hat ein schulbezogenes Interventionsprogramm bei emotionalen und sozialen Störungen im Verhalten für die klientzentrierte Gruppentherapie und die Verhaltenstherapie bessere Ergebnisse als für Elternberatung und Lehrerarbeit erbracht. Hier konnten keine Belege für die Effekte differentieller, spezifischer Therapien für verschiedene Störungen ermittelt werden. Unter den Therapeutenvariablen erwiesen sich Offenheit, Direktivität und Extroversion als positiv mit den Therapieergebnissen korreliert, wobei die Autoren diesen Befund mit dem spezifischen Therapiesetting in der Schule verbinden, wo diese Merkmale eher als in Klinik oder Praxis erforderlich seien (Kolvin u. Mitarb. 1981).

Andererseits hat die Psychotherapieforschung auch dokumentiert, welche Therapieformen bei bestimmten Störungsbildern ineffizient sind. Generell sind unfokussierte Langzeittherapien weniger erfolgreich als fokussierte Kurzzeittherapien mit spezifischen Interventionen. Dynamisch orientierte Psychotherapien sind ebenso wie langfristige, ungenügend fokussierte Beratungen bei der Delinquenz ineffizient. Beratung und stützende Psychotherapie sind ferner bei der Enuresis der apparativen Konditionierung in den Ergebnissen unterlegen. Schließlich ist die dynamische Psychotherapie ebenso wie die ungenügend auf die Generalisierung im häuslichen Umfeld abstellende, in Institutionen durchgeführte Verhaltenstherapie bei Kindern mit frühkindlichem Autismus ohne Effekte (Rutter 1982).

Die Erkenntnisse aus dem zweiten Schwerpunktgebiet der Psychotherapieforschung, d.h. der Prozeßforschung, sind noch sehr viel fragmentarischer. Bisher liegen lediglich in der klientzentrierten Psychotherapie und in der Verhaltenstherapie (vgl. Kap. 23) Ansätze von Prozeßanalysen vor. Für die klientzentrierte Psychotherapie bei Kindern ist gezeigt worden, daß neben den theoretisch geforderten Basisvariablen das Therapeutenverhalten von Reflexionstechniken, Techniken der Interpretation, der Handlungsaufforderung, der Korrektur, des Vorschlägemachens, des Fragens, Lobens, Schweigens, Ignorierens etc. bestimmt wird und das Zeigen positiver Gefühle, die Konzentration auf eine Tätigkeit, das soziale Interesse und die emotionale Nähe am stärksten mit dem Verhalten des Kindes in der Therapie zusammenhängen (Schmidtchen 1984).

Grundsätzlich hat die Prozeßforschung im Bereich der Kinder- und Jugendtherapie noch ein weitgehend unbestelltes Feld vor sich. Schwerpunkte der Forschung müssen sich auf die Spezifität der Therapeut-Patient-Interaktion, d.h. die Spezifität der therapeutischen Prozesse, und damit neben den Therapeutenmerkmalen auch auf die interindividuell verschiedenen Reaktionen auf therapeutisches Handeln beim Kind und Jugendlichen erstrecken. Das Programm der Psychotherapieforschung lautet demgemäß nicht mehr: Ist Psychotherapie überhaupt effektiv? Vielmehr lautet die Fragestellung nunmehr: Bei welchem Patienten mit welchen Problemen sind welche therapeutischen Interventionen erfolgreich und welcher Art von Therapeut bedarf es dazu? Diese Fragestellung wird zweifelsfrei in der Zukunft größere Aufwendungen für die Psychotherapieforschung bei Kindern und Jugendlichen erforderlich machen.

Literatur

Abromovitz, C.V.: The effectiveness of group psychotherapy with children. Arch. gen. Psychiat. 33 (1976) 320-326.

Axline, V.M.: Kinderspieltherapie in nicht-direkten Verfahren. Reinhardt, München-Basel 1972.

Barrett, C.L., I.E. Hampe, L.C. Miller: Research on child psychotherapy. In: Garfield, S.L., A.E. Begin (eds.): Handbook of Psychotherapy and Behavior Change. An Empirical Analysis. 2. ed. Wiley, New York 1978.

Benecken, J. (Hrsg): Kinderspieltherapie. Fallstudien. Kohlhammer, Stuttgart 1982.

Biermann, G. (Hrsg.): Handbuch der Kinderpsychotherapie, Bd I-IV. Reinhardt, München-Basel 1965, 1976 u. 1981.
Casey, R.J., J.S. Berman: The outcome of psychotherapy with children. Psychol. Bull. 98 (1985) 388-400.
Dührssen, A.: Psychotherapie bei Kindern und Jugendlichen. 6. Auflage. Med. Psychologie / Vanderhoek & Ruprecht, Göttingen 1980.
Dulcan, M.R.: Brief psychotherapy with children and their families – the state of the art. J. Amer. Acad. Child Psychiat. 23 (1984) 544-551.
Foulkes, S.H., E.J. Anthony: Group psychotherapy. Penguin Books, Harmondsworth 1965.
Goetze, H.: Personenzentrierte Spieltherapie. Hogrefe, Göttingen 1981.
Kolvin, I., R.F. Garside, A.R. Nicol, A. Macmillan, F. Wolstenholme, I.M. Leitch: Help starts here. The maladjusted child in the ordinary school. Tavistock, London-New York 1981.
Lebovici, S.: Kinderpsychotherapie. Reinhardt, München 1979.
Levitt, E.E.: Research on psychotherapy with children. In: Bergin, A.E., S.L. Garfield (eds.): Handbook of psychotherapy and behavior change. Wiley, New York 1971.
Linden, M., M. Hautzinger (Hrsg.): Psychotherapiemanual. Springer, Berlin-Heidelberg-New York 1981.
Reukauf, W.: Kinderpsychotherapien. Schwabe, Basel-Stuttgart 1984.
Rutter, M.: Psychological therapies in child psychiatry - issues and prospects. Psychol. Med. 12 (1982) 723-740.
Schmidtchen, S.: Handeln in der Kinderpsychotherapie. Kohlhammer, Stuttgart 1978.
Schmidtchen, S., F. Baumgärtel (Hrsg.): Methoden der Kinderpsychotherapie Kohlhammer, Stuttgart 1980.
Shaffer, D.: Note on psychotherapy research among children and adolescents. J. Amer. Acad. Child Psychiat. 23 (1984) 552-561.
Shapiro, T., A.H. Esman: Psychotherapy with children and adolescents – still relevant in the 1980s ? Psychiat. clin. N. Amer. 8 (1985) 909-922.
Tramontana, M.G.: Critical review of research on psychotherapy outcome with adolescents: 1967-1977. Psychol. Bull. 88 (1980) 429-450.
Wilson, P., L. Hersov: Individual and group psychotherapy. In: Rutter, M., L. Hersov (eds.), Child Psychiatry - Modern Approaches. 2. ed. Blackwell, Oxford 1985.

23 Verhaltenstherapie

23.1 Grundlagen

Die Verhaltenstherapie hat sich innerhalb einer relativ kurzen Periode zu einer Therapierichtung entwickelt, die mit einer Vielzahl von therapeutischen Techniken bedeutsame Beiträge zur Reduktion von Symptomen und gestörtem Verhalten sowie zum Aufbau von adaptivem Verhalten bei Kindern und Jugendlichen wie auch bei Erwachsenen leistet. Sie hat sich damit nicht nur neben den bereits vorhandenen Psychotherapierichtungen etabliert, sondern diesen auch zu einem beträchtlichen Anteil das Indikationsspektrum streitig gemacht. In ihrer Orientierung an der empirischen Psychologie weist sich die Verhaltenstherapie durch vier Kennzeichen als einzigartig aus:

- eine ausgeprägte Verpflichtung gegenüber einer empirischen Bewertung von Behandlungs- und Interventionstechniken,
- die allgemeine Überzeugung, daß therapeutische Erfahrungen Möglichkeiten des Lernens von adaptivem und/oder prosozialem Verhalten bereitstellen müssen,
- die Spezifizierung der Behandlung in operationalisierten und damit replizierbaren Konzepten und
- die mehrdimensionale Bewertung von Behandlungseffekten mit besonderer Betonung von offenem Verhalten.

In dieser Orientierung im Sinne einer angewandten Psychologie liegt eine besondere Betonung auf der objektiven Erfassung meßbaren Verhaltens, auf der Bedeutung aktueller Umwelteinflüsse für das Verhalten und auf der Erfassung von meßbaren Zielverhaltensweisen beim Individuum bzw. Patienten als Objekt der therapeutischen Intervention. Patienten werden als Individuum mit gesetzmäßigem Verhalten in Situationen verstanden, welche das jeweilige Verhalten bedingen bzw. unterhalten. In Kontrast zu anderen Theorien werden primär keine zugrundeliegenden psychodynamischen, psychopathologischen oder biologischen Prozesse, welche verhaltensbestimmend wirken, angenommen.

Der Prozeß einer verhaltenstherapeutischen Intervention ist im Prinzip immer in vier Phasen gegliedert:

- die objektive (d.h. meßbare) Problembestimmung,
- die Hypothesenformulierung,
- die Intervention im Sinne der Hypothesenüberprüfung und
- die Bewertung der Ergebnisse.

Mit diesem Paradigma lehnt sich die Verhaltenstherapie eng an Vorgehensweisen der empirisch-experimentellen Psychologie an.

In der Phase der **objektiven Problembestimmung** werden Häufigkeit und Intensität des problematischen Verhaltens sowie die Umstände einschließlich vorausgehender und folgender Ereignisse erfaßt. In dieser Phase der Verhaltensdiagnose kann es sinnvoll sein, eine Grundkurve der Häufigkeit des Zielverhaltens und die funktionale Beziehung zu Auslösern bzw. Konsequenzen über eine entsprechende Protokollierung zu erstellen. Zugleich wird mit dieser Zentrierung auf das aktuelle Verhalten die Betonung des gegenwärtigen Problems und nicht der lebensgeschichtlichen Entwicklung des Individuums in der Verhaltenstherapie deutlich.

Der zweite Schritt der **Hypothesenformulierung** betont ebenfalls weniger die Entstehung des Problems als die Vorhersage, welche therapeutischen Interventionen zu einer Verhaltensänderung führen. Entsprechende Hypothesen stützen sich auf einige zentrale Paradigma der Lernpsychologie, in denen Verhalten als eine Funktion der sozialen Umwelt betrachtet wird. Auf diese zentralen Paradigmen wird noch zurückzukommen sein.

Im dritten Schritt der **Hypothesenüberprüfung** werden Interventionen, systematisch und individuell angepaßt, mit gleichzeitiger Registrierung von Verhaltensänderungen durchgeführt. Mit der kontinuierlichen Verhaltensaufzeichung ist zugleich die Möglichkeit einer Veränderung von Interventionen bei entsprechender Notwendigkeit gegeben. Schließlich dient die **Bewertung** dazu, nicht nur die Verhaltensänderung im Sinne der Hypothesen, sondern auch ihre Bedingung durch die durchgeführte Intervention nachzuweisen. Hierzu dienen bestimmte Modelle, die der experimentellen Einzelfallforschung entstammen.

Die zentralen **lerntheoretischen Paradigmen**, welche die verschiedenen Formen verhaltenstherapeutischer Interventionen begründen, sind

- das Modell der klassischen Konditionierung,
- das Modell der operanten Konditionierung und
- die soziale Lerntheorie.

In jüngster Zeit sind Konzepte der kognitiven Psychologie hinzugekommen, welche die Richtung und Entwicklung der kognitiven Verhaltenstherapie bestimmen.

Das Modell der **klassischen Konditionierung** dient der Erklärung von sogenannten respondenten Verhaltensweisen, bei denen eine Reaktion statt eines spezifischen, bedingenden Reizes auch durch einen neutralen, zunächst unspezifischen Reiz ausgelöst werden kann, sofern der neutrale Reiz nur systematisch mit dem spezifischen Reiz in der Darbietung gekoppelt wird. Im klassischen Experiment des russischen Psychologen Pawlov wird bei einem Hund die Darbietung von Futter (Reiz) mit einem akustischen Signal gekoppelt, welches die zunächst unkonditionierte Reaktion der Speichelbildung nach einiger Zeit selbst ohne Darbietung des Futters auszulösen vermag. Die Speichelbildung auf das akustische Signal wird somit zur konditionierten Reaktion. Das Modell des respondenten Verhaltens wird als Erklärungsbasis für viele erlernte abnorme Verhaltensweisen – insbesondere Ängste – angenommen.

Im Modell der **operanten (instrumentellen) Konditionierung** wird auf die Tatsache Bezug genommen, daß Verhalten durch seine Konsequenzen bestimmt und auch verändert wird. Angenehme Konsequenzen verstärken ein Verhalten in dem Sinne, daß es häufiger auftritt, während unangenehme Konsequenzen die Häufigkeit des Auftretens mindern. Über eine entsprechende (therapeutische oder pädagogische) Kontrolle von Konsequenzen in Reaktion auf ein Verhalten läßt sich dieses also selbst steuern bzw. beeinflussen. Das Verstärkungsparadigma umfaßt unter Berücksichtigung der verschiedenen Qualitäten von Konsequenzen vier verschiedene Modalitäten:

- bei der positiven Verstärkung wird eine angenehme Konsequenz kontingent (d.h. unmittelbar) auf das Zielverhalten gesetzt;
- bei der negativen Verstärkung wird ein unangenehmer Zustand als Konsequenz auf ein Zielverhalten beendet;
- bei der positiven Bestrafung wird eine unangenehme Konsequenz auf das Zielverhalten kontingent eingesetzt und
- bei der negativen Bestrafung wird eine angenehme Situation (oder ein angenehmer Reiz) in Reaktion auf das Zielverhalten beendet.

Der Effekt von Verstärkungen hängt einerseits von individuellen Wertmaßstäben und andererseits von der zeitlichen Beziehung zwischen Verhalten und Konsequenz ab. So mögen Kinder auf unterschiedliche materielle Verstärker wie Süßigkeiten, kleine Geschenke oder Geld ebenso wie auf soziale Verstärker wie Lob, Zuwendung etc. in unterschiedlicher Weise reagieren, und es gehört zu den praktischen Konsequenzen für die Verhaltenstherapie, geeignete Verstärker zu identifizieren. Hinsichtlich der zeitlichen Beziehung von Verhalten und Konsequenz ist zunächst zu beachten, daß eine Konsequenz unmittelbar folgen muß, wenn sie verstärkende Funktion haben soll. Der Entzug von Verstärkern wird zu einer Abnahme des verstärkten Verhaltens führen, das Verhalten unterliegt einer Löschung. Verhalten, das nicht regelmäßig kontingent, sondern intermittierend verstärkt worden ist, ist gegenüber einer Löschung besonders resistent, wie lernpsychologische Experimente zeigen.

Die **soziale Lerntheorie** betont im Kontrast zu den Reiz-Reaktionstheorien symbolische und selbstbestimmende Prozesse bei der Aufrechterhaltung von Verhaltensweisen und weist dabei auf den besonderen Stellenwert des Modellernens hin. So wird Verhalten wesentlich durch Nachahmung von Modellen, darüber hinaus aber auch durch Lernen im Sinne eines aktiven, kognitiv gesteuerten Prozesses bedingt verstanden. Problemwahrnehmung, Bewertungen von Handlungen, Selbstbekräftigung und Nachahmung sind die motivationalen Bedingungen des Verhaltens in dieser Konzeption. Sie enthält zugleich kognitive Elemente wie Gedanken, Vorstellungen und inneres Sprechen, die in den **kognitiven Ansätzen** im Mittelpunkt stehen. Hier wird ein fehlangepaßtes Verhalten als die Auswirkung unangemessener oder ungenügend strukturierter Kognitionen betrachtet. Demzufolge führt eine Restrukturierung der Kognitionen im Rahmen des therapeutischen Prozesses zu Veränderungen im Verhalten.

Diesen zentralen Paradigmen aus der Psychologie des Lernens und der Kognition sind verschiedene Interventionsformen der Verhaltenstherapie zuzuordnen, die weiter unten abgehandelt werden.

23.2 Ziele und Methoden

In ihrer Orientierung an beobachtbarem, meßbarem Verhalten und ihrer Abkehr von Persönlichkeitskonstrukten ist die Verhaltenstherapie eher pragmatischen Zielen der Reduktion von unangepaßtem Verhalten und des Aufbaus von adaptivem Verhalten verbunden. Der Verzicht auf ein Persönlichkeitsmodell bedeutet zugleich auch, daß sie nicht vorrangig an der Behebung von psychischem Leid oder der Erweiterung von Verständnis für die eigene Person, sondern vielmehr an Symptomen, Verhalten und Kognitionen arbeitet.

Diese Zielbestimmung hat der Verhaltenstherapie mancherorts zu Unrecht den Ruf einer eher technisch orientierten, abstrahierenden und nicht den Menschen als ganzes Wesen angemessen berücksichtigenden Therapieform eingebracht. Dabei wird aber übersehen, daß Verhaltenstherapie wie jede andere Form von Psychotherapie von einer positiven Beziehung zwischen Therapeut und Patient abhängig ist. Insofern ist das Arbeitsbündnis auch die Grundlage des therapeutischen Prozesses in der Verhaltenstherapie. Hier wird der Patient allerdings nicht in einen kontinuierlichen und ausschließlichen Prozeß verbaler Reflexion und Interpretation genommen. Das therapeutische Medium ist vielmehr in erster Linie Handeln unter der strukturierenden Anleitung durch einen kompetenten Therapeuten. Die Reflexion über die Aktivierung und Restrukturierung von Kognitionen wird dabei insofern bedeutsam, als sie für die Veränderung bzw. die Entwicklung von Verhalten hilfreich bzw. notwendig ist.

Das therapeutische Handeln in der Verhaltenstherapie basiert auf therapeutischer Kompetenz (d.h. einer fundierten Ausbildung wie auch umfangreichen persönlichen Erfahrung), der Fähigkeit zu individueller Verhaltens- und Problemanalyse, der angemessenen Wahl indizierter Interventionsformen, der Kontrolle des therapeutischen Prozesses und der Bewertung der Therapieresultate. Dabei werden die Interventionsform und der therapeutische Prozeß direkt durch die als allgemeingültig betrachteten Gesetzmäßigkeiten menschlichen Verhaltens bedingt verstanden, deren Gültigkeit sich allerdings in der individuellen Verhaltensanalyse erneut bewähren muß. In diesem Sinne ist die praktische Verhaltenstherapie auch zugleich immer wieder eine empirische Überprüfung psychologischer Theorien. Die Orientierung an einem bestimmten Zielverhalten bedeutet dabei ferner nicht, daß Therapieerfolge ausschließlich eindimensional an diesem Symptom bzw. Verhalten orientiert erfaßt werden. Vielmehr hat sich mit der Ausweitung der Verhaltenstherapie auf zunehmend komplexere Probleme auch die Erkenntnis durchgesetzt, daß jede Intervention mehrdimensional bewertet werden muß. Insofern werden nicht nur das Zielverhalten, sondern darüber hinaus weitere adaptive Funktionen erfaßt. Ebenso wird schließlich die Dauerhaftigkeit der erzielten Effekte – zumindest häufiger als bei anderen Therapieformen – als Gegenstand der Bewertung betrachtet.

Neben dieser allgemeinen Kennzeichnung der verhaltenstherapeutischen Methodik sind für die verschiedenen Interventionsformen jeweils spezifische Aspekte bedeutsam, die bei der Darstellung dieser Therapieformen verdeutlicht werden sollen. Die Vielfältigkeit von therapeutischen Techniken bedeutet dabei nicht nur ein breites Indikationsspektrum, sondern für den Therapeuten auch die Notwendigkeit, über ein reichhaltiges methodisches Rüstzeug verfügen zu müssen und sich nicht auf eine zentrale Methodik der Strukturierung des therapeutischen Handelns verlassen zu können. Die Vielzahl der auch bei Kindern und Jugendlichen einsetzbaren verhaltenstherapeutischen Interventionsformen lassen sich allgemein als Methoden zur Behandlung von Verhaltensexzessen (gehäuft auftretende Verhaltensweisen in Form von z.B. Aggressivität, Delinquenz etc.) bzw. Verhaltensdefiziten (d.h. zu selten auftretenden Verhaltensweisen wie z.B. kooperatives Spiel bei einem sozial ängstlichen Kind) charakterisieren. Für die folgende Darstellung der verschiedenen Formen von Verhaltenstherapie sind sowohl diese Klassifikation wie auch die Ableitung aus den zentralen Grundlagenparadigmen bestimmend.

23.3 Formen und Indikationen

Die vielfältigen Formen verhaltenstherapeutischer Interventionen können den eingangs dargestellten Paradigmen

- des respondenten Verhaltens,
- des operanten Verhaltens sowie
- des sozial-kognitiven Lernens

zugeordnet werden. Ferner sind Techniken des Biofeedbacks zu erörtern.

Aus der Feststellung, daß Ängste und Phobien über klassische Konditionierung entstandene **respondente Verhaltensweisen** sind, leiten sich die entsprechenden Behandlungsstrategien der **systematischen Desensibilisierung** und des **Floodings** ab. Die **systematische Desensibilisierung** basiert auf der allmählichen Annäherung an das gefürchtete Objekt bei gleichzeitiger Gegenkonditionierung durch Entspannung. Letztere wird durch ein systematisches Training der Muskelentspannung gewährleistet; bei Kindern kann sie allerdings auch durch andere Maßnahmen wie die Gegenwart einer Bezugsperson, Spielen oder die Aufnahme einer Lieblingsspeise erzielt werden, zumal sich die muskuläre Entspannung eventuell noch nicht vermitteln läßt. Neben der Entspannung ist die allmähliche Einführung des Angstobjektes über eine sogenannte Hierarchie der Angstreize von zentraler Bedeutung. Sie wird bei Kindern meist invivo durchgeführt, während bei Erwachsenen eine Behandlung in der Vorstellung der Angstobjekte ausreichend sein kann.

Die zweite Technik zur Behandlung von Phobien, das **Flooding**, nutzt das Prinzip der Überflutung mit dem stärksten Angstreiz. Hier wird der Angstreiz vom Therapeuten so lange dargeboten, bis die Angst gelöscht ist. Diese Technik ist bei Kindern sehr viel seltener als bei Erwachsenen eingesetzt worden. Schließlich darf nicht unerwähnt bleiben, daß die Behandlung von Ängsten mit den beschriebenen Methoden auch Elemente des Modellernens enthält, zumal der Therapeut sich angstfrei gegenüber den Angstobjekten des Patienten verhält. Dieser Aspekt kann systematisch ausgebaut werden, indem z.B. andere angstfreie Modelle, wie z.B. Spielkameraden des Kindes, in den Therapieprozeß einbezogen werden.

Der gegenwärtig größte Anteil verhaltenstherapeutischer Interventionsformen gründet sich auf das Paradigma des **operanten Verhaltens**. Über die beschriebenen verschiedenen Verstärkungsmodalitäten läßt sich Verhalten gleichermaßen aufbauen wie auch löschen. So sind beispielsweise **Verhaltensformung** und **Verhaltensverkettung** wirksame Methoden des Verhaltensaufbaus. Bei der Verhaltensformung wird ein Zielverhalten durch schrittweise Annäherung aufgebaut. Beispielsweise lernt ein konzentrationsgemindertes Kind über kontingente Verstärkung, sich zunächst für wenige Minuten und dann zunehmend längere Zeit bis schließlich über eine gesamte Schulstunde zu konzentrieren. Bei der Verhaltensverkettung werden komplexe Verhaltensweisen in Teilelemente zerlegt und zunächst einzeln verstärkt, bis schließlich das gesamte Verhaltensmuster über Verstärkung etabliert werden kann. Derartige Techniken bedürfen häufig einer Hilfestellung durch den Therapeuten (sogenanntes prompting), die dann systematisch ausgeblendet wird (sogenanntes fading). Entsprechende Vorgehensweisen finden bei entwicklungsverzögerten und behinderten Kindern ihren Einsatz, wenn z.B. Techniken der Sauberkeitserziehung und Selbstversorgung vermittelt werden sollen. So kann der Gang zur Toilette in einzelne Lernschritte - wie z.B. Öffnen der Kleidung, sich auf die Toilette setzen etc. – zerlegt werden und zunächst in Teilelementen verstärkt werden. Oder es wird beim Auskleiden zunächst der letzte und leichteste Schritt des Überstreifens eines Kleidungsstücks über den Kopf oder einer Hose von den Knien aufwärts bis in Bauchhöhe geübt. Die dabei gegebenen Hilfestellungen werden sodann ausgeblendet und nur noch bei den verbliebenen Teilen der Handlungssequenz gegeben, mit denen dann entsprechend verfahren wird. Auch hier können Modellerneffekte wirksam werden, wenn das Kind das Verhalten des Erwachsenen bzw. Therapeuten imitiert.

Die beschriebenen, auf der Basis der operanten Konditionierung beruhenden Techniken eignen sich besonders zur **Behandlung von Verhaltensdefiziten**, d.h. Verhalten, das entweder nicht vorhanden ist oder relativ selten auftritt. Die entscheidende Komponente ist dabei die systematische, d.h. kontingente Verstärkung. Um die Zeitspanne zwischen erwünschtem Verhalten und Verstärkung auszuweiten und damit das Vorgehen praktikabler zu machen, eignet sich die Methode der **Münzverstärkung** (sogenanntes token economy), bei der das erwünschte Verhalten jeweils kontingent mit einer Münze (in Form von Plastikchips oder Spielgeld) verstärkt wird und eine vorher vereinbarte Menge dieser Münzen in den eigentlichen Verstärker wie z.B. einen Besuch im Kino, Zoo etc. oder ein kleines Geschenk eingetauscht wird. Die Vereinbarung kann in einem schriftlich zwischen Kind und Eltern/Therapeuten geschlossenen **Verhaltensvertrag** niedergelegt werden. Derartige Methoden der Verstärkung eines erwünschten Verhaltens lassen sich für eine Vielzahl von Problemen im Elternhaus, in der Schule und im stationär-kinderpsychiatrischen Bereich einsetzen und haben eine große Nähe zu pädagogischen Vorgehensweisen.

Andere, ebenfalls dem Modell des operanten Verhaltens verbundene Methoden dienen dem **Abbau von Verhaltensexzessen**. Die zu bevorzugende Methode besteht in der Verstärkung des mit dem unerwünschten Verhaltens inkompatiblen Verhalten. So wird statt des unruhigen Umherlaufens eines hyperaktiven Kindes im Zimmer dessen Zuwendung zum Spiel verstärkt. Denkbar innerhalb des Verstärkungsparadigmas wäre aber auch die Methode der positiven Bestrafung durch Darbietung eines unangenehmen Reizes/Verhalten in Reaktion auf das unerwünschte Verhalten oder der negativen Bestrafung durch Beendigung einer angenehmen Situation bzw. eines Reizes als Folge des Verhaltens. Da Bestrafungstechniken eine ständige Anwesenheit desjenigen voraussetzen, der die Kontrolle über das Verhalten ausübt, die Beziehung zwischen den beiden Partnern der Interaktion beeinträchtigen und schließlich zu einer Eskalation von aversivem Verhalten führen können, sind sie nicht die Methode der ersten Wahl. Auch die Methode der Löschung durch Verstärkerentzug wie z.B. Ignorieren setzt eine sichere Kenntnis der verhaltenswirksamen Verstärker einschließlich der Kontrolle über diese Verstärker voraus. Außerdem ist der Prozeß der Löschung zunächst mit der Zunahme des unerwünschten Verhaltens verbunden, was z.B. Eltern oft scheitern läßt, so daß sie über erneute Aufmerksamkeitszuwendung eine intermittierende Verstärkung einsetzen und damit für eine sichere Etablierung des Verhaltens sorgen.

Verhaltensexzesse sind somit therapeutisch außerordentlich schwierige Probleme. Exzessives Schreien, aggressive Durchbrüche oder automutilative Handlungen sind andererseits aber Beispiele für Verhaltensexzesse, die nicht regelhaft nur über die Verstärkung inkompatiblen erwünschten Verhaltens angegangen werden können, sondern z.B. zum Schutz Dritter unmittelbare Interventionen erforderlich machen. Hier ist die Methode der positiven Verstärkung wirkungslos, weil das entsprechende Verhalten entweder zu selten auftritt oder der eingesetzte Verstärker nicht mit den vom Kind durch das Verhalten generierten Verstärkern konkurrieren kann. So treten z.B. autostimulative Handlungen bei geistig behinderten Kindern in hoher Frequenz auf und werden zugleich als lustvoll erlebt. Ebenso kann aggressives Verhalten unmittelbar durch gefügiges Verhalten der Spielgefährten verstärkt werden.

Derartige Beispiele machen deutlich, daß analog zum pädagogischen Vorgehen auch Techniken einer kontingenten milden Bestrafung erforderlich sein können. Hierzu zählt die Methode des **Ausschlusses von der Verstärkung** (sogenanntes time out), bei der ein Kind in Reaktion auf ein unerwünschtes Verhalten für einen bestimmten Zeitraum aus der angenehmen Situation herausgenommen wird. Im konkreten Erziehungsalltag bedeutet dies, daß dem Kind ein Ausschluß von höchstens 5 Minuten auferlegt wird, den es in einem reizarmen Raum ohne Spielzeug (z.B. Bad oder Toilette) und ohne aversives Verhalten (z.B. Zerstörung) verbringen muß. Wegen der genannten Probleme der negativen Verstärkung setzt dieses Vorgehen sehr gut eingewiesene Eltern bzw. Therapeuten voraus.

Ebenfalls dem Paradigma der Bestrafung verbunden sind die Techniken der **Überkorrektur** und der **Reaktionsverhinderung**. Bei der **Überkorrektur** wird in Reaktion auf das unangemessene Verhalten mit möglichst geringer körperlicher Anleitung das angemessene Verhalten wiederholt praktiziert, indem z.B. auf Einnässen mit zehnmaligem Üben der angemessenen Verhaltenssequenz des Aufsuchens der Toilette reagiert wird. Hier wird neben der Bestrafung zugleich das angemessene Verhalten eingeübt. Bei der **Reaktionsverhinderung** wird über eine externe Verhaltenskontrolle das Auftreten eines bestimmten Verhaltens verhindert. So kann z.B. ein zwangskranker Jugendlicher im Rahmen eines stationären Behandlungsprogramms an der Ausführung von Zwangshandlungen gehindert und damit zur Konfrontation mit den auslösenden Ängsten gezwungen werden.

Nach der Etablierung von Techniken auf der Basis von Modellen des respondenten und operanten Verhaltens sind zunehmend Interventionsformen entwickelt worden, welche der **sozial-kognitiven Lerntheorie** verbunden sind. Hier wird der Mediatoreneffekt von Kognitionen für Verhalten betont und entsprechend therapeutisch umgesetzt. Für Kinder einsetzbar sind die Techniken des Problemlösens, der Selbstinstruktion und des kognitiven Modellernens. Über diese Techniken lernt das Kind bestimmte Strategien des Problemlösungsprozesses mit zunächst verbalen und dann subvokalen Feststellungen im Sinne des inneren Sprechens (z.B. „Was ist das Problem? Welche Wege zur Lösung gibt es? Welcher ist der beste?"), mit geeigneten Formen der Handlungsanleitung (z.B. „Ich fange erst einmal hier an, dann gehe ich über zu...") und schließlich der Beobachtung eines geeigneten Modells, welches real oder im Film die jeweilige Handlung vornimmt. Dabei können die Handlungsanleitungen vom Modell selbst verbalisiert werden, um dem Kind weitere Hilfen für die Übernahme der Selbstinstruktion zu bieten. Diese Formen kognitiver Verhaltenstherapie sind für die Behandlung von hyperaktivem und impulsivem Verhalten sowie für die Entwicklung von Problemlösungsverhalten in schulischen Leistungssituationen geeignet.

Den kognitiven Verfahren verwandt sind die Methoden der **Selbstkontrolle**, bei denen Kinder Aufgaben wie Selbstregistrierung und -aufzeichnung, Selbstbewertung, Selbstverstärkung und -bestrafung sowie Selbstbestimmung von Zielen und Kontingenzen erlernen. Derartige Vorgehensweisen können bei Kindern eher zum Zweck der Beibehaltung von Verhalten eingesetzt werden, das zuvor über Verstärkung aufgebaut worden ist.

Für die Methode des **Biofeedbacks** ist gegenwärtig noch nicht frei von Kontroversen geklärt, ob ihre Wirksamkeit eher auf respondentes oder operantes Lernen zurückgeführt werden kann. Es handelt sich dabei um Methoden, bei denen eine verbesserte Kontrolle eines physiologischen Prozesses über eine Verbesserung der Wahrnehmung von Veränderungen dieses Prozesses versucht wird. Die verbesserte Sensibilität wird in der Regel über ein elektronisches Gerät erreicht. Bei Kindern wird meistens der Elektromyograph eingesetzt, um z.B. über ein akustisches oder optisches Signal den Spannungszustand bestimmter Muskeln bei der Zerebralparese oder der Stirnmuskulatur beim Kopfschmerz zu verdeutlichen. Die Kinder werden dann aufgefordert, die Muskelaktivität in die gewünschte Richtung, die von dem Signal angezeigt wird, zu verändern. Dieser Prozeß kann durch den zusätzlichen Einsatz von Verstärkern unterstützt werden. Indikationsgebiete sind neben den genannten Beispielen z.B. auch die Inkontinenz bei neurologischen Störungen (z.B. Spina bifida), wo Feedbacksensoren in den Enddarm eingeführt werden, um Wahrnehmungsprozesse zu stimulieren und die Kontrolle über die Sphinktermuskulatur zu erweitern.

Der Reichhaltigkeit verhaltenstherapeutischer Interventionsformen entspricht ein breites Indikationsspektrum. Dabei ist ein Kennzeichen der Verhaltenstherapie, daß sie im Gegensatz zu anderen Therapierichtungen Bezugspersonen nicht nur berät, sondern vielfach in der Rolle von Co-Therapeuten einbezieht. Noch einen Schritt weiter gehen die **Elterntrainings**, bei denen die Aufgabe des verhaltenstherapeutisch orientierten Psychologen vornehmlich darin besteht, die Prinzipien der Verhaltenstherapie zu vermitteln und bei der konkreten Umsetzung im jeweiligen sozialen Kontext lediglich zu assistieren. Dies gilt in erster Linie für die verschiedenen Interventionsformen, die aus dem Paradigma des operanten Lernens abgeleitet sind, während andere Therapiemethoden in stärkerem Ausmaß den kompetenten Therapeuten benötigen.

Schwerpunkte der **Indikation** für verhaltenstherapeutische Methoden liegen zunächst einmal im Aufbau von Verhalten und der Behandlung von Verhaltensexzessen bei schwer entwicklungsbehinderten bzw. -verzögerten Kindern. Hierzu zählen z.B. der Sprachaufbau, die Sauberkeitsentwicklung, Techniken der Selbstversorgung etc. sowie die Elimination von autostimulativem bzw. automutilativem Verhalten bei autistischen und geistig behinderten Kindern. Einen weiteren bedeutsamen Bereich stellen alle Formen aggressiven, dissozialen und delinquenten Verhaltens dar. Hier kommen nicht nur Methoden der operanten Konditionierung, sondern auch Programme zur Entwicklung sozialer Fertigkeiten zum Einsatz. Damit können Probleme der Hyperaktivität verbunden sein, welche über kognitive Ansätze oder Verstärker beeinflußt werden können.

Unter den emotionalen Störungen, die traditionellerweise eher psychotherapeutisch angegangen wurden, sind die Phobien zu einer primären Indikation für die Verhaltenstherapie geworden. Bei Depressionen können zumindest im Jugendlichenalter Methoden der kognitiven Therapie eingesetzt werden, die für Erwachsene entwickelt worden sind. Auch schwere Zwangssyndrome machen verhaltenstherapeutische Interventionen erforderlich. Ferner sind die Enuresis und die Enkopresis auch bei normal entwickelten Kindern schon seit geraumer Zeit eine Domäne der Verhaltenstherapie. Schließlich gibt es im Bereich der Versorgung kranker Kinder eine Vielzahl von Indikationen, die sich neben der Reduktion von Symptomen und unangemessenem Verhalten vornehmlich auf die Kooperation bei Behandlungsplänen und die Entwicklung von angemessenem Gesundheitsverhalten zentrieren. Aus der Beschäftigung mit diesem Aufgabenfeld ist eine eigenständige Disziplin, die **verhaltenswissenschaftliche Pädiatrie** (behavioral pediatrics) als psychologischer Tätigkeitsbereich entstanden, die sich z.B. mit der Symptomreduktion beim Asthma bronchiale, der selbständigen Versorgung mit Insulininjektionen beim juvenilen Diabetes mellitus, der Reduktion von Ängsten vor diagnostischen und therapeutischen Eingriffen im Krankenhaus oder der Vermittlung von angemessenen Verhaltensweisen im Umgang mit chronisch kranken Kindern durch das medizinische Personal befaßt.

Neben diesen Schwerpunkten klinischer Indikationen gibt es eine Vielzahl von Hinweisen auf den erfolgreichen Einsatz verhaltenstherapeutischer Methoden, die in den entsprechenden Kapiteln erwähnt wurden. Darüber hinaus eignet sich die Verhaltenstherapie für viele Probleme des erzieherischen Alltags in der Familie, wo Schwierigkeiten in der Disziplingestaltung vorliegen mögen, ohne den Stellenwert eines klinisch bedeutsamen Problems zu haben. In ähnlicher Weise hat die Verhaltenstherapie bzw. -modifikation Eingang in den Schulbereich gefunden.

23.4 Evaluation

Wie eingangs betont, gehört es zu den zentralen Charakteristika der Verhaltenstherapie, daß sie sich empirisch begründet und daher regelhaft eine Bewertung von Behandlungseffekten vornimmt. Zu diesem Zweck sind eine Reihe von sehr differenzierten Designs für die Einzelfallanalyse entwickelt worden, welche in der Anlage neben der Intervention zugleich die Evaluation einschließen. So wird beispielsweise im sogenannten ABAB-Design in der Phase A jeweils nur das Verhalten registriert und in der Phase B die Intervention durchgeführt. Durch Aussetzen und Wiedereinsetzen der Intervention wird zugleich der Nachweis der Spezifität der Wirkung der Intervention geführt. Bei komplexeren Zielen mit mehreren Verhaltensaspekten kann nach Aufstellung einer multiplen Grundkurve jedes einzelne Verhaltensziel zum Gegenstand einer jeweils sukzessiv erfolgenden Intervention werden und somit aus der zeitlichen Abfolge von Verhaltensänderungen die Bewertung therapeutischer Interventionen vorgenommen werden.

Neben der eindimensionalen Bewertung hat sich die Verhaltenstherapie zunehmend der mehrdimensionalen Evaluation verschrieben, um die Auswirkungen von therapeutischen Maßnahmen auf weitere adaptive Funktionen zu dokumentieren. Sie hat auch mit derartigen Evaluationsansätzen die irrige Erwartung entkräftet, daß nach einer symptomorientierten Behandlung eine Symptomverschiebung zu erwarten sei. Irrig mußte diese Vorstellung schon deshalb sein, weil sie von zweifelhaften Annahmen über die Determination von Symptomen und von einem empirisch nicht gestützten Modell ausging.

Wie in dem vorausgegangenen Kapitel über Psychotherapie bereits dargestellt, kann die Verhaltenstherapie bei einem evaluativen Vergleich der Psychotherapien in der Regel eher günstige Resultate aufweisen. Empirische Indikatoren der Effizienz weisen bei Kindern für verhaltenstherapeutische Interventionen um das Doppelte erhöhte Werte gegenüber klientzentrierten und dynamisch orientierten Psychotherapien auf. Diese deutlichen Unterschiede hängen aber möglicherweise mit unterschiedlichen Maßen (d.h. der Definition von Besserung) und unterschiedlichen Zielproblemen zusammen, die in der Verhaltenstherapie häufig stärker umschrieben sind als bei Psychotherapien.

Aktuell stellen die meist relativ kurzfristigen Verläufe der Verhaltenstherapie noch eine Grenze der endgültigen Bewertung von Interventionen bei klinischen Problemen dar. Diese Begrenzung teilt die Verhaltenstherapie jedoch mit anderen Therapieformen. Grundsätzlich gibt es kaum Erkenntnisse von unbehandelten Spontanverläufen schwerer psychischer Störungen einschließlich einer möglichen Eigendynamik, vor deren Hintergrund der Wert therapeutischer Maßnahmen abschließend beurteilt werden könnte.

Literatur

Becker, W.C.: Spielregeln für Eltern und Erzieher. Lehrprogramm zur Führung von Kindern auf verhaltenspsychologischer Grundlage. Pfeiffer, München 1974.

Cayton, T.G., D.C. Russo: The behavior therapies. In: Shaffer, D., A.A. Ehrhardt, L. Greenhill (eds.): The Clinical Guide to Child Psychiatry. Free Press, New York 1985.

Gelfand, D.M., D.P. Hartmann: Child behavior analysis and therapy. Pergamon Press, New York 1975.

Innerhofer, P.: Das Münchner Trainingsmodell. Springer, Berlin-Heidelberg-New York 1977.

Kendall, P.C.: Cognitive-behaviored interventions with children. In: Lahey, B.B., A.E. Kazdin (eds.): Advances in Clinical Child Psychology. Vol. 4. Plenum Press, New York 1981.

Meichenbaum, D.: Teaching children self-control. In: Lahey, B.B., A.E. Kazdin (eds.): Advances in Clinical Child Psychology. Vol. 2. Plenum Press, New York 1979.

Meichenbaum, D., R. Cameron: Cognitive-behavior modification. Current issues. In: Franks, C., T. Wilson (eds.): Handbook of Behavior Therapy. Guilford Press, New York 1980.

Meyers, A.W., W.E. Craighead: Cognitive behavior therapy with children. Plenum Press, New York 1984.

O'Leary, K.D., E.G. Carr: Childhood disorders. In: Wilson, G.T., C. Franks (eds.): Contemporary Behavior Therapy. Guilford Press, New York 1982.

Ollendick, T.H., J.A. Cerny: Behavior therapy with children. Applied clinical psychology. Plenum Press, New York 1981.

Patterson, G.R.: Soziales Lernen in der Familie. Pfeiffer, München 1975.

Patterson, G.R.: Coercive family process. Castlia, Eugene 1982.

Ross, A.O.: Child behavior therapy. Principles, procedures, and empirical basis. Wiley, New York 1981.

Schmidtchen, S.: Die Verhaltenstherapie als Behandlungskonzept für Kinder und Jugendliche. In: Handbuch der Psychologie in 12 Bänden, 8. Band. Klinische Psychologie, 2. Halbband. Hogrefe, Göttingen 1978.

Sulzer-Azaroff, B., M.J. Pollack: The modification of child behavior problems in the home. In: Bellack, A.S., M. Hersen, A.E. Kazdin (eds.): International Handbook of Behavior Modification and Therapy. Plenum Press, New York – London 1982.

Yule, W.: Behavioral approaches, In: Rutter, M., L. Hersov (eds.): Child Psychiatry – Modern Approaches. 2. ed. Blackwell, Oxford 1985.

24 Familientherapie

24.1 Grundlagen

Neben Psychotherapie und Verhaltenstherapie ist die Familientherapie die dritte für die Kinder- und Jugendpsychiatrie bedeutsame Therapierichtung. Sie nimmt den für die Kinder- und Jugendpsychiatrie bedeutsamen Kontext der Familie in besonderer Weise in die Diagnostik und Therapie auf. Anders als Psychotherapie und Verhaltenstherapie ist sie keinem individualpsychologischen Paradigma verbunden, sondern betrachtet Probleme eines Kindes oder Jugendlichen in Orientierung an Modellen der Informations- und Systemtheorie als Ausdruck dysfunktionaler Beziehungen und Interaktionen in der Familie. Insofern ist der Bezugspunkt nicht die individualpathologische oder in neurologische Kategorien gefaßte Störung, sondern die Dysfunktion des Familiensystems.

Das Symptom des Kindes, das Anlaß für die Suche nach professioneller Hilfe ist, dient in seiner Einbettung in familiäre Transaktionen zur Aufrechterhaltung einer bestimmten Familienorganisation, welche wiederum in einem Prozeß der Wechselseitigkeit das Symptom des Kindes aufrecht erhält. Wenngleich eingeräumt wird, daß Symptome eine Entwicklungsgeschichte haben, an der biologische wie soziale Bedingungsfaktoren beteiligt sein mögen, so liegt dennoch der Schwerpunkt der familientherapeutischen Konzeption auf dem Umgang der Familie mit diesem Problem. In dem Prozeß der Auseinandersetzung und Bewältigung zeigen sich repetitive Interaktions- und Verhaltenssequenzen in der Familie, die einen eher zirkulären als linearen kausalen Prozeß bestimmen, so daß ein Problem oder Symptom eher einen funktionalen als einen kausalen Stellenwert erhält. So kann ein Symptom, wenn es nicht innerhalb der Familie behandelbar wird, eine systemstabilisierende Funktion für die Familie und besonders die Beziehung der Eltern bekommen, indem sich z. B. die Mutter in eine übermäßig enge Beziehung zum Kind als Symptomträger bei einer gestörten Partnerschaft zwischen den Eltern begibt. Dieser grundlegende Mechanismus der Benutzung einer dritten Person zur Stabilisierung bei Spannungen innerhalb eines Zwei-Personen-Systems wird als Triangulation bezeichnet.

Für die Konzeption der Familie sind zwei nicht vollständig voneinander unabhängige **Dimensionen**, nämlich **Struktur** und **Lebenszyklus** bedeutsam. Mit der **Strukturdimension** wird die Organisation der Familie im Sinne von interaktionsbestimmenden Regeln beschrieben. Diese sorgen nicht nur für die Steuerung zugelassener und verbotener Interaktionen, sondern regeln damit auch das Gleichgewicht (die Homöostase) des Familiensystems, das sich auf diesem Wege vor Veränderung bzw. Desorganisation schützt. Zur Beschreibung der Familienstruktur dienen im wesentlichen zwei Achsen, nämlich die der Generationshierarchie und Subsysteme (sogenannte Mehrgenerationenperspektive) und die der Grenzen, welche Nähe und Distanz der Familienmitglieder untereinander regeln.

Die **Generationshierarchie** von Großeltern, Eltern und Kindern ist in der funktionstüchtigen Familie in Übereinstimmung mit kulturellen Normen klar definiert. Unklare Statuspositionen mit z. B. einer Auflösung der Differenz zwischen Eltern und Kindern führen hingegen zu Beeinträchtigungen der Familienfunktionen. Die bereits erwähnte Triangulation als Beispiel einer transgenerationalen Koalition der Vereinigung eines Elternteils mit einem Kind gegen den anderen Elternteil ist ein Beispiel für die Störung eines **Subsystems**. In der funktionstüchtigen Familie müssen das eheliche Subsystem, das elterliche Subsystem oder das Subsystem der Geschwister ungestört voneinander, d. h. klar durch jeweils bestimmte Grenzen voneinander getrennt operieren können.

Die Deutlichkeit der **Grenzen** kann innerhalb von Familien zwischen den Polen der Diffusion und der Rigidität variieren. Im Extrem sind die Grenzen entweder offen und durchlässig und es kommt zu einem Interaktionsmuster der Einmischung und Verstrickung oder sie sind übermäßig starr und führen zur Bindungslosigkeit. Derartige Extreme können bei individuellen und familiären Störungen beobachtet werden. Als Folge von Einmischung entsteht bei möglicherweise ausgeprägter emotionaler Nähe eine Beeinträchtigung der Autonomie einzelner Familienmitglieder, während rigide Grenzziehungen bei erschwerter Kommunikation, wenig Zusammengehörigkeitsgefühl und geringer Unterstützung zu einem erhöhten Gefühl von Autonomie führen.

In der systemtheoretischen Betrachtungsweise der Familie von Minuchin und Mitarbeitern wird aus dieser Strukturanalyse familiärer Interaktionen und Organisationsformen eine **Typologie** abgeleitet, die zumindest für sogenannte „psychosomatische“ Störungen spezifisch sein soll. Diese Theorie stellt Merkmale wie Überprotektivität, Einmischung, Unfähigkeit zur Konfliktlösung und Rigidität als kennzeichnend für Familien mit Kindern heraus, die an Asthma bronchiale, Anorexia nervosa oder labilem Diabetes mellitus leiden. Die Spezifität dieser Feststellungen kann jedoch keineswegs als gegeben betrachtet werden. Die beschriebenen Phänomene können in Familien mit psychisch wie körperlich kranken Kindern ubiquitär beobachtet werden.

Die zweite bedeutsame Dimension der Familienkonzeption befaßt sich unter dem Begriff des **Lebenszyklus** mit dem sich über die Zeit verändernden Status von Familienmitgliedern einschließlich ihrer Beziehung untereinander. Übergangsperioden der Entwicklung wie z. B. die Adoleszenz mit einer zunehmenden Individuation und Ablösung der Jugendlichen verändern die hierarchische Organisation der Familie ebenso, wie die Familienstruktur von Scheidung, Krankheit oder Tod, beruflichen Veränderungen der Eltern oder anderen äußeren Ereignissen wie z. B. einem Umzug beeinflußt wird. Derartige Anforderungen aus dem Entwicklungsprozeß von Individuen oder der sozialen Umwelt können ein rigides Familiensystem in seiner Adaptationsfähigkeit überfordern. Das individuelle Symptom des Kindes kann in diesem Kontext nicht nur die strukturellen Defizite des Familiensystems, sondern auch dessen Unfähigkeit widerspiegeln, eine Veränderung im Lebenszyklus vorzunehmen. So kann sich in dem Unvermögen des Jugendlichen, sich von seinen Eltern abzulösen, die Schutzfunktion für die beeinträchtigte Partnerbeziehung ausdrücken.

24.2 Ziele und Methoden

Das Ziel der Familientherapie besteht gemäß den skizzierten Grundlagen darin, die Störung des Kindes und die symptomunterhaltenden Aspekte des Familiensystems in ihrer Wechselseitigkeit zu analysieren und sodann mit geeigneten Techniken einer familienbezogenen Intervention zu verändern. Insofern setzt die eigentliche Familientherapie jeweils eine **familiensystemische Diagnose** voraus. Diese sollte die folgenden Elemente enthalten:

- Die Erfassung der Familienstruktur und -interaktionen, d. h. die Erfassung von Kommunikationsmustern, Hierarchien, Koalitionen und Qualität der Grenzen.
- Die Entwicklungsphase der Familie im Lebenszyklus, d.h. die Phase jedes Familienmitglieds zwischen Geburt und Alter und die Auswirkungen von äußeren und inneren Veränderungen der Familienzusammensetzung.
- Der soziokulturelle Kontext der Familie einschließlich ökonomischer Verhältnisse und sozialer Veränderungen.
- Die Entwicklung der Eltern in ihrer eigenen Familie und mögliche Auswirkungen der Mehrgenerationenebene bis hin zu den Großeltern.
- Der bisherige Umgang der Familie mit dem Symptom des Kindes und dessen Bedeutung für die Familienorganisation.
- Die allgemeinen Möglichkeiten der Problemlösung innerhalb der Familie, um die Wahl der geeigneten Interventionen zu begründen.

Diese aufgeführten sechs Elemente einer familiensystemischen Diagnose werden in ihrer Gesamtheit nicht von allen Schulen geteilt, stellen gleichwohl aber den Rahmen der als bedeutsam erachteten Aspekte dar. Auch mag die Reihenfolge etwa dahingehend variieren, daß zunächst die allgemeine Adaptations- und Problemlösungsfähigkeit der Familie erfaßt wird, indem z. B. der Familie konkrete Aufträge vermittelt werden. Einige Therapeuten halten sogar separate Explorationen des Kindes oder Jugendlichen über das jeweilige Problem oder der Eltern über die Partnerbeziehung als durchaus vereinbar mit dem familientherapeutischen Konzept. In jedem Fall muß aber bereits der diagnostische Prozeß sämtliche Familienmitglieder, die zusammenleben, einschließen.

Die **Techniken** der familienbezogenen Intervention werden schon im **Erstinterview** deutlich, wobei anzumerken ist, daß Familientherapie in der Regel nur über wenige Sitzungen, d.h. etwa 6 bis 8 Termine realisiert wird. Das **Erstinterview** läßt sich in der systemorientierten Schule der Familientherapie in vier Phasen einteilen. Zunächst verhält sich der Therapeut in der **sozialen Phase** wie ein Gastgeber, der in informeller Weise mit der Familie umgeht, die einzelnen Familienmitglieder kurz anspricht und sich erste Beobachtungen verschafft. Die Wahl der zur Verfügung stehenden Sitzmöbel kann hier bereits Aufschluß über Nähe und Distanz der Familienmitglieder zueinander ausdrücken.

Wenn sich die Familie auf diese Weise an die Situation adaptiert hat, beginnt die **Problemphase**, in der meist zuerst die Eltern und dann die übrigen Familienmitglieder direkt auf das Problem angesprochen werden. Der Therapeut achtet dabei auf Inhalte und Form der jeweiligen Aussagen einschließlich der Reaktionen der übrigen Mitglieder der Familie im Sinne von Zustimmung oder Ablehnung. Auf diese Weise erhält er Einblicke in Koalitionen und Hierarchien, die wahrscheinlich auch bedeutsam für die Symptomatik sind. Ebenso gibt die Darstellung des Problems durch die Familie Einblicke wie sich die Familie um das Symptom des Kindes organisiert hat. In dieser Phase versucht der Therapeut, mit der Familie ein therapeutisches System zu bilden, wobei er bestimmte Techniken der Teilnahme an diesem System (joining techniques) einsetzt. Hierzu zählen eine vorübergehende strategische Akzeptanz der familiären Darstellung, um nicht den möglichen Widerstand der Familie zu mobilisieren (system maintenance), das Eingehen auf den Kommunikationsablauf bei gleichzeitig möglichen Fragen zur Klärung von Aussagen ohne jegliche Herausforderung (tracking) und die Anpassung an Tempo und Stil der Kommunikation (mimesis).

In der sich anschließenden **Interaktionsphase** geht der Therapeut von einer teilnehmend-handelnden Position zu einer die Sitzung leitenden Funktion über. Das Ziel besteht nunmehr darin, die Familienmitglieder in ein wechselseitiges Gespräch zu bringen, um dem Therapeuten die direkte Beobachtung zu ermöglichen. In dieser Phase werden Techniken der Restrukturierung eingesetzt, welche das Familiensystem gleichermaßen herausfordern wie verändern. Diese werden vom Therapeuten aktiv in Szene gesetzt und zielen schwerpunktmäßig auf Grenzziehung, Störung der Balance und Komplementarität. Techniken der Grenzziehung können z.B. darin bestehen, daß Interaktionen eines Familienmitglieds abgeblockt werden, indem z.B. die Kontrollfunktion eines älteren Geschwisters gegenüber einem jüngeren Kind blockiert und an die Mutter zurückdelegiert wird. Bei der Technik der Störung der Balance verbindet sich der Therapeut mit einem Mitglied eines Subsystems zu Lasten der anderen. Schließlich zeigen Techniken der Komplementarität die wechselseitige Abhängigkeit von Rollen in der Familie auf, wenn etwa regressives Verhalten eines Kindes bzw. Jugendlichen direkt angesprochen und zugleich auf das Verhalten der Eltern bezogen wird.

Schließlich wird in der **Phase der Zielsetzung** das Resümee aus der abgelaufenen Interaktion und Restrukturierung gezogen, indem der Familie z.B. eine Aufgabe gestellt wird, die bis zur nächsten Sitzung erfüllt werden muß. Dabei kann das Ausmaß, wie weit das familiäre Konzept der Familie in Frage gestellt wird, je nach schulischer Orientierung des Therapeuten variieren. Die Aufgaben für die Familie orientieren sich z.B. an der Notwendigkeit, neue, in der Therapiesitzung gebildete Interaktionen bzw. Koalitionen zu üben, indem z.B. das Gespräch zwischen zwei Familienmitgliedern oder die Übernahme von konkreten Verantwortlichkeiten durch ein randständiges Elternteil für das Problemkind oder aber auch Aufgaben verordnet werden, in denen unangemessene Koalitionen gelöst werden.

Gemäß der theoretischen Konzeption der Familie als homöostatischem System mit stabilisierenden, wenngleich dysfunktionalen Funktionen, hat die Familie eigentlich wenig Interesse an Veränderungen. Demgemäß zeigt sie beträchtlichen **Widerstand**, welchem mit geeigneten therapeutischen Mitteln begegnet werden muß. Unter den verschiedenen Techniken sind zwei besonders bedeutsam, die positive Konnotation und die paradoxe Intention. Bei der **positiven Konnotation** wird entgegen aller Offensichtlichkeit einem negativen Verhalten eine positive Absicht unterstellt, indem z.B. das Unterminieren von Disziplinierungsversuchen von Kindern durch den einen Elternteil von dem jeweils anderen als ein Versuch der „Hilfe" interpretiert wird. Auf diesem Wege wird ein offener Widerstand vermieden, der bei einer direkten Deutung oder Blockierung des Verhaltens aufkommen würde. Zugleich kann der Auftrag lauten, die „Hilfe" zu Hause einzustellen, weil der Partner lernen müsse, das Problem selbst in den Griff zu bekommen. Über den Auftrag einer Protokollierung der „Fehler" des handelnden Elternteils durch den interferierenden Elternteil werden zugleich dessen latente Wünsche berücksichtigt, den Partner klein zu halten. Dieses Protokoll kann dann in der nächsten Sitzung Gegenstand neuer Interventionen werden.

Die **paradoxe Intervention** bezieht sich direkt auf den Widerstand gegenüber der Therapie, welche sich in dem Umstand äußert, daß die Familie lediglich eine Symptom-, nicht aber eine Systemveränderung wünscht. Der Widerstand gegenüber dem Therapeuten wird bei dieser Intervention dadurch gebrochen, daß der Therapeut der Familie verschreibt, sich nicht zu verändern, sondern vielmehr den aktuellen Zustand beizubehalten. Damit entsteht eine Bindung, in der die Familie entweder der Anweisung des Therapeuten folgt und ihm damit Kontrolle ermöglicht oder sich aber seiner Anweisung widersetzt und sich damit in Richtung auf Veränderung bewegt. Das Ziel dieser Intervention besteht also darin, daß die Familie sich widersetzt und sich damit verändert. Praktisch wird die paradoxe Intention über Verschreibungen vorgenommen, indem das jeweilige Symptom oder Problemverhalten aktiv ausgeführt werden soll.

Schließlich ist für das familientherapeutische Umgehen mit Kindern, welche als Symptomträger präsentiert werden, in der unmittelbaren Therapiesituation bedeutsam, daß in jeder Phase das Symptom als Familienproblem deutlich wird und der Therapeut nicht in eine Position gerät, in der ihm die Familie die Verantwortung für das konkrete Problem bzw. Verhalten des Kindes delegiert. Vielmehr muß der Therapeut die Verantwortlichkeit für die Kontrolle des kindlichen Verhaltens in jeder Phase der Therapie bei den Eltern belassen und ihnen dabei beispielsweise verdeutlichen, daß sie in verschiedene Richtungen arbeiten und damit einander in ihren Disziplinierungsversuchen unterminieren.

24.3 Formen und Indikationen

Die noch relativ kurze Entwicklung der Familientherapie ist trotz einer Reihe von Gemeinsamkeiten in den Grundlagen, Zielen und Methoden dadurch gekennzeichnet, daß eine Vielzahl von Schulen mit starker Orientierung jeweils an einzelnen Therapeutenpersönlichkeiten besteht. Die im Vergleich zur individuellen Psychotherapie viel aktivere Rolle des Therapeuten hat zusammen mit der Innovations- und Aufbruchsstimmung bei der Entwicklung einer neuen Therapieform dabei bisweilen auch zu kultischen Überhöhungen der Wertigkeit einzelner Persönlichkeiten geführt, denen Kunstfertigkeiten von „Magiern" zugeschrieben wurden. Wenngleich Entwicklungen im Bereich der Psychotherapie im weitesten Sinne nie völlig frei von derartigen Phänomenen und Zeitströmungen waren und die Gründer nicht für die Rezeption oder das Verhalten von Adepten primär verantwortlich sein müssen, bleibt doch für den aktuellen Entwicklungsstand der Familientherapie festzustellen, daß es ihr bei einer Dominanz an personengebundenem klinischem Erfahrungswissen noch an einer systematischen wissenschaftlichen Durcharbeitung mangelt. Dieses relative Defizit spiegelt sich z. B. in der Vielzahl von Schulen und in dem relativ geringen Bestand gemeinsamer Grundlagen wider. Letzterer läßt sich weitgehend auf die Idee von der Familie als System reduzieren.

Somit engt sich der Versuch einer Darstellung verschiedener Formen von Familientherapie auf eine Skizze verschiedener schulischer Orientierungen ein. Damit fällt zugleich auch die klassische Zuordnung von Therapieformen und Indikationen auseinander. Für die internationale Entwicklung der Familientherapie sind im wesentlichen vier **Schulen** bedeutsam geworden. Zu den ersten Familientherapeuten gehörte der New Yorker Psychoanalytiker Nathan Ackerman, der seine familienbezogene Arbeit noch stark in **psychodynamischen** Kategorien (einschließlich interpretierend-konfrontierendem Stil) und unter Einbeziehung von Psychodrama und gruppentherapeutischen Elementen realisierte. Dabei fand die Mehrgenerationenperspektive erstmals Eingang in die Familientherapie.

Mit Entwicklungen in den 60er Jahren wurde sodann die Gruppe von Therapeuten und Forschern am Mental-Research-Institute in Palo Alto/ Kalifornien zur wohl einflußreichsten Schule der Familientherapie. Eine einzigartige Konstellation von Persönlichkeiten mit unterschiedlichen wissenschaftlichen Werdegängen und entsprechenden Beiträgen schuf eine Richtung, die heute meist unter dem Begriff der **strategischen Familientherapie** zusammengefaßt wird. Sie vereinigt in einer historischen Entwicklungsperspektive die mit einer Kritik an der psychoanalytischen Therapie beginnende Arbeit von Don Jackson mit Familien mit jungen schizophrenen Patienten, die Betonung der Effekte sozialer Systeme durch den Anthropologen Gregory Bateson, die in der Sozialarbeit und der klientzentrierten Psychotherapie verwurzelte Arbeit von Virginia Satir und vor allem die Beiträge von Paul Watzlawick und Jay Haley. Von beiden Autoren stammen die Betonung der strategischen Orientierung des therapeutischen Prozesses mit Zielorientierung und Mobilisierung von Interventionsstrategien zum Zwecke des Erreichens von therapeutischen Veränderungen. Von Haley stammt darüber hinaus die Betonung der Entwicklungsdimension des Lebenszyklus und von der Arbeitsgruppe um Watzlawick die Entwicklung von Kurztherapien für Familien mit geringer Kooperationsbereitschaft.

Eine dritte einflußreiche Schule entwickelte sich in Philadelphia um Salvador Minuchin, die bei einem sehr aktiven therapeutischen Stil den Schwerpunkt bei den in der Therapiesitzung beobachtbaren Interventionen legt und die Entwicklungsgeschichte der Familienorganisation und -interaktion – z. B. im Gegensatz zur psychoanalytischen Konzeption – als wenig bedeutungsvoll bewertet. Im Zentrum der Theorie wie der therapeutischen Intervention steht die Struktur der Familie, die, innerhalb der Therapiesitzung selbst und weniger durch Hausaufgaben, direkt durch Veränderungen dysfunktionaler Transaktionen verändert wird. Diese Schule wird daher auch als **strukturelle Familientherapie** bezeichnet. Sie beobachtet unangemessene Koalitionen, Probleme bei der Konfliktlösung und Grenzziehung zwischen den Subsystemen innerhalb der Familie und schafft über ihre Interventionen zumindest zeitlich befristete Destabilisierungen des Familiensystems, um Re-Organisationen vornehmlich im Sinne einer Strukturveränderung zu ermöglichen. Diese stehen – im Gegensatz zu Positionen von Haley oder Watzlawick – noch vor der Notwendigkeit einer Veränderung des Symptoms.

Schließlich hat von Europa aus die Arbeitsgruppe von Selvini-Palazzoli in Mailand Einfluß auf die Entwicklung der Familientherapie genommen. In einer psychoanalytischen Tradition stehend, wird in dem Vorgehen dieser Gruppe der Prozeß einer sehr sorgfältigen Anamneseerhebung mit Entwicklung einer Hypothese über die Funktion des Symptoms betont, welches in einer Mehrgenerationenperspektive die Familie stabilisiert und kontrolliert. In den gemeinsam jeweils von der Therapeutengruppe entwickelten verbalen Interventionen stehen Interpretationen und paradoxe Intentionen im Vordergrund, die der Familie bisweilen auch schriftlich nach der Therapiesitzung in Briefform mitgeteilt werden.

Die Entwicklung der Familientherapie in Deutschland ist sehr wesentlich von den Psychoanalytikern Horst-Eberhard Richter und Helm Stierlin vorangebracht worden. Hier bildet das an der Psychoanalyse orientierte Konfliktverarbeitungsmodell den theoretischen Bezugsrahmen. Der Therapeut arbeitet wesentlich an den Konflikten zwischen einzelnen Familienmitgliedern, die in die Geschichte der Familie in einer Mehrgenerationenperspektive eingebettet sind, und versucht über die Vermittlung von Einsicht in die Konfliktstruktur Lösungen zu erarbeiten. Für das therapeutische Modell sind nach Stierlin vier Aspekte von besonderer Bedeutung. Mit der **bezogenen Individuation** wird die Fähigkeit zur Selbstdifferenzierung und Selbstabgrenzung gegenüber anderen frei von Überindividuation, d.h. undurchlässiger Abgrenzung und Unterindividuation im Sinne von Verschmelzung bezeichnet. Die Begriffe **Bindung** und **Ausstoßung** beschreiben die langfristig wirksamen Interaktionsmodi der Trennung von den Eltern. Über die **Delegation** werden in der Regel unbewußt durch die Eltern Aufträge an die Kinder vermittelt, welche handlungsbestimmend werden; dieser Prozeß kann im Falle von Überforderungen, Widersprüchlichkeiten oder der Provokation von Loyalitätskonflikten pathologisch entgleisen. Derartige Delegationen können schließlich als Aufträge bzw. Vermächtnisse über mehrere Generationen im Sinne der **Mehrgenerationenperspektive** überdauern.

Die Frage der **Indikation** von Familientherapie ist mangels geeigneter Forschung sehr viel offener als dies ihre Befürworter jeweils zu erkennen geben. Der globale Systemansatz läßt sie auf den ersten Blick für alle Problembereiche geeignet erscheinen, die in einem familiären Kontext stehen. Tatsächlich fordern einige Familientherapeuten auch eine radikale familientherapeutische Orientierung der Kinder- und Jugendpsychiatrie, womit eine beträchtliche Akzentverschiebung von einer Praxis multimodaler Therapiestrategien in einem familiären Kontext – die gegenwärtig für die Kinder- und Jugendpsychiatrie repräsentativ ist – in Richtung auf ausschließlich systemische Familientherapie verbunden wäre. Diese Forderung läßt sich jedoch einerseits angesichts der noch fragmentarischen Forschung zur Evaluation von Familientherapie und des Mangels an Kenntnissen über differentielle Indikation sowie andererseits angesichts der Kenntnis effektiver Alternativen und schließlich auch bei der Berücksichtigung der Tatsache nicht aufrechterhalten, daß es keine Therapieform ohne Grenzen gibt.

Hierzu zählt auch die Frage der **Kontraindikation**, zu der es von den Befürwortern der Familientherapie wenig weiterreichende Aussagen als die gibt, daß Motivationsmängel gegen eine Familientherapie sprächen. Aus klinischer Sicht erscheint eine Erweiterung um Dimensionen wie die Art der Störung, die Dauer der Störung und die psychische Stabilität der Familienmitglieder erforderlich. So sind alle schweren und langfristigen Störungen wie Psychosen und Entwicklungsbehinderungen sicher nicht notwendigerweise eine Indikation für eine systemische Familientherapie, während andererseits Hilfen für die Familie bei der Adaption von großer Bedeutung sind. Auch der Verweis, daß die familiensystemische Betrachtungsweise historisch teilweise bei der Arbeit mit jungen (erwachsenen!) Schizophrenen ihren Anfang genommen hat, kann nicht dahingehend überzeugen, daß derart schwer gestörte Kinder und Jugendliche primär familientherapeutisch behandelt werden müssen. Dagegen sprechen nicht nur die Kenntnisse über den Verlauf derartiger Störungen, sondern auch der fehlende Nachweis einer spezifischen Effizienz der Familientherapie bei diesen Störungen.

Generell ist bei Jugendlichen zu prüfen, inwieweit ihre Individuationsprobleme eher innerhalb oder außerhalb der Familie angegangen werden sollen und inwieweit eine individuelle Psychotherapie den Bedürfnissen und Notwendigkeiten des Einzelfalls besser gerecht wird. Schließlich ergeben sich aus psychischen Erkrankungen anderer Familienmitglieder Grenzen für die Realisierung von Familientherapie. Hier wird zugleich erneut deutlich, daß in der klinischen Praxis das individualpathologische Paradigma nicht durch das familiensystemische Paradigma verdrängt werden darf, sondern beide einander ergänzen müssen.

24.4 Evaluation

Die Familientherapie hat die Frage der Evaluationsforschung bisher noch ungenügend berücksichtigt. Dies hängt einerseits mit der noch kurzen Entwicklungsspanne der Familientherapie überhaupt, andererseits aber auch mit der Schwierigkeit des Gegenstandes zusammen. Während Ansätze der Ergebnisforschung vorliegen, fehlen Beiträge zur Therapieprozeßforschung weitgehend. Letzteres ist um so bemerkenswerter, als unabhängig von therapeutischen Zielsetzungen eine Fülle von sozialpsychologischen und kommunikationstheoretisch orientierten Analysen familiärer Interaktionen bei einer Vielzahl von Problemfamilien (z.B. bei Delinquenz, Psychosen etc.) und neuerdings auch in Normalfamilien vorliegt.

Eine systematische Ergebnisforschung müßte in Analogie zu anderen Formen der Therapieforschung eine Reihe von Kriterien erfüllen. Hierzu gehören

- die Klärung der Beziehung von Familieninteraktionen und individuellen Symptomen,
- eine spezifische Bestimmung der jeweils eingesetzten Form und Technik der Familientherapie,
- die Erfassung des Symptoms bzw. Problems,
- Kontrollen zur Bewertung der Therapieeffekte – z.B. in Form einer parallelisierten Wartegruppe, die später der gleichen Behandlung zugeführt wird, -
- mehrdimensionale, unabhängig vom Therapeuten durchgeführte Ergebnismessungen, und
- Überprüfungen des längerfristigen Verlaufs.

Diese in der Psychotherapieforschung anerkannten Kriterien werden nur von wenigen Studien der Familientherapie erfüllt. Dabei ist zu berücksichtigen, daß sich die Ergebnisforschung in diesem Bereich bisher vornehmlich auf Eheprobleme Erwachsener zentriert hat.

Die wenigen Studien, die sich mit den Problemen und Störungen von Kindern befassen und zugleich die oben aufgeführten sechs Kriterien erfüllen, haben sich mehr mit verhaltenstherapeutischen Interventionen in Familien (z.B. die familienbezogene Intervention bei Delinquenten durch Patterson u. Mitarb.) als mit dem typischen neuen Paradigma der systemischen Familientherapie befaßt. Insofern können derartige Belege für die Wirksamkeit einer verhaltenstherapeutisch oder auch sozialkognitiv orientierten Familientherapie das Defizit an originären Evaluationsstudien zur systemischen Familientherapie nur noch einmal unterstreichen. Die Zeit scheint dafür reif zu sein, zumal der Kontrast zwischen Anspruch auf höhere Effizienz als andere Therapieformen und fehlender bzw. fragmentarischer Evaluation nicht frei von provokativen Zügen ist. Nach einer Phase rapider Entwicklung, die streckenweise Bewegungscharakter bekam, benötigt die Familientherapie nun eine Phase sorgfältiger Überprüfung und empirischer Fundierung ihrer gleichermaßen die Theorie wie die klinische Praxis anregenden Konzepte und Kreativität.

Literatur

Dare, C.: Family Therapy. In: Rutter, M. L. Hersov (eds.): Child Psychiatry – Modern Approaches. 2. ed. Blackwell, Oxford 1985.

Goldner, V.: Family Therapy. In: Shaffer, D., A.A. Ehrhardt, L. Greenhill (eds.): The Clinical Guide to Child Psychiatry. Free Press, New York 1985.

Gurman, A.: Questions & answers in the practive of family therapy. Brunner/Mazel, New York 1984.

Gurman, A.S., D.P. Kniskern: Handbook of family therapy. Brunner/Mazel, New York 1981.

Haley, H.: Direktive Familientherapie. Pfeiffer, München 1977.

Haley, J.: Ablösungsprobleme Jugendlicher. Familientherapie, Beipiele, Lösungen. Pfeiffer, München 1981.

Jakobson, N.S.: Family therapy outcome research – potential pitfalls and prospects. J. Marital Fam. Ther. 11 (1985) 149-158.

Masten, A.S.: Family therapy as a treatment for children: A critical review of outcome research. Fam. Proc. 18 (1979) 323-335.

Minuchin, S.: Families & family therapy. Tavistock, London 1974.

Richter, H.-E.: Patient Familie. Rowohlt, Reinbek 1972.

Satir, V.: Familienbehandlung. Kommunikation und Beziehung in Theorie, Erleben und Therapie. Lambertus, Freiburg 1977.

Stierlin, H.: Von der Psychoanalyse zur Familientherapie. Klett, Stuttgart 1975.

Watzlawick, P., J.H. Weakland: Interaktion. Huber, Bern-Stuttgart-Wien 1980.

Zuk, G.H.: Familientherapie – Interventionen und therapeutische Prozesse. Lambertus, Freiburg 1975.

25 Psychopharmakotherapie

25.1 Einleitung

Psychopharmaka haben im Rahmen kinder- und jugendpsychiatrischer Behandlungen eine untergeordnete Bedeutung. Gleichwohl gibt es einige unverzichtbare Indikationen, wo keine vergleichbar wirksamen Alternativen der Therapie existieren. Da Psychopharmaka auf Hirnfunktionen einwirken und wenig Erkenntnisse über eine mögliche Einwirkung von Psychopharmaka auf die Entwicklung und Reifung von Hirnfunktionen vorliegen, sollte die Verordnung von Psychopharmaka bei Kindern und Jugendlichen auf die wenigen wissenschaftlich gesicherten Indikationen der Kinder- und Jugendpsychiatrie beschränkt bleiben. Angesichts der Tatsache, daß nur wenige kinderpsychiatrische Störungen dem medizinisch-biologischen Ursachenmodell entsprechen, ist die Psychopharmakotherapie notwendigerweise symptomorientiert. In der Tat beeinflußt bzw. unterdrückt sie lediglich Zielsymptome, die häufig nach Absetzen der Medikation wieder erscheinen, sofern nicht gleichzeitig Adaptations- oder Maturationsschritte vollzogen werden.

Für die **Verordnung von Psychopharmaka** gelten neben der Orientierung an der **Indikation**, die wiederum eine sehr sorgfältige Diagnostik voraussetzt, eine Reihe von **Regeln**, zu denen zunächst die Notwendigkeit zählt, Psychopharmaka grundsätzlich nur durch kompetente Fachleute verordnen und gleichzeitig überwachen zu lassen. Der Experte arbeitet in der Regel mit wenigen, ihm aus der klinischen Erfahrung vertrauten Medikamenten, wobei die Dosierung innerhalb bestimmter Schwankungsbreiten bei niedrigen Anfangsdosierungen eine individuelle Anpassung erfordert. Unterschwellige Dosierungen sind problematisch, während Überschreitungen der Dosis zu gefährlichen Intoxikationen führen. In aller Regel wird jeweils nur mit einer Substanz behandelt, zumal mehrere Mittel in gefährliche Interaktionen treten können. Jede Psychopharmakabehandlung setzt eine gründliche Information zumindest der Eltern und nach Möglichkeit auch des Kindes bzw. Jugendlichen voraus.

Diese **Information** muß die Gründe für den Einsatz einer bestimmten Substanz, ihre therapeutischen Auswirkungen einschließlich des Zeitpunktes des Wirkungseintritts, die realistischerweise zu erwartenden Nebenwirkungen, die Dosis einschließlich der Einnahmezeitpunkte und nach Möglichkeit auch die Dauer der Verordnung beinhalten. Bei ambulanten Behandlungen, wo die Verantwortung für die Durchführung der Medikation vornehmlich bei den Eltern oder dem Patienten liegt, muß die Information besonders detailliert erfolgen. Entsprechend sorgfältig muß die Durchführung einer Therapie mit Psychopharmaka überwacht werden. Die Information ist somit ein erster Schritt einer kontinuierlichen **Beratung** der Eltern und des Patienten, ohne die keine Behandlung mit Psychopharmaka bei Kindern und Jugendlichen realisiert werden kann.

Mit der Verschreibung von Psychopharmaka können sowohl beim Kind wie auch bei den Eltern bestimmte **Attributierungen** verknüpft sein, die im Rahmen der Beratung aufgearbeitet werden müssen. So kann das Kind zu der Überzeugung kommen, es sei wegen der Pharmakaverordnung nicht normal oder es könne nur wegen der Medikamente normal und erfolgreich funktionieren. Dadurch, daß die Medikamente über den Tag verteilt eingenommen werden müssen und somit Mitschüler und Spielkameraden eingeweiht sind, kann dieses Gefühl der Stigmatisierung durch Hänseleien und Abwertungen verstärkt werden. Zu den häufigsten elterlichen Sorgen gehört die Befürchtung einer Abhängigkeitsentwicklung, eines Verlustes an Spontaneität und Kreativität und möglicher schädlicher Nebenwirkungen. Jede Besorgnis muß durch den verordnenden Arzt erkannt und aufgegriffen werden, um sie zum Gegenstand einer aufklärenden Beratung zu machen. Dieser Prozeß kann gerade bei Jugendlichen schwierig sein, welche in der Psychopharmakotherapie eine Methode der allgemeinen Verhaltenskontrolle und Beeinträchtigung ihrer Abgrenzung von der Umwelt sehen mögen.

Schließlich steht die Psychopharmakotherapie neben der obligaten Beratung und Überwachung nahezu regelmäßig im Kontext weiterer therapeutischer Maßnahmen. Insofern werden eher **multimodale Therapiekonzepte** unter Einschluß von Elementen der Psychopharmakotherapie statt einer isolierten Behandlung mit Psychopharmaka durchgeführt. Die ergänzenden therapeutischen Maßnahmen können aus Psycho- und Verhaltenstherapie, funktioneller Therapie, Beschäftigungstherapie, Sozialarbeit und anderen rehabilitativen Maßnahmen bestehen.

Im folgenden wird ein kurzer Abriß der für die Kinder- und Jugendpsychiatrie wichtigsten Substanzgruppen gegeben. Dabei können nur einige grundsätzliche Feststellungen getroffen werden. Detaillierte Informationen müssen der weiterführenden Literatur entnommen werden.

25.2 Stimulanzien

Die Stimulanzien sind die in der Kinder- und Jugendpsychiatrie am häufigsten eingesetzten Psychopharmaka. Zu ihnen zählen als die wichtigsten Vertreter die Amphetamine und das Methylphenidat; in jüngerer Zeit ist das Pemolin hinzugekommen. Stimulanzien führen zu einer psychischen und motorischen Antriebssteigerung sowie Appetithemmung. Sie wirken vorwiegend über das dopaminerge und noradrenerge System, wobei die Katecholamine verstärkt freigesetzt und hinsichtlich der Wiederaufnahme blockiert werden. Über die Aktivation des retikulären Systems werden die Aufmerksamkeit gebessert und der Schlaf beeinträchtigt. Aus Einwirkungen auf das Zentrum für Nahrungsaufnahme im lateralen Hypothalamus resultiert die Appetitminderung. Stimulanzien werden nach oraler Aufnahme rasch resorbiert und passieren leicht die Blut-Hirn-Schranke. Der Gipfel der Pharmakakonzentration wird nach zwei bis drei Stunden erreicht. Die mittlere Halbwertzeit beträgt je nach Substanz bei Kindern nur zwei bis zwölf Stunden. Diese rasche Metabolisierung erklärt die nur kurzfristigen klinischen Effekte.

Die **Indikation** erstreckt sich fast ausschließlich auf das **Hyperkinetische Syndrom** (HKS) (vgl. Kap. 10); eine zweite, äußerst seltene Indikation ist die **Narkolepsie**. Ein weiteres Zielsymptom kann ein schweres Aufmerksamkeitsdefizit ohne Hyperaktivität sowie im Kontext einer geistigen Behinderung sein. Zu den **Kontraindikationen** der Stimulanzien gehören Depressionen, die Anorexia nervosa, Tics und schizophrene Psychosen sowie Bluthochdruck.

Die klinische **Wirkung** bei HKS besteht in einer Reduzierung der motorischen Aktivität, in Steigerung der Aufmerksamkeit und Abnahme der Impulsivität. Insbesondere kommt es zu einer Abnahme rascher und impulsiv wirkender Bewegungsabläufe. Damit gehen eine Reduktion des Störverhaltens im Unterricht sowie eine Zunahme an Selbstkontrolle und Verhaltenssteuerung einher, so daß im Unterricht das aufgabenbezogene und konzentrierte Arbeiten zunimmt. Während Einzelfunktionen wie die visuomotorische Koordination und Merkfähigkeit positiv beeinflußt werden, kann eine generelle und direkte Verbesserung kognitiver und schulischer Leistungen nicht erwartet werden.

Die euphorisierende Wirkung der Stimulanzien bei Erwachsenen kann bei Kindern und Jugendlichen nicht beobachtet werden. Vielmehr treten als **Nebenwirkungen** vereinzelt vorübergehende leichte dysphorische Verstimmungen – vornehmlich zu Beginn der Behandlung – auf. Weitere ebenfalls meist vorübergehende Nebenwirkungen sind Einschlafstörungen, denen durch Vermeidung einer abendlichen Gabe begegnet wird, Appetitlosigkeit, welche durch gleichzeitige Einnahme der Medikation mit den Mahlzeiten vermieden werden kann, sowie eine passagere Hemmung des Größenwachstums ohne Beeinträchtigung der Endgröße im Erwachsenenalter. Tics und Stereotypien können – wahrscheinlich nur bei einer genetischen Vulnerabilität – durch Stimulanzien ausgelöst werden. Im klinischen Verlauf sollten regelmäßige Kontrollen von Herzfrequenz, Blutdruck sowie Größen- und Gewichtszunahme durchgeführt werden.

Die **Wirkweise** der Stimulanzien ist weitgehend unaufgeklärt. Grundsätzlich sind die oben aufgezeigten Wirkungen auch bei Kindern ohne ein HKS bzw. bei Erwachsenen nachweisbar. Die Annahme einer sogenannten paradoxen Wirkung, daß nämlich ein zentral aktivierendes Stimulanz die Hyperaktivität senkt, berücksichtigt ungenügend, daß viele Kinder mit einem HKS wahrscheinlich zentral nervös ungenügend aktiviert sind und erst unter Stimulanzien ihr angemessenes Aktivationsniveau erreichen. Die Vorhersage der sogenannten Responder, also der Kinder mit positiver Reaktion auf Stimulanzien, ist bisher nicht überzeugend gelungen.

Die beschriebenen klinischen Wirkungen der Stimulanzien sind nicht auf eine bestimmte Altersgruppe von Kindern und Jugendlichen beschränkt. Sie können – mit möglicherweise großer Variabilität der Effekte – schon bei Vorschulkindern eingesetzt werden und es gibt keine Notwendigkeit, ab der Adoleszenz wegen der unberechtigten Befürchtung einer Suchtentwicklung mit der Behandlung beim HKS aufzuhören. Die kurzfristige, immer nur symptomatische Wirkung der Stimulanzien macht jederzeit Medikationspausen möglich, um die Notwendigkeit der Fortführung der Stimulanzienbehandlung zu überprüfen. Dies sollte beim HKS regelmäßig in den größeren Ferien geschehen. Weitere Grundsätze für die Behandlung dieser Störung sind in Kapitel 10 dargelegt. Dort findet sich auch in Tabelle 10-4 eine Zusammenstellung der **Substanzen** und **Dosierung**.

25.3 Neuroleptika

Zu den in der Kinder- und Jugendpsychiatrie eingesetzten Neuroleptika zählen im wesentlichen drei pharmakologische Substanzgruppen, nämlich die trizyklischen Neuroleptika (d. h. die Phenothiazine und die Thioxanthene), die Butyrophenone und verwandte Substanzen sowie schließlich die Benzamide. Der zentrale Wirkungsmechanismus der Neuroleptika besteht in einer Hemmung der neuronalen Impulsübertragung, die durch die Monamine als die sogenannten Neurotransmitter erfolgt. In erster Linie kommt es dabei zu einer Blockade der Dopaminrezeptoren und damit zu einer Verminderung der Wirksamkeit des Dopamins als Überträgersubstanz, bei zahlreichen Substanzen auch zu einer Blockade von alpha-adrenergen Rezeptoren mit der Folge von jeweils einem kompensatorischen Anstieg der Dopamin- bzw. Noradrenalinsynthese einschließlich des Turnover über Feedback-Mechanismen. Einige Substanzen beeinflussen auch die Systeme des Serotonins und Acetylcholins. Die wichtigste klinische Wirkung der Neuroleptika, ihr antipsychotischer Effekt, beruht in erster Linie auf der postsynaptischen Dopaminrezeptorblockade.

Als kinder- und jugendpsychiatrische **Indikationen** für Neuroleptika sind **schizophrene Psychosen**, **Manien**, einige Zielsymptome im Bereich **autistischer Syndrome**, **schwere Tic-Erkrankungen**, **schwere Zwangssyndrome**, und in Ergänzung zu anderen therapeutischen Maßnahmen **schwere aggressive und antisoziale Störungen** zu betrachten. Beim **Hyperkinetischen Syndrom** besteht nur für Haloperidol eine relative Indikation bei jenen Patienten, die nicht auf Stimulanzien ansprechen. Der Einsatz von Phenothiazinen bei der Behandlung der **Anorexia nervosa** ist weitgehend aufgegeben worden. Neuroleptika sind bei Intoxikationen, bei Herz-Kreislauferkrankungen und bei Epilepsien – mit Ausnahme des Fluoropipamid (Dipiperon ®) - **kontraindiziert**. Bei Schädigung von Leber, Niere und hämatopoetischem System gelten besondere Vorsichtsmaßregeln.

Die klinischen **Wirkungen** der Neuroleptika bestehen in einer positiven Beeinflussung psychotischer Symptome wie Halluzinationen, Wahnbildungen, Denkstörungen, Katatonie, Stupor sowie psychomotorischer Agitiertheit. Bei niedriger Dosierung haben Neuroleptika auch eine entspannende, angstlösende und schlafanstoßende Wirkung. Neuroleptika werden sowohl zur Beeinflussung akuter psychotischer Symptome wie auch – z.B. in Form von Depotpräparaten – zur längerfristigen Behandlung bei prozeßhaften Verläufen eingesetzt. Beim **frühkindlichen Autismus** kann Haloperidol in einer Dosierung von 0,5 bis 1 mg/d bedeutsam dazu beitragen, die betroffenen Kinder besser lenkbar und damit therapierbar zu machen, indem Symptome wie soziale Isolation, Stereotypien, abnorme Objektbeziehungen, Hyperaktivität und Sprachtherapie positiv beeinflußt werden. Schwere **Tic-Erkrankungen** einschließlich des Tourette-Syndroms zeigen unter niedrigen Dosen von Haloperidol (0,5 bis 8,0 mg/d) oder dem nebenwirkungsärmeren Pimozide bei Dosen von 1 bis 2 mg/d oder höher deutliche symptomatische Besserungen; neuerdings ist mit ähnlich positiven Effekten und unter Hinweis auf das Fehlen von Nebenwirkungen Tiapridex bei Tic-Erkrankungen eingeführt worden. Die Beeinflussung von aggressiven und antisozialen Symptomen durch Neuroleptika im Verbund mit anderen therapeutischen Maßnahmen macht in der Regel hohe Dosen mit entsprechenden unerwünschten Wirkungen erforderlich.

Der meist mit Störsymptomen wie Aggressivität begründete langfristige Einsatz von Neuroleptika bei geistig Behinderten wirft in besonderer Weise die Frage der **Nebenwirkungen** auf, zumal Neuroleptika in diesem Kontext am häufigsten eingesetzt werden. Neben **vegetativen Symptomen** wie Bauchschmerzen, Mundtrockenheit und Auswirkungen auf die Herz-Kreislaufregulation sind vor allem **extrapyramidalmotorische Störungen** problematisch. Hier können **Frühdyskinesien** mit dystonen Muskelverkrampfungen vornehmlich im Kopf- und Schulterbereich auftreten, die eine sofortige Intervention mit Biperiden (Akineton ®) erforderlich machen; indiziert ist eine langsame Injektion in einer Dosierung von 0,04 mg/kg Körpergewicht. Ein **Parkinsonoid** mit Tremor, Rigor, Amimie, Bradykinesie oder Akinesie tritt ebenso selten wie die durch quälende Unruhe, Agitation und Rastlosigkeit gekennzeichnete **Akathisie** auf. Hier muß der Einsatz von Anti-Parkinsonmitteln erwogen werden, womit gegebenenfalls die antipsychotische Wirkung der Neuroleptika reduziert wird. Symptome einer **Spätdyskinesie** setzen eine längerfristige neuroleptische Therapie voraus und sind daher bei Kindern und Jugendlichen extrem selten. Sie äußern sich schwerpunktmäßig in Grimassieren, oralen Dyskinesien, athetoiden und choreiformen Bewegungen, Tortikollis und Akathisie. Häufiger als anhaltende Spätdyskinesien können bei Kindern **Entzugsdyskinesien** beobachtet werden, wenn niedrig dosierte hochpotente Neuroleptika in der Dosis reduziert bzw. abgesetzt werden. Therapeutisch ist oft eine erneute Dosiserhöhung erforderlich; spontane Rückbildungen können in etwa der Hälfte der Fälle beobachtet werden.

Schließlich machen denkbare Auswirkungen auf das **blutbildende System** sowie auf **Leber** und **Niere** eine sorgfältige und kontinuierliche Überwachung entsprechender Laborwerte erforderlich. Zu den **Routineuntersuchungen** sollten zusammengefaßt die Kontrolle von Blutbild, Nieren- und Leberwerten, Blutdruck, Puls und EKG gehören. Wegen der krampfschwellensenkenden Wirkung der Neuroleptika sollten zusätzlich EEG-Kontrollen durchgeführt werden.

Hinsichtlich der Wahl der in Tabelle 25-1 einschließlich der Dosierung dargestellten **Substanzen** im Rahmen des klinischen Einsatzes gelten einige spezifische **Indikationsschwerpunkte**. Bei psychomotorischer Erregtheit werden insbesondere initial stark dämpfende Neuroleptika wie z.B. Laevomepromazin (Neurocil®) eingesetzt, während floride psychotische Symptome wie Trugwahrnehmungen, Wahnbildungen und schizophrene Denkstörungen

Tabelle 25-1: Substanzen und Dosierungen von Neuroleptika bei Kindern und Jugendlichen (nach Nissen, Eggers, Martinius 1984)

Substanz	Handelsname®	Initialdosis (Richtwerte)	Erhaltungsdosis (Richtwerte)
Phenothiazine und Thioxanthene			
Chlorpromazin	Megaphen	1,5–3 mg/kgKG/d	3–6 mg/kgKG/d (75–150 mg/d)
Chlorprothixen	Truxal, Taractan	0,5–1,0 mg/kgKG/d	1–4 mg/kgKG/d (150–300 mg/d)
Fluphenazin	Dapotum, Lyogen	0,025–0,05 mg/kgKG/d	0,15–0,3 mg/kgKG/d (3–12 mg/d)
Laevomepromazin	Neurocil	0,5–2 mg/kgKG/d	2–4 mg/kg/KG/d (60–200 mg/d)
Periziazin	Aolept	1–2 mg/d	10–15 mg/d
Promethazin	Atosil	0,5–2 mg/kgKG/d	2–4 mg/kgKG/d (50–200 mg/d)
Thioridazin	Melleril	1–3 mg/kgKG/d	3–6 mg/kgKG/D (75–150 mg)
Thiothixen	Orbanimon	0,02–0,05 mg/kgKG/d	0,15–0,3 mg/kgKG/d (3–6 mg/d)
Trifluoperazin	Stelazine Jatroneural	0,02–0,1 mg/kgKG/d	0,15–0,3 mg/kgKG/d (6–15 mg/d)
Butyrophenone und Verwandte			
Floropipamid	Dipiperon	0,5–1 mg/kgKG/d	1–4 mg/kgKG/d (30–150 mg/d)
Fluspirilene	Imap	1–4 mg i.m./Woche	0,5–4 mg i.m./Woche
Haloperidol	Haldol	0,025–0,05 mg/kgKG/d	0,15–0,3 mg/kg/KG/d (2–12 mg/d)
Penfluridol	Semap	10–20 mg/Woche	20–60 mg/Woche
Pimozid	Orap	0,003–0,01 mg/kgKG/d	0,03–0,1 mg/kgKG/d (2–6 mg/d)
Benzamide			
Sulpirid	Dogmatil	1–2 mg/kgKG/d	5–10 mg/kgKG/d (300–600 mg/d)
Tiaprid	Tiapridex	2–5 mg/kgKG/d	5–10 mg/kgKG/d (150–300 mg/d)

das Hauptanwendungsgebiet der hochpotenten Neuroleptika mit geringer sedativer Wirkung wie z.B. die Butyrophenon- und Thioxanthenderivate sind. Bei chronisch verlaufenden schizophrenen Psychosen können Depotpräparate eingesetzt werden. Der Beginn einer Neuroleptikabehandlung sollte zur Vermeidung von extrapyramidalmotorischen und vegetativen Nebenwirkungen in Form einer allmählichen, einschleichenden Dosissteigerung erfolgen. Auch nach Besserung der Symptomatik ist eine mehrmonatige Fortsetzung der Medikation erforderlich, die dann langsam ausschleichend abgesetzt wird.

25.4 Antidepressiva

Die Gruppe der Antidepressiva besteht im wesentlichen aus vier unterschiedlichen Typen, nämlich den trizyklischen Antidepressiva, den tetrazyklischen Antidepressiva, den Monoaminooxidasehemmern und einer Restgruppe nicht-klassifizierbarer Antidepressiva. Für die kinder- und jugendpsychiatrische Pharmakotherapie sind die trizyklischen Antidepressiva mit den Substanzen Imipramin (Tofranil®), Amitriptylin (Saroten®, Laroxyl®) und Clomipramin (Anafranil®) die wichtigsten therapeutischen Mittel. Einige Neuroleptica wie Thioridazin (Melleril®), Chlorprothixen (Taractan®, Truxal®), Laevomepromazin (Neurocil®) und Sulpirid (Dogmatil®) haben zugleich auch eine antidepressive Wirkungskomponente.

Der pharmakologische Wirkungsmechanismus der Antidepressiva wird hypothetisch darin gesehen, daß bei einem Mangel bzw. einem gestörten Gleichgewicht der Neurotransmitter, Noradrenalin und Serotonin, oder einer ungenügenden Sensibilität der postsynaptischen Rezeptoren, Antidepressiva über verschiedene Mechanismen die Wiederaufnahme der Neurotransmitter hemmen und dadurch ihre Konzentration im synaptischen Spalt vermehren. Die Wirkung der Antidepressiva umschließt gleichermaßen endogene wie lebensgeschichtlich-reaktive (sogenannte psychogene) Depressionen. Dies wird hypothetisch auf die Tatsache zurückgeführt, daß bei zwar unterschiedlichen biochemischen Prozessen – mit Hypersensibilität der Rezeptoren bei endogenen Depressionen und einem Mangel an Neurotransmittern in den präsynaptischen Speichern bei den psychogenen Depressionen – in beiden Fällen Antidepressiva zu einer therapeutisch wirksamen Konzentration der Neurotransmitter im synaptischen Spalt führen.

Die klinischen **Indikationen** für Antidepressiva sind neben der **Depression** die **Enuresis,** das **Hyperkinetische Syndrom,** bedingt auch die **Anorexia** bzw. **Bulimia nervosa**, **Zwänge**, die **Schulphobie** und der **Somnambulismus** sowie der **Pavor nocturnus**. Mit Ausnahme der Depression handelt es sich bei allen aufgeführten Störungen jedoch um relative Indikationen, die jeweils eingeschränkt bzw. spezifiziert werden müssen. So ist die symptomatische Wirksamkeit von Imipramin bei der **Enuresis** und beim **Hyperkinetischen Syndrom** einerseits ungenügend geklärt und andererseits anderen therapeutischen Maßnahmen unterlegen. Bei der **Enuresis** ist nicht nur offen, ob Antidepressiva über periphere Effekte an der Blase oder zentral aktivierende Effekte wirksam werden. Wie in Kapitel 15 dargelegt wurde, sprechen vor allem die hohen Rückfallquoten bei Absetzen der Medikation gegen eine breite Verschreibung der Antidepressiva bei der Enuresis. In ähnlicher Weise sind Antidepressiva beim **Hyperkinetischen Syndrom** eher Substanzen zweiter Wahl, weil die Effizienz der Stimulanzien größer ist.

Der Einsatz von Antidepressiva bei der **Anorexia** bzw. **Bulimia nervosa** läßt sich nur dann rechtfertigen, wenn zugleich depressive Symptome vorliegen. In diesen Fällen ist die antidepressive Medikation eine stützende Begleittherapie im Rahmen eines umfangreicheren Behandlungskonzeptes. Hinsichtlich der Behandlung von **Zwängen** liegen neuere kontrollierte Studienergebnisse vor, die eine spezifische Wirksamkeit von Clomipramin (Anafranil®) belegen (vgl. Kap. 14). Der Einsatz von Imipramin bei der **Schulphobie** ist aufgrund der Ergebnisse einer leider nicht replizierten, wenngleich kontrollierten Studie als eine denkbare therapeutische Option zu betrachten. Schließlich kann Imipramin als eine kurzfristige Maßnahme zur Unterbrechung des **Somnambulismus** und auch des **Pavor nocturnus** eingesetzt werden. Antidepressiva sind in depressiven Vorstadien schizophrener Psychosen **kontraindiziert**, weil sie über die Antriebssteigerung schizophrene Symptome provozieren können. Ebenso sollten Patienten mit Epilepsie wegen der Krampfschwellensenkung nicht mit Antidepressiva behandelt werden.

Die klinische **Wirkung** der Antidepressiva besteht in einer Besserung und Harmonisierung der Stimmung, der Psychomotorik und des Antriebs. Die verschiedenen antidepressiven Substanzen können danach eingeteilt werden, inwieweit sie die Leitsymptome der **psychomotorischen Gehemmtheit**, der **vitalen depressiven Verstimmung** und der **ängstlich-psychomotorischen Erregtheit** beeinflussen. Das Leitsymptom der depressiven Verstimmung wird besonders durch **depressionslösende, stimmungsaufhellende Antidepressiva** wie z. B. Imipramin, Clomipramin und Maprotilin gebessert, während ängstliche Unruhe besonders auf **sedierend-anxiolytische Antidepressiva** wie z. B. Amitryptilin, Trimeprimin und auch Maprotilin reagiert. Bei vorwiegender Antriebsschwäche und psychomotorischer Gehemmtheit sind **antriebssteigernde Antidepressiva** wie z. B. Desimipramin und Nortryptilin therapeutisch wirksam.

Zu den unerwünschten, dosisabhängigen **Nebenwirkungen** zählen Auswirkungen auf das Herz-Kreislaufsystem (Verlangsamung der Erregungsausbreitung, Frequenzveränderung, Blutdruckabfall), vegetative Symptome (z. B. Trockenheit der Schleimhäute, Schwitzen, Hitzewallungen) und Augensymptome (Pupillenerweiterung, Akkomodationsschwäche und Erhöhung des Augeninnendrucks). Schwere Komplikationen bei Überdosierungen zeigen sich als Kardiotoxizität, Blutbildveränderungen, Kreislaufkollaps, Harnsperre und möglicherweise auch zerebralen Krampfanfällen. Einige Antidepressiva haben Müdigkeit als zentrale Nebenwirkung zur Folge. Die selten eingesetzten Monoaminooxidasehemmer können nach Aufnahme tyraminreicher Nahrung (d. h. Käse, Joghurt, Fleischextrakte und Wild) zu gefährlichen Blutdruckkrisen und Kopfschmerzattacken führen.

Die für die Therapie von Kindern und Jugendlichen wichtigsten Substanzen sind einschließlich der empfohlenen **Dosierungen** in Tabelle 25-2 aufgeführt. Für sämtliche Substanzen gilt, daß die Therapie zunächst mit einer Initialdosis begonnen wird, bevor die Erhaltungsdosis eingesetzt wird. Zugleich sind die Dosen altersabhängig. Nach einschleichendem Behandlungsbeginn sollte die mitt-

Tabelle 25-2: Substanzen und Dosierung von Antidepressiva bei Kindern und Jugendlichen (nach Nissen, Eggers, Martinius 1984)

Substanz	Handelsname®	Initialdosis (Richtwerte)	Erhaltungsdosis (Richtwerte)
Imipramin	Tofranil	5–10 Jahre: 10– 20 mg/d 10–14 Jahre: 20– 50 mg/d 14–18 Jahre: 50–100 mg/d	30 mg/d 50– 75 mg/d 75–100 (150) mg/d
Amitryptilin	Laroxyl	5–10 Jahre: – 10–14 Jahre: 20– 30 mg/d 14–18 Jahre: 30– 75 mg/d	 50– 75 mg/d 75–100 (150) mg/d
Clomipramin	Anafranil	5–10 Jahre: 10– 20 mg/d 10–14 Jahre: 20– 50 mg/d 14–18 Jahre: 50–100 mg/d	30 mg/d 50– 75 mg/d 75–100 mg/d
Maprotilin	Ludiomil	5–10 Jahre: 10– 30 mg/d 10–14 Jahre: 50– 75 mg/d 14–18 Jahre: 50– 75 mg/d	30– 50 mg/d 50–100 mg/d 75–100 (150) mg/d
Viloxazin	Vivalan	5–10 Jahre: 25– 50 mg/d 10–14 Jahre: 50–100 mg/d 14–18 Jahre: 50–150 mg/d	50– 75 mg/d 50–100 mg/d 150–200 mg/d
Sulpirid	Dogmatil	5–10 Jahre: 25– 50 mg/d (Saft) 10–14 Jahre: 50–100 mg/d 14–18 Jahre: 100–150 mg/d	50 mg/d 100–300 mg/d 300–500 mg/d

lere Tagesdosis innerhalb der ersten Woche erreicht sein. Der Wirkungseintritt ist in der Regel nicht vor zwei bis vier Wochen zu erwarten, so daß vorher über Dosisveränderungen oder Absetzen der Medikation nicht sinnvoll entschieden werden kann. Die klinische Kontrolle muß auf die beschriebenen Nebenwirkungen achten und entsprechende Laboruntersuchungen als Routinemaßnahmen umschließen.

25.5 Lithium

Lithium gehört zu den jüngsten Entdeckungen der modernen Psychopharmakologie. Dabei handelt es sich um ein Metall, das als Salz in vielen Mineralien, im Seewasser und im Organismus vorkommt. Die pharmakologisch-therapeutische Wirksamkeit von Lithiumsalzen ist noch ungenügend geklärt; hypothetisch werden Beeinflussungen des Elektrolytgleichgewichts, wahrscheinlich an der Nervenzellmembran, und des Stoffwechsels der biogenen Amine im Gehirn angenommen. So könnte Lithium präsynaptisch die Konzentration von Dopamin und Noradrenalin vermindern oder deren Effekte postsynaptisch am Rezeptor stabilisieren.

Die **Indikation** für Lithium besteht in erster Linie in der **Prophylaxe** rezidivierender Erkrankungen im Rahmen **affektiver bzw. schizoaffektiver Psychosen**. Darüber hinaus besteht auch eine therapeutische Wirkung bei akuten manischen und hypomanischen Phasen, die jedoch in erster Linie mit Neuroleptika behandelt werden. Eine relative Indikation können weiterhin schwere **dissoziale und aggressive Störungen** abgeben, bei denen andere therapeutische Maßnahmen einschließlich Pharmakotherapie versagt haben. Dies gilt z.B. auch für die schweren, explosiven Aggressionsdurchbrüche mit Selbst- und Fremdgefährdung bei einigen Fällen mit geistiger Behinderung. Als **Kontraindikationen** müssen schwere Erkrankungen der Niere und des Herz-Kreislaufsystems, endokrine Störungen wie Hypothyreose und Mb. Addison sowie Krankheiten gelten, die mit Diuretika oder kochsalzarmer Diät behandelt werden.

Die klinisch-therapeutische **Wirkung** von Lithium besteht in erster Linie in der Prävention von Erkrankungsrezidiven bei affektiven Psychosen. Ein Mindesteffekt besteht in der Ausdehnung der erkrankungsfreien Intervalle. Damit trägt Lithium sehr wesentlich dazu bei, die Lebensentwicklung von Patienten mit affektiven Psychosen zu verbessern und zu stabilisieren. Unmittelbare psychische Effekte, insbesondere eine Sedierung, können unter der Dauerprophylaxe mit Lithiumsalzen nicht beobachtet werden. An **Nebenwirkungen** können initial ein leichter Tremor, Übelkeit, Magenschmerzen und Durchfälle sowie Müdigkeit und Schwindel auftreten, die jedoch nicht persistieren. Unter Dauertherapie treten bei etwa 10% der Patienten leichte bis mittelgradige Strumen der Schilddrüse auf.

Für die Behandlung stehen verschiedene **Substanzen** zur Verfügung, bei denen es sich immer um Lithiumsalze handelt. Im Jugendlichenalter bewährt haben sich das Lithiumacetat (Quilonum®), und das Lithiumcarbonat (Hypnorex retard®). Die **Dosis** orientiert sich am Plasmaspiegel, wobei der prophylaktische Bereich bei 0,5 bis 1,0 mval/l und der therapeutische Bereich bei 1,2 bis 1,4 mval/l liegt. Eine prophylaktische Behandlung muß sich auf mindestens ein Jahr erstrecken und auch bei Rezidiven in Form manischer oder depressiver Phasen fortgeführt werden. Der Beginn der Behandlung sollte durch allmählichen Dosisaufbau mit regelmäßigen Blutkontrollen erfolgen. Weiterhin gehören regelmäßige Überprüfungen der Nierenfunktion, der Schilddrüsenfunktion, des Blutbildes, der Elektrolyte und des EKG sowie des Gewichts zu den Routinemaßnahmen der klinischen Überwachung. Die Dauerprophylaxe mit Lithium setzt eine hohe Kooperationsbereitschaft des Patienten voraus.

25.6 Tranquilizer

Tranquilizer dienen der Lösung von Angst- und Spannungszuständen. Diese Eigenschaften teilen sie mit einigen Neuroleptika bei niedriger Dosierung; jedoch haben sie nicht deren antipsychotische Eigenschaften. Klinisch bedeutsam sind in erster Linie die Benzodiazepine; einen geringen Raum nehmen die Beta-Rezeptorenblocker ein. Tranquilizer haben anxiolytische, sedierende, muskelrelaxierende und antikonvulsive Eigenschaften. Sie beeinflussen den Neurotransmitterstoffwechsel über Benzodiazepin-spezifische Rezeptoren, wobei die inhibitorische Wirkung des Neurotransmitter GABA (Gamma-Amino-Buttersäure) verstärkt wird.

Klinische **Indikationen** für Tranquilizer bestehen in **Angstsyndromen** und **Schlafstörungen**. Dabei muß die Indikation jedoch weiter eingeengt werden, zumal Tranquilizer lediglich symptomatisch wirken. So können **schwere Phobien** und **Zwangssyndrome** über die begleitende Gabe von Tranquilizern für spezifische therapeutische Interventionen wie Psycho- und Verhaltenstherapie vorbereitet und angehbar gemacht werden. Gelegentlich können schwere Angstzustände sich gegenüber psychologischen Maßnahmen auch als refraktär erweisen oder schwere anhaltende Zustände eines **Pavor nocturnus** eine pharmakologische Behandlung mit Tranquilizern erforderlich machen. Diazepine haben ferner einen Stellenwert in der antiepileptischen Therapie, insbesondere bei der Unterbrechung von statusartigen epileptischen Anfällen. **Kontraindiziert** sind Tranquilizer bei Drogenabhängigkeit und Sucht.

Die **Wirkungen** der Benzodiazepine bestehen in Entspannung, Stimmungsaufhellung und Entängstigung. Beta-Rezeptorenblocker wie Oxprenolol (Trasicor®) und Propanolol (Dociton®) haben ganz ähnliche Wirkungen mit Ausnahme der muskelrelaxierenden und antikonvulsiven Wirkungen. In ihren anxiolytischen Effekten sind sie Benzodiazepinen nicht überlegen, so daß sie nicht als Präparate der ersten Wahl anzusehen sind. Sie sind bei Patienten mit Asthma bronchiale, Sinusbradykardie und Herzerregungsleitungsstörungen sowie bei Diabetes mellitus **kontraindiziert**. Hingegen haben Benzodiazepine nur eine geringe Tendenz zu **Nebenwirkungen**. Bei längerfristiger Verschreibung besteht die Gefahr von Abhängigkeitsentwicklungen.

Gebräuchliche **Substanzen** sind die Benzodiazepine Bromazepam (Lexotanil®), Clobazam (Frisium®), Chlordiazepoxid (Librium®), Diazepam (Valium®) und Oxazepam (Adumbran®, Praxiten®). Die **Dosierung** sollte bei Kindern grundsätzlich niedrig und eher häufig erfolgen, um den spezifischen pharmakokinetischen Aspekten gerecht zu werden. Angstsyndrome, phobische Symptome und Zwangssyndrome sowie Schlafstörungen sollten in jedem Falle nur kurzfristig mit Benzodiazepinen angegangen werden, wobei die jeweilige Dosis je nach Präparat variiert.

Literatur

Benkert, O., H. Hippius: Psychiatrische Pharmakotherapie. Springer, Berlin-Heidelberg-New York 1974.

Campbell, M., I.L. Cohen: Psychotropic drugs in child psychiatry. In: von Praag, H.M. (ed.): Handbook of Biological Psychiatry, Part VI. Marcel Dekker, New York 1981.

Campbell, M., L.T. Anderson, W.H. Green: Behavior-disordered and aggressive children - new advances in pharmacotherapy. J. Develop. Behav. Pediat. 4 (1983) 265-271.

Conners, C.K., J.S. Werry:. Pharmacotherapy. In: Quay, M.C., J.S. Werry (eds.): Psychopathological Disorders of Childhood. 2.ed.. Wiley, New York 1979.

Eggers, Ch.: Psychopharmaka-Therapie im Kindesalter. Fortschr. Med. 95 (1977) 2028-2034.

Gualtieri, C.T., R.N. Golden, J.J. Fahs: New developements in pediatric psychopharmacology. J. Develop. Behav. Pediat. 4 (1983) 202-209.

Klein, D.F., R. Gittelmann, F. Quitkin, A. Rifkin: Diagnosis and drug treatment of psychiatric disorders: adults and children. 2.ed. Williams & Wilkins, Baltimore-London 1980.

Mendlewicz, J., H.M. Praag van: Childhood psychopharmacology: current concepts. Karger, Basel-München 1978.

Nissen, G., Ch. Eggers, J. Martinius: Kinder- und jugendpsychiatrische Pharmakotherapie. Springer, Berlin-Heidelberg-New York 1984.

Pfefferbaum, B., J.E. Overall: Decision about drug treatment in children. J. Amer. Acad. Child Psychiat. 23 (1984) 209-214.

Taylor, E.: Drug treatment. In: Rutter, M., L. Hersov (eds.): Child Psychiatry – Modern Approaches. 2. ed. Blackwell, Oxford 1985.

Werry, J.S.: Pediatric psychopharmacology. The use of behavior modifying drugs in children. Brunner/Mazel, New York 1978.

Werry, J.S.: Psychopharmacotherapy in children. In: Arieti, S. (ed.): American Handbook of Psychiatry. Basic Books, New York 1981.

Werry, J.S.: An overview of pediatric psychopharmacologym. J. Amer. Acad. Child Psychiat. 21 (1982) 3-9.

White, J.H.: Pediatric psychopharmacology. A practical guide to clinical application. Williams & Wilkins, Baltimore 1977.

26 Funktionelle Therapien

Die Entwicklung funktioneller Therapien kann als Folge des zunehmenden wissenschaftlichen Interesses an den spezifischen Lern- und Entwicklungsstörungen betrachtet werden. Dabei versuchen die verschiedenen therapeutisch-praktischen wie theoretischen Ansätze, sich neben entwicklungspsychologischen Annahmen auch teilweise auf der Basis jeweils spezifischer Annahmen über neuropsychologische bzw. neurophysiologische Ursachen gestörter Hirnfunktionen zu begründen. Historisch fußen sie damit auf einer Entwicklung, die Ende der 40er Jahre mit der Theorie der frühkindlichen Hirnschädigung begann und sich später in Konzepten der frühkindlich erworbenen Hirnfunktionsstörungen differenzierte.

Allen Ansätzen gemeinsam ist die Beschäftigung mit Abweichungen bzw. Defiziten entwicklungsabhängiger Funktionen, die für die Adaptation des Kindes bedeutsam sind. Die Differenzierung der verschiedenen Therapieansätze erfolgt wesentlich über die Zentrierung auf einzelne Entwicklungsdimensionen, welche Lernen und Adaptation beeinträchtigen und Kinder in alltäglichen Lebenszusammenhängen scheitern lassen. Wenngleich sich daraus sekundäre Störungen der Befindlichkeit und des Verhaltens entwickeln können, zielt der Ansatz der funktionellen Therapie auf die primären neuropsychologischen Funktionsdefizite und betrachtet die sekundären Störungen weitgehend als ein Indikationsgebiet für Psycho- und Verhaltenstherapie, sofern die Behebung von Funktionsdefiziten nicht bereits zu einer Minderung bzw. Auflösung der Sekundärstörungen führt.

Die folgende Skizzierung funktioneller Therapien beschränkt sich auf Ansätze, die einen gewissen Bekanntheitsgrad im deutschsprachigen Raum erworben haben. Dabei handelt es sich zugleich um praktisch verfügbare Behandlungsangebote. Die einzelnen Richtungen sind in nicht unerheblicher Weise mit einzelnen Persönlichkeiten verbunden, welche die jeweiligen Therapieansätze entwickelt haben.

26.1 Psychomotorische Übungsbehandlung

Die Entwicklung psychomotorischer Übungsbehandlungen wurde im deutschsprachigen Raum wesentlich durch die Arbeiten von Kiphard begründet. Mit dem Begriff der **Übungsbehandlung** soll gleichermaßen der pädagogische Lernprozeß des Übens wie auch der auf die Behebung von Störungen zielende Prozeß der Behandlung zum Ausdruck gebracht werden, während der Begriff der **Psychomotorik** den engen Bezug von intrapsychischem Erleben und motorischer Äußerung betont. Damit wird zugleich auch eine Abgrenzung gegenüber der **sensomotorischen Übungsbehandlung** vorgenommen, bei der es um ein elementares Sinnes- und Bewegungstraining geht, um Schwächen oder Störungen in der Funktionseinheit von Sinneswahrnehmung und Bewegungsantwort, der **Sensomotorik**, abzubauen. Sensomotorische Übungsbehandlungen richten sich vornehmlich auf die Wahrnehmungs- und Bewegungsstörungen bei Säuglingen und Kleinkindern, während ab dem Vorschulalter psychomotorische Syndrome wie Bewegungshemmung, Langsamkeit, Ungeschicklichkeit oder fehlende Bewegungskontrolle zum Ziel psychomotorischer Übungsbehandlungen werden.

Auf der Basis der qualitativen wie quantitativen Motodiagnostik (vgl. die in Tabelle 4-6 aufgeführten Tests) setzt die psychomotorische Übungsbehandlung an der jeweiligen Symptomatik an, wobei sie die Wechselwirkung zwischen gestörter Motorik und Persönlichkeitsdimensionen wie Ängstlichkeit, Aggressivität, Demotivierung u.a.m. unterstreicht. Mit dieser Betonung von Wechselwirkungen geht die psychomotorische Übungsbehandlung zugleich über das nur funktionsbezogene Training der Physiotherapie hinaus. Inhaltlich umfaßt sie im Rahmen der Gruppentherapieform vorbereitende Sinnes- und Körperübungen, grob- und feinmotorische Trainings sowie Übungen der Behutsamkeit und Selbstkontrolle unter Einschluß von Rhythmik und Kreativität. Konkrete Übungen und Behandlungseinheiten sind von Kiphard und anderen Autoren in vielfältigen Trainingsmanualen und Texten vorgelegt worden.

Die **Indikation** für die psychomotorische Übungsbehandlung wird neben milieureaktiven psychomotorischen Fehlverhaltensweisen in diskreten sensomotorischen Funktionsdefiziten, motorischer Unruhe, leichten choreiformen und athetoiden Hyperkinesen, feinmotorischen Störungen sowie Mangel an Impulsdosierung gesehen.

Zugleich wird auch die sich als Gestalterfassungsschwäche manifestierende Wahrnehmungsstörung zum Ziel visuo-motorischer Übungen gemacht. Als behandlungsbedürftig wird dabei nicht das Symptom, sondern die gestörte Gesamtpersönlichkeit des Kindes betrachtet. Dieser individuellen Zielsetzung kann durch Zuordnung des Kindes zu einer bestimmten Leistungsgruppe, durch ein eventuell vorgeschaltetes individuelles Leistungstraining und individuelle Leistungsangebote per Übungsgerät Rechnung getragen werden, um die Interessen und Stärken des Einzelfalls therapeutisch zu nutzen.

Das therapeutische Vorgehen läßt sich als das Angebot eines Initialreizes in einer Bewegungssituation kennzeichnen, auf die das Kind mit einer Bewegungsantwort reagiert und in der Wiederholung sich adaptiert. In dieser psycho- und wahrnehmungsmotorischen Individualentwicklung wird zugleich die kognitive Entwicklung angeregt. Das gleichermaßen funktions- wie lustbetonte Vorgehen führt zum Erleben von Möglichkeiten und Grenzen kreativen Handelns und zum intensiven Kennenlernen des Körpers in seinen Sinnes- und Bewegungsmodalitäten. Das Kind erhält die Freiheit, seine Bedürfnisse und Nöte durch seinen ganzen Körper auszudrücken und über die Entdekkung des Körper-Ich seine Funktionsdefizite zu akzeptieren.

Psychomotorische Übungsbehandlungen können vom Vorschulalter bis zur Pubertät eingesetzt werden. Bei kleineren Kindern können im Rahmen sensomotorischer Behandlungen die Eltern in das Programm einbezogen werden. Bei Jugendlichen sollten eher sportliche Trainingsangebote vermittelt werden, welche den individuellen Interessen gerecht werden. Mit der Durchführung psychomotorischer Übungsbehandlungen befassen sich nicht nur die im „Aktionskreis Psychomotorik" in der BRD zusammengeschlossenen Krankengymnasten, Sportlehrer und Bewegungstherapeuten, sondern neuerdings auch die durch ein spezielles Hochschulstudium ausgebildeten Diplom-Motologen und die Motopäden. Als Ergebnis dieser Entwicklungen hat sich die Mototherapie als eine eigenständige Therapieeinrichtung entwickelt, die mit ihrer Zentrierung auf spezifische Lernstörungen, Hirnfunktionsstörungen und die begleitenden emotionalen und körperlich-funktionalen Störungen eine Bereicherung von Interventionsmöglichkeiten für die Kinder- und Jugendpsychiatrie bedeutet. Der Entwicklung von Behandlungsansätzen sollten nunmehr Bemühungen zur **Evaluation** der Therapieeffekte folgen, die gegenwärtig noch weitgehend ausstehen.

26.2 Sensorisch-integrative Therapie

Begriff, Theorie und Praxis der sensorisch-integrativen Therapie sind in erster Linie mit dem Namen der amerikanischen Psychologin und Beschäftigungstherapeutin Jean Ayres verbunden. Sie versteht unter dem Begriff der **sensorischen Integration** den Prozeß des Ordnens und Verarbeitens von Sinnesreizen, damit das Gehirn eine brauchbare Körperreaktion sowie sinnvolle Wahrnehmungen, Gefühlsreaktionen und Gedanken erzeugen kann. Hirnfunktionen werden über die sensorische Integration organisiert, die als ein Prozeß des Filterns, Sortierens, Integrierens und Verarbeitens von Informationen verstanden wird, um gezieltes Handeln zu ermöglichen. Sensorisch-integrative Störungen können demnach als Dyspraxien verstanden werden, welche die Basis für Störungen des Lernens, der Verhaltensorganisation und komplexerer Hirnfunktionen abgeben. In diesem Sinne handelt es sich eher um eine prädiagnostische Kategorie als um eine Diagnose.

Ayres bemüht sich um eine **neurophysiologische Begründung** ihrer Theorie, wobei sie auf die phylogenetisch bedingten, unterschiedlichen Funktionsniveaus des Gehirns Bezug nimmt. Integration und Organisation sind sowohl auf den phylogenetisch alten wie auch jüngeren Funktionsniveaus möglich. Die hierarchische Organisation führt jedoch dazu, daß Störungen auf einer primitiveren Funktionsebene zu einer Störung der Differenzierung auf höheren Funktionsniveaus führen. Andererseits tragen die auf der Funktionsebene der Kortex ansetzenden, kognitiv orientierten therapeutischen Maßnahmen nicht zur Integration und Organisation von Funktionen des Mittel- und Stammhirns bei. Entsprechend postuliert die sensorisch-integrative Theorie und Therapie, daß komplexe Funktionsstörungen wie z.B. die spezifischen Lernstörungen über Ansätze der Beeinflussung der zugrundeliegenden sensomotorischen Funktionen und neuralen Organisation angegangen werden müssen.

Aufbauend auf dieser theoretischen Grundorientierung ist für die sensorisch-integrative Therapie zunächst eine **Diagnostik** der sensomotorischen Funktionen bedeutsam. Zu diesem Zweck hat Ayres eine Testbatterie, den Southern California Sensory Integration Test (SCSIT) entwickelt. Er umfaßt in einem Schwerpunkt der **visuellen Perzeption** Tests zur Erfassung von Raumwahrnehmung, Figur-Grund-Wahrnehmung, Raumlage und Musterkopieren; ferner wird die **somatosensorische Rezeption** in Tests zur Bewertung der Kinästhesie, der manuellen Formperzeption, der Fingeridentifikation, der Graphästhesie, der Lokalisation taktiler Stimuli und der Wahrnehmung doppelter taktiler Stimuli untersucht. Ein weiterer Schwerpunkt der Testbatterie gilt der Erfassung **motorischer Leistungen**, wobei die Imitation von Stellungen, die bilaterale Motorkoordination, die Stehbalance bei geöffneten und bei geschlossenen Augen und die motorische Genauigkeit rechts und links geprüft werden. Schließlich befaßt sich ein letzter Schwerpunkt mit **verschiedenen Funktionen**, nämlich dem Kreuzen

Tabelle 26-1: Funktionsbereiche des Southern California Sensory Integration Test (SCSIT) (nach Ayres 1979)

Raumvorstellung: Formtafeln werden benutzt, um die visuelle Wahrnehmung von Form und Raum sowie die mentale Manipulation von Objekten im Raum zu fördern.

Figur-Grund-Wahrnehmung: Reizfiguren werden übereinandergelegt bzw. eingebettet, die die Auswahl einer Vordergrundfigur vor einem ähnlichen Hintergrund erfordern.

Position im Raum: Einfache geometrische Formen werden zur Wiedererkennung in verschiedenen Anordnungen und Sequenzen dargeboten.

Muster-Nachzeichnen: Die visuell-motorische Aufgabe erfordert die Duplikation eines Musters auf einem gepunkteten Gitter.

Motorische Exaktheit: Die visuell-motorische Aufgabe erfordert, daß das Kind eine Linie über einer vorgedruckten Linie zeichnet. Die motorische Koordinationskomponente stellt größere Anforderungen als die visuelle.

Kinästhesie: Das Kind versucht, mit geschlossenen Augen seinen Finger auf einen Punkt zu legen, auf den er zuvor vom Versuchsleiter gelegt worden war.

Manuelle Formwahrnehmung: Der Test erfordert den Vergleich des visuellen Gegenstücks einer geometrischen Form, die in der Hand gehalten wird.

Fingeridentifikation: Das Kind zeigt auf den Finger an seiner Hand, der zuvor vom Versuchsleiter berührt wurde, ohne daß das Kind es beobachten konnte.

Graphästhesie: Das Kind zeichnet ein einfaches Muster auf seinen Handrücken, indem es versucht, das Muster zu kopieren, das der Versuchsleiter zuvor an die gleiche Stelle gezeichnet hat.

Lokalisation taktiler Reize: Das Kind soll seinen Finger auf einen Fleck auf seiner Hand oder seinen Arm legen, den der Versuchsleiter zuvor berührt hat.

Wahrnehmung doppelter taktiler Reize: Zwei taktile Reize werden gleichzeitig sowohl auf die Wange und die Hand appliziert, und das Kind soll dann identifizieren, wo es berührt wurde.

Imitation von Stellungen: Das Kind soll eine Reihe von Positionen und Haltungen einnehmen, die der Versuchsleiter ihm zeigt; ein Prozeß, der motorische Planung erfordert.

Kreuzen der Körpermittellinie: Das Kind imitiert den Versuchsleiter, wie er auf eines seiner Ohren oder Augen zeigt.

Bilaterale motorische Koordination: Die Durchführung dieses Tests erfordert weich ausgeführte Bewegungen und die Interaktion der beiden oberen Extremitäten.

Rechts-Links-Diskrimination: Das Kind soll rechts von links an ihm selbst, am Versuchsleiter und bezüglich der Lokalisation eines Gegenstandes unterscheiden. Die einzigen verbalen Reaktionen, die der gesamte SCSIT erfordert, beziehen sich auf diese beiden Items dieses Tests.

Stehbalance mit geöffneten Augen: Der Test mißt die Fähigkeit des Kindes zu balancieren, wenn es mit geöffneten Augen auf einem Fuß steht.

Stehbalance mit geschlossenen Augen: Es wird die Stehbalance auf einem Bein und mit geschlossenen Augen gemessen.

der Körpermittellinie, der Rechts-Links-Diskrimination und dem postrotatorischen Nystagmus. Eine Vorstellung von der Aufgabenstrukur des SCSIT gibt Tabelle 26-1.

Aus der Komplexität dieser Testbatterie wird deutlich, daß die Diagnostik die verschiedenen Sinnesmodalitäten (vestibuläres, taktiles, propriozeptives und visuelles System) und darüber hinaus die Bewertung primitiver Stellreflexe und komplexer motorischer Leistungen einschließlich Muskeltonus und Funktionsintegration der beiden Körperhälften berücksichtigt. Das **Prinzip der Therapie** besteht in der geplanten und kontrollierten sensorischen Stimulation, wobei der Hirnstamm als das niedrigste Niveau und die (angenommene) häufigste Störungsebene Ziel der meisten Interventionen ist. Entsprechend spielen die taktile, vestibuläre und propriozeptive **Stimulation** eine herausragende Rolle im Rahmen der sensorisch-integrativen Therapie. Als spezifische Manifestationen sensorisch-integrativer Störungen beschreibt Ayres die Symptomatik und Therapie der Störungen der Stellungs- und Bilateralintegration, der Entwicklungsapraxie, der Form- und Raumwahrnehmung, taktiler Defensivhaltungen sowie damit verbundener Verhaltensreaktionen, die Vernachlässigung einer Gehirnseite, Hör- und Sprachstörungen sowie Störungen bei der Ausbildung der Handdominanz. In Überlegungen zur Kunst der Therapie zieht Ayres ausdrücklich einige Parallelen zwischen sensorisch-integrativer Therapie und Psychotherapie.

Vorliegende erste Ansätze der Bewertung der **Effekte** der sensorisch-integrativen Therapie kommen zu recht unterschiedlichen Ergebnissen. Eine neuere umfassende Übersicht und Metaanalyse der wenigen für eine Evaluation geeigneten Therapiestudien stellt abschließend fest, daß die sensorisch-integrative Therapie tatsächlich effektiv ist. Die Effekte sind im Bereich motorischer Leistungen höher als im Bereich schulischer Leistungsmaße oder gar der Sprachfunktionen und sind bei sogenannten Risikofällen für die Entwicklung von spezifischen Lernstörungen höher als bei Lernstörungen oder gar geistig Behinderten (Offenbacher

1982). Für andere Patientengruppen ist die Effizienz der sensorisch-integrativen Therapie vorerst nicht erwiesen. Andererseits wirft eine ebenfalls neuere, sorgsam kontrollierte Studie Zweifel an diesen Feststellungen auf, zumal sich nach neunmonatiger Therapie keinerlei Effekte bei spezifischen Lernstörungen nachweisen ließen (Carte u. Mitarb. 1984).

26.3 Wahrnehmungstraining

Mit dem Namen der amerikanischen Psychologin Marianne Frostig verbindet sich ein Trainingsprogramm der visuellen Wahrnehmung, das international beträchtliche Verbreitung gefunden hat. Es geht von der zentralen Bedeutung der visuellen Wahrnehmung, d. h. der Empfindung, Interpretation und Identifikation von visuellen Sinnesempfindungen für adaptive Leistungen und Funktionen des Menschen aus. Diese erfährt zwischen Vorschul- und frühem Grundschulalter ihre wichtigste Entwicklungsperiode und kann dabei durch leichte Hirnfunktionsstörungen, emotionale Störungen oder Verzögerungen beeinträchtigt sein. Als Folge fällt es den betroffenen Kindern schwer, Gegenstände und ihre Beziehungen im Raum zu erkennen und alltägliche Aufgaben zu erfüllen. Vor allem werden die schulischen Lernprozesse beeinträchtigt. Aufbauend auf dem Leistungsversagen können sich sekundäre psychische Störungen entwickeln.

Das Wahrnehmungstraining zur Behebung dieser primären Störung baut auf der **Diagnostik** auf, die mit Frostigs Test der visuellen Wahrnehmung (FEW) in fünf Bereichen der visuellen Wahrnehmung vorgenommen wird. Dabei handelt es sich um

- die visuomotorische Koordination,
- die Figur-Grund-Wahrnehmung,
- die Wahrnehmungskonstanz,
- die Wahrnehmung der Raumlage und
- die Wahrnehmung räumlicher Beziehungen.

Sämtliche Funktionen sind nach Frostig wichtige und notwendige Voraussetzungen für die Prozesse von Lesen und Schreiben. Störungen in diesen Funktionen können sich jedoch auch auf andere Bereiche wie z. B. das Rechnen auswirken. Das Förderprogramm versteht sich als eine möglichst präventive Frühintervention bei Kindern im Vorschul- und frühen Grundschulalter, das in den schulischen Unterricht einbezogen werden kann. Es soll über wahrnehmungsgestörte Kinder hinaus auch bei sozial benachteiligten und behinderten Kindern Anwendung finden.

Störungen im Bereich der **visuo-motorischen Koordination**, d. h. der Fähigkeit, das Sehen mit den Bewegungen des Körpers zu koordinieren, werden im Rahmen des Trainings über Arbeitsblätter zur Schulung der Auge-Hand-Koordination sowie fein- und grobmotorische Koordinationsübungen angegangen. Die Förderung der **Figur-Grund-Wahrnehmung**, die für die Analyse und das Zusammenfügen von Wörtern, Sätzen und ganzen Absätzen notwendig ist, zielt auf die Ausrichtung der Aufmerksamkeit und die Ausgliederung relevanter bzw. irrelevanter Reize. Ihr dienen nach vorangehenden Übungen mit dreidimensionalen Gegenständen und Spielen wiederum spezifische Arbeitsblätter mit Bleistiftübungen. Den Störungen der **Wahrnehmungskonstanz** hinsichtlich Form, Größe, Farbe und Helligkeit gelten Übungen, bei denen z.B dieselben oder verschiedene Größen bzw. Formen herausgesucht bzw. sortiert werden oder wiederum Übungen mit mehrdimensionalem Material bzw. spezifischen Arbeitsblättern durchgeführt werden.

Die **Wahrnehmung der Raumlage** wird als die Wahrnehmung der Beziehung eines Gegenstandes zum Beobachter verstanden. Diese Fähigkeit setzt ein Körperbewußtsein voraus, das sich aus dem Selbstbild von Körper (Körperimago), den Kenntnissen über Körperbau und Funktionen (Körperbegriff) sowie die Raumlagebefindlichkeit des Körpers (Körperschema) zusammensetzt. Die Förderung des Körperbewußtseins zielt entsprechend auf die Bewußtwerdung der Körperteile, richtungsmäßige Körperbewegungen, Zeichnen menschlicher Figuren, Rechts-Links-Unterscheidung als Aspekten des Körperimagos, Lokalisieren der Körperteile und Zusammensetzen von Gesichtern und Körperteilen als Übungen des Körperbegriffs sowie Nachahmen von Körperhaltungen und die Beziehung von Körper und Gegenständen als Komponenten des Körperschemas. Zusätzlich werden Übungen an mehrdimensionalen Gegenständen zur Wahrnehmung von Umkehrungen und Rotationen durchgeführt.

Als **Wahrnehmung räumlicher Beziehungen** wird die Fähigkeit verstanden, die Lage von zwei oder mehreren Gegenständen zum Beobachter und in Beziehung zueinander wahrzunehmen. Auch hier sieht das Förderprogramm Übungen mit dreidimensionalen Gegenständen vor, bei denen Aspekte wie Lage und Muster berücksichtigt werden.

Mit der **Förderung** der visuellen Wahrnehmung ist noch nicht impliziert, daß die erlernten Fähigkeiten auch umgesetzt werden. Insofern dienen weitere Übungen der **Umsetzung**. Hierzu zählen die Verbalisierung, das Unterscheiden von Buchstaben und buchstabenähnlichen Formen, Übungen zum Gedächtnis für visuelle Reize bzw. die Sequenz akustischer Reize, das visuelle Vorstellungsvermögen, sowie Ansätze zur Förderung der kognitiven Umstrukturierung, des Rechnens sowie Lesens und Rechtschreibens. Das Förderprogramm zielt gesamthaft nicht nur auf schulische Leistungen, sondern auf eine Verbesserung der Interaktion des Kindes mit seiner Umwelt.

Die Frage der **Effizienz** von Wahrnehmungstrainings ist wiederholt kritisch beantwortet worden. Dabei wird schon auf der Ebene der Hypothesen und Diagnostik kritisiert, daß Wahrnehmung eine nicht trainierbare Abstraktion darstellt und die Validierung der Wahrnehmungstests aussteht. Weiterhin wird die Zentrierung auf die Wahrnehmungsfunktion als eine artifizielle Regression unter ein den Kindern in der Entwicklung bereits verfügbares Niveau komplexer Fertigkeiten gekennzeichnet. Darüber hinaus könnten möglicherweise irrelevante Funktionen trainiert werden, wenn z. B. beim Leseprozeß die visuelle Stimulusfixierung statt der kognitiven Dekodierung in den Vordergrund gestellt wird. Ferner sei das visuelle Wahrnehmungstraining irrelevant, weil die Wahrnehmung in jeder Handlung bzw. bei jedem Training adaptiven Verhaltens eingeschlossen sei. Schließlich wird bei einem Versuch der **Evaluation** von Studien mit Einsatz des Wahrnehmungstrainings auf die mangelnde Effizienz hingewiesen und die Notwendigkeit betont, komplexere adaptive Fertigkeiten zu trainieren (Mann und Goodman 1976).

26.4 Psycholinguistisches Training

In dem Bemühen um die psychologisch-pädagogische Fundierung spezifischer Lernstörungen in Diagnostik und Rehabilitation entwickelten die amerikanischen Psychologen Kirk und Kirk zunächst ein Testverfahren, das zur Abbildung von Störungen des Kommunikationsprozesses, d. h. der Funktionen, mit denen verbale und nonverbale Intentionen eines Individuums einem anderen mitgeteilt werden. Dieser Test, der im deutschen Sprachbereich als Psycholinguistischer Entwicklungstest (PET) vorliegt, diente den Autoren weniger als Instrument einer normorientierten Klassifikation, sondern im Sinne der veränderungsorientierten Diagnostik als Ausgangspunkt rehabilitativer bzw. pädagogisch-übender Interventionen.

Das **Modell**, auf dem Test wie Training gleichermaßen beruhen, berücksichtigt drei Ebenen kognitiver Funktionen:

- die **Ebene der Kommunikationskanäle**,
- die **Ebene der psycholinguistischen Prozesse** und
- die **Organisationsebene**.

Auf der **Ebene der Kommunikationskanäle** werden die Sinnesmodalitäten abgebildet, über die Rezeption wie Ausdruck in Form akustisch-stimmlicher, akustisch-motorischer, visuo-motorischer und optisch-stimmlicher Aktivitäten ablaufen, von denen der PET nur den akustisch-stimmlichen und optisch-motorischen Kanal erfaßt.

Die **Ebene der psycholinguistischen Prozesse** umschließt drei Prozesse:

- rezeptive Prozesse, d. h. Fähigkeiten des Erkennens und Verstehens,
- expressive Prozesse, also Fertigkeiten des Ausdrucks von Ideen und
- Organisations- und Vermittlungsprozesse, welche der internen Verarbeitung von Wahrnehmungen, Konzepten und linguistischen Symbolen dienen und als Mediationsprozesse zwischen rezeptiven und expressiven Prozeß geschaltet sind.

Schließlich dient die **Organisationsebene** der Beschreibung des Grades an Automatisierung und

Tabelle 26-2: Funktionsbereiche des Psycholinguistischen Entwicklungstests (PET)

A. Repräsentationsstufe

(1) Wortverständnis (WV):
Akustische Entschlüsselung
(Gehörtes verstehen)

(2) Bilder Deuten (BD):
Visuelle Entschlüsselung
(Gesehenes verstehen)

(3) Sätze Ergänzen (SE):
Akustisch-sprachliche Assoziation
(Aus Gehörtem Beziehungen ableiten)

(4) Bilder Zuordnen (BZ):
Visuo-motorische Assoziation
(Aus Gesehenem Beziehungen ableiten)

(5) Gegenstände Beschreiben (GB):
Sprachliche Verschlüsselung
(Gedanken in Worten ausdrücken)

(6) Gegenstände Handhaben (GH):
Motorische Verschlüsselung
(Gedanken in Gesten ausdrücken)

B. Integrationsstufe
(Stufe der Automatik und Sequenzen)

(7) Wörter Ergänzen (WE):

(8) Grammatik Test (GT):

(9) Laute Verbinden (LV):
Akustisch-sprachliche Automatik
(Die Struktur der Sprache automatisch benutzen)

(10) Objekte finden (OF):
Wahrnehmungsgeschwindigkeit
(Differenzierte Figuren visuell rasch vergleichen)

(11) Zahlenfolge-Gedächtnis (ZFG):
Akustisch-sprachliche Sequenz
(Eine Reihe von Symbolen wiedergeben, die akustisch gegeben werden)

(12) Symbolfolgen-Gedächtnis (SFG):
Visuo-motorische Sequenz
(Eine Reihe von Symbolen wiedergeben, die visuell gegeben werden)

Habitualisierung psycholinguistischer Abläufe, wobei zwei Stufen unterschieden werden:

- die Repräsentationsstufe, auf der die komplexen Vermittlungsprozesse mit dem Einsatz von Symbolen als Träger der Bedeutung eines Gegenstandes und
- die Integrationsstufe, auf der automatisch und weniger selektiert hochorganisierte und integrierte Prozesse ablaufen.

Auf der Basis dieses Modells wurde eine Testbatterie von 12 Untertests zur Diagnostik spezifischer Störungen und Leistungsschwerpunkte bei Kindern und speziellen Lernstörungen entwickelt. Eine Übersicht gibt Tabelle 26-2, während Abbildung 26-1 die Zuordnung der Tests zu dem skizzierten dreidimensionalen Modell wiedergibt. Dabei stellen die gerasterten Flächen jene Funktionen des Modells dar, welche der Test nicht erfaßt. Ferner wird ersichtlich, daß im Bereich der Organisationsprozesse auf der Stufe der Automatik und Sequenzen jeweils zwei Aspekte für den akustischen und optischen Kanal Berücksichtigung finden. Auf der Basis dieses Tests haben die Autoren Fähigkeits- und Störungsprofile bei verschiedenen Gruppen lerngestörter und behinderter Kinder ermittelt und typische Störungsbilder in den Kanälen, auf der Integrationsstufe und in den drei psycholinguistischen Prozessen dargestellt.

In ihrer Monographie geben Kirk und Kirk im Anschluß an diese Darlegungen zur Theorie und Diagnostik psycholinguistischer Lernstörungen sowohl allgemeine Trainingsrichtlinien wie auch konkrete Anleitungen zum **Training** bei speziellen Begabungsmängeln. Diese erstrecken sich auf Wort- und Sprachverständnis, sprachliche Kombinationsfähigkeit, sprachlichen Ausdruck, Grammatikbeherrschung sowie sprachliche Schluß- und Ergänzungsprozesse, akustisches Kurzzeitgedächtnis, visuelle Wahrnehmung, schlußfolgerndes Denken bei visuell dargebotenen Inhalten, mimisch-gestischen Ausdruck, Wahrnehmungsgeschwindigkeit und visuelles Kurzzeitgedächtnis.

Die Frage der **Effektivität** psycholinguistischen Trainings ist kontrovers beantwortet worden. Eine jüngste Metaanalyse von 34 Studien kommt zu dem Ergebnis, daß derartige Interventionen sich positiv auf die jeweiligen Kinder auswirken (Kavale 1981). Dabei verbessern sich sämtliche psycholinguistischen Funktionen, insbesondere die expressiven Prozesse und die Funktionen auf der Repräsentationsstufe, welche das produktive Sprachverhalten wiedergibt.

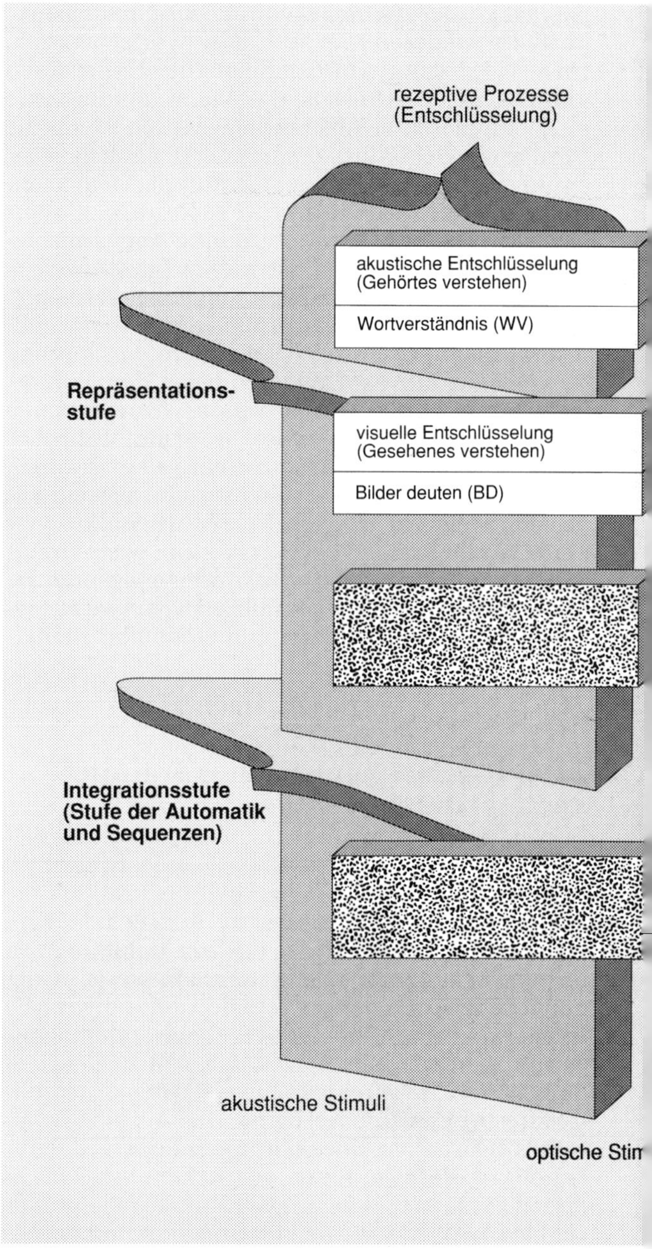

Abb. 26-1: Das Modell des psycholinguistischen Entwicklungstests (PET) (nach Angermaier 1974).

Literatur

Angermaier, M.: Psycholinguistischer Entwicklungstest (PET). Beltz, Weinheim 1974.

Ayres, J.: Lernstörungen – Sensorisch-integrative Dysfunktionen. Springer, Berlin-Heidelberg-New York 1979.

Ayres, J.: Bausteine der kindlichen Entwicklung. Springer, Berlin-Hamburg-New York-Tokyo 1984.

Eggert, D., K.D. Schuck, A.J. Wieland: Psychomotorisches Training. Beltz, Weinheim-Basel 1975.

Frostig, M.: Bewegungs-Erziehung. Neue Wege der Heilpädagogik. Reinhardt, München-Basel 1973.

Frostig, M., P. Maslow: Bewegen – Wachsen – Lernen (B-W-L) Bewegungserziehung. Crüwell, Dortmund 1974.

Frostig, M., D. Horn, P. Maslow: Individualprogramm zum Wahrnehmungstraining. Crüwell, Dortmund 1974.

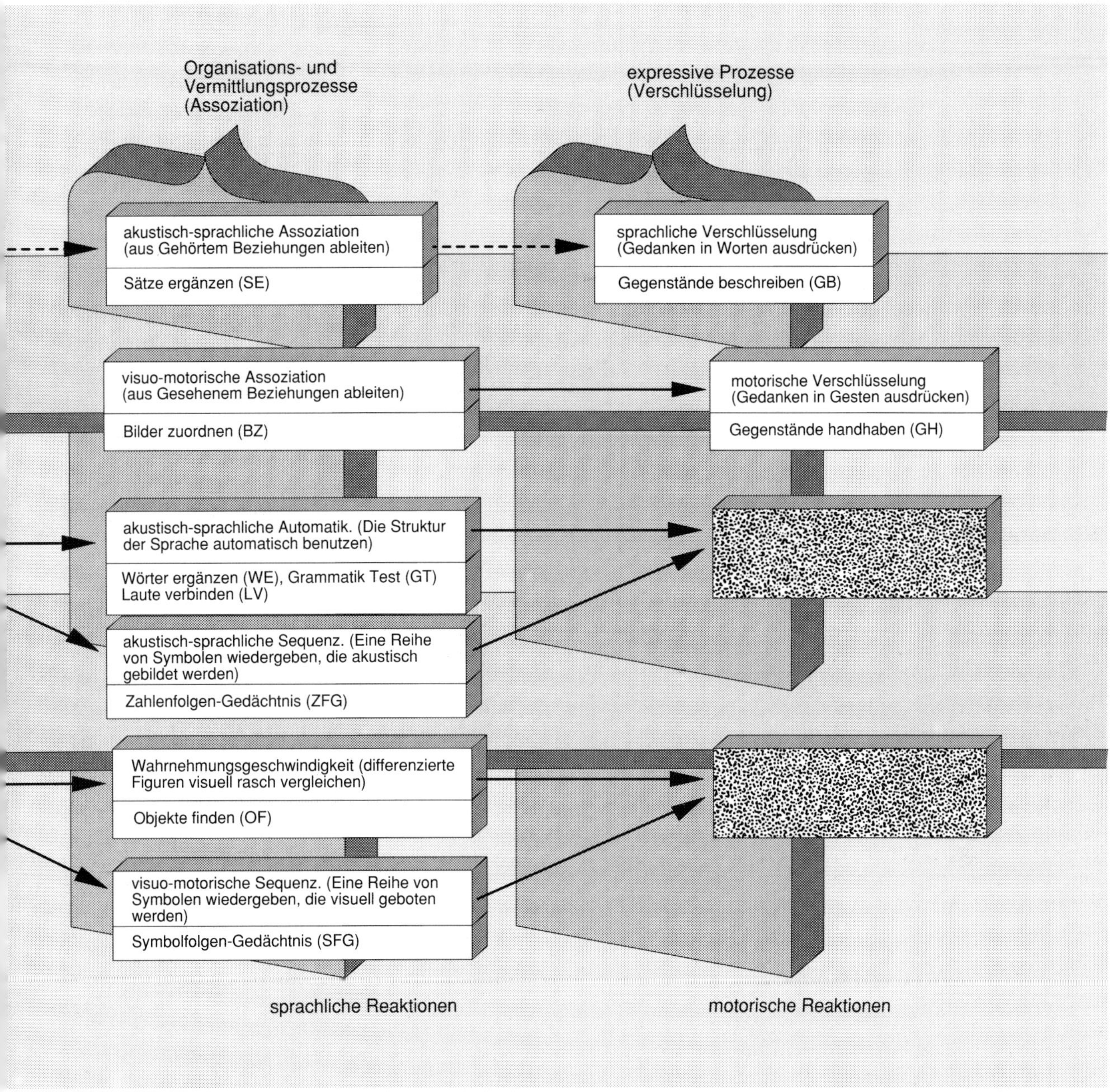

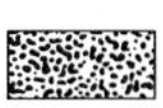 Gerasterte Fläche: Funktionen, die der Test nicht erfaßt.

Kavale, K.: Functions of the Illinois Test of Psycholinguistic Abilities (ITPA): Are they trainable? Exeptional Children, 47 (1981) 496-510.

Kiphard, E.J.: Leibesübung als Therapie. Floettmann, Gütersloh 1975.

Kiphard, E.J.: Motopädagogik. Modernes Lernen, Dortmund 1979.

Kiphard, E.J.: Psychomotorische Entwicklungsförderung. Bd. 1. Motopädagogik. Modernes Lernen, Dortmund 1979.

Kirk, J.A., W.D. Kirk: Psycholinguistische Lernstörungen. Beltz, Weinheim-Basel 1976.

Mann, L., Goodman, L.: Perceptual training: a critical retrospect. In: Schoepler, E., R.J. Reichler (eds.): Psychopathology and Child Developement. Plenum Press, New York 1976.

Offenbacher, K.: Sensory integration therapy – affect or effect. Amer. J. Occup. Ther., 36 (1982) 571-578.

IV

Weiterführende Literatur

1 Handbücher

Noshpitz, J.: Basic handbook of child psychiatry. Vol I-IV. Basic Books, New York 1979.

Ollendick, H., M. Herten (eds.): Handbook of child psychopathology. Plenum Press, New York-London 1983.

Quay, H., J. Werry: Psychopathological disorders of childhood. 2. ed. Wiley, New York 1979.

Remschmidt, H., M.H. Schmidt: Kinder- und Jugendpsychiatrie in Klinik und Praxis. Thieme, Stuttgart 1985.

Rutter, M. (ed.): Scientific foundations of developmental psychiatry. Heinemann, London 1980.

Rutter, M. (ed.): Developmental neuropsychiatry. Churchill Livingstone, Edinburgh 1984.

Rutter, M., L. Hersov (eds.): Child psychiatry – modern approaches. 2. ed. Blackwell, Oxford 1985.

Shaffer, D., A.A. Ehrhardt, L. Greenhill, (eds.): The clinical guide to child psychiatry. Free Press, New York 1985.

Wolman, B.B., J. Egan, A.O. Ross, (eds.): Handbook of treatment of mental disorders in childhood and adolescence. Englewood Cliffs, N.J. 1978, Prentice-Hall

2 Wissenschaftliche Periodika

2.1 Buchserien

Adolescent Psychiatry. University of Chicago Press, Chicago-London.

Advances in Behavioral Pediatrics. Camp, B.W. (ed.), JAI Press, Greenwich, CT.

Advances in Child Psychiatry and Child Development. Lahey, B.B., A.E. Kazdin (eds.), Plenum Press, New York.

Annual Progress in Child Psychiaty and Development. Chess, S., A. Thomas (eds.), Brunner/Mazel, New York.

Child Behavior and Development. Cantwell, D.P. (ed.), Spectrum Publications, New York

Child Development – Abstracts and Bibliography. The University of Chicago Press, Chicago-London.

Developmental Clinical Psychology and Psychiatry. Kazdin, A.E. (ed.), Sage Publications, Beverly Hills-London-New Delhi.

Klinische Psychologie und Psychopathologie. Remschmidt, H. (ed.), Enke, Stuttgart.

Mental Retardation and Development Disabilities. Wortis, H. (ed.), Brunner/Mazel. New York.

Monographs of the Society for Research in Child Developments. The University of Chicago Press, Chicago-London.

Progress in Learning Disabilities. Myklebust, H.R. (ed.), Grune & Stratton, New York.

Review of Child Development Research. The University of Chigaco Press, Chicago-London

Wiley Series on Studies in Child Psychiatry. Rutter, M. (ed.), Wiley, Chichester.

2.2 Zeitschriften

Adolescence, Libra Publishers, San Diego.

American Journal of Mental Deficiency, Association on Mental Deficiency, Washington.

Applied Research in Mental Retardation, Pergamon Press, New York.

Child Development, The University of Chicago Press, Chicago-London.

Child Psychiatry & Human Development, Human Sciences Press, New York.

Developmental Medicine and Child Neurology, Mac Keith Press, London.

Journal of Abnormal Child Psychology, Plenum Press, New York.

Journal of Autism and Developmental Disorders, Plenum Press, New York.

Journal of Child Psychology and Psychiatry, Pergamon Press, Oxford.

Journal of Clinical Child Psychology, Lawrence Erlbaum Associates, Hillsdale.

Journal of Developmental and Behavioral Pediatrics, Williams & Wilkins, Baltimore.

Journal of Learning Disabilities, Fairchild Publications, New York.

Journal of Pediatric Psychology, Plenum Press, New York.

Journal of the American Academy of Child Psychiatry, Williams & Wilkins, Baltimore.

Journal of Youth and Adolescence, Plenum Press, New York.

La Psychiatrie de l'Enfant, Presses Universitaires de France, Paris.

Neuropediatrics, Hippokrates, Stuttgart.

Neuropsychiatrie de l'Enfance et de l'Adolescence, Expansion Scientifique Francaise, Paris.

Praxis der Kinderpsychologie und Kinderpsychiatrie, Vanderhoeck & Ruprecht, Göttingen.

Zeitschrift für Entwicklungspsychologie und Pädagogische Psychologie, Verlag für Psychologie/ Hogrefe, Göttingen.

Zeitschrift für Kinder- und Jugendpsychiatrie, Huber, Bern-Stuttgart.

V

Einrichtungen für Kinder- und Jugendpsychiatrie in der Bundesrepublik Deutschland, in Österreich und in der Schweiz

1 Bundesrepublik Deutschland

Baden-Württemberg

Kinder- und jugendpsychiatrische Abteilung am Psychiatrischen Landeskrankenhaus, Nordschwarzwald
7260 Calw-Hirsau

Abteilung für Kinder- und Jugendpsychiatrie der Psychiatrischen und Neurologischen Universitätsklinik
Hauptstraße 5
7800 Freiburg

Abteilung für Kinder- und Jugendpsychiatrie der Psychiatrischen Klinik am Klinikum der Universität Heidelberg
Blumenstraße 8
6900 Heidelberg

Abteilung für Kinder- und Jugendpsychiatrie der Städtischen Kinderkliniken
Karl-Wilhelm-Straße 1
7500 Karlsruhe

Kinder- und jugendpsychiatrische Klinik am Zentralinstitut für seelische Gesundheit
J 5
6800 Mannheim

Kinder- und jugendpsychiatrische Abteilung am Fachkrankenhaus für Behinderte der Stiftung Libenau Segenberg
7996 Meckenbeuren

Abteilung für Kinder- und Jugendpsychiatrie der Universität Ulm Landeskrankenhaus
7980 Ravensburg-Weißenau

Kinder- und jugendpsychiatrische Abteilung der Johannesanstalten Scharzacherhof
6951 Schwarzach

Kinder- und jugendpsychiatrische Abteilung am Olgahospital
Mörickestraße 9
7000 Stuttgart

Klinik für Kinder- und Jugendpsychiatrie Haus Vogt
Dennenbergstraße 5
7820 Titisee-Neustadt

Abteilung für Kinder- und Jugendpsychiatrie der Universität Tübingen
Oslanderstraße 14
7400 Tübingen

Abteilung für Kinder- und Jugendpsychiatrie am Psychiatrischen Landeskrankenhaus
7102 Weinsberg

Bayern

Abteilung für Kinder- und Jugendpsychiatrie der Kinderklinik „Josephinum"
Kapellenstraße 30
8900 Augsburg

Abteilung für Kinder- und Jugendpsychiatrie am Städtischen Krankenhaus München-Schwabing
Kölner Platz 1
8000 München

Institut (Lehrstuhl) für Kinder- und Jugendpsychiatrie der Universität München und Klinik des Bezirks Oberbayern
Heckscherstraße 4 + 9
8000 München

Kinder- und Jugendpsychiatrische Abteilung am Max-Planck-Institut für Psychiatrie
Kraepelinstraße 10
8000 München 40

Abteilung für Kinder- und Jugendpsychiatrie der Städtischen Krankenanstalten Nürnberg
Flurstraße 17
8500 Nürnberg

Kinder- und jugendpsychiatrische Abteilung am Bezirkskrankenhaus
Universitätsstraße 84
8400 Regensburg

Kinder- und jugendpsychiatrische Abteilung der St. Josef Stiftung
Pfarrer-Fröhlich-Straße 6
8702 Waldbrunn

Klinik und Poliklinik für Kinder- und Jugendpsychiatrie der Universität Würzburg
Füchsleinstraße 15
8700 Würzburg

Berlin

Klinik für Kinder- und Jugendpsychiatrie am Humboldt Krankenhaus
Frohnauer Straße 74–80
1000 Berlin 28

Abteilung für Psychiatrie und Neurologie des Kindes- und Jugendalters am Universitätsklinikum Charlottenburg der Freien Universität Berlin
Platanenallee 23
1000 Berlin 19

Abteilung für Kinder- und Jugendpsychiatrie der Nervenklinik Spandau
Griesinger Straße 27–33
1000 Berlin 20

Bremen

Klinik für Kinder- und Jugendpsychiatrie Zentralkrankenhaus Bremen Ost
Züricher Straße 40
2800 Bremen 44

Hamburg

Abteilung für Kinder- und Jugendpsychiatrie der Psychiatrischen Klinik der Universität Hamburg
Martinistraße 52
2000 Hamburg 20

Psychosomatische Abteilung der Universitäts-Kinderklinik
Martinistraße 52
2000 Hamburg 20

Kinder- und jugendpsychiatrische Abteilung am Kinderkrankenhaus Wilhelmstift
Liliencronstraße 130
2000 Hamburg 72

Hessen

Klinik für Kinder- und Jugendpsychiatrie des LWV „Rheinhöhe"
6228 Eltville

Abteilung für Kinder- und Jugendpsychiatrie der Johann-Wolfgang-Goethe-Universität
Deutschordenstraße 50
6000 Frankfurt 71

Klinik für Kinder- und Jugendpsychiatrie des LWV „Rehberg"
Austraße 40
6348 Herborn

Klinik und Poliklinik für Kinder- und Jugendpsychiatrie der Philipps-Universität
Hans-Sachs-Straße 6
3550 Marburg

Klinik für Kinder- und Jugendpsychiatrie des LWV „Landhöhe"
Cappeler Straße 98
3550 Marburg

Klinik für Kinder- und Jugendpsychiatrie des LWV Hofheim
6086 Riedstadt

Niedersachsen

Klinik für Kinder- und Jugendpsychiatrie im ev. luth. Wichernstift
2875 Ganderkesee

Abteilung für Kinder- und Jugendpsychiatrie der Georg-August-Universität
Von-Siebold-Straße 5
3400 Göttingen

Psychosomatische Abteilung der Kinderklinik der Universität
Göttinger Humboldtallee 38
3400 Göttingen

Abteilung für Kinder- und Jugendpsychiatrie am Kinderkrankenhaus auf der Bult
Lindemannallee 9
3000 Hannover

Abteilung für Kinder- und Jugendpsychiatrie Königslutter am Landeskrankenhaus
Vor dem Kaiserdom 1
3307 Königslutter

Abteilung für Kinder- und Jugendpsychiatrie am Fachkrankenhaus für Psychiatrie Neurologie und Kinder- und Jugendpsychiatrie des Niedersächsischen Landeskrankenhauses Lüneburg
Am Wienebütteler Weg 1
2120 Lüneburg

Clemens-August-Jugendklinik Fachkrankenhaus für Kinder- und Jugendpsychiatrie
Bergstraße
Postfach 1260
2846 Neuenkirchen

Kinder- und Jugendpsychiatrische Abteilung am Kinderhospital Osnabrück
Iburger Straße 187
4500 Osnabrück

Dept. für Psychotherapie bei Kindern und Jugendlichen am Niedersächsischen Fachkrankenhaus Tiefenbrunn
3405 Rosdorf 1

Rotenburger Anstalten der Inneren Mission
Lindenstraße 14
2130 Rotenburg

Kinder- und Jugendpsychiatrische Klinik Wunstorf am Landeskrankenhaus
Gustav-Grone-Straße 21
3050 Wunstorf

Nordrhein-Westfalen

Kinder- und Jugendpsychiatrische Abteilung der Rheinischen Landesklinik Bedburg-Hau
Schmehlenheide 1
4194 Bedburg-Hau 1

Rheinische Landesklinik für Kinder- und Jugendpsychiatrie
Kaiser-Karl-Ring 20
5300 Bonn 1

Kinder- und Jugendpsychiatrische Abteilung der Vestischen Kinderklinik
Lloydstraße 5
4354 Datteln

Abteilung für Kinder- und Jugendpsychiatrie der Elisabeth-Klinik
Schwerter Straße 240
Dortmund 40 – Aplerbeck

Kinder- und Jugendpsychiatrische Abteilung der Rheinischen Landesklinik Düsseldorf
Bergische Landstraße 2
4000 Düsseldorf 12

Psychosomatische Abteilung für Kinder und Jugendliche der Städtischen Kliniken Duisburg
Zu den Rehwiesen 9
4100 Duisburg 1

Klinik für Kinder- und Jugendpsychiatrie der Rheinischen Landes- und Hochschulklinik Essen
Hufelandstraße 55
4300 Essen

Jugendpsychiatrisches Institut der Stadt Essen
Papestraße 1
4300 Essen

Tagesklinik für neurotische Kinder im Schulalter im Jugendpsychiatrischen Institut der Stadt Essen
Papestraße 1
4300 Essen

Jugendpsychiatrische Abteilung des Evangelischen Krankenhauses Essen-Werden
Pattbergstraße 1–3
4300 Essen 16

Westfälisches Institut für Jugendpsychiatrie und Heilpädagogik
Heithofer Alle 64
4700 Hamm 1

Kinder- und Jugendpsychiatrische Abteilung Gemeinschaftskrankenhaus
5804 Herdecke

Kinderklinik der Universität Köln Pestalozzi-Station
Josef-Stelzmann-Straße 9
5000 Köln 41

Tagesklinik für Kinder- und Jugendpsychiatrie
Pionierstraße
5000 Köln 60

Kinder- und Jugendpsychiatrische Abteilung am Kreiskrankenhaus Lüdenscheid Akademisches Lehrkrankenhaus
Philippstraße 2
5880 Lüdenscheid

Fachkrankenhaus für Kinder- und Jugendpsychiatrie am Westfälischen Landeskrankenhaus in der Haard
Haltener Straße 525
4370 Marl-Sinsen

Westfälisches Fachkrankenhaus für Kinder- und Jugendpsychiatrie St. Johannes Stift
Bredelarer Straße 33
3538 Marsberg

Psychosomatische Abteilung der Universitäts-Kinderklinik
Robert-Koch-Straße 31
4400 Münster

Abteilung für Kinder- und Jugendpsychiatrie der Westfälischen Wilhelms-Universität
Schmeddingstraße 50
4400 Münster

Rheinische Landesklinik für Kinder- und Jugendpsychiatrie
Horionstraße 14
4060 Viersen 12

Fachklinik für Kinder- und Jugendpsychiatrie Heilpädagogik-psychotherapeutisches Zentrum
Otto-Ohl-Weg 10
5603 Wülfrath

Kinder- und Jugendpsychiatrische Abteilung der städtischen Kinderklinik Wuppertal
Heusnerstraße 40
5600 Wuppertal 2

Rheinland-Pfalz

Kinder- und Jugendpsychiatrische Klinik Landeck
Weinstraße 100
6749 Klingenmünster

Saarland

Abteilung für Kinder- und Jugendpsychiatrie der Universitäts-Nervenklinik
6650 Homburg

Zentrum für Psychologische Medizin
Abteilung für Kinder- und Jugendpsychiatrie Psychotherapie
Waldstraße 40
6601 Kleinblittersdorf 1

Schleswig-Holstein

Abteilung für Kinder- und Jugendpsychiatrie am Klinikum der Universität Kiel
Niemannsweg 147
2300 Kiel

Kinder- und Jugendpsychiatrische Abteilung Medizinische Universität Lübeck
Kahlhorststraße 31–35
2400 Lübeck

Kinder- und Jugendpsychiatrisches Landeskrankenhaus
Friedrich-Ebert-Straße 5
2380 Schleswig

2 Österreich

Kärnten

Kinderneuropsychiatrie
Fercherstraße 6
9020 Klagenfurt

Niederösterreich

Heilpädagogische Station des Landes Nö
Fürstenweg 8
2371 Hinterbrühl

Oberösterreich

Kinder- und Jugendpsychiatrie Landeskinderkrankenhaus
Krankenhausstraße 26
4020 Linz/Donau

Wagner-Jauregg-Krankenhaus des Landes Oö
Wagner-Jauregg-Weg 15
4020 Linz/Donau

Stadt Salzburg

A. Ö. Landeskrankenhaus Salzburg Müllner
Hauptstraße 48
5020 Salzburg

Heilpädagogische Station
Kleißheimer Alle 81
5020 Salzburg

Landesnervenklinik
Ignaz-Harrer-Straße 79
5020 Salzburg

Stadt Wien

Neurologisches Krankenhaus der Stadt Wien Rosenhügel Abt. für entwicklungsgestörte Kinder
Riedlgasse 5
1130 Wien

Universitäts-Kinderklinik
Währinger Gürtel 74
1090 Wien

Universitätsklinik für Neuropsychiatrie des Kindes- und Jugendalters
Währinger Gürtel 74–76
1090 Wien

Steiermark

Psychosomatische Station Universitätskinderklinik
Auenbrugger Platz
8036 Graz

Tirol

Abt. Kinder- und Jugendpsychiatrie Universitätsklinik für Psychiatrie
Anichstraße 35
6020 Innsbruck

Universitätsklinik für Kinderheilkunde
Anichstraße 35
6020 Innsbruck

Vorarlberg

Landesnervenkrankenhaus Valduna
6830 Rankweil Vlbg.

Heilpädagogische Abteilung Landeskrankenhaus
6807 Feldkirch

3 Schweiz

Kanton Aargau

Kinder- und Jugendpsychiatrischer Dienst des Kantons Aargau
Laurenzenvorstadt 123
5000 Aarau

Kinderpsychiatrische Therapiestation
Ehrendingerstraße 38
5400 Ennetbaden

Kinderpsychiatrische Therapiestation
Buckhalde 213
5322 Koblenz

Kanton Basel-Stadt

Psychiatrische Universitätspoliklinik für Kinder- und Jugendliche
Schaffhauserheinweg 55
4058 Basel

Kanton Basel-Land

Kinder- und Jugendpsychiatrischer Dienst des Kantons Basel-Land
Goldbrunnenstraße 14
4410 Liestal

Kanton Bern

Kinder- und Jugendpsychiatrische Poliklinik und Klinik der Universität
Effingerstraße 12
3011 Bern

Abteilung für Kinder- und Jugendpsychiatrie
Kinderspital Wildermeth
Kloosweg 22
2502 Biel

Klinik für Anfallskranke Bethesda mit Kinderbeobachtungsstation
3233 Tschugg

Canton de Geneve

Service de Guidance Infantile
23, rue Ferdinand-Hodler
1207 Geneve

Service Medico-Pedagogique
16–18, bouelvard St. Georges
1211 Geneve 8

Centre Universitaire de Diagnostic et de Soins de la Deficience Mentale
Rue du 31 decembre 6–8
1207 Geneve

Unite Universitaire de Psychiatrie de l'Adolescent
16–18, boulevard St-Georges
1211 Geneve 8

Kanton Graubünden

Kinder- und Jugendpsychiatrischer Dienst des Kantons Graubünden
Fontanastraße 15
5000 Chur

Canton du Jura

Service de Psychiatrie d'Enfants de d'Adolsecents
Centre Medico-Psychologique
Rue de la Prefecture 12
2800 Delemont

Kanton Luzern

Kinder- und jugendpsychiatrischer Dienst des Kantons Luzern
Spitalstraße 17a
6004 Luzern

Canton de Neuchatel

Office Medico-Pedagogique
Rue de l'Ecluse 67
2000 Neuchatel

Kanton St. Gallen

Ostschweizerischer Kinder- und Jugendpsychiatrischer Dienst
Grossackerstraße 7
9000 St. Gallen

Kanton Solothurn

Psychiatrischer Dienst für Kinder und Jugendliche des Kantons Solothurn
Hauptgasse 53
4500 Solothurn

Cantone del Ticino

Servizio Medico-Psicologico
Largo Elvezia 2
6500 Bellinzona

Servizio Medico-Psicologico
Via R. Simen 10
6900 Lugano

Canton de Vaud

Service Universitaire de Psychiatrie de l'Enfant et de l'Adolescent
Avenue de la Chabliere 5
1004 Lausanne

Unite de Prevention
Rue Cesar-Roux 29
1005 Lausanne

Policlinique de Pedopsychiatrie
Avenue de Casino 46
1820 Montreux

Kanton Zürich

Psychiatrische Poliklinik für Kinder und Jugendliche
Freiestraße 15/16
8032 Zürich

Psychiatrische Tagesklinik für Kinder- und Jugendliche
Spiegelhofstraße 45
8032 Zürich

Psychosomatische Abteilung des Kinderspitals
Steinwiesenstraße 75
8032 Zürich

VI

Anhang

Anhang 4.1: **Eltern-Fragebogen**
(Rutter und Mitarb. 1970, bearbeitet von H.-C. Steinhausen)

Name des Kindes: ______________________ geb.: __________ Datum: __________

Auf diesem Bogen sind eine Reihe von Verhaltensweisen und Gewohnheiten aufgeführt, die man bei vielen Kindern beobachten kann. Bitte, kreuzen Sie die Antworten so an, wie Ihr Kind jetzt ist. Vielen Dank!

Das Kind	stimmt nicht	stimmt etwas	stimmt sicher
1. klagt über Kopfschmerzen	○	○	○
2. klagt über Bauchschmerzen	○	○	○
3. klagt über Brechreiz	○	○	○
4. näßt ein (Bett oder Hosen)	○	○	○
5. kotet ein/verliert die Darmkontrolle	○	○	○
6. hat Wutanfälle	○	○	○
7. hat Angst vor der Schule	○	○	○
8. schwänzt die Schule	○	○	○
9. stammelt oder stottert	○	○	○
10. lispelt	○	○	○
11. kann einige Worte nicht genau aussprechen	○	○	○
12. stiehlt kleine Gegenstände (z. B. kleine Spielsachen oder Süßigkeiten)	○	○	○
13. stiehlt größere Gegenstände	○	○	○
14. mäkelt über das Essen	○	○	○
15. ißt zu wenig	○	○	○
16. ißt zu viel	○	○	○
17. schläft schlecht ein	○	○	○
18. wacht in der Nacht auf	○	○	○
19. hat Alpträume	○	○	○
20. ist unruhig und zappelig	○	○	○
21. zerstört eigene oder fremde Sachen	○	○	○
22. streitet sich mit anderen Kindern	○	○	○
23. ist bei anderen Kindern nicht sehr beliebt	○	○	○
24. sorgt sich wegen vieler Dinge	○	○	○
25. beschäftigt sich lieber allein	○	○	○
26. verliert schnell die Geduld	○	○	○
27. ist verstimmt, unglücklich und traurig	○	○	○
28. lutscht am Daumen oder Finger	○	○	○
29. kaut Nägel	○	○	○
30. ist ungehorsam	○	○	○
31. hat keine Ausdauer bei einer Sache	○	○	○
32. ist ängstlich und vorsichtig	○	○	○
33. ist übergenau und penibel	○	○	○
34. lügt	○	○	○
35. ärgert und schikaniert andere Kinder	○	○	○

Auswertung des Eltern-Fragebogens von Rutter (4.1)

Die einzelnen Merkmale werden mit 0 (stimmt nicht), 1 (stimmt etwas), 2 (stimmt sicher) bewertet. Neben einem Gesamtwert können zwei Skalenwerte berechnet werden:

Emotionale Störung: Merkmale 3, 7, 17, 18, 19, 24, 32

Dissoziale Störung: Merkmale 12, 13, 21, 30, 34, 35

Anhang 4.2: **Lehrer-Fragebogen**

(Rutter und Mitarb. 1970, bearbeitet von H.-C. Steinhausen)

Name des Kindes: ______________________ geb.: __________ Datum: __________

Auf diesem Bogen sind eine Reihe von Verhaltensweisen und Gewohnheiten aufgeführt, die man bei vielen Kindern beobachten kann. Bitte, kreuzen Sie die Antworten so an, wie das Kind jetzt ist. Vielen Dank!

Das Kind	stimmt nicht	stimmt etwas	stimmt sicher
1. ist sehr unruhig; läuft herum oder springt auf; kann nicht still sitzen.	○	○	○
2. schwänzt die Schule	○	○	○
3. ist zappelig	○	○	○
4. zerstört oft eigenes oder fremdes Eigentum	○	○	○
5. kämpft häufig mit anderen Kindern	○	○	○
6. ist bei anderen Kindern nicht sehr beliebt	○	○	○
7. ist oft beunruhigt, sorgt sich wegen vieler Dinge	○	○	○
8. beschäftigt sich lieber allein – ziemlich isoliert	○	○	○
9. verliert schnell die Geduld	○	○	○
10. wirkt oft verstimmt, unglücklich und traurig	○	○	○
11. hat nervöse Zuckungen oder Tics des Gesichts oder anderer Körperteile	○	○	○
12. lutscht häufig an Daumen oder Finger	○	○	○
13. kaut häufig an Nägeln oder Fingern	○	○	○
14. tendiert dazu, aus nichtigen Gründen den Schulbesuch zu meiden	○	○	○
15. ist oft ungehorsam	○	○	○
16. hat geringe Konzentration und Aufmerksamkeitsspanne	○	○	○
17. tendiert zu Angst oder Sorge vor neuen Situationen und Dingen	○	○	○
18. ist übergenau und penibel	○	○	○
19. lügt oft	○	○	○
20. hat bei mehr als einer Gelegenheit gestohlen	○	○	○
21. hat in diesem Schuljahr eingenäßt oder eingekotet	○	○	○
22. beklagt sich oft über Schmerzen	○	○	○
23. kam in diesem Jahr weinend zur Schule oder weigerte sich, das Gebäude zu betreten	○	○	○
24. stottert oder stammelt	○	○	○
25. hat andere Sprachauffälligkeiten	○	○	○
26. ärgert und schikaniert andere Kinder	○	○	○

Auswertung des Lehrer-Fragebogens von Rutter (4.2)

Die einzelnen Merkmale werden mit 0 (stimmt nicht), 1 (stimmt etwas), 2 (stimmt sicher) bewertet. Neben einem Gesamtwert können zwei Skalenwerte berechnet werden:

Emotionale Störung: Merkmale 7, 10, 17, 23

Dissoziale Störung: Merkmale 4, 5, 15, 19, 20, 26

Anhang 5.1: **Prä-, peri- und postnatal bedingte Oligophrenien**

Aus: Ergebnisse der Inneren Medizin und Kinderheilkunde. Bd. 34, S. 155–199. Eggers, Ch., und H. Bickel: Prä-, peri- und postnatal bedingte Schwachsinnsformen. Springer, Berlin–Heidelberg–New York–London–Paris–Tokyo 1974. (Mit freundlicher Erlaubnis zur Reproduktion von Autoren und Springer Verlag.)

1 Stoffwechselstörungen

1.1 Störungen des Aminosäuren-, Zucker-, Hormon-, Elektrolyt- und Vitaminstoffwechsels

Krankheitsbezeichnung	Definition, Prognose	Klinische Symptome	Weitere Befunde und Diagnostik	Therapie
1. Phenylketonurie	Rezessiv-autosomaler Enzymdefekt im Phenylalaninabbau. Progredienter Schwachsinn bis zur Pubertät.	Debilität bis Idiotie, blondes Haar (90%), Krämpfe im Kindesalter (25–50%), Ekzem (30%), „Pferdestallgeruch" nach Phenylessigsäure.	Phenylbrenztraubensäure ($FeCl_3$-Test) und Phenylalanin im Urin (PG, DSC) meist pos., Phenylalaninvermehrung im Blut (Guthrie-Test, PC, DSC, SC).	Phenylalaninarme Diät.
2. Ahornsirupkrankheit (Leucinose)	Rezessiv-autosomaler Enzymdefekt im Abbau der Ketosäuren von Leucin, Isoleucin und Valin mit meist frühinfantil-progredienter, selten chronisch intermittierender Hirnschädigung.	Meist am Ende der ersten Lebenswoche zunehmender Muskelhypertonus, Opisthotonus, fehlender Mororeflex, Krämpfe, Uringeruch nach Maggi bzw. Lakritze. Progredienter Hirnabbau. Bei intermittierender Form ketonämische Komazustände, Torsionsspasmen, evtl. Debilität, sonst unauffällige Kleinkinder.	$FeCl_3$-Test im Urin evtl. pos., Vermehrung von Leucin, Isoleucin und Valin im Urin (PC, DSC) und Blut (Guthrie-Test, PC, DSC, SC).	Leucin-Isoleucin-Valinarme Diät.
3. Homocystinurie	Rezessiv-autosomaler Defekt der Cystathionin-Synthetase zwischen Methionin und Cystein mit Hirnschädigung und Marfan-ähnlichem Syndrom, Tod an Thromboembolien im Schul- oder Erwachsenenalter.	Gesichtsröte, feines blondes Haar, Linsenektopie, evtl. sek. Glaukom, Linsenkatarakte, Netzhautdegeneration. Watschelnder Gang mit Kyphoskoliose, Genu valgum, Arachnodaktylie. Schwachsinn, Krämpfe, Thromboembolien.	Cyanid-Nitroprussidprobe auf Homocystin im Urin pos., Homocystinnachweis im Urin (PC, DSC, SC). Homocystin- und Methioninvermehrung im Blut (PC, DSC, SC).	Methioninarme cystinreiche Diät; Vitamin B_6 bei etwa der Hälfte der Patienten wirksam, gelegentlich auch Folsäure.
4. Histidinämie	Rezessiv-autosomaler Enzymdefekt der Histidase im Abbau von Histidin zu Urocaninsäure mit Hirnschaden in etwa der Hälfte der Fälle.	Etwa 50% der bisher beobachteten Kinder zeigten eine verzögerte Sprachentwicklung und waren leicht bis schwerer hirngeschädigt, teilweise mit zusätzlichen kindlichen Psychosen, insbesondere Autismus.	$FeCl_3$-Probe pos. infolge Imidazolbrenztraubensäurevermehrung im Urin. Histidinurie (PC, DSC, SC). Erhöhter Histidinspiegel im Blut (PC, DSC, SC).	Histidinarme Diät.

PC = Papierchromatographie, DSC = Dünnschichtchromatographie, SC = Säulenchromatographie

1.1 Störungen des Aminosäuren-, Zucker-, Hormon-, Elektrolyt- und Vitaminstoffwechsels (Fortsetzung)

Krankheitsbezeichnung	Definition, Prognose	Klinische Symptome	Weitere Befunde und Diagnostik	Therapie
5. Nicht-ketotische Hyperglycinämie	Wahrscheinlich autosomal-rezessiver Enzymdefekt im Glycinabbau mit Glycinerhöhung im Serum, Urin und Liquor, Hirnschaden. Störung der Glycindecarboxylierung wahrscheinlich. Tod meist in ersten Lebenswochen und -monaten. Verschiedene Formen der ketotischen Hyperglycinämie (Propionazidurie, Methylmalonazidurie) sind in ihrer Bedeutung für eine Schwachsinnsentstehung noch ungenügend erforscht.	Schwerer Zerebralschaden mit verminderten Spontanbewegungen, motorischer Entwicklungsverzögerung, allgemeiner Hypotonie, später Hypertonie, spastischer Paraplegie, Opisthotonushaltung, Krämpfen.	Neutropenie, Thrombopenie, Osteoporose. EEG-Veränderungen. Periodische Ketosen mit Erbrechen und Dehydration, evtl. Koma. Glycinvermehrung im Blut und Urin (PC, DSC, SC).	Spezifische Therapie fehlt bislang.
6. Argininbernsteinsäure-Krankheit	Rezessiv-autosomaler Succinoarginasemangel mit gestörtem Abbau von Argininbernsteinsäure zu Arginin. Hirnschaden. Prognose dubiös, frühbeginnende Form maligne.	Schwachsinn mit Krämpfen und schwerer Ataxie vom Säuglingsalter an, trockene brüchige Haare, Nägel, Haut- und Schleimhautläsionen. Lebervergrößerung in ein Viertel der Fälle.	Argininbernsteinsäurevermehrung im Urin, Blut und Liquor (PC, DSC, SC). Evtl. pathologische Leberfunktionsproben.	Bisher keine spezifische Therapie.
7. Hartnup-Krankheit	Rezessiv-autosomale Störung der intestinalen Tryptophanresorption mit Indolsäurenentstehung im Darm, Indolaceturie, renaler Aminoazidurie, Hirn und Hautbefall. Keine wesentliche Progredienz.	Im Schul- oder jungen Erwachsenenalter Beginn mit pellagraartiger Lichtdermatose, Anfälle reversibler zerebellarer Ataxie. Emotionale Instabilität, Schwachsinn nicht obligat, leicht.	Massive generalisierte und konstante renale Aminoazidurie, weniger massive und konstante Indolaceturie (PC, DSC).	Nikotinsäuregaben. Orale Neomycingaben? Tryptophanarme Diät?
8. Kongenitale Hyperammonämie (Typ II)	Ornithincarbamyl-Transferase-Mangel mit Hirnschaden und schlechter Prognose. Erbmodus unbekannt. (Typ I [Carbamylphosphat-Synthetasemangel] bisher nur bei einem Patienten beobachtet).	Brechattacken in den ersten Lebenswochen mit Bewußtseinstrübung bis zum Koma. Opisthotonus, muskuläre Rigidität. Krämpfe. In den Remissionsphasen Ataxie. Zerebraler Entwicklungsrückschritt, Mikrozephalie. Eiweißintoleranz! Hepatomegalie in 5 von 8 Fällen.	Ammoniumspiegel im Blut über 1000 µg/100 ml. Erhöhter Glutaminspiegel im Blut und Urin, pathologisches EEG und PEG (Hirnatrophie). Evtl. pathologische Leberfunktionsproben.	Eiweißarme Diät.

1.1 Störungen des Aminosäuren-, Zucker-, Hormon-, Elektrolyt- und Vitaminstoffwechsels (Fortsetzung)

Krankheitsbezeichnung	Definition, Prognose	Klinische Symptome	Weitere Befunde und Diagnostik	Therapie
9. Hyperurikämie (Lesch-Nyhan-Syndrom)	Rezessiv-X-chromosomal-vererbter Mangel an Hypoxantin-Guanin-Phosphoribosyltransferase („HGPRTase") mit Hirnschädigung und Selbstverstümmelung.	Beginn im 3.–4. Lebensmonat mit Schwachsinn, infantiler Zerebralparese (anfänglich hypotone Form, später Choreoathetose, Spastik). Autoaggressives Verhalten mit Selbstverstümmelung, besonders der Lippen und Hände. Später Symptome der Gicht mit akuter Gichtarthritis, Gichtniere, Gichttophi.	Harnsäurekonzentration im Blut 10–25 mg-%, Harnsäureausscheidung im Urin 40 – 50 mg/kg/Tag (5faches der Norm). Fehlende HGPRTase-Aktivität in peripheren Erythrozyten sowie in Leber und Gehirn. Verminderte Aktivität in Fibroblastenkulturen.	Versuch einer Behandlung mit Adenin (10 mg/kg/die) und Folsäure; Allopurinol zur Hemmung der Harnsäurebildung.
10. Galaktosämie	Rezessiv-autosomaler Defekt der Galaktose-1-phosphat-Uridyltransferase, Ansammlung von Galaktose-1-Phosphat und Galaktose mit resultierender Hirn-Leber-Nierenschädigung sowie Linsenkatarakten. Häufig infantil-progredienter, selten chronischer Verlauf.	Als Säuglinge Anorexie, Erbrechen, Hepatomegalie, prolongierte Gelbsucht, Dystrophie, Linsenkatarakte, psychomotorischer Entwicklungsrückstand. Später Leberzirrhose, Katarakte, Schwachsinn.	Positive Reduktionsprobe im Urin bei negativem Glucotest. Vermehrung von Galaktose und Galaktose-1-Phosphat im Blut (Guthrie-Test, Beutler-Test, PC, DSC) und Urin (PC, DSC). Galaktosebelastung pathologisch (Vorsicht!). Proteinurie, generalisierte Aminoazidurie.	Galaktosefreie Diät.
11. Okulo-zerebrorenales Syndrom Lowe	Rezessiv-X-chromosomale Stoffwechselkrankheit unbekannter Genese mit resultierender Hirn- und Nierenschädigung sowie Linsenkatarakten. Progredienz meist gering.	Schwachsinn, launisch-abweisendes Wesen. Linsenkatarakte mit Mikrophthalmie und Glaukom, nur bei Knaben. Beginn im späten Säuglingsalter mit Muskelhypotonie, unklarem Fieber, Osteoporose, Rachitis.	Proteinurie, generalisierte renale Aminoacidurie (PC, DSC), Hypophosphatämie, renale Azidose.	Symptomatisch.
12. Renaler Diabetes insipidus	Rezessiv-X-chromosomaler (?) Defekt der tubulären Wasserrückresorption durch Pitressinresistenz der Niere. Hirnschädigung durch intrazelluläre Dehydration. Akuter oder chronischer Verlauf.	Debilität bis Imbezillität, Polyurie, Dehydration, Polydipsie bis 10 l/Tag. Fieber. Im Säuglingsalter evtl. Tod an hyperosmolarer Dehydration ohne Durstgefühl. Fast stets Jungen betroffen.	Hypernatriämie, Urin mit niedrigem spez. Gewicht. Polyurie und Hyposmolarität des Urins durch Pitressin (Adiuretin) nicht zu beseitigen.	Hyposmolare Flüssigkeitsgaben, Salidiuretika.

1.1 Störungen des Aminosäuren-, Zucker-, Hormon-, Elektrolyt- und Vitaminstoffwechsels (Fortsetzung)

Krankheitsbezeichnung	Definition, Prognose	Klinische Symptome	Weitere Befunde und Diagnostik	Therapie
13. Sporadischer Kretinismus a) Peroxydasemangel b) Dejodasedefekt	Wahrscheinlich autosomal-rezessive Enzymdefekte des Schilddrüsenhormonstoffwechsels. Das klinische Bild des unbehandelten Kretinismus hängt vom Schweregrad der Hypothyreose ab. Selbst bei frühzeitiger Therapie bleiben Schwerhörigkeit oder Taubheit unbeeinflußbar. a) Peroxydasemangel: Unvermögen der Schilddrüse, gespeichertes Jodid in die organische Bindung zu überführen (Jodisationsdefekt). Unter den kongenitalen Strumen am häufigsten. b) Dejodasedefekt: Unvermögen der Schilddrüse, Jodtyrosine zu dejodieren. „Innerer Jodmangel" durch nicht erfolgte Dejodierung.	Einige Wochen nach Geburt mangelnde Trinklust, Verstopfung, kühle, blasse, trockene Haut, große Zunge. Allgemeine Trägheit. Kongenitale Struma. In 13% typisch myxödematöse Haut. Später: Schwerhörigkeit, Taubheit, verzögerter Fontanellenschluß. Kretinoide Gesichtszüge, retardierte Zahnentwicklung, retardierte körperliche Entwicklung, Unterlänge. Schwachsinn verschiedensten Grades.	Plumpes Skelettsystem, Brachyzephalie, verzögerter Schluß der Epiphysenfugen, gestörte Knochenkernentwicklung. PBJ und BEJ erniedrigt (unter 4 γ-%); pathologischer T_3-in-vitro-Test. a) Peroxydasemangel: Vergrößertes Jodreservoir der Schilddrüse mit Anreicherung von Radiojod im Radiojodtest. Stark beschleunigte Ausschwemmung von Radiojod aus der Schilddrüse mit Perchlorat und Thiocyanat (pos. Depletionstest). b) Dejodasedefekt: Schnelle und hohe Radiojodaufnahme im Radiojodtest. Chromatographisch Nachweis von Jodtyrosinen im Serum und Urin. Keine Dejodisation von injiziertem radioaktiv markiertem Monojodtyrosin und Dijodtyrosin.	Frühe Substitution mit Schilddrüsenhormon.
14. Pseudohypoparathyreoidismus	Erbmodus noch unsicher; dominant-X-chromosomal? Resistenz des Nierentubulus gegenüber normalen Parathormonkonzentrationen. Chronischer, wenig progredienter Verlauf im Kindes- und Erwachsenenalter.	Kleinwuchs, Adipositas, kegelförmige Gestalt, Vollmondgesicht, flache Nasenwurzel. Trophische Störungen der Nägel, Zähne, Haut, Haare. Plumpe Hände, 3. und 4. Finger kürzer als Zeigefinger. Schwachsinn, epileptiforme oder tetanische Krämpfe in mehr als 50% der Fälle. Zerebrale Kalkherde, metastatische Verkalkungen in der Subkutis.	Hyperphosphatämie, Hypokalzämie, Hypokalziurie. QT im EKG verlängert. Ellsward-Howard-Test negativ (keine Vermehrung der Phosphaturie nach Parathormoninjektion).	Hohe Dosen von Dihydrotachysterol oder Vitamin D.

1.1 Störungen des Aminosäuren-, Zucker-, Hormon-, Elektrolyt- und Vitaminstoffwechsels (Fortsetzung)

Krankheitsbezeichnung	Definition, Prognose	Klinische Symptome	Weitere Befunde und Diagnostik	Therapie
15. Chronische idiopathische Hyperkalzämie (Fanconi-Schlesinger)	Chronische idiopathische Hyperkalzämie mit Oligophrenie und multiplen Mißbildungen. Protrahierter Verlauf. Prognose abhängig von Nieren- und Herzbeteiligung. Bisher keine Vererbung nachgewiesen.	Minderwuchs, Dystrophie, geistiger Entwicklungsrückstand. Strabismus convergens, „Elfengesicht“, Hypertelorismus, Epikanthus, runde, vorgewölbte Stirn, „Stupsnase, Himmelfahrtsnase“, fliehendes Kinn, tiefsitzende Ohren. Obstipation, Anorexie, rezidiv. Fieberschübe.	Hyperkalzämie, Hyperkalziurie, Proteinurie, Hyperazotämie, Nephrokalzinose, Osteosklerose, Vitium cordis cong., Hypertension.	Kalziumarme Diät, Versuch mit Kortikoiden.
16. Hepatolentikuläre Degeneration (Wilson)	Rezessiv-autosomal vererbter Defekt der Kupferbindungsfähigkeit des Plasmaproteins Caeruloplasmin mit schädigender Kupferablagerung in Hirn, Leber und Nieren sowie in der Kornea (Kayser-Fleischer-Ring). Progredienter Verlauf im Pubertäts- und Erwachsenenalter.	Beginn mit hämolytischen Krisen, Gelbsucht, abdominellen Schmerzattacken, Intentionstremor, Ataxie, Schriftänderung, Verhaltensstörungen. Früh: grünbrauner Kornealring. Braune Hautpigmentierung. Hepatosplenomegalie. Extrapyramidale Ausfälle, Oligophrenie, Dezerebration.	Oxydase-(Caeruloplasmin-)aktivität und Kupfer im Serum meist vermindert, Cuprurie; nicht so konstant renale Aminoazidurie (PC, DSC). Unter Penicillamin-Belastung Anstieg der Cuprurie auf über 2 g/24 Std. Kupfernachweis in Lebernadelbiopsie.	Vermehrte Kupferausscheidung mit Penicillamin. Kaliumsulfid. Kupferarme Kost.
17. Leighs Enzephalomyelopathie (entspricht klinisch weitgehend der sog. Wernicke-Enzephalopathie des Kindesalters)	Subakute nekrotisierende Enzephalomyelopathie. Rezessiv-autosomal vererbte Stoffwechselstörung des Thiamins vermutet. (Enzymdefekt im Aufbau von Thiamintriphosphat über Thiamindiphosphat: Adenosintriphosphat-phosphoryl-transferase-Mangel.) Tod meist im Kleinkindesalter.	Beginn meist im Säuglingsalter mit Trinkschwäche, Erbrechen, Schläfrigkeit. Demenz im ersten Lebensjahr. Hypotonie, Hyperreflexie, Ataxie, Nystagmus, extrapyramidalmotorische Störungen, Optikusatrophie, zerebrale Anfälle. Tod durch zentrale Atemlähmung.	Pyruvat und Laktat im Serum erhöht, mäßige Hypoglykämie. Alaninvermehrung im Serum und Urin; Pyruvat-Decarboxylase-Mangel in der Leber. Neuropathologisch: Ganglienzellnekrosen, spongiöse Gliaproliferation, besonders im Bereich des Hirnstamms, des Kleinhirns, der Basalganglien und des oberen Zervikalmarks. Corpora mamillaria im Gegensatz zur Wernicke-Enzephalopathie des Erwachsenenalters nicht betroffen.	Thiamin-Therapie im Stadium der Prüfung.
18. Vitamin-B_6-Abhängigkeit	Erhöhter Pyridoxinbedarf ungeklärter Ursache. Starke Progredienz, Tod oft schon im Säuglingsalter. Erbmodus unbekannt.	Beginn in ersten 2 Lebenswochen mit generalisierten therapieresistenten Krämpfen, schnelle Zunahme bis zum Tod oder dauerndem Schwachsinn. Starke Unruhe. Hyperakusis, Irritabilität.	Diagnose ex iuvantibus, nach hohen Pyridoxingaben (15 mg) Sistieren der Krämpfe.	Alle 2–5 Tage 5–15 mg Pyridoxin oral oder parenteral.

1.1 Störungen des Aminosäuren-, Zucker-, Hormon-, Elektrolyt- und Vitaminstoffwechsels (Fortsetzung)

Krankheitsbezeichnung	Definition, Prognose	Klinische Symptome	Weitere Befunde und Diagnostik	Therapie
19 Kongenitaler nicht-hämolytischer Ikterus (Crigler-Najjar)	Rezessiv-autosomaler Glucoronyltransferasemangel mit resultierender Hyperbilirubinämie und Bilirubinenzephalopathie. 70% der Fälle sterben an Stammhirnschädigung in den ersten 1½ Jahren, selten chronischer Ikterus ohne Hirnschaden.	Im Neugeborenenalter Kernikterussymptome, bei Überleben Spätsymptome wie Schreckhaftigkeit, Hyperpyrexie, Spastizität, Opisthotonus, atheotoide Bewegungen, Krämpfe, Schwachsinn. Selten Ikterus ohne zerebrale Symptome.	Hyperbilirubinämie bis 30 mg-% (indirektes Bilirubin) bei normal gefärbten Stühlen, ohne Bilirubin- oder Urobilinogenvermehrung im Urin.	Wiederholte Austauschtransfusionen besonders in den ersten Lebenswochen. Versuch einer Phototherapie.

1.2 Störungen des Lipid-, Mukolipid- und Mukopolysaccharid-Stoffwechsels

Krankheitsbezeichnung	Definition, Prognose	Klinische Symptome	Weitere Befunde und Diagnostik	Therapie
Mukolipidosen				
1. Mukolipidose I (syn. Lipomukopolysaccharidose)	Autosomal-rezessiver Enzymdefekt mit Abbaustörung der Lipomukopolysaccharide vermutet. Speicherung saurer Mukopolysaccharide und Glykolipide in Hirn und viszeralen Organen. Prognostische Angaben noch ungenügend.	Im ersten Lebenshalbjahr noch normale psychomotorische Entwicklung, dann Retardierung. Gargoylähnliche Züge im 2. oder 3. Lebensjahr, jedoch nicht so ausgeprägt wie beim M. Hurler und Hunter. Wachstumsverzögerung ab 10. Lebensjahr. Mittelgradigor Schwachsinn (Imbezillität). Gelegentlich langsam fortschreitende Muskelhypotonie, vereinzelt kirschroter Fleck sowie Hornhauttrübungen.	Mäßig ausgeprägte Dysostosis multiplex. Metachromatische Ablagerungen in Knochenmark, Leber, Lymphozyten und Fibroblasten. Progrediente periphere Neuropathie mit Markscheidenzerfall. Normale Mukopolysaccharidausscheidung im Harn, hohe β-Galaktosidase-Aktivität im Lebergewebe.	Keine spezifische Therapie bekannt.
2. Mukolipidosis II (syn. I-Cell-Disease)	Wahrscheinlich autosomal-rezessive, Hurler-ähnliche seltene Stoffwechselstörung mit Speicherung von sauren Mukopolysacchariden und Glykolipiden. I-Cell = inclusion cell. Tod meist vor dem 6. Lebensjahr.	Multiple Deformitäten: Hüftdysplasie, Hernien, Zahnfleischhyperplasie, Hurler-ähnliche Fazies, plumpe Extremitäten, Beugekontrakturen der Extremitäten, Minderwuchs, Kyphoskoliose. Hochgradiger psychomotorischer Entwicklungsrückstand, Lebervergrößerung. Heisere Stimme, straffe Haut.	Stark ausgeprägte Dysostosis multiplex. Vakuolisierte Lympho- und Monozyten. In Fibroblastenkultur Einschlüsse (PAS pos., Sudan pos.), Anfärbung mit Toluidinblau. Metachromasie. Mukopolysaccharidausscheidung im Urin normal. b-Galaktosidaseaktivität (Leber) normal.	Keine spezifische Therapie bekannt.

1.2 Störungen des Lipid-, Mukolipid- und Mukopolysaccharid-Stoffwechsels (Fortsetzung)

Krankheitsbezeichnung	Definition, Prognose	Klinische Symptome	Weitere Befunde und Diagnostik	Therapie
3. Mukolipidosis III (syn. Pseudopolydystrophie, Maroteaux)	Autosomal-rezessive Stoffwechselstörung mit Speicherung von Mukopolysacchariden und Gangliosiden. Pathogenese unbekannt. Sehr selten.	Leichter psychomotorischer Entwicklungsrückstand, Minderwuchs, eingeschränkte Gelenkbeweglichkeit, leichte Gargoyl-ähnliche Dysmorphie, kurzer Hals, Skoliose, Hüftdysplasie, relativ lange Extremitäten.	Normale Mukopolysaccharidausscheidungen im Urin. Röntgenbefunde: Hypoplasien der Wirbelkörper, Verschmälerung der vertrebralen Rippenenden, Makro-Dolichozephalus, Hypoplasie der Beckenschaufeln, unregelmäßige proximale Femurepiphysen, Schenkelhälse in Valgusstellung. Vakuolisierte Plasmazellen im Knochenmark mit abnormer Glykolipid- u. Mukopolysaccharid-speicherung.	Keine spezifische Therapie bekannt.
4. Fukosidose	Wahrscheinlich autosomal-rezessive, zum Formenkreis der Mukolipidosen gehörende Störung des Glykolipid- und Mukopolysaccharidstoffwechsels. Mangel an α-Fukosidase. Tod im Kleinkindesalter.	Unauffällige psychomotorische Entwicklung im 1. Lebensjahr; danach Entwicklungsstillstand und schließlich -rückschritt. Fortschreitende neurologische Störungen mit zunehmender Spastizität, Tremor, Kontaktverlust. Dicke Haut, Kardiomegalie, Gargoyl-ähnliche Gesichtszüge. Starke Schweißausbrüche.	Relativ gering ausgeprägte Dysostosemerkmale, verminderte Pneumatisation des Schädels. Hypoplasie der Wirbelkörper. Erhöhte Schweiß- und Speichelelektrolyte, verminderte Kontrastmittelkonzentration der Gallenblase. Vakuolisierte Lymphozyten. Abnorme Häufung von fukosehaltigen Glykolipiden in Leber und Gehirn. Normale Mukopolysaccharidausscheidung im Urin.	Keine spezifische Therapie bekannt.
5. Mannosidose	Zum Formenkreis der Mukolipidosen gehörende Stoffwechselstörung der Glykoproteine. Mangel an α-Mannosidase. Progredienter Verlauf, Tod im Kleinkindesalter. Erbmodus noch unbekannt.	Bald nach der Geburt Hepatosplenomegalie. Muskuläre Hypotonie, Hyperreflexie. Verzögerte psychomotorische Entwicklung, besonders nach dem 1. Lebensjahr. Gargoyl-ähnliche Züge. Rezidivierende Infekte der oberen Luftwege.	Abgeflachte eiförmige Wirbelkörper. Vakuolisierte Lymphozyten. Fehlen von α-Mannosidase in Leber und Gehirn.	Keine spezifische Therapie bekannt.

1.2 Störungen des Lipid-, Mukolipid- und Mukopolysaccharid-Stoffwechsels (Fortsetzung)

Krankheits-bezeichnung	Definition, Prognose	Klinische Symptome	Weitere Befunde und Diagnostik	Therapie
6. Juvenile Sulfatidose Typ Austin (syn. Mukosulfatidose)	Kombination der metachromatischen Leukodystrophie mit Gargoylismus-ähnlichen Symptomen. Progredienz, Tod vor Erreichen der Pubertät. Wahrscheinlich autosomal-rezessive Vererbung.	Verzögerte psychomotorische Entwicklung, Gargoyl-ähnliche Züge, Hühnerbrust, Unterlänge. Häufig Hepatosplenomegalie. Vom 2. bis 3. Lebensjahr ab fortschreitende neurologische Störungen: Spastizität, myoklonische Anfälle, Nystagmus. Schließlich extreme Beugekontrakturen und Areflexie; Blindheit und Taubheit.	Weite Sella, dysplastische Wirbelkörper, verformtes Becken. Verbreiterung der Diaphysen der langen Knochen. Mangel an Arylsulfatase A, B und C. Erhöhter Gehalt an sauren Mukopolysacchariden in Geweben. Erhöhtes Liquoreiweiß. Erhöhte Sulfatid- und saure Mukopolysaccharidausscheidung im Urin. Metachromatische Myelindegeneration in peripheren Nerven.	Keine spezifische Therapie bekannt.
7. Farber-Krankheit (syn. disseminierte Lipogranulomatose)	Sehr seltene angeborene disseminierte Lipogranulomatose des Säuglingsalters. Ätiologie unbekannt, Störung des Lipomukopolysaccharidstoffwechsels vermutet. Rasch progredienter Verlauf, Tod innerhalb 1–2 Jahren.	Anorexie, Dystrophie, Hepatosplenomegalie, Gelenkschwellungen und -kontrakturen, subkutane Granulome, Paresen, Oligophrenie.	Ablagerung von Mukopolysacchariden und Sphingolipiden in verschiedenen Organen einschl. ZNS. RES kaum befallen.	Keine spezifische Therapie bekannt.
8. Progressive Myoklonusepilepsien (PME)	Typ Lafora: Autosomal-rezessive ZNS-betonte Mukopolysaccharidose. Früh- oder Hauptform: Häufigkeit ca. 1:150000, rasche Progredienz, Tod mit 18–22 Jahren. Spätform: Sehr viel seltener, langsame Progredienz. Zusätzlich autosomal-rezessive und autosomal-dominante Formen der PME mit degenerativen ZNS-Veränderungen.	Früh- oder Hauptform: Erkrankungsbeginn mit 12–17 Jahren mit epileptischen Anfällen. Bald danach Auftreten von asymmetrischen, asynergischen und arhythmischen Myoklonien. Zunehmende Demenz, Antriebsverminderung, affektive Verarmung. In ¾ der Fälle Psychosen. Schließlich zerebellare, extrapyramidale und Pyramidensymptome, Dysarthrie.	EEG: Hypersnychrone Aktivität, zunehmende Verlangsamung des Grundrhythmus. Path.-anatom.: Vorwiegend intraneuronale Lafora-Körperchen („Myoklonuskörperchen"), besonders in Substantia nigra, N. dentatus, Großhirnrinde, Thalamus. In Leber, Herz- und Skelettmuskel, Niere, Nebenniere, Milz, Plexus myentericus des Rektum basophile PAS-positivie Ablagerungen. Bei einigen Patienten erhöhte Mukopolysaccharidausscheidung (Heparinsulfat) beschrieben.	Keine spezifische Therapie bekannt.

1.2 Störungen des Lipid-, Mukolipid- und Mukopolysaccharid-Stoffwechsels (Fortsetzung)

Krankheitsbezeichnung	Definition, Prognose	Klinische Symptome	Weitere Befunde und Diagnostik	Therapie
Sphingolipidosen				
1. Kongenitale amaurotische Idiotie (Norman-Wood)	Wahrscheinlich autosomal-rezessive Gangliosid-Synthesestörung. Speicherung des Gangliosids GD_3 im ZNS. Fudroyanter Verlauf, Tod nach wenigen Wochen.	Atem- und Schluckstörungen, Zyanose, Krämpfe, Optikusatrophie, Retinapigmentierung. Beginn in Neugeborenenperiode.	Mikrozephalie, nur spärlich Ganglienzellen, die aufgeschwollen sind. Vermehrung von GD_3 im Gehirn. Diagnostische Bestätigung durch Hirn- und Rektumbiopsie.	Keine spezifische Therapie bekannt.
2. Infantile amaurotische Idiotie (Tay-Sachs)	Autosomal-rezessive Störung im Abbau des Tay-Sachs-Gangliosids (GM_2). 90% Juden. Akuter Verlauf mit fortschreitender Demenz, Tod im 2.–4. Lebensjahr.	Beginn im 2. Trimenon mit Entwicklungsstillstand, Apathie, schlaffen, später spastischen Paresen. Visusverlust; schließlich Amaurose. Kirschroter Fleck der Fovea. Choreatiforme Hyperkinesen, zerebrale Anfälle. Hyperakusis.	Hirnatrophie, ödematöse Schwellung der weißen Substanz, Schwellung der Ganglienzellen. Makrozephalie. Elektronenmikroskopie: „membranous cytoplasmic bodies". Erhöhung der Ganglioside, insbesondere GM_2. GOT und LDH im Serum erhöht. Diagnostische Bestätigung durch Hirn- und Rektumbiopsie. Defekt der Hexosaminidase A oder A und B.	Keine spezifische Therapie bekannt.
3. Spätinfantile amaurotische Idiotie (Jansky-Bielschowsky) (syn. GM_1-Gangliosidose-Typ II)	Wahrscheinlich autosomal-rezessiver Enzymblock des Abbaus des Gangliosids GM_1. Protrahierter, schließlich letaler Verlauf über mehrere Jahre.	Erstmanifestation im 2. bis 4. Lebensjahr. Entwicklungsstillstand, -rückschritt. Schlaffe, später spastische Paresen, extrapyramidale und zerebellare Störungen. Retinopathia pigmentosa, Optikusatrophie, evtl. kirschroter Fleck der Fovea, Amaurose. Zerebrale Anfälle, zunehmende Idiotie.	Starke Schwellung und Auftreibung der Ganglienzellen des Gehirns einschließlich Kleinhirn, Hirnstamm und Rückenmark, ähnlich wie bei der infantilen Form. Biochemisch Vermehrung des GM_1-Gangliosids. Mukopolysaccharidspeicherung in Leber und Milz. Defekt der β-Galaktosidase B und C.	Keine spezifische Therapie bekannt.
4. Juvenile amaurotische Idiotie (Batten-Spielmeyer-Vogt) (syn. Zeroidlipofuszinose)	Autosomal-rezessiver Erbgang. Pathogenese unklar. Eine Abweichung der Lipidzusammensetzung bzw. des Neuraminsäuregehalts des Gehirns scheint nicht vorzuliegen. Bislang noch kein Nachweis einer Gangliosidvermehrung. 10- bis 15jährige Krankheitsdauer.	Beginn im 5.–10. Lebensjahr mit fortschreitender Wesensänderung bis zur Demenz. Extrapyramidale und zerebellare Störungen (Athetose, Ataxie). Zerebrale Anfälle. Hypertonie der Muskulatur, spastische Paresen. Sehstörungen bis zur Amaurose. Nystagmus. Sprachstörungen.	Ganglienzellen nur leicht und teilweise gebläht. Keine oder nur geringgradige Hirnatrophie. Keine Vermehrung von Gangliosiden.	Keine spezifische Therapie bekannt.

1.2 Störungen des Lipid-, Mukolipid- und Mukopolysaccharid-Stoffwechsels (Fortsetzung)

Krankheits-bezeichnung	Definition, Prognose	Klinische Symptome	Weitere Befunde und Diagnostik	Therapie
5. Neuroviszerale Gangliosidose (syn. generalisierte Gangliosidose, Pseudo-Hurler)	Autosomal-rezessiver Enzymdefekt der β-Galaktosidase. GM_1-Gangliosidose Typ I. Sonderform der infantilen amaurotischen Idiotie mit viszeraler Beteiligung. Kinder sterben im 1.–2. Lebensjahr.	Symptomatik ähnlich der infantilen amaurotischen Idiotie. Zusätzlich Hepatosplenomegalie, häufig Skelettveränderungen ähnlich denen bei Pfaundler-Hurler. Gargoylismus-ähnliche Dysmorphie.	Viszerale und neurale GM_1-Gangliosidspeicherung (ZNS, RES, Leber, Pankreas). Speicherzellen (vakuolisierte Lymphozyten, Leberzellen) in Knochenmark und Leber. Vermehrt Keratansulfat in Fibroblasten, Haut- und Leberzellen. Fehlende β-Galaktosidaseaktivität in Leukozyten, Fibroblasten, Haut- und Lebergewebe und Urin. Normale Mukopolysaccharidausscheidung im Urin.	Keine spezifische Therapie bekannt.
6. Sphingomyelinose (M. Niemann-Pick)	Autosomal-rezessiver Enzymblock im Abbau von Sphingomyelin, Sphingomyelinase-Defekt bei Typ A (akute neuronopathische Form) und B (chronische Form ohne ZNS-Befall), fraglich bei Typ C (subakute Form mit ZNS-Befall), Typ D (Nova-Scotia-Variante) und Typ E (adulte Form ohne ZNS-Befall). Speicherung von Sphingomyelin in RES- und (seltener) Parenchymzellen der Leber, Milz, des Gehirns, der Retina und des übrigen RES. Tod zwischen 6. Monat und 5. Lebensjahr an interkurrenten Infekten, sehr selten chronische Form des Erwachsenenalters.	Typ A: Körperliche und geistige Retardierung im Säuglingsalter. Hepatosplenomegalie mit vorgewölbtem Abdomen, Dystrophie, Anämie. Hochgradiger Schwachsinn, zunächst spastische Hypertonie, später Hypotonie mit Schwinden der Eigenreflexe. Kirschroter Fleck in der Makula etwa in 50% der Fälle. Evtl. blaubraune Hautpigmentationen, selten Xanthome. Osteoporose. Typ C zeigt ähnlichen, aber protrahierten Verlauf („subakute" oder „juvenile" Form), Typ B verläuft gleichfalls chronisch, aber ohne ZNS-Befall.	Erhöhte Sphingomyelinkonzentration in den Ganglienzellen, Parenchymzellen und im RES (Schaumzellen, Niemann-Pick-Zellen). Ganglienzellen degenerativ verändert und geschwollen. Cholesterin, Phospholipide und andere Lipide im Serum nicht regelmäßig verändert. Bei Lipidose der Lunge röntgenologisch kleinfleckig-retikuläre Zeichnung. Endgültige Diagnose in Leber- oder Lymphknotenbiopsie.	Keine kausale Therapie bekannt. Splenektomie bei Hypersplenismus

1.2 Störungen des Lipid-, Mukolipid- und Mukopolysaccharid-Stoffwechsels (Fortsetzung)

Krankheitsbezeichnung	Definition, Prognose	Klinische Symptome	Weitere Befunde und Diagnostik	Therapie
7. Zerebrosidose (M. Gaucher)	Autosomal-rezessiver Enzymdefekt der β-Glukosidase im Abbau von Glukozerebrosid mit Speicherung in den Gaucher-Speicherzellen in Leber, Milz, Lymphknoten, Knochenmark und ZNS. Verlauf abhängig vom Lebensalter: 1. Akute, maligne neuronopathische Form des 1. und 2. Lebensjahres. 2. Subakute juvenile neuronopathische Form. 3. Chronische nicht-neuronopathische Form des Erwachsenen.	Manifestation abhängig vom Alter: Beim Säugling plötzlicher Beginn mit raschem Verlauf: Anorexie, Dystrophie, Laryngospasmus, Hepatosplenomegalie, generalisierte Lymphknotenschwellung, miliare Lungeninfiltrate. Progrediente zerebrale Symptome: Opisthotonus, spastische Paresen, Strabismus, progrediente Demenz. Kachexie. Bei der juvenilen Form: Ernährungsstörungen, Gewichtsabnahme, Hepatosplenomegalie mit besonders starker Vergrößerung der Milz. Skelettveränderungen mit heftigen Schmerzen, lokalen Schwellungen („aseptische Osteomyelitis"), evtl. pathologische Frakturen. Schwachsinn, evtl. Psychosen; Hyperreflexie, extrapyramidale Symptome.	Glykolipidhaltige Retikulumzellen („Gaucher-Zellen") in den genannten Organen. Diagnostisch nachweisbar in Leukozytenkonzentraten des Serums, Knochenmark; evtl. Leberbiopsie. Dort auch dünnschichtchromatographischer Zerebrosidnachweis. Saure Phosphatase im Plasma erhöht. Plasmalipide nicht charakteristisch verändert. Thrombopenie, seltener Leukopenie. Röntgenologische Veränderungen besonders am distalen Femur.	Keine kausale Therapie. Splenektomie nur bei Hypersplenismus und mechanischen Abdominalbeschwerden.
8. Metachromatische Leukodystrophie (Sulfatidose)	Rezessiv-autosomaler Enzymdefekt der Zerebrosidsulfatase (Arylsulfatase A) führt zur Speicherung von Sulfatiden (Zerebrosidschwefelsäureester) im ZNS und RES. Der häufigsten spätinfantilen Form steht eine hier nicht behandelte seltene adulte Form gegenüber. Tod zwischen 2.–10. Lebensjahr.	1. Stadium: Unsicherer Gang, leichte hypotone Form der Diplegie, pos. Babinski. 2. Stadium: Leichte geistige Retardierung, Dysarthrie, Aphasie, hypertone Tetraplegie, Stehverlust. Graue Makula mit zentralem roten Fleck, evtl. schon im 1. Stadium. Intermittierende Schmerzzustände. 3. Stadium: Völliger Verlust der Steh- und Sitzfunktion, Fähigkeit zu Willkürbewegungen noch erhalten. Heftige Wurzelschmerzen. Zerebrale Hyperpyrexie, bulbäre Symptome. Ausgeprägter Rückgang der geistigen Fähigkeiten, völliger Sprachverlust, Blindheit.	Speicherung von Sulfatiden in ZNS und peripheren Nerven. Hirnatrophie, diffuse Demyelinisierung (bes. Capsula int., Pyramidenbahn), Gliaproliferation, ballonförmig aufgetriebene Ganglienzellen. Diagnostisch hinweisend: erhöhtes Liquoreiweiß, verminderte Nervenleitgeschwindigkeit, gestörte Gallenblasenfunktion (röntgenologischer Nachweis). Hohe Beweiskraft: 1. Verminderte Arylsulfatase A in peripheren Leukozyten. 2. Austins Harntest auf Arylsulfatase-A-Mangel. 3. Vermehrte Sulfatidausscheidung im Harn.	Keine kausale Therapie.

1.2 Störungen des Lipid-, Mukolipid- und Mukopolysaccharid-Stoffwechsels (Fortsetzung)

Krankheitsbezeichnung	Definition, Prognose	Klinische Symptome	Weitere Befunde und Diagnostik	Therapie
		4. Stadium: Bulbäre Symptome stehen im Vordergrund. Tod an Atemlähmung.	4. Metachromatische Substanzen im Harnsediment. 5. Periphere Nervenbiopsie (Zahnpulpa, Rektum, N. suralis).	
9. Infantile globoidzellige Leukodystrophie (Krabbe)	Rezessiv-autosomale Abbaustörung der Zerebroside mit Speicherung von Galaktosylceramid in den Globoidzellen des ZNS und der peripheren Nerven. Primärer Enzymdefekt betrifft wahrscheinlich die Galakto-Zerebrosido-β-Galaktosidase. Zusätzlicher Mangel an Zerebrosidsulfotransferase. Tod nach 1–2 Jahren.	1. Stadium: Beginn 4.–6. Lebensmonat. Gereiztheit, Schreiattacken, Überempfindlichkeit auf Licht, sensorische und sensible Reize. Stillstand der psychomotorischen Entwicklung. Fieber ohne Infektzeichen. 2. Stadium: Opisthotonushaltung, muskuläre Hypertonie, Demenz. Hyporeflexie, schließlich Areflexie, Optikusatrophie, Nystagmus. 3. Stadium (nach ½–¾ Jahr): Kein Kontakt, keine Willkürbewegung, Rückbildung der Muskelhypertonie, Ausbildung einer Tetraspastik. Tonisch-klonische Krämpfe, evtl. Myoklonien. Blindheit. Schließlich Enthirnungsstarre, Bulbärparalyse. Tod durch interkurrente Infekte oder durch zentrale Atemlähmung.	Speicherung von Zerebrosiden in den Phagozyten des ZNS („globoid-cells"), Demyelinisierung des Gehirns. Vermehrung von Liquoreiweiß bei normaler oder kaum erhöhter Zellzahl. Verlängerte Nervenleitgeschwindigkeit. ERG-Veränderungen (Netzhautbeteiligung). EEG: hypersynchrone Aktivität ab Stadium 2. Beweisend: Stark reduzierte Aktivität der Galakto-Zerebrosid-β-Galaktosidase in Serum, peripheren Leukozyten oder Fibroblastenkulturen.	Keine kausale Therapie.
10. Orthochromatische Leukodystrophie (Pelizaeus-Merzbacher, konnatale Form Seitelberger)	Ursache unbekannt, wahrscheinlich geschlechtsgebunden – rezessiv vererbter Enzymdefekt des Myelinstoffwechsels. Prognose: Bei der konnatalen Form zunehmende Progredienz, Tod meist im Kleinkindesalter. Beim Typ Merzbacher protrahierter Verlauf, ab 7.–9. Lebensjahr nur noch langsames Fortschreiten, stationärer Zustand über Jahrzehnte möglich.	Konnatale Form: Ausbleiben jeglicher psychomotorischen Entwicklung, Würgkrämpfe, Zuckungen der Gesichtsmuskulatur, extrapyramidalmotorische Hyperkinesien, Salbengesicht, Muskelhypotonie, Krampfanfälle, Ataxie, Nystagmus. Später spastische Paresen beider Beine, Bulbärparalyse. Beim Typ Merzbacher Beginn meist im Kleinkindesalter oder später mit Wesensänderung, Geh- und Sprachstö-	Liquor: Eiweißvermehrung. Hirnbiopsie: Sudanophile Marchi-positive Speichersubstanzen. Typ Seitelberger: Subtotaler bis totaler Verlust der Markscheiden. Typ Merzbacher: Markinseln innerhalb entmarkter Zonen, langsames Fortschreiten des Entmarkungsprozesses, Achsenzylinder bleiben erhalten.	Keine kausale Therapie.

1.2 Störungen des Lipid-, Mukolipid- und Mukopolysaccharid-Stoffwechsels (Fortsetzung)

Krankheitsbezeichnung	Definition, Prognose	Klinische Symptome	Weitere Befunde und Diagnostik	Therapie
		rungen, Nystagmus, Ataxie, Athetose, zerebrale Anfälle, spastische Paresen der Beine, Demenz.		
11. Heredopathia atactica polyneuritiformis (Refsum)	Autosomal-rezessives Erbleiden mit Retinopathie und Polyneuropathie. Angeborene Abbaustörung der alimentär zugeführten Phytansäure. Defekt der Phytansäure-α-Hydroxylase.	Beginn mit Retinitis pigmentosa, Nachtblindheit, konzentrischer Gesichtsfeldeinschränkung. Chronische Polyneuropathie, zerebellare Funktionsstörungen. Inkonstant: Pupillenveränderungen, Katarakte, Schwerhörigkeit, Ichthyosis, Skelettabnormitäten.	Im Liquor Eiweißerhöhung, normale Zellzahl. EKG-Veränderungen (A-V-Überleitungsstörungen). Spezifisch: Hohe Konzentration von Phytansäure (C_{16}-Fettsäure) in Serum und Geweben.	Phytansäurearme Diät.
Mukopolysaccharidosen mit Oligophrenie				
1. M. Pfaundler-Hurler (syn. Mukopolysaccharidose I, Gargoylismus)	Rezessiv-autosomale oder X-chromosomale Stoffwechselstörung der sauren Mukopolysaccharide (α-Iduronidase) mit Speicherung in Leber, Milz, Herz, Gehirn und Knochenmark. Chronisch progredienter Verlauf, Tod an interkurrenten Infekten.	Beginn Ende des 1. Lebensjahrs. Minderwuchs, Hepatosplenomegalie, Kyphose, Wasserspeiergesicht, Hornhauttrübung, Taubheit, rezidivierende Infekte. Schwachsinn. Gelenkkontrakturen, Klauenhände, Lumbalgibbus.	Röntgenologisch: Dysostosezeichen. Frühzeichen: plumpe Scapulae, breite Rippenzwischenräume. Aldersche Granulationen (Reillykörperchen der Leukozyten im peripheren Blut und Knochenmark). Ausscheidung metachromatischer Substanzen im Urin (Filterpapiertest nach Berry). Quantitative Bestimmung der sauren Mukopolysaccharide.	Keine spezifische Therapie bekannt.
2. Hunter-Syndrom (syn. Mukopolysaccharidose II)	X-chromosomal-rezessiver Erbgang. Enzymdefekt wahrscheinlich: Dermatansulfatsulfatasemangel. Günstigere Lebenserwartung als M. Hurler. Klinisch und röntgenologisch Mittelstellung zwischen Hurler und Sanfilippo-Syndrom. 2 Formen: Eine rasch progrediente („juvenile type") und eine langsame und milde verlaufende („late type").	Nur Knaben betroffen. Zerebrale Schädigung mit Intelligenzdefekt, Schwerhörigkeit und Skelettdeformierungen. Beginn in 50% der Fälle nach dem 3. Lebensjahr, sonst früher (ab 8. Lebensmonat). Fratzenhafte Gesichtszüge ähnlich dem M. Hurler, Klauenhände, Hepatosplenomegalie. Keine Hornhauttrübung, kein Lumbalgibbus, häufig pulmonale Hypertension.	Röntgenologisch fehlende oder nur geringgradige Wirbelsäulenveränderungen. Übrige Skelettveränderungen ebenfalls geringer ausgeprägt. Vermehrte Harnausscheidung von Chondroitin-B-Sulfat und Heparitinsulfat.	Keine spezifische Therapie bekannt.

1.2 Störungen des Lipid-, Mukolipid- und Mukopolysaccharid-Stoffwechsels (Fortsetzung)

Krankheits-bezeichnung	Definition, Prognose	Klinische Symptome	Weitere Befunde und Diagnostik	Therapie
3. HS-Mukopolysaccharidose (Sanfilippo) (syn. Mukopolysaccharidose III)	Rezessiv-autosomale Stoffwechselstörung mit viszeraler Speicherung und abnormer Harnausscheidung von Mukopolysacchariden. 2 Enzymdefekte bekannt: 1. HS-N-Sulfatase. 2. α-Hexosaminidase. Protrahierter Verlauf, Tod 2–4 Jahre nach Krankheitsbeginn an interkurrenten Infekten.	Nach normaler frühkindlicher Entwicklung Entwicklungsstillstand im Kleinkindesalter, dann rascher geistiger Verfall bis zur Idiotie. Gangstörungen, athetoide Bewegungen. Grobe Gesichtszüge, eingesunkene Nasenwurzel. Sprödes, dichtes Haar. Normale Länge, evtl. Makrozephalie, X-Beine, Kyphose, Hepatomegalie, selten Splenomegalie. Später Gelenkkontrakturen.	Röntgenologisch Verbreiterung der Schädelkalotte, infantile Eiform der Brustwirbelkörper, Hypoplasie der Acetabula, runde Beckenschaufeln. Hohe Ausscheidung von Heparinsulfat (HS). Metachromatische Einschlüsse in Lymphozyten. Leberbiopsie: Vakuolisierung der Leberparenchym- und Kupferzellen.	Keine spezifische Therapie bekannt.

2 Chromosomenaberrationen

Krankheits-bezeichnung	Definition, Prognose	Klinische Symptome	Weitere Befunde und Diagnostik	Therapie
1. Down-Syndrom	Verschiedene Chromosomenstörungen möglich: Trisomie 21, Translokation D/21, 21/21, 21/22 und Mosaiktrisomie 21. Anstieg der Erkrankungshäufigkeit mit zunehmendem Alter der Mutter. Bei sehr jungen Müttern Translokationen (erblicher Typ) häufiger als non-disjunction. 5% erblich, 95% nicht erblich. Häufigkeit: 2,19‰ (1:480). Prognose abhängig von weiteren Mißbildungen.	Imbezillität, Minderwuchs, Schrägstellung der Lidachsen, Epikanthus, Hypertelorismus, Brushfieldsche Irisflecken, Makroglossie, Brachyzephalie, plumpe Hände und Füße, Vierfingerfurche, Muskelhypotonie, überstreckbare Gelenke. Bei der Mosaiktrisomie 21 können die Symptome milder ausgeprägt sein.	Oft Mißbildungen des Herzens und anderer innerer Organe, häufig Hypoplasie der Mittelphalanx des 5. Fingers mit radial abgebogenem Endglied. Diagnostik durch Chromosomenanalyse.	Infektprophylaxe. Keine spezifische Therapie.
2. Trisomie D (Pätau)	Trisomie des Chromosoms 13, Häufigkeit 0,5‰, geringe Lebenserwartung, über 90% sterben vor Vollendung des 1. Lebensjahres.	Hochgradige Hirnschädigung, Taubheit, Krämpfe. Gedeihstörung, Mikrophthalamie, Kolobom, Lippen-Kiefer-Gaumenspalte, Naevus flammeus des Gesichts, Syndaktylie, Vierfingerfurche.	Arhinenzephalie, Ventrikelseptumdefekt, Mißbildungen des Magen-Darm-Traktes und der Nieren, Uterusmißbildung, Kryptorchismus. Hakenförmige Kernanhängsel in polymorphen Neutrophilen. Chromosomenanalyse.	Keine spezifische Therapie.

2 Chromosomenaberrationen (Fortsetzung)

Krankheits-bezeichnung	Definition, Prognose	Klinische Symptome	Weitere Befunde und Diagnostik	Therapie
3. Trisomie E (Edwards)	Trisomie des Chromosoms 18. Häufigkeit 0,3‰, sehr geringe Lebenserwartung.	Hochgradige Hirnschädigung, Taubheit, Gedeihstörung, Hypotonie der Muskulatur. Typische Fingerhaltung: eingeschlagener Daumen, Zeige- über Mittelfinger, 5. über Ringfinger, Hände in Fauststellung.	Skelettanomalien des Thorax. Gelenkkontrakturen, VSD, Klappenanomalien, Nierenmißbildungen, Hypoplasie des Kleinhirns, Katarakte. Chromosomenanalyse.	Keine spezifische Therapie.
4. Cri-du-Chat-Syndrom	Deletion des kurzen Arms vom Chromosom 5 (5p-). Häufigkeit: 0,3‰. Sterblichkeit geringer als bei Trisomie D und E.	Niedriges Geburtsgewicht, mangelnde Gewichtszunahme, starke psychomotorische Entwicklungsverzögerung, Schreien im Neugeborenenalter wie bei jungen Katzen, Mikrozephalie, Minderwuchs. Antimongoloide Augenstellung, Strabismus, Hypertelorismus, Epikanthus, tiefsitzende Ohren, zurückweichender Unterkiefer, unvollständige Vierfingerfurche.	Hypoplasie und Malazie der Epiglottis. Chromosomenanalyse.	Keine spezifische Therapie.
5. Deletion des kurzen Armes eines Chromosoms 4 (syn. Wolf-Syndrom)	Fehlen des kurzen Armes eines Chromosoms 4 (4p-). Prognose: Günstigere Lebenserwartung als bei Trisomie D und E.	Niedriges Geburtsgewicht, Mikrozephalie, Lippen-Kiefer-Gaumenspalte, Krampfanfälle, schwere Hirnschädigung. Oberlidptosis, Kolobom, Katarakte, Hypertelorismus, tiefsitzende Ohrmuscheln. Hypospadie.	Hydrocephalus internus. Verzögerte Knochenkernentwicklung. Chromosomenanalyse.	Antiepileptika, keine spezifische Therapie.
6. Weitere seltene Monosomien	1. Deletion des langen Arms vom Chromosom 18 (18q-). 2. Deletion des kurzen Arms vom Chromosom 18 (18p-). Günstigere Lebenserwartung als Trisomie D und E.	Schwachsinn, Mikrozephalie, Hypotonie der Muskulatur. Verschiedene degenerative Stigmata: Dysplasie des Mittelgesichts, tiefsitzende Ohren. In ⅓ der Fälle Spalte des weichen und harten Gaumens. Nystagmus, Strabismus, Katarakte. Coxa valga.	Skelett- und Nierenmißbildungen. Chromosomenanalyse.	Keine spezifische Therapie.
7. Ring-Chromosomenbildung	Durch „Zusammenwachsen" zweier Chromosomenenden	Schwachsinn wechselnden Grades, psychomotorische Ent-	Mißbildungen des ZNS und anderer Organe (Niere, Geschlechtsor-	Keine spezifische Therapie.

2 Chromosomenaberrationen (Fortsetzung)

Krankheitsbezeichnung	Definition, Prognose	Klinische Symptome	Weitere Befunde und Diagnostik	Therapie
	verursachte Ring-Bildung eines Chromosoms (z. B. Ringchromosom, 1, 13–15, 17–18). Günstigere Lebenserwartung als bei Trisomie D und E.	wicklungsverzögerung, Vierfingerfurche, Mikrozephalus, Mikrophthalmie.	gane). Chromosomenanalyse.	
8. Klinefelter-Syndrom	Geschlechtschromosomen-Anomalie (47 XXY). Chromatin-positiv wie weibliche Individuen. Prognose quoad vitam gut. Häufigkeit ca. 1 : 500.	Eunuchoide Körperproportionen, Gynäkomastie, tubuläre Hodeninsuffizienz bei kleinbleibenden Hoden, aber normal großem Penis, schwache Ausprägung sekundärer Geschlechtsmerkmale. Intelligenzminderung nicht obligat. Stimmungslabilität.	Histologisch Tubulussklerose mit Azoospermie und Leydig-Zellhyperplasie. Vermehrte Gonadotropin-Ausscheidung, Sterilität.	Keine spezifische Therapie.
9. XYY-Syndrom	Geschlechtschromosomen-Anomalie (47XYY), männliches Geschlecht, Prognose quoad vitam gut, Häufigkeit noch nicht bekannt.	Debilität, Aggressivität bis zur Kriminalität häufig. Hochwuchs, Hypogonadismus.	Multiple Fehlbildungen möglich. Chromosomenanalyse.	Keine spezifische Therapie.
10. Turner-Syndrom	Geschlechtschromosomen-Anomalie (45XO), chromatin-negativ wie männliche Individuen. Prognose: quoad vitam gut, Häufigkeit: 1 : 4000. Selten finden sich charakteristische Merkmale auch bei Knaben (normaler Karyotyp XY oder Mosaike).	Kleinwuchs, schildförmiger Thorax, Pterygium colli. Primäre Amenorrhoe, fehlende Brustentwicklung. Hypoplastisches inneres Genitale. Spärliche Sexualbehaarung. Osteoporose. Nicht regelmäßig Intelligenzminderung. Im Neugeborenenalter: Lymphangiektatische Ödeme von Hand- und Fußrücken.	Gonaden bestehen aus bindegewebigen Strängen („streaks"). Gonadendysgenesie. Erhöhte Gonadotropinausscheidung. Verminderung der Östrogene, Verminderung der 17-Ketosteroide jenseits der Pubertät.	Menstruation und Mammaentwicklung durch Substitution mit Ovarialhormonen möglich. Keine spezifische Therapie.
11. Triplo-X-Syndrom	Geschlechtschromosomen-Anomalie (47XXX = Triplo-X). Chromatin-positiv wie weibliche Individuen (2 Barrsche Körperchen). Häufigkeit 0,6‰, Prognose quoad vitam gut.	Weibliches Geschlecht, unauffälliger körperlicher Befund, allenfalls leichter Minderwuchs. Pubertät rechtzeitig oder verzögert. Menstruation rechtzeitig, sek. Amenorrhoe später möglich. Leichter oder stärkerer Schwachsinn, degenerative Stigmata.	Typische Skelettveränderungen: kolbig verdicktes proximales Ulna-Ende, radio-ulnare Synostosen. Chromosomenanalyse.	Keine spezifische Therapie.

2 Chromosomenaberrationen (Fortsetzung)

Krankheits-bezeichnung	Definition, Prognose	Klinische Symptome	Weitere Befunde und Diagnostik	Therapie
12. XXXXY-Syndrom	Geschlechtschromosomen-Anomalie (49XXXXY), die höchste bislang beim Menschen beschriebene Chromosomenzahl. Prognose quoad vitam gut, Häufigkeit noch nicht bekannt.	Erheblicher Schwachsinn, Hochwuchs, Hypogenitalismus. Klinodaktylie, Mikro-Brachyzephalie. Epikanthus, Hypertelorismus, Strabismus, Myopie.	Radio-ulnare Synostosen. Chromosomenanalyse.	Keine spezifische Therapie.

3 Erbliche Syndrome mit Befall des ZNS, der Augen, Ohren und Haut

Krankheits-bezeichnung	Definition, Prognose	Klinische Symptome	Weitere Befunde und Diagnostik	Therapie
1. Genetische spastische Oligophrenie	Höchstwahrscheinlich einfach-rezessiv vererbte Kombination von spastischer Diplegie mit Schwachsinn. Keine Geschlechtsbevorzugung, Erkrankungsrisiko: 2:1000 (?). Keine Progredienz.	Spastische Diplegie der unteren Extremitäten, hochgradiger Schwachsinn.	Fakultativ: Optikusatrophie, Mikrozephalie, extrapyramidalmotorische Störungen.	Keine spezifische Therapie.
2. Sjögren-Larsson-Syndrom	Einfach rezessiv-autosomal vererbter Schwachsinn mit Ichthyosis und Morbus Little mit 100%iger Penetranz. Verhältnis gesunde zu kranke Geschwister 3:1, bei 3% der Gesamtbevölkerung Heterozygotie (in Västerbotten, Schweden). Lebenserwartung 50% der Durchschnittsbevölkerung.	Ichthyosis congenita, Schwachsinn, spastische Lähmungen vom Typ Little (typische Symptomentrias).	Sehstörungen, Pigmentdegenerationen der Retina.	Keine spezifische Therapie.
3. Rud-Syndrom	Kombination von Schwachsinn mit Ichthyosis, Eunuchoidismus und Epilepsie, teils rezessiv X-chromosomale Vererbung. Prognose abhängig von fakultativen Symptomen. Häufigkeit in der Durchschnittsbevölkerung nicht bekannt.	Konstante Symptome: Ichthyosis, Xerodermie, Eunuchoidismus, Schwachsinn, Epilepsie.	Fakultative Symptome: perniziöse Anämie, Diabetes mellitus, Bronchiektasen, Retinitis pigmentosa, Gigantismus, Gonadendysgenesie. Verminderte Gonadotropin-Ausscheidung.	Keine spezifische Therapie.

3 Erbliche Syndrome mit Befall des ZNS, der Augen, Ohren und Haut (Fortsetzung)

Krankheitsbezeichnung	Definition, Prognose	Klinische Symptome	Weitere Befunde und Diagnostik	Therapie
4. Star-Oligophrenie (syn. Sjögren-Syndrom)	Autosomal-rezessiv vererbte Kombination von angeborenen Katarakten mit Schwachsinn und Skelett- oder Augenmißbildungen. Geschätzte Häufigkeit: 4% aller Schwachsinnigen in Schweden.	Doppelseitiger kongenitaler Star, starker Schwachsinn. Minderwuchs, andere zusätzliche Augenkrankheiten (Retino-Chorioiditis, Mikrophthalmie, Optikusatrophie, Hydrophthalmus).	Skelettanomalien, (Syndaktylie, Hüftgelenksluxation, Genua valga, Hypoplasien der oberen Extremitäten, Kraniostenose).	Keine spezifische Therapie.
5. Marinesco-Garland-Syndrom	Wahrscheinlich autosomal-rezessiv vererbte Kombination von Schwachsinn mit doppelseitigen Katarakten und Ataxie. Seltenes Vorkommen, wesentlich seltener als „Star-Oligophrenie". Prognose quoad vitam günstig.	Typische Symptomenkombination von angeborenen doppelseitigen Katarakten, spinozerebellarer Ataxie und Schwachsinn. Körperlicher Entwicklungsrückstand.	Somatische Dysplasien (Kyphose, Skoliose, Pes equinovarus), Alopezie (stationär).	Keine spezifische Therapie.
6. Retinitis pigmentosa mit Taubheit, Ataxie und psychischen Störungen (Hallgren)	Wahrscheinlich autosomal-rezessiv vererbte Kombination von Retinitis pigmentosa, kongenitaler Taubheit, Ataxie und psychischen Störungen. Häufigkeit etwa 3:10000, Prognose quoad vitam gut.	Retinitis pigmentosa, evtl. kompliziert durch Katarakte, kongenitale Taubheit, vestibulozerebellare Ataxie (94% der Fälle). In 24% der Fälle Schwachsinn, in 23% Schizophrenie-ähnliche Psychosen.	In 7% der Fälle Nystagmus.	Keine spezifische Therapie.
7. Cockayne-Syndrom	Wahrscheinlich autosomal-rezessiv vererbte Kombination von Retinitis pigmentosa, Taubheit, Oligophrenie und Progerie-ähnlichen Zügen. Selten, bisher Einzelfälle beschrieben. Prognose quoad vitam gut.	Manifestationsbeginn im 1. und 2. Lebensjahr. Retinitis pigmentosa, progressive infantile Taubheit, Imbezillität bis Idiotie. Sonnenempfindlichkeit der Haut, oft Anhydrosis, Progerie-ähnliche Züge, dysproportionierter Minderwuchs, große akrozyanotische Hände und Füße, Gelenkdeformierungen, Intentionstremor, Gangstörungen, Spastizität der Beine.	Röntgenologisch Verdickung der Schädelknochen, intrakranielle Verkalkungen, evtl. Mikrozephalie.	Keine spezifische Therapie.
8. Bardet-Moon-Biedl-Syndrom	Überwiegend autosomal-rezessiv vererbte dienzephale retinale Degeneration mit Fettsucht und Hypogenitalismus. Vereinzelt unregelmäßig dominanter Erbgang.	Retinitis pigmentosa, Polydaktylie, Fettsucht, Genitalhypoplasie, Schwachsinn. Turmschädel, Kolobome, Katarakte, Herzfehler. Extrapyramidale Störungen.	Pathologisches ERG. Anomalien der Urogenitalorgane, Schädelskelettdeformitäten.	Diätetik. Keine spezifische Therapie.

3 Erbliche Syndrome mit Befall des ZNS, der Augen, Ohren und Haut (Fortsetzung)

Krankheitsbezeichnung	Definition, Prognose	Klinische Symptome	Weitere Befunde und Diagnostik	Therapie
9. Pseudogliom und Schwachsinn	Geschlechtsgebunden-rezessiv vererbte Kombination von Schwachsinn mit retrolental gelegenen Bindegewebswucherungen, die zur Phthisis bulbi führen. Auch autosomal-rezessiver Erbgang beschrieben. Selten. Prognose abhängig von sekundären Mißbildungen.	„Amaurotisches Katzenauge", verschiedene Intelligenzdefekte (Debilität bis Idiotie). Spastische Lähmungen, Krämpfe, Mikrozephalie.	Zahnanomalien, Alopecia atrophica, Vitium cordis.	Keine spezifische Therapie.
10. Keratosis palmo-plantaris und Schwachsinn (Richner-Hanhart)	Wahrscheinlich autosomal-rezessiv vererbte Kombination von Schwachsinn mit Keratosis palmo-plantaris. Sehr selten (12 Fälle). Prognose quoad vitam gut.	Keratosis palmo-plantaris. Schwachsinn, von Geburt an verzögerte psychomotorische Entwicklung. Herpetoide Veränderungen der Kornea mit Photophobie.	Röntgenologisch: Brachytelephalangie.	Keine spezifische Therapie.
11. Incontinentia pigmenti und Schwachsinn (Bloch-Sulzberger)	Schwachsinn, einhergehend mit Hautpigmentationen. Rezessiv-X-chromosomaler Erbgang mit Absterben der männlichen Hemizygoten sehr wahrscheinlich. Merkmalsträger fast ausschließlich Mädchen (210:6,2). Bisher 200 Fälle beschrieben, Prognose quoad vitam gut.	Schmutzig braungraue streifige Hautpigmentationen, vorwiegend an Stamm, Oberarmen, Oberschenkeln, Alopezie, Nageldystrophie, Zahnanomalien, Augenveränderungen (Pseudogliom, Optikusatrophie, Schielen). In etwa 20% der Fälle Mikrozephalie, spastische Lähmungen, epileptische Anfälle, Schwachsinn.	In frühen Stadien Eosinophilie. Pathol.-anatom.: Mikrozephalie, Hirnatrophie.	Keine spezifische Therapie.
12. Cutis verticis gyrata und Schwachsinn	Cutis gyrata und Schwachsinn mit Mikrozephalie. Wahrscheinlich kein einheitlicher Vererbungsmodus. Bislang 300 Fälle beschrieben, Prognose quoad vitam günstig.	Schwachsinn, Mikrozephalie. Allmähliche Furchung und Verdikkung der Kopfhaut (meist Hinterhaupt), Hautleiden entwickelt sich nach der Pubertät. In etwa 50% der Fälle epileptische Anfälle und/oder spastische Lähmungen. Augendefekte (Strabismus, Katarakt, Nystagmus, Keratokonus).	Verminderung der Gonadotropinausscheidung, der 17-Keto- und 17-Hydroxy-Kortikosteroide.	Antiepileptika, keine spezifische Therapie.

4 Heredodegenerative Erkrankungen

Krankheitsbezeichnung	Definition, Prognose	Klinische Symptome	Weitere Befunde und Diagnostik	Therapie
1. Neurofibromatose (Recklinghausen)	Dominant vererbte Phakomatose mit blastomatösen Wucherungen (perineurale Fibrome) im peripheren und Zentralnervensystem. Langsame Progredienz, Häufigkeit 1:3000. Gute Lebenserwartung.	Breitbasig aufsitzende oder gestielte Tumoren der Haut. Pigmentanomalien (Café-au-lait-Flecke), Naevi, Veränderungen am Skelettsystem. Tumoren des peripheren Nervensystems als Neurinome (N. statoacusticus, N. tibialis, N. ulnaris). Schwachsinn in etwa 10% der Fälle.	EEG-Veränderungen, Hydrophthalmie. Manchmal angiomatöse Fehlbildungen des Gehirns, selten maligne Entartung der Tumoren.	Evtl. operative Entfernung der Tumoren.
2. Tuberöse Hirnsklerose (Morbus Pringle)	Irregulär dominant vererbte Dysplasie mit blastomatösen Wucherungen am Nervensystem, Netzhaut, Herzmuskel und Nieren. Ungünstige Prognose. Tod meist vor dem 30. Lebensjahr (Hirndruck, Status epilepticus, Nierenblutungen, interkurrente Infekte). Häufigkeit ca. 1:30000.	Erste Zeichen im Säuglingsalter: Depigmentierungen. Anfälle, Demenz, Adenoma sebaceum meist im Gesicht, subunguale Fibrome an Fingern und Zehen, Nageldystrophie, Pigmentnaevi, verschiedene Symptome an den durch Tuberome erkrankten Organen.	EEG-Veränderungen (häufig multifokale hypersynchrone Aktivität). Funduskopie: Maulbeerartige Retina- und Papillengeschwülste, Optikusatrophie. Röntgenologische Darstellung von intrakraniellen Verkalkungen. Diagnose durch histologische Untersuchung der blastomatösen Hautwucherungen gesichert.	Antikonvulsiva. Evtl. operative Entfernung der Tumoren.
3. Sturge-Weber-Krankheit	Kongenitale Gefäßmißbildungen der kleinen Gehirngefäße, der Pia, der Chorioidea und der Haut. Familiäres Vorkommen, Erbgang unbekannt. Beide Geschlechter gleich häufig befallen. Häufigkeit ca. 1:5000. Verlauf progredient.	Naevus vasculosus des Gesichts im Bereich eines Trigeminusastes. Buphthalmus bzw. Glaukom. Schwachsinn. Anfälle (fokal oder generalisiert), spastische Hemiplegien, Hemianopsien, Migräne. Naevi flammei bereits bei der Geburt vorhanden, okuläre und zerebrale Symptome treten erst später auf, meistens zwischen 1. und 14. Lebensjahr.	Röntgenologisch: typische Doppelkonturierung und Girlandenform der Kalkschatten. PEG: Hirnatrophie. EEG: Herdbefunde. Pathologisch-anatomisch: Angiomatose der Hirnhäute über einem atrophischen Rindenbezirk, homolateral zum Naevus flammeus; hintere Hemisphärenabschnitte besonders betroffen. Kalkeinlagerungen in der Hirnrinde. Seltener: Adenome, Myome und Zysten an anderen inneren Organen.	Neurochirurgische Entfernung der betroffenen Hirnteile. Antiepileptika.

4 Heredodegenerative Erkrankungen (Fortsetzung)

Krankheitsbezeichnung	Definition, Prognose	Klinische Symptome	Weitere Befunde und Diagnostik	Therapie
4. Hallervorden-Spatz-Krankheit (HSK)	Pigmentdegeneration des Globus pallidus und der Substantia nigra mit regressiven Zellveränderungen der Basalganglien. Langsam-progredienter Verlauf evtl. bis ins 4. und 5. Lebensjahrzehnt. Ätiologie und Erbgang ungeklärt, sporadisches sowie bisweilen in einer Geschwisterreihe gehäuftes Auftreten. Sehr selten.	Beginn Ende des 1. und im 2. Lebensjahr, im Schul- oder Erwachsenenalter (juvenile bzw. adulte Variante). Gangstörung, Spitzhohlfuß, zunehmende Rigidität und Spastizität der unteren und schließlich der oberen Gliedmaßen. Choreoathetose. Pyramidenbahnzeichen, seltener bulbäre Symptome, Augenmuskelparesen. Sprachabbau, Demenz, Wesensänderung. Zunehmende Kachexie.	EMG- und EEG-Veränderungen. Röntgenologisch: Verdickung der Schädelkalotte. Fundus: evtl. Optikusatrophie, Retinitis pigmentosa. Pathol.-anat.: Rostbraune Verfärbung des Globus pallidus und der Substantia nigra, Achsenzylinderauftreibungen.	Symptomatisch (wie bei Chorea): Luminal, Akineton, α-Methyldopa, evtl. Stereotaxie.
4a. Infantile neuroaxonale Dystrophie	Progrediente, degenerative, bei Knaben und Mädchen vorkommende Erkrankung des ZNS mit Axonauftreibungen („neuroaxonale Dystrophie") vorwiegend im Bereich der Medulla oblongata. Pallidum und Substantia nigra im Gegensatz zur Hallervorden-Spatz-Erkrankung (HSK) nicht obligat befallen. Autosomal-rezessive Vererbung vermutet. Bislang 20 neuro-pathologisch gesicherte Fälle. Krankheitsdauer kürzer als bei HSK. Tod innerhalb des ersten Lebensjahrzehnts, meist innerhalb der ersten Lebensjahre.	In den ersten 2 Lebensjahren fortschreitende Verschlechterung der geistigen und körperlichen Entwicklung. Störungen der Motorik (Muskelhypertonie, Spastik, Rigor, Muskelhypotonie), Versteifungen bis Kontrakturen der Beine und (seltener) Arme. Hyperinesien seltener als bei der HSK. Sprachstörungen, epileptische Anfälle, Nystagmus, Sehminderung, Störung der äußeren Augenmuskeln, Schluckstörungen, Beeinträchtigung der Sensibilität und des Gehörs.	Teilweise EEG- und EMG-Veränderungen (hypersynchrone Aktivität, Hinweise auf neurogene Muskelschädigung, teilweise verlangsamte Nervenleitgeschwindigkeit). PEG: Teilweise allgemeine Atrophie. Keine typischen Blut- und Liquorbefunde. Neuro-pathologisch: Axonauftreibungen vorwiegend im Bereich der dorsalen Medulla oblongata; im Gegensatz zur HSK selten im Pallidum und in der Substantia nigra. Auftreibungen enthalten histochemisch nachweisbare Glykolipoproteide. Kleinhirnatrophie und -sklerose.	Symptomatisch.
5. Fahr-Krankheit	Idiopathische (nicht arteriosklerosebedingte) intrazerebrale Gefäßverkalkung vorwiegend der extrapyramidalmotorischen Zentren und des Kleinhirns. Fraglich autosomal-rezessive Vererbung. Kombinationen mit Hypothyreose, Hypo- und Pseudohypopara-	Beginn in jedem Lebensalter mit Unruhe, Schlaflosigkeit, Lichtscheu, Muskelschwäche, Obstipation. Extrapyramidale Störungen, Paresen, Krampfanfälle, Schwachsinn, zerebellare Symptome. Evtl. Zeichen einer Hirndrucksteigerung, Demenz. Minderwuchs.	Bei Vorliegen eines Hypoparathyreoidismus Tetanie, erniedrigtes Serumkalzium bei erhöhtem Phosphatspiegel. Röntgenologisch: symmetrische Verkalkungen im Bereich der Stammganglien und des Kleinhirns. Histologisch: Kalkablagerungen an den	Symptomatisch, evtl. Vit. D, Parathormon oder Schilddrüsenhormon.

4 Heredodegenerative Erkrankungen (Fortsetzung)

Krankheits-bezeichnung	Definition, Prognose	Klinische Symptome	Weitere Befunde und Diagnostik	Therapie
	thyreoidismus kommen vor. Progredienter Verlauf, sehr selten.		Hirngefäßen, evtl. Hirnsteinbildung.	
6. Chorea Huntington („Erbveitstanz")	Choreatisch-hyperkinetisches Syndrom mit dominanter Vererbung. Manifestation in 3% vor der Pubertät. Häufigkeit: 0,3–5 : 100 000 in der Gesamtbevölkerung. Progrediente Demenz.	Hyperkinesen, Sprach- und Verhaltensstörungen, Demenz. Neurologisch: positives Gordon-Phänomen, Hyperreflexie, Pyramidenzeichen, Hypo-, später Hypertonie der Muskulatur mit Rigor. Vegetative Symptome: Akrozyanose, Hyperhidrosis.	PEG: Erweitertes Ventrikelsystem, Verstreichen der Stammganglientaille. Pathol.-anat.: Hirnrindenatrophie, Schrumpfung des Nu. caudatus und Putamen.	Luminal, Reserpin, Akineton; evtl. Haloperidol oder Phenothiazine, α-Methyl-Dopa.
7. Status dysmyelinatus (Vogt) (syn. idiopathische doppelseitige Athetose)	Degeneration der Markfasern in Pallidum und Corpus Luysii mit Großhirnrindenatrophie und fortschreitender Demenz. Rascherer Verlauf als bei Chorea Huntington, Tod meist vor dem 20. Lebensjahr. Ursache: Polyätiologisch (z. B. Erythroblastose, perinatale Asphyxie, Entmarkungskrankheit).	Beginn bald nach der Geburt oder innerhalb der ersten 3 Lebensjahre mit Hyperkinesen, spastischer Di- und Tetraplegie, doppelseitiger Athetose, Dysarthrie, Rigidität, Pseudobulbärparalyse. Pyramidenzeichen fehlen i. allg. In ⅓ der Fälle epileptische Anfälle. Charakterveränderungen, Demenz.	Pathol.-anat.: Atrophie des Pallidum und des Corpus striatum, Verbreiterung der inneren Kapsel. Status marmoratus, bedingt durch Überschuß an Markscheiden. Plaques fibromyeliniques der Hirnrinde.	Symptomatisch.
8. Progressive zerebellare Ataxie mit okulo-kutanen Teleangiektasien (Louis-Bar)	Degenerativer Kleinhirnprozeß mit progredienten Haut- und Schleimhautveränderungen. Autosomal-rezessiver Erbgang vermutet, Pathogenese ungeklärt. Progredienter Verlauf, Tod an interkurrenten Infekten im 1.–3. Lebensjahrzehnt. Bisher über 200 Fälle publiziert.	Nach dem 1. Lebensjahr Gangstörung, zunehmende Ataxie, Muskelhypotonie, Hyporeflexie. Myoklonien. Extrapyramidale Störungen. Stärkere Progredienz ab Schulalter, schließlich Abasie, Astasie, Sprachstörung, Demenz. Ektasie der Konjunktivagefäße, kutane Teleangiektasien vor allem des Gesichts (Auftreten im 2.–6. Lebensjahr). Café-au-lait-Flecke, Angiome, Pigmentnaevi, chronische Infekte.	Verminderung der IgA-Globuline. Thymushypoplasie. Pathol.-anat.: Chronisch-progrediente zerebelläre Degeneration mit Verminderung der Purkinjezellen und Körnerschicht. Venenerweiterung der Kleinhirnleptomeninx, der weißen Substanz und des Nu. dentatus. Chromosomenbrüche.	γ-Globulin, Antibiotika, Krankengymnastik.

4 Heredodegenerative Erkrankungen (Fortsetzung)

Krankheitsbezeichnung	Definition, Prognose	Klinische Symptome	Weitere Befunde und Diagnostik	Therapie
9. Komplizierte heredofamiliäre Optikusatrophie des Kindesalters (Behr)	Wahrscheinlich autosomal-rezessiv vererbte, seltene Kombination von Makuladegeneration, Optikusatrophie und Ataxie mit leichter Oligophrenie. Bislang 40 Fälle beschrieben. Prognose quoad vitam gut.	Beginn im 1.–6. Lebensjahr, Herabsetzung der Sehschärfe durch zentrale Skotome, Farbsinnstörungen, Makulaveränderungen. Pyramidenzeichen, Muskelrigidität, Koordinationsstörungen, Blasenfunktionsstörungen, Oligophrenie.	Funduskopie: Optikusatrophie.	Krankengymnastik (Bobath).
10. Retinale Dysplasie	Angeborene Kombination von Retinadysplasie mit Mißbildungen des ZNS und anderer Organe. Ätiologie ungeklärt.	Netzhautmißbildungen, Dyplasie der Retina, sekundäre Netzhautabhebung, Pseudogliom, Myopie, Mikrophthalmie, Sehstörungen bis Erblindung. Zerebrale Anfälle, zerebrale Ataxie, Muskelhypotonie, Debilität, erethisch-hyperkinetisches Syndrom.	Hydrozephalus, Meningoenzephalozele, Kleinhirndysplasie, Hypo- bis Aplasie der Lungen. Mißbildungen des Magen-Darm-Trakts, Herzfehler, Skelettmißbildungen, Nieren- und Ovarialzysten, Kryptorchismus.	Antiepileptika, Krankengymnastik. Operative Korrektur der Mißbildungen.
11. Infantile myoklonische Enzephalopathie (syn. „dancing eyes and dancing feet syndrome“)	Akut einsetzende Erkrankung des extrapyramidalen Systems, rezidivierender, aber nicht progredienter Verlauf. Bislang 21 Fälle beschrieben.	Akuter Beginn im späten Säuglings- und Kleinkindesalter mit unregelmäßigen, fast kontinuierlichen Myoklonien der Willkürmuskulatur, insbesondere der Augen, dadurch saccadierte Augenbewegungen („opsoklonus“). Gesteigerte Irritabilität durch optische, akustische und sensible Reize. Intentionsmyoklonus. Geistiger Entwicklungsrückstand, Sprachstörungen.	Path.-anat.: Veränderungen am Hirnstamm (plasmo-lymphozytäre Infiltrate). Verminderung der Purkinje-Zellen, Demyelinisation im Bereich des Nu. dendatus, zerebrale und zerebellare Gliose; fehlende Liquor- und EEG-Veränderungen im Gegensatz zur Myoklonusepilepsie.	Gutes Ansprechen auf Kortikoide.

5 Embryo- und Fetopathien

Krankheitsbezeichnung	Definition, Prognose	Klinische Symptome	Weitere Befunde und Diagnostik	Therapie
1. Rötelnembryopathie (syn. Gregg-Syndrom)	Virusschädigung mit verschiedenen Organmanifestationen in der 5.–20. Schwangerschaftswoche bzw. bei Viruspersistenz bis ins Säuglingsalter. Neonatale Mortalität ca. 20%.	Augenmißbildungen (Katarakt, Mikrophthalmie, Glaukom), Innenohrmißbildungen (Schwerhörigkeit, Taubheit), Herzmißbildungen, Schmelzdefekte der Zähne. Oligophrenie, Mikrozephalie, pyramidale und extrapyramidalmotorische Störungen. Bei Neugeborenen, insbesondere Mangelgeborenen, neben den beschriebenen Mißbildungen noch Hepatosplenomegalie, Purpura mit Thrombopenie, Knochenerkrankungen und enzephalitische Zeichen.	Röteln-KBR, Virusisolierung aus verschiedenen Sekreten und aus dem Urin.	Frühzeitige Gabe von Hyperimmun-γ-Globulin für die schwangere Mutter im Erkrankungsfall; prophylaktische Impfung.
2. Zytomegalie	In der Regel intrauterin erworbene Infektion mit dem Zytomegalievirus, fakultative Pathogenität. Verlauf und Auftreten: 1. asymptomatisch (Speicheldrüsenbefall) 2. generalisiert (tödlich im Neugeborenenalter) 3. disseminiert 4. monosymptomatisch a) Zerebralschaden b) Leberschaden 90% Überleben 70% zerebrale Schäden	Akute angeborene Form: Thrombopenische Purpura, Hepatosplenomegalie mit Ikterus, interstitielle Myokarditis, frische Enzephalitis, Krämpfe, Hydrozephalus. Postnatale Form sehr selten.	Metaphysäre Aufhellungsbänder in Femur und Tibia, Osteosklerose mit Doppelkonturierung des Kalkaneus. Periventrikuläre Verkalkungen, Mikrozephalie, Mikrogyrie. Periodische Ausscheidung von Riesenzellen im Urin. Virusnachweis mit KBR, Neutralisationstest, Immunfluoreszenz. IGM-Antikörper bei Neugeborenen-Zytomegalie beweisend.	Symptomatisch. Eventuell Prednison unter Antibiotikaschutz bei Thrombopenie und Anämie. Eventuell Cytosinarabinosid.
3. Toxoplasmose	Konnatale und erworbene Form, hervorgerufen durch das Protozoon Toxoplasma gondii. Infektion über Plazenta (2. Schwangerschaftshälfte) oder Kontaktinfektion.	Konnatale Form: Oligophrenie, Hydrozephalus, subependymale symmetrische Verkalkungen, Chorioretinitis. Generalisierte Form: Atemnotsyndrom, interstitielle Pneumonie, Myokarditis, Hepatosplenomegalie, thrombopenische Purpura, Lymphadenitis, Enteritis, Meningoenzephalitis, Chorioretinitis. Meningoenzephalitische Form:	Funduskopie: chorioretinitische Herde. Röntgenologisch: intrakranielle Verkalkungen. PEG: Hydrozephalus mit Aquäduktstenose oder Verschluß der Foramina Luschkae oder Magendi. Diagnosesicherung durch Sabin-Feldmanntest und KBR.	Kombinierte Sulfonamid-Daraprimbehandlung.

5 Embryo- und Fetopathien (Fortsetzung)

Krankheitsbezeichnung	Definition, Prognose	Klinische Symptome	Weitere Befunde und Diagnostik	Therapie
		Meningoenzephalitis, häufig zerebrale Anfälle, Chorioretinitis, Uveitis, Katarakte, Glaskörpertrübungen.		
4. Listeriose	Anthropozoonose, Erreger: Listeria monocytogenes. Infektion in 2. Schwangerschaftshälfte. Prognose abhängig von frühzeitigem Therapiebeginn.	Oftmals Totgeburten. Schweres septisches Zustandsbild mit Lymphknotenschwellungen, Pneumonie, Enteritis, Keratokonjunktivitis, Meningitis, Harnwegsinfektion. Stecknadelkopfgroße Papeln der Haut, Hepatosplenomegalie.	Röntgen-Lunge: feinfleckige, supramiliare diffuse Verschattung. Erregernachweis im Blut, Liquor, Urin, Mekonium, Rachen- und Konjunktivalabstrich, positive KBR. Pathol.-anat.: feine Granulome von Milz und Leber sowie miliare Nekrosen („Granulomatosis infantiseptica").	Penicillin, Breitbandantibiotika, Sulfonamide.
5. Alkoholembryopathie (s. Kap. 18.4)				

6 Multiple Mißbildungssyndrome

Krankheitsbezeichnung	Definition, Prognose	Klinische Symptome	Weitere Befunde und Diagnostik	Therapie
1. Cornelia-de-Lange-Syndrom	Seltene typische Kombination multipler degenerativer Abartungen mit Oligophrenie. Embryonale Entwicklungsstörung ungeklärter Ätiologie vermutet. Prognose abhängig vom Ausmaß des Zerebralschadens und sekundärer Mißbildungen.	Brachyzephalie, Hypertelorismus, dichte, über der Nasenwurzel zusammengewachsene Augenbrauen, mongoloide Lidachse, kurze Nase, tiefer Nasensattel, Hypoplasie des Unterkiefers, tiefsitzende Ohrmuscheln. Kleine Füße und Hände, auch proximal verschobener Daumen (typisch!). Verkürzung und Verkrümmung der 2. und 3. Zehe, Vierfingerfurche. Beugekontrakturen des Ellenbogens. Spina bifida occulta. Psychomotorischer Entwicklungsrückstand verschiedenen Grades.	Röntgenolog.: retardiertes Knochenalter, verkürztes Metakarpale I. Kongenitale Herzvitien und Magen-Darmmißbildungen relativ häufig. Vereinzelt Chromosomenaberrationen beobachtet (z. B. A/C-Translokation). Pathol.-anat.: mangelhafte Ausbildung der Hirnwindungen.	Keine spezifische Therapie.
2. Rubinstein-Taybi-Syndrom	Morphologische Auffälligkeiten kombiniert mit Schwachsinn, Pathogenese unbekannt, keine familiäre Häufung.	Minderwuchs, kurze, plumpe Phalangen, breite Endphalangen des Daumens, große Zehen. Schwere Oligophrenie. Schnabelnase, Strabismus, antimongoloide Augen-	Mikrozephalie. Wirbel-, Becken-, Rippenanomalien, Skoliose. Mißbildungen innerer Organe. Keine biochemischen oder zytogenetischen Abnormalitäten.	Keine spezifische Therapie.

6 Multiple Mißbildungssyndrome (Fortsetzung)

Krankheitsbezeichnung	Definition, Prognose	Klinische Symptome	Weitere Befunde und Diagnostik	Therapie
		achse, Ptose, Epikanthus, Astigmatismus, hoher Gaumen, fliehendes Kinn.		
3. Prader-Willi-Labhart-Syndrom	Dysgenitaler Minderwuchs mit Adipositas und Diabetes mellitus. Autosomal-rezessives Erbleiden? Ätiologie ungeklärt. Besserung der starken Muskelhypotonie bis zum Schulalter. Diabetes zeigt ebenfalls Besserungstendenz. Lebenserwartung leicht herabgesetzt.	Verminderte Kindesbewegungen in utero, niedriges Geburtsgewicht. Postnatale Asphyxie, Trink- und Schreischwäche, starke Muskelhypotonie, Hyporeflexie, Minderwuchs, Akromikrie, Adipositas, Hypogenitalismus, Imbezillität bis Idiotie, fröhlich-gutmütiges Wesen.	Leichter Diabetes mellitus, erhöhte Gonadotropinausscheidung.	Keine spezifische Therapie.
4. Panmyelopathie Fanconi (syn. Fanconi-Anämie)	Kombination von infantiler Panmyelopathie mit multiplen Mißbildungen. Schlechte Prognose, Erbgang nicht gesichert (autosomal-rezessiv?).	Progressive hyperchrome makrozytäre Anämie. Chron. Leukopenie und Thrombopenie. Minderwuchs, Mikrozephalie, Schwachsinn. Infantilismus, Hypogenitalismus. Hyperpigmentierung der Haut. Daumen- und Radiusaplasie. Mikrophthalmie, Strabismus, Ohrmißbildungen.	Hypoplastisches fetthaltiges Knochenmark. Normale osmotische und mechanische Resistenz der Erythrozyten. HbF vermehrt. Reduziertes Glutathion in Erythrozyten erhöht. Chromosomenbrüchigkeit.	Prednison kombiniert mit Testosteron, im Notfall Bluttransfusionen.
5. Zerebro-hepatorenales Syndrom (Zellweger)	Wahrscheinlich autosomal rezessiv vererbtes Mißbildungssyndrom mit Beteiligung des ZNS, der Leber und der Nieren. Bisher 29 Fälle beschrieben. Prognose ungünstig, Tod im ersten Lebensjahr.	Niedriges Geburtsgewicht; bereits nach Geburt extreme allgemeine Hypotonie (wie bei M. Werdnig-Hoffmann), Areflexie; schwacher Schluck- und Saugreflex. Apathie. Ikterus, evtl. petechiale Blutungen. Starke Hepatomegalie; gelegentlich leichte Splenomegalie. Gelegentlich Magen-Darmblutungen. Kraniofaziale Dysmorphie (Brachyzephalie mit hoher Stirn, Hypertelorismus, Epikanthus, hypoplastische Supraorbitalränder, tiefsitzende, schlecht modellierte Ohren, leichte Mikrognathie, hoher Gaumen). Korneatrübungen, Katarakte,	Offener Ductus Botalli, Septumdefekte, herznahe Mißbildungen der großen Gefäße. Nierenzysten. Hypoprothrombinämie. Serumeisenerhöhung. Erhöhte Gallensäurekonzentration im Duodenalsaft. Röntgenologisch: Sagittale Kraniostenose. Skelettmißbildungen. Kalkablagerungen in den Gelenken. Polyzystische Nieren. Neuropathologisch: Mikropolygyrie. Entmarkung wie bei sudanophiler Leukodystrophie; Myelinisationsdefekte. Typische zytoarchitektonische Anomalien der Hirnrinde.	Keine spezifische Therapie.

6 Multiple Mißbildungssyndrome (Fortsetzung)

Krankheits-bezeichnung	Definition, Prognose	Klinische Symptome	Weitere Befunde und Diagnostik	Therapie
		Glaukom. Cubitus valgus, lange Finger, Vierfingerfurche, Klumpfüße. Kryptorchismus, Hypospadie. Schwere psychomotorische Entwicklungsverzögerung, zerebrale Krampfanfälle, Gedeihstörung.		
6. Kinky-hair-Syndrom	X-chromosomal-rezessiv vererbte Erkrankung mit progressiver Demenz und charakteristischem Haarbefund. Ätiologisch wird eine intestinale Kupferresorptionsstörung vermutet. Sehr ungünstige Prognose, Tod vor dem 3. Lebensjahr.	Nach zunächst normaler psychomotorischer Entwicklung in den ersten Lebensmonaten zunehmender geistiger Abbau, Hypertonie, fokale und generalisierte zerebrale Anfälle, zunehmende Spastizität, Dystrophie, schließlich Enthirnungsstarre. Charakteristisch: Haardystrophie in Form von Pili torti, Monilethrix, Trichorrhexis nodosa; spärlicher, struppiger Haarwuchs; Haarfarbe: elfenbeinweiß. Mikrozephalie, Mikrognathie.	Erniedrigtes Serumkupfer, verminderte Kupferoxydase im Serum, erhöhter Glutaminsäurespiegel im Plasma in einigen Fällen. EEG: Multifokale hypersynchrone Aktivität. PEG: Hirnatrophie. Arteriographie: Abnorme Schlingenbildung der Zerebralarterien. Pathol.-anat.: Degeneration der grauen und weißen Hirnsubstanz, Atrophie des Kleinhirns.	Keine spezifische Therapie.
7. Happy-Puppet-Syndrom	Syndrom ungeklärter Ätiologie mit Schwachsinn, charakteristischen Gesichtszügen und Bewegungsmuster. Prognose quoad vitam günstig.	Starke psychomotorische Retardierung, epileptische Anfälle, Mikro-Brachyzephalie, ataktischer, puppenartiger Gang, hüpfende Bewegungen; unkontrollierte Lachattacken, heraushängende Zunge. Zunehmende Anfallshäufigkeit und progrediente Demenz.	Optikusatrophie. EEG: Hypersynchrone Aktivität, häufig Hypsarrhythmie. PEG: Ventrikelerweiterung. Röntgen des Schädels: Horizontale Abflachung der Okzipitalregion. Großer Unterkiefer.	Keine spezifische Therapie.

7 Psychotiforme Störungen mit Demenz

Krankheitsbezeichnung	Definition, Prognose	Klinische Symptome	Weitere Befunde und Diagnostik	Therapie
1. Dementia infantilis Heller	Polyätiologisches Syndrom des Kleinkindesalters, Ausgang in schwere Demenz.	Normale körperliche und geistige Entwicklung in den ersten Lebensjahren. Fehlen dementogener Noxen in der Vorgeschichte. Beginn zwischen dem 3. und 4. Lebensjahr, fortschreitender Interesseverlust, Erregungs- und Angstzustände, Stereotypien, Sprachstörungen (Echolalie, Laut- und Wortvertauschungen, Neologismen), schließlich Sprachverlust und Ausgang in schwere Demenz nach 1 bis 1½ Jahren. Erhaltener differenzierter Gesichtsausdruck („Prinzengesicht").	Keine spezifischen Organbefunde, keine spezifisch-diagnostischen Nachweismethoden.	Heilpädagogik, evtl. verhaltenstherapeutische Versuche. Bislang keine spezifische Therapie bekannt.
2. Hyperkinetisches Syndrom des Kleinkindesalters (Kramer-Pollnow)	Chronisch-agitierte Motilitätspsychose, die sich nach unauffälliger frühkindlicher Entwicklung nach dem 4.–5. Lebensjahr manifestiert. Demenz unterschiedlicher Grade; Partialremissionen zwischen 6. und 8. Lebensjahr nicht selten.	Ab 4.–5. Lebensjahr dranghafte Unruhe mit Hyperkinesie, schließlich hochgradige Erethie. Stimmungslabilität, Negativismus, polyphäne Sprachstörungen, monoton-blecherner Klang der Stimme, vereinzelt Wahnideen und Halluzinationen. Im allgemeinen kein vollständiger Sprachverlust.	Uncharakteristische EEG- und PEG-Veränderungen. Vereinzelt perivaskuläre Infiltrate im Hirnstamm- und Zwischenhirnbereich sowie subependymäre Knötchen im 3. und 4. Ventrikel beschrieben.	Sedativa. Dipiperon®. Keine spezifische Therapie bekannt.

Anhang 6.1: **Autismus-Beurteilungsskala** (Schopler und Mitarb. 1980, bearbeitet von H.-C. Steinhausen)

Für jeden Funktionsbereich, der beurteilt werden muß, wird eine angemessene Situation oder Aktivität beschrieben. Die Beurteilung kann vom Untersucher oder einem Beobachter der Untersuchung vorgenommen werden.

Bewertung

(1) das Verhalten des Kindes liegt innerhalb normaler altersgemäßer Grenzen
(2) das Verhalten ist *leicht* abnorm
(3) das Verhalten ist *mittelgradig* abnorm
(4) das Verhalten ist *hochgradig* abnorm

Zwischenwerte sollten benutzt werden, wenn das Verhalten des Kindes zwischen den beschriebenen vier Beurteilungen liegt. Die Kategorien sollten soweit wie möglich als gleiche Abstände eines Kontinuums angesehen werden. Dabei muß das Alter des Kindes berücksichtigt werden. Zum Beispiel ist die Aufmerksamkeit eines normalen Zweijährigen gegenüber einem nicht vertrauten Erwachsenen kürzer und weniger gleichmäßig als die eines normalen Fünfjährigen. Ein derart altersangemessener Entwicklungsunterschied sollte nicht als eine Beziehungsbeeinträchtigung des Zweijährigen fehlgedeutet werden.

Interpretation

Die diagnostische Gesamtbeurteilung wird auf der Grundlage des Gesamtwerts und der Anzahl von Skalen bestimmt, in denen das Kind eine Beurteilung von (3) oder höher erhält. Kinder mit einem Gesamtwert von weniger als 30 werden als *nicht autistisch* bezeichnet. Kinder mit einem Gesamtwert von 37 oder höher *und* einer Beurteilung von (3) oder höher auf insgesamt fünf Skalen werden als *hochgradig autistisch* bezeichnet. Kinder mit einem Gesamtwert von 30 oder höher, die aber eines der beiden eben aufgeführten Kriterien nicht erfüllen, werden als *leicht-mittelgradig autistisch* bezeichnet.

Der Zweck der Beurteilungsskala besteht darin, Verhalten ohne Rückschluß auf kausale Erklärungen zu beurteilen. Da einige Verhaltensweisen des kindlichen Autismus denen bei anderen kindlichen Störungen ähneln, ist es wichtig, die Beurteilungen nur hinsichtlich der Abweichung vom Normalen vorzunehmen ohne dabei Urteile abzugeben, ob das Verhalten als Folge von Hirnschädigung, geistiger Behinderung usw. erklärt werden kann. Der Gesamtwert und das Muster der Beeinträchtigungen wird das autistische Kind von anderen entwicklungsgestörten Kindern unterscheiden. Zum Beispiel könnte ein nicht-autistisches, aber retardiertes Kind ungewöhnliche Affekte zeigen (flach, gehemmt), die unter Affekt mit (2) beurteilt werden könnten. Diese Beurteilung würde aber auch bei gleichzeitigem abnormen Verhalten in anderen Bereichen nicht ausreichen, das Kind als autistisch zu klassifizieren. Das Merkmal Nr. XIV ist eine globale Beurteilung der Störung, die auf dem subjektiven Eindruck vom Grad des Autismus, wie er in den übrigen 14 Punkten definiert wird, beruht. Die Beurteilung muß in jedem Bereich die Eigentümlichkeit, Häufigkeit und Intensität des Verhaltens berücksichtigen. Da eine Beeinträchtigung in jedem Bereich sehr verschiedene Formen in Abhängigkeit ihrer Eigentümlichkeit, Häufigkeit und Intensität annehmen kann, ist es schwierig, genau zu spezifizieren, wie jede Beurteilung vorgenommen werden soll. Die folgenden Beispiele dienen nur als *Richtlinien.*

I Beziehungen zu Menschen

Bieten Sie dem Kind eine Reihe von Interaktionssituationen an. Versuchen Sie, das Kind mit Spielsachen spielen, einfache Aktivitäten ausüben und mit dem Untersucher interagieren zu lassen. Das Ausmaß an Lenkung durch den Untersucher sollte von anhaltendem, intensivem Drängen (so viel wie für eine Reaktion von seiten des Kindes erforderlich) bis zu vollständigem Nicht-Drängen (das Kind ist völlig frei, seinem Wunsch gemäß zu handeln) reichen. Unternehmen Sie auch einige körperliche Aktivitäten mit dem Kind, um seine Reaktion auf körperlichen Kontakt und körperlichen Ausdruck von Zuneigung zu erfassen. Geben Sie sowohl positive wie negative Rückmeldungen.

Abweichungen von einer normalen Beziehung können von leichten Formen wie übermäßiger Scheu, leichtem Negativismus, Vermeidung von Blickkontakt bis zu den schwereren Formen wie intensiver Distanz und Vermeidung reichen. Bei der Beurteilung empfiehlt es sich, das Ausmaß und die Intensität des von seiten des Erwachsenen erforderlichen Drängens zu berücksichtigen wie auch der vom Kind ausgehenden Interaktion, insbesondere während der Phase des Nichtdrängens. Es sollte auch die Reaktion des Kindes auf körperliche Zuneigung registriert werden.

(1) *Kein Hinweis auf Beeinträchtigung der Beziehung.* Altersangemessene Ausmaße an Schüchternheit, Vorsichtigkeit, Abweisung oder direkten Reagierens können vorliegen.
(2) *Leicht abnorme Beziehung.* Bisweilen Mangel an Blickkontakt, etwas Negativismus oder Vermeidung, ausgeprägte Scheu oder bisweilen mangelnde Reaktion auf den Untersucher.
(3) *Mittelgradig abnorme Beziehung.* Beträchtliche Distanz (streckenweise scheint das Kind den Erwachsenen nicht wahrzunehmen), intensives Drängen ist zeitweise notwendig, um eine Reaktion zu erhalten. Vom Kind geht nur minimaler Kontakt aus (der Kontakt hat häufig eine leere und unpersönliche Qualität).
(4) *Hochgradig abnorme Beziehung.* Ausgeprägte Distanz und Vermeidung. Das Kind reagiert selten auf den Untersucher. Vom Kind gehen selten, wenn überhaupt, Interaktionen aus. Nur die intensivste Intervention bringt eine Reaktion hervor.

II Imitation (verbal und motorisch)

Veranlassen Sie das Kind zur Imitation sowohl verbaler wie auch motorischer Aufgaben, wobei Sie sicher gehen sollten, daß das Kind versteht, es solle den Erwachsenen hinsichtlich seiner Handlungen oder Worte nachahmen. Variieren Sie dabei von einfachen bis zu komplexen Aufgaben, so daß zwischen folgenden Zuständen unterschieden werden kann: fehlende Bereitschaft zur Nachahmung, mangelndes Verständnis für die Aufgabe oder Anweisungen oder Unfähigkeit zur Aufgabenausführung. Die verbale Imitation kann vom Wiederholen einfacher Babbellaute bis zum Wiederholen langer, komplizierter Sätze reichen. Die motorische Imitation sollte sowohl grobmotorische Imitation wie körperliche Übungen als auch feinmotorische Imitation wie Nachzeichnen von Formen, Schneiden mit der Schere oder Spiel mit kleinen Objekten einschließen.

Wenn die Imitationsaufgabe zu schwierig zu sein scheint, wird in diesem Bereich die *Bereitschaft* zur Imitation und der Versuch zur Nachahmung des Erwachsenen beurteilt – die aktuelle Unfähigkeit zur Ausführung der Aufgabe wird ignoriert. Diese Skala ist für die Bestimmung präverbaler Funktionen von besonderer Bedeutung. Entsprechend wird die *Bereitschaft*, den verbalen Anweisungen zu folgen, als verbale Imitation betrachtet. Abweichungen reichen von leichteren Formen wie zeitweiliger und verzögerter Imitation bis zu schwereren Formen wie vollständiger Verweigerung der Imitation. In der diagnostischen Sitzung gibt es mehrere Merkmale zur Bewertung der Imitation. Derartige Aufgaben sollten, ebenso wie jede spontan in der Sitzung auftretenden, genutzt werden. Bei der Beurteilung sollte das Bemühen berücksichtigt werden, das für die Auslösung von Imitation erforderlich ist. Allgemein ist die motorische Imitation besser als die verbale.

(1) *Altersangemessene Imitation,* sowohl verbal als auch motorisch.
(2) *Leicht abnorme Imitation.* Das Kind imitiert meistens, braucht gelegentlich Anstoß oder verzögerte Imitation.
(3) *Mittelgradig abnorme Imitation.* Das Kind imitiert nur streckenweise oder macht ständigen Nachdruck von seiten des Untersuchers erforderlich.
(4) *Hochgradig abnorme Imitation.* Das Kind imitiert selten, wenn überhaupt, verbal oder motorisch.

III Affekt

Es ist zu hoffen, daß die allgemeine Untersuchung für das Kind angenehm sein wird, jedoch einige Situationen schaffen wird, wo beim Kind Frustration oder Ärger hervorgerufen werden könnte, wenn z. B. ein beliebtes Spielzeug weggenommen oder darauf bestanden wird, eine offensichtlich schwierige Aufgabe zu leisten. Es sollten genügend verschiedene Arten von Spielzeug und Materialien und Aktivitäten bereitgestellt werden, die für das Funktionsniveau angemessen sind, um Freude und Interesse zu prüfen. Es gibt mehrere Merkmale, die der Auslösung angenehmer Reaktionen dienen, wie z. B. Seifenblasen, körperliches Spiel und Puppenspiel.

Es sollte ebenso angemerkt werden, wenn die Art der Reaktion angemessen, das Ausmaß jedoch zu stark (exzessiv oder gehemmt), wie wenn die Art der Reaktion unangemessen ist. Beachten Sie unangemessene und unerklärliche Extreme affektiver Reaktionen, Rigidität der

Reaktionen und die manchmal weniger offensichtlichen, eingeengten und schwachen Reaktionen.

(1) *Alters- und situationsangemessene affektive Reaktionen* (Freude, Unbehagen und Interesse) wie sie sich im Wechsel von Mimik, Haltung und Verhalten zeigen.
(2) *Leicht abnorme affektive Reaktionen.* Ein gewisser Mangel angemessener Reaktionsfähigkeit auf sich verändernde affektive Reize. Der Affekt kann leicht gehemmt oder gesteigert sein, das Kind kann gelegentlich aus unersichtlichem Grund lächeln oder etwas furchtsam vor Material oder Aktivitäten sein, die üblicherweise keine Furcht auslösen.
(3) *Mittelgradig abnorme affektive Reaktionen.* Klare Zeichen von unangemessenem Affekt. Die Reaktionen sind recht enthemmt oder übersteigert oder häufig bezogen auf den Reiz unangemessen. Grimassieren, Rigidität.
(4) *Hochgradig abnorme affektive Reaktionen.* Die Reaktionen sind selten situationsangemessen; ausgeprägt rigide Affekt-Perseveration, extremer Widerstand auf Veränderung durch den Untersucher.

IV Einsatz des Körpers

Stellen Sie sowohl fein- als auch grobmotorische Aufgaben zur Bewertung der Koordination bereit. Versuchen Sie mit unterschiedlicher Intensität bizarren Körpereinsatz zu verhindern, um die Beständigkeit zu bestimmen.

Abweichungen reichen von leichteren Formen wie Unbeholfenheit, Mangel an Koordination oder stereotypen Bewegungen (wie z. B. wiederholtes Berühren des Gesichts) bis zu schwereren Formen wie z. B. eigenartige Haltungen, Untersuchungen des Körpers, Autoaggression, Jaktieren, Drehbewegungen und Zehenspitzengang. Die Papier- und Bleistiftaufgaben und die körperliche Aktivität können zur Beurteilung der Koordination genutzt werden. Die stärker bizarre Körpermotorik tritt jederzeit auf und muß nicht vom Untersucher willentlich ausgelöst werden.

(1) *Einsatz des Körpers und Körperbewußtsein sind altersgemäß.*
(2) *Einsatz des Körpers und Körperbewußtsein sind leicht abnorm.* Geringfügige Eigentümlichkeiten hinsichtlich Einsatz des Körpers und Körperbewußtsein (stereotype Bewegungen, Unbeholfenheit, Koordinationsmängel) oder sehr seltenes Auftreten der unter (3) aufgeführten Abweichungen.
(3) *Einsatz des Körpers und Körperbewußtsein sind mittelgradig abnorm.* Mittelgradige Zeichen einer deutlichen Funktionsstörung (eigenartige Finger- oder Körperhaltungen, Manipulationen am Körper, Autoaggression, Jaktationen, Drehbewegungen, Fingerwedeln, Zehenspitzengang).
(4) *Einsatz des Körpers und Körperbewußtsein sind hochgradig abnorm.* Ausgeprägtes oder ständiges Auftreten der unter (3) aufgeführten Funktionen.

V Beziehung zu nicht-belebten Objekten

Stellen Sie eine Reihe von Spielsachen und Materialien bereit, die dem Funktionsniveau des Kindes angemessen sind und das Kind auch, sofern es dazu neigt, zu bizarrem Umgang auffordern (z. B. Gegenstände, die sich drehen und baumeln oder kleine Teile haben). Erlauben Sie dem Kind, mit dem Material nach seinem Wunsch zu spielen, und zeigen Sie ihm danach den angemessenen Gebrauch, um festzustellen, ob es ihn übernimmt.

Abweichungen reichen von leichteren Formen wie leichtem Desinteresse an Materialien oder kleinkindhaftem Gebrauch bis zu schwereren Formen, wo die Objekte durchgängig unangemessen gebraucht werden: repetitiv, mechanisch, vornehmliche Beschäftigung mit Materialien im Sinne von Drehen der Räder an einem Lastwagen anstatt ihn zu rollen, einen Faden baumeln lassen, Objekte in Drehung versetzen, Betrachten der Ränder von Puzzleteilen anstatt der Oberflächen usw. Beachten Sie, wie das Kind während der unstrukturierten Phase spielt, in der es nicht bedrängt wird, um diese Beurteilung zu erleichtern.

(1) *Altersangemessen hinsichtlich Interessen, Gebrauch und Erkundung von Objekten.*
(2) *Leicht abnorm hinsichtlich Interessen, Gebrauch und Erkundung von Objekten.* Leichtes Desinteresse oder leicht unangemessener Gebrauch von Materialien oder altersunangemessener Umgang (kleinkindhaftes In-den-Mund-Stecken von Objekten, Zusammenschlagen von Materialien, Faszination durch quietschende Objekte, An- und Ausdrehen des Lichts).

(3) *Mittelgradig unangemessen hinsichtlich Interessen, Gebrauch und Erkundung von Objekten.* Bedeutsamer Mangel an Interessen hinsichtlich der meisten Objekte oder einige eigenartige und offensichtlich übermäßige Beschäftigungen mit repetitivem Gebrauch von Objekten (nicht funktionsgerecht, möglicherweise mechanisch oder bizarr, und Vermeidung anderer Objekte, z.B. Pendeln von Fäden, Kratzen an Objekten mit Fingernägeln, Drehbewegungen an Rädern, Faszination hinsichtlich eines kleinen Teils, Objekte ans Licht zur Reflektion halten, Faszination hinsichtlich Bewegung an sich, Drehen von Scharnieren usw.).
(4) *Hochgradig unangemessen hinsichtlich Interessen, Gebrauch und Erkundung von Objekten.* Extreme hinsichtlich der oben beschriebenen Charakteristika und ausgeprägte Schwierigkeiten, von diesen Objekten abzulenken.

VI Anpassung an Umgebungsveränderungen

Eine gültige Erfassung dieses Bereichs ist schwierig, weil die spezifische Untersuchungssituation sich nicht mit den jeweils etablierten Gewohnheiten decken muß, mit der Ausnahme, daß die gesamte Situation keine Routine darstellt. Jedoch kann ein Auswechseln der Materialien und eine Veränderung der geringfügig etablierten Abläufe einige Information liefern.

Die Anpassungsfähigkeit des Kindes an Veränderungen sollte dadurch bewertet werden, daß man die Bereitschaft beobachtet, von einem Material zum anderen zu wechseln und die Anordnung innerhalb einer jeweiligen Aktivität zu verändern. Abweichungen können die Form einer gewissen Unwilligkeit, ein Material oder eine Aktivität aufzugeben, bis zu stärkerem Widerstand und Verärgerung auf Veränderungen hinsichtlich Material und Aktivitäten annehmen.

(1) *Altersangemessene Reaktion auf Veränderung.*
(2) *Leichter Widerstand auf Veränderung.* Einige Hinweise auf Widerstand gegenüber Umgebungsveränderungen, Festhalten an Objekten oder Aktivitäten oder gleichen Reaktionsmustern; das Kind kann abgelenkt werden.
(3) *Mittelgradiger Widerstand auf Veränderung.* Aktiver Widerstand gegenüber Veränderungen von Aktivitäten mit Zeichen von Verärgerung und Frustration; das Kind ist bei dem Versuch einer Intervention schwer abzulenken.
(4) *Hochgradiger Widerstand auf Veränderung.* Ausgeprägte Reaktionen auf Veränderung, die außerordentlich resistent gegenüber Modifikation sind. Wenn auf Veränderung bestanden wird, können Wutanfälle auftreten.

VII Visuelle Reaktionsbereitschaft

Stellen Sie Aufgaben bereit, die visuelle Aufmerksamkeit erforderlich machen. Wenn der Blickkontakt vermieden wird, erzwingen Sie den Kontakt, indem Sie den Kopf des Kindes zu sich drehen, um das Ausmaß der Vermeidung zu prüfen.

Beurteilen Sie den Gebrauch und das Interesse des Kindes hinsichtlich visueller Reize (nicht seine Fähigkeit, bestimmte Objekte zu sehen). Abweichungen schließen eine leichte Vermeidung, Material oder den Erwachsenen zu betrachten, oder ausgeprägte Selbstbetrachtung im Spiegel bis hin zu den schweren Formen einer allgemeinen Blickvermeidung, eines wiederholten Grimassierens vor dem Spiegel und ein fixiertes Starren auf Lichter ein. Bei der Beurteilung empfiehlt es sich, darauf zu achten, wie oft der Untersucher das Kind ansprechen muß, hinzuschauen, und wie oft er den Kopf des Kindes zu sich oder zu den Materialen drehen muß.

(1) *Altersangemessene visuelle Reaktionen,* in integrierter Weise mit anderen sensorischen Systemen eingesetzt.
(2) *Leicht abnorme visuelle Reaktionen.* Das Kind muß gelegentlich erinnert werden, Materialien anzusehen. Leichte Fixierung auf das Spiegelbild, leichte Blickvermeidung, leichtes In-die-Luft-starren, geringgradige Faszination hinsichtlich Beleuchtungsquellen.
(3) *Mittelgradig abnorme visuelle Reaktionen.* Das Kind muß häufig erinnert werden, anzusehen, was es gerade tut. Es schaut mit Vorliebe glänzende Objekte an. Auch unter Druck nur wenig Blickkontakt; das Kind schaut durch Menschen hindurch, starrt häufig in die Luft, betrachtet Materialien aus einer ungewöhnlichen Perspektive, hält Materialien häufig sehr dicht vor die Augen.
(4) *Ausgeprägt abnorme visuelle Reaktionen.* Durchgängig visuelle Vermeidung von Objekten und Menschen, bizarrer Gebrauch visueller Reize.

VIII Akustische Reaktionsbereitschaft

Zusätzlich zum Gespräch mit dem Kind sollten andere Arten akustischer Reize (z.B. mechanische) bereitgestellt werden, um die Reaktion des Kindes auf diese Reize zu bewerten.

Beurteilen Sie die Beständigkeit des Kindes hinsichtlich Einsatz und Interesse von bzw. an akustischen Reizen, nicht seine Fähigkeit, spezifische Töne zu hören. Beobachten Sie Vermeidung oder Unaufmerksamkeit gegenüber Tönen und Sprache ebenso wie Überempfindlichkeit gegenüber Tönen und Sprache. Beachten Sie die Reaktionen des Kindes auf die Stimme des Untersuchers, Lärmquellen und unbeabsichtigte Geräusche inner- und außerhalb des Untersuchungszimmers. Geben Sie die akustischen Reize, wenn das Kind nicht hinschaut, wobei Sie sicher sein sollten, daß das Kind auf die akustischen und nicht die visuellen Reize reagiert.

(1) *Altersangemessene akustische Reaktionen,* in integrierter Weise mit anderen sensorischen Systemen eingesetzt.
(2) *Leicht abnorme akustische Reaktionen.* Leichter Reaktionsmangel auf akustische Reize oder spezifische Töne (Sprache im Gegensatz zu mechanischen Klängen). Die Reaktionen können verzögert sein. Reize müssen evtl. bisweilen wiederholt werden. Evtl. ist das Kind überempfindlich oder bisweilen durch von außen kommende Geräusche abgelenkt.
(3) *Mittelgradig abnorme akustische Reaktionen.* Die Reaktionen können inkonsistent sein, die Reize müssen evtl. mehrfach wiederholt werden, bevor das Kind reagiert. Das Kind kann überempfindlich auf bestimmte Töne reagieren (z.B. sehr schreckhaft, bedeckt seine Ohren).
(4) *Ausgeprägt abnorme akustische Reaktionen.* Ausgeprägte akustische Reaktionsvermeidung, unabhängig von der Art des Reizes oder extreme Überempfindlichkeit.

IX Reaktion der Nah-Rezeptoren

Stellen Sie eine Anzahl von Materialien und Objekten mit unterschiedlichen Strukturen bereit. Um die Reaktion des Kindes auf Schmerz zu beurteilen, beachten Sie seine Reaktion auf jedes zufällige Fallen oder Sich-Stoßen. Wenn keine derartigen Ereignisse zufällig auftreten, kann es notwendig sein, das Kind zu zwicken.

In diesem Bereich werden Tasten, Schmecken, Riechen und Schmerzreaktion erfaßt. Taktile Blöcke und ein Zwicken werden aufgenommen, um eine vorliegende Abnormität zu bestimmen. Riechen, Schmecken, Reiben oder Tasten können jederzeit eher als sensorische Handlung denn als funktionale Erfahrung auftreten. Versuchen Sie zwischen dem geringfügigen kleinkindhaften In-den-Mund-Stecken von Materialien und der schweren Abnormität des Leckens und Schmeckens von Materialien zu unterscheiden.

(1) *Normale Reaktion auf Schmerz.* Angemessen bezogen auf die Intensität. Normales Erkunden hinsichtlich Tasten und Riechen ohne Ausschluß anderer Erkundungsvorgänge.
(2) *Leicht abnormer Einsatz der Nah-Rezeptoren.* Leichter Mangel an Schmerzreaktion oder Hinweise auf ein leichtes Überwiegen taktiler Exploration (Riechen, Schmecken usw.). Evtl. gelegentliches In-den-Mund-Stecken von Objekten.
(3) *Mittelgradig abnormer Einsatz der Nah-Rezeptoren.* Mittelgradiger Mangel angemessener Schmerzreaktion oder Hinweise auf ein mittelgradig ausgeprägtes Überwiegen taktiler Exploration, Schmecken usw. Die Exploration kann sich auf Objekte, das Kind selbst oder andere Menschen erstrecken.
(4) *Hochgradig abnormer Einsatz der Nah-Rezeptoren.* Hochgradig ausgeprägtes Überwiegen taktiler Exploration (In-den-Mund-Stecken, lecken, fühlen oder reiben) mehr im Sinne sensorischer als funktionaler Erfahrung. Schmerz kann entweder vollständig ignoriert oder hochgradig überspielt werden. Exzessives Überwiegen explorierenden Riechens.

X Angst-Reaktion

Beobachten Sie mögliche Angst vor Trennung von den Eltern. Nehmen Sie das Kind in körperliches Spiel, heben Sie es vom Boden ab, um seine Reaktion auf körperliche Nähe und Spiel mit Aufhebung der Schwerkraft zu bestimmen.

Die Angst kann viele Formen einschließlich Weinen, Schreien, Kichern, Rückzug, Furcht usw. annehmen. Berücksichtigen Sie bei der Beurteilung die Häufigkeit, den Schweregrad und die Dauer. Die Trennung von den Eltern am Anfang und das Anti-Schwerkraft-Spiel oder evtl. die Puppen können ängstliche Reaktionen hervorrufen.

(1) *Keine ausgeprägte Angst-Reaktion.* Die Reaktionen sind alters- und situationsangemessen – sie sind nicht übermäßig anhaltend.
(2) *Leichte Angst-Reaktion.*
(3) *Mittelgradige Angst-Reaktion.*
(4) *Hochgradige Angst-Reaktion.* Das Kind kommt evtl. während der gesamten Untersuchung nicht zur Ruhe. Es ist ganz offensichtlich furchtsam, zurückgezogen usw.

XI Verbale Kommunikation

Ermutigen Sie das Kind zu sprachlichen Äußerungen. Wenn davon spontan wenig auftritt, stellen Sie einfache bis komplexe Fragen und veranlassen Sie das Kind zur Nachahmung von Tönen und Worten.

Auffälligkeiten der verbalen Kommunikation reichen von einfacher Sprachentwicklungsverzögerung bis zum extremen, fast ausschließlichen Gebrauch eines eigentümlichen, bizarren Sprachgebrauchs wie Privatsprache und Echolalie.

(1) *Die Sprache ist altersangemessen.*
(2) *Die Sprache ist leicht abnorm.* Die Sprache zeigt eine allgemeine Retardierung. Der größte Teil der Sprache ist bedeutungsvoll, aber es können Überreste von Echolalie auftreten.
(3) *Die Sprache ist mittelgradig abnorm.* Die Sprache fehlt oder ist eine Mischung von Anteilen bedeutungsvoller Sprache in Kombination mit unangemessener Sprache (z.B. Echolalie, Privatsprache).
(4) *Die Sprache ist hochgradig abnorm.* Hinreichend komplexe Laute, die etwa als Sprachäquivalente gelten können, jedoch Fehlen erkennbarer Wörter oder eigentümlicher und bizarrer Einsatz einer stärker erkennbaren Sprache.

XII Nonverbale Kommunikation

Setzen Sie bei Anweisungen (manchmal) Gesten ein. Vermerken Sie die Versuche des Kindes, zu erreichen, was es will. Ermutigen Sie zur nonverbalen Kommunikation, indem Sie etwas entfernen, was das Kind haben will, und vermerken Sie seine Bemühungen, es wieder zu bekommen.

Dieser Bereich erstreckt sich auf die Kommunikation von Bedürfnissen und Forderungen des Kindes, die nonverbal ausgedrückt werden (Gebrauch von Mimik, Gesten, Haltung). Berücksichtigen Sie auch die Reaktionen des Kindes auf nonverbale Anforderungen durch den Untersucher. Wenn das Kind eine verhältnismäßig normale verbale Kommunikation hat, kann wenig nonverbale Kommunikation vorliegen. Andererseits können Kinder mit Sprachbeeinträchtigungen nonverbale Kommunikation oder auch nicht entwickelt haben. In der Untersuchung sollten Sie auf die Reaktionen des Kindes auf die nonverbalen Anweisungen des Untersuchers achten, ob das Kind die Nähe des Erwachsenen zu mehr körperlichem Spiel sucht oder nicht, ob es dem Untersucher seinen Wunsch nach mehr Süßigkeiten zu vermitteln versucht, wie es ein mögliches Bedürfnis nach der Toilette angibt.

(1) *Die nonverbale Kommunikation ist altersgemäß.*
(2) *Die nonverbale Kommunikation ist leicht abnorm.* Die nonverbale Kommunikation ist allgemein verzögert (eingeschränkt, wie bei einem jüngeren Kind). Die Kommunikation kann aus einfachem vagen Zeigen oder Langen nach gewünschten Objekten bestehen.
(3) *Die nonverbale Kommunikation ist mittelgradig abnorm.* Nonverbale Kommunikation fehlt, das Kind setzt nonverbale Kommunikation nicht ein oder reagiert darauf nicht.
(4) *Die nonverbale Kommunikation ist eigenartig, bizarr und allgemein unverständlich.*

XIII Aktivitätsniveau (Bewegungsmuster)

Geben Sie dem Kind Möglichkeiten der freien Bewegung. Bewerten Sie auch das Ausmaß an Kontrollierbarkeit, indem Sie darauf bestehen, daß das Kind still ist.

Das Alter des Kindes, die Dauer der Untersuchung und die Länge der Anreise sollten bei dieser Beurteilung berücksichtigt werden.

(1) *Das Aktivitätsniveau ist normal.* Weder hyperaktiv noch hypoaktiv.
(2) *Das Aktivitätsniveau ist leicht abnorm.* Das Kind kann leicht unruhig sein, herumlaufen oder

etwas langsam in seinen Bewegungsabläufen sein. Im allgemeinen kann das Kind kontrolliert werden und sein Aktivitätsniveau beeinträchtigt die Leistung nur leicht.

(3) *Das Aktivitätsniveau ist mittelgradig abnorm.* Recht aktiv und schwer einzugrenzen. Wirkt evtl. aktivitätsgetrieben. Braucht häufige Kontrolle durch den Untersucher; oder recht inaktiv, langsame Bewegungsabläufe, viel erforderlicher Aufwand, um eine Reaktion zu bekommen.

(4) *Das Aktivitätsniveau ist hochgradig abnorm.* Extremes Aktivitätsniveau (getrieben oder apathisch). Große Probleme der Lenkung oder der Auslösung von Reaktionen auf jegliche Vorgabe. Es ist eine nahezu ständige Kontrolle durch den Erwachsenen erforderlich.

XIV Funktionsniveau der Intelligenz

Halten Sie einige kognitive Aufgaben für das Kind bereit, um das allgemeine Intelligenzniveau zu bestimmen.

Hinweise auf ein Potential beziehen sich auf Fertigkeiten, die auf dem oder nahe dem Alterspotential liegen, aber mit retardierten Fertigkeiten kombiniert sind. Offensichtliche Diskrepanzen beziehen sich auf Fertigkeiten, die über dem Altersniveau liegen oder ganz besonders ungewöhnlich sind (z. B. Musikalität).

(1) *Das Funktionsniveau der Intelligenz ist normal* – kein Hinweis auf Retardierung.

(2) *Das Funktionsniveau der Intelligenz ist leicht abnorm.* Die Fertigkeiten erscheinen relativ gleichmäßig retardiert über alle untersuchten Bereiche hinweg.

(3) *Das Funktionsniveau der Intelligenz ist mittelgradig abnorm.* Einige Fertigkeiten erscheinen retardiert in Verbindung mit einigen Fertigkeiten auf oder nahe dem Altersniveau – Hinweise auf ein Potential.

(4) *Das Funktionsniveau der Intelligenz ist hochgradig abnorm.* Einige Fertigkeiten erscheinen retardiert in Verbindung mit anderen, die über dem Altersniveau liegen oder besonders ungewöhnlich sind.

XV Allgemeiner Eindruck

(1) *Kein Autismus*

(2) *Geringgradiger Autismus*

(3) *Mittelgradige Zeichen des Autismus*

(4) *Hochgradig ausgeprägte oder extreme Zeichen des Autismus*

Autismus-Beurteilungsskala

Name: ______________________ geb.: ______________________

Datum: ______________ Alter: ______________ Untersucher: ______________

I	Beziehungen zu Menschen	1	1,5	2	2,5	3	3,5	4
II	Imitation – verbal und motorisch	1	1,5	2	2,5	3	3,5	4
III	Affekt	1	1,5	2	2,5	3	3,5	4
IV	Körperbewußtsein	1	1,5	2	2,5	3	3,5	4
V	Beziehung zu nicht-belebten Objekten	1	1,5	2	2,5	3	3,5	4
VI	Anpassung an Veränderung	1	1,5	2	2,5	3	3,5	4
VII	Visuelle Reaktionsbereitschaft	1	1,5	2	2,5	3	3,5	4
VIII	Akustische Reaktionsbereitschaft	1	1,5	2	2,5	3	3,5	4
IX	Reaktion der Nah-Rezeptoren	1	1,5	2	2,5	3	3,5	4
X	Angst-Reaktion	1	1,5	2	2,5	3	3,5	4
XI	Verbale Kommunikation	1	1,5	2	2,5	3	3,5	4
XII	Nonverbale Kommunikation	1	1,5	2	2,5	3	3,5	4
XIII	Aktivitätsniveau	1	1,5	2	2,5	3	3,5	4
XIV	Funktionsniveau der Intelligenz	1	1,5	2	2,5	3	3,5	4
XV	Allgemeiner Eindruck	1	1,5	2	2,5	3	3,5	4

Gesamtwert ☐☐

Anzahl der Merkmale mit Score ≥ 3 ☐☐

Schweregrad
- ☐ nicht autistisch
- ☐ leicht/mittelgradig autistisch
- ☐ hochgradig autistisch

Anhang 10.1: **Fragebogen zur häuslichen Situation**

(Barkley 1981, bearbeitet von H.-C. Steinhausen)

Name des Kindes: ____________________

Der Fragebogen wurde ausgefüllt von: ____________________

Ist das Kind in einer der folgenden Situationen unruhig und konzentrationsgestört?
Wenn ja, geben Sie bitte an, wie stark die Probleme sind.

Situation	JA/NEIN (bitte ankreuzen)		Wenn ja, wie stark (bitte ankreuzen) leicht								stark
beim Spiel allein	JA	NEIN	1	2	3	4	5	6	7	8	9
beim Spiel mit anderen Kindern	JA	NEIN	1	2	3	4	5	6	7	8	9
bei Mahlzeiten	JA	NEIN	1	2	3	4	5	6	7	8	9
beim Anziehen	JA	NEIN	1	2	3	4	5	6	7	8	9
beim Waschen/Baden	JA	NEIN	1	2	3	4	5	6	7	8	9
während Sie telefonieren	JA	NEIN	1	2	3	4	5	6	7	8	9
beim Fernsehen	JA	NEIN	1	2	3	4	5	6	7	8	9
wenn Besuch da ist	JA	NEIN	1	2	3	4	5	6	7	8	9
wenn Sie jemanden besuchen	JA	NEIN	1	2	3	4	5	6	7	8	9
beim Einkaufen, im Restaurant, in der Öffentlichkeit	JA	NEIN	1	2	3	4	5	6	7	8	9
bei häuslichen Pflichten	JA	NEIN	1	2	3	4	5	6	7	8	9
beim Schlafengehen	JA	NEIN	1	2	3	4	5	6	7	8	9
im Auto	JA	NEIN	1	2	3	4	5	6	7	8	9
wenn der Vater zu Hause ist	JA	NEIN	1	2	3	4	5	6	7	8	9

Anhang 10.2: **Fragebogen zur schulischen Situation**

(Barkley 1981, bearbeitet von H.-C. Steinhausen)

Name des Kindes: ____________________

Der Fragebogen wurde ausgefüllt von: ____________________

Ist das Kind in einer der folgenden Situationen motorisch unruhig und konzentrationsgestört?
Wenn ja, geben Sie bitte an, wie stark die Probleme sind.

Situation	JA/NEIN (bitte ankreuzen)		Wenn ja, wie stark (bitte ankreuzen) leicht								stark
bei der Ankunft in der Schule	JA	NEIN	1	2	3	4	5	6	7	8	9
bei individuellen Arbeiten am Platz	JA	NEIN	1	2	3	4	5	6	7	8	9
bei Kleingruppenaktivitäten	JA	NEIN	1	2	3	4	5	6	7	8	9

Situation	JA/NEIN (bitte ankreuzen)		Wenn ja, wie stark (bitte ankreuzen) leicht								stark
beim freien Spiel in der Klasse	JA	NEIN	1	2	3	4	5	6	7	8	9
beim Vortragen des Lehrers	JA	NEIN	1	2	3	4	5	6	7	8	9
in der Pause	JA	NEIN	1	2	3	4	5	6	7	8	9
in den Gängen	JA	NEIN	1	2	3	4	5	6	7	8	9
auf der Toilette	JA	NEIN	1	2	3	4	5	6	7	8	9
bei Ausflügen	JA	NEIN	1	2	3	4	5	6	7	8	9
bei besonderen Versammlungen	JA	NEIN	1	2	3	4	5	6	7	8	9
auf dem Heimweg	JA	NEIN	1	2	3	4	5	6	7	8	9

Anhang 10.3: **Eltern-Lehrer-Fragebogen (Kurzform)**

(Conners 1973, bearbeitet von H.-C. Steinhausen)

Bitte beurteilen Sie das Kind ______________________________
hinsichtlich der aufgeführten Verhaltensweisen!

Datum: ______________________

	Ausmaß der Aktivität: überhaupt nicht 0	ein wenig 1	ziemlich 2	sehr stark 3
1. unruhig oder übermäßig aktiv	○	○	○	○
2. erregbar, impulsiv	○	○	○	○
3. stört andere Kinder	○	○	○	○
4. bringt angefangene Dinge nicht zu einem Ende – kurze Aufmerksamkeitsspanne	○	○	○	○
5. ständig zappelig	○	○	○	○
6. unaufmerksam, leicht abgelenkt	○	○	○	○
7. Erwartungen müssen umgehend erfüllt werden, leicht frustriert	○	○	○	○
8. weint leicht und häufig	○	○	○	○
9. schneller und ausgeprägter Stimmungswechsel	○	○	○	○
10. Wutausbrüche, explosives und unvorhersagbares Verhalten	○	○	○	○

ausgefüllt von: Mutter/Vater/Lehrer(in)

Anhang 10.4: **Lehrer-Fragebogen**
(Conners 1978, bearbeitet von H.-C. Steinhausen)

Name des Schülers: ______________________ Alter: ________

Datum: ________

Bitte beurteilen Sie den Schüler hinsichtlich der unten aufgeführten Verhaltensmerkmale auf der vorgegebenen Antwortskala. Lassen Sie bitte kein Merkmal aus. Vielen Dank für Ihre Mitarbeit!

	überhaupt nicht	ein wenig	ziemlich stark	sehr stark
1. unruhig im Sinne von zappelig	0	1	2	3
2. macht unangebrachte Geräusche	0	1	2	3
3. Forderungen müssen sofort entsprochen werden	0	1	2	3
4. unverschämt oder frech	0	1	2	3
5. Wutausbrüche und unvorhersehbares Verhalten	0	1	2	3
6. übermäßig empfindlich gegenüber Kritik	0	1	2	3
7. Ablenkbarkeit und problematische Aufmerksamkeit	0	1	2	3
8. stört andere Kinder	0	1	2	3
9. tagträumt	0	1	2	3
10. mault und schmollt	0	1	2	3
11. schnelle und ausgeprägte Stimmungswechsel	0	1	2	3
12. streitsüchtig	0	1	2	3
13. gegenüber Autoritäten unterwürfig	0	1	2	3
14. unruhig, immer „auf dem Sprung"	0	1	2	3
15. erregbar, impulsiv	0	1	2	3
16. extreme Anforderungen an die Aufmerksamkeit des Lehrers	0	1	2	3
17. scheint von der Gruppe nicht akzeptiert zu werden	0	1	2	3
18. scheint von anderen Kindern leicht geführt zu werden	0	1	2	3
19. kein Gefühl für Fair-Play	0	1	2	3
20. scheint einen Mangel an Führungsqualitäten zu haben	0	1	2	3
21. bringt angefangene Dinge nicht zu Ende	0	1	2	3
22. kindlich und unreif	0	1	2	3
23. verleugnet Fehler oder beschuldigt andere	0	1	2	3
24. kommt mit anderen Kindern nicht zurecht	0	1	2	3
25. unkooperativ mit Klassenkameraden	0	1	2	3
26. bei Bemühungen leicht frustriert	0	1	2	3
27. unkooperativ mit Lehrern	0	1	2	3
28. Lernschwierigkeiten	0	1	2	3

Auswertung des Lehrer-Fragebogens von Conners

Die einzelnen Merkmale werden gemäß der Gewichtung von 0 bis 3 zu einem Gesamtwert verrechnet. Ferner können drei Skalenwerte berechnet werden:

Verhaltensprobleme: Merkmale 4, 5, 6, 10, 11, 12, 23, 27

Hyperaktivität: Merkmale 1, 2, 3, 8, 14, 15, 16

Unaufmerksamkeit – Passivität: Merkmale 7, 9, 18, 20, 21, 22, 26, 28

Anhang 10.5:
Klinische Beurteilung des Hyperkinetischen Syndroms (HKS)

(Steinhausen 1975)

Name: ______________________________

Beurteilt durch: ______________________ Zeitpunkt: __________

	überhaupt nicht	ein wenig	ziemlich	sehr stark
Hyperaktivität ziellose Aktivität, kann nicht stillsitzen, ständig in Bewegung, Zappeligkeit, starker Rededrang	0	1	2	3
Aufmerksamkeitsstörung kurze Konzentration, wenig Ausdauer in Arbeit und Spiel, schneller Wechsel der Beschäftigung, leicht ablenkbar, hört nicht genügend zu	0	1	2	3
Impulsivität unvorhersehbares Verhalten, mangelnde Steuerung des Verhaltens	0	1	2	3
Erregbarkeit/Irritierbarkeit unvorhersehbare Stimmungsschwankungen, Wutanfälle aus relativ unbedeutendem Anlaß, empfindlich gegenüber Kritik, niedrige Frustrationstoleranz, Störanfälligkeit	0	1	2	3
Dissoziales Verhalten Destruktivität, Streitigkeiten, Schlägereien, Necken, Disziplinschwierigkeiten	0	1	2	3

Anhang 11.1: **Yale-Tourette-Syndrom-Symptomliste**

(Cohen und Mitarb. 1985, bearbeitet von H.-C. Steinhausen)

Name: ______________________ geb.: __________ Datum: __________

Beurteilen Sie bitte jedes Symptom, indem Sie die angemessene Zahl für jeden Tag in das zugehörige Kästchen eintragen!

0 = überhaupt nicht oder symptomfrei
1 = ein wenig
2 = oft
3 = sehr oft
4 = extrem oft
5 = fast immer

Beurteiler: ________ 1. Kind
________ 2. Mutter
________ 3. Vater
________ 4. andere

Datum	Mo	Di	Mi	Do	Fr	Sa	So

Einfache motorische Symptome

Augenzwinkern							
Andere Gesichtstics							
Kopfwerfen							
Schulterwerfen							
Armbewegungen							
Finger- und Handbewegungen							
Bewegungen der Bauchmuskulatur							
Schließende Beinbewegungen							
Gespannte Körperteile							
Andere							
Andere							

Summe einfacher motorischer Symptome ______

Datum	Mo	Di	Mi	Do	Fr	Sa	So

Komplexe motorische Symptome

Berühren von Körperteilen							
Berühren anderer Menschen							
Berühren von Objekten							
Kann Handlungen nicht beginnen							
Verletzt sich selbst							
Klopfen mit Finger oder Hand							
Hüpfen							

Summe komplexer motorischer Symptome ______

An Gegenständen nesteln (Kleidung usw.)							
Kopropraxie (obszöne Gesten)							
Andere							
Andere							

Einfache Phonationssymptome

Geräusche							
Grunzen							
Räuspern							
Husten							
Andere							
Andere							

Summe einfacher Phonations-symptome _____

Datum	Mo	Di	Mi	Do	Fr	Sa	So

Komplexe Phonationssymptome

Worte							
Wiederholt eigene Worte/Sätze							
Wiederholt fremde Worte/Sätze							
Koprolalie (obszone Worte)							
Beleidigt (Mangel an Hemmung)							
Andere							
Andere							

Summe komplexer Phonations-symptome _____

Verhalten

Streitsüchtig							
Geringe Frustrationstoleranz							
Wutausbrüche							
Provozierend							
Andere							
Andere							

Summe an Verhaltens-symptomen _____

Anhang 14.1: **Leyton-Zwangssyndrom-Fragebogen – Kinderversion**

(Berg und Mitarb. 1986, bearbeitet von H.-C. Steinhausen)

Gedanken

1. Hast Du oft das Gefühl, Du müßtest bestimmte Dinge tun, obwohl Du weißt, daß Du es eigentlich nicht bräuchtest?
2. Gehen Dir manchmal Gedanken oder Worte immer wieder durch den Kopf?
3. Hast Du manchmal die Idee, daß Deine Eltern oder Geschwister einen Unfall haben könnten oder daß ihnen etwas passieren würde?
4. Hast Du Gedanken oder Ideen gehabt, Dich oder jemanden in Deiner Familie zu verletzen – Gedanken, die ohne Grund kommen und gehen?

Kontrollieren

5. Mußt Du Dinge manchmal überprüfen?
6. Mußt Du manchmal Wasserhähne oder Lichtschalter kontrollieren, nachdem Du sie schon abgeschaltet hast?
7. Mußt Du Türen, Schubladen oder Fenster überprüfen, um sicher zu sein, daß sie wirklich geschlossen sind?

Schmutz und Ansteckung

8. Haßt Du Schmutz und schmutzige Sachen?
9. Hast Du das Gefühl, daß etwas für Dich verdorben ist, wenn es von jemandem gebraucht oder berührt worden ist?
10. Mißfällt es Dir, jemanden zu berühren oder irgendwie berührt zu werden?
11. Glaubst Du, daß Schweiß oder Spucke gefährlich sind und für Dich oder Deine Kleidung nicht gut sind?

Gefährliche Objekte

12. Hast Du Angst, daß Stecknadeln, Haare oder scharfe Gegenstände herumliegen könnten?
13. Hast Du Angst, daß Dinge zerbrechen könnten und gefährliche Stücke entstehen lassen?
14. Machen Messer, Beile oder andere gefährliche Dinge im Haus Dich nervös?

Sauberkeit und Ordentlichkeit

15. Hast Du ein wenig Sorge, sauber genug zu sein?
16. Bist Du pingelig, die Hände sauber zu halten?
17. Putzt Du Dein Zimmer oder Deine Spielsachen, wenn sie gar nicht schmutzig sind, um sie besonders sauber zu machen?
18. Achtest Du darauf, daß Deine Kleidung immer ordentlich und sauber ist, was immer Du gerade spielst?
19. Hast Du einen bestimmten Platz, wo Du Deine Kleidung ablegst?
20. Wenn Du Deine Sachen zur Nacht ablegst, müssen sie dann ganz ordentlich weggelegt werden?
21. Achtest Du besonders darauf, daß Dein Zimmer immer ordentlich ist?

Schularbeit

22. Wirst Du ärgerlich, wenn andere Kinder in der Klasse Deinen Tisch in Unordnung bringen?
23. Achtest Du besonders darauf, daß Du ordentliche Hefte und eine ordentliche Handschrift hast?
24. Schreibst Du Arbeiten noch einmal, um sicher zu sein, daß sie perfekt sind?
25. Verbringst Du viel Zeit damit, Deine Hausaufgaben zu überprüfen, um sicher zu sein, daß sie in Ordnung sind?

Ordnung und Routine

26. Erledigst Du Dinge gerne pünktlich?

27. Mußt Du Dich in einer bestimmten Reihenfolge an- oder ausziehen?
28. Ärgert es Dich, wenn Du Deine Hausaufgaben nicht zu einer bestimmten Zeit oder in einer bestimmten Reihenfolge machen kannst?

Wiederholung

29. Mußt Du manchmal Dinge immerzu wiederholen, bis sie einigermaßen in Ordnung scheinen?
30. Mußt Du manchmal mehrere Male zählen oder Zahlen in Deinem Kopf durchgehen?
31. Hast Du jemals Schwierigkeiten, Deine Schularbeiten oder Pflichten im Haus zu erledigen, weil Du sie immer noch einmal durchgehen mußt?
32. Hast Du eine Lieblingszahl oder eine bestimmte Zahl, bis zu der Du häufig gerne zählst oder nach der Du Dinge häufig machst?

Übergewissenhaftigkeit

33. Hast Du oft ein schlechtes Gewissen gehabt, weil Du etwas getan hast, was niemand sonst für schlecht hält?
34. Bist Du sehr besorgt, wenn Du etwas nicht so gemacht hast, wie Du es möchtest?
35. Gibst Du immer schlechte Antworten in der Schule, auch wenn Du vorher überlegt hast, was Du sagst?

Entschlußlosigkeit

36. Hast Du Schwierigkeiten, Dich zu entscheiden?
37. Mußt Du Dinge, die Du gemacht hast, häufig noch einmal durchgehen, weil Du nicht sicher bist, daß es die richtige Entscheidung war?

Horten

38. Hebst Du viele Dinge in Deinem Zimmer auf, die Du eigentlich nicht brauchst?
39. Ist Dein Zimmer mit alten Spielsachen, Bindfäden, Schachteln, Spielen oder Kleidung angefüllt, nur weil Du meinst, Du könntest sie eines Tages brauchen?

Geiz

40. Hebst Du Dein Taschengeld auf, das Du von Deinen Eltern bekommst?
41. Verbringst Du viel Zeit damit, Dein Taschengeld zu zählen und zu ordnen?

Magische Spiele

42. Hast Du bestimmte Spiele, die Du spielst, um Glück zu haben, wie z. B. nicht auf oder in die Nähe von Ritzen auf der Straße oder dem Fußweg zu treten?
43. Bewegst Du Dich oder sprichst auf eine besondere Weise, um Pech zu vermeiden?
44. Mußt Du bestimmte Zahlen oder Worte sagen, weil es Pech oder schlechte Dinge von Dir forthält?

Anleitung

1. Prüfen Sie, daß Sie folgende Teile haben:

   a. Einen kompletten Satz Karten mit den 44 Fragen
   b. Fünf „Widerstands"-Karten mit den Zahlen 1–5 auf der Rückseite
   c. Vier „Interferenz"-Karten mit den Zahlen 1–4 auf der Rückseite
   d. Einen Kasten mit „Ja-Nein"-Abteilungen bzw. Schlitzen
   e. Ein Auswertungsblatt

2. Die Karten sollten in numerischer Reihenfolge mit den Fragen nach oben sortiert sein.

3. Auf dem Antwortblatt sollten Name, Alter, Geschlecht des Kindes sowie Datum und Zeitpunkt des Beginns und Name des Untersuchers vermerkt sein.

4. Kind und Untersucher sollten an einem Tisch einander gegenübersitzen.

5. Die Instruktion lautet:

   Ich möchte Dich bitten, eine Reihe von Fragen zu beantworten, die sich auf Deine Gedanken, Gewohnheiten und Gefühle beziehen. Meiner Meinung nach geht das ganz gut, wenn ich Dir die Fragen auf Karten gebe und Du sie in den Ja-Nein-Kasten legst. Lies Dir jede Frage sorgfältig durch und entscheide dann recht zügig, ob Du mit „ja“ oder „nein“ antwortest. Vielleicht möchtest Du nicht genau mit „ja“ oder „nein“ antworten; in diesem Fall leg' die Karte da hinein, wo sie am ehesten für Dich hinpaßt. Versuche Deine Antwort zu geben, ohne zu lange zu überlegen. Jeder hat verschiedene Antworten auf diese Fragen, und es gibt keine richtige oder falsche Menge an „Ja“- oder „Nein“-Antworten.

6. Legen Sie dem Kind die Karten mit den nach oben gerichteten Fragen vor.

7. Bitten Sie das Kind, anzufangen. Beantworten Sie Fragen, indem Sie die Fragen auf den Karten wiederholen und sagen: „Ich möchte wissen, wie Du darüber denkst – was bedeutet es für Dich? Wenn Du es nicht weißt oder Du Dich nicht entscheiden kannst, dann schätze.“

8. Nach Beendigung des Durchgangs vermerken Sie die „Ja“-Antworten. Jede Ja-Antwort erhält einen Punkt. Nehmen Sie den Kasten weg und legen Sie die vier „Widerstands“-Karten nebeneinander vor.

   Auf den von links nach rechts vorgelegten Karten steht jeweils folgender Text:

   Karte 1: **Vernünftig**
   Meine Gedanken und Angewohnheiten sind ganz vernünftig.

   Karte 2: **Gewohnheit**
   Dies ist mir eine Gewohnheit. Ich tue es, ohne darüber nachzudenken.

   Karte 3: **Nicht notwendig**
   Ich merke oft, daß ich das nicht tun muß, aber ich mache keinen richtigen Versuch, damit aufzuhören.

   Karte 4: **Versuch, damit aufzuhören**
   Ich weiß, daß dies nicht notwendig ist und daß ich es nicht tun muß, und ich versuche, damit aufzuhören.

   Karte 5: **Starker Versuch, damit aufzuhören**
   Was ich tue, kümmert mich sehr, und ich versuche sehr, damit aufzuhören.

   Sagen Sie zum Kind: „Nun wüßte ich gerne von Dir, wie Du über einige Dinge denkst, zu denen Du ‚ja‘ gesagt hast. Du magst der Meinung sein, daß es ganz vernünftig ist (zeigen Sie die Karte), diese Dinge zu tun oder daß es nur eine Angewohnheit ist, oder Du magst denken, daß Du einige dieser Dinge nicht tun willst und versuchst, damit aufzuhören. Schau' Dir bitte diese Fragen noch einmal an und leg' sie vor die Karte, die mit Deinen Gedanken am besten übereinstimmt.“ Versichern Sie sich, daß das Kind jede Karte gelesen und verstanden hat. Dann geben Sie dem Kind die Ja-Karten und bitten Sie es, die Karten zuzuordnen.

9. Wenn das Kind fertig ist, zeichnen Sie die gewichteten Antworten gemäß der Anzahl von Fragen auf.

10. Sammeln Sie die Karten wieder ein und legen Sie die „Interferenz“-Karten vor.

    Die Interferenz-Karten haben folgenden Text:

    Karte 1: **Keine Beeinträchtigung**
    Meine Angewohnheit hält mich nicht von anderen Dingen ab, die ich tun will.

    Karte 2: **Leichte Beeinträchtigung**
    Das hält mich ein wenig auf oder nimmt etwas von meiner Zeit in Anspruch.

    Karte 3: **Mittlere Beeinträchtigung**
    Dies hält mich von anderen Dingen ab und braucht viel von meiner Zeit.

Karte 4: **Starke Beeinträchtigung**
Dies hält mich von vielen anderen Dingen ab und braucht viel von meiner Zeit.

Sagen Sie dem Kind: „Nun möchte ich Dich bitten, mir zu sagen, ob die Dinge, die Du tust, Dich bei anderen Dingen stören oder viel von Deiner Zeit brauchen." Erklären Sie die Kartenbedeutungen wie oben und registrieren Sie die gewichteten Antworten genauso auf dem Antwortblatt. Nach dem Ende der Durchführung notieren Sie die Zeit. Sammeln Sie die Karten ein und sortieren Sie die Karten wieder.

11. Auswertung
Der Gesamt-Wert von Zwangssymptomen ergibt sich aus der Zahl der „Ja"-Antworten. Die Skalengewichte für die Widerstands-Werte betragen:

Vernünftig = 0
Gewohnheit = 1
Nicht notwendig = 1
Versuch, damit aufzuhören = 2
Starker Versuch, damit aufzuhören = 3

Die Skalengewichte für die Interferenz-Werte betragen:

Keine Beeinträchtigung = 0
Leichte Beeinträchtigung = 1
Mittlere Beeinträchtigung = 2
Starke Beeinträchtigung = 3

Name: ______________________ geb.: ____________ Datum: ____________

Gesamt-Wert: ____________ Widerstands-Wert: ____________ Interferenz-Wert: ____________

Anhang 15.1: **Materialien zur Diagnostik von Eßstörungen**

15.1.1 KW (Körperwahrnehmung)
15.1.2 EE (Einstellung zum Essen)
15.1.3 ANFB (Anorexia-nervosa-Fragebogen)
15.1.4 A.N.-Beurteilungsskala
15.1.5 AVS (Anorexie-Verhaltens-Skala)

Anhang 15.1.1: **KW (Körperwahrnehmung)**

(Steinhausen 1986 d)

Name: ____________________ geb.: __________ Datum: __________

Bitte beurteile Deinen Körper anhand von gegensätzlichen Paaren von Eigenschaftswörtern. Kreuze bitte für jedes Paar von Eigenschaftswörtern unterhalb der Zahlen 1 bis 7 Deine Beurteilung zwischen den beiden Begriffen an.

Beispiel:

Moderne Kunst

	1	2	3	4	5	6	7	
schön	–	X	–	–	–	–	–	häßlich

Bei dieser Beurteilung wurde Moderne Kunst als ziemlich schön empfunden.

Mein Körper jetzt

	1	2	3	4	5	6	7	
1 fett	–	–	–	–	–	–	–	dünn
2 hübsch	–	–	–	–	–	–	–	häßlich
3 erwünscht	–	–	–	–	–	–	–	unerwünscht
4 schmutzig	–	–	–	–	–	–	–	sauber
5 weich	–	–	–	–	–	–	–	hart
6 proportioniert	–	–	–	–	–	–	–	unproportioniert
7 leicht	–	–	–	–	–	–	–	schwer
8 kräftig	–	–	–	–	–	–	–	schwach
9 angenehm	–	–	–	–	–	–	–	unangenehm
10 zerbrechlich	–	–	–	–	–	–	–	massiv
11 anziehend	–	–	–	–	–	–	–	abstoßend
12 groß	–	–	–	–	–	–	–	klein
13 passiv	–	–	–	–	–	–	–	aktiv
14 fest	–	–	–	–	–	–	–	wabbelig
15 schlecht	–	–	–	–	–	–	–	gut
16 unbequem	–	–	–	–	–	–	–	bequem

Anhang 15.1.2: **EE (Einstellung zum Essen)**

(Garner und Mitarb. 1982, bearbeitet von H.-C. Steinhausen)

Name: ______________________ geb.: __________ Datum: __________

Bitte kreuzen Sie bei jeder der folgenden Stellungnahmen die jeweils für Sie zutreffende Antwort an. Die meisten Fragen beziehen sich auf Essen und Nahrung. Bitte beantworten Sie jede Frage sorgfältig. Danke!

	immer	sehr häufig	häufig	manchmal	selten	nie
1. Ich esse gerne mit anderen Menschen zusammen						
2. Ich bereite Mahlzeiten für andere zu, esse aber nicht, was ich koche						
3. Ich werde vor dem Essen ängstlich						
4. Ich bin sehr besorgt, übergewichtig zu sein						
5. Ich vermeide Essen, wenn ich hungrig bin						
6. Ich bemerke, daß ich mich hauptsächlich mit Nahrung befasse						
7. Ich esse heißhungrig, wobei ich das Gefühl habe, nicht mehr aufhören zu können						
8. Ich schneide meine Nahrung in kleine Stücke						
9. Ich achte auf den Kaloriengehalt der Nahrung, die ich esse						
10. Ich vermeide Nahrung mit hohem Kohlehydratgehalt (z. B. Brot, Kartoffeln, Reis usw.) ganz besonders						
11. Nach dem Essen fühle ich mich wie aufgeblasen						
12. Ich merke, daß andere es lieber sähen, wenn ich mehr essen würde						
13. Ich erbreche nach der Mahlzeit						
14. Ich fühle mich nach dem Essen entsetzlich schuldig						
15. Ich befasse mich sehr mit dem Wunsch, dünner zu sein						
16. Ich mache intensive körperliche Übungen, um Kalorien zu verbrauchen						
17. Ich wiege mich mehrmals am Tag						
18. Ich habe sehr gern anliegende Kleidung						
19. Ich esse gerne Fleisch						
20. Ich erwache früh am Morgen						
21. Ich esse jeden Tag dieselbe Nahrung						
22. Ich denke an den Kalorienverbrauch, wenn ich körperliche Übungen mache						

Anhang 15.1.2: Fortsetzung

	immer	sehr häufig	häufig	manchmal	selten	nie
23. Ich habe eine regelrechte Monatsblutung						
24. Andere Leute halten mich für zu dünn						
25. Ich beschäftige mich vornehmlich mit dem Gedanken, zu viel Fett am Körper zu haben						
26. Für die Mahlzeiten brauche ich mehr Zeit als andere						
27. Ich esse gerne in Restaurants						
28. Ich nehme Abführmittel						
29. Ich meide Nahrung mit Zucker						
30. Ich esse Diät						
31. Ich meine, daß Nahrung mein Leben kontrolliert						
32. Ich zeige hinsichtlich der Nahrung Selbstkontrolle						
33. Ich habe das Gefühl, daß andere mich zum Essen drängen						
34. Ich verwende zu viel Zeit und Gedanken für Nahrung						
35. Ich leide unter Verstopfung						
36. Nach dem Essen von Süßigkeiten fühle ich mich unbehaglich						
37. Ich engagiere mich für Diät						
38. Meinen Magen habe ich gerne leer						
39. Es macht mir Spaß, neue reichhaltige Nahrung zu probieren						
40. Nach dem Essen verspüre ich den Drang, zu erbrechen						

Anhang 15.1.3: **ANFB (Anorexia-nervosa-Fragebogen)**

(Goldberg und Mitarb. 1980, bearbeitet von H.-C. Steinhausen 1986)

Name: ______________________ geb.: __________ Datum: __________

Im folgenden sind eine Reihe von Feststellungen vorgenommen, die möglicherweise Deine Gefühle und Einstellungen beschreiben. Bitte kreuze an, wie weit diese Feststellungen für Dich zutreffen! Vielen Dank für Deine Mitarbeit!

	stimmt nicht	stimmt etwas	stimmt weitgehend	stimmt sicher
1. Es gibt wirklich nichts bei mir, was nicht durch ein paar Tage Ruhe geheilt werden kann.	1	2	3	4
2. Ich fühle mich hungrig, wenn sich die Essenszeit nähert.	1	2	3	4
3. Ich habe vollständiges Vertrauen in die Art der stationären Behandlung.	1	2	3	4
4. Meine Figur sieht jetzt viel besser als früher aus, als ich schwerer war.	1	2	3	4
5. Ich würde meine derzeitigen Probleme nicht haben, wenn meine Mutter nicht so viel fordern würde.	1	2	3	4
6. Körperliche Übung ist hervorragend, um Übergewicht zu verhindern.	1	2	3	4
7. Wenn ich nicht stationär behandelt worden wäre, wäre mein Leben wirklich bedroht gewesen.	1	2	3	4
8. Offen gestanden, ist die stationäre Behandlung ziemlich konfus und zusammenhanglos.	1	2	3	4
9. Sogar die kleinste Nahrungsmenge macht mich voll.	1	2	3	4
10. Wenn man es genau nimmt, ist die Mutter die beste Freundin eines Mädchens.	1	2	3	4
11. Einige der Mitarbeiter der Station sind in Ordnung, aber der Rest scheint nicht zu wissen, was er tut.	1	2	3	4
12. Es ist nicht notwendig, mich wegen dieser Krankheit stationär zu behandeln.	1	2	3	4
13. Viele meiner Probleme können auf meinen Vater zurückgeführt werden.	1	2	3	4
14. Ich habe jetzt Hunger.	1	2	3	4
15. Der Ärger mit Eltern besteht darin, daß sie sich in die eigenen Angelegenheiten einmischen.	1	2	3	4
16. Ich werde im Krankenhaus fast wie eine Kriminelle behandelt.	1	2	3	4
17. Ich glaube, meine Krankheit hat meine Eltern traurig darüber gemacht, wie sie mich behandelt haben.	1	2	3	4
18. In der Tat habe ich etwas Gewicht verloren, aber nicht so viel, daß man so sehr beunruhigt sein müßte.	1	2	3	4

Anhang 15.1.3: Fortsetzung

	stimmt nicht	stimmt etwas	stimmt weitgehend	stimmt sicher
19. Süßigkeiten und Speisezusätze sind wirklich nicht gut.	1	2	3	4
20. Die Mitarbeiter der Station sind hinsichtlich allem, was ich tue oder unterlasse, wirklich sehr argwöhnisch.	1	2	3	4
21. Meine Mutter ist eine bedeutsame Ursache meiner Probleme.	1	2	3	4
22. Ich wünschte zu wissen, wie ich stärker von meinen Eltern unabhängig sein könnte.	1	2	3	4
23. Man muß sehr sorgfältig mit dem Essen sein, weil viele Dinge dick machen.	1	2	3	4
24. Die Mitarbeiter der Station sind mehr darauf aus, mir die Zeit schwer zu machen, als mich zu behandeln.	1	2	3	4
25. Meine Mutter nimmt meine Krankheit zu ernst.	1	2	3	4
26. Die Mitarbeiter der Station geben mir das Gefühl, daß meine medizinischen Probleme nur meine Schuld sind.	1	2	3	4
27. Ich wünschte, meine Eltern würden mich in Ruhe lassen.	1	2	3	4
28. Die Mitarbeiter der Station beschuldigen mich ihrer eigenen Fehler.	1	2	3	4
29. Es ist sehr viel besser, untergewichtig als übergewichtig zu sein.	1	2	3	4
30. Ich kann nicht genügend körperliche Bewegung bekommen.	1	2	3	4
31. Die Mitarbeiter der Station versuchen, aus meiner Schwäche Vorteile zu ziehen.	1	2	3	4
32. Ich habe am Tage selten Hunger.	1	2	3	4
33. Die Mitarbeiter der Station machen mich oft ärgerlich.	1	2	3	4
34. Die Mitarbeiter der Station haben keinen Respekt vor mir.	1	2	3	4
35. Wenn ich nicht meine Diät beachten würde, hätte ich Angst, dick zu werden.	1	2	3	4

Anhang 15.1.4: **A.N.-Beurteilungsskala**

(Slade 1973, bearbeitet von H.-C. Steinhausen)

Name: ______________________ geb.: __________ Datum: __________

Anweisung: Die Beurteilung erfolgt aufgrund eines Interviews. Einige Items werden besser hinsichtlich des Schweregrades, andere besser hinsichtlich der Häufigkeit beurteilt.
Bedeutung der Skalenwerte:

1 = nicht vorhanden oder nie
2 = fast nicht vorhanden oder fast nie
3 = gering oder infrequent
4 = mäßig ausgeprägt oder gelegentlich
5 = deutlich vorhanden oder häufig
6 = schwer oder fast immer
7 = äußerst extrem oder immer

1. Verleugnung oder Minimierung der Krankheit	1	2	3	4	5	6	7
2. Angst vor dem Dickwerden	1	2	3	4	5	6	7
3. Dünnes Körperideal	1	2	3	4	5	6	7
4. Appetitverlust	1	2	3	4	5	6	7
5. Wählerischer Appetit	1	2	3	4	5	6	7
6. Angst, ein zwanghafter Esser zu werden	1	2	3	4	5	6	7
7. Bedürfnis nach körperlicher Aktivität	1	2	3	4	5	6	7
8. Bedürfnis nach Kontrolle der Umgebung	1	2	3	4	5	6	7
9. Manipulativ gegenüber anderen	1	2	3	4	5	6	7
10. Depressive Stimmung oder depressives Verhalten	1	2	3	4	5	6	7
11. Zwanghaftes Verhalten	1	2	3	4	5	6	7
12. Psychosexuelle Unreife	1	2	3	4	5	6	7
13. Bedürfnis nach Abführmitteln und Diuretika	1	2	3	4	5	6	7
14. Übertriebener Optimismus und Heiterkeit	1	2	3	4	5	6	7

Anhang 15.1.5: **AVS (Anorexie-Verhaltens-Skala)**

(Halmi und Mitarb., unveröffentlicht, bearbeitet von H.-C. Steinhausen)

Name: ______________________________ Datum: __________

Beurteiler: ______________________________

Anweisung: Die folgenden Merkmale bitte nur aufgrund von Beobachtungen auf der Station, im Zimmer und beim Essen in den letzten 2 Tagen beantworten. „Ja" nur ankreuzen, wenn das Ereignis selbst beobachtet wurde, nicht aufgrund von Hörensagen. Wenn das Ereignis nur vom Hörensagen bekannt ist, wird „Nein" angekreuzt.

		nein	ja
1.	Zögert so lange wie möglich, bevor sie/er zum Eßtisch kommt	0	1
2.	Zeigt beim Essen offensichtlich Zeichen der Spannung	0	1
3.	Zeigt beim Essen zunehmende Aggressivität (gegenüber Personal oder Nahrung)	0	1
4.	Beginnt das Essen durch Zerschneiden der Nahrung in kleine Stücke	0	1
5.	Klagt über zu viel oder zu reichhaltige Nahrung	0	1
6.	Zeigt stark ausgeprägte Mäkeligkeit	0	1
7.	Handelt wegen der Nahrung (z. B. „Ich werde X essen, wenn ich Y nicht essen muß")	0	1
8.	Stochert im Essen herum (z. B. ißt das Innere von Kartoffeln oder Kuchen, läßt Krusten liegen)	0	1
9.	Erbricht nach dem Essen	0	1
10.	Versteckt Nahrung in Servietten, Taschen, Kleidung	0	1
11.	Läßt Nahrung aus dem Fenster heraus, in Ascheimer, Spülen oder Toiletten verschwinden	0	1
12.	Versteckt Nahrung im eigenen Zimmer (z. B. in der Schublade, Blumenvasen)	0	1
13.	Zerkrümelt Kekse in ihrem Einwickelpapier	0	1
14.	Reibt Nahrung in die Kleidung oder verschüttet Flüssigkeit über die eigene Kleidung	0	1
15.	Läßt einzelne Nahrungsbissen auf den Boden fallen, z. B. Erbsen	0	1
16.	Gebraucht ständig Abführmittel oder versucht, Abführmittel zu gebrauchen	0	1
17.	Steht so viel wie möglich, statt zu sitzen	0	1
18.	Geht oder läuft umher, wann immer es möglich ist	0	1
19.	Ist so aktiv und eifrig wie möglich (z. B. Geschirrspülen, eigenes Zimmer putzen usw.)	0	1
20.	Wählt bei Wahlmöglichkeit die anstrengendere Aktivität (z. B. Tischtennis eher als Fernsehen)	0	1
21.	Macht unnötige Wege, um zusätzliche körperliche Bewegung zu haben	0	1
22.	Bewegt sich, wann immer möglich, körperlich (z. B. Kniebeugen usw.)	0	1

Anhang 15.2: **Materialien zur Enuresis-Behandlung**

(erarbeitet von H. Stewin-Rösch und I. Unger)

15.2.1 Liste über Einnäßhäufigkeit und Erläuterungen
15.2.2 Training der Blasenkontrolle
15.2.3 Voraussetzungen für die Behandlung mit dem Weckgerät und Anleitung für das Apparat-Vortraining
15.2.4 Behandlung der Enuresis durch Intensivnachttraining
15.2.5 Behandlung der Enuresis durch die Kombination von Apparat und Intensivnacht

Anhang 15.2.1: **Liste über Einnäßhäufigkeit**

Name: ______________________________ geb.: __________ tags/nachts

	Datum	naß	trocken	Bemerkungen
1 Mo				
2 Di				
3 Mi				
4 Do				
5 Fr				
6 Sa				
7 So				
8 Mo				
9 Di				
10 Mi				
11 Do				
12 Fr				
13 Sa				
14 So				

14 Tage

Anhang 15.2.2: **Training der Blasenkontrolle**

Diese Behandlung ist indiziert bei allen Formen der Enuresis. Sie sollte mindestens 2mal täglich praktiziert werden. Für berufstätige oder alleinstehende Eltern ist diese Form der Behandlung sehr schwer durchführbar. Manchmal empfiehlt es sich, dann die Kindertagesstättenerzieher einzubeziehen.

So verstärken wir am Tage

Das Kind soll tagsüber so oft wie möglich (mindestens 2mal) Blasenkontrolle üben, indem es jedesmal, wenn es Harndrang verspürt und auf die Toilette muß, Ihnen sofort Bescheid sagt.

Sie belohnen es, wenn es schafft, das Harnlassen aufzuhalten, und zwar

in den ersten 3 Tagen für *3 Minuten,*
in den folgenden 3 Tagen für *5 Minuten,*
in den folgenden 3 Tagen für *10 Minuten,*
in den folgenden 3 Tagen für *15 Minuten,*
in den folgenden 3 Tagen für *20 Minuten,*
in den folgenden 3 Tagen für *25 Minuten,*
in den folgenden 3 Tagen für *30 Minuten.*

(Minutenzahl bei Beginn nach „Probeanhalten" im Einzelfall variieren. Vorschlag: Stellen Sie die jeweilige Zeit mit Ihrem Küchenwecker ein.)

Regeln für die Durchführung

1. Erklären Sie Ihrem Kind vor Beginn, daß es jedesmal, wenn es die vorgeschriebene Zeit „anhält", 10 Pfennig bekommt.
2. Sprechen Sie den gesamten Plan (auch, welchen Sinn er hat) vorher in Ruhe mit Ihrem Kind durch.
3. Geben Sie die Belohnung sofort nach Ablauf der Zeit (also wenn der Küchenwecker klingelt) *vor* dem Harnlassen und ohne daß das Kind Sie dazu auffordern muß.
4. Schafft Ihr Kind es nicht, die Zeit einzuhalten, bekommt es *keine* Belohnung (auch nicht weniger!). Es wird ihm auch von den vorher erhaltenen Belohnungen nichts abgezogen. Schimpfen Sie bitte nicht, zeigen Sie keine Enttäuschung, sondern sagen Sie lediglich ruhig: „Nächstes Mal wirst Du es schon schaffen, es ist auch nicht so einfach!" oder ähnliches.
5. Erreicht Ihr Kind eine neue Anhaltestufe 2 Tage lang überhaupt nicht, müssen Sie für den 3. Tag die Dauer des „Anhaltens" verkürzen, und zwar nach folgendem Schema (3 Minuten werden nicht unterschritten!):

   statt 5 Minuten nur 4 Minuten,
   statt 10 Minuten nur 7 Minuten,
   statt 15 Minuten nur 12 Minuten,
   statt 25 Minuten nur 22 Minuten,
   statt 30 Minuten nur 27 Minuten,
   schließlich auch 30 Minuten.

   In den auf die Verkürzung folgenden 3 Tagen gehen Sie wieder nach dem ursprünglichen Programm, und zwar mit der im Programm vorgesehenen Anhaltezeit vor.

   Beispiel: Ihr Kind kann den Harndrang schon 10 Minuten anhalten, schafft jedoch in der nächsten Woche 2 Tage hintereinander die 15 Minuten nicht. Sie gehen daher für den 3. Tag auf 12 Minuten hinunter, besprechen dies mit Ihrem Kind und belohnen es, wenn es 12 Minuten schafft. (Die folgenden 3 Tage beginnen wieder mit der Übung von 15 Minuten.)

So verstärken wir nachts

Das Kind soll allmählich lernen, nachts bei Harndrang aufzustehen und zur Toilette zu gehen, bevor es naß ist. (Die Vorbereitung für die Wahrnehmung des Harndranges nachts schaffen wir durch das Tagestraining, bei dem das Kind zweierlei lernt: die Wahrnehmung des Harndrangs zu schulen und bei Harndrang mit Blasenkontrolle zu reagieren.)

Das Kind soll für ein trockenes Bett belohnt werden.

Regeln für die Durchführung

1. Sie erklären Ihrem Kind, daß es in jeder Nacht, in der es schafft, von selbst aufzustehen und auf die Toilette zu gehen, bevor es naß ist, unmittelbar danach zu Ihnen kommen darf und Ihnen diese erfreuliche Nachricht überbringen darf. (Da das nächtliche Aufstehen für Ihr Kind die höchste Schwierigkeitsstufe darstellt, soll es von Ihnen dafür ganz besonders viel Zuwendung erhalten. Wie Sie wissen, ist die sofortige Verstärkung die wirkungsvollste, deshalb kommt es darauf an, daß Sie Ihrem Kind zeigen, daß Sie sich bei einer so großartigen Leistung gern wecken lassen.) Bitte stehen Sie kurz auf und lassen Sie sich von Ihrem Kind das trockene Bett vorführen. Seien Sie (auch, wenn Sie noch so müde sind – Ihr Kind ist ja auch müde) sehr stolz und verstärken Sie Ihr Kind ganz intensiv sozial!
2. Ist Ihr Kind morgens trocken (d.h., es hat entweder trocken durchgeschlafen oder ist

selbständig zur Toilette gegangen), darf es Ihnen das trockene Bett zeigen und erhält dafür eine Belohnung von 20 Pfennig (noch beim Anblick des trockenen Bettes!).

Das Kind braucht viel Mühe und Anstrengung, um sich die Belohnung zu verdienen. Es soll daher auch frei über das Geld verfügen dürfen.

Bitte haben Sie keine Angst, zuviel Geld auszugeben! Denken Sie an die Ausgaben für neues Bettzeug, Waschmittel oder Windeln beim nassen Kind!

Vergessen Sie nicht, daß Sie die materielle Verstärkung nur zum Aufbau der Blasenkontrolle anwenden und nicht lebenslang!

Erläuterungen zur Liste über Einnäßhäufigkeit

1. Bitte tragen Sie vom ________ bis ________ jeden Morgen sorgfältig in die anliegende Liste ein, ob Ihr Kind naß oder trocken war (1 Kreuzchen). Sollten Sie der Meinung sein, Ihr Kind habe in einer Nacht mehrmals eingenäßt, machen Sie bitte entsprechend mehr Kreuzchen.
2. Näßt Ihr Kind tags und nachts ein, führen Sie bitte je eine Liste für tags und eine für nachts.
3. Abends geben Sie Ihrem Kind bitte nach seinem Bedarf zu trinken. Schränken Sie die Trinkmenge bitte keinesfalls ein!
   (Eine Einschränkung der Trinkmenge führt nicht zu weniger Einnässen und ist außerdem für die Kinder nur schwer zu ertragen.)
4. Nehmen Sie Ihr Kind *nachts nicht mehr hoch,* schicken Sie es nur noch einmal vor dem Zu-Bett-Gehen auf die Toilette.
   (Ihr Kind muß lernen, das Harndranggefühl nachts wahrzunehmen und davon aufzuwachen. Das ist nur möglich, wenn die Blase voll ist. Bei nächtlichem Wecken kann aber nicht regelmäßig der Zeitpunkt von den Eltern abgepaßt werden, zu dem die Blase voll ist. Deshalb ist nächtliches Wecken für Ihr Kind keine Hilfe.)
5. Äußern Sie sich morgens nicht mehr besonders zu dem Bettnässen, geben Sie *keine Belohnung oder Bestrafung* mehr!
6. *Brechen Sie bitte jede andere Art von Behandlung* (z.B. Medikamente gegen Bettnässen!) *ab!*

Ihr Kind darf von der Eintragung nichts merken!!!

Die Beachtung dieser 6 Punkte ist unbedingt erforderlich. Ihr Kind wird in dieser Zeit vielleicht häufiger als üblich einnässen.

Bitte lassen Sie sich dadurch keinesfalls abschrecken; erst durch diese Liste wird die tatsächliche Einnäßhäufigkeit erfaßt!

Die Kenntnis der tatsächlichen Einnäßhäufigkeit ist die wichtigste Voraussetzung für eine sorgfältige Planung und Durchführung der Behandlung Ihres Kindes.

Anhang 15.2.3: **Weckgerät und Apparat-Vortraining**

Voraussetzungen für die Behandlung mit dem Weckgerät

1. Mindestalter bei Behandlungsbeginn 6 Jahre.
2. Die Mitarbeit einer Bezugsperson muß gewährleistet sein. Das bedeutet über ca. 8 Wochen jede Nacht mit guter Stimmung erweckbar zu sein (Anfangsphase).
3. Die Behandlung darf nicht ohne begleitende ärztliche oder psychologische Führung durchgeführt werden. Mindestens ist ein Gespräch alle 14 Tage erforderlich mit dem durchführenden Erwachsenen. Das Kind muß nicht dabei sein.
4. Die Einnäßfrequenz muß bei mindestens 3mal pro Woche liegen.
5. Kein Behandlungsbeginn ohne Vorgespräch mit den Eltern und eine Demonstration des Gerätes unter Einbezug des Kindes.
6. Es empfiehlt sich, das Apparat-Vortraining (siehe Formular) durchzuführen.
7. Bei einem Rückfall ist erneute Behandlung möglich. Hat das Kind nach Abschluß der Behandlung 2 Nächte hintereinander oder 2mal in einer Woche eingenäßt, wird ab der 3. Nacht wieder der Apparat gegeben. Außerdem gibt es bei Rückfällen je nach Kind und bisheriger Behandlungsdauer andere Möglichkeiten der Weiterbehandlung.

Anleitung für das Apparat-Vortraining

1. Das Kind legt sich mit dem Apparat ins Bett – wie sonst vor dem Einschlafen üblich.
2. Das Kind löst das Signal mechanisch (d.h., nicht durch Einnässen) aus.
3. Das Kind verbalisiert alle folgenden Handlungen:
   - Ich höre das Klingeln.
   - Ich stehe auf.
   - Ich gehe zur Toilette.
   - Ich stelle den Apparat ab.
   - Ich setze mich auf die Toilette und erledige mein Geschäft.
   - Ich wechsle die Sachen aus.
   - Ich stelle den Apparat wieder an.
   - Ich hänge den Schlüssel wieder neben die Toilette.
   - Ich gehe wieder in mein Zimmer.
   - Ich lege mich ins Bett.
4. Dieses Vortraining wird möglichst 3mal täglich an den 3 Tagen vor Beginn der Apparat-Behandlung vor dem Schlafengehen durchgeführt.

Anhang 15.2.4: **Behandlung der Enuresis durch Intensivnachttraining**

Die Behandlung ist indiziert bei E. nocturna und E. nocturna mit E. diurna, sie ist nicht indiziert bei reiner E. diurna.

Am Nachmittag vor der Intensivnacht

1. Ab 15.00 Uhr soll das Kind soviel trinken, wie es möchte. Erinnern Sie ab und zu daran.
2. Alle halbe Stunde probiert das Kind, zur Toilette zu gehen. Wenn es wirklich Wasser lassen muß, bitten Sie es, noch ein wenig aufzuhalten.
   a) klappt das Aufhalten, bekommt das Kind Ihr Lob,
   b) kann es nicht mehr aufgehalten werden, soll sich das Kind auf sein Bett legen, sich vorstellen, es sei jetzt nachts, und es fühlt die volle Blase. Es spricht seine Empfindungen aus und geht dann Wasser lassen. Danach darf es erneut trinken.

Abends vor dem Zubettgehen

1. Einmal das Sauberkeitstraining für den Fall eines möglichen nächtlichen Einnässens üben: Bett abziehen, aufziehen, Wäsche wechseln.
2. 20mal das „Positive Toilettentraining" durchführen:
   - das Kind legt sich auf das Bett, stellt sich vor, es ist Nacht und die Blase ist voll
   - es zählt mit geschlossenen Augen bis 50
   - es stellt sich sein Aufwachen vor, steht auf
   - es geht zur Toilette und probiert, Wasser zu lassen
   - es geht wieder ins Bett
3. Das Kind formuliert mit seinen Worten, was von ihm nach dem nächtlichen Wecken erwartet wird, im Fall des Trockenseins und im Fall des Naßseins.
4. Die Eltern sprechen dem Kind ihr Vertrauen aus und stellen eine Belohnung für eine trockene Nacht in Aussicht.
5. Das Kind legt sich schlafen.

Nachts

1. Von 20.00 Uhr bis 1.00 Uhr nachts wird das Kind stündlich geweckt, also insgesamt nicht mehr als 5mal.
   Das Kind wird *sacht* berührt und es wird gesagt: „Geh' zur Toilette." Nur bei Nichterwachen stärkere Weckreize benutzen.

2. Das Kind steht auf, geht zur Toilette.
   a) Glaubt es, *dort* nicht urinieren zu müssen, bekommt es etwas zu trinken, ein Lob für die Anstrengung und legt sich schlafen.
   b) Glaubt das Kind, auf der Toilette urinieren zu müssen, wird es gefragt, ob es noch eine weitere Stunde aufhalten kann. Antwortet das Kind „nein", darf es Wasser lassen, bekommt etwas zu trinken und schläft weiter.
3. Vor jedem Hinlegen soll das Kind die trockenen Betten anfühlen.
4. Wird das Kind naß angetroffen, wird das Sauberkeitstraining durchgeführt und 20mal das „Positive Toilettentraining".

Anhang 15.2.5: **Behandlung der Enuresis durch die Kombination von Apparat und Intensivnacht**

Die Behandlung ist indiziert bei E. nocturna und E. nocturna mit E. diurna, sie ist nicht indiziert bei reiner E. diurna

1. **Intensivtraining (eine Nacht)**

(A) Eine Stunde vor dem Zubettgehen:

1) Dem Kind alle Teile des Trainingsprogrammes erklären.
2) Weckgerät anlegen.
3) Durchführung des „Positiven Toilettentrainings" (20mal):
   – das Kind legt sich zu Bett
   – das Kind zählt bis 50
   – das Kind steht auf und versucht, auf der Toilette zu urinieren
   – das Kind kehrt zum Bett zurück

(B) Beim Zubettgehen:

1) Das Kind trinkt Flüssigkeit.
2) Das Kind wiederholt die Teile des Trainingsprogrammes laut.
3) Das Kind legt sich schlafen.

(C) Stündliches Wecken:

1) Wecken des Kindes mit minimal möglichem Aufwand.
2) Das Kind geht zur Toilette.
3) An der Toilettentür *(vor dem Urinieren)* wird das Kind gefragt, ob es für eine Stunde weiterhin den Urin aufhalten kann (nicht für Kinder unter 6 Jahren).
   a) Wenn das Kind den Urin nicht aufhalten kann:
      – das Kind uriniert in die Toilette
      – die Bezugsperson lobt das Kind für korrektes Urinieren
      – das Kind kehrt zum Bett zurück
   b) Wenn das Kind erklärt, daß es für eine Stunde aufhalten kann:
      – die Bezugsperson lobt das Kind für seine Kontrolle über die Blasenmuskulatur
      – das Kind kehrt zum Bett zurück
4) Vor dem Bett befühlt das Kind die trockenen Laken und soll laut feststellen, daß das Bett trocken ist.
5) Die Bezugsperson lobt das Kind dafür, daß das Bett noch trocken ist.
6) Das Kind bekommt etwas zu trinken.
7) Das Kind schläft wieder ein.

(D) Wenn spontanes Einnässen auftritt:

1) Die Bezugsperson weckt das Kind und beendet den Alarm.
2) Die Bezugsperson führt das Kind zur Toilette, damit es zu Ende urinieren kann.
3) Das Kind führt das Sauberkeitstraining aus:
   – das Kind soll seine Nachtsachen wechseln,

- das Kind entfernt die feuchte Bettwäsche und bringt sie selbst zum Schmutzwäschebehälter,
- die Bezugsperson schaltet das Weckgerät ein,
- das Kind erhält saubere Wäsche und bezieht das Bett.

4) Das „Positive Toilettentraining“ (20mal) wird unmittelbar nach dem Sauberkeitstraining durchgeführt.
5) Das „Positive Toilettentraining“ (20mal) wird am folgenden Abend vor dem Zubettgehen wiederholt.

2. **Nachsorgetraining (beginnt die Nacht nach dem Intensivtraining)**

(A) Vor dem Zubettgehen:

1) Weckgerät wird angelegt.
2) Positives Toilettentraining wird angewandt, wenn:
   - spontanes Einnässen in der Nacht vorher stattfand.
3) Das Kind wird daran erinnert, daß es wichtig ist, trocken zu bleiben und daß Sauberkeitstraining und „Positives Toilettentraining“ durchgeführt werden, wenn spontanes Einnässen erfolgt.
4) Das Kind wird gebeten, Punkt 3) zu wiederholen.

(B) Wenn spontanes Einnässen erfolgt und vom Kind selbst bemerkt wird, führt das Kind Sauberkeitstraining und „Positives Toilettentraining“ unmittelbar nach dem Einnässen *und* vor dem Zubettgehen am nächsten Tage (mit den Eltern bei jüngeren Kindern) durch.

(C) Nach einer trockenen Nacht:
1) Beide Eltern loben das Kind für das Nichteinnässen.
2) Beide Eltern loben das Kind mindestens 5mal am Tag.
3) Die beliebten Angehörigen des Kindes werden ermuntert, das Kind zu loben.

3. **Routinevorgehen – Beginn nach sieben aufeinanderfolgenden trockenen Nächten**

(A) Weckgerät wird abgesetzt.

(B) Die Eltern kontrollieren morgens das Bett des Kindes.
1) Wenn das Bett naß ist, bekommt das Kind unmittelbar am Morgen und am folgenden Abend das Sauberkeitstraining und das „Positive Toilettentraining“.
2) Wenn das Bett trocken ist, bekommt das Kind ein Lob.

(C) Erfolgt zweimaliges spontanes Einnässen innerhalb einer Woche, dann wird das Nachsorgetraining von vorn begonnen.

Protokoll über Intensivtraining der Enuresis (eine Nacht)

Name: ______________________ geb.: ____________ Datum: ____________

Uhrzeit	Wecken + 0 –	Bett tr, n	Trink-menge	Sauber-keits-training	Toiletten-training f	Toiletten-gang ○ ●	Zeit-dauer	Bemer-kungen

Zeichenerklärung:
- \+ 0 – = leicht, mittel, schwer zu wecken
- tr, n = trockenes Bett, nasses Bett
- f = Anzahl der Durchgänge
- ○ = kein Urin gelassen
- ● = Urin gelassen

Anhang 18.1: **Kurzfragebogen für Alkoholgefährdete (KFA)**

(Haf und Feuerlein 1984)

Name: ______________________ geb.: __________ Datum: __________

		ja	nein
1.	Leiden Sie in der letzten Zeit häufiger an Zittern der Hände?	○	○
2.	Leiden Sie in der letzten Zeit häufiger an einem Würgegefühl (Brechreiz), besonders morgens?	○	○
3.	Wird das Zittern und der morgendliche Brechreiz besser, wenn Sie etwas Alkohol trinken?	○	○
4.	Leiden Sie in der letzten Zeit an starker Nervosität?	○	○
5.	Haben Sie in Zeiten erhöhten Alkoholkonsums weniger gegessen?	○	○
6.	Hatten Sie in der letzten Zeit öfters Schlafstörungen oder Alpträume?	○	○
7.	Fühlen Sie sich ohne Alkohol gespannt und unruhig?	○	○
8.	Haben Sie nach den ersten Gläsern ein unwiderstehliches Verlangen, weiter zu trinken?	○	○
9.	Leiden Sie an Gedächtnislücken nach starkem Trinken?	○	○
10.	Vertragen Sie zur Zeit weniger Alkohol als früher?	○	○
11.	Haben Sie nach dem Trinken schon einmal Gewissensbisse (Schuldgefühle) empfunden?	○	○
12.	Haben Sie ein Trinksystem versucht (z. B. nicht vor bestimmten Zeiten zu trinken?)	○	○
13.	Bringt Ihr Beruf Alkoholtrinken mit sich?	○	○
14.	Hat man Ihnen an einer Arbeitsstelle schon einmal Vorhaltungen wegen Ihres Alkoholtrinkens gemacht?	○	○
15.	Sind Sie weniger tüchtig, seitdem Sie trinken?	○	○
16.	Trinken Sie gerne und regelmäßig ein Gläschen Alkohol, wenn Sie alleine sind?	○	○
17.	Haben Sie einen Kreis von Freunden und Bekannten, in dem viel getrunken wird?	○	○
18.	Fühlen Sie sich sicherer, selbstbewußter, wenn Sie Alkohol getrunken haben?	○	○
19.	Haben Sie zu Hause oder im Betrieb einen kleinen versteckten Vorrat mit alkoholischen Getränken?	○	○
20.	Trinken Sie Alkohol, um Streßsituationen besser bewältigen zu können oder um Ärger und Sorgen zu vergessen?	○	○
21.	Sind Sie oder/und Ihre Familie schon einmal wegen Ihres Trinkens in finanzielle Schwierigkeiten geraten?	○	○
22.	Sind Sie schon einmal wegen Fahrens unter Alkoholeinfluß mit der Polizei in Konflikt gekommen?	○	○

Anhang 21.1: **Kinderspiele-Fragebogen**

(erweiterte Bearbeitung nach Bates und Bentler 1973, von H.-C. Steinhausen)

Name: ______________________ geb.: __________ Geschlecht: m / w

Hier sind verschiedene Kinderspiele aufgeführt. Bitte kreuzen Sie an, welche Spiele Ihr Kind spielt. Dabei bedeutet „ja", daß Ihr Kind diese Spiele regelmäßig spielt, und „nein", daß Ihr Kind diese Spiele selten oder nie spielt. Beantworten Sie bitte jede Frage und lassen keine aus. Vielen Dank für Ihre Mitarbeit!

		ja	nein
1.	Werken und Basteln	○	○
2.	Ballett	○	○
3.	Schlagball	○	○
4.	Korbball	○	○
5.	Bauklötze	○	○
6.	Burgen- und Höhlenbauen	○	○
7.	Camping/Zelten	○	○
8.	Kartenspiele	○	○
9.	Modellieren mit Ton	○	○
10.	Klettern auf Bäumen	○	○
11.	Tanzen	○	○
12.	Wurfpfeile	○	○
13.	Abwerfen (Ballspiel)	○	○
14.	Zeichnen und Malen	○	○
15.	Verkleiden	○	○
16.	Angeln	○	○
17.	Wettlaufen	○	○
18.	Fußball	○	○
19.	Mutter, wie weit darf ich laufen (Fischer, wie tief ist das Wasser)	○	○
20.	Wandern	○	○
21.	Arme gegeneinander stemmen und drücken	○	○
22.	Seilspringen	○	○
23.	Turnen am Klettergerüst	○	○
24.	Drachensteigen	○	○
25.	Murmeln	○	○
26.	Arzt	○	○
27.	Vater-Mutter-Kind	○	○
28.	Sandkasten	○	○
29.	Krankenschwester	○	○
30.	Schule	○	○
31.	Soldaten	○	○
32.	Weltraum	○	○
33.	Kaufmannsladen	○	○
34.	Puppen	○	○
35.	Elektrische Eisenbahn	○	○
36.	Weiche, ausgestopfte Spielzeugtiere (z. B. Teddybär, Kuscheltiere)	○	○
37.	Fernrohr	○	○
38.	Spielzeugpistolen oder -gewehre	○	○
39.	Spiel-Werkzeug	○	○
40.	Spielzeugautos	○	○
41.	Cowboy und Indianer	○	○
42.	Rollenspiele (kleine Theaterstücke)	○	○
43.	Kasperlepuppen	○	○
44.	Stafettenlauf	○	○
45.	Ringel-Ringel-Reihe	○	○
46.	Wippe	○	○
47.	Nähen	○	○
48.	Kinderlieder	○	○
49.	Rutsche	○	○
50.	Schaukeln	○	○
51.	Arbeit mit richtigem Werkzeug	○	○
52.	Volleyball	○	○
53.	Arbeit mit elektrischen Geräten/Maschinen	○	○
54.	Ringkampf	○	○
55.	Völkerball	○	○
56.	Hüpfspiele	○	○
57.	Probe (Ballkunststücke)	○	○
58.	Fahrradfahren	○	○

Anhang 21.1: Fortsetzung

59. Fangen	O	O	68. Puppenstube	O	O
60. Gummi-Twist	O	O	69. Skateboard	O	O
61. Versteckspiel	O	O	70. Polizist und Räuber	O	O
62. Abschlagen	O	O	71. Häkeln oder Stricken	O	O
63. Abzählspiele	O	O	72. Playmobil	O	O
64. Fischer-Technik (oder ähnliche Baukästen)	O	O	73. Auto-Rennbahn	O	O
			74. Rollschuhlaufen	O	O
65. Lego-Bausteine	O	O	75. Schlittschuhlaufen	O	O
66. Tele-/Computerspiele	O	O	76. Federball	O	O
67. Puzzle	O	O	77. Tischtennis	O	O

Auswertung der Kinderspiele-Fragebogen

Die Auswertung berücksichtigt außer dem Gesamtwert die drei Unterskalen von Bates und Bentler (1973). In Klammern sind einige Spiele zugeordnet worden, die bei einer Analyse ergänzender Items signifikante Geschlechtstrends zeigten (Steinhausen, unveröffentlicht).

Skala 1 (weiblich/Vorschule)

Items 2, 5, 9, 11, 14, 15, 19, 22, 23, 26, 27, 28, 29, 30, 34, 36, 42, 43, 45, 46, 47, 48, 49, 50, (60), (68), (72), (75), (76).

Skala 2 (männlich)

Items 1, 6, 7, 8, 10, 16, 20, 24, 25, 31, 32, 35, 37, 38, 39, 40, 41, 51, 53, (64), (65), (71), (73), (74).

Skala 3 (sportliche Spiele)

Items 3, 4, 12, 13, 17, 18, 21, 44, 54.

Anhang 21.2: **Kinder-Verhaltens-Fragebogen**

(Bates und Mitarb. 1973, bearbeitet von H.-C. Steinhausen)

Name: ______________________________ geb.: ____________

In diesem Fragebogen sind Feststellungen über das Verhalten und die Einstellungen von Kindern aufgeführt. Bitte beantworten Sie die Fragen so, wie Ihr Sohn am besten beschrieben wird. Hierzu sind Antwortmöglichkeiten vorgegeben. Wählen Sie bitte die am meisten zutreffende Antwort aus. Im ersten Teil des Fragebogens sind folgende Antwortmöglichkeiten vorgegeben:

immer	sehr oft	häufig	selten	nie
5	4	3	2	1

Im zweiten Teil des Fragebogens sollten Sie eine Beschreibung aus einer Liste von 8 Möglichkeiten auswählen:

8 täglich
7 3–4mal pro Woche
6 2mal pro Woche
5 1mal pro Woche
4 2mal pro Monat
3 1mal pro Monat
2 1mal alle 3 Monate
1 1mal alle 6 Monate oder seltener

Beispiel:

Er ißt Süßigkeiten.
Wenn Ihr Junge „1mal pro Woche" Süßigkeiten ißt, würden Sie die „5" ankreuzen, wenn er nie Süßigkeiten ißt, würden Sie die „1" ankreuzen.

Bitte beantworten Sie jede Frage, und lassen Sie keine Frage aus.

Vielen Dank für Ihre Mitarbeit!

Teil I

	immer	sehr oft	häufig	selten	nie
1. Er muß sich in Spielen durchsetzen.	5	4	3	2	1
2. Er mag Menschen.	5	4	3	2	1
3. Er kann Frauen/Mädchen gut nachahmen.	5	4	3	2	1
4. Er ist bei anderen Jungen beliebt.	5	4	3	2	1
5. Er kämpft.	5	4	3	2	1
6. Er versucht, neue Freunde zu gewinnen.	5	4	3	2	1
7. Er ist herrisch.	5	4	3	2	1
8. Er ist in Spielen mit anderen Kindern der Anführer.	5	4	3	2	1
9. Er ist trotzig, wenn man ihm einen Auftrag gibt.	5	4	3	2	1
10. Er springt von Mauern herunter und über Gräben.	5	4	3	2	1

Teil I (Fortsetzung)

	immer	sehr oft	häufig	selten	nie
11. Er tanzt gerne.	5	4	3	2	1
12. Er gerät in Dinge, in die er nicht hineingeraten sollte.	5	4	3	2	1
13. Er ist auf der Seite seines Vaters, wenn es Auseinandersetzungen in der Familie gibt.	5	4	3	2	1
14. Er ist über längere Zeit körperlich aktiv.	5	4	3	2	1
15. Er mag Märchen wie Schneewittchen.	5	4	3	2	1
16. Er belügt seine Mutter.	5	4	3	2	1
17. Er hat Freude am Leben.	5	4	3	2	1
18. Er ist geduldig.	5	4	3	2	1
19. Er hat viel Sinn für Humor.	5	4	3	2	1
20. Wenn er wählen sollte, würde er lieber mit seiner Mutter als mit seinem Vater allein sein.	5	4	3	2	1
21. Er ist körperlich aggressiv.	5	4	3	2	1
22. Er hat weibliche Handbewegungen beim Sprechen.	5	4	3	2	1
23. Er ist neugierig und probiert Dinge aus.	5	4	3	2	1
24. Er gehorcht elterlichen Anweisungen und Ratschlägen.	5	4	3	2	1
25. Es macht ihm nichts aus, schmutzig und schmierig zu werden.	5	4	3	2	1
26. Offensichtlich ist er lieber in Gegenwart von Kindern als von Erwachsenen.	5	4	3	2	1
27. Er ist unruhig und überaktiv.	5	4	3	2	1
28. Romantische Liebesgeschichten machen ihm Spaß.	5	4	3	2	1
29. Er gehorcht seinem Vater.	5	4	3	2	1
30. Er würde auch mit zerrissener Kleidung weiterspielen.	5	4	3	2	1
31. Er lügt.	5	4	3	2	1
32. Er hat Spaß an Camping, Angeln oder Wandern.	5	4	3	2	1
33. Er ist lieber mit erwachsenen Frauen zusammen.	5	4	3	2	1
34. Wenn er einen teuren Gegenstand (z. B. ein Fahrrad) haben möchte, fragt er zuerst seine Mutter.	5	4	3	2	1

Teil I (Fortsetzung)

	immer	sehr oft	häufig	selten	nie
35. Er schmollt.	5	4	3	2	1
36. Er hat gemeinsame Aktivitäten mit weiblichen Verwandten.	5	4	3	2	1
37. Er weint leicht.	5	4	3	2	1
38. Er hat Interesse an richtigen Autos.	5	4	3	2	1
39. Er gehorcht seiner Mutter.	5	4	3	2	1
40. Er ist unkompliziert.	5	4	3	2	1
41. Er wackelt beim Gehen mit den Hüften.	5	4	3	2	1

Teil II

8 täglich	4 2mal pro Monat
7 3–4mal pro Woche	3 1mal pro Monat
6 2mal pro Woche	2 1mal alle 3 Monate
5 1mal pro Woche	1 1mal alle 6 Monate oder seltener

42. Er bindet sich ein Hemd oder ein Handtuch wie einen Rock um die Taille.	8	7	6	5	4	3	2	1
43. Er hat Wutanfälle.	8	7	6	5	4	3	2	1
44. Er macht Frauen/Mädchen nach.	8	7	6	5	4	3	2	1
45. Er spielt „Vater-Mutter-Kind".	8	7	6	5	4	3	2	1
46. Er jammert und wimmert.	8	7	6	5	4	3	2	1
47. Er zieht sich Mädchensachen an.	8	7	6	5	4	3	2	1
48. Er hat seine Hose gern ordentlich und sauber.	8	7	6	5	4	3	2	1
49. Er trägt Dinge wie Perücken, Tücher und Hemden auf seinem Kopf.	8	7	6	5	4	3	2	1
50. Er zieht sich schlampig an.	8	7	6	5	4	3	2	1
51. Er spielt mit Puppen.	8	7	6	5	4	3	2	1
52. Er spielt kleine Theaterstücke.	8	7	6	5	4	3	2	1
53. Er spielt Seilhüpfen und ähnliche Spiele.	8	7	6	5	4	3	2	1
54. Er spielt in der Schule mit Mädchen.	8	7	6	5	4	3	2	1
55. Er spielt zu Hause mit Mädchen.	8	7	6	5	4	3	2	1

VII

Sachverzeichnis

Die Zahlenangaben beziehen sich auf Seitenzahlen; fette Ziffern zeigen die Hauptfundstelle.

A

B

E

F

G

H

L

M

N

R

S

T

U

V

W

X

Y

Z